基层医生宫颈病变防治培训手册

主　编　魏丽惠

副主编　王临虹

北京大学医学出版社

JICENG YISHENG GONGJING BINGBIAN
FANGZHI PEIXUN SHOUCE

图书在版编目（CIP）数据

基层医生宫颈病变防治培训手册 / 魏丽惠主编 . —
北京：北京大学医学出版社 , 2022.11（2023.5 重印）
　ISBN 978-7-5659-2713-3

　Ⅰ . ①基… Ⅱ . ①魏… Ⅲ . ①子宫颈疾病—防
治—手册　Ⅳ . ① R711.74-62

　中国版本图书馆 CIP 数据核字 (2022) 第 153995
号

基层医生宫颈病变防治培训手册

主　　编：魏丽惠
出版发行：北京大学医学出版社
地　　址：（100191）北京市海淀区学院路 38 号　北京大学医学部院内
电　　话：发行部 010-82802230；图书邮购 010-82802495
网　　址：http://www.pumpress.com.cn
E — mail：booksale@bjmu.edu.cn
印　　刷：北京金康利印刷有限公司
经　　销：新华书店
责任编辑：刘　燕　　责任校对：靳新强　　责任印制：李　啸
开　　本：787 mm × 1092 mm　1/32　　印张：5.875　字数：116 千字
版　　次：2022 年 11 月第 1 版　2023 年 5 月第 2 次印刷
书　　号：ISBN 978-7-5659-2713-3
定　　价：50.00 元
版权所有，违者必究
（凡属质量问题请与本社发行部联系退换）

编者名单

包鹤龄　北京大学公共卫生学院

毕　蕙　北京大学第一医院

陈　飞　北京协和医院

陈　汶　中国医学科学院肿瘤医院

程淑倩　中国食品药品检定研究院

耿　力　北京大学第三医院

韩历丽　北京妇幼保健院

李静然　北京大学人民医院

李明珠　北京大学人民医院

林宇庚　首都医科大学附属北京友谊医院

刘　军　首都医科大学附属北京朝阳医院

米　鑫　北京儿童医院顺义妇儿医院

潘秦镜　中国医学科学院肿瘤医院

沈丹华　北京大学人民医院

王临虹　中国疾病预防控制中心

魏丽惠　北京大学人民医院

游　珂　北京大学第三医院

张春涛　原中国食品药品检定研究院

赵　超　北京大学人民医院

赵更力　北京大学第一医院

赵丽君　北京大学人民医院

赵　昀　北京大学人民医院

前　言

　　妇女儿童健康是全民健康的基石，是衡量社会文明进步的标尺，是人类可持续发展的基础和前提。党和政府历来高度重视妇女儿童健康，将其作为保护妇女儿童权益，促进妇女儿童全面发展的重要基础性工作。

　　《"健康中国 2030"规划纲要》中也着重强调提高妇幼健康水平，将提高宫颈癌综合防治能力、生殖健康教育普及作为主要目标。2022 年 1 月，国家卫健委更新了《宫颈癌筛查工作方案》，明确高危型 HPV检测用于初筛，将筛查服务对象由农村妇女扩大至所有 35～64 周岁妇女，并提出到 2025 年底，适龄妇女宫颈癌筛查覆盖率达到 50% 以上，提高妇女常见病的筛查率和早诊早治率。

　　宫颈癌至今仍是严重威胁我国女性健康的疾病，2020 年中国宫颈癌新发病例 10.97 万，死亡病例 5.9万。尤其在我国基层地区，由于生活习惯、思想意识和卫生医疗条件等因素，宫颈癌出现了发病率较高、低龄化发展和复杂多样性等特征，导致一些妇女疾病缠身、久治不愈，给自身及家庭带来极大的痛苦和经济负担。

　　为实现世界卫生组织（World Health Organization,WHO）提出的加速消除宫颈癌的战略目标，尽快提高广大基层医生对妇科常见病的诊疗水平，特别是加强对宫颈癌防治的规范化，我们编写了这本口袋书——《基层医生宫颈病变防治培训手册》。作者们从实用性出发，在手册中简明扼要地对宫颈癌的防治做了全面的讲解，包括流行病学和病因学、宫颈癌的三级预防和管理。在三级预防中提出：在一级预防中要加强对群众的健康指导和推广宫颈癌疫苗的应用；在二级预防中，提出用细胞学及人乳头病毒检测的筛查方法、筛查异常的管理及阴道镜检查要点。本书还详细介绍了对宫颈癌癌前病变的管理。

这本手册由中国优生科学协会阴道镜和宫颈病理学分会的各位专家编写完成，并得到了中国妇女发展基金会"华润健康乡村"公益项目的大力支持，相信对提高基层医生宫颈癌规范化防治水平会有所帮助。

当今，由于知识更新迅速，书中难免有不足之处，敬请读者谅解。

魏丽惠

中国优生科学协会阴道镜和宫颈病理学分会

（CSCCP）主任委员

中国医师协会妇产科医师分会副会长

北京大学妇产科学系名誉主任

北京大学人民医院妇产科教授

目　录

第一章 宫颈病变概述

第一节 宫颈病变的病因

一、人乳头瘤病毒的结构

乳头瘤病毒（papilloma virus，PV）起源于 3.5 亿年前，是一类无包膜的小 DNA 双链环状病毒。根据核苷酸序列分为 37 个属，300 余种。乳头瘤病毒的宿主主要为人、鸟类、爬行动物、有袋动物和其他哺乳动物。与人密切相关的为人乳头瘤病毒（human papilloma virus，HPV）。截至 2020 年 12 月，已确定的 HPV 共 228 种。电镜下可观察到 HPV 呈球形，为正 20 面立体结构，直径约 55 nm。基因组全长约 8 kb，含有 8 个开放阅读框（open reading frame，ORF）。可分为三个主要区域，即早期区（early region，ER）、晚期区（late region，LR）以及一段由长调控区（long control region，LCR）、上游调控区（upstream regulatory region，URR）和非编码区组成的变异较大的区段。早期区包含编码病毒周期所必需的基因（E1、E2、E4、E5、E6 和 E7），在细胞转化中发挥重要作用，晚期区包含编码主要为衣壳蛋白 L1 和次要衣壳蛋白 L2 基因。

根据病毒蛋白的功能可分为：

1. 核心蛋白 包括：① E1 蛋白，为 ATP 依赖解旋酶，在病毒基因组的复制过程中发挥重要作用。② E2 蛋白，为病毒基因组复制的共激活因子，同时也是 E6 和 E7 蛋白的转录因子。③ E4 蛋白，嵌入在 E2 蛋白基因内，在病毒生命周期的后期大量表达为 E1 和 E4 融合蛋白，可以与细胞角蛋白丝结合，并破坏其结构，有助于病毒的释放和传播。④ L1 蛋白，为主要衣壳蛋白，组装成五聚体小体，是 20 面体病毒外壳的主要成分。⑤ L2 蛋白，为小衣壳蛋白，主要参与病毒 DNA 组装，可以促进病毒运输和进入细胞核。

2. 附属蛋白 包括：① E5 蛋白，为小跨膜蛋白，在逃避宿主细胞免疫反应和细胞凋亡中发挥重要作用。② E6 蛋白，高危型的 E6 蛋白能结合并降解 p53，激活端粒酶，主要与病毒的免疫逃避相关。③ E7 蛋白，高危型的 E7 蛋白可以结合并降解 pRb，诱导宿主细胞染色体不稳定。

二、HPV 的生命周期与致病机制

（一）HPV 的生命周期

HPV 感染存在严格的宿主特异性，主要入侵黏膜与皮肤引发良性和恶性病变。人群流行病学研究根据癌症风险大小将 HPV 划分为高危型（HPV 16、18、31、33、35、39、45、51、52、56、58、59、66和 68）以及低危型（HPV 6、11、40、42、43、44、54、61、70、72、81 和 CP6108 等）。高危型 HPV 感染好发于鳞状上皮与柱状上皮交界处的宫颈转化区，通常情况下其生命周期如下：

1. HPV 感染　HPV 病毒颗粒首先通过宫颈上皮层的微小破口接触到暴露的基底层细胞，其衣壳蛋白 L1 与细胞表面的硫酸乙酰肝素糖蛋白（sulfate proteoglycans，HSPG）相互结合作用，使得病毒颗粒的蛋白构象发生改变，进而暴露衣壳蛋白 L2，其氨基末端被弗林（furin）蛋白酶酶切。HPV 与细胞表面的非硫酸乙酰肝素糖蛋白受体结合，并通过网格蛋白及小窝蛋白介导的内吞作用或者不依赖网格蛋白介导的内吞作用进入细胞。在细胞内借助囊泡进行运输，L2 蛋白会介导病毒 DNA 脱衣壳逃逸，使病毒 DNA 进入宿主的细胞核中，完成对宿主细胞的感染。

2. HPV 复制　对于宫颈上皮正常细胞，生长因子、细胞周期蛋白 D 与细胞周期蛋白依赖性激酶（cyclin D/cdk）仅刺激基底层和副基底层细胞分裂，基底上层和表层细胞不会进入细胞分裂周期。然而，细胞因子可刺激病毒感染基底层细胞转录以及表达 E1 基因和 E2 基因，启动病毒基因组的复制，此时病毒基因组拷贝数较低。随着被感染的基底细胞不断分裂与分化，子细胞不断向基底上层和表层迁移，E5、E6 和 E7 蛋白在子细胞中逐步表达，可以驱动其进入新的细胞周期。同时，刺激 E1 和 E2 基因表达，导致上皮上层中基因组进一步扩增，形成较高的病毒基因组拷贝。

3. HPV 装配和传播　当含有病毒 DNA 的细胞迁移至表层时启动晚期蛋白基因 L1 与 L2 的表达，

到了上皮终末分化层（鳞状上皮）时启动 E4 基因表达。L1 与 L2 蛋白（即病毒衣壳蛋白）与病毒基因组装配为成熟的病毒颗粒，E4 蛋白破坏细胞角蛋白丝，最外层的鳞状细胞脱落，完成病毒的传播。

（二）HPV 的致癌机制

宫颈癌的发生需要经历 HPV 感染、感染的持续、进展为癌前病变和最终侵袭。从 HPV 感染发展为宫颈癌通常需要 10~20 年。如在宫颈上皮检测到 HPV 核酸，可能是一过性感染、隐性感染或增殖性感染，并不代表发生了宫颈癌或者癌前病变。在每一个阶段机体免疫系统都有机会发挥作用，阻止基因的错误表达和继发遗传错误。病毒也会产生复杂的免疫逃逸机制，例如，通过将病毒基因在上皮、基底和副基底层的表达限制在非常低的水平来躲避机体免疫系统的监测。HPV 的致癌机制主要为以下三个方面：

1. 病毒基因组与宿主基因组整合　高危型 HPV 进入细胞后，其基因组会整合到宿主基因组中，多发生在染色体脆性位点附近。这种情况通常会导致整合部位的基因被破坏，而且损伤后无法进行修复，如 E2 基因缺失。E2 蛋白抑制 E6、E7 蛋白表达的启动子，能使 p53 和 pRb 正常发挥功能，调节细胞周期。低水平 E2 蛋白会导致 E6 和 E7 过表达，影响细胞有丝分裂期间的着丝粒复制和中心体扩增，引起宿主基因组不稳定。当基因组不稳定性增加时，HPV 基因组可以在染色体脆性位点处更频繁地整合，形成恶性循环，导致错误基因的不断累积。

2. 表观遗传修饰（甲基化）与宫颈癌　　DNA 甲基化是指甲基转移酶将一个有活性的甲基基团共价结合到 CpG 二核苷酸胞嘧啶 5' 碳位上的过程。该过程不会改变基因组核苷酸序列，但会发生表观遗传学改变，导致基因沉默。HPV 病毒和宿主基因组都可以发生甲基化，辅助癌症的发生、发展。HPV 基因组的长调控区（LCR）含有 E2 蛋白的结合位点 E2BS。病毒转录因子 E2 蛋白在该位点上以二聚体的形式结合，发挥其正常功能。如果该处发生甲基化，则会抑制 E2 蛋白的功能，导致 E6、E7 蛋白过表达。另外，HPV 基因整合可影响宿主基因组甲基化，即在宿主正常细胞中，抑癌基因启动子区域的 CpG 位点为非甲基化或低甲基化状态，能够发挥正常功能，抑制癌症；而当发生高度甲基化时，其表达失调，无法控制癌的发生。

3. 高危型 HPV E6、E7 蛋白　　E6、E7 蛋白过表达破坏宿主基因的稳定性，是宫颈癌发生和发展中的关键步骤。E7 蛋白具有转化活性，能够结合和降解 Rb 家族成员 p105 或 p107（基底层）以及 p130（基底上层），导致其失去结合 E2F 的能力，使上皮全层进入细胞分裂周期并不断增殖；能与 E6 蛋白独立或协同作用，使多种类型细胞永生化。E6 蛋白可以与 E6AP 结合并介导 p53 的泛素化和蛋白体降解，导致 p53 转录活性的丧失，进而导致细胞表面 Notch 受体水平的降低，使被感染的细胞对分化信号不敏感，持续存在于基底层。同时，E6 蛋白能激活端粒酶，拥有与盘状同源区域（PDZ 结构域）结合的能力，为上皮细胞的转化创造了有利的环境，对癌症的发生、发展有着促进作用。

综上，如果没能及时产生有效的细胞免疫以清除或控制感染，导致病毒持续存在，不同级别的宫颈上皮内病变则会随之发生。如果未被发现和治疗，最终可导致高级别上皮内病变和肿瘤的发生。

（陈　汶）

第二节　HPV感染的特点与分布特征

人乳头瘤病毒（HPV）主要通过性行为或密切接触传播。HPV根据致癌性可分为高危型和低危型，全球约有4.5%的恶性肿瘤与高危型HPV有关，其中在女性恶性肿瘤中占8.6%，在男性恶性肿瘤中占0.8%。大多数女性在一生中至少会发生一次宫颈HPV感染，90%以上的感染可在2年内自然消除，只有不到1%的感染者会发展为宫颈癌。

一、全球HPV感染情况和分布特征

2007年，一项Meta分析纳入78项研究，共157 879名女性。分析显示全世界细胞学正常女性的HPV感染率约为10.4%，即有约2.91亿女性存在HPV感染，其中有32%的女性感染HPV 16或18。非洲最高，约为22.1%；欧洲和亚洲最低，约

为 8%。2010 年，另一项 Meta 分析纳入了全球 194 项研究的 1 016 719 名女性。结果显示全球 HPV 感染率为 11.7%，其中撒哈拉以南非洲（24.0%）、东欧（21.4%）和拉丁美洲（16.1%）感染率最高，亚洲感染率为 9.4%。

世界卫生组织（World Health Organization，WHO）和国际癌症研究署（International Agency for Research on Cancer，IARC）对全球范围内 HPV 的感染情况进行分析，显示 HPV 感染型别在不同级别的宫颈病变人群中分布不同。细胞学正常人群中最常见的 5 种 HPV 型别依次是 HPV 16（2.8%）、HPV 52（1.5%）、HPV 31（1.2%）、HPV 53（1.2%）和 HPV 18（1.1%）。在有癌前病变的人群中，HPV 感染型别随宫颈病变程度升高而变化。在全球范围内，宫颈低级别病变患者中 HPV 感染最常见的 5 种型别依次是 HPV 16（19.3%）、HPV 52（8.9%）、HPV 51（8.8%）、HPV 31（7.7%）和 HPV 53（7.3%）；宫颈高级别病变患者中常见的 HPV 感染型别依次是 HPV 16（45.1%）、HPV 52（11.0%）、HPV 31（10.4%）、HPV 58（8.1%）和 HPV 33（7.3%）；在宫颈癌患者中则依次是 HPV 16（55.2%）、HPV 18（14.2%）、HPV 45（5.0%）、HPV 33（4.2%）和 HPV 58（3.9%）。2022 年，肿瘤研究所（Institute of Oncology，ICO）和 IARC HPV 信息中心发布的全球 HPV 和相关疾病报告显示，HPV 16 和 HPV 18 在细胞学正常、低级别病变、高级别病变和宫颈癌女性中的感染率分别为 3.9%、51.9%、25.8% 和 69.4%。

HPV 感染主要通过性行为传播，感染率主要取决于人群的年龄和性行为特征。一般来说，年轻的性活跃女性群体 HPV 感染率最高，全球细胞学正常人群的 HPV 感染高峰出现在 < 25 岁组。随年龄增长，宫颈 HPV 感染率明显下降，到中年时处于平台期，到 ≥ 65 岁组略有上升。另外，有多个性伴侣或性生活频繁者、初次性生活年龄小的女性、其男性性伴侣有其他 HPV 感染性伴侣的女性、患有其他性传播疾病尤其是多种性传播疾病混合存在的女性，是 HPV 感染的高风险人群。免疫功能低下人群（包括 HIV 感染者、艾滋病患者、自身免疫性疾病患者及器官移植接受者等）都是 HPV 感染的高危人群。

二、中国 HPV 感染和基因型别分布特征

在中国，女性 HPV 感染率一直处于较高水平。1999—2008 年，在我国 9 个省、市开展的 17 项以人群为基础纳入 30 207 名女性的研究的汇总分析显示，我国女性人群高危型 HPV 粗感染率为 16.8%，农村和城市地区女性的高危型 HPV 感染率分别为 16.3% 和 16.0%。另一项覆盖 25 省 427 401 名体检女性的研究显示，我国 20 岁以上女性 HPV 感染率为 15.0%，其中高危型 HPV 感染率为 12.1%。一项纳入中国 276 项研究的系统综述显示，普通女性人群的高危型 HPV 感染率为 12.7%，女性门诊人群中的 HPV 感染率为 25.7%。2020 年，一项纳入超过 13 万名妇科门诊患者的全国多中心研究显示，我国女性门诊人群总体 HPV 感染率为 23.5%，高危型 HPV 感染率为 19.4%。

1. 人群分布特征 我国地域广阔，经济发展状况和生活方式存在差异，不同人群、不同民族的HPV型别分布特征显示出不同的特点。2022年ICO和IARC HPV信息中心数据显示，在我国一般女性人群中最常见的前五位HPV型别为HPV 52（2.8%）、HPV 16（2.7%）、HPV 58（1.7%）、HPV 53（1.2%）和HPV 33（1.1%），其中HPV 52和HPV 58型的感染率明显高于全球平均水平。一项基于42万体检人群的研究也显示类似的结果。在细胞学低级别和高级别病变女性患者中，最常见的五种HPV型别均为HPV 52、HPV 16、HPV 58、HPV 18和HPV 33，随着宫颈癌前病变程度升高，各型别HPV感染率显著升高。同时，HPV 52和HPV 58型的感染率仍呈现出高于全球的特征。

我国宫颈癌患者中HPV感染率为83.7%，常见的HPV型别依次是HPV 16（59.5%）、HPV 18（9.6%）、HPV 58（8.2%）、HPV 52（6.5%）和HPV 33（3.5%）。需要注意的是，不同类型宫颈癌患者中的HPV型别分布也存在差异，宫颈腺癌与宫颈鳞癌患者中最常见的HPV型别均为HPV 16和HPV 18，但宫颈腺癌患者中HPV 18感染率明显高于宫颈鳞癌患者（36.4% vs 8.1%）。一项在我国7个大区19家医院开展的全国多中心研究显示，宫颈鳞癌患者中HPV 16是最常见的型别（76.6%），其后依次是HPV 18（7.9%）、HPV 31（3.2%）、HPV 52（2.2%）和HPV 58（2.2%）。在宫颈腺癌患者中，HPV 16、18的感染率分别为33.6%和28.8%，HPV 18所占比例显著高于宫颈鳞癌。

总体而言，我国宫颈癌患者中 HPV 16、18 的感染率为 69.1%～84.2%，提示 HPV 16、18 与大部分宫颈癌前病变有关，而其他高危型 HPV 如 HPV 33、52、58 也在宫颈病变中起着比较重要的作用（图 1-1）。

2. 年龄分布特征　与全球其他地区相同，我国女性人群中第一个 HPV 感染高峰年龄出现在 20 岁左右，主要与初次性行为及性活跃年龄有关。与欧美等国家有所不同的是，我国在 40～50 岁人群中出现第二个 HPV 感染高峰，总体呈现年龄"双峰状"分布特征。有多中心研究和系统评价研究显示，来源于我国人群筛查和健康体检的一般女性人群 HPV 调整总感染率是 13.1%～18.8%，其中高危型 HPV 调整感染率为 16.8%，城市地区为 16.0%，农村地区为 16.3%。城市及农村的 HPV 感染率均随年龄变化，具有两个感染高峰——<25 岁以下组和 41～49 岁组（图 1-2）。

目前学界关于 HPV 第二个感染高峰的原因主要有三方面假说：第一，可能是由于女性进入更年期后激素水平急剧降低导致免疫反应受损，激活潜伏的 HPV，从而发生病毒复制，或者因免疫功能下降而对新发和既往感染的清除能力下降，从而更容易发生持续感染；第二，可能是女性在这一年龄段的性行为和性伴侣发生改变，从而增加感染风险；第三，可能与特定时期出生的人群队列效应有关，这一原因能够较好地解释部分地区人群出现 HPV 感染双峰现象。

不同年龄段女性感染的高危型 HPV 分布也存在差异。一项系统综述研究显示，在我国 25 岁以下、25～45 岁和 45 岁以上女性中，高危型 HPV 感染率

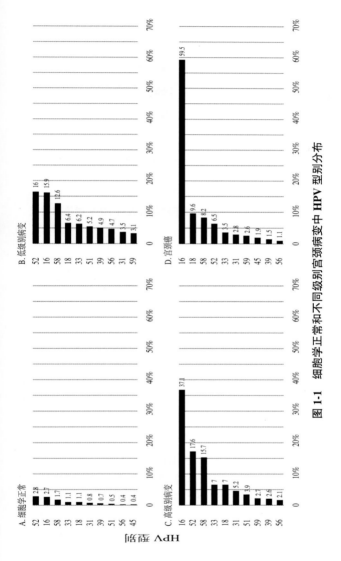

图 1-1 细胞学正常和不同级别宫颈病变中 HPV 型别分布

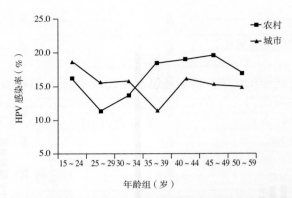

图 1-2 中国大陆一般女性不同年龄人群 HPV 感染率状况

分别为 24.3%、19.9% 和 21.4%，其中 HPV 16、HPV 52、HPV 58 和 HPV 33 在所有年龄组中均一致出现，25 岁以下女性中的 HPV 53、25～45 岁和 45 岁以上女性中的 HPV 18 出现显著增加。

3. 地区分布特征　我国不同地区之间的高危型 HPV 感染率也存在很大差异。系统综述研究显示，北方地区女性高危型 HPV 感染率最高为 23.8%，排在前五位的高危型 HPV 型别分别为 HPV 16、HPV 58、HPV 52、HPV 18 和 HPV 33。西北地区感染率最低，为 12.2%，前五位型别分别为 HPV 16、HPV 58、HPV 53、HPV 52 和 HPV 51。另一项基于全国 42 万体检女性的流行病学研究显示，我国东部、中部、西部地区女性 HPV 感染率分别为 14.3%、15.7% 和 16.6%；中部和西部地区的年龄"双峰"分布特征较东部地区更加明显，在西北、东北和东南地区，

HPV 16、HPV 18、HPV 31、HPV 33、HPV 45 所占优势更为明显。

4. 单一感染与多重感染 多重感染与宫颈病变进展存在关联，特别是包含有 HPV 16 的多重感染。一项全国多中心临床研究显示，在我国门诊 HPV 阳性女性人群中，多重感染约占 HPV 阳性人群的 25.8%，单一感染更为常见。另一项流行病学研究显示，单一 HPV 感染和多重 HPV 感染的流行率分别为 10.5% 和 4.6%，多重感染中最常见的五种型别分别是 HPV 52（1.6%）、HPV 16（1.1%）、HPV 58（1.0%）、HPV 51（0.7%）和 HPV 33（0.7%）。因此，无论是一般人群还是门诊人群，HPV 的单一型别感染均更加常见，多重 HPV 型别感染约占所有感染的 30%。研究还发现，在多重感染女性中，最为普遍的 HPV 型别组合为 HPV 16+58、HPV 16+52 和 HPV 52+58。多重感染在年轻女性中更为常见，提示年轻女性更为频繁的性行为可能导致多种型别 HPV 的性传播。

（王临虹　包鹤龄）

第二章　宫颈病变的预防

第一节　HPV疫苗

一、HPV疫苗的免疫机制

目前常说的 HPV 疫苗是指 HPV 预防性疫苗。主要作用原理是利用基因重组技术，将编码衣壳蛋白 L1 的基因片段插入载体，整合表达于不同的真核细胞上（如酿酒酵母、大肠埃希菌或感染杆状病毒的昆虫细胞），之后细胞大量繁殖，分泌更多的重组蛋白 L1，经再次提取、分离和纯化，组装成类似病毒的空心颗粒，外观类似 HPV，但因没有病毒 DNA，不具有传染性，故被称为病毒样颗粒（virus-like particle，VLP）。将疫苗注射入人体内，诱导机体体液免疫反应，产生的中和抗体在 HPV 进入机体时即可与病毒抗原结合，从而防止 HPV 感染。通过预防初次 HPV 感染和减少持续性 HPV 感染来阻断宫颈癌前病变的发生和发展。疫苗产生的抗体可透过血管壁，在局部上皮组织形成较高的浓度。当 HPV 通过黏膜上皮的细微伤口接触基底层细胞时，位于上皮组织中的抗体即可与病毒结合，发挥中和作用。

二、HPV 疫苗的接种原则

我国 2019 年发布的《子宫颈癌等人乳头瘤病毒相关疾病免疫预防专家共识（简版）》指出：接种 HPV 疫苗是宫颈癌防控工作的重要组成部分。目前，HPV 疫苗在我国属于非免疫规划疫苗（第二类疫苗）。接种单位应遵照《疫苗流通和预防接种管理条例》和《预防接种工作规范》的要求，按照疫苗说明书和知情同意、自愿自费原则，科学告知受种者或其家长后，为受种者及时提供疫苗接种。

2021 年 3 月，由中华医学会妇科肿瘤学分会、中国优生科学协会阴道镜和宫颈病理学分会联合发布了《人乳头瘤病毒疫苗临床应用中国专家共识》（以下简称为"2021 HPV 疫苗专家共识"），指出 HPV 疫苗接种是预防 HPV 感染和相关疾病的有效方法，是防控 HPV 感染相关疾病的一级预防措施。低龄人群接种 HPV 疫苗的效果优于高龄人群，在性暴露前接种免疫效果最佳。HPV 疫苗不仅适用于一般普通人群，也推荐用于高危、特殊人群。具有遗传易感、高危生活方式和人类免疫缺陷病毒感染的适龄女性，应优先推荐接种 HPV 疫苗。不论是否有 HPV 感染，细胞学是否异常，适龄女性均可接种 HPV 疫苗。

三、HPV 疫苗的类型

经我国国家药品监督管理局（National Medical Products Administration，NMPA）批准应用的 HPV 疫苗有 5 种，包括三种针对 HPV 16、18 的双价疫苗，

针对HPV6、11、16、18的四价疫苗，以及针对9种型别——HPV 6、11、16、18、31、33、45、52、58的九价疫苗。这5种疫苗无论国内还是国外的临床数据均提示具有很好的免疫原性及保护效力。

四、HPV疫苗的接种年龄、剂次及间隔

目前除HPV九价疫苗外，HPV双价疫苗及HPV四价疫苗的接种年龄为9~45岁。接种程序分别为0、1、6个月，或0、2、6个月接种3剂次。WHO明确提出，对9~14岁女性接种2剂次，即可得到充分保护。在我国，对国产双价HPV疫苗的研究数据显示，9~14岁女性接种2剂次可获得与接种3剂次相同的免疫效果。故国产双价疫苗用于小于15岁人群，分别于第0、6个月接种2剂次。目前我国应用的5种HPV疫苗的特点和接种方案见表2-1。

五、一般人群的HPV疫苗接种

1. 小年龄女性　国外权威指南对于女性接种HPV疫苗的年龄推荐意见如下：WHO建议主要目标接种人群为未暴露于疫苗相关HPV型别的青春期女性。2019年美国疫苗免疫实践咨询委员会（Advisory Committee on Immunization Practices，ACIP）和美国疾病预防控制中心（Center for Disease Control and Prevention，CDC）均建议在11岁或12岁开始接种HPV疫苗，也可从9岁开始接种。HPV疫苗可对尚未感染的HPV型别提供保护，受种者即使感染了一种或多种HPV型别，仍可从疫苗接种中获得保

表2-1 在全球和我国批准使用的HPV疫苗特点和使用方法

	国产双价HPV疫苗（大肠埃希菌）bv-HPV(E.c)	国产双价HPV疫苗（毕赤酵母）bv-HPV(p)	双价HPV疫苗（吸附疫苗）bv-HPV(a)	四价HPV疫苗（酿酒酵母）qv-HPV	九价HPV疫苗（酿酒酵母）9v-HPV
全球/中国境内上市时间	-/2019年	-/2022年	2007年/2016年	2006年、2017年	2014年/2018年
中国女性适用接种年龄	9~45岁	9~30岁	9~45岁	9~45岁	9~45岁
HPV LVP型别	16/18	16、18	16、18	6、11、16、18	6、11、16、18、31、33、45、52、58
预防HPV相关疾病（中国境内批准）	预防70%宫颈癌、CIN 1、CIN 2/3、AIS HPV 16、18持续感染	70%宫颈癌 CIN 1、CIN 2/3、AIS	70%宫颈癌 CIN 1、CIN 2/3、AIS	70%宫颈癌 CIN 1、CIN 2/3、AIS	90%宫颈癌 CIN 1、CIN 2/3、AIS HPV 6、11、16、18、31、33、45、52、58持续感染

（续表）

	国产双价 HPV 疫苗（大肠埃希菌）bv-HPV(E.c)	国产双价 HPV 疫苗（毕赤酵母）bv-HPV(p)	双价 HPV 疫苗（吸附疫苗）bv-HPV(a)	四价 HPV 疫苗（酿酒酵母）qv-HPV	九价 HPV 疫苗（酿酒酵母）9v-HPV
抗原含量	40/20	40、20	20、20	20、40、40、20	30、40、60、40、20、20、20、20、20
表达系统	大肠埃希菌	毕赤酵母	杆状病毒	酿酒酵母	酿酒酵母
佐剂	铝佐剂	铝佐剂	AS04	铝佐剂	铝佐剂
免疫剂量	共接种 3 剂*，每剂 0.5 ml	共接种 3 剂*，每剂 0.5 ml	共接种 3 剂*，每剂 0.5 ml	共接种 3 剂，每剂 0.5 ml	共接种 3 剂，每剂 0.5 ml
接种部位	肌内注射，首选上臂三角肌	肌内注射，首选上臂三角肌	肌内注射，首选上臂三角肌	肌内注射，首选上臂三角肌	肌内注射，首选上臂三角肌
免疫程序（接种方案）	第 0、1、6 个月	第 0、2、6 个月	第 0、1、6 个月	第 0、2、6 个月	第 0、2、6 个月

注：* 对 9~14 岁女性可以采用 0、6 个月分别接种 1 剂次（间隔不小于 5 个月）的免疫接种程序，每剂 0.5 ml。

护。2017 年美国妇产科医师协会（American College of Obstetricians and Gynecologists，ACOG）指南提出，不论有无性行为或既往暴露于 HPV，均推荐接种 HPV 疫苗。所以，我国 "2021 HPV 疫苗专家共识" 建议对于小年龄组（9~26 岁）女性，优先推荐 HPV 疫苗接种。

2. 大年龄女性　2020 年美国癌症协会（American Cancer Society，ACS）发布了《人乳头瘤病毒疫苗接种指南更新》，其中最重要的变化是不再建议 >26 岁人群补种 HPV 疫苗，主要原因是 >26 岁人群接种疫苗后获益低。在这一点上，我国专家有不同看法。① HPV 感染状态：我国的 HPV 感染数据显示 25~45 岁女性高危型 HPV 感染率为 15.5%；高危型 HPV 感染呈现 17~24 岁和 40~44 岁双峰分布；中国女性以单一 HPV 型别感染为主（73.6%）。② 免疫原性：来自中国的临床研究数据显示，26~45 岁女性在接种双价 HPV 疫苗后第 7 个月时的几何平均抗体滴度（geometric mean titre，GMT）与 18~25 岁女性相当。同样，中国 9~45 岁女性四价 HPV 疫苗的临床研究显示，接种完 7 个月，针对 4 种 HPV 型别抗体的血清转换率均大于 96%。③ 保护效力：对于女性，使用双价 HPV 疫苗（进口）后观察 84 个月 27~45 岁的保护效力，显示其对 HPV 16、18 相关的 CIN 1 及以上病变（CIN 1⁺）的保护效力为 90.5%，并且对 HPV 31 和 HPV 45 具有交叉保护作用；四价 HPV 疫苗对 HPV 6、11、16、18 相关的感染或病变的有效率为 90.5%，对 HPV 16、18 相关的感染或病变的有效率为83.1%。根据以上HPV感染的流行病学特点，以及我国对成年女性接种HPV疫苗的Ⅲ期临床试验数据，结合我国宫颈癌筛查的覆盖率低，不应否定27~45岁女性接种HPV疫苗的意义。所以，"2021 HPV疫苗专家共识"建议27~45岁有条件的女性可以接种HPV疫苗，但HPV疫苗未批准用于＞45岁人群。

六、特殊人群的HPV疫苗接种

1. HPV感染人群　因免疫原性过低，HPV自然感染所产生的抗体难以预防相同型别HPV再次感染。然而，HPV疫苗对既往相同型别HPV再感染（一过性或持续性HPV感染）的女性具有显著保护效力。国外的研究显示，在16~26岁既往感染的HPV型别与HPV疫苗型别相同（即血清HPV抗体阳性而宫颈HPV检测阴性）的女性中，接种四价HPV疫苗后，对再次感染与疫苗型别相同的HPV所致的CIN 1$^+$的保护效力达100%；四价HPV疫苗对24~45岁既往感染疫苗型别HPV的女性的保护效力为66.9%。九价HPV疫苗对覆盖型别中未感染型别所致的CIN 2$^+$的保护效力达91.1%。九价HPV疫苗对细胞学异常女性也具有保护效力，而对高危型HPV持续性感染风险可降低94.6%（95%CI为89.3%~97.7%）。"2021 HPV疫苗专家共识"建议：无论是否存在HPV感染或细胞学异常，对适龄女性均推荐接种HPV疫苗（接种之前无须常规行细胞学及HPV检测）。

2. HPV相关病变治疗史人群　下生殖道（宫颈、

外阴、肛周）癌前病变治疗史人群是否可以接种 HPV 疫苗，也是值得关注的问题。既往下生殖道高级别鳞状上皮内病变（high-grade squamous intraepithelial lesion，HSIL）治疗后再次发生 HPV 感染或病变复发的风险高。对于 HSIL 治疗前接种 HPV 疫苗，一项 PATRICIA 研究的事后分析结果表明，对于 15～25 岁女性在接种双价 HPV 疫苗前，不论 HPV DNA、HPV 16 和 18 血清学或宫颈细胞学状态，随访中发生 HSIL 接受切除性治疗，术前接种 HPV 疫苗可使术后 CIN 2$^+$ 的复发风险降低 88.2%，表明接种 HPV 疫苗后接受宫颈环形电切术（loop electrosurgical excision procedure，LEEP）的 HSIL 患者术后复发风险降低。另一项意大利前瞻性随机对照试验（randomized controlled trial，RCT）研究结果显示，接种四价 HPV 疫苗显著降低了 HSIL 者接受 LEEP 术后的低级别鳞状上皮内病变（low-grade squamous intraepithelial lesion，LSIL）的复发率（$P < 0.05$）。

对于 HSIL 治疗后接种 HPV 疫苗的研究，韩国开展的 20～45 岁既往 HSIL 行 LEEP 治疗后接种四价 HPV 疫苗的回顾性分析显示，与未接种者相比，接种四价 HPV 疫苗可显著降低 HPV 16 及 18 相关 HSIL（CIN 2～3）的复发风险（$P < 0.05$），治疗后未接种 HPV 疫苗是 CIN 2$^+$ 复发的独立危险因素。在意大利开展的研究表明，宫颈病变术后接种四价 HPV 疫苗对于预防 CIN 2$^+$ 复发的保护效力达 81.2%。可能的原理是，既往 HSIL 患者手术治疗后立即接种 HPV 疫苗，可诱导宫颈基底层细胞内产生大量抗体，

阻止再生组织自身感染，避免 HPV 进入未感染的基底层细胞，从而避免 CIN 2⁺ 复发。

另外，与未接种疫苗的男性相比，HPV 疫苗可显著降低男男性交（men who have sex with men，MSM）患者肛门上皮内瘤变（anal intraepithelial neoplasia，AIN）复发。对 27 岁以上既往 AIN 2⁺ 的人类免疫缺陷病毒（human immunodeficiency virus，HIV）阳性的 MSM 患者接种四价 HPV 疫苗可使肛门癌的终身风险降低 60.77%。

"2021 HPV 疫苗专家共识"建议，推荐既往 HSIL 接受过消融或切除性治疗的适龄女性接种 HPV 疫苗；推荐既往 AIN 2⁺ 适龄女性，特别是肛门鳞状上皮癌高风险人群 [包括 HIV 阳性的女性、既往阴道上皮内瘤变（vaginal intraepithelial neoplasia，VaIN）2⁺ 和外阴上皮内瘤变（vulvar intraepithelial neoplasia，VIN）2⁺ 的女性患者] 接种 HPV 疫苗。对于宫颈癌治疗后接种 HPV 疫苗是否获益，尚需进一步研究证实。

3. 免疫功能低下人群　免疫功能低下人群包括 HIV 感染者，自身免疫性疾病患者如自身免疫炎性风湿病（auto-immune inflammatory rheumatic diseases，AIIRD）——系统性红斑狼疮（systemic lupus erythematosus，SLE）、风湿性关节炎、结缔组织病、干燥综合征、抗磷脂综合征及桥本甲状腺炎等，肥胖、糖尿病及肾衰竭血液透析者，以及器官或骨髓移植后长期服用免疫抑制剂的患者。① HIV 感染者：研究显示，13 ~ 45 岁 HIV 感染女性接种 HPV 疫苗

是安全的，且具有免疫原性，其中 CD4+ T 细胞 >
200 cells/mm³ 者的抗体应答率为 85%～100%，
CD4+ T 细胞 ≤ 200 cells/mm³ 者的抗体应答率为
75%～93%，可有效减少 HIV 感染女性的 HPV 疫苗
相关型别的持续性感染。② 自身免疫性疾病患者：研
究显示，18～35 岁 SLE 女性接种 HPV 疫苗后安全性
良好，疫苗相关型别的抗体应答率可达 76%～95%。
③ 糖尿病及肾衰竭接受血液透析者：糖尿病是一种
代谢性疾病，免疫力随血糖升高而下降。9～21 岁慢
性肾病（chronic kidney disease，CKD）及血液透析者
接种疫苗后抗体应答率为 100%。④ 器官移植或造血
干细胞移植（hematopoietic stem cell transplantation，
HSCT）者：这一人群因长期使用免疫抑制剂，HPV
感染率高，在移植后远期可能发生宫颈病变，移植后
接种 HPV 疫苗可减少潜在 HPV 感染和相关肿瘤的发
生。研究显示，18～35 岁接受过器官（包括肾、肺、
心、肝）移植的女性接种 HPV 疫苗安全性好，接种
后疫苗相关型别抗体应答率为 52%～68%，移植 1
年后接种 HPV 疫苗更为有利。HSCT 后患者对疫苗
的反应与免疫功能正常的人群相似，对 HPV 相对应
的型别产生有效的免疫反应，而且无明显不良事件
发生。

"2021 HPV 疫苗专家共识"建议：① 优先推荐
HIV 感染的适龄女性接种 HPV 疫苗。② 推荐患有自
身免疫性疾病的适龄女性接种 HPV 疫苗。③ 推荐患
有糖尿病的适龄女性接种 HPV 疫苗。④ 推荐患有肾
衰竭且接受血液透析的适龄女性在病情允许时接种

HPV疫苗。对全身脏器功能差、预期寿命有限者不推荐接种。⑤ 对于预期寿命长的适龄女性，推荐移植1年后接种HPV疫苗；对于预期寿命有限者，不推荐接种。

4. 遗传易感人群及高危生活方式人群　遗传易感因素可能影响HPV感染的敏感性、持续性以及宫颈癌的发展速度。环境因素是肿瘤发生的始动因素，而个体遗传特征决定了肿瘤的易感性。中国人群GWAS除证实了先前报道的6p21.32位点突变外，新发现了2个位于EXOC1和GSDMB基因（4q12和17q12）区段的遗传易感变异位点，其编码的蛋白分别与固有免疫和肿瘤细胞增殖有关。"2021 HPV疫苗专家共识"建议：① 优先推荐遗传易感位点变异的适龄女性（HLA-DPB2、EXOC1和GSDMB基因突变等）接种HPV疫苗；建议遗传易感人群在首次性行为之前接种，即使性暴露后亦应尽早接种。② 对于性生活过早、多性伴、多孕、多产、吸烟、长期口服避孕药等高危生活方式人群尽早接种HPV疫苗，即使已知HPV感染和（或）细胞学异常及既往接受过HSIL治疗者，也推荐接种。

5. 妊娠期女性　关于妊娠期女性接种HPV疫苗的研究数据有限。虽然动物实验未发现接种HPV疫苗对母体和子代造成直接或间接不良影响，然而囿于伦理，不可能实施临床研究来评估HPV疫苗接种对妊娠期女性及其子代预后的影响。国外的安全性研究资料表明，双价、四价和九价HPV疫苗均未发现接种疫苗会增加不良妊娠结局。我国的国产双价HPV

疫苗的临床试验显示，接种 HPV 疫苗（556 例）对妊娠和新生儿未见不良结局。与对照组（615 例）比较，差异无统计学意义。2014 年美国 ACIP 和 2017 年 WHO 发表的 HPV 疫苗立场文件声明，基于妊娠期 HPV 疫苗接种数据有限，不推荐妊娠期女性预防性接种 HPV 疫苗，应将疫苗接种推迟至妊娠结束后。近期计划妊娠者也不建议接种 HPV 疫苗，且在完成最后一剂接种 2 个月内应尽量避免受孕。若疫苗接种后发现已妊娠，应推迟至分娩后再补充接种未完成的剂次。接种 HPV 疫苗前无须妊娠检测。若妊娠期间完成接种，则无须干预。

"2021 HPV 疫苗专家共识"建议：① 不推荐妊娠期女性预防性接种 HPV 疫苗。② 若近期准备妊娠，建议推迟至哺乳期后再行接种。③ 若接种后意外妊娠，应停止未完成剂次的接种，但无须因此终止妊娠；已完成接种者，无须干预。

6. 哺乳期女性　哺乳期女性接种 HPV 疫苗的研究数据尤为缺乏。2017 年 ACOG 指出哺乳期女性可接种 HPV 疫苗，该重组疫苗不影响母乳喂养的安全性。韩国妇科肿瘤学会也认为哺乳期女性可接种九价 HPV 疫苗。"2021 HPV 疫苗专家共识"建议，虽然目前临床试验尚未观察到血清 HPV 抗体经母乳分泌，但鉴于多种药物可经母乳分泌，且缺乏哺乳期女性接种 HPV 疫苗的安全性研究数据，因此，慎重推荐哺乳期女性接种 HPV 疫苗。

表 2-2 是"2021 HPV 疫苗专家共识"推荐一览表，将接种疫苗的指导意见分为优先推荐、推荐、不推荐

和谨慎推荐 4 个级别，一目了然。

表 2-2 普通和特殊人群 HPV 疫苗接种的推荐级别

类别	推荐级别
普通人群 HPV 疫苗接种	
9 ~ 26 岁	优先推荐
27 ~ 45 岁	推荐
特殊人群 HPV 疫苗接种	
HPV 感染或细胞学异常	推荐
妊娠期	不推荐
哺乳期	谨慎推荐
有 HPV 相关病变治疗史	推荐
遗传易感人群和宫颈癌发病高危因素者[a]	优先推荐
免疫功能低下[b]	
HIV 感染	推荐
自身免疫性疾病[c]	推荐

注：[a] 建议首次性暴露前接种或尽早接种；[b] 全身器官功能差、病情不乐观、预期寿命有限的患者，不推荐；[c] 包括系统性红斑狼疮、风湿性关节炎、结缔组织病、干燥综合征及桥本甲状腺炎等

七、HPV 疫苗接种的注意事项

在 HPV 疫苗接种前，如有以下情况，则不适宜接种：① 对疫苗的活性成分或任何辅料成分有超敏反应者。② 患有血小板减少症或其他可成为肌内注射禁忌证的凝血功能障碍者。③ 急性疾病患者常伴有发热等全身症状，接种疫苗可能会加重症状，建议在痊愈后接种。④ 因部分女性有不同程度的经期

不适，建议在非经期接种。HPV 疫苗接种后需观察 30 min 方可离开。

接种 HPV 疫苗后仍应进行宫颈癌筛查，其原因包括：① HPV 疫苗对未暴露于疫苗相关 HPV 型别的人群保护效力较好，但对于存在 HPV 感染或相关疾病危险因素（如多性伴、既往感染过疫苗相关 HPV 型别及患有免疫缺陷等）的人群有效性降低。② HPV 疫苗是预防性疫苗，不能治疗已感染的 HPV 及相关疾病，不能预防所有 HPV 型别感染，也不能阻止 HPV 感染至疾病进展。③ 少数宫颈癌可能与 HPV 感染无关，特别是 HPV 阴性的特殊类型癌。④ 长期随访研究证实 HPV 疫苗有 14 年的保护效力，但目前尚无证据证实 HPV 疫苗有终身保护效力。⑤ HPV 疫苗所含型别有限，即使接种了 HPV 疫苗，机体仍处于对非疫苗型别 HPV 的感染风险中，因此，接种 HPV 疫苗后仍需继续进行宫颈癌筛查。

（魏丽惠 李明珠）

第二节 健康指导及心理疏导

《"健康中国 2030"规划纲要》提出"共建共享、全民健康"，这是建设健康中国的战略主题，强调"要强化个人健康责任，提高全民健康素养，引导形成自主自律、符合自身特点的健康生活方式，有效控制影响健康的生活行为因素，形成热爱健康、追求健康、促进健康的社会氛围"。在《健康中国行动（2019—2030年）》中，不仅倡导每个人是自己健康第一责任人的理念，而且要求医护人员掌握与岗位相适应的健康科普知识，并在诊疗过程中主动提供健康指导。在宫颈病变的防治和管理中，性健康教育、保健行为指导以及心理支持等都应是重要措施的组成部分。

一、性健康教育

WHO将性健康定义为一种与性行为有关的身体、情感、心理和社会健康状态。性健康要求对性行为和性关系采取积极和尊重的态度，并在没有胁迫、歧视和暴力的情况下获得愉快和安全的性体验。性健康关系到一个人的一生，从青春期一直到老年。性健康对个人、夫妻和家庭的整体健康和福祉以及国家的社会和经济发展至关重要。性健康教育的目的就是要提高大众对性健康的认识，建立安全性行为，减少因不安全性行为带来的危害。主要内容如下：

1. 宣传普及性健康知识　性健康教育应从青春期开始，其内容应包括：① 男、女生殖器官的构造及月经、遗精、妊娠及避孕等生理卫生知识。② 避孕知识，以减少非意愿妊娠和人工流产的发生。③ 不安全性行为导致的性传播疾病或艾滋病对女性身心的不良影响。④ 宫颈病变预防知识。

目前大量研究已经证明高危型HPV持续感染是导致宫颈癌发生的主要原因。性生活是HPV感染的主要途径。只要有性接触，就有感染HPV的风险。

约有 80% 的女性一生中都感染过 HPV，但大部分感染会通过自身免疫力被清除。性生活过早、多个性伴侣及无保护性生活等高危性行为会增加 HPV 感染以及宫颈病变进展的风险。青春期女孩下生殖道发育尚未成熟，过早的性生活会使宫颈上皮多次重复暴露于某些细菌或病毒，产生潜在细胞变异。性生活过早以及多性伴等因素是 HPV 感染的重要协同因素。另外，口服避孕药与 HPV 感染明显相关，用药时间长（5年以上）者 HPV 感染风险增加。

2. 建立安全性行为　安全性行为包括推迟首次性行为时间、减少性伴（包括性伴侣也要减少）以及坚持正确使用安全套。随着经济发展、科技进步和对外交流的不断扩大，我国青少年的性观念和性行为也发生了很大变化，婚前性行为的发生率逐年增加。《中国家庭发展报告（2015 年）》显示，在调查的 15 ~ 17岁青少年中，性行为发生率为 4.1%，发生初次性行为的平均年龄为 15.9 岁，而 2015 年《中国幸福婚姻家庭调查报告》显示，我国的平均结婚年龄为 26 岁。在这 10 年中，随着升学、就业的不断变化以及个人不断的成长进步，人们对恋爱、婚姻和家庭的认知也会发生改变，同时也会增加更换性伴侣的概率。如果能推迟首次性行为的时间，则必然会减少性伴侣数，并降低性传播疾病和非意愿妊娠的发生概率。安全套是唯一既可以预防 HIV 感染和性传播疾病（包括HPV 感染）、又可以防止非意愿妊娠的避孕工具，但必须要坚持每次性行为时的全程正确使用。

二、保健意识和行为指导

根据健康教育中应用较广的知信行（knowledge，attitude，belief and practice，KABP 或 KAP）理论，只有当人们充分了解和掌握了相关的健康保健知识，建立起积极、正确的态度和观念，才能主动形成和保持有利于健康的行为，改变不利于健康的行为。在宫颈病变防治中，医护人员首先要做的就是向女性宣传宫颈癌防控的相关知识和信息，并向其解答相关的疑惑和问题，消除错误观念，同时要提供方便、可及的服务。

1. 宫颈癌防治宣教　医护人员在宣传讲解以下知识和信息时，一定要注意科学性，要基于已经发表的技术指南或专家共识，同时还要用通俗易懂的语言和文字。图文并茂的讲解可以加深印象和理解。宣教要点包括以下几方面。

（1）宫颈癌是严重威胁女性健康的疾病，但病因清楚，预防措施有效，是一种可以预防的疾病。

（2）HPV 感染特点和宫颈病变的发生、发展过程。

（3）HPV 疫苗不仅可以预防 HPV 感染，还可以防止宫颈病变的进展，是安全有效的预防措施。

（4）宫颈病变可以通过定期筛查及早发现、诊断和治疗，避免发展为宫颈癌。

（5）所有 30~64 岁的女性，即使接种过 HPV 疫苗，也都需要每隔 3~5 年进行一次宫颈癌筛查。

（6）对宫颈癌如早期发现并规范治疗，完全有望治愈。

2. 宫颈癌防治宣教技巧　不同职业、受教育程度、文化观念、经济收入、性格特征和价值观的人群对宫颈病变的防治知识和信息会有不同的理解和认识。有些人了解后可能立即选择 HPV 疫苗接种或宫颈癌筛查，但有些人可能会不理解、不相信或产生疑虑。这时就需要医护人员给予认真的解答，用专业知识帮助她们理解和坚信宫颈癌是可防可治的，从而使其自觉自愿采取行动。咨询指导时需注意以下几点：① 具备丰富的宫颈癌防控理论知识。② 学习和掌握咨询技巧（说、听、问、反馈和非语言交流）。③ 注意尊重个人隐私和遵守保密原则。④ 建立相互信任的关系。

医护人员的咨询指导工作既可以在健康教育宣讲活动中进行，也可以在 HPV 疫苗接种、宫颈癌筛查或健康体检、门诊就医（包括性传播疾病诊治、非意愿人工流产手术）、妇科检查、阴道镜检查或宫颈病变治疗时进行。

咨询内容要根据咨询对象的实际情况和需求而定，以传播有关宫颈癌防控知识和信息为导向，围绕 HPV 疫苗接种、宫颈癌筛查方法选择和间隔、宫颈病变风险和治疗、随访等问题进行。要详细介绍疫苗接种、宫颈病变筛查等服务的内容、流程及时间地点，解答疑惑和问题，纠正错误的概念或认识，说明癌前病变治疗和随访的必要性，帮助女性及其家人能够遵从医嘱按时随访、配合治疗或转诊，达到早日康复的预期。

三、健康生活方式的养成

在开展健康教育工作时，首先要提高大众对健康的认识。要向大众讲清楚健康的定义和概念，即健康包括身体健康、心理健康和良好的社会适应性。遗传因素、环境因素、个人生活方式和医疗卫生服务是影响健康的主要因素。目前的科学技术发展水平还难以改变遗传因素的影响；环境因素包括了自然环境（细菌、病毒、自然灾害、空气和水的污染等）和社会环境（社会制度、文化习俗及经济发展等）。它们和医疗卫生服务都是我们个人所无法改变的。唯一能让我们改变的就是主动学习健康知识，养成健康的生活方式，纠正不良的生活习惯，自觉维护和促进自身健康，理解生老病死是自然规律，了解当前医疗技术的局限性。每个人都要对自身的健康负责，要认识到没有健康，任何美好的理想或愿望都将难以实现。

个人行为与生活方式因素对健康的影响占到60%。养成健康文明的生活方式，提高机体免疫力，对宫颈病变的防治同样会起到积极的作用。健康的生活方式主要包括以下几点：

1. 合理营养、平衡膳食　学习中国居民膳食科学知识，使用中国居民平衡膳食宝塔及平衡膳食餐盘等支持性工具，根据个人特点合理搭配食物。每天的膳食包括谷薯类、蔬菜和水果类、畜禽鱼、蛋奶类、大豆及坚果类等食物，平均每天摄入12种以上食物，每周25种以上。食物的多样性可以保证营养的均衡。一定要根据日常活动量来决定食物的摄入量。

2. 提高身体活动意识，培养运动习惯　每个人都应了解和掌握健身运动的相关知识，将身体活动融入日常生活中，掌握运动技能，选择适合自己的运动方式、强度和运动量，鼓励每周进行3次以上、每次30分钟以上的中等强度运动。在日常生活中要尽量少静多动，减少久坐，达到每天6000~10 000步的身体活动量。要注意吃动平衡，让摄入的多余能量通过运动的方式消耗，达到身体机能的平衡，从而保持健康体重。应科学运动，避免运动风险。

3. 讲究个人卫生、环境卫生及饮食卫生　勤洗手、常洗澡、早晚刷牙、饭后漱口，不共用毛巾和洗漱用品，不随地吐痰，咳嗽和打喷嚏时用胳膊或纸巾遮掩口鼻。

4. 戒烟　吸烟是不健康的行为。烟草烟雾中含有多种已知的致癌物。有充分证据表明吸烟可以导致多种恶性肿瘤，其中包括宫颈癌，还会导致呼吸系统和心脑血管系统等多个系统疾病。我国现有吸烟者逾3亿，每年因吸烟相关疾病所致的死亡人数超过100万，因二手烟暴露导致的死亡人数超过10万。目前我国虽然女性吸烟者不多，但大多暴露在二手烟雾中。应大力宣传，使大众充分了解吸烟和二手烟暴露的严重危害。不吸烟者不去尝试吸烟。吸烟者尽可能戒烟，戒烟越早越好，什么时候都不晚，药物治疗和尼古丁替代疗法可以提高长期戒烟率。

5. 重视睡眠健康　成人每日平均睡眠时间7~8小时为宜。每天保证充足的睡眠时间，工作、学习、娱乐及休息都要按作息规律进行，注意起居有常。了解睡眠不足和睡眠问题带来的不良心理影响。如出现睡眠不足，应及时设法弥补。如出现睡眠问题（如入睡困难、早醒等），应及时就医。要在专业医生的指导下用科学的方法改善睡眠，服用药物时需遵医嘱。

四、心理疏导

在临床工作中我们经常会遇到一些得知宫颈癌筛查阳性或病理检查异常而感到十分紧张焦虑的女性。她们表现出吃不下饭、睡不着觉，心慌、气短、乏力、尿频、尿急，哭哭啼啼，想着自己可能活不长了，孩子还小，自己还很年轻，自己洁身自好，对爱情专一，怎么会感染高危型 HPV，等等。有些人还会频繁就医或在多家医院就诊。对于这样的患者，一定要十分耐心地讲解宫颈病变发生的原因、发展过程以及目前有效的治疗方案，解答她们的疑惑和问题，提高她们的认知水平和信任感。这是重要的一步。随后，要根据其个人和性伴侣的情况提出具体的治疗方案，要在其充分理解和知情同意的情况下进一步随访或治疗。但如果经过咨询指导后上述情况依然存在或加重，需除外焦虑症，可选用广泛性焦虑量表 7（general anxiety disorder-7，GAD-7）进行自我测评（表 2-3）。GAD-7 主要用于筛查焦虑，并且可判断焦虑的严重程度。它有 7 个条目，了解患者在过去的 2 星期内有多少时候受到包括感觉紧张及担忧等 7 个问题的困扰。患者的回答选项"完全不会""几天""一半以上的日子"和"几乎每天"分别相对应 0分、1 分、2 分、3 分。GAD -7 总分值范围为 0～21

分。分值 0~4 分为无或轻微焦虑，5~9 分为轻度焦虑，10~14 分为中度焦虑，15~21 分为重度焦虑。

表 2-3 广泛性焦虑量表

最近 2 个星期里，您有多少时间受到以下任何问题的困扰？

序号	问题	完全不会	几天	一半以上的日子	几乎每天
1	感觉紧张、焦虑或急切	0	1	2	3
2	不能够停止或控制担忧	0	1	2	3
3	对各种各样的事情担忧过多	0	1	2	3
4	很难放松下来	0	1	2	3
5	由于不安而无法静坐	0	1	2	3
6	变得容易烦恼或急躁	0	1	2	3
7	感到害怕，似乎将有可怕的事情发生	0	1	2	3
如果存在以上任何一个问题，这些问题在您工作、照顾家庭事务，或与他人相处上造成了多大的困难？		毫无困难 0	有点困难 1	非常困难 2	极度困难 3

对于有轻度焦虑的患者（评分 ≤ 9 分），指导其学习和掌握自我心态调整的方法，如宣泄和释放烦

恼（与家人、好友、妇产科医护人员或有宫颈病变经历的人交流），或通过艺术疗法（唱歌、跳舞、绘画、乐器）、写日记（自省、反思）、放松训练（正念呼吸、瑜伽、冥想等）或体育锻炼等进行调整。

对于有中重度焦虑的患者，要及时将其转诊至精神科或心理治疗科，接受专科评估和治疗。

（赵更力）

第三章 宫颈病变的筛查

第一节 宫颈癌筛查及结果异常的管理

一、一般风险人群的筛查

对一般风险人群筛查时需要考虑目标人群的选择、筛查措施的评价以及筛查阳性人群的管理三个环节，主要包括筛查方法、筛查起始和终止年龄、筛查间隔及筛查阴性人群的管理。

1. 筛查方法 细胞学检查和 HPV 检测是主要推荐的两种筛查方法。目前在我国初筛的主要方法包括以下三种：① 以高危型 HPV 检测（分型或不分型）作为初筛。② 以细胞学（传统巴氏或液基细胞学）作为初筛。③ 以 HPV 联合细胞学作为初筛。

由于 HPV 检测技术具有客观且灵敏度高等优势，因而应用 HPV 检测作为宫颈癌初筛方法的国家越来越多。2020 年，中国首项基于大规模队列人群的宫颈癌筛查随机对照临床研究结果表明，采用高危型 HPV 检测作为初筛技术，具有较好的筛查效果与成本效益。

我国指南推荐在 25 ~ 29 岁年龄组女性中使用细胞学检查，在 30 ~ 64 岁年龄组女性中采用 HPV 检测、

HPV 和细胞学联合筛查。

2. 筛查起始年龄　2021 年，WHO 推荐对 ≥ 30 岁女性进行宫颈癌筛查。大多数国家或地区宫颈癌筛查指南中推荐的筛查起始年龄为 25 岁。我国指南建议筛查起始年龄为 25 ~ 30 岁。

3. 筛查终止年龄　我国及大部分国家推荐选择 65 岁作为筛查终止年龄，65 岁以上女性终止筛查需满足既往接受充分筛查且无宫颈癌高危因素等条件，即过去 10 年内每 3 年一次、连续 3 次细胞学检查无异常，或每 5 年一次、连续 2 次 HPV 检测阴性，无宫颈上皮内瘤样病变（CIN）史。

4. 筛查阴性人群的筛查间隔　在我国及大多数国家推荐以 HPV 检测或者 HPV 和细胞学联合筛查的策略中，筛查间隔为 5 年；推荐细胞学检查作为筛查策略的筛查间隔为 3 年。

二、特殊人群的筛查

特殊人群的筛查策略与一般人群的筛查策略有所不同。特殊人群主要包括免疫缺陷人群、妊娠女性、子宫全切女性及 HPV 疫苗接种人群等。

1. 免疫缺陷人群　免疫缺陷人群包括实体器官或干细胞移植、人类免疫缺陷病毒（HIV）感染或其他原因引起的免疫抑制人群。目前针对该人群的筛查策略主要为 HIV 感染人群制定，其他免疫抑制人群可遵循 HIV 感染人群的筛查策略。2019 版美国阴道镜和宫颈病理学会（American Society for Colposcopy and Cervical Pathology，ASCCP）制定的指南建议

HIV 感染人群应在首次插入式性行为后 1 年内开始接受筛查。针对 ≤ 30 岁的女性，推荐采用细胞学检查；针对 >30 岁的女性，采用 HPV 检测和细胞学联合筛查策略。起始筛查间隔为 1 年 / 次，如连续 3 年检查结果正常，则转为 3 年 / 次。我国指南针对免疫缺陷人群建议缩短宫颈癌筛查间隔。

2. 妊娠女性　我国指南建议有妊娠意愿的女性应在孕前检查时询问近 1 年内是否进行过宫颈癌筛查。如没有，应建议进行宫颈癌筛查，或在第一次产检时进行。

3. 子宫全切术的女性　我国指南建议因良性病变进行子宫全切术的女性可停止筛查。大部分指南推荐既往无 CIN 2$^+$ 且接受子宫全切术的女性可停止宫颈癌筛查。

4. HPV 疫苗接种人群　我国宫颈癌筛查指南建议 HPV 疫苗接种后，人群应继续进行宫颈癌筛查，且推荐采用与未接种疫苗、具有一般风险人群相同的筛查策略。

三、筛查结果异常人群的管理

1. HPV 阳性者的管理　HPV 型别检测，如果 HPV 16 或 18 阳性，则转诊阴道镜检查；HPV 不分型时，以细胞学检查分流（图 3-1）。

2. 子宫颈细胞学异常结果的管理　见图 3-2。

3. 细胞学 +HR-HPV 联合筛查异常结果的管理　见图 3-3。

4. HPV 阳性且细胞学为 NILM 的管理　在

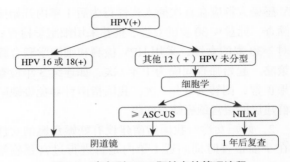

图 3-1 高危型 HPV 阳性者的管理流程

ASC-US，不典型鳞状细胞—不能明确意义；NILM，未见上皮内病变细胞或恶性细胞

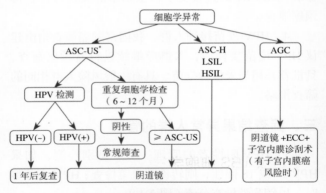

图 3-2 细胞学异常结果的处理流程

AGC，不典型腺细胞；ECC，宫颈管搔刮术。*不能行高危型 HPV 检测或分型时，可行阴道镜检查

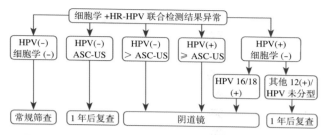

图 3-3 细胞学 +HR-HPV 联合检测异常结果的处理流程

KPNC 队列研究中，其 5 年内患 CIN 3^+ 和癌症的风险分别为 4.5% 和 0.34%。47% 的女性在 1 年后仍保持 HPV 阳性。因此，若 HPV 持续感染 1 年及以上，需转诊阴道镜检查。

（陈　飞）

第二节　细胞学检查

一、宫颈 TBS 细胞学报告系统结果的解读

宫颈细胞学贝塞斯达报告系统（the Bestheda system，TBS 报告系统）诞生于 1988 年，并于 1991 年、2001 年和 2014 年进行了 3 次补充和修改，其目的是建立能够提供明确管理阈值和减少观察者间差异的判读标准及报告术语。TBS 细胞学报告系统将细

胞学判读结果总体分为三大类：① 未见上皮内病变细胞或恶性细胞（negative for intraepithelial lesion or malignancy，NILM）。NILM 强调的是细胞学改变的阴性性质，包括病原体和非瘤细胞发现。TBS 2014 版在 NILM 中提供了更全面的形态学变化类型，以利于使其与上皮细胞异常鉴别。细胞学能够识别的病原体类型有引起细菌性阴道病的短小球杆菌、放线菌、真菌、滴虫以及单纯疱疹病毒和巨细胞病毒感染。非肿瘤细胞发现包括反应性细胞改变（炎症、放疗、宫内节育器等）和非肿瘤细胞变化（萎缩、妊娠、鳞状化生、输卵管化生及角化反应等）。② 其他，是指在 ≥ 45 岁女性的涂片中见到子宫内膜细胞，而未发现鳞状细胞、腺细胞或恶性细胞。如果脱落的子宫内膜细胞与月经有关，应注明。异常脱落（与月经无关）的良性表现的子宫内膜细胞出现在 ≥ 45 岁女性的涂片中虽然多为良性改变（如子宫肌瘤、息肉、子宫内膜增生及对宫内避孕器的反应等），但有发生子宫内膜癌的风险，并且这种风险随着年龄的增加而升高。绝经后女性的涂片中出现子宫内膜细胞是非常有意义的发现。TBS 2014 要求细胞学对于 ≥ 45 岁女性涂片中见到子宫内膜细胞要报告，而对绝经后女性，不但要报告，还需要建议做子宫内膜检查。③ 上皮细胞异常，包括鳞状细胞异常和腺细胞异常。

1. 鳞状细胞异常 包括不典型鳞状细胞、鳞状上皮内病变和鳞状细胞癌。不典型鳞状细胞（atypical squamous cells，ASC）是指鳞状细胞异常提示鳞状上皮内病变，但在数量或质量上不足以确定。ASC 又进一步分为不典型鳞状细胞—不能明确意义（atypical squamous cells of undetermined significance，ASC-US）和不典型鳞状细胞—不除外高级别鳞状上皮内病变（atypical squamous cells-cannot exclude HSIL，ASC-H）。鳞状上皮内病变（squamous intraepithelial lesion，SIL）分为低级别鳞状上皮内病变（low-grade squamous intraepithelial lesion，LSIL）和高级别鳞状上皮内病变（high-grade squamous intraepithelial lesion，HSIL）。

（1）ASC-US：细胞改变提示 LSIL，但不足以确定（图 3-4）。ASC-US 是细胞学判读最多、可重复性最低的上皮细胞异常。ASC-US 与 SIL 的比率一般为 2∶1～3∶1。近 30 年随访研究显示 ASC-US 中高危型 HPV 阳性率为 30%～60%，高危型 HPV 检测可以有效分流 ASC-US。我们对近 3 万名女性开展的筛查结果显示 ASC-US 高危型 HPV 阳性率为 33.3%；高危型 HPV 阳性 ASC-US 者，阴道镜活检 CIN 2$^+$ 发生率为 9.2%，没有癌发生；高危型 HPV 阴性者仅有 0.2% 的患者为 CIN 2，无 CIN 3$^+$ 发生。2020 年 Egemen 等报道了 150 多万名女性的筛查结果，ASC-US、高危型 HPV 阳性者发生 CIN 3$^+$ 的即时风险为 4.4%，而高危型 HPV 阴性者仅为 0.04%。

（2）ASC-H：细胞大小与不成熟化生细胞相似，核质比接近 HSIL，但核不正常（如染色质增多、不规则和核形状不规则）不如 HSIL 明显（图 3-5）。ASC-H 中高危型 HPV 阳性率大于 50%，阴道镜活检 CIN 2$^+$ 发生率为 30%～40%。我们的筛查结果显

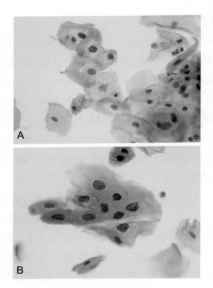

图 3-4 ASC-US

A. 5 个表层鳞状细胞呈不典型挖空，与典型挖空细胞相比核周透亮区内仍可见明显胞质。B. 嗜伊红染色的角化不全细胞和表层鳞状细胞，核增大不足正常中层鳞状细胞核的 3 倍，轮廓不规则、深染，核质比轻度增加

示 ASC-H 高危型 HPV 阳性率为 83.7%，HPV 阳性的 ASC-H 阴道镜活检 CIN 2$^+$ 发生率为 34.7%，而 HPV 阴性者仍有 1 例 CIN 3。Egemen 等的报道中 ASC-H 发生 CIN 3$^+$ 的即时风险在高危型 HPV 阳性者为 26%，而在高危型 HPV 阴性者仍可达 3.4%，并且浸润癌的发生率高，与癌前病变不成比例。

（3）LSIL：主要是由高危型 HPV 短暂感染或低

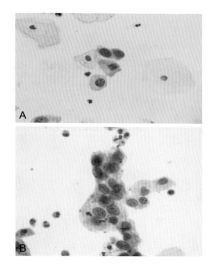

图 3-5 ASC-H
A. 视野中上有 2 个核深染的不成熟化生细胞，不除外 HSIL，与其下方 2 个 ASC-US 细胞相比核质比明显增大。阴道镜活检组织学结果示 CIN 2。B. 一群排列紊乱细胞，细胞小，分化特征不明确。核大小及形态不一，核质比大，染色质增粗。阴道镜活检组织学结果示 CIN 3

危型 HPV 感染引起，细胞形态学的异常改变一般限于中、表层鳞状细胞（图 3-6），是一种低度危险的上皮内病变，大多数病例在 2 年内可以恢复。LSIL中高危型 HPV 的阳性率为 75% ~ 85%，阴道镜活检CIN 2⁺ 的发生率为 14% ~ 20%，低于 ASC-H。我们的筛查结果显示 LSIL 高危型 HPV 阳性率为 82.3%，阴道镜活检 CIN 2⁺ 的发生率在高危型 HPV 阳性者为

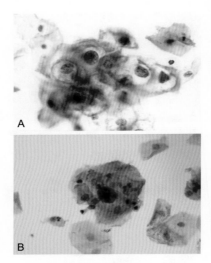

图 3-6　LSIL

A. 挖空细胞：一群中层鳞状细胞核周见明显大空洞，空洞周围胞质明显增厚，核增大，染色质增粗、深染。B. 一个大表层鳞状细胞，核增大，是周围正常中层鳞状细胞核的 3 倍以上，深染，核轮廓轻度不规则，核质比增高

17.9%，高危型 HPV 阴性者为 3.1%。Egemen 等报道 LSIL 发生 CIN 3$^+$ 的即时风险在高危型 HPV 阳性者为 4.3%，在高危型 HPV 检测阴性者为 1.1%。

（4）HSIL：主要是由高危型 HPV 持续感染引起的细胞形态学改变，不正常的细胞较 LSIL 的细胞小，分化不成熟，细胞核质比明显增大（图 3-7），有较高的风险进展到浸润癌。HSIL 中高危型 HPV 阳性率大于 90%，阴道镜活检 CIN 2$^+$ 的发生率为

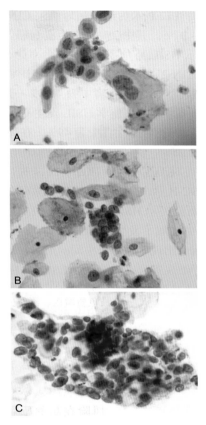

图 3-7 HSIL

A. 一群不成熟的化生细胞，核大小不一致，轮廓不规则、深染，可见双核。其下方有一个胞质嗜伊红染色的双核 LSIL 细胞。阴道镜活检组织学结果为 CIN 2。B. 视野中心有一群小细胞，细胞排列紊乱、拥挤重叠或单个散在，核质比明显增大，胞质极少，核大小及形态不一、深染。阴道镜活检组织学结果为 CIN 3。C. 合体状排列的一片 HSIL 细胞。阴道镜活检组织学结果为 CIN 3

53%～66%，LEEP 术后组织病理结果 CIN 2^+ 的发生率为 84%～97%，其中 2% 左右为浸润癌。我们的筛查结果显示 HSIL 高危型 HPV 阳性率为 96.5%，阴道镜活检 CIN 2^+ 的发生率在高危型 HPV 阳性者为 66%，在高危型 HPV 阴性者中为 40.7%（其中 1 例为癌）。Egemen 等报道细胞学 HSIL 发生 CIN 3^+ 的即时风险在高危型 HPV 阳性者中为 49%，在高危型 HPV 阴性者中为 25%。偶尔涂片中细胞特征介于 LSIL 与 HSIL 之间。对于这种病例，TBS 2014 提出可以采用 LSIL 和 ASC-H 两个判读结果。表明除存在 LSIL 外，还有一些细胞提示 HSIL 的可能。与 LSIL 相比，增加 ASC-H 也增加了发生 HSIL$^+$ 的风险。需注意，只有少数病例会出现这种介于中间的形态，大多数病例经过全面仔细观察可以明确分成 LSIL 或 HSIL。

（5）鳞状细胞癌：鳞状细胞癌（squamous cell carcinoma，SCC）除呈现 HSIL 的特点外，在涂片中出现浸润表现：细胞大小和形态显著不一致，可以有明显的核畸形及明显增大的单个或多个核仁，染色质贴边或有明显的分布不均匀，涂片背景中常有肿瘤素质（退变坏死的肿瘤细胞和陈旧性出血）(图 3-8)。

2. 腺细胞异常　腺细胞异常的发生率较鳞状细胞异常的发生率低，一般低于筛查人群的 1%。20 世纪 90 年代以前对腺细胞异常的报道很少。随着宫颈取材工具和制片技术的改进，近年来腺细胞异常的报道明显增多。异常的腺细胞主要来自宫颈管和子宫内膜，还有一些来自子宫体以外或不能明确来源。腺细胞来源不同，分类也有所不同。

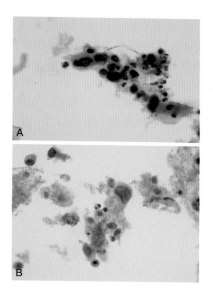

图 3-8 SCC

A. 角化和非角化 SCC 细胞，细胞大小不一，核形态不规则、深染，染色质分布不规则，细胞间可见中性粒细胞浸润，背景中可见蓝灰色颗粒状肿瘤素质。B. SCC 细胞背景中可见明显肿瘤素质

　　子宫颈管及不能明确来源的腺细胞异常分为 4 类：不典型腺细胞、无其他具体指定或在注释中具体指定（atypical endocervical cells NOS or specify in comments，AGC-NOS）、不典型腺细胞倾向瘤变（atypical endocervical cells favor neoplastic，AGC-FN）、原位腺癌（adenocarcinoma in situ，AIS）和腺癌。AGC-NOS 腺细胞核的不典型改变超过了反应性或修

复性改变，但缺乏原位癌或浸润腺细胞癌的特点（图
3-9）。AGC-FN 腺细胞形态学改变提示原位腺癌或浸
润腺癌，但无论在数量上还是在质量上均不足以诊断
原位癌或浸润腺癌（图 3-10）。AIS 是颈管腺上皮的
高级别病变。特点是核增大、深染、成层，核分裂
象活跃，但没有浸润表现（图 3-11）。宫颈腺癌细胞

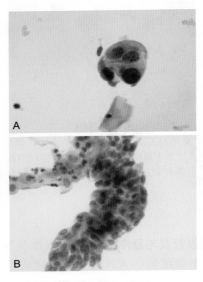

图 3-9　AGC-NOS

A. 4 个核偏位的腺细胞，下方一个细胞核明显增大、深染。阴
道镜活检组织学结果示 CIN 3 累及腺体。B. 拥挤重叠的宫颈管
柱状细胞群，细胞群外围细胞极性良好，细胞核质比增高，但
仍可见较丰富的胞质，核轻度深染。阴道镜活检组织学结果示
AIS

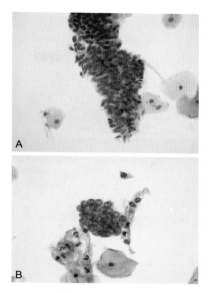

图 3-10 AGC-FN

A. 宫颈管柱状细胞拥挤成层，核拉长、深染，核质比增高，胞质少。阴道镜活检组织学结果示 AIS。B. 视野中心一群拥挤重叠的腺细胞，核圆形或卵圆形，深染，胞质极少，核质比增高。阴道镜活检组织学结果示 AIS

形态学改变可以与原位腺癌重叠，但能显示浸润特点（图 3-12）。

子宫内膜来源的腺细胞异常仅分为 AGC-NOS 和子宫内膜腺癌。子宫内膜来源的 AGC-NOS 细胞核较正常子宫内膜细胞核增大，染色质轻度增多，可以有小核仁（图 3-13）。分化好的子宫内膜腺癌脱落细胞少，细胞的不典型改变少，可能被判读为不典型子宫

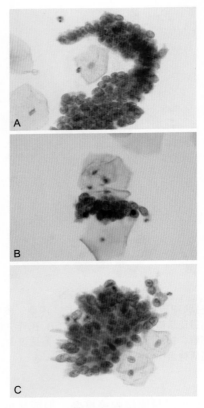

图 3-11 AIS

A. 拥挤、深染、乳头状排列的细胞团，细胞团顶部有一假复层低柱状细胞条索附着。B. 拥挤、深染、重叠的不规则细胞条索。C. 拥挤、深染的细胞群，细胞核质比增高，染色质粗颗粒，细胞群边缘柱状细胞呈羽毛状排列

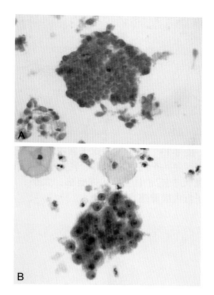

图 3-12　宫颈腺癌细胞

A. 高分化宫颈腺癌细胞：拥挤的细胞片仍保留 AIS 的排列特征，周围散在多个柱状形态的异常腺细胞。B. 中分化宫颈腺癌细胞：细胞呈圆形或卵圆形，核染色质不规则，核仁明显，核偏位，胞质脆弱，弥散细小空泡

内膜细胞。随着肿瘤恶性程度增加，脱落的细胞数量增多，细胞核增大，大小不同且极性紊乱明显，细胞核的异型性明显，容易被细胞学识别（图 3-14）。

　　有时细胞学明确识别异常腺细胞的来源很困难，尤其是在异常细胞量少时。此外，HSIL 累及腺体及合体状排列的 HSIL 细胞常常与 AGC 有形态学交叉。

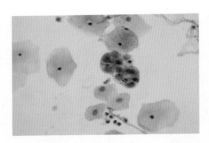

图 3-13　AGC，考虑子宫内膜来源

在鳞状细胞间可见一个孤立、深染、乳头状排列的细胞团，细胞团中细胞核大于正常中层鳞状细胞核，大小、形态不一致。随访结果为子宫内膜腺癌

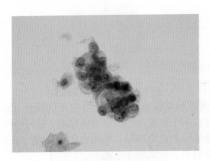

图 3-14　子宫内膜腺癌

孤立的腺癌细胞乳头团，细胞极性紊乱，核偏位，可见胞质内大空泡

因此，随访细胞学判读的 AGC 结果有 50% 左右为鳞状上皮病变。AGC 的高危 HPV 阳性率为 25% 左右，随访结果 14% ~ 16% 为 HSIL、AIS 和浸润癌。虽然 AGC 随访结果大多为良性病变，但与 ASC-US 不同，其蕴藏的浸润癌风险高，与癌前病变不成比例。

Egemen 等报道高危型 HPV 检测阳性的 AGC-NOS 和 AGC-FN 随访结果 HSIL、AIS 及浸润癌的发生率分别为 20% 左右和 55%。AGC 高危型 HPV 阴性者存在子宫内膜腺癌、少见类型的宫颈腺癌（胃型腺癌、子宫内膜样腺癌、浆液性癌、透明细胞癌及中肾管癌等）或者子宫以外腺癌的风险。子宫以外的腺癌，如卵巢、输卵管腺癌及腹水中脱落的腺癌细胞可以不经过转移，通过女性生理管道（输卵管、子宫腔及宫颈管）出现在宫颈涂片中（图 3-15）。对我院肿瘤门诊 99 例 AGC 随访，结果显示浸润癌占 35.1%，其中最多的是子宫内膜腺癌（18.6%），其次是宫颈管腺癌和卵巢、输卵管腺癌（各占 7.2%），还有鳞状细胞癌（2.1%）。

除鳞癌和腺癌外，其他类型的肿瘤偶尔也会发生在宫颈和子宫体，如小细胞癌、恶性混合性中胚叶肿瘤、平滑肌肉瘤、子宫内膜间质肉瘤、横纹肌肉

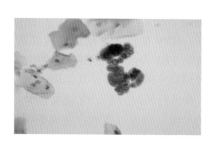

图 3-15　AGC，不能明确来源

视野中的腺细胞核仁明显，核形状不规则，核膜厚，排列为小腺腔和小乳头样，背景干净。随访结果为卵巢浆液性乳头状癌，无子宫体和宫颈管转移

瘤、纤维肉瘤及恶性黑色素瘤等。这些肿瘤很少发生在子宫颈，也不常原发于子宫体或附件。出现在宫颈涂片中可以是脱落细胞，或是直接采样（由于肿瘤浸及宫颈或阴道）。因为取样和形态学的局限性，这些肿瘤常不可能单靠细胞学明确分类。子宫以外的癌也可以转移到宫颈而表现在宫颈涂片中。可以通过盆腔的原发肿瘤直接侵及宫颈，常见的有子宫内膜癌、膀胱癌和直肠癌。也可以通过淋巴和（或）血液转移到宫颈（极少），常见的转移癌原发部位是胃肠道、卵巢和乳腺。

二、宫颈 TBS 细胞学报告系统的应用及影响因素

近年来随着筛查技术和方法的进展，细胞学已不仅是单纯的筛查工具，更重要的是成为 HPV 阳性人群的分流工具。30 年的筛查研究已经显示 TBS 报告系统不仅反映了高危型 HPV 感染的生物学行为，并与组织病理学相对应。基于 HPV 初筛的敏感性高而特异性低，HPV 阳性人群现阶段需要细胞学分流。精准的细胞学 TBS 分类结合 HPV 检测对发生宫颈癌及癌前高级别病变的风险（尤其是即时风险）分层极为重要。只有进行风险分层，才能实现分层管理，使筛查收益最大化，减少过度治疗造成的损伤。精准细胞学 TBS 分类不但与细胞学工作者的判读能力有关，也受到受检者、取材医师、细胞学制片及病变本身的影响。上述任何一个环节出现问题都会导致细胞学筛查和 TBS 分类失败。

以下就各环节应注意的问题及改进措施进行说明。

1. 受检者在取材前48小时内应禁止阴道用药和冲洗，取材前一天禁止性生活，以免外力使病变细胞在不该脱落的时间脱落。

2. 取材医师填写申请单应完全，应包括年龄、取材日期、末次月经、有无应用宫内避孕器、有无激素替代治疗、现有和（或）曾有的疾病及治疗等。上述情况常与细胞形态学变化有关，通过申请单告知细胞学医师以利于判读和鉴别。取材时不能用润滑剂润滑窥器，以免影响细胞脱落和染色。不能擦洗或清洁宫颈，不能对宫颈做其他检查（如醋酸和卢戈碘染色试验等），以免影响细胞脱落和染色。血液和黏液过多时可用棉纱轻轻沾去，以免影响制片。取材必须在直接观察下进行，取材器必须对所取部位有一定压力，以保证取到充足的细胞。取材过程中如有肉眼可见的出血，应立即停止取材，以免稀释并污染标本。取材部位应包括转化区、宫颈管、宫颈阴道部及肉眼可见的任何可疑区域，尤其是对转化区上移的绝经后女性要注意宫颈管取材。取材器的形状和质地影响取材，棉拭子和刮板等很难取到宫颈管细胞，并且棉拭子和木制刮板易于保留细胞，影响细胞转移到载玻片上。实践证明，采用塑料宫颈刷或塑料刮板＋塑料宫颈管刷取材，获得的细胞较多，细胞成分较全。取材后，如做传统巴氏涂片，应立即将标本转移到载玻片上并及时固定以免细胞退变。注意涂片要快、薄，细胞转移要充分，固定时间不能短于15 min，固定乙醇浓度应在 90%~95%。如做液基制片，应根据制片仪器的要求，立即将取材刷置入保存液小瓶或将取材器上的细胞充分涮入保存液小瓶中。标本标记要明确，避免张冠李戴。避免短期内重复取材。重复取材时至少需要与第一次取材间隔 8 周。如果短期内重复取材，常可导致细胞学假阴性或假阳性结果。

3. 细胞学工作者必须认真核对标本。液基细胞标本应在标本保存期内完成制片，液基制片过程中要严格遵守操作规程（去除血液及黏液，震荡混匀，涂片潮湿固定），注意保留剩余标本液，以备标本重新处理或重复制片。要定期维护液基制片机（要有维护记录），避免制片故障。标本染液要新鲜，根据染过的涂片数量及时更换（一般 500 张涂片/500 ml 染液，妇科和非妇科分开染。提倡巴氏染色。巴氏染色细胞核结构清晰，有利于观察细胞分化。细胞学医师应经过严格培训，有 1 年以上的筛查经验，持证上岗。要控制阅片量，一般不超过 100 例/天，避免视力疲劳和注意力不集中。

4. 偶尔病变本身特点会影响取材。例如，病灶位置高，难以取到，多见于老年人和宫颈腺细胞病变。病灶小，不能脱落足以诊断的细胞。有研究证明病变必须达到一定范围才能脱落反映病变的细胞，有些高级别病变的早期 ASC-US 是唯一发现。病变越重，出血、坏死越明显，则标本满意率越低，细胞学假阴性率越高。有报道浸润性宫颈癌的传统涂片标本满意率不足 50%。某些病变生长快，可在 2 次常规筛查间隔发生，尤其是年轻女性。有些肿瘤，如疣状癌、微偏腺癌等脱落的细胞与正常细胞相似，容易被低估。综上所述，严格的操作规则和质量管理贯穿于从细胞学取材到细胞学报告发出整个流程的各个环节。

（潘秦镜）

第三节　HPV检测

世界卫生组织（WHO）指出：高危型HPV的持续感染是宫颈癌及癌前病变的主要病因。早期宫颈癌筛查在很大程度上依赖于对这些癌前病变的细胞学检测，最常为人们所知的方法是巴氏涂片法和液基细胞学检测法。近年来考虑到持续的高危型人乳头瘤病毒（hrHPV）感染与宫颈高级别上皮内病变和宫颈癌的发展之间的关系，因而除细胞学检测外，HPV核酸检测已被广泛用于临床相关宫颈病变的检测。人们通过HPV核酸检测、细胞学检查和阴道镜等手段早期发现宫颈癌前病变并加以控制和干预。这里我们将对国内外相关HPV核酸检测试剂进行介绍。

一、HPV 的检测方法

目前市面上常用的 HPV 检测试剂多达上百种，但按照检测基本原理，主要可以分为信号扩增（signal amplification）和靶标扩增（target amplification）两种。HPV 核酸检测试剂盒（杂交捕获二代法）[Qiagen Hybrid Capture 2 HPV DNA Test（HC2）] 和 HPV 分型检测试剂盒（酶切信号放大法）[Hologic the Cervista HPV HR test & the Cervista HPV 16/18 test（cervista）] 应用了信号扩增的方法实现对高危型 HPV 的检测。前者通过基因杂交信号放大技术，用其特异性探针分别结合 HPV 全长 DNA，并通过对捕获信号的放大进行检测；后者则基于酶切信号放大原理进行检测。基于靶标扩增原理的检测方法又分为实时荧光 PCR 法和 PCR- 反向点杂交法。实时荧光 PCR 法是在普通 PCR 的基础上加入了荧光标记探针，通过四色荧光信号强度进行检测与分型。这种方法的优点在于整个扩增检测过程都在全封闭的空间进行，交叉污染的可能性大大降低。例如，HPV 检测试剂盒（PCR 荧光法）[Roche Cobas 4800 HPV Amplification/Detection Kit（Cobas）] 特异性扩增 HPV L1 区段，HPV 核酸基因分型检测试剂盒（PCR 荧光法）[BD Onclarity ™ HPV Assay（BD Onclarity）] 则是扩增 HPV E6/E7 DNA 区段。国产试剂如江苏硕世生物科技有限公司的 HPV 核酸分型检测试剂盒（荧光 PCR 法）和圣湘生物科技股份有限公司的高危型 HPV 核酸（分型）检测试剂盒（PCR- 荧光探针法）等均采用这种方法。PCR- 反向点杂交法较实时荧光 PCR 法增加了 PCR 产物杂交的步骤，将大量的不同型别 HPV 探针固定于支持物表面，取样本的 PCR 扩增产物与其杂交，通过对杂交信号的检测分析，得出样本信息。虽然杂交步骤增加了产物交叉污染的风险，但是杂交产物显色后可以直观地读出分型信息，所以在做好污染风险控制的情况下也不失为一种较好的 HPV 分型检测方法。例如，HPV 检测试剂 /HPV 16，18/45 基因型检测试剂盒（杂交捕获法）[Hologic Aptima HPV Assay & Aptima HPV 16，18/45 genotype assay] 通过转录介导的等温核酸扩增技术（TMA 技术）将 HPV E6/E7 mRNA 区段进行反转录扩增，扩增产物通过与带有化学发光标志物的单链核酸探针结合读取信号。亚能生物技术（深圳）有限公司的 HPV 基因分型（23 型）检测试剂盒、潮州凯普生物化学有限公司的 HPV（23 个型）核酸分型检测试剂盒则采用普通 PCR 扩增以及扩增产物点杂交原理检测。还有一些方法也利用了 PCR 产物杂交的原理，例如，港龙生物技术（深圳）有限公司的 HPV 分型检测试剂盒（基因芯片法）通过将不同型别 HPV 特异性探针点样于芯片基质上制成基因芯片，再经过 PCR 扩增、杂交和显色，通过阅读系统自动采集图像报告结果。北京博晖创新生物技术股份有限公司的 HPV 核酸检测试剂盒（生物芯片法）将整个实验过程整合于微流控芯片，通过微流控技术推动样本从提取、扩增到杂交整个过程的进行，最后同样通过图像检测系统的自动拍照采集得到结果。此外，华大生物科技（武汉）有限公司也开发了基于半导体测序方法的 HPV 分型检测试剂。

表 3-1 为国内外常用的 HPV 检测试剂的基本信息比较。

表 3-1 国内外常用的 HPV 核酸检测试剂基本信息

试剂	方法学	分析灵敏度 *	自动化	分型
Cobas 4800	荧光 PCR	16: 300 copies/ml 18: 600 copies/ml 其他: 150 ~ 2400 copies/ml	自动化	14
Onclarity ™ HPV Assay	PCR 核酸杂交法	251 ~ 2367 copies/ml	半自动化	HPV 16、18、45 型及其他
HPV 分型检测	PCR 反向点杂交法	100 copies/ 反应	半自动化	37
	膜杂交法	1E4 copies/ml	半自动化	23
	半导体测序法	500 copies/ 反应	半自动化	16
	实时荧光 PCR	1E4 copies/ml (20 copies/ 反应)	半自动化	21
	PCR 荧光探针法	400 copies/ml 1000 copies/ml	半自动化	15 种 HR 分型 15 种 HR

* 灵敏度表述来自产品说明书。

二、HPV 检测用途

HPV 检测涵盖的高危型 HPV 几乎能引起所有宫颈癌发生，与醋酸染色肉眼观察（visual inspection with acetic acid，VIA）和细胞学检测相比，HPV 检测对操作者的专业性要求更低，同时，得到的结果更加客观，这也是为什么近年来 HPV 检测在宫颈癌筛查领域发展迅速。目前 FDA 认证的试剂有 7 种，其中 Roche Cobas HPV Test 和 BD Onclarity™ HPV Assay 分别在 2014 年和 2018 年被批准用于 ASC-US 分流、辅助检测和初级筛查，其余 5 种试剂仅批准用于 ASC-US 分流和辅助检测，且每种试剂都有规定的样本保存液，这样能确保检测结果的真实性与准确性。（表 3-2）。国内试剂因为缺少临床相关数据，其在宫颈癌筛查中只可作为辅助诊断方法使用。有研究表明，与细胞学检测相比，HPV 检测对宫颈上皮内瘤变（CIN 2/3）检测的灵敏度更高（94.6% vs 55.4%），但特异度略低（94.1% vs 96.8%）。另一个研究团队也得出了相似结论，液基薄层细胞学检查（thin-prep cytology test，TCT）和 HPV 检测的灵敏度分别为 83.4% 和 90.2%，特异度分别为 91.1% 和 85.7%。TCT 检测的假阴性率较高，可能受到取样和涂片误差的影响。HPV 检测的灵敏度明显高于 TCT 检测，但特异度稍有劣势。由此可见，HPV 检测灵敏度的提升不可避免地降低了特异性，这也是为什么推荐的筛查方法多为 HPV 检测配合细胞学分流联合诊断。这两种筛查方法的结合提升了检测的特异性，

表 3-2 FDA 认证的 HPV 检测试剂用途指示

HPV 试剂	公司	是否分型	ASC-US 分流 PCa	ASC-US 分流 SPb	辅助检测 PC	辅助检测 SP	初级筛查 PC	初级筛查 SP
保存液								
Digene* HC2	Qiagen	否	√	√	√	√		
Cervista HPV HR	Hologic	否	√		√			
Cervista HPV 16/18	Hologic	16、18	配合 Cervista HPV HR 使用		配合 Cervista HPV HR 使用			
Aptima HPV	Hologic	否	√		√			
Aptima HPV 16, 18/45	Hologic	16、18/45	配合 Aptima HPV 使用	√	配合 Aptima HPV 使用	√		
Cobas HPV	Roche	16、18, 12 种其他型别	√		√	√	√	√
Onclarity HPV	BD	16、18、45, 11 种其他型别	√		√	√	√	√

引自：Food and Drug Administration. FDA executive summary-new approaches in the evaluation for high-risk human papillomavirus nucleic acid detection devices. (2019-03-08). https://www.fda.gov/media/122799/download。

* 此检测方法亦被认证用于 STM (specimen transport media)。

PC[a] = PreservCyt
SP[b] = SurePath

进而提高了判断转诊阴道镜检查的准确性，更适合于宫颈癌的早期诊断。需要注意的是，HPV 检测伴随细胞学分流是一种即时的筛查方法，合理的联合筛查可提高筛查灵敏度，延长筛查间隔。但若在无法严格保证细胞学检测质量的情况下联合使用 HPV 检测和细胞学检查，后者的低灵敏度也可能会影响 HPV 检测作为联合筛查的准确性，增加漏诊的可能。

三、HPV 检测结果的解读

2021 第 2 版世界卫生组织（WHO）宫颈癌前病变筛查和治疗指南（WHO guideline for screening and treatment of cervical pre-cancer lesions for cervical cancer prevention，2nd edition）提到了 7 种可供选择的筛查方法，其中又分为"筛查与治疗方法"和"筛查、分流与治疗方法"，前者有 VIA 和 HPV DNA 检测两种初筛方法；后者根据初筛和分流方法的不同分为 5 种，详见表 3-3。根据筛查方法，上述筛查和治疗指南提到与 HPV 检测相关的建议包括：① HPV DNA 检测呈阳性且分流结果为阴性时，24 个月后再次进行 HPV DNA 检测。② HPV DNA 检测呈阴性时，转入常规筛查，且筛查间隔不得短于 5 年。③ 患者在接受治疗后的 12 个月需再次进行 HPV DNA 检测等。

2019 年美国阴道镜和宫颈病理学会（ASCCP）宫颈癌筛查试验和癌症前风险管理共识指南提出：对所有初筛 HPV 阳性患者，无论何种基因型，均推荐用同一实验室样本进行诸如细胞学分流的再次检测；

表 3-3　7 种可优先选择的筛查方法（WHO，2021）

筛查与治疗方法
1　VIA 初筛 → 治疗
2　HPV DNA 检测初筛（样本由本人或临床医生采集）→ 治疗

筛查、分流与治疗方法
3　细胞学检测初筛→阴道镜分流→治疗
4　HPV DNA 检测初筛 → HPV 16/18 分流 → 治疗（若 HPV 16/18 检测阴性，则用 VIA 分流）
5　HPV DNA 检测初筛 → VIA 分流→治疗
6　HPV DNA 检测初筛→阴道镜分流→治疗
7　HPV DNA 检测初筛→细胞学检测分流→治疗

引自 World Health Organization. WHO guideline for screening and treatment of cervical pre-cancer lesions for cervical cancer prevention. 2nd edition. Geneva: WHO; 2021.

并且由于 HPV 16/18 感染对 CIN 3 及宫颈癌的风险最高，故即使细胞学分流结果正常，也应采用阴道镜或活检进一步评估。面对实验室条件有限且无法对同一样本进行分流检测的情况，应直接转诊阴道镜。由此看出是否推荐阴道镜检查、治疗或监测取决于 CIN 3⁺发生的风险评估，而并非简单的筛查结果。对高风险 HPV 型别阳性者果断转诊阴道镜以及对 HPV 高危型别阳性者合理分流显得尤为重要。这种合理的分类策略降低了错过有效治疗时间的概率，更避免了过度治疗带来的资源和经济损耗。同理，过分关注 HPV 检测型别也会引起过度治疗。研究显示，在目前 FDA 批准的探针之外增加 HPV 检测型别只会有很少的额外病例被检出，却导致成千上万没有 CIN 3 或癌症的女性接受不必要的阴道镜检查。这对患者无论在经济和心理方面都是不推荐的。

需要指出，感染 HPV 病毒并不一定就会发生癌前病变或宫颈癌，只有持续性的高危型别感染才可能导致宫颈癌的发生。我国批准上市的 HPV 检测试剂数量有近百个，检测试剂性能参差不齐，临床上不同试剂对同一样本的检测结果往往存在一定差异，故对单一时间点的检测为 HPV 阳性结果的处置需谨慎，避免过度解读和医疗，必须有可靠的临床研究结果验证之后，才可依据试剂的检测结果确定 HPV 型别阳性的诊疗方案。尽管我国企业研发的此类试剂在产品研发定型阶段均参照美国 FDA 认证的同类产品就产品性能进行过对标，但目前使用的很多试剂并未经过严格的临床试验验证分流和筛查的预期用途，建议医生参考试剂说明书中标注的预期用途来确定后期的临床诊疗方案。可喜的是，近几年已有多个产品在进行此类临床试验的验证且即将获准上市。

四、HPV 检测为临床诊断与治疗提供的帮助

HPV 核酸检测不仅可以配合细胞学检测提高宫颈癌筛查的效率及准确性，还可对接受治疗的患者的恢复情况进行评价与管理，高危型别 HPV 持续感染是导致宫颈癌发生的最主要原因，筛查阶段的 HPV 检测可辅助诊断宫颈上皮内病变的发展方向和严重程度，以此给出合理的分流和治疗方案。进入治疗阶段的 HPV 检测则可参与随访。有研究团队对中晚期宫

颈癌放疗后的患者进行了为期 1 年的随访，计划通过 HPV 和细胞学联合检测预测恢复情况。结果表明干预后较之前的 HPV 感染确有降低，但也有 1 年后复发的病例发生，说明 HPV 检测有协助完成治疗后随访以及预后评价的潜力。且相较其他筛查方法，HPV 检测具有更高的灵敏度和阴性预测值，可协助医生识别在治疗后仍有高复发风险的女性。

HPV 疫苗的大力发展也将 HPV 检测引向新的领域。HPV 疫苗上市前期的临床试验及疫苗随访都需要按时按期对随访者进行 HPV 检测以评估疫苗质量。2009 年，WHO 国际癌症研究机构（IARC）召开了一次关于 HPV 感染的专家共识会议，最终同意将 HPV 持续性感染作为评估 HPV 疫苗有效性的终点，并且 HPV 疫苗的普及也预示着筛查频率逐渐走向降低的可能。以上种种都将强化和巩固 HPV 疫苗与 HPV 检测之间的联系，并加速筛查从细胞学到 HPV 检测的转变。

（程舒倩　张春涛）

第四节　筛查基地建立的要求

为了推进健康中国建设，进一步完善宫颈癌防治网络，提升宫颈癌筛查专业技术人员的服务能力，推动筛查工作科学、规范、高效开展，促进早诊早治，经机构申报、专家审核及市级评估等流程，确定宫颈癌筛查培训基地，加大培训力度，推广培训成果，以点带面，提升宫颈癌的筛查和诊治能力。培训基地的具体工作要求如下。

1. 基地遴选工作　所有三级甲等医疗机构均可参与申报工作。符合筛查培训基地遴选标准的申报机构填写申报书，提交机构资质、人员状况、相关专业工作量、房屋情况、设备设施以及其他支撑资料，加盖单位公章后，在指定时间提交卫生健康行政部门。卫生健康行政部门组织专家对资料审核，综合评估后确定宫颈癌筛查培训基地名单。

2. 加强基地建设　各筛查培训基地要按照培训基地遴选标准，进一步加强筛查培训基地建设。

（1）培训基地要具有相对固定的培训场所及设施设备等教学条件，制订相关制度，并提供必要的资金支持等。

（2）培训基地要组建相对固定的培训团队，制定并及时更新培训大纲和培训计划，制作典型案例及标准课件等，定期集体备课，注重培训效果。

（3）培训基地要对参培人员落实考勤制度，严格考核理论和实际操作，保证培训的质量和效果，按年度提交工作总结。

3. 建立帮扶机制　各筛查培训基地要充分利用专家资源，发挥技术专长，搭建宫颈癌筛查交流平台，培养基层筛查及诊断人员，提高全市整体的筛查技术水平，保障妇女生殖健康。筛查培训基地与各筛查机构建立对口关系，负责定期组织对口区有关医疗机构业务培训及交流，接收对口区专业人员进修，针对对口区筛查机构进行重点支持，以点带面，加强交流学习，推广先进经验，打造辖区宫颈癌筛查的特色服务品牌。

4. 夯实工作职责　卫生健康行政部门要负责统筹实施宫颈癌筛查培训工作，开展宣传动员，积极组织各机构业务骨干参加培训，促进辖区宫颈癌筛查工作质量的提升。妇幼保健机构开展业务培训与评估指导。各筛查培训基地要完善师资队伍建设，保障培训时间，每年完成规定数量的筛查培训任务，为受训机构建立培训及考核档案，健全专项资金管理制度，完善资金管理措施，专款专用。

5. 落实工作任务　筛查培训基地及对口单位高度重视筛查培训基地工作，有切实可行的筛查培训基地建设标准、工作制度和培训计划安排。由具体部门负责基地运行，有专人分管培训基地工作。双方定期召开工作会议，协调解决工作中的问题；每年向卫生健康行政部门提交总结。

（1）培训基地具备妇科检查、阴道镜检查、细胞学检查、HPV实验室及宫颈病变诊疗等条件，同时具备开展与培训、带教等工作相适应的教学条件。设立示教室及培训教室，用房面积与功能任务匹配。配备相关专业技术培训设备，包括模型、教具、电脑和投影等，各种设备处于功能状态。

（2）组建培训团队，每个专业至少由 2 名具有临床教学经验的医生组成，具有副高及以上专业技术职称和（或）教学职称，人员相对固定。加强对培训师资以及所有从事宫颈癌防控工作相关的院内从业医生管理，遵守诊疗技术常规，为培训工作创造良好的规范化环境。培训师资人员如有变动，应及时向卫生健康行政部门报备。

（3）培训师资每年需指导学员参与完成不少于40～50例阴道镜检查、至少10例宫颈锥切术，并经考核合格；细胞学培训师资需指导学员参与完成不少于200例异常病例，并经考核合格；病理科培训师资需指导学员参与完成不少于50例异常病例，并经考核合格；实验室培训师资需指导学员完成不少于10次全流程检测、质控及结果评价，并经考核合格。

（4）培训可采用线上和线下结合方式，通过授课、带教、讨论、观摩、模拟及操作等多种手段开展技能培训。按要求设置培训大纲、实施细则、标准课件、典型案例、考查问卷及课程安排等。每年累计培训学员 ≥ 200人次，其中接收人员进修不少于10人次，进修时间 5～10 天 / 人次。

6. 实施动态管理　卫生健康行政部门对培训基地实施动态管理，每年对筛查培训基地工作的情况及效果开展评估，评估指标包括对口区宫颈癌筛查早诊率、检出率及质控符合率逐年改善提升，培训师资3年内所教授学员市级取证考核通过率超过50%，以及满意度评价达到良好等，并依据评估结果进行动态管理。通过筛查培训基地建设，形成系统化、规范化的培训机制，发挥专家特长和积极性，搭建合作交流平台，创新技能培训和传播模式。卫生健康部门还定期组织机构之间的交流和学习，以提高服务水平，打造优势学科，培养基层宫颈癌筛查人才，促进全市筛查工作规范、高效开展。

（韩历丽）

第四章　阴道镜检查

第一节　风险评估

阴道镜检查是宫颈癌三阶梯筛查中最重要的一个环节，既是"承筛查异常之前"，又是"启宫颈病变管理之后"。一位合格的阴道镜医生不仅能发现异常并活检，更重要的是具有对潜在下生殖道病变风险评估及后续病变管理的能力。阴道镜检查的整个过程围绕询问病史、发现病变、评估程度及取材活检。依据病理结果并结合阴道镜图像和病例特点综合分析制定管理方案。风险评估是贯穿阴道镜检查前、中、后的核心。

一、阴道镜检查前的风险评估

阴道镜检查前的评估就是对存在下生殖道病变风险的人群进行二次筛选，即对有一定医学指征的患者进行阴道镜检查，而不推荐将阴道镜检查作为宫颈癌的初筛方法。所以阴道镜检查的对象是有下生殖道病变的高危人群，包括宫颈癌筛查异常者，以及即使宫颈癌筛查正常但有不明原因的下生殖道出血或妇科检查肉眼可见异常者等。进行阴道镜检查前，需要了解患者的年龄、孕产史、既往筛查史、既往治疗史及其他内科合并症史。其中关于既往筛查史和治疗史的考量尤为重要。2019 年美国阴道镜和宫颈病理学会（ASCCP）更新了宫颈癌筛查结果异常和癌前病变的管理共识（以下简称"2019 版指南"），提出根据此次筛查结果和既往筛查结果联合评估的重要性，对风险"阈值"更加量化和细化，同等管理更加精细化。这一风险评估主要来自凯撒机构（KPNC）的一项前瞻性纵向队列研究。该研究对 150 多万名女性进行了历经 10 年以上的随访，详细描述了各种风险指标的处理，对此版指南中评估不同风险管理具有决策性的意义。对于风险升高的患者，建议进行更频繁的监测、阴道镜检查和治疗；而对风险较低的患者，可以推迟阴道镜检查，进行更长时间的随访监测，当风险足够低时，再回到常规筛查。例如，转诊阴道镜的阈值 2012 版为 HPV 阳性的 ASC-US、LSIL（5 年发生高级别病变的累积风险为 5.2% ~ 6.8%），2019 版指南则提出阴道镜的阈值应根据既往和此次筛查结果，当前发生 CIN 3$^+$ 的风险在 4.0% 以上者，具体的风险评估见表 4-1。

根据既往筛查史，包括三方面内容：既往筛查史不详、既往筛查 HPV 阴性和既往 HPV 阳性。

1. 既往宫颈癌筛查史不详的女性 当前及 5 年内 CIN 3$^+$ 的发生风险主要依靠此次筛查（HPV 检测联合细胞学检查）结果：

（1）此次 HPV 阴性，细胞学结果分别为阴性、ASC-US 及 LSIL，根据 5 年内 CIN 3$^+$ 的发生风险分别进行 5 年、3 年和 1 年随访。

表 4-1 对宫颈癌筛查女性根据既往筛查结合此次筛查结果判断当前和 5 年内 CIN 3⁺ 的发生风险并推荐管理方案

既往宫颈癌筛查情况	此次 HPV 阴性女性的细胞学结果				此次 HPV 阳性女性的细胞学结果			
	阴性	ASC-US	LSIL	ASC-H⁺	阴性	ASC-US	LSIL	ASC-H⁺
既往筛查史不详								
当前 CIN 3⁺ 的发生风险	0	0	1.1	1.1ᶜ ~ 25.0	2.1	4.4	4.3	26.0 ~ 49.0
5 年内 CIN 3⁺ 的发生风险	0.1	0.4	2.0	1.5ᶜ ~ 27.0	4.8	7.3	6.9	33.0 ~ 53.0
推荐管理方案	5 年后随访	3 年后随访	1 年后随访	阴道镜检查	1 年后随访	阴道镜检查	阴道镜检查	阴道镜检查或直接治疗
既往 HPV 阴性 ᵃ								
当前 CIN 3⁺ 的发生风险	0	0	0.4	0.8ᶜ ~ 14.0	0.8	2.0	2.1	14.0 ~ 32.0
5 年内 CIN 3⁺ 的发生风险	0.1	0.4	0.8	0.9ᶜ ~ 14.0	2.3	3.8	3.8	18.0 ~ 34.0
推荐管理方案	5 年后随访	3 年后随访	1 年后随访	阴道镜检查	1 年后随访	1 年后随访	1 年后随访	阴道镜检查

既往宫颈癌筛查情况	此次 HPV 阴性女性的细胞学结果				此次 HPV 阳性女性的细胞学结果			
	阴性	ASC-US	LSIL	ASC-H⁺	阴性	ASC-US	LSIL	ASC-H⁺
既往 HPV 阴性，ASC-US^b								
当前 CIN 3⁺ 的发生风险	0	0.1	2.4	0ᶜ~11.0	1.0	2.1	2.6	0ᶜ~36.0
5 年内 CIN 3⁺ 的发生风险	0.14	0.78	3.1	0ᶜ~11.0	2.4	6.6	2.6	0ᶜ~36.0
推荐管理方案	5 年后随访	1 年后随访	1 年后随访	阴道镜检查	1 年后随访	1 年后随访	1 年后随访	阴道镜检查或直接治疗
既往 HPV 阴性，LSIL^b								
当前 CIN 3⁺ 的发生风险	0.0	0.0	0.0	0.0ᶜ	0.0	5.3	7.9	0.0~50.0
5 年内 CIN 3⁺ 的发生风险	0.4	4.0	4.4	0.0ᶜ	8.6	6.9	7.9	0ᶜ~50.0
推荐管理方案	3 年后随访	1 年后随访	1 年后随访	阴道镜检查	1 年后随访	阴道镜检查	阴道镜检查	阴道镜检查或直接治疗

（续表）

既往宫颈癌筛查情况	此次 HPV 阴性女性的细胞学结果				此次 HPV 阳性女性的细胞学结果			
	阴性	ASC-US	LSIL	ASC-H⁺	阴性	ASC-US	LSIL	ASC-H⁺
既往 HPV 阴性								
当前 CIN 3⁺ 的发生风险	0	0.4	2.3	8.3~44.0	4.1	5.4	5.0	22.0~44.0
5 年内 CIN 3⁺ 的发生风险	0.9	2.6	2.3	8.3~44.0	7.2	9.5	8.5	29.0~50.0
推荐管理方案	1 年后随访	1 年后随访	1 年后随访	阴道镜检查	阴道镜检查	阴道镜检查	阴道镜检查	阴道镜检查或直接治疗

注：ᵃ包含 HPV 和细胞学结果双阴性；ᵇ为细胞学结果；ᶜ为特殊情况（ASC-H 和或 AGC 当前风险＜4%），但建议进行阴道镜检查；CIN 3⁺表示宫颈上皮内瘤变 CIN 3 及以上级别的病变；ASC-US 表示未明确诊断意义的不典型鳞状上皮细胞；LSIL 表示低级别病变；ASC-H⁺表示不除外高级别病变的不典型鳞状上皮细胞及以上级别的病变；ASC-H 表示 ASC-H 及以上级别鳞状上皮内病变

（2）此次 HPV 阴性，细胞学结果为 ASC-H 及以上级别病变（ASC-H+）；ASC-H+ 包括 ASC-H、AGC、HSIL 及 HSIL+，AGC 和 ASC-H 当前 CIN 3+ 的发生风险分别为 1.1% 和 3.4%，此情况虽然少见，也推荐转诊阴道镜检查。

（3）此次 HPV 阳性，细胞学结果为阴性，当前 CIN 3+ 的发生风险为 2.1%，5 年内 CIN 3+ 的发生风险为 4.8%，建议 1 年后随访。

（4）此次 HPV 阳性，细胞学结果为 ASC-US 或 LSIL，当前 CIN 3+ 的发生风险分别为 4.4%、4.3%，转诊阴道镜检查。

（5）此次 HPV 阳性，细胞学结果为 ASC-H+，转诊阴道镜检查或直接治疗

2. 既往筛查 HPV 阴性的女性

（1）对于既往 HPV 阴性（包含 HPV 和细胞学结果双阴性）的女性，如果：① 此次 HPV 阴性，不同细胞学结果的管理，均同既往筛查史不详的管理。② 此次 HPV 阳性，细胞学结果为阴性、ASC-US、LSIL，5 年内 CIN 3+ 的发生风险均 >0.55%，但当前 CIN 3+ 的发生风险低于阴道镜转诊阈值（其阈值为≥ 4%），故建议 1 年后随访，而非即刻转诊阴道镜检查。

（2）对于既往 HPV 阴性、细胞学结果为 ASC-US 的女性，此次无论 HPV 阳性还是阴性，如果细胞学结果为 ASC-US 或 LSIL，均建议 1 年后随访。

（3）既往 HPV 阴性、细胞学结果为 LSIL 的女性，如果：① 此次 HPV 阴性、细胞学结果为 ASC-US 或 LSIL，或此次 HPV 阳性、细胞学结果为阴

性，当前 CIN 3⁺ 的发生风险 <4%，建议 1 年后随访。② 此次 HPV 阳性，细胞学结果为 ASC-US 或 LSIL，当前 CIN 3⁺ 的发生风险分别为 5.3%、7.9%，建议转诊阴道镜检查。

3. 既往筛查 HPV 阳性的女性　如果既往 HPV 阳性、细胞学结果阴性，此次细胞学结果为 ASC-US 及以上，或此次 HPV 阳性，建议转诊阴道镜检查。ASCCP 2019 版指南提出，对于既往 HPV 阳性者，如果：① 此次 HPV 阴性、细胞学结果为 LSIL 及以下的女性，推荐 1 年后随访。② 此次 HPV 阳性，无论细胞学结果正常或异常，均转诊阴道镜检查，参见表 4-1。对于既往 HPV 阳性，之后连续 2～3 次联合筛查阴性的女性，5 年内 CIN 3⁺ 的发生风险 <0.54%，建议 3 年随访。

因此，在做阴道镜检查前充分了解患者既往筛查情况、既往 HPV 感染情况包括感染型别及感染持续时间对于初步评估宫颈病变有重要的指导作用。此外，患者的年龄、既往性生活史、生育史、宫颈病变治疗史、激素用药史及吸烟史等也对下生殖道病变的预期判断有重要作用。

二、阴道镜检查中的评估

一个完整的阴道镜检查对宫颈的评估包括对宫颈鳞柱交界和转化区，以及暴露是否充分的基本识别。在此基础上，对上皮的醋酸白改变、点状血管、镶嵌、非典型血管及碘染情况进行评估。

1. 阴道镜充分性评估　阴道镜检查首先要评估

本次检查的充分性，即有无其他因素存在而影响阴道镜检查的客观性，如宫颈暴露困难，或者有炎症、出血、瘢痕及药物残渣等因素干扰而影响检查的全面性，或者由于解剖学因素而影响病变的识别、观察或者取材时，应予以注明，必要时待原因去除后复查。

2. 转化区的评估　对转化区类型进行识别，依据 2011 国际宫颈病理与阴道镜联盟（International Federation of Cervical Pathology and Colposcopy, IFCPC）术语：1 型转化区完全位于宫颈表面；2 型转化区有一部分位于宫颈外口以内，但全部可以看到；3 型转化区与 2 型转化区的相同之处在于都有一部分位于宫颈外口以内，不同之处在于只要转化区不能 360° 全部可见，即为 3 型转化区。在实际临床工作中，2 型转化区相对来说可重复性差。2017 年 ASCCP 建议不再采用转化区类型，仅以鳞柱交界的可见与不可见进行描述。结合我国国情及考虑到转化区类型对于后续治疗的选择，中国优生科学协会阴道镜和宫颈病理学分会（CSCCP）建议仍按照 IFCPC 术语。

3. 病变的评估　对于下生殖道病变的判断，包括对特征性病变图像进行识别以判读病变程度，根据颜色、血管、边界及表面轮廓判断病变的级别、病变部位和累及范围，病变是否向宫颈管内延伸，是否可见病变的内侧缘。除此以外，对于其他下生殖道部位的阴道镜检查至关重要，如对外阴和肛周的评估，阴道壁和穹窿的评估以及宫颈管的评估，要警惕子宫切除术后阴道断端或阴道壁的病变，也要警惕光滑宫颈可能潜在的颈管病变，而对于宫颈癌术后细胞学和

HPV 反复异常的情况也不应姑息，应在阴道镜下寻找可能的潜在病变。阴道镜下在可疑病变部位活检送病理是对病变风险的再次评估，结合细胞学和 HPV 结果有助于对病变风险的进一步判断。

4. 病变的活检　对于存在宫颈高级别病变、腺性病变或可疑癌风险较高的患者，在阴道镜指引下对病变最重的部位进行有目标的多点活检。为了提高病变检出率，对于宫颈活检取材可在醋酸白区域进行 2~4 块活检。多点活检可以提高 CIN 2^+ 检出的敏感性，特别是阴道镜印象为低级别的病变，而对印象为高级别病变者多点活检的意义不大。对于低风险人群，即阴道镜检查印象正常的女性（无醋酸白反应，包括化生或其他可见的异常）和低风险的癌前病变（细胞学 < HSIL，非 HPV 16、18 阳性），不推荐进行随机活检，但也应给出未活检的理由。对于阴道镜所见部位未发现可疑高级别病变，但其细胞学结果可疑存在 HSIL 的风险者（如 ASC-H、HSIL、AGC 及以上等），建议多点活检并行宫颈管搔刮术（endocervical curattage，ECC）。当可疑病变向宫颈管方向延伸、无法判断宫颈管内病变程度、3 型转化区或细胞学为高风险者时，可酌情行 ECC。

5. 阴道镜后的评估　阴道镜检查后的风险评估是对病理活检确诊的 CIN 依据病变级别风险进行随访或治疗。其中涉及阴道镜印象与病理一致性的问题，虽然阴道镜检查的特异性较高，但阴道镜印象是检查者主观判断所得，且所呈现的镜下图像受患者年龄、转化区类型及阴道微环境等因素的影响，故在一定程度上限制了阴道镜检查的准确性。阴道镜印象与病理诊断的一致性报道从 32% 至 66% 不等。当细胞学、阴道镜和病理结果不一致时，除了对细胞学和病理结果进行复核外，还应根据患者年龄、随访依从性及阴道镜图像特点等选择密切随访或诊断性锥切，但应警惕其中可能潜在的治疗不足与治疗过度。宫颈治疗后的管理和随访也很重要，除了对切缘的评估外，宫颈锥切术后 HPV 检测也是重要的评估指标之一，而高龄、筛查间隔短以及绝经状态均是锥切后 HPV 阳性的高危因素。

总之，在进行阴道镜检查前需要结合既往病史、筛查史和治疗史对宫颈病变风险进行预评估；在阴道镜检查时结合此次阴道镜检查、细胞学检查、HPV 检测和阴道镜印象，再次进行风险的二次评估；阴道镜检查后根据病理结果进行宫颈病变的风险管理。然而，由于阴道镜检查不能看到宫颈管内病变，不能确定间质有无浸润，并且对图像解释存在一定的主观性，因而决定了阴道镜检查的局限性。现代阴道镜医生也面临越来越大的挑战。随着宫颈癌筛查的普及，宫颈病变越来越隐匿，宫颈腺性病变发病率逐渐上升。这种情况需要从业者经过专业培养，并不断积累实践经验。阴道镜医生不仅需要对确定可疑病变的部位进行活检，更重要的是结合风险进行后续病变管理，根据不同的人群如年轻女性、生育期女性、妊娠期女性以及绝经后女性进行个体化管理。

（李明珠）

第二节　年轻女性

　　宫颈癌是一种严重危害女性健康的生殖道常见恶性肿瘤，病因预防以及癌前病变的筛查诊治是预防和控制宫颈癌的主要手段。筛查的目的是找到早期宫颈癌以及癌前病变并进行干预，此阶段的重要目的是"预防重病"。WHO 已经提出加快消除宫颈癌的目标。理解了"预防"这一中心思想，在公共卫生策略的抉择中，医疗工作者应充分平衡筛查以及诊治的利益与风险，特别是在特殊人群，如肿瘤发生率低的年轻人群中恰当抉择。

一、年轻女性宫颈癌筛查特点

　　年轻女性的筛查策略与阴道镜指征的特殊之处与此阶段疾病的特点有关。如前所述，一方面，在这一年龄阶段 HPV 感染率是各年龄段的峰值；另一方面，这一阶段肿瘤低发。故此，在筛查策略上对年轻女性推荐细胞学初筛。高危型 HPV 感染是宫颈癌发生的必要条件。HPV 检测有较高的敏感性，可以用于单独初筛以及与细胞学联合筛查，但未被推荐给年轻女性作为首选，多个指南推荐 HPV 与细胞学联合筛查用于 30 岁以上女性。

　　阴道镜检查作为宫颈癌筛查的二级预防策略的重要一环，目的是找出有宫颈癌或癌前病变的患者，主要的方法是通过阴道镜放大观察取活检。在年轻女性，HPV 感染引起严重疾病的风险少，宫颈病变消退机会高，因而阴道镜指征更局限。

在阴道镜检查过程中，较高的激素水平使宫颈和阴道更富有弹性，易于观察。另外，由于鳞状上皮多层，故阴道镜的异常图像相对更易于识别。

对于年轻女性筛查中的异常结果，TCT报告为ASC-US或LSIL时可以继续细胞学随访观察。如超过2年未消退，则行阴道镜检查。在临床工作中，由于很多社会因素进行了HPV检测，带来大量TCT阴性伴随HPV阳性者，对其处理可按照细胞学轻微管理，这包括HPV 16以及18。由于单独HPV分型检测在我国应用时间尚短，故尚需更多数据说明其风险度，特别是年轻女性HPV 16与18感染是否需要立即阴道镜检查。而对于细胞学报告为ASC-H、HSIL及AGC等者，均应积极管理。阴道镜检查是必需的手段。除外妊娠者，这些情况还应行宫颈管搔刮术以评价颈管情况。

二、年轻女性的阴道镜检查特点

1. 阴道镜检查前的病史采集　为减轻年轻患者的焦虑，在阴道镜检查前应充分与之沟通。除再次明确阴道镜检查的指征外，还可以获得患者的理解，使阴道镜检查得以顺利进行。注意全面收集病史，特别与宫颈疾病相关的既往宫颈细胞学和HPV检测结果、阴道镜检查和病理报告及既往宫颈手术史（如可能，应尽量包括初次性生活的年龄、性伴侣数目、孕产史、避孕措施、吸烟史、HPV疫苗接种史及肿瘤家族史等），明确是否为月经期或妊娠期。如处于妊娠期，需签署知情同意书。

2. 阴道镜检查前的常规准备　阴道镜检查没有绝对禁忌证，但是为了获得充分信息，应避开月经期，至少48 h内避免性生活、阴道冲洗及阴道用药。需除外阴道急性炎症，以及HIV及梅毒感染等情况。炎症可能影响阴道镜印象以及病理判断。

有时阴道不规则出血是严重宫颈病变甚至晚期肿瘤所致，此时也可能伴有不同程度的炎症。对不能确定原因的阴道出血患者需要初步评估，选择检查时机。

3. 阴道镜检查所需的试剂和物品　准备0.9%生理盐水、3%～5%醋酸、复方碘溶液（卢戈液，Lugol's solution）、阴道窥器、长弯钳、活检钳、宫颈管刮匙、干棉球、长棉签、用于压迫止血的纱布卷或带线棉塞、装有福尔马林液的标本容器等。

阴道镜可以是光学阴道镜、电子阴道镜，或者光电一体，能完成对宫颈6～40倍的放大。电子阴道镜可以保留图像以便回顾分析。

4. 阴道镜检查的基本步骤和活检指征

（1）患者取膀胱截石位，全面检查外阴和肛周皮肤黏膜，有无颜色改变、赘生物或破溃。必要时用3%～5%醋酸染色2～3 min后观察是否存在醋酸白。

（2）置入大小合适的阴道窥器，温暖的器械可以使患者更好地配合。窥器前部可以涂以少量润滑剂，观察宫颈和阴道，确定宫颈是否完全可见。

（3）用0.9%生理盐水擦净宫颈及阴道表面的黏液，观察是否有外观异常、白斑、赘生物以及血管改变等，必要时采用绿光滤镜观察表面血管。此时可以对鳞柱交界是否可见做初步评估。

（4）将 3%～5% 醋酸棉球湿敷宫颈和阴道 60 s 后，从低倍镜到高倍镜全面检查宫颈和阴道。移动阴道窥器，使宫颈、阴道前后壁及侧壁被充分观察。必要时可重复醋酸湿敷。

年轻女性的宫颈鳞状上皮可达 15～20 层，在醋酸作用下鳞状上皮与单层的柱状上皮交界处形成较清晰的线状，即鳞柱交界（squamous and columnar junction，SCJ）。

醋酸试验对宫颈病变有较高的特异性及敏感性，经醋酸试验后原始鳞状上皮和成熟鳞状上皮化生区域无明显改变、未成熟鳞状上皮化生以及宫颈病变和癌等病灶可呈现不同程度的白色改变。

根据醋酸白试验可以对病变严重程度进行分级。病变越重，醋酸白反应改变越明显，范围更大，轮廓更锐利，持续时间更长（图 4-1），等等。

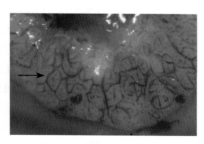

图 4-1 宫颈 3—9 点可见边界锐利的浓厚醋酸白上皮，其中可见粗大点状血管及镶嵌（箭头）

有研究证明，阴道镜诊断 CIN 2、3 的敏感性随着平均宫颈上皮病变厚度的变化而变化，年轻患者上皮相对厚，诊断更容易。

醋酸白的区域可以出现表面的点状血管、镶嵌和腺白环。疾病越严重，则血管越粗大、越不规则（图 4-2）。

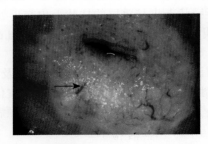

图 4-2 宫颈口一周厚醋酸白，箭头所指处可见粗大且走行僵直的血管

（5）必要时进行复方碘试验：复方碘试验对评估宫颈和阴道病变具有重要的辅助作用（有碘过敏史者禁用）。原始鳞状上皮和成熟化生鳞状上皮含丰富的糖原，复方碘染色后呈棕褐色，称为"碘着色"，而柱状上皮、未成熟化生鳞状上皮区域、炎性病变、宫颈鳞状上皮内病变和癌、绝经后及雌激素缺乏者复方碘染色后不着色（图 4-3）。

（6）在阴道镜引导下于最严重异常区域进行2~4点活检：在异常阴道镜检查的范畴内，厚醋酸白、粗点状血管、粗镶嵌、腺白环以及碘不着

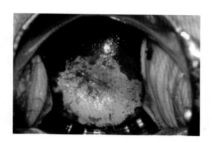

图 4-3 与图 4-2 为同一患者，宫颈口一周厚醋酸白，此处碘试验呈现不着色，呈芥末黄样改变

色区域常为活检取材部位。有研究表明，活检数量 2～4 块可减少 HSIL⁺ 漏诊并避免过多损伤。单点活检 HSIL⁺ 的检出率为 60.6%～68.3%，2 点活检为 81.8%～85.6%，3 点活检为 83.3%～95.6%，4 点活检为 100%。如细胞学报告轻微异常且阴道镜检查下无异常发现（即无醋酸白改变、化生或其他可疑病变），同时鳞柱交界完全可见，可以不取活检。需要警惕，化生与腺性病变之间的阴道镜图像可能没有截然区分。另外，阴道镜检查对原位腺癌（AIS）的敏感度仅为 9.8%，阴性预测值为 12.5%。提示必要时对拟诊化生区域活检以及随机活检。

（7）必要时行宫颈管搔刮术（curettage of cervical canal，ECC）。以下情况应评价宫颈管：宫颈细胞学结果严重异常（包括 HSIL、ASC-H、AGC 及以上）；鳞柱交界不完全可见或Ⅲ型转化区；既往宫颈手术史使宫颈转化区重建。妊娠期禁用此检查。

（8）填塞止血：用无菌纱布卷或带线棉球压迫

止血，填塞物放置不超过 24 h。

（9）填写阴道镜报告和记录：阴道镜记录建议规范使用检查术语，一个重要的参考依据是 2011 年 IFCPC 宫颈阴道镜术语和阴道临床/阴道镜术语，另一个是 2017 年 ASCCP 术语推荐的模板。

阴道镜报告应当含有一般信息及阴道镜指征，并且涵盖以下部分：

① 首先应该记录宫颈是否可见。

② 必须描述鳞柱交界或者转化区是否完全可见。

IFCPC 指出应该描述宫颈转化区，并使用"完全""部分"或"不可见"描述，并将转化区分为 3 种，直接可见定为 I 型转化区（TZ1），借助器械可完全暴露为 II 型（TZ2），不能暴露或不能完全暴露为 III 型（TZ3）。而 ASCCP 建议必须描述鳞柱交界，使用"完全"或"不完全可见"，通过简单的分类可提高阴道镜印象的可重复性。

③ 阴道镜异常所见：醋酸白上皮、特点、部位及异常血管。如进行碘试验，应描述不着色部位及特点。

④ 取活检部位。

⑤ 阴道镜拟诊：正常或炎症、LSIL、HSIL 或者肿瘤。

⑥ 电子阴道镜或者光电一体阴道镜应当保留 1 ~ 4 张图像：生理盐水擦净后、醋酸湿敷后、异常部位放大及碘试验。

不论采用哪种术语，应当使宫颈有无病变、病变范围以及病变是否被完全评估等信息易被后续诊疗的医生解读。

（10）告知术后用药和后续管理计划等。

总之，对年轻女性的阴道镜检查需要在遵循指南的同时，也应有个体化考虑。阴道镜检查指征对年轻女性的筛查轻微异常可进行更宽松的管理，在阴道镜操作前应特别明确是否妊娠等情况，操作过程中充分告知注意事项，以获得配合。在对宫颈转化区的识别中，应恰当理解化生区域的特点和病变特点，合理活检。

（游　珂）

第三节　妊娠女性

妊娠期宫颈的生理性变化增加了阴道镜检查的难度。有经验的阴道镜医生需要在掌握这些正常变化的基础上识别宫颈病变。

一、妊娠期宫颈的生理性变化

妊娠期的生理性表现包括宫颈体积增加、间质水肿、宫颈内膜腺体增生、化生活跃、黏液增多、黏稠以及蜕膜反应。

妊娠期由于宫颈血液供应的明显增加导致宫颈和阴道充血，使宫颈阴道黏膜呈紫蓝色或紫色。液体潴留和间质水肿导致宫颈体积明显增大，宫颈软化和黏膜脆性增加，同时出现阴道壁松弛。宫颈内膜增生使其向外延伸形成粗大的绒毛状或簇状乳头，柱状上皮细胞的增生导致宫颈腺隐窝的增大并形成裂隙状或蜂窝状外观（图4-4）。受阴道酸性环境的影响，外翻的柱状上皮可以发生活跃的鳞状上皮化生。化生的过程贯穿于整个妊娠期，早期妊娠阶段柱状上皮外翻及柱状上皮鳞化同时开始，可见柱状上皮乳头融合、鳞状上皮化生岛以及未成熟的鳞化上皮（图4-5）。中期妊娠化生尤其活跃，鳞化面积增大，鳞柱状交界明显，转化区明显增大。晚期妊娠至34—36周柱状上皮乳头融合停止，但鳞化过程仍然继续（图4-6）。宫颈黏液在妊娠期间发生特征性变化，黏液增多且黏稠混浊，呈白色或黄色，很难擦除。妊娠的另一个特征性改变是间质的蜕膜反应。蜕膜反应可以是局限的或广泛的，也可以形成息肉样、乳头样或外生型瘤样改变，这种改变在产后可自行消退（图4-7）。

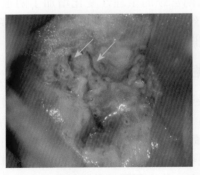

图 4-4 孕 14 周，可见薄而透明的醋酸白上皮及宫颈腺隐窝、裂隙（箭头所示）

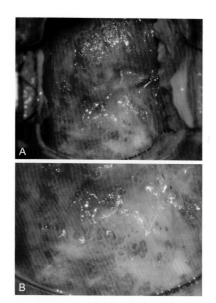

图 4-5 孕 11 周，柱状上皮外翻及鳞状上皮化生

A.柱状上皮外翻，转化区范围增大。B.宫颈下唇可见柱状上皮岛（箭头所示）

二、妊娠期的阴道镜特点

1. 妊娠期阴道镜检查指征 与非妊娠期基本一致，包括宫颈癌筛查结果异常，不明原因的非产科因素的阴道出血或者性交后出血，裸眼发现宫颈肿物或宫颈外观异常，盆腔检查异常，影像学检查提示宫颈异常。

2. 妊娠期阴道镜检查的目的 妊娠期阴道镜检

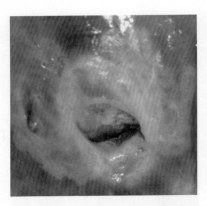

图 4-6　孕 34 周，宫颈外口以薄而透明的化生上皮为主，新鳞柱状交界因鳞化而内移

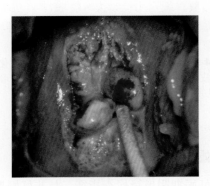

图 4-7　孕 10 周，宫颈蜕膜息肉

查的目的是排除宫颈浸润癌。

3．妊娠期阴道镜检查的步骤

（1）暴露：由于妊娠期宫颈体积增大，阴道壁

松弛，转化区面积增大，黏液增多，使充分暴露宫颈成为难点，同时也增加了被检查者的不适，因此检查前需要向被检查者告知妊娠期行阴道镜检查是安全的。虽然妊娠期任何阶段都可以行阴道镜检查，但是最好选择早期、中期妊娠进行评估，因为早中期妊娠时宫颈转化区可见性更好，对阴道壁的影响较晚期妊娠也小。为了充分暴露宫颈，可以采用大号阴道扩张器。当阴道壁松弛时，为保持阴道壁分开，可以选用四叶阴道扩张器，或是用乳胶手套的指套部分或避孕套罩住扩张器的叶片辅助屏蔽阴道壁（图4-8）。多量黏稠的黏液可能会遮挡病变导致漏诊（图4-9），因此去除黏液是必要的，推荐用5%（而非3%）的醋酸溶液清理黏液，或是用棉棒拨开黏液以充分暴露检查区域。暴露和检查的过程需小心轻柔，避免脆弱的黏膜出血而影响评估。如果实在无法充分暴露宫颈，可以分步对所有象限进行仔细、系统的评估。

（2）阴道镜评估：① 正常阴道镜所见：妊娠期

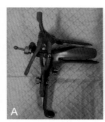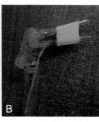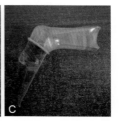

图 4-8 妊娠期利用不同器械辅助扩张阴道以充分暴露宫颈
A. 四叶阴道扩张器。B. 以乳胶手套罩住阴道扩张器叶片。C. 以避孕套罩住阴道扩张器叶片

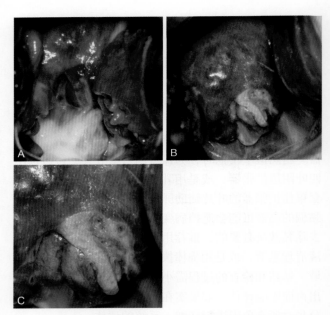

图 4-9　充分暴露宫颈，去除黏液后可见宫颈 HSIL

A. 孕 32 周，宫颈呈现特有的妊娠期紫红色表现，阴道壁松弛，黏液丰富，宫颈暴露不充分。B—C. 以避孕套罩住阴道扩张器叶片并去除黏液后可见宫颈上唇 HSIL

间醋酸对宫颈上皮的作用更明显，因此应用醋酸后，即使是正常的宫颈转化区也会产生强烈的醋酸白，其边界模糊，动态观察下这种醋酸白可快速消退（图4-10），碘染色后正常上皮呈棕黑色有助于鉴别。此外，正常、活跃的鳞状上皮化生可能伴随细小的点状血管和镶嵌，很难与低级别病变鉴别，通常可以结合薄的边界模糊的醋酸白以及斑驳的碘染色进行判别。

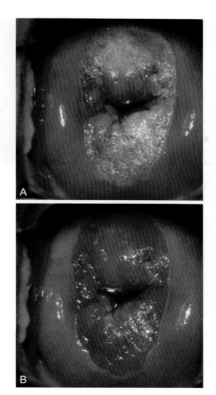

图 4-10 孕 16 周，正常转化区的醋酸白反应
A. 施加 5% 醋酸后出现夸张的边界模糊的醋酸白变化。B. 醋酸白变化迅速消退

② 异常阴道镜所见：宫颈 LSIL 与正常化生上皮很难区分。妊娠期尖锐湿疣可能失去其典型的白色尖刺样或乳头样外观。它们可以呈现为雪白色或暗红色、扁平状或息肉样，使尖锐湿疣难以识别（图 4-11）。宫

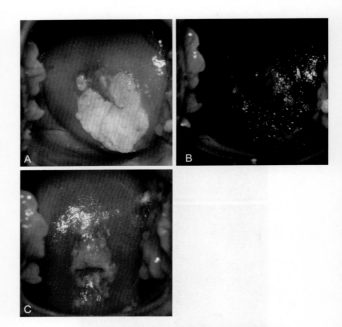

图 4-11　妊娠期宫颈尖锐湿疣并自然消退

A—B. 孕 14 周，涂醋酸后可见宫颈下唇湿疣，呈雪白色。碘染色后宫颈下唇湿疣呈深棕色。C. 同一患者孕 30 周，宫颈尖锐湿疣自然消退

颈 HSIL 及浸润性癌在阴道镜下的表现与非妊娠期没有区别。应该注意的是，由于转化区范围大，需要仔细识别微小的 HSIL（图 4-12、图 4-13）。

（3）取样：妊娠期宫颈活检的目的是排除浸润癌。因此，除非怀疑宫颈 HSIL 或浸润癌，否则可以不做活检。活检前需要与患者及家属充分沟通，告知

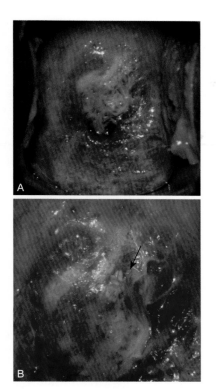

图 4-12　孕 16 周，宫颈大转化区中的微小 HSIL
A. 宫颈上唇可见醋酸白上皮。B. 宫颈 12 点内侧可见微小厚醋酸白上皮及粗镶嵌（箭头所示）

活检的必要性以及相关风险。妊娠早期及中期活检比妊娠晚期出血要少。尽管妊娠期的活检比较安全，但是无论行点活检还是诊断性锥切，依然需要有经验的阴道镜医生施行并做好充足准备，最好在具备缝合、

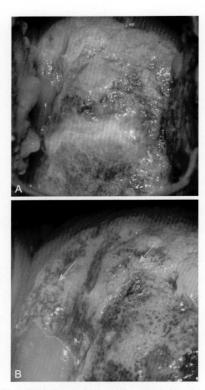

图 4-13 孕 13 周，宫颈大转化区中微小 HSIL

A. 宫颈转化区范围大，上唇可见大面积醋酸白上皮，10—11点局部厚醋酸白上皮。B. 宫颈 10 点外侧可见粗点状血管，11点内侧可见腺体白环，提示 HSIL（箭头所示）

静脉输液以及胎儿监测条件的手术室进行。对于宫颈点活检，不建议随机活检，应限制活检数量，仅选取阴道镜下最典型、最异常的病变部位进行精准取样。

最好选用锐利的小口活检钳以快速获得标本并降低创伤。活检后主要采取阴道填塞纱布进行压迫止血。妊娠期禁止宫颈管搔刮术（ECC）及子宫内膜活检。宫颈诊断性锥切仅限于怀疑浸润癌时方可施行。不建议妊娠期行治疗性锥切，这是因为妊娠期宫颈治疗性锥切术存在大出血、流产、早产、胎膜早破及绒毛膜羊膜炎等高风险，而且妊娠期宫颈锥切的病变残留率高，加上产后宫颈病变的自然消退率高，因此没有必要在妊娠期进行 HSIL 的治疗。

（4）综合评估：妊娠期经阴道镜检查或必要的组织学诊断之后，需要给予患者综合性评估建议。如果排除了 HSIL，可以推迟到产后复查随访。如果高度怀疑或确诊 HSIL，则建议每 12 周进行一次阴道镜与细胞学或 HPV（根据年龄）评估。如果怀疑病变恶化或有浸润，建议重复活检。如妊娠期诊断为 AIS，最好转诊到肿瘤科专业医师，但由有经验的阴道专业医师进行监测或评估也是可以接受的。如果确诊为宫颈浸润癌，需要按照妊娠期合并宫颈癌进行相应管理。

（刘　军）

第四节　绝经后女性

根据第七次全国人口普查结果，截至 2020 年 11

月 1 日零时，我国 60 岁及以上人口超过 2.6 亿，占总人口的 18.7%。国家统计局未公布其中女性人口占比，但按照"妇女半边天"估算，60 岁以上女性人口已超过 1 亿，而 50 岁以上女性已处于围绝经期或已绝经。随着人口组成进一步老龄化，阴道镜检查时面对的绝经期女性的占比将进一步增加。

一、绝经期女性的生理特点

绝经期最大的特点就是卵巢功能衰竭带来的雌激素减少。女性下生殖道上皮的完整性和正常代谢更新高度依赖于足够的雌激素，雌激素减少和缺乏将会引起女性下生殖道黏膜的一系列改变。阴道镜检查的重点就是全面观察女性下生殖道的上皮组织和血管，从而发现可疑病变并做出诊断。绝经期下生殖道黏膜的改变使得该年龄段的阴道镜检查具有特点。阴道镜医生需要根据这些特点在阴道镜检查过程中做出针对性的处理，以提高检查的准确率。

二、绝经期女性的阴道镜特点

1. 宫颈和阴道上皮变薄，上皮较脆弱，容易出现接触性出血而影响观察。

2. 上皮变薄，醋酸白反应不明显。

3. 细胞内糖原含量减少，碘试验效果减弱。

4. 宫颈萎缩，柱状上皮退缩回宫颈管内，3 型转化区多见。

5. 外阴阴道黏膜萎缩，检查过程中患者不适感较明显，较难配合检查。

6. 宫颈萎缩且质地较韧，活检相对困难。

三、绝经期女性的阴道镜检查要点

1. 开展充分的检查前评估　绝经期的阴道镜检查需要遵守阴道镜检查规范，认真把握阴道镜的检查指征，避免无充分指征的阴道镜检查，徒增患者的痛苦。同时也要充分注意不能过度依赖 TCT 和 HPV 等筛查报告，对于是否有异常的阴道出血、排液等病史，临床上是否发现异常宫颈赘生物，妇科检查是否有异常出血，以及影像学上提示的宫颈异常增生组织需予以额外的关注（图 4-14）。

2. 进行详尽的病情沟通　不同的患者教育背景和生活背景不同，对疾病的认知也不同，尤其是老年患者，有时较难以理解临床医生偏专业化的病情分析和告知，这就需要医生有更大的耐心，对病情给予详细而又个体化的解释，充分告知阴道镜检查的目的性和必要性，告知阴道镜检查的基本流程，让患者更好地理解为什么要做阴道镜检查以及怎么做，从而减轻患者对阴道镜检查可能引起的不适的顾虑，更好地配合检查。

3. 阴道镜检查前的预处理　对于妇科检查评估发现外阴阴道黏膜有明显萎缩表现的患者，在阴道镜检查前 3 周左右开始局部应用雌激素类制剂，如结合雌激素乳膏、雌三醇乳膏和普罗雌烯乳膏等，可有效地改善局部黏膜环境，提高阴道镜检查的满意度，但用药前需除外药物的应用禁忌。

4. 阴道镜检查过程中给予充分的人文关怀　对

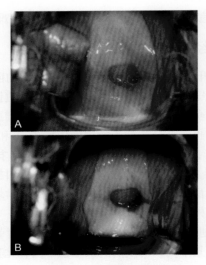

图 4-14　宫颈腺癌病例

患者 63 岁，绝经 10 年，因 1 个多月前少许阴道出血一次就诊。TCT 示 ASC-US/AGC-NOS，HPV 35、56。阴道镜检查图像示宫颈外观大致正常，图 A 为生理盐水检查，图 B 为醋酸试验；醋酸白反应不明显，但应用醋酸后宫颈管内有明显出血。活检病理示 AIS。锥切病理示浸润性腺癌，可见多个脉管内癌栓

绝经期女性进行阴道镜检查时应注意：① 在检查前充分安慰患者，缓解患者的紧张情绪；② 操作更轻柔，小心斜向 45° 置入合适的阴道窥器，一边旋转一边缓慢打开，以减轻患者的不适感，同时避免引起宫颈阴道黏膜的异常出血。尤其要注意的是，窥器置入过程中要一边置入一边判断宫颈的位置，避免窥器上下叶打开的时候直接接触宫颈而造成宫颈上皮的损

伤，影响检查的充分性。③ 阴道镜检查使用 3%～5% 醋酸溶液。对普通患者，为了使醋酸白更加明显，临床上多用 5% 醋酸溶液。但对于绝经期患者，相对较脆弱的阴道宫颈上皮在醋酸试验中较易引起黏膜损伤而导致出血（图 4-15），可酌情使用 3% 醋酸溶液，以减轻宫颈阴道黏膜异常出血而影响后续观察，同时也可减轻患者的不适感。在基层地区，如果难以取得医用冰醋酸或配置好的溶液，食用白醋也是可以的，但需注意标签上的浓度，根据醋酸浓度酌情用蒸馏水

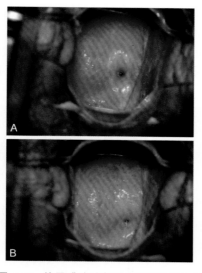

图 4-15　使用醋酸后宫颈上皮出现出血点

小心置入窥器，生理盐水检查（A）显示宫颈黏膜尚完整，醋酸试验后（B）宫颈及阴道壁出现出血点

稀释后使用。

5. 应用专用的器械　① 需配备不同大小和形状的窥器，以适应不同患者的检查需求。若发现初次选择的窥器不适合，需及时更换，但更换窥器的过程也要注意操作轻柔，避免黏膜损伤。② 配备小号的颈管刮匙对宫颈口狭小的患者进行宫颈管搔刮术（ECC），若宫颈口严重缩窄难以搔刮，可用扩宫棒适当扩张宫颈管后再行搔刮术。③ 准备不同开口大小和形状的活检钳。若宫颈质地较韧，酌情用宫颈钳固定宫颈以利于准确活检，但应注意钳夹部位，避免宫颈钳引起不必要的宫颈损伤。工欲善其事，必先利其器。针对不同的患者应用不同的器械，有助于更好地完成阴道镜检查（图 4-16）。

6. 进行充分的观察　仔细对比醋酸试验后上皮的颜色变化，不放过细小病灶，醋酸白反应可能出

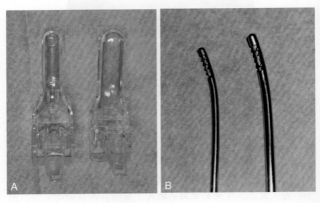

图 4-16　不同大小的阴道窥器（A）和宫颈管刮匙（B）

现较慢。结合应用醋酸后 1 min、2 min 甚至 3 min 的图像对比观察，有时候有助于发现隐藏的病变（图 4-17）。

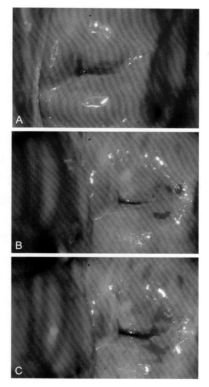

图 4-17　高级别病变在醋酸试验后的改变

图示生理盐水检查（A）、醋酸试验 1 min（B）和醋酸试验 2 min（C），可见 10 点处白色病变逐渐清晰，2 min 后无明显减退，宫颈管内有异常出血。病理示 10 点 CIN 2—3，宫颈管 HSIL（无法分级）

7. 重视宫颈管内的病变　由于绝经后宫颈萎缩，3 型转化区多见，阴道镜检查时充分应用小棉签或宫颈管扩张器等有助于更好地发现隐藏在宫颈管内的病变，根据情况进行宫颈管搔刮术。对于临床上高度怀疑 HSIL 存在、而阴道镜下未见病变的情况，必要时可行诊断性锥切术（根据患者的病情和医院条件，可酌情采用 LEEP 术或冷刀锥切术）。

8. 全面评估　评估的过程贯穿整个阴道镜的检查过程，医生应该不断回顾患者的病史、症状、体征及筛查结果，同时结合阴道镜下的图像变化，对患者进行综合评估，有重点地进行阴道镜检查，得出阴道镜下的拟诊。在后续的活检病理结果回报后，仍需要回顾阴道镜检查过程中的各种相关因素，综合判断患者的病情，为患者的下一步诊疗提出最合理的建议。

9. 其他注意事项

（1）既往宫颈治疗史及手术史不明：20～30 年前，物理治疗甚至 LEEP 术在很多地方被当作治疗"宫颈糜烂"的常规手段，经过治疗的女性大部分目前已进入绝经期。由于患者年龄相对较大，治疗的时间较久远，且该类治疗当时常被描述为门诊小治疗或小手术，因而许多患者即使经过反复询问，也难以回忆起宫颈治疗病史。然而，这类治疗常常使宫颈变为 3 型转化区，同时伴有宫颈口的瘢痕缩窄改变，部分患者甚至有宫颈口变形或粘连。这些改变再叠加绝经期萎缩，更增加了阴道镜检查的困难。另外，临床上笔者曾数次遇到患者自述数年前在外院做手术治疗过"宫颈糜烂"或"宫颈息肉"，而经过与患者本人和家属的充分沟通，或者在有条件查阅既往病历后，却发现该患者是因为 HSIL 做过治疗。这类患者再次因为筛查异常而行阴道镜检查，其出现高级别病变的风险将明显增加，因而做阴道镜检查时需要更加仔细。因此，检查前充分询问患者的病史，尽量详细地掌握患者的既往病史，有利于更好地进行阴道镜检查。有条件的话，尽量让患者来做阴道镜检查时携带既往妇科检查的所有病历记录。在阴道镜检查过程中，针对此类患者，更要仔细充分评估，认真识别宫颈的情况，仔细辨认宫颈口，利用好手中的各种工具，如棉签、长镊、宫颈扩张棒和小号刮匙等，以充分判断宫颈管内的情况。

（2）上药史不明：绝经期女性宫颈黏膜薄，一些平常看起来很普通的刺激（如上药、性生活等）也可能造成较为严重的黏膜损伤，且恢复较慢。如图4-18 患者，阴道镜下可见大量类似坏死上皮样的组织，不易擦除，擦除过程中局部有明显的接触性出血，类似恶性肿瘤表现，但该患者既往病史明确：半年前曾因 CIN 1、小灶 VaIN 2 行宫颈 LEEP 术＋阴道壁局灶电灼术，此次因 HPV 持续阳性复查阴道镜。结合既往阴道镜检查图像，考虑病变进展如此迅速的可能性极小，但患者自述近 1 个月内没有性生活，也没有阴道上药史。后来经过询问患者家属，再经过家属与患者的仔细沟通，确认阴道镜检查前约半月余患者曾自行应用某阴道保健凝胶数日，但阴道镜检查时已停药10 余日；用药后至阴道镜检查时，患者本人并无明显自觉不适，故阴道镜检查前未再复诊。结合镜下所见，

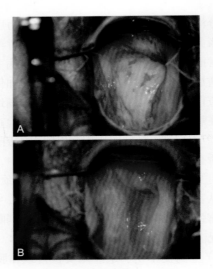

图 4-18　药物性黏膜损伤

A. 宫颈及阴道表面大量类似坏死上皮样的组织，擦拭后有出血；B. 应用雌激素 3 周并停药 1 周，黏膜大部修复，但 6 点处仍未完全修复

考虑药物引起的阴道黏膜损伤可能性大，予局部应用普罗雌烯乳膏 3 周并停药约 1 周后再次复查，示阴道黏膜已大部分修复（但仍有部分未修复）。病理检查示慢性炎症。

通常阴道镜检查前会告知患者 48 h（或 72 h）内不要有性生活或阴道上药，但对于绝经期女性，这个时限可能仍不足够。阴道镜检查前应用雌激素类制剂对黏膜状况有改善，但因为部分地区不易获得该类药物，且因药物有使用禁忌，故限制了其应用，但阴道镜检查过程中充分询问病史、小心操作、仔细分析、全面判断病情，仍是阴道镜医生需要认真关注的。

　　阴道镜检查是宫颈癌"三阶梯"筛查的重要一步，阴道镜医生在临床操作过程中，在保证有效检查的同时，也要尽量避免增加患者不必要的痛苦，减少对患者的损伤，尤其对于绝经期患者更是需要给予充分的关怀，努力做到"收益最大化，风险最小化"。

（林宇庚）

第五节　阴道镜检查后病理结果的解读

　　宫颈活检组织病理报告主要有三大类型：未发现异常肿瘤性病变、宫颈上皮前驱病变（也称为癌前病变）以及宫颈浸润性癌。

一、未发现异常肿瘤性病变

　　1. 炎症性病变　多数宫颈活检组织会呈现以淋巴细胞浸润为主的慢性炎症表现。少数由于细菌等微生物感染所致的炎症性病变，可以出现以中性粒细胞浸润为主的急性化脓性炎。由结核分枝杆菌所致的宫颈病变可出现以上皮样细胞为主的肉芽肿性病变，中心可见干酪样坏死。

　　2. 化生性病变　宫颈活检组织中经常可以看到化生性病变，最常见的是鳞状上皮化生，多为不成熟鳞状化生，有时会与宫颈鳞状上皮内病变相混淆。少见的化生性病变有移行上皮化生、输卵管上皮化生以及肠上皮化生等，其中移行上皮化生多见于绝经后老年女性，易与高级别鳞状上皮内病变相混淆，需结合患者年龄及 HPV 检测情况综合考虑，必要时可辅以免疫组化染色协助诊断。

3. 瘤样或增生性病变　最常见的是宫颈息肉。此外，微腺体增生、小叶状腺体增生、隧道样腺丛以及中肾管残件等都属于良性病变，进行病理诊断时需要与宫颈腺性肿瘤性病变鉴别。

二、宫颈上皮前驱病变

宫颈上皮前驱病变是指浸润性癌发生之前的病变，也称为癌前病变，是宫颈癌筛查后阴道活检中最为重要的需要关注的病变，依据组织类型又分为鳞状上皮前驱病变及腺性前驱病变。

1. 宫颈鳞状上皮前驱病变　第 3 版 WHO 分类将宫颈鳞状上皮前驱病变命名为宫颈上皮内瘤变（CIN），并分为三级——CIN 1、CIN 2 和 CIN 3。第 4 版及第 5 版 WHO 分类则将其命名为鳞状上皮内病变（squamous intraepithelial lesion，SIL），并根据其现阶段或是未来癌变的风险性分为两级——低级别鳞状上皮内病变（LSIL）和高级别鳞状上皮内病变（HSIL）。LSIL 基本对应于 CIN 1，HSIL 则包括 CIN 2 和 CIN 3。发活检病理报告时，这两种命名可以作为同义词同时使用，但由于 CIN 2 与 CIN 3 在临床处理及预后有所不同，第 5 版 WHO 分类及 2019

ASCCP 都建议对于 HSIL 病变需要明确是 HSIL/CIN 2 还是 HSIL/CIN 3。

（1）低级别鳞状上皮内病变（LSIL/CIN 1）

① 显微镜下：病变区域上皮的上 2/3 层为分化成熟的上皮成分，其间常可见由 HPV 感染所导致的挖空细胞，表现为细胞核增大，核周出现空晕（图 4-19）。

② 免疫组化染色：宫颈活检中最为常用的免疫标记是 p16 和 Ki-67，大部分 LSIL/CIN 1 对 p16 呈阴性或是点状及小灶状阳性表达，约 1/3 的 LSIL/CIN 1 可以呈 p16 阳性，但并不代表为 HSIL，其意义尚待观察与研究。Ki-67 在 LSIL/CIN 1 中主要在基底层及副基底层表达，其阳性细胞比例 <30%。

（2）高级别鳞状上皮内病变（HSIL/CIN 2，HSIL/CIN 3）

① 显微镜下：HSIL 的鳞状上皮中异型细胞增多，

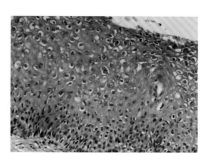

图 4-19 宫颈低级别鳞状上皮内病变（LSIL/CIN 1）
宫颈鳞状上皮的上 2/3 层为分化成熟的上皮成分，其中可见挖空细胞，基底层及副基底层细胞轻度异型增生，偶见核分裂象

不局限在上皮的基底层及副基底层。异型增生的细胞扩展到上皮 1/2 及以上层面（HSIL/CIN 2，图 4-20）甚至上皮全层（HSIL/CIN 3，图 4-21）。这些细胞核质比增加，核分裂象增多，出现在上皮 1/2 及以上层面，有时还可看到病理性核分裂象。

② 免疫组化染色：p16 在 HSIL 时病变上皮呈现连续大片状深棕色染色，对于有疑问的 CIN 2 病变以及与一些类似 HSIL 的化生病变的鉴别诊断具有帮助。Ki-67 在 HSIL 的上皮 > 30% 以上细胞呈阳性，且阳性细胞分布超过上皮的 1/2 以上层面。

2. 宫颈腺性前驱病变　第 4 版 WHO 分类将原位腺癌（AIS）列入宫颈腺性肿瘤前驱病变，可以接受的同义词为高级别宫颈腺上皮内病变（high-grade cervical glandular intraepithelial neoplasia, HG-CGIN）。由于宫颈腺性病变与鳞状病变不同，具有一

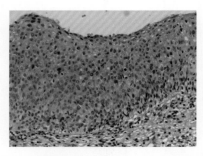

图 4-20　宫颈高级别鳞状上皮内病变（HSIL/CIN 2）
宫颈鳞状上皮中表层尚可见分化，伴有挖空细胞，异型细胞扩展到上皮 1/2 层面，并可见核分裂象

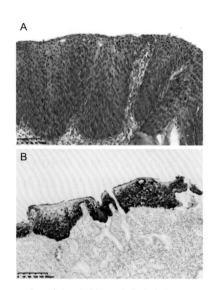

图 4-21 宫颈高级别鳞状上皮内病变（HSIL/CIN 3）

A.宫颈鳞状上皮 >2/3 层面出现异型细胞，细胞密集，核分裂象易见，仅在表层见少量分化细胞。B. p16 免疫组化染色显示病变上皮呈现弥漫成片的深棕色

定比例的宫颈腺性前驱病变与 HPV 感染不相关，因而在 2020 年出版的第 5 版 WHO 分类中，将原位腺癌进一步分为 HPV 感染相关性 AIS 和 HPV 非依赖性 AIS。后者常显示胃型分化，与 HPV 感染无关。发活检报告时，结合 HPV 检测结果及免疫组化染色尽可能将两者区分开，分别报告。

（1）显微镜下，几乎所有的 AIS 均累及宫颈表面上皮和腺体。正常腺体结构尚保存，HPV 感染相关性 AIS 中黏膜上皮或腺腔上皮被覆核大、深染且有核仁的恶性细胞，细胞核分裂象活性增加，胞质内黏液减少，病变上皮细胞与正常腺上皮细胞之间可见转化（图 4-22A）。在 HPV 非依赖性胃型 AIS 中，细胞质嗜酸性或淡染，细胞核有异型。

（2）免疫组化染色：HPV 感染相关性 AIS 中，p16 常呈弥漫强阳性表达（图 4-22B）。Ki-67 呈高表达。ER 和 PR 表达丢失。而在非 HPV 依赖性 AIS 中 p16 一般呈阴性，但同样可显示 ER 和 PR 表达丢失。胃型原位腺癌还可以呈现幽门腺标记 MUC-6 和 HIK083 的阳性表达。

三、宫颈浸润性癌

宫颈浸润性癌最常见的组织类型是鳞状细胞癌，其次为腺癌，此外，还有一些少见组织类型的癌，如透明细胞癌、小细胞神经内分泌癌和中肾管腺癌等。

1. 宫颈浸润性鳞状细胞癌　绝大部分宫颈浸润性鳞状细胞癌与高危型 HPV 持续感染相关，但近年也发现有少部分病例与 HPV 感染无关，部分病例伴有 p53 基因突变。第 5 版 WHO 分类将宫颈浸润性鳞状细胞癌分为 HPV 感染相关性及 HPV 非依赖性两种类型。如果不能明确其与 HPV 感染的关系，则归入非特殊类型的宫颈鳞状细胞癌。由于预后有所不同，病理诊断时需结合 HPV 检测结果以及免疫组化染色将其区分开。

浸润性鳞状细胞癌最早期的病变是微小浸润性鳞状细胞癌，也有人称为浅表浸润性鳞状细胞癌。该

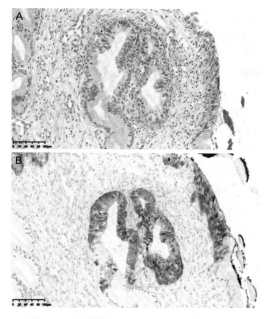

图 4-22　宫颈原位腺癌（HPV 感染相关性）

A. 宫颈部分黏膜腺体被具有恶性细胞学表现的上皮所替代。
B. 免疫组化染色显示宫颈黏膜腺体中的异型细胞 p16 呈弥漫强阳性

病变只能在显微镜下观察到，其浸润深度≤ 3 mm，临床 FIGO 分期为Ⅰa1 期。值得注意的是，微小或浅表浸润性鳞状细胞癌必须是在 LEEP、锥切或者子宫全切除标本上做出的诊断，通过活检标本不能做出微小或浅表浸润癌的诊断。

　　显微镜下，宫颈鳞状细胞癌最常见的组织类型是非角化型。该型主要为 HPV 感染相关性鳞状细胞癌（图 4-23）。第二个组织类型为角化型，此型更多见于 HPV 非依赖性鳞状细胞癌（图 4-24）。其他较为少见的病理学类型包括乳头状、基底细胞样、疣状、鳞状移行型以及淋巴上皮瘤样型。

2. 宫颈浸润性腺癌　第 5 版 WHO 分类将宫颈浸润性腺癌也分为 HPV 感染相关性腺癌和 HPV 非依赖性腺癌，HPV 感染相关性腺癌占宫颈腺癌的 75%。HPV 非依赖性腺癌以胃型腺癌最具代表性，以往对于其中的高分化类型命名为微偏型腺癌或恶性腺瘤。另有一些更为少见类型的腺癌，如透明细胞癌和中肾管腺癌等。

（1）显微镜下，HPV 感染相关性浸润性腺癌由排列紊乱的腺体组成，伴有间质浸润，依据肿瘤上

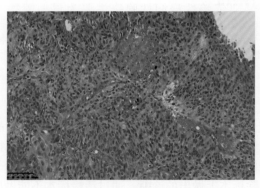

图 4-23　非角化性鳞状细胞癌

显微镜下，肿瘤细胞呈巢片状浸润生长，胞质不丰富，核异型明显，肿瘤巢中无角化成分

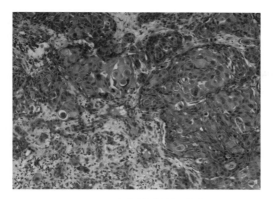

图 4-24　角化性鳞状细胞癌
显微镜下可见巢片状分布的肿瘤成分，细胞质较丰富，略嗜酸性，可见角珠形成

皮中的黏液成分分为普通型（图 4-25）和黏液型；而 HPV 非依赖性浸润性腺癌主要为胃型腺癌（图 4-26）：肿瘤中出现一些分支状的腺体成分，细胞分化较好，胞质富于黏液，有时与正常腺体难以区分，但排列紊乱，浸润到颈管壁的深层。但在活检组织中，诊断极为困难，需要结合临床表现及影像学所见综合诊断。

（2）免疫组化染色：与宫颈原位腺癌相同，HPV 感染相关性浸润性腺癌 p16 常呈弥漫强阳性表达，ER 和 PR 常常表达丢失，这有助于将其与子宫内膜样癌累及宫颈相区别；HPV 非依赖性腺癌同样也可显示 ER 和 PR 表达丢失，胃型黏液腺癌还可呈幽门腺标记 MUC-6 和 HIK083 阳性。值得注意的是，部分

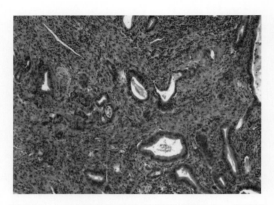

图 4-25　HPV 感染相关性宫颈浸润性腺癌，普通型

宫颈管壁间质中可见排列紊乱的腺体浸润，腺体结构不规则，可见出角，部分腺腔融合、共壁

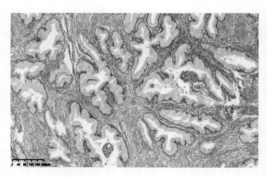

图 4-26　HPV 非依赖性宫颈胃型腺癌

显微镜下显示宫颈管壁间质中出现一些分支状的腺体成分。这些腺体类似于正常宫颈腺体，细胞分化较好，细胞质富于黏液，但排列紊乱

胃型黏液腺癌可以呈 p16 阳性，但其 HPV 检测是阴性，一些病例可伴有 p53 突变型表达（弥漫强阳性或全阴性表达）。

（沈丹华）

第六节　细胞学与病理不一致的处理

阴道镜检查后应根据宫颈癌筛查结果风险、阴道镜评估印象以及宫颈活检的组织病理学结果综合分析决策，不能单纯依据活检的病理结果决定进一步的管理方案，否则将有管理不足的可能。

一、组织病理学提示宫颈浸润癌

对于组织病理学提示宫颈浸润癌，包括鳞状细胞癌、腺癌等，均应及时转诊肿瘤科医生，以便规范性地进行进一步的诊断和治疗。对于尚无条件进行宫颈浸润癌诊治的基层医院，建议及时转诊上一级医院。

二、组织病理学可疑浸润癌

对于组织病理学可疑浸润癌，应及时开展诊断性锥切术以进行病理诊断。用于进行病理评估的标本应能满足病理诊断的要求，切除标本应完整，并包括全部的转化区以及一定长度的宫颈管（1 型转化区切除长度为 7 ~ 10 mm，2 型转化区切除长度为 10 ~ 15 mm，

3 型转化区切除长度为 15 ~ 25 mm ）。如果具体操作时不能达到病理诊断要求，建议转诊上一级医院。

三、组织病理学提示腺上皮高级别异常

建议进一步行诊断性锥切术，以便通过病理进一步除外有无浸润性腺癌。对于锥切术的具体形式是采用宫颈环形电切术（LEEP）还是冷刀锥切术（cold-knife conization，CKC）无特殊要求，但要保证用于病理诊断标本的完整性，术中同时行残余宫颈管搔刮术（ECC）。如果不能达到以上要求，建议转诊上一级医院。

四、组织病理学诊断为 HSIL

建议通过病理进一步区分是 CIN 2 还是 CIN 3。

1. CIN 3　建议治疗，首选宫颈锥切术，可根据病变范围以及是否向颈管内以及穹窿延伸、转化区类型以及筛查结果、阴道镜印象、组织病理学诊断有无可疑浸润癌以及腺上皮病变的可能性决定手术方式（LEEP 或 CKC）。

2. CIN 2　为治疗阈值，但对于年轻患者的 CIN 2，2 年内有 50% ~ 60% 病变自然消退的可能性，治疗有可能对未来妊娠有不利影响，增加早产的风险。所以对于年轻的有生育要求的 CIN 2 患者，在充分评估的前提下可选择治疗或随访观察。选择随访观察者，应满足阴道镜检查转化区及病变上界完全可见，除外宫颈管内病变，有保守观察愿望，并能每 6 个月进行细胞学或细胞学联合 HPV 检查 + 阴道镜评

估，同时筛查结果无浸润癌及腺上皮病变风险者。随访期限是 2 年。如 2 年内 CIN 2 病变不能自然消退，仍建议行进一步治疗。治疗方式可根据患者的意愿、转化区类型及病变延伸范围等决定是采取消融治疗还是切除性治疗。

3. CIN 2、3 建议治疗，首选切除性治疗，但对于年轻有生育要求，转化区 1 型，病变位于子宫颈表面，占据宫颈表面积 <75%，细胞学、阴道镜以及组织病理学无浸润癌及腺上皮病变证据，颈管取样未见异常者，也可选择行宫颈消融治疗，包括冷冻、热凝、电凝和激光治疗等。不能满足消融治疗适应证者，建议行 LEEP，可获得再次病理诊断以及治疗的双重效果。

五、组织病理学诊断为炎症或 LSIL（CIN 1）

应根据筛查结果的风险及阴道镜诊断综合评估决策。阴道镜检查未见异常或活检病理为 CIN 1 者，随访中仍有进展为 CIN 2[+] 的风险。Michelle Costa-Fagbemi 等对 2000—2018 年发表的 48 项研究的系统性综述发现，阴道镜检查后的 1 ~ 5 年发生 CIN 2[+] 的风险在未接受治疗的 ≤ CIN 1 女性中为 0.7% ~ 16.8%。H. A. Katki 等对于阴道镜检查未见异常者或活检病理为 CIN 1 者的随访发现，5 年累计 CIN 2[+] 风险因筛查结果的不同而不同，筛查结果低级别异常者其 5 年累计检出 CIN 2[+] 的风险低，筛查高级别异常者其风险高。对于 ASC-US 且 HPV 阳性、LSIL 者，5 年累计 CIN 2[+] 的检出率为 10%，CIN 3[+] 检出率为 3%；

对于 ASC-H 者，5 年累计 CIN 2⁺ 检出率为 16%；对于 HSIL⁺ 者，5 年累计 CIN 2⁺ 检出率为 24%，CIN 3⁺ 检出率为 15%。A. Ciavattini 等对 434 例阴道镜下活检组织病理学 LSIL 者进行了长达 5 年的随访，共有 32 例（7.4%）患者进展为 HSIL（CIN 2—3），其中 4 例（0.9%）为 HSIL（CIN 3），未发现浸润性癌症病例。因细胞学高级别异常行阴道镜检查者其进展为 HSIL 的风险 36.1%，因细胞学低级别异常行阴道镜检查者其进展为 HSIL 的风险为 4.8%。来自 KPNC 长达 10 年的宫颈癌筛查异常者随访发现，对于阴道镜下活检结果为 <CIN 2 者，根据其阴道镜检查前的筛查结果不同以及本次复查的细胞学 HPV 检测结果的不同，其即刻以及累计 5 年的 CIN 3⁺ 风险不同。所以对于因筛查异常转诊阴道镜者，一定要根据其既往筛查结果、阴道镜检查结果以及活检病理结果综合评估其发生 HSIL⁺ 的风险，决定进一步管理策略。

1. 筛查结果为低风险　包括 ASC-US、LSIL，HPV 16 或 18 阴性者，阴道镜检查为高级别异常，应注意是否在所有可见病变区域进行了 2—4 点定位活检；对于转化区 3 型者是否进行了宫颈管黏膜搔刮术（ECC）。如确定未发现高级别异常病变者，建议 3～6 个月后重复阴道镜检查，必要时再次行活检术。

筛查结果为低级别异常（ASC-US、LSIL，HPV16 或 18 阴性者），阴道镜检查未见异常或 LSIL 者，其阴道镜检查后漏诊 CIN 2⁺ 的风险相对较低，建议随访，但应注意：

（1）阴道镜评估是否全面，包括外阴、阴道及宫颈阴道部及宫颈管。

（2）转化区是否完全可见。

（3）有无镜下可见异常（醋酸白病变、肉眼可见病变等）。

（4）是否在所有可见病变部位进行了 2—4 点定位活检。

（5）对于转化区不能完全可见者是否进行了宫颈管的评估等。

如果存在以上 5 点中的任意一点，建议再次行阴道镜检查 + 多点定位活检。对于 3 型转化区，建议行 ECC。

（6）对于最终结果仍为低级别异常者，建议密切随访。

2. 筛查结果为高风险　包括 ASC-H、AGC、HSIL 及以上，HPV 16、18 阳性者，阴道镜检查未见异常或 LSIL，其遗漏高级别上皮内病变 HSIL 及以上病变（简称 HSIL[+]）的风险相对较高，管理上建议：

（1）首先会诊细胞学结果、阴道镜结果及病理结果。如果有诊断上的修订，则按新修订的相应结果处理。

（2）如果会诊后的筛查结果仍为高级别异常，阴道镜检查病理结果仍为 ≤ LSIL 者，建议：

① 如果阴道镜检查时进行了全面阴道镜评估，并对任何可见病变进行了多点定位活检 +ECC，病理 ≤ LSIL 者，尤其要注意有无同时存在阴道病变，尤其是阴道上 1/3 黏膜。对于均未见高级别病变的患者可以随访，尤其是年轻患者。

② 如果阴道镜检查时转化区不能完全可见或完全不可见即转化区 3 型者，建议行 ECC。

③ 如果阴道镜检查时未对所有可见病变进行多点定位活检，则建议再次阴道镜评估 + 活检；或经再次阴道镜评估发现有比既往取活检部位病变更严重的病变存在时建议再次取活检病理评估。

（3）对于综合评估本次筛查结果、既往筛查结果以及既往阴道镜检查、癌前病变诊治史等，认为患者发生 HSIL 及以上病变风险极高时建议行诊断性锥切术，尤其是细胞学高级别异常且 HPV 16 或 18 阳性者。文献显示这类患者发生 HSIL$^+$ 的风险高达 80% 以上。

（4）对于细胞学 HSIL 且选择随访的患者，应在 12 个月、24 个月后行细胞学联合 HPV 检查。如两次检查均为阴性（细胞学 +HPV），则 3 年后复查；任何一项检查异常，则建议行阴道镜检查；任何一次检查为 HSIL，建议行诊断性锥切术。

3. 筛查结果为不典型腺细胞（AGC） 应行全面阴道镜评估，并同时行 ECC。如病理 ≤ LSIL，应注意评估患者有无子宫内膜癌高风险因素。如有，建议行子宫内膜评估 + 取材进行病理诊断。对于筛查结果为不典型腺细胞倾向瘤变（AGC-FN）或 AIS 者，即使病理 ≤ LSIL，均建议行诊断性切除术明确诊断。对于尚无评估及管理此类患者经验的基层医院，建议及时将患者转诊至上一级医院规范管理，以避免漏诊更严重的疾病。

（毕　蕙）

第五章　宫颈病变的管理

第一节　宫颈鳞状上皮内病变的管理

一、宫颈低级别鳞状上皮内病变的管理

　　宫颈低级别鳞状上皮内病变（LSIL）相当于CIN 1，是 HPV 感染后宫颈鳞状上皮内发生的一种形态学改变。HPV 感染很常见，尤其在年轻女性，且多为一过性感染。研究显示 LSIL 多是一过性 HPV 感染的组织学表现，约 60% 的病变在 1 年左右自然消退，约 30% 的病变持续存在，约 10% 的病变 2 年内进展为高级别鳞状上皮内病变（HSIL）。LSIL 的诊治中存在漏诊和过度治疗的问题。阴道镜下宫颈活检有可能会遗漏高级别病变。在组织病理学诊断为 LSIL 的病例中，约 10% 合并隐匿性 HSIL。文献报道在阴道镜活检为 CIN 1 的女性中，发生隐匿性 CIN 3[+] 的风险与阴道镜检查之前的细胞学相关，如细胞学 LSIL 或 HPV 阳性的细胞学无明确诊断意义的不典型鳞状细胞（ASC-US）的 CIN 1 女性，随访 5 年 CIN 3[+] 的风险为 3.8%。而细胞学 HSIL 的 CIN 1 女性，随访 5 年 CIN 3[+] 的风险达 15%。因此，对于宫颈活检诊断的 LSIL，要根据患者之前的细胞学等情况分

析处理，以降低 HSIL 漏诊的风险。

1. 既往细胞学结果为 ASC-US、LSIL 者的管理　如果阴道镜检查下宫颈转化区为 Ⅰ 型或 Ⅱ 型，不建议实施治疗，选择随访观察，6～12 个月后复查细胞学及 HPV 检测。如果阴道镜检查宫颈转化区为 Ⅲ 型，则建议行宫颈管搔刮术。

2. 既往细胞学结果为 ASC-H、HSIL 者的管理　① 当细胞学结果为 HSIL，而宫颈活检组织学诊断 LSIL 时，首先建议复核细胞学、组织学及阴道镜检查结果。若复核得出修订结果，则按新的结果进行规范化处理；若结果不变，则建议行 ECC 或诊断性锥切术，以排除隐匿性 HSIL。如果阴道镜检查下转化区和病变完全可见，且宫颈管取样阴性，也可以选择 6～12 个月复查细胞学与 HPV 检测。② 当细胞学为 ASC-H 时，除了复核细胞学、组织学或阴道镜以及满足随访条件者进行随访观察外，不建议首选子宫颈诊断性锥切术。在随访过程中，细胞学或 HR-HPV 任何一项检查异常者建议行阴道镜检查；细胞学 HSIL 持续 1 年或 ASC-H 持续 2 年者，建议行诊断性锥切术。

3. 既往细胞学为 AGC、原位腺癌（AIS）经组织学诊断的 LSIL 者管理　① 对于细胞学为 AGC-NOS、阴道镜活检病理未提示 HSIL 或 AIS 者，在除外子宫内膜病变后，建议在 1 年和 2 年后分别进行联合筛查。如有任何异常，应转诊阴道镜。② 对于细胞学为 AGC-FN 及 AIS 的 LSIL 者，建议行诊断性锥切术及术中行残留颈管 ECC（图 5-1）。

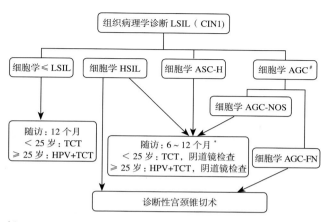

[*] 仅适用于 SCJ 和病变范围可见，且 ECC < CIN 2 者；
[#] 当年龄 > 35 岁，需行子宫内膜诊断性刮宫术；
AGC-NOS：未明确诊断意义的 AGC；AGC-FN：AGC 倾向瘤变

图 5-1 LSIL 的管理流程图

二、宫颈高级别鳞状上皮内病变的管理

作为宫颈癌二级预防策略，及时诊断并治疗宫颈癌的癌前病变是重要手段。未经治疗的 HSIL 患者一部分将进展为宫颈浸润癌。文献报道，30% 的 HSIL（CIN 3）患者 30 年内将进展为浸润癌。CIN 2 与 CIN 3 的进展风险不同。相比之下，CIN 2 有更高的自然消退机会，因此组织病理报告 HSIL 时，应尽可能区分为 CIN 2 或 CIN 3，以便更利于临床处理。组织病理学专家 2012 年提出建议，对皮肤及黏膜的 HPV 相关的一组疾病，应进行命名的简化以及系统分类，包括女性外阴、阴道以及宫颈。这种两级分类

将病变分为 LSIL 与 HSIL，前者包括 CIN 1，后者包括 CIN 2 与 CIN 3。组织病理经 HE 染色怀疑 CIN 2 但诊断不确定时，可进一步行免疫组化检查，通过分子标记物 p16 和 Ki-67 检测进一步协助诊断 CIN 2。

HSIL 的治疗目的是去除病变，进而降低未来宫颈癌的发病风险，所有手术都有其相应风险。治疗时应该权衡利弊，使患者获益高于风险。HSIL 的管理流程见图 5-2。

临床上经常遇到的两种特殊情况是对妊娠及年

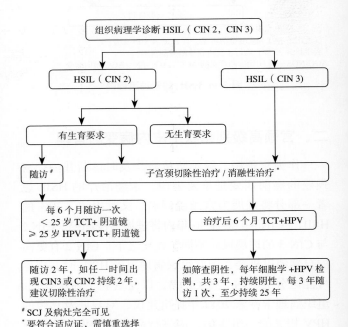

SCJ 及病灶完全可见
* 要符合适应证，需慎重选择

图 5-2　HSIL 的管理流程图

轻的 HSIL 的管理。① 妊娠伴 HSIL：这些患者往往没有规律体检，往往在早孕期常规筛查中意外检出。这时需仔细评估本次细胞学报告和 HPV 结果，特别是阴道镜报告。无宫颈浸润癌征象的，可选择 12 周复查细胞学及阴道镜，产后 6~8 周复查。需要警惕的是，妊娠增加了准确评估的难度。随着孕周增加，柱状上皮外移，局部血管丰富，分泌物更多，易造成出血，使观察及取材困难，应由经验丰富的阴道镜检查者进行评估。② 年轻女性：年轻女性的组织病理学诊断为 CIN 2 时，消退机会较其他年龄组高，故可选择定期随访。随访方案推荐每 6 个月复查 TCT 及阴道镜。病变持续 2 年不消退者，建议治疗。对于组织病理诊断为 CIN 3 者，建议治疗。③ 组织病理不能进一步区分 CIN 2 或 CIN 3 时，不建议选择随访。

有关组织病理学诊断为 HSIL 的治疗方法，主要包括切除性治疗和消融治疗。全子宫切除术不能作为组织学 HSIL（CIN 2、CIN 3）的首选治疗方法。消融治疗包括激光及冷冻等方法，治疗范围应该覆盖病变及全部转化区。由于治疗时没有送检标本，因而在消融治疗前首先应该排除浸润癌的可能。WHO 建议以下这些情况不适于选择消融治疗：① HSIL 病变延伸到宫颈管内。② 病变范围覆盖宫颈外表面的 75% 以上或超出冷冻仪器能达到的范围。③ 未完全观察到宫颈转化区及病变的边界。④ 有 CIN 2[+] 的治疗史。⑤ 怀疑有宫颈浸润癌的可能。

切除性治疗包括冷刀锥切术、LEEP（或称 LLETZ）、激光锥切，前两者使用得更多。如果 CIN 2

患者有生育要求，又顾虑锥切治疗对未来妊娠的影响，根据病变范围和程度等因素可以选择消融治疗。对于年轻、有生育要求的 CIN 2 患者，如果阴道镜检查满意，病灶完全可见，患者又具备随访条件，在充分知情同意的基础上，可以选择随访观察。切除性治疗适用于 CIN 2 和 CIN 3 的患者。切除的范围取决于宫颈转化区的类型及病灶范围等因素。LEEP 和冷刀锥切术各有利弊，可根据患者的个体情况、医疗条件及医师的经验等选择。切除性治疗能提供组织学标本，有助于排除术前遗漏的更严重病变，特别是不易被活检标本诊断的腺上皮病变，并且能对锥切标本的切缘是否有病变累及进行评估，进而为后续随访治疗提供依据。多数研究认为，切除性治疗增加了未来妊娠的早产等风险。由于宫颈长度变短，发生宫颈机能不全的风险增加，使孕期面临更大的胎膜早破、早产及早产低体重儿等系列风险。

不同的治疗方法都有一定的病灶残留和复发的风险，术后要定期随访。多种原因增加了手术失败风险。手术切缘有高级别病变残留是主要原因，特别是标本的内切缘。HPV 术后持续感染也增加了病变持续风险及复发风险。有研究报道，术后 HPV 感染随时间推移逐渐消退，在术后 6 个月约半数消退。在 HPV 不能消退的人群中，病变持续或者复发的风险是 HPV 转阴人群的 8 倍。HPV 16 是常见的持续感染的类型。

（耿　力）

第二节　宫颈腺上皮病变的管理

宫颈原位腺癌（AIS）也称高级别腺上皮内瘤变（HG-CGIN），目前认为是宫颈浸润性腺癌的前驱病变，与 HPV 感染关系密切，特别是 HPV 16、18 感染，50% 合并有鳞状细胞病变。发病率近年来有升高趋势，发病的中位年龄为 30～39 岁，多数无症状，少数患者可出现异常阴道出血。随着宫颈癌筛查覆盖率的增加，宫颈鳞状上皮癌前病变及宫颈浸润癌的发病率有下降趋势，但腺上皮病变的癌前病变及浸润癌的发病率无明显下降。

宫颈腺上皮病变的早期发现同样依赖于筛查，但常规细胞学筛查对腺上皮异常的检出敏感性差，细胞学联合 HPV 筛查可能有助于提高对腺上皮病变检出的敏感性，故在管理异常筛查者时，尤其是对腺细胞异常以及 HPV 16、18 阳性者行进一步诊断时，应提高对腺上皮异常诊断的能力，尽可能检出腺上皮病变。但由于病变有可能位于宫颈管深部或腺体隐窝中，因而阴道镜下可能无特异性改变，故做阴道镜时应加强对宫颈管的评估，应行宫颈管搔刮术（ECC），必要时应行诊断性锥切术。但 AIS 的最终诊断应依赖于宫颈锥切术后的病理诊断。

一、AIS 的诊断

对于阴道镜下多点活检或 ECC 病理提示原位腺癌，或细胞学结果为 AIS 或 AGC- 倾向瘤变（AGC-FN）者，虽经阴道镜检查 + 活检病理结果 ≤ LSIL，也建议行诊断性锥切术以进一步明确 AIS 诊断。即使计划进行全子宫切除术者，也建议行诊断性切除手术，以排除浸润性腺癌。

1. 诊断性锥切术术式　目前认为冷刀锥切术（CKC）或宫颈环形电切术（LEEP）均可，两者诊断及治疗的效果相当，尚无确切的证据表明不同的锥切方式对预后有影响，但应保证切除标本的完整性以及切缘的病理可评估性，不建议行碎片式切除。不能保证 LEEP 术后的病理标本能够满足病理诊断的要求时，建议行 CKC；对于缺乏 AIS 管理经验或病理诊断能力的医院，建议及时将患者转诊至上一级医院。

2. 诊断性锥切范围　由于 AIS 从宫颈管的腺上皮起源，有可能是多灶性的，且在 13% 的患者中存在"跳跃性"的病变，故应切除整个转化区以及 15 ~ 25 mm 的宫颈管。对于年轻有生育要求者，如果阴道镜下转化区完全可见，切除长度至少 10 mm；但对于阴道镜检查转化区不能完全可见或完全不可见者，或无进一步生育要求者，建议切除长度增加至 18 ~ 20 mm，并建议同时行锥切术后残余宫颈管 ECC，以帮助评估有无病变残留。

3. 诊断性锥切术后切缘阳性或锥切术后 ECC 阳

性者的管理　由于切缘阳性者或锥切术后 ECC 阳性者有较高的病变残留及浸润癌风险，建议再次行锥切术以获得阴性切缘。

二、AIS 的治疗

1. 治疗原则　对于锥切术后病理确诊为 AIS 者，全子宫切除术是无须保留生育功能者的根治性治疗方法。对于切缘阳性或残余宫颈管 ECC 阳性者，如经评估无法再次进行诊断性锥切术，在充分告知患者风险的情况下选择单纯全子宫切除术或改良根治术。

2. 无保留生育要求的 AIS 者的管理　建议行全子宫切除术。

3. 有生育要求的 AIS 者的管理　对于希望保留生育者，必须经宫颈锥切术后病理明确 AIS 诊断，且切缘阴性，同时有保留生育的意愿并能够遵守随访要求者，可选择保留生育的管理；对于经多次切除手术后不能达到切缘阴性者，不建议行保留生育的管理；对于接受保留生育者，在随访监测期间 HPV 始终阴性，对于已经完成生育者，可选择全子宫切除术或继续随访；对于随访期间 HPV 阳性者，完成生育后可建议行全子宫切除术。

4. 妊娠期间诊断的 AIS 者的管理　在妊娠期检出 AIS 的概率极低。如在妊娠期间阴道镜下活检病理诊断 AIS，管理上最主要的是应除外浸润癌可能。如果无临床或组织学可疑浸润癌，不建议在怀孕期间进行切除性手术，建议每 3 个月行阴道镜检查再评估，但禁忌行 ECC；如果在怀孕期间因可疑浸润癌而行切除性手术，可同时行预防性宫颈环扎术。对于不具备妊娠期 AIS 管理能力的医疗机构，建议将患者及时转诊至有能力的上一级医疗机构，以免延误诊治。

三、AIS 者的随访

1. 切除全子宫的 AIS 者的随访　建议前 3 年每年 1 次细胞学 +HPV 检测，均为阴性者，可改为每 3 年 1 次细胞学 +HPV 检测，持续 25 年。

2. 保留生育的 AIS 者的随访　对于保留生育的 AIS 者，前 3 年建议每 6 个月进行一次细胞学联合 HPV 检测 + 宫颈管取样。对于检测结果均为阴性者，随后可每年行细胞学联合 HPV+ 宫颈管取样检测一次，至少 2 年，直至全子宫切除术后；对于在前 5 年随访监测持续阴性者，可将随访间隔延长至每 3 年一次，长期随访。

3. 妊娠期间诊断的 AIS 者产后管理　对于妊娠期间无浸润癌发现者，可将切除性手术推迟至产后，首选在产后 6 ~ 8 周。

四、AIS 的管理流程

见图 5-3。

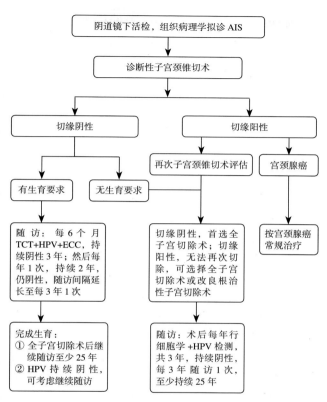

图 5-3 AIS 的管理流程图

（毕　蕙）

第三节　宫颈病变的保守观察

1. 宫颈低级别上皮内病变的保守观察　组织病理学诊断的 CIN 1 通常不需要治疗，建议 6～12 个月后复查细胞学和 HPV，如有任何异常，均需再次转诊阴道镜，根据再次阴道镜检查及活检病理结果确定后续诊疗计划。若在诊疗过程中细胞学或阴道镜检查提示有高级别病变的风险，尽管组织学诊断提示宫颈 CIN 1，可以选择诊断性宫颈 LEEP 术，也可以选择保守观察，即半年内复查细胞学 HPV 及阴道镜并行组织学活检（包括宫颈管搔刮术），根据结果确定后续诊疗计划。

2. 宫颈高级别病变的保守观察　除了组织学确诊的宫颈 CIN 3 和 AIS 外，对于其他组织学确诊的宫颈癌前病变，当满足以下条件，且与患者充分知情同意后，可酌情保守观察：① 患者有需求；② 病变全部可见；③ 新鳞柱交界完全可见；④ 病变级别为 CIN 2 或 CIN 2—3；⑤ 宫颈管取样未见高级别病变；⑥ 随诊依从性好。此时，需要 6 个月内复查细胞学、HPV 和阴道镜并行组织学活检。若观察过程中病变较前有进展，建议治疗。

3. 妊娠期女性宫颈癌前病变的保守观察　妊娠期宫颈癌前病变患者，在除外宫颈浸润癌后可延迟至分娩后复查，根据复查情况酌情治疗。建议妊娠期每 10～12 周复查细胞学和阴道镜。若未见可疑疾病进展，可不再取活检。如果对疾病是否进展难以判定，建议活检明确诊断。妊娠期宫颈病变患者足月后，建议依据产科指征决定分娩方式。通常而言，宫颈病变不是患者选择剖宫产的指征。产后 42 天患者复诊，复查细胞学 HPV 及阴道镜，必要时通过活检明确诊断，并根据检查结果酌情确定后续诊疗方案。

（赵　昀）

第四节　宫颈病变的消融治疗

消融治疗或物理治疗是依靠各种能量设备破坏宫颈病灶和转化区达到清除病变的作用。常用的消融治疗包括宫颈冷冻、二氧化碳（CO_2）激光和冷凝治疗等。宫颈消融治疗的优点是操作简单，治疗效果明确，对生育影响很小。缺点是无法保留组织学标本。因此，采用消融治疗前，需要由经过正规化培训的阴道镜医生进行全面、充分的阴道镜检查，确定转化区类型，发现可疑病变，评估病变程度和范围，获取足够的活检标本排除浸润癌、微小浸润癌或原位腺癌。

一、消融治疗的适应证

1. 转化区完全可见（Ⅰ型转化区），阴道镜检查充分。

2. 宫颈管内无高级别鳞状上皮病变。

3. 全部病变在可治疗的范围（病灶不超过宫颈

表面积的 75%，向宫颈管内延伸不超过 5 mm）。

4. 必须排除宫颈浸润癌。

5. 无可疑的腺上皮病变。

6. 细胞学、阴道镜及病理检查一致。

7. 既往无高级别鳞状上皮病变治疗史。

8. 无急性生殖道感染。

9. 非妊娠期。

10. 如果患者近期分娩，需推迟至产后 3 个月方可治疗。

二、消融治疗的类型

1. 宫颈冷冻治疗　冷冻治疗是一种经济有效的治疗方法，由于操作简便、安全、副作用少，可以由初级卫生保健工作人员实施，而且通常在没有麻醉的情况下即可进行，是 WHO 推荐的消融疗法。

（1）原理：冷冻疗法的原理是当压缩状态的二氧化碳（CO_2）或一氧化二氮（N_2O）气体暴露于大气压力下时，会迅速冻结到 -60 ℃或 -80 ℃。将金属探头与宫颈转化区密切接触，当气体通过喷嘴释放到达金属探头顶端时，探头下面的宫颈上皮迅速降温到 -20 ℃，使细胞内的水结晶，细胞蛋白凝固，细胞死亡。宫颈转化区的上皮经历坏死、修复，被成熟的正常鳞状上皮所取代。

（2）设备：容纳 CO_2 或 N_2O 的高压气瓶、校准器、压力表、气体传输管、冷冻枪及冷冻探头。

（3）步骤：治疗前再次确定符合消融治疗的条件。向患者告知病情及治疗方案，解释治疗过程及并发症后签署知情同意书。检查设备状态（压力 >40 kg/cm²，无泄漏，治疗头清洁）。患者排空膀胱后，取膀胱截石位，消毒外阴，置入大而舒适的阴道窥器，以便充分暴露宫颈并将宫颈与相邻的阴道壁分开，或者将生理盐水棉球放置于宫颈与阴道壁之间，避免造成阴道壁冻伤。根据转化区的大小及病变范围选择合适的冷冻探头，均匀地覆盖于转化区并紧密贴合。开启冷冻枪的触发器启动冷冻治疗并计时。开启治疗后肉眼可见宫颈治疗区出现细小的白霜，随着时间的延长逐渐形成致密的冰层。治疗的过程为"冷冻——解冻——冷冻"，即先进行 3 min 的冷冻，随后 5 min 的解冻，然后再进行 3 min 的冷冻，以确保足够深度的组织坏死（>5 mm）。在治疗期间需要保持探头充分接触宫颈并且不与阴道壁接触。在治疗结束后，不要马上移除探头，应停留 1 min 左右的时间，充分复温，使其易于与组织分离。

（4）治疗后的注意事项及患者指导：治疗后 4 周内应禁止性生活。4 周内避免过重或时间过长的体力活动。避免阴道冲洗或月经期应用内置棉条。如果宫颈没有炎症，则不需要抗生素或其他治疗。伤口完全愈合需要 6 周左右，在此期间通常会有较多的阴道排液，可能持续 2~3 周。阴道排液有异味提示感染，需要到医院就诊。坏死组织脱落时可能出现少量出血，一般不会超过月经量。如果阴道出血量超过月经量，则需要到医院就诊。

（5）并发症：冷冻疗法是所有保守治疗中最易为患者接受的，仅有少数敏感的患者感到轻微疼痛，基本不需要处理。术后出血及感染少见，远期并发症可出现宫颈管的粘连及狭窄。治疗后宫颈鳞柱交界上移、不可见，给治疗后的筛查及阴道镜检查增加了难度。

（6）疗效及随访：在严格掌握适应证的条件下，冷冻治疗的疗效好，成功率高。尽管如此，仍要按照规范进行治疗后的随访与管理。

2. 宫颈 CO_2 激光气化治疗　　CO_2 激光作为治疗下生殖道癌前期病变最有效的方法之一，得到了广泛的应用。

（1）原理：CO_2 激光是由放电产生的波长为 $10.6\ \mu m$ 的能量，属于肉眼不可见的红外线光谱范围。通过光学系统，这种能量可以聚焦并释放巨大能量，含有水分的组织（如宫颈组织）吸收大量能量后发生气化，组织凝固、碳化、坏死，从而祛除病变。

（2）设备：可独立移动的激光器、激光刀头（可装在阴道镜前端）及吸烟装置。

（3）步骤：治疗前再次确定符合消融治疗的条件。向患者告知病情及治疗方案，解释治疗过程及并发症后签署知情同意书。患者排空膀胱后，取膀胱截石位，消毒外阴，置入阴道窥器充分暴露宫颈。在阴道镜的指引下标记病变范围。宫颈局部麻醉。选择合适的激光模式。连接吸烟装置。术者持激光刀头从宫颈 6 点开始治疗，治疗期间光束不要离开，直到完成治疗目标。激光束在组织上快速移动可以减少组织热传导并降低术后瘢痕形成。治疗的范围必须超出病变边缘 2~3 mm，气化的深度最少应达到 6~8 mm。

病变的中心部位可以进一步加深 4～8 mm 形成圆锥。

（4）治疗后注意事项及患者指导：与宫颈冷冻治疗相同。

（5）并发症：激光治疗中感觉中度或重度疼痛的患者略多，术中采用宫颈局部麻醉可以缓解疼痛。术后出血及感染少见。创面愈合不良的发生与创面过大或中心区祛除过多有关。

（6）疗效及随访：激光气化的疗效令人满意，治愈率可以高达 90%～95%，多次治疗可提高 HSIL 的治愈率。治疗后对妊娠造成的不良影响很低。已完成治疗后的患者仍需要接受远期复查随访。

3. 宫颈冷凝治疗（也称热消融治疗） 冷凝治疗是另一种消融治疗方法。其优点是治疗设备简单、轻便，易于携带到治疗场所。如同冷冻疗法，冷凝治疗可以由各级卫生保健人员施行，而且通常在没有麻醉的情况下进行。

（1）原理：通过加热表面覆盖有聚四氟乙烯（特氟龙）的探头到 100 ℃，利用热量使宫颈转化区的上皮细胞表层、下层间质及隐窝快速干燥、凝固而破坏上皮细胞导致其脱落坏死。冷凝治疗使组织足够干燥，以破坏上皮及间质，可达到 3～4 mm 的深度。

（2）设备：Semm 冷凝机、不同尺寸的探头。

（3）步骤：治疗前再次确定符合消融治疗条件。向患者告知病情及治疗方案，解释治疗过程及并发症后签署知情同意书。患者排空膀胱后，取膀胱截石位，消毒外阴，置入阴道窥器并充分暴露宫颈。选取合适的探头放置于宫颈，探头加热至 120 ℃，持续

20 ~ 45 s，需要进行 2 ~ 5 次的重复热凝以充分破坏病灶。破坏的范围取决于温度及治疗的时间。由于温度高，故治疗时间不必过长。过度延长操作会引起焦痂增多及延迟愈合。

（4）治疗后注意事项及患者指导：与宫颈冷冻治疗相同。

（5）并发症：疼痛轻微，基本不需要处理。术后出血及感染少见，远期并发症可出现宫颈管的粘连或狭窄。

（6）疗效及随访：冷凝治疗的治愈率可达 90%。治疗后不会对妊娠造成不良影响。已完成治疗后的患者仍需要接受远期复查随访。

（刘　军）

第五节　宫颈病变的宫颈环形电切术治疗

宫颈环形电切术（LEEP）是宫颈癌前病变切除性治疗的方法之一，是用一定频率的细环状电热线圈，从宫颈上去除异常宫颈病变区域的手术操作。

一、LEEP 治疗的指征

1. 非妊娠期宫颈癌前病变（CIN 2、CIN 2—3、CIN 3、AIS）。

2. 细胞学结果 ASC-H、AGC-FN、HSIL，或阴

道镜印象为宫颈高别病变，组织病理学没有发现宫颈癌前病变时，可选择随诊观察，也可以进行 LEEP。这种 LEEP 通常称为诊断性 LEEP，目的主要在于明确诊断。

二、LEEP 的设备和器械

LEEP 的设备和器械包括可靠的电源供应、电外科手术发生器和电极手柄、不导电的窥器、电极回路、不同尺寸的电极丝和凝结/球电极、排烟器、钳子、生理盐水、局麻药（含或不含 1∶10 万肾上腺素的 1% ~2% 利多卡因或者口腔科使用的阿替卡因肾上腺素）、5 ml 或 10 ml 注射器、黏膜注射用针头、3% ~5% 醋酸、复方碘溶液、消毒用碘伏、大棉签、棉球、缝合针、缝线、含 10% 福尔马林的标本容器等。如果有条件，最好在阴道镜指示下操作 LEEP，以精准地进行病变治疗。

三、LEEP 的治疗前准备

1. 解释操作程序和治疗目的。

2. 确保患者理解医生的解释并获得知情同意。

3. 向患者展示治疗设备。

4. 患者取膀胱截石位，将返回电极连接到大腿内侧。

5. 缓慢置入带有电绝缘涂层的不导电窥器，用乳胶避孕套套在窥器表面也可以达到同样的效果（也能阻挡松弛的阴道壁）。

6. 观察阴道和宫颈的情况。如果没有宫颈炎、阴道炎的证据，则开始进行 LEEP 治疗；如果有，则向患者解释，并待治愈后再复诊进行治疗。

四、LEEP 的操作流程

在进行每一步之前，告知患者可能会有的感觉。

1. 用生理盐水浸泡过的棉签擦拭宫颈。

2. 使用 3% ~ 5% 醋酸行醋酸试验，肉眼观察或阴道镜下观察，以确定病变的位置和范围。

3. 用黏膜注射用针在拟切除病变范围的外侧缘表面多点注射局麻药（若有心脏问题或高血压，使用利多卡因时不宜使用肾上腺素。使用阿替卡因肾上腺素时应遵循药物的使用注意事项）。

4. 根据病变的部位和范围选择合适的电极形状，去除整个异常区域。

5. 根据转化区类型并结合患者宫颈的大小确定切除的深度，通常 1 型转化区切除 7 ~ 10 mm，2 型转化区切除 10 ~ 15 mm，3 型转化区切除 15 ~ 25 mm。

6. 打开吸引器，启动 LEEP 发生器。

7. 将电极垂直插入组织到一定深度，根据所选择电极的形状不同，横向切除通过子宫颈到另一侧，或以宫颈口为中心旋转切除宫颈组织（在通过 3 点和 9 点时要小心操作，以免损伤子宫动脉分支而引起大出血）。此时注意有些患者可能有血管迷走反应，出现晕厥和血压急剧下降。如果发生这种情况，立即停止治疗并进行抢救。

8. 如果还有未切除干净的病变，可进行补充切除，但应尽可能减少组织的破碎，以免影响病理学诊断及切缘状态的报告。

9. 电凝切缘出血点，若有部分未切除的鳞状上皮内病变，可电凝破坏以达到治疗作用。注意宫颈口处小心电灼，以免引起宫颈口粘连。

10. 撤出阴道窥器并去除电极片。夹起所有切除的组织，放入贴有标签的福尔马林保存液中并送到病理科检查。如果有多块组织，分别标识清楚，以便于病理科识别标本并进行处理。

五、LEEP 治疗后的注意事项

1. 酌情给予抗生素预防感染，并告知术后会有轻微到中度的不适或疼痛，类似行经的感觉。如果疼痛难以忍受，可以服用布洛芬等止痛片。

2. 阴道排液现象持续 2～4 周，可能夹杂有少量血丝，通常不需要进一步处理。勿用卫生棉条，以免发生感染。

3. 暂停性生活和剧烈运动 1 个月左右。

4. 告知患者如果出现以下症状应及时就诊：体温高于 38 ℃或有寒战；严重的下腹痛；有恶臭或脓样分泌物；出血如月经量。

5. 1 周后复诊查看病理结果并换药。

6. 1 个月后复查了解宫颈的修复情况。

六、选择 LEEP 治疗时的注意事项

LEEP 的热效应对于切缘存在一定的损伤，可能影响病理学诊断。因此，对于治疗前高度可疑腺性病

变、微小浸润癌的病例，应谨慎选择 LEEP，以免对病理诊断造成影响。如果选择宫颈 LEEP 切除病变，应尽可能保持标本的完整性。LEEP 的切除标本病理诊断的准确性不仅与妇科临床医生的操作有关，也与病理科的技术能力密切相关，因此应与病理科勤于沟通，并提供相关的临床病史。

（赵　昀）

第六节　宫颈病变的冷刀锥切术治疗

一、冷刀锥切术的适应证

1. 宫颈细胞学为高级别鳞状上皮内病变（HSIL）、不典型腺细胞（AGC）倾向瘤变、原位腺癌（AIS）或癌，阴道镜检查阴性或不满意，或阴道镜指引下的宫颈活检及宫颈管搔刮术（ECC）阴性。

2. 宫颈细胞学结果与阴道镜指引下的活检组织病理学诊断严重不相符。例如，细胞学提示 HSIL+，而活检结果为 CIN 1 或阴性。

3. 活检和（或）ECC 病理为 HSIL，需除外宫颈早期浸润癌或宫颈管内病变。

4. 活检病理为宫颈原位腺癌，需除外宫颈浸润性腺癌。

5. 阴道镜检查或阴道镜指引下活检病理怀疑早

期浸润癌或宫颈原位腺癌。

6. 阴道镜病理提示宫颈 HSIL（包括 CIN 2、CIN 3）、宫颈原位腺癌（AIS）及鳞状细胞浸润癌的诊断和治疗。

7. 宫颈 HSIL（包括 CIN 2、CIN 3）、AIS、早期宫颈鳞状细胞浸润癌锥切治疗后病变持续存在、残留或复发。

二、冷刀锥切术的操作方法

1. 器械、药品准备　手术刀、手术电极、负极板、吸引器、弯盘、持物钳、棉棒、棉球、纱布、解剖镊子、宫颈管刮匙、注射器、病理袋。碘伏、生理盐水、Lugol 碘溶液、垂体后叶素等血管收缩剂、1% 利多卡因注射液、甲醛溶液。

2. 操作步骤　患者取膀胱截石位，静脉麻醉成功后，常规消毒外阴，铺无菌手术巾。用阴道拉钩或窥器暴露宫颈，碘伏消毒后以干棉球拭干宫颈表面，Lugol 碘溶液标记宫颈病变范围，于宫颈局部注射血管收缩剂和 1% 利多卡因混合溶液，或在宫颈 3 点和 9 点用丝线缝扎子宫动脉下行支以预防出血。在碘不着色区外 5 mm 用手术刀进行锥形切除。刀的角度需朝向宫颈管，可用扩宫棒放入宫颈口指示宫颈管的方向。完成切割后可采用热凝或缝合创面止血。手术中避免用电灼破坏切除标本的边缘组织，以免影响病理诊断。有效止血后创面可填塞干纱布止血，纱布于 24 h 内取出。

三、冷刀锥切术的注意事项

1. 按照转化区的类型决定宫颈切除的类型。通常情况下，Ⅰ型切除用于 1 型转化区，切除长度为 7 ~ 10 mm；Ⅱ型切除用于 2 型转化区，切除的长度为 10 ~ 15 mm；Ⅲ型切除用于 3 型转化区，切除的长度为 15 ~ 25 mm。

2. 尽量完整切除宫颈组织，避免碎块切除。

3. 宫颈管搔刮为选择性操作。如果进行残余宫颈管的搔刮术，需在宫颈锥切后、电凝止血前进行。

4. 无论采用何种手术方式，均必须完整规范记录切除性治疗的类型（Ⅰ型、Ⅱ型、Ⅲ型），测量并记录锥切标本的周径（切除标本的周长）、长度（从最远端/外界至近端/内界）、厚度（从宫颈间质边缘至切除标本的表面）。对于补切的标本同样需要进行测量与记录。

5. 切除标本可用缝线标记（注明几点）以便于病理医生识别，标本应能满足 12 点连续病理切片的要求。对于补切标本，需要标明内侧切缘或锥底切缘，并分置于独立病理瓶中。

6. 对于拟施行再次锥切术的患者，术前除需再次阴道镜评估外，还需要复习既往的手术情况，通过妇科检查和盆腔 B 超等了解宫颈的解剖学变化和宫颈管长度，以降低手术风险。

7. 妊娠期宫颈锥切术仅用于诊断或排除浸润癌。因此，切除的时机（孕周）、范围和深度等需要谨慎选择。

8. 宫颈锥切术后结合病理结果综合分析各种临床信息后确定下一步的诊疗方案。

9. 宫颈锥切术后禁止性生活 1 个月，避免过重的体力活动，避免游泳或盆浴。

10. 宫颈锥切术后出血多发生于术后 7～10 天，一般出血量不超过月经量，持续 7～10 天，无须处理。若出血量超过月经量，需及时到医院就诊。

11. 当术后出现宫颈狭窄和粘连时应尽早处理，时间越长则分离越困难。

（赵　超）

第七节　宫颈病变治疗并发症的处理

一旦确认有治疗指征，即要行局部消融治疗或切除治疗。消融治疗是基于物理破坏对局部病灶的清除作用，常见的有冷冻治疗、射频电凝和 CO_2 激光；病灶切除术常用 LEEP 和 CKC 等。每种治疗均有一定的并发症，并发症的处理是整个治疗的重要环节。下面将各种治疗并发症的处理做简要的介绍。

一、冷冻治疗

冷冻治疗是将冷冻探头尖端置于治疗区域，其内的气体膨胀，探头迅速冷却，宫颈或阴道局部病灶的表面被冷冻，导致细胞死亡而达到治疗目的。常见并发症如下：

1. 疼痛　冷冻治疗可以在门诊完成且几乎没有痛苦，有个别患者在治疗后 2 个月内的经期时会感到中度的痉挛性疼痛，可以服用止痛药缓解。

2. 阴道排液　为最常见的并发症，一般表现为阴道大量水性排液，一般持续 2～3 周。若坏死组织结痂脱落，则会出现阴道少量排液且混有少量血迹。一般不需要治疗，因排液量可多达 300～400 ml，必要时需使用卫生用品。

3. 感染　排液有异味或混浊，通常提示病灶有感染，应进行阴道的局部换药，也可以短期口服抗生素治疗，效果良好。

二、射频电凝疗法

射频电凝治疗是通过凝固并破坏病变组织而发挥作用，一般 4 周可痊愈。常见并发症如下：

1. 出血　电凝后会结痂、脱痂，部分患者会出血，主要是由于感染侵袭局部血管导致血管断端开放出血。可采用局部压迫方法处理，即清洁局部，用无菌纱布给予压迫；也可以表面喷云南白药粉后再压迫，压迫时间应在 2 h 以上，回家后于 12 h 内自行取出。

2. 瘢痕　电凝治疗后有不同程度的瘢痕形成，可清楚地看到宫颈管的鳞柱交界处，宫颈表面呈洗皮革样改变，一般无须特殊治疗。

3. 宫颈管狭窄　电凝治疗后宫颈管狭窄比较常见，但基本不影响月经排出，必要时可行宫颈管扩张治疗，具体方法见"宫颈管狭窄的处理"。

4. 妊娠相关影响　有报道显示宫颈电凝治疗后，胎膜早破和早产的发生率会升高。经阴道分娩时影响宫颈管扩张，建议行剖宫产分娩，但并不增加不良妊娠结局的发生。

三、LEEP

LEEP 是使用金属丝电切环的环形器械，原理是将切割和电凝相结合，达到混合切割和电凝的效果。切除大块标本后，会留下大面积组织缺损的创面。尽管手术结束前用球状电凝棒仔细烧灼，但术后仍存在出血乃至大量出血的风险，尤其是创面合并感染。因此，对于糖尿病患者、凝血功能异常及术前反复阴道炎的患者要高度重视，做好术前谈话。

1. 出血　机械刺激如剧烈运动、深蹲、便秘、用力大小便和咳嗽等会导致宫颈脱痂出血。若患阴道炎，会影响伤口愈合，进而导致出血的发生。此外，若患有糖尿病或贫血等基础疾病，也会影响伤口愈合进而导致出血的发生。若出血较少，可予观察，一般出血可自行停止。若出血量多于月经量，可能是由于创面大块结痂脱落引起的较大血管出血，需尽快就医。一般处理方法包括使用止血药、阴道塞纱布压迫、再次手术缝合或电凝止血，建议使用双极电凝钳止血，效果更好。

2. 阴道排液　一般术后 2～3 天所有患者均会出现不同程度的阴道流液，呈黄色或黄褐色，是由于手术切割时创面细胞充血、水肿、蛋白质变性凝固后局部渗透压升高等引起的非感染性早期炎性反应。因此，阴道分泌物增多是愈合过程中的常见情况，往往持续数周。只要不发生明显的感染，一般不需要特殊处理。

3. 继发感染 继发感染多与抵抗力下降、全身基础疾病、过早进行盆浴及性生活等因素有关。若发生感染，可口服抗生素治疗，必要时需到医院就诊，进行伤口换药等治疗。

4. 宫颈管肉芽形成或息肉样增生 多与炎症有关，可行局部物理治疗。

5. 宫颈管狭窄 与术后感染、术后出血时间延长及二次锥切等因素相关。上述情况引起的狭窄一般比较轻，必要时可行宫颈管扩张术。

6. 宫颈机能不全 LEEP 切除宫颈组织后，局部支撑力有所下降，宫颈不同程度缩短，宫颈机能随之下降，可能对妊娠结局有一定的影响。有研究表明，与正常人群相比，宫颈 LEEP 后发生早产的相对风险为 1.7，发生低出生体重儿的相对风险是 1.82，发生胎膜早破的相对风险是 2.69，提示 LEEP 术可能与以上不良妊娠结局相关。但由于多数研究为回顾性研究，故可能存在偏倚和局限。临床上一般不需要行宫颈重建或预防性使用宫颈环扎术。

四、CKC

CKC 是用手术刀将宫颈做锥形切除，是兼诊断和治疗为一体的操作。由于切除了较大范围的宫颈组织，且具有一定深度（切除的宫颈管深度一般大于

1.5 cm），切断了很多血管，组织缺损较多，形成的创面较大，相应并发症也多，主要有如下几种。

1. 出血　对于宫颈切除范围较小、未进行充分缝合止血者，有一定的出血风险。若出血多于月经量，可行局部阴道纱布填塞压迫止血，效果不好的行创面电凝及创面缝合止血。对于极少见的锥切术中及术后常规止血方法不能控制的大出血，可行子宫动脉栓塞术。

2. 宫颈机能不全　宫颈机能不全指在妊娠中期或妊娠晚期的早些时间段出现无痛性宫颈扩张及宫颈管缩短。一般伴随着羊膜被推出宫颈，胎儿娩出伴或不伴胎膜早破。一项荟萃分析表明，CKC 发生早产的相对风险为 2.59，发生低出生体重儿的相对风险是 2.53，发生胎膜早破的相对风险是 2.69，发生围生儿死亡的相对风险是 2.87。CKC 与 LEEP 相比，具有较高的妊娠风险。诊断宫颈机能不全需要一次或一次以上的上述分娩史。一旦诊断，需要决定是否环扎宫颈。宫颈环扎术的目的是重建宫颈，使其处于不扩张的状态，并延长宫颈管长度。

（1）Shirodkar 术式：一般来说，术中使用不吸收缝线环扎于宫颈内口或内口水平之上。这将消除宫颈管上部黏膜的漏斗效应并增加 1~2 cm 宫颈管长度。在术中需要小心地将阴道与宫颈分离，并在靠上方操作。放置大小适合的阴道拉钩，分别在宫颈的前唇和后唇切开长 2 cm 的阴道反折，上推膀胱、下推直肠，需将两头带带双针的 Mersilene 带带入宫颈前唇切口中，分别紧贴宫颈两侧穿过，经宫颈后唇切口穿出，绑扎在宫颈后唇打结，尽可能拉紧，但避免切入宫颈组织中。

（2）Mcdonald术式：用不吸收缝线从宫颈前唇（12点开始）依次顺时针或逆时针环绕宫颈缝合宫颈外周组织，分别穿过3、6、9点位置，再回到12点位置，然后将宫颈管中的缝线拉紧并打结。Mcdonald术式的缝合部位等同于宫颈内口，实际上位于宫颈内口下方。

以上两种手术方式可用于孕11－20周预防性行宫颈环扎术或孕期的紧急环扎术。

（3）经腹腔镜的宫颈环扎术：在腹腔镜下，通过推举子宫，暴露宫颈峡部及两侧血管区，避开血管，使用两端带针的Mersilene带分别在左侧和右侧穿过宫旁阔韧带区，在宫颈后方拉紧并打结。此操作的优势在于在子宫峡部上方，位置较高，避免整个宫颈管在孕期被动扩张，操作更精准，但是需要行剖宫产术分娩。分娩时可拆除或保留Mersilene带。此方法对患者宫颈内口解剖学位置的观察更为清晰，环扎带在宫颈内口的放置方便、准确，明显提高治疗成功率，改善术后妊娠结局；有微创特点，术后短期可怀孕；阴道内无伤口，避免感染。该术式应尽可能考虑妊娠前行宫颈环扎术。没有证据表明孕前宫颈环扎术对生育力或早期流产有不利影响。对于一些特殊情况的病例，也可在妊娠早期行宫颈环扎术。

3. 宫颈狭窄 宫颈狭窄是指宫颈管瘢痕形成，而使其直径小于1 mm，狭窄程度从轻微的2 mm至比针孔小的0.5 mm。从狭窄的宫颈外口只能见到隐窝的凹陷。

（1）狭窄的原因：一般是由于 CKC、电切手术、冷冻手术或其他切除术所继发的宫颈黏液腺体减少。最常见的原因就是宫颈 CKC。

（2）狭窄的诊断：宫颈狭窄的诊断需在阴道镜下进行，将一个两头直径分别为 2 mm 及 1 mm 的小探针（小型 Hegar）扩张器深入宫颈管，还可以用更细的泪腺探针探宫颈管是否与宫腔相通。

（3）狭窄的处理：① 宫颈狭窄最简单的治疗为扩张。使用小型扩张器逐渐轻柔地扩张宫颈管，而后再继续加大扩张器的直径。该步骤需要在门诊每周重复进行，共 4 周。患者需要复诊，必要时每月重复扩张，共 6 个月。这种方法对轻微狭窄有效，对严重病例治疗效果不佳。② 对于严重的宫颈管狭窄可以移除纤维组织，找到腺体开口后再扩大宫颈管。这项操作需要用到精确的超脉冲 CO_2 激光束。具体操作是在阴道镜放大下找到宫颈管开口，将激光功率调至 $10 \sim 12$ W 超脉冲模式。在宫颈管开口周围打出标记点，气化切除周围瘢痕组织，直到看到粉红色宫颈黏膜。沾湿的棉签可以通过宫颈管进入宫腔。之后将激光功率减至 $5 \sim 10$ W，用激光束烧灼宫颈管外口的黏膜，使其外翻。术后清洗创面，每天使用雌激素软膏涂抹一次至术后 30 天。

（米　鑫）

第八节 宫颈病变治疗后随访

一、宫颈 HSIL 切除性治疗后的随访管理

1. 无论切缘状态如何，推荐治疗 6 个月后行基于 HPV 的检测。检测阴性者，推荐间隔 12 个月的检测。连续 3 次阴性，间隔 3 年、持续至少 25 年随访。超过 65 岁、已完成 25 年的随访者，只要健康条件允许，可继续接受间隔每 3 年的随访。HPV 检测阳性者，需做阴道镜检查。

2. 年龄 > 50 岁且内口切缘阳性者，优先选择再次宫颈切除性手术。

3. 有 HSIL 病灶残留的证据，但无法实施重复宫颈的切除，可以行全子宫切除术。

二、宫颈 AIS 切除性治疗后保留生育功能的随访管理

1. AIS 切除性标本切缘阳性者，必须再次实施切除性手术以期获得阴性切缘。对于重复切除后切缘仍阳性者，不建议进行保留生育的管理。

2. 切除性标本切缘阴性者，推荐治疗后间隔 6 个月的宫颈联合筛查和宫颈管取样，至少持续 3 年，然后每年 1 次，持续至少 2 年。对于连续 5 年的随访结果均为阴性者，可接受每 3 年 1 次无限期的筛查随访。

3. 妊娠者在监测期间 HPV 检测和宫颈内取样结

果持续阴性，分娩后如有保留生育的愿望，可以继续监测，否则优先选择在分娩结束后行子宫切除。

三、宫颈 AIS 切除性治疗后不保留生育功能的随访管理

在完成最初的诊断后，子宫切除术是所有组织学诊断为 AIS 患者的首选治疗方法。对于确诊的 AIS 患者，切除标本边缘呈阴性，行单纯子宫切除术。对于在切除标本上有阳性边缘的确诊 AIS 患者，即使计划行子宫切除，也最好再次切除以达到边缘阴性。对于 AIS 患者和持续阳性的切缘而不能进行再次切除手术的患者，可以行简单的或改良的子宫根治术。子宫切除术后，建议对 CIN 2$^+$ 进行随访监测。

推荐对 AIS 进行子宫切除术的原因是：① 原位腺癌常位于宫颈管内，阴道镜的改变可能很小，因此，确定必要长度的宫颈切除标本可能是困难的。② 原位腺癌也有较高的多灶性风险，所以切除标本的阴性边缘不能保证疾病的完全切除。③ 重要的是，在组织活检的 AIS 中，没有诊断性切除是不能排除浸润性癌症的。④ 虽然增加了对鳞状细胞癌前病变（如 CIN 3）的检测和治疗，降低了浸润性鳞状细胞癌的发生率，但在 AIS 中未发现这一现象。由于在诊断和监测 AIS 上的挑战，子宫切除术仍然是无生育要求的 AIS 患者的标准治疗。对于希望未来怀孕的患者，锥切术后的观察仍是一种选择。即使边缘阴性，复发性 AIS 的风险不到 10%，浸润性癌症的风险也很低。子宫切除时的边缘状态和宫颈内取样均可预测子宫切

除标本的残留疾病和浸润性癌的风险。治疗后，HPV 检测结果是复发性 AIS 最有力的预测因素。

（赵　超）

第九节　阴道壁病变的管理原则及治疗方法

阴道上皮内瘤变（VaIN）是一种不常见的阴道癌前病变。2014 年国际癌症研究署（IARC）在 WHO 第 4 版《女性生殖器肿瘤分类》中将其更名为阴道"鳞状上皮内病变"，并分为两类——LSIL（包括 VaIN 1）和 HSIL（包括 VaIN 2、VaIN 3）。2020 年 WHO 第 5 版《女性生殖器肿瘤分类》中沿用该分类。VaIN 是由高危型 HPV 持续感染引起的。它可与肛门 - 生殖道其他部分的上皮内瘤变同时发生，也可发生在宫颈病变治疗后或盆腔放疗后。

因 VaIN 无明显临床症状而未受到患者及临床医生的重视，常导致延误治疗。近年来由于临床医生对 VaIN 提高了警惕，再加上细胞学检测和阴道镜的广泛应用，VaIN 的检出率不断升高，年发病率为 0.2/10 万 ~ 0.3/10 万。其发生率远低于 CIN，约占下生殖道所有上皮内疾病的 0.5%。VaIN 诊断时的平均年龄为 43 ~ 60 岁，高峰诊断年龄为 70 ~ 79 岁，但近年诊治年龄有所下降。

目前国际上还没有相关的治疗指南，治疗方法各异，且阴道壁与尿道、膀胱及直肠紧邻，故治疗的范围需谨慎选择，治疗后有一定的并发症及复发的风险。

一、病因和高危因素

（一）病因

VaIN 是由高危型 HPV 感染引起的，属于最常见的性传播感染之一，其危险因素包括与 HPV 感染相关的因素。阴道与宫颈上皮具有相同的胚胎学起源，HPV 对 VaIN 的作用类似于 CIN。HPV 在阴道 LSIL、HSIL 及阴道癌中的患病率分别为 92.6%、98.5%、65.5%。目前的研究发现，VaIN 患者中 HPV DNA 的阳性率达 100%，其中最常见的为 HPV 16 及 18 型，认为高危型 HPV 的持续感染是 VaIN 的主要病因。在不同程度的 VaIN 中，已发现 21 种相关的 HPV。HPV 16 是阴道癌（55.4%）和阴道 HSIL（65.8%）中最常见的类型。

（二）危险因素

危险因素包括以前或并发 CIN 或宫颈癌、子宫切除史。有文献报道 80% 的 VaIN 患者曾合并 CIN。绝经状态、多性伴及吸烟是相关高危因素，VaIN 随着年龄的增大疾病分级增高。

（三）免疫抑制性疾病

免疫功能低下的女性更有可能发生多灶性下生

殖道瘤变，而且常出现不伴有 CIN 的 VaIN 或外阴上皮内瘤变（VIN）。

（四）宫颈癌放疗后

接受过盆腔照射的女性也有发生 VaIN 的风险。

二、筛查和诊断

（一）病史采集

应询问 VaIN 相关的症状和危险因素，如 HPV 感染，也应询问女性 CIN、VIN、VaIN、生殖器疣或外阴癌的既往史，以及其他 HPV 相关下生殖道瘤变的既往史。病史应包括吸烟及免疫抑制相关情况。VaIN 通常可因阴道分泌物异常或性交后点滴出血就诊。对于所有的细胞学检查结果异常的患者，若已切除子宫，或没有确切的子宫颈病变能解释该异常时，都应排除 VaIN。

（二）体格检查

妇科检查除了宫颈处，还应包括对外阴、阴道和肛周进行全面视诊和触诊，以检查有无颜色改变、包块或溃疡等。

（三）阴道镜检查

全面的阴道镜检查应评估整个外阴、阴道和宫颈，有助于确定病变范围并指导活检。对于绝经后患者，排除雌激素使用禁忌证后，局部用雌激素预处理

1 ~ 2 周可使 VaIN 更容易显现，从而提高检出率。大部分 VaIN 病变是多灶性的。这些病变经常隆起或呈疣状、白色，但也可呈红色、粉色。斑疹样病变主要发生于相邻的黏膜表面。在同一患者中可能看到一种以上的表现。涂抹醋酸后，VaIN 病变可表现为凸起或扁平的、边界清晰的白色颗粒状上皮，可能有点状血管。应对任何可疑区域进行活检。大多数病变位于阴道上 1/3，＞ 50% 的患者存在多个病变。子宫切除术后阴道隐窝处的病变可能很难暴露，可使用长钳轻柔外翻这些区域，也可用阴道内镜检查。若存在表面明显不规则或严重血管异常，且伴不寻常分支，尤其是触诊病灶质地偏硬时，则提示有浸润性病变，需切除活检。切除之前可使用卢戈碘溶液，以检查病变并确认边界。尝试活检时，可稍松动窥阴器，使阴道壁松弛从而方便取样。对于无蒂病变，用宫颈活检钳进行活检。一些突起或有蒂的病变可先用手术钳提起，再使用精细手术剪取活检。病变为多病灶时，强调多点活检并阴道塞纱布压迫止血。

（四）组织学诊断

阴道镜下可疑部位活检，根据病理学评估，明确 VaIN 的组织学类型和分级。

三、治疗原则和方法

对阴道 LSIL 采取保守治疗或者不治疗，HSIL 采用多种治疗方法，分层管理。阴道 HSIL 的治疗包括局部药物治疗、消融治疗、手术切除和其他治疗。

（一）局部药物治疗

在开始使用任何药物治疗前，必须仔细进行阴道镜检查及活检，以排除浸润性疾病。阴道用药物治疗的优点是能够治疗整个阴道黏膜，可较好地覆盖多发性病灶以及阴道褶皱和隐窝处的病灶。对多病灶疾病或不适合手术者，可采用外用药物治疗。

1. 5% 咪喹莫特　是一种局部免疫调节剂，是针对低级别 VaIN 的一种有效且耐受性良好的治疗方法，在治疗高级别 VaIN 时也显示出一定的作用，但专家共识不推荐应用于绝经后女性。它可引起阴道灼烧感和不适，可根据局部副作用和耐受性调整使用剂量。通常 1～3 次 / 周，10～12 周为一疗程，治疗期间每 4～6 周进行阴道镜评估。为了降低局部炎症的发生率，一些专家建议采用逐渐增加剂量的方案，开始时 1 周使用 1 次，连续使用 2 周；之后 1 周 2 次，连续使用 2 周。如果耐受良好，改为 1 周 3 次。

2. 5% 5- 氟尿嘧啶（5-fluorouracil，5-FU）　5-FU 乳膏可使 VaIN 病变出现化学性上皮脱落。缺点是会出现显著的烧灼感、疼痛、炎症、水肿或痛性溃疡等不良反应。因此，局部用 5-FU 在 VaIN 一线治疗中的作用有限。

3. 三氯乙酸　有研究显示，每周应用 50% 三氯乙酸后，所有阴道低级别病变均完全缓解。其主要副作用是阴道烧灼感。

（二）消融治疗

激光气化消融是最常用的消融治疗，其他方法还有电灼及冷冻等，适用于年轻女性、多灶性病变或病灶可暴露者，治疗前需排除浸润癌。

1. CO_2 激光气化　较年轻、多灶性病变的患者，倾向于采用激光治疗。正常阴道壁富有弹性，厚度为 0.4 cm，VaIN 通常累及阴道厚度为 0.1 ~ 1.4 mm，治疗深度至少 1.5 mm，外缘距离病灶 0.5 ~ 1.0 cm。适当的功率密度（750 ~ 1250 W/cm^2）对于避免深度凝固损伤至关重要。对广泛性病变可分次治疗，治疗间隔 1 ~ 2 个月，以避免阴道粘连。对于复发性 VaIN 患者，可重复实施 CO_2 激光治疗。CO_2 激光治疗疗效肯定，与手术切除比较复发率无差别，操作简便，在门诊即可进行。

2. 腔内超声手术抽吸　是一种更新的技术，已用作切除性治疗的替代方法，特别是用于存在多灶性或广泛性病变的女性，但需要专用设备和专业能力允许。

（三）手术切除

阴道 HSIL 的手术切除治疗已经不是首选。手术方法包括局部切除和阴道部分切除，偶尔可因广泛或持续的病变而行全阴道切除术。大多数切除经阴道进行，但有时需要开腹或腹腔镜手术。切除的阴道 HSIL 病灶可进行组织学诊断，在 10% ~ 28% 的样本中可检出浸润性病灶。但由于阴道 HSIL 与 HPV 感染相关，故复发率高。手术并发症可轻可重，广泛局部切除可导致阴道缩短或狭窄，开腹和腹腔镜手术也可能发生腹部操作后的严重并发症，如膀胱或肠管损伤等。有既往放疗史的患者发生并发症的风险更高。

（四）其他治疗

其他治疗包括光动力治疗、吲哚-3-甲醇和治疗性疫苗等。光动力疗法（photodynamic therapy，PDT）已在皮肤病变中应用多年。其作用机制是一种药物外源性卟啉（5-氨基乙酰丙酸，5-aminolevulinic acid，5-ALA），可穿透皮肤和黏膜，优先在具有高代谢活性的细胞中聚集，然后通过适当的长波长光激活。在有氧的情况下，富集光敏剂的病变细胞内发生光化学反应，导致病变细胞凋亡。PDT具有非常好的美容效果，仅破坏病变组织而非健康组织。主要缺点是疼痛，这可能导致患者无法耐受而过早停止治疗，从而降低疗效。PDT是治疗小而孤立的VaIN病变的一种替代方法，但它需要特殊设备和受过专门培训的人员。对于何时在VaIN中使用PDT，在专家与机构之间仍缺乏共识。已有初步研究显示，确诊VaIN的女性可能从旨在增强HPV特异的CD 4$^+$和CD 8$^+$ T细胞免疫应答的HPV疫苗接种获益，但目前仍处于研究阶段。

（五）随访

VaIN治疗后需要长期随访。治疗后每6个月随访1次，连续随访2年无异常，可改为每年随访1次。

随访内容包括细胞学、HPV 和阴道镜检查。

（赵丽君）

第十节　外阴上皮内病变的管理原则及治疗方法

外阴鳞状上皮内病变（vulvar squamous intraepithelial lesion，VSIL）是指发生于女性外生殖器皮肤和黏膜的鳞状上皮内的病变。2020 年第 5 版 WHO 女性生殖器官肿瘤分类将 VSIL 分为低级别鳞状上皮内病变（LSIL）、高级别鳞状上皮内病变（HSIL）和分化型上皮内瘤变 (differentiated vulvar intraepithelial neoplasia，dVIN)，并提出了两个新的病理亚型——分化性外生型（differentiated exophytic vulvar intraepithelial lesion，DE-VIL）和伴分化改变的外阴棘皮病（vulvar acanthosis with altered differentiation，VAAD），其中 LSIL 包括 HPV 相关的扁平湿疣和 HPV 感染等；HSIL 包括 HSIL/ 外阴上皮内瘤变（vulvar intraepithelial neoplasia，VIN）2 和 HSIL/VIN 3。外阴 HSIL 为 HPV 相关外阴鳞状细胞癌的癌前病变；dVIN、DE-VIL 和 VAAD 属于非 HPV 依赖性 VIN，是非 HPV 依赖外阴鳞状细胞癌的癌前病变。新分类强调了 VSIL 与人乳头瘤病毒（HPV）感染的关系，不同病理类型和病变级别的生物学行为和预后不同。由于外阴癌前病变缺乏有效的筛查方法，临床上不易早期诊断，应早期识别及规范管理，以减少外阴浸润癌的发生。

近几十年，本病的发病呈明显的上升和年轻化趋势。由于外阴 HSIL 和 dVIN 进展为外阴鳞状细胞癌（VSCC）的风险均较高，因此，两者均为 VSCC 的癌前病变。由于 HSIL 的发病与 HPV 感染有关，故称为 HPV 相关的癌前病变；而 dVIN、DE-VIL 和 VAAD 与 HPV 感染无关，称为非 HPV 依赖性癌前病变。VSIL 有两种发病途径：一种为 HPV 相关性，其中 LSIL 与低危型或高危型 HPV 感染有关，而 HSIL 主要与高危型 HPV 持续感染有关，HPV 阳性率可达 86.2%，特别是 HPV 16 型的感染，其次是 HPV 33、HPV 18，吸烟与免疫抑制也是主要的危险因素，HPV 疫苗可预防外阴 HPV 有关的上皮内病变；另一种为非 HPV 依赖性，其发病可能与基底细胞 *TP53*、*PIK3CA* 和 *ARID2* 基因突变、缺血及氧化应激等有关，主要来源于硬化性苔藓及扁平苔藓等外阴慢性皮肤病，但具体发病机制仍不明。

一、诊断

结合病史（包括宫颈癌筛查史和原发疾病）、临床表现、直接活检或阴道镜下多点活检行病理学检查进行诊断。组织学诊断是外阴 HSIL 诊断的金标准。在取材方法和注意事项上，能达到取材目的、不影响病理诊断的各种取材方法均可，包括普通冷刀、打孔和 CO_2 激光等。一般需要局部麻醉。使用电器械时，虽有助于止血，但要注意减轻标本边缘的热损伤，以减少对病理诊断的影响。取活检时应注意：① 在有代表性、最严重部位或阴道镜下典型表现部位取材；② 在代表不同病变程度或不同性质的部位多点取活检，一般推荐至少 2 点；③ 取材应有足够的深度；④ 在典型和活动性病变处取活检；⑤ 对小的病变活检可一次完整去除。

非 HPV 依赖性 VIN 需结合临床、组织学和免疫组化进行诊断。由于 HSIL 与非 HPV 依赖性 VIN 在流行病学、病因、发病机制、组织学、临床表现及恶性潜能上均不同，故应注意鉴别。进行仔细的妇科检查非常关键，应强调外阴及肛周部位的全面检查，从而及早发现病变。由于 VSIL 表现缺乏特异性，应与外阴乳头瘤病、脂溢性角化病、银屑病、硬化性苔藓、扁平苔藓、慢性单纯性苔藓、外阴 Paget 病及外阴炎性疾病等进行鉴别。可采用 PCR 检测方法对外阴及病变部位取材的脱落细胞进行 HPV 检测。

二、管理原则

对于外阴 LSIL 患者，由于其自然消退率较高，推荐观察；而外阴 HSIL 进展为癌的风险为 3.8%～16%，中位进展时间为诊断后 4.0 年（0.3～24.2 年），未治外阴 HSIL 每年进展为癌的风险 ≥ 10%，自然消退率（1.2%～11.6%）较低；dVIN 的进展风险可高达 21%～50%，进展时间短（15～22.8 个月），且更易复发，预后较差，因此，对 HSIL 和 dVIN 均推荐干预和规范管理。干预的目的是阻断病程进展，缓解症状，预防癌变。由于外阴HSIL发病的年轻化，故倾向于推荐尽量保留外阴解剖结构和功能的治疗方法，同时强调治疗前多点活检排除隐匿癌的原则。

三、治疗方法

1. 外阴 LSIL　对年轻、无症状的 LSIL 患者，特别是无肉眼可见的病变，推荐定期观察，一般6~12 个月复查。如有肉眼可见的病变，或观察期间病变不见好转，可根据情况选择药物或物理治疗等。

2. 外阴 HSIL　根据病变的程度、范围、大小、多灶性、部位、类型、年龄、患者意愿，以及是否有随访条件、医生掌握的技术等，可选择药物治疗、物理治疗及手术切除等个体化治疗方案。必要时可联合治疗，以缩小手术范围，减轻副损伤，保留外阴功能，降低术后并发症及复发的概率。治疗前强调：① 对患者进行全面的评估，仔细询问病史和查体，了解筛查、阴道镜检查及病理学结果，是否合并阴道、宫颈及肛周病变等，排除浸润癌，特别是物理治疗和药物治疗不能再次获得标本者。② 治疗前在阴道镜下定位，确定病变的范围，核对病变的程度，以指导治疗，减少遗漏和过度治疗。

（1）期待观察：应严格掌握适应证，仅适用于外阴 HSIL/VIN 2、年轻女性（25~30 岁），妊娠期或近期妊娠女性，短期服用免疫抑制剂患者。4~6 个月随访一次，通过阴道镜检查观察是否有进展特征，观察时间一般应 <1 年。

（2）药物治疗：适用于单灶或多灶性、各种大小，甚至广泛病灶的表浅病变。药物可直接接触病变及周围组织，创伤较少，使用方便且易于监测，可有效地保留外阴正常的解剖结构完整性、美观和外阴功能。但注意此类药物为超说明书应用，应在医院备案和签署知情同意书。其副作用一般较轻，可耐受。如副作用严重，应及时调整药量或停药，注意监测药物的不良反应。在治疗中应4~6周随访，进行妇科检查和阴道镜检查。

根据较为有效的证据显示，推荐使用5%咪喹莫特乳膏，其作为一种小分子免疫调节剂，诱导促炎症细胞因子的分泌，达到局部免疫调节作用。为减少副作用，一般采用逐渐加量的方案，每周2~3次，一般疗程12~16周，至疣体完全清除。

（3）物理治疗：适合于单病灶或多中心、融合病灶，可有效保留外阴的外观和功能，但不能获得标本。① 激光气化治疗：一般采用CO_2激光，利用热效应破坏病灶。治疗范围至少达病变边缘外正常组织0.5 cm，深度一般在非毛发区为2 mm左右。由于病变常累及毛囊皮脂腺深部，要谨慎选择，毛发区治疗深度需达2~3 mm。如果病灶大，可分次治疗。② 局部光动力治疗（PDT）：利用光氧化作用，使病变细胞破坏，具有选择性好、定位准确及不留瘢痕等特点。在无光敏剂禁忌证时，可成为治疗的选择方法之一。目前缺乏随机对照试验的验证。

（4）手术治疗：适用于可疑癌、累及毛发区病变，以及多灶性、复发性病变等。根据病灶情况选择手术方式。目前趋向于在保证治疗效果的前提下，尽量采用保守性或更小范围的手术，以保留外阴解剖和生理功能。一般无须为单纯避免复发而扩大手术切除的范围。手术方式包括外阴局部病灶切除术及局部病灶扩大切除术等。

3. 非 HPV 依赖性 VIN 由于其进展风险较高，因此推荐手术治疗。多采用局部切除术，术后病理切缘阴性，术后进行规范管理，并控制原发外阴疾病，以减少复发和新发病变。

四、随访和管理

无论手术、物理或药物治疗，各种治疗方法治疗后的复发率均较高，外阴 HSIL 的复发率为 9%~50%，并且一生均有复发或恶变的风险，特别是有复发和进展高危因素的患者，如多发病灶、病灶 > 2 cm、手术切缘阳性及高危型 HPV 持续感染、色素病变、年龄大及免疫抑制等。因此，需要长期规范随访，以预防癌变。如果对治疗的反应好，无新病变发生，因一般进展相对缓慢，所以初次治疗后 6、12 个月随访，之后每年一次定期随访。有证据显示，有效治疗和定期随访外阴硬化性苔藓和扁平苔藓等 dVIN 来源疾病，可减少进展为 dVIN 的可能。随访方法包括仔细的妇科检查，必要时予 HPV 检测、阴道镜检查及活检。

（李静然）

参考文献

[1] 辛格，卡恩，狄文.宫颈与下生殖道癌前病变诊断与治疗.3版.天津：天津科技翻译出版有限公司，2018: 135-158.

[2] 孔东丽，李双.二氧化碳激光气化治疗下生殖道高级别鳞状上皮内病变的要点难点.实用妇产科杂志，2021, 37(12): 892-894.

[3] 李静然，隋龙，吴瑞芳，等.外阴鳞状上皮内病变诊治专家共识.中国妇产科临床杂志，2020, 21(4): 441-445.

[4] 李明珠，赵昀，魏丽惠.阴道镜检查中需要关注的"风险评估"问题.中国计划生育和妇产科，2019, 11(09): 8-9, 14.

[5] 李明珠，赵昀，赵超，等.ASCCP 2019版指南中基于CINⅢ＋发生风险管理证据的解读.中华妇产科杂志，2020, 55(11): 806-808.

[6] 李明珠，赵昀，王悦，等.关于《人乳头瘤病毒疫苗临床应用中国专家共识》的解读.中华妇产科杂志，2021, 56(09): 660-664.

[7] 李双，李明珠，丛青，等.人乳头瘤病毒疫苗临床应用中国专家共识.中国医学前沿杂志（电子版），12021, 13: 1-12.

[8] 卢珊珊，沈丹华.第5版WHO女性生殖器官肿瘤分类的更新及解读.中华妇产科杂志，2021, 56(8): 588-592.

[9] 王华庆，赵方辉，赵昀.子宫颈癌等人乳头瘤病毒相关病免疫预防专家共识.中华预防医学杂志，2019, 53(8): 761-803.

[10] 王临虹，赵更力.中国子宫颈癌综合防控指南.中国妇幼健康研究，2018, 29(1): 1-3.

[11] 魏丽惠，赵昀，谢幸，等.妊娠合并子宫颈癌管理的专家共识.中国妇产科临床杂志，2018, 19(2): 190-192.

[12] 魏丽惠，沈丹华，赵方辉，等.中国子宫颈癌筛查及异常管理相关问题专家共识（二）.中国妇产科临床杂志，2017, 18(3): 286-288.

[13] 魏丽惠.中国子宫颈癌筛查及异常管理相关问题专家共识（一）.中国妇产科临床杂志，2017, 18(2): 190-192.

[14] 岳晓丽, 龚向东, 李婧, 等. 2008—2016 年中国性病监测点尖锐湿疣流行特征分析. 中华皮肤科杂志, 2017, 50(5): 321-325.

[15] 郑文新, 沈丹华, 郭东辉. 妇产科病理学. 2 版. 科学出版社, 2021: 252-323.

[16] 魏丽惠. 下生殖道病变的诊断与管理. 北京: 北京大学医学出版社, 2018: 5.

[17] Almonte M, Murillo R, GI Sánchez, et al. Multicentric study of cervical cancer screening with human papillomavirus testing and assessment of triage methods in Latin America: The ESTAMPA screening study protocol. BMJ Open, 2020, 10(5): e035796.

[18] Ciavattini A, Serri M, Giuseppe J, et al. Long-term observational approach in women with histological diagnosis of cervical low-grade squamous intraepithelial lesion: An Italian multicentric retrospective cohort study. BMJ Open, 2019, 9(7): e024920.

[19] Aslow D, Andrews KS, Manassaram-baptiste D, et al. Humanpapillomavirus vaccination 2020 guideline update: American Cancer Society guideline adaptation. CA Cancer J Clin, 2020, 70(4): 274-280

[20] Baalbergen A, Helmerhorst TJM. Adenocarcinoma in situ of the uterine cervix-a systematic review. Int J Gynecol Cancer, 2014, 24 (9): 1543-1548.

[21] Bao H L, Jin C, Wang S, et al. Prevalence of cervicovaginal human papillomavirus infection and genotypes in the pre-vaccine era in China: A nationwide population-based study. J Infect, 2021, 82(4): 75-83.

[22] Bornstein J, Bentley J, Bösze P, et al. 2011 Colposcopic Terminology of the International Federation for Cervical Pathology and Colposcopy. Obstet Gynecol, 2012, 120(1): 166-172.

[23] Bruni L, Albero G, Serrano B, et al. ICO/IARC information centre on HPV and cancer (HPV information centre). human papillomavirus and related diseases in china. Summary Report 22 October 2021. (2021-10-22)[2022-04-05]https://hpvcentre.net/statistics/reports/CHN.pdf?t=1646631711465.

[24] Ciavattini A, Giannella L, Carpini D G, et al. Adenocarcinoma

in situ of the uterine cervix: Clinical practice guidelines from the Italian society of colposcopy and cervical pathology (SICPCV). Eur J Obstet Gynecol Reprod Biol, 2019, V240N: 273-277.

[25] Costa S, VenturoliS, Origoni M, et al. Performance of HPV DNA testing in the follow-up after treatment of high-grade cervical lesions, adenocarcinoma in situ (AIS) and microinvasive carcinoma. Ecancer medical science, 2015, 119-122, 9: 528.

[26] De Brot L, Pellegrini B, Moretti ST, et al. Infections with multiple high-risk HPV types are associated with high-grade and persistent low-grade intraepithelial lesions of the cervix. Cancer Cytopathol, 2017, 125(2): 138-143.

[27] de Martel C, Plummer M, Vignat J, et al. Worldwide burden of cancer attributable to HPV by site, country and HPV type. Int J Cancer, 2017, 141(4): 664-670.

[28] Teoh D, Musa F, Salani R, et al. Diagnosis and management of adenocarcinoma in situ: A society of gynecologic oncology evidence-based review and recommendations. Obstet Gynecol, 2020, 135 (4): 869-878.

[29] Deshmukh AA, Chhatwal J, Chiao EY, et al. Long-term outcomes of adding HPV vaccine to the anal intraepithelial neoplasia treatment regimen in HIV-positive men who have sex with men. Clin Infect Dis, 2015, 61(10): 1527-1535.

[30] Egemen D, Cheung LC, Chen X, et al. Risk estimates supporting the 2019 asccp risk-based management consensus guidelines. J Low Genit Tract Dis, 2020, 24(2): 132-143.

[31] Faber MT, Sand FL, Albieri V, et al. Prevalence and type distribution of human papillomavirus in squamous cell carcinoma and intraepithelial neoplasia of the vulva. Int J Cancer, 2017, 141(6): 1161-1169.

[32] Food and Drug Administration. FDA executive summary-new approaches in the evaluation for high-risk human papillomavirus nucleic acid detection devices. (2019-03-08)[2022-02-09]. https://www.fda.gov/media/122799/download.

[33] Garland S M, Pitisuttithum P, Ngan H Y S, et al. Efficacy, immunogenicity, and safety of a 9-valent human papillomavirus

vaccine: Subgroup analysis of participants from asian countries[J]. J Infect Dis, 2018, 218(1): 95-108.

[34] Ghelardi A, Parazzini F, Martella F, et al. SPERANZA project: HPV vaccination after treatment for CIN 2. Gynecol Oncol, 2018, 151(2): 229-234.

[35] Herrington C S, Kim K-R, Kong C S et al. Tumours of the uterine cervix.//In WHO Classification of tumors editorial board edit: WHO Classification of tumors. (5th Eds). Lyon IARC: 2020: 335-387.

[36] HPV-related statistics: Women with normal cervical cytology, HPV type distribution top10 [Internet]. 2022.

[37] Hu YM, Guo M, Li C G, et al. Immunogenicity noninferiority study of 2 doses and 3 doses of an Escherichia coli-produced HPV bivalent vaccine in girls vs. 3 doses in young women. Sci China Life Sci, 2020, 63(4): 582-591.

[38] Jiang Y, Chen C, Li L. Comparison of cold-knife conization versus loop electrosurgical excision for cervical adenocarcinoma in situ (acis): A systematic review and meta-analysis[J]. PLoS One. 2017 Jan 26; 12(1): e0170587.

[39] Doorbar J. Host control of human papillomavirus infection and disease. Best Pract & Res Clin Obst & Gynaec, 2018, 47: 27-41.

[40] Khan MJ, Werner CL, Darragh TM, et al. ASCCP colposcopy standards: Role of colposcopy, benefits, potential harms, and terminology for colposcopic practice. J Low Genit Tract Dis, 2017, 21(4): 223-229.

[41] Lebreton M, Carton I, Brousse S, et al. Vulvar intraepithelial neoplasia: Classification, epidemiology, diagnosis, and management. J Gynecol Obstet Hum Reprod, 2020, 49(9): 101801.

[42] Li K, Li Q, Song L, et al. The distribution and prevalence of human papillomavirus in women in mainland China. Cancer, 2019, 125(7): 1030-1037.

[43] Liao G, Jiang X, She B, et al. Multi-infection patterns and co-infection preference of 27 human papillomavirus types among 137 943 gynecological outpatients across china. Front Oncol,

2020, 10: 449.

[44] Ma X, Wang Q, Ong JJ, et al. Prevalence of human papillomavirus by geographical regions, sexual orientation and HIV status in China: A systematic review and meta-analysis. Sex Transm Infect, 2018, 94: 434-442.

[45] Massad LS, Einstein MH, Huh WK, et al. 2012 updated consensus guidelines for the management of abnormal cervical cancer screening tests and cancer precursors. Obstet Gynecol, 2013, 121: 829-846.

[46] Mcclymont E, Lee M, Raboud J, et al. The efficacy of the quadrivalent human papillomavirus vaccine in girls and women living with human immunodeficiency virus. Clin Infect Dis, 2019, 68(5): 788-794.

[47] Nayar R, Wilber DC. The Bethesda System for reporting cervical cytology, definitions, criteria, and explanatory notes. 3nd ed. New York: Springer-Verlagpress, 2015: 30-259.

[48] Pan QJ. Liquid-based cytology and human papillomavirus testing: A pooled analysis using the data from 13 population-based cervical cancer screening studies from China. Gynecol Oncol, 2014, 133:172-179.

[49] Perkins RB, Guido RS, Castle PE, et al. 2019 ASCCP risk-based management consensus guidelines for abnormal cervical cancer screening tests and cancer precursors. Lippincott Williams & Wilkins Open Access, 2020, 24(2): 102-131.

[50] Sand FL, Frederiksen K, Munk C, Long-term risk of cervical cancer following conization of cervical intraepithelial neoplasia grade 3-A Danish nationwide cohort study. Internati J Canc, 2018, 142:1759-1766.

[51] Satmary W, Holschneider CH, Brunette LL, et al. Vulvar intraepithelial neoplasia: Risk factors for recurrence[J]. Gynecol Oncol, 2018, 148(1): 126-131.

[52] Shennan A, Story L, Jacobsson B, et al. the FIGO Working Group for Preterm Birth. FIGO good practice recommendations on cervical cerclage for prevention of preterm birth. Int J Gynecol Obstet, 2021, 155: 19-22.

[53] Tosti G, Iacobone AD, Preti EP, et al. The role of photodynamic therapy in the treatment of vulvar intraepithelial neoplasia. Biomedicines, 2018, 6(1): pii: E13.

[54] Wentzensen N, Walker JL, Gold MA, et al. Multiple biopsies and detection of cervical cancer precursors at colposcopy J Clin Oncol, 2015, 33(1): 83-89.

[55] World Health Organization. WHO guideline for screening and treatment of cervical pre-cancer lesions for cervical cancer prevention. 2nd edition. Geneva: WHO, 2021.

[56] Zhu FC, Hu SY, Hing Y, et al. Efficacy, immunogenicity and safety of the AS04-HPV-16/18 vaccine in Chinese women aged 18-25 years: End-of-study results from a phase II/III, randomised, controlled trial. Cancer Med, 2019, 8(14): 6195-6211.

[57] 毕蕙, 李明珠, 赵超, 等. 子宫颈低级别鳞状上皮内病变管理的中国专家共识 [J]. 中国妇产科临床杂志, 2022, 23(04): 443-445.

[58] 赵超, 毕蕙, 赵昀, 等. 子宫颈高级别上皮内病变管理的中国专家共识 [J]. 中国妇产科临床杂志, 2022, 23(02): 220-224.

麻醉的秘密
Anesthesia Secrets
您最关注的麻醉核心秘密

（第6版）

原　著　Brian M. Keech
　　　　Ryan D. Laterza

主　译　米卫东　冯　艺

副主译　杨　静　田　雪

北京大学医学出版社

译校者名单

主　译　米卫东（中国人民解放军总医院第一医学中心）
　　　　　冯　艺（北京大学人民医院）

副主译　杨　静（中国人民解放军总医院第一医学中心）
　　　　　田　雪（北京大学人民医院）

译校者　（按姓名汉语拼音排序）

中国人民解放军总医院第一医学中心

陈　燕　楚睿通　郭　英　郭永馨　李　皓　　李　鹏　李　扬
刘　敏　刘艳红　马晓婧　米卫东　欧阳春磊　时文珠　孙　淼
仝　黎　王　晨　吴　婧　吴　猛　武屹爽　　杨　静　于　瑶
张法强

北京大学人民医院

卞冬晓　窦　豆　冯　艺　谷　洁　郭莎莎　　韩侨宇　李会芳
李嘉欣　李清月　李　岩　李奕楠　栗亚茹　　刘天雨　孙　亮
汤峙瑜　田　雪　吴　鸽　闫　琦　袁婧楚　　张云鹏　张紫嫣
周天欣

首都医科大学附属北京世纪坛医院

刘鹏飞

空军特色医学中心

叶　博

译者前言

  翻译《麻醉的秘密》的初心，是为各级麻醉科医师和希望了解麻醉学的非专科人士提供一本随时可以翻阅的口袋工具书，便捷、快速、高效地浏览麻醉这项医学艺术的重要知识点，并协助读者利用碎片时间把这些在临床中常用的核心内容反复研读，最终融会贯通，学以致用。到目前为止，第5版《麻醉的秘密》已经获得了很多诚恳的认可和赞誉。第6版《麻醉的秘密》在秉承第5版编写原则的基础上，在知识点设计框架上进行了调整，以便于读者的思路更加流畅。同时还与时俱进地增加了一些麻醉领域的新知识和新技术热点，让读者的学习视野更加宽阔与清晰。希望第6版《麻醉的秘密》与我们的读者继续携手在医学艺术的海洋中自在遨游，继续成为麻醉科医师们探索秘密的得力助手！

原著前言

感谢选择《麻醉的秘密》第 6 版作为您的专业参考资料。本书在延续上一版简约风格和保留大部分论述主题的基础上，在排版及内容上进行了很多修改，增加了几个新的章节，包括介绍麻醉实践的历史与愿景、心脏生理学和心电图解读、容量状态评估、围手术期伦理、区域麻醉和围手术期超声使用等内容。我们的目标是为读者提供具有一定广度和深度的麻醉学内容，继而将这些理论知识深入整合到临床实践中。我们希望这本书能让读者对麻醉学专业有一个更为广阔的认识。

在此，我们向本书的所有作者表示诚挚的谢意，并感谢上一版作者们所付出的巨大贡献，因为《麻醉的秘密》每个新版本均建立在上一版的基础之上。最后，我们衷心感谢已故的 James C. Duke 博士！James C. Duke 博士近 20 年来一直担任本书所有版本的主编，对《麻醉的秘密》系列做出了非凡的贡献。

Brian M. Keech，MD

Ryan D. Laterza，MD

原著致谢

仅以此书献给我的妻子 Molly，感谢你对我的爱与支持；也献给我的父亲、母亲和兄弟 Jeff，万分感激你们长久的陪伴；最后也将此书献给我的侄女 Harlow、侄子 John 和 Rory，以及我的教子 Mateusz 和 Isaac，愿你们的人生充满爱与和平。

Brian M. Keech

仅以此书献给我的祖母 Shirley 和祖父 Dennis，也献给我的父母和家人，感谢你们对我的爱、鼓励与支持。还要感谢 Glenn Gravlee 博士和 Adam Levine 博士对我的教导、指引和启发。

Ryan D. Laterza

原著者名单

David Abts, MD
Anesthesiologist
Department of Anesthesiology, Denver Health
    Medical Center
Denver, CO
Assistant Professor
Department of Anesthesiology, University of Colorado
    School of Medicine
Aurora, CO

Megan L. Albertz, MD
Assistant Professor
Department of Anesthesiology, Children's Hospital Colorado
Aurora, CO

Sama Ansari, MD
Resident Physician
Department of Anesthesiology, Mount Sinai Morningside
    and Mount Sinai West
New York, NY

Nicole Arboleda, MD
Pediatric Anesthesiologist
Department of Anesthesiology, Denver Health
    Medical Center
Denver, CO
Assistant Professor
Department of Anesthesiology, University of Colorado
    School of Medicine
Aurora, CO

Sona S. Arora, MD
Assistant Professor
Department of Anesthesiology
Emory University

Charles J. Bengson, MD
Critical Care Anesthesiology Fellow
Department of Anesthesiology and Perioperative Medicine,
    Oregon Health and Science University
Portland, OR

Bethany Benish, MD
Assistant Professor of Anesthesiology
Department of Anesthesiology, University of Colorado
    School of Medicine
Aurora, CO
Attending Anesthesiologist
Department of Anesthesiology, Denver Health
    Medical Center
Denver, CO

Andrew Bowman, MD
Resident Physician
Department of Anesthesiology, Emory University
Atlanta, GA

Jason C. Brainard, MD
Associate Professor
Department of Anesthesiology, University of Colorado
    School of Medicine
Aurora, CO

Khalil Chaibi, MD
Chief Resident
Reanimation Medico-Chirurgicale
Avicenne University Hospital, Bobigny
France

Mark Chandler, MD
Associate Professor of Anesthesiology
Department of Anesthesiology, University of Colorado
    School of Medicine
Aurora, CO
Associate Director
Department of Anesthesiology, Denver Health and Hospital
    Authority
Denver, CO

Christopher L. Ciarallo, MD, FAAP
Associate Professor
Department of Anesthesiology, University of Colorado
    School of Medicine
Aurora, CO
Director of Pediatric Anesthesiology
Department of Anesthesiology, Denver Health Medical
    Center
Denver, CO
Pediatric Anesthesiologist
Department of Anesthesiology, Children's Hospital Colorado
Aurora, CO

Colin Coulson, MSNA, CRNA
Instructor
Department of Anesthesiology, University of Colorado
    School of Medicine
Aurora, CO
Certified Registered Nurse Anesthetist
Department of Anesthesiology, University of Colorado
    Hospital
Aurora, CO

Christopher P. Davis, MD
Regional Anesthesiology Fellow
Department of Anesthesiology, Washington University
    in St. Louis
St. Louis, MO

Jeffrey Davis, MD
Assistant Professor
Department of Anesthesiology and Perioperative Medicine,
    Oregon Health and Science University
Portland, OR

Samuel DeMaria, Jr, MD
Professor
Department of Anesthesiology, Perioperative and Pain
  Medicine, Icahn School of Medicine at Mount Sinai
New York, NY

David J. Douin, MD
Senior Instructor
Department of Anesthesiology, University of Colorado
  School of Medicine
Aurora, CO

Mitchell Fingerman, MD
Division Chief and Fellowship Director
Regional and Ambulatory Division, Department
  of Anesthesiology,
Washington University School of Medicine
St. Louis, MO

Philip Fung, MD
Assistant Professor
Internal Medicine, Denver Health Medical Center/University
  of Colorado School of Medicine
Denver, CO

Paul Garcia, MD
Associate Professor
Department of Anesthesiology, Columbia University Medical
  Center
New York, NY
Director of Neuroanesthesia Division
Department of Anesthesiology, Columbia University
  Medical Center
New York, NY

Stephane Gaudry, MD, PhD
Professor
Reanimation Medico-Chirurgicale
Avicenne Univeristy Hospital
Bobigny, France

Erin Gibbons, MD
Assistant Professor
Department of Anesthesiology, Washington University
  in St Louis
St Louis, MO

Samuel Gilliland, MD
Assistant Professor
Department of Anesthesiology, University of Colorado
  School of Medicine
Aurora, CO

Andrew Goldberg, MD
Assistant Professor
Department of Anesthesiology, Perioperative and Pain
  Medicine, Icahn School of Medicine at Mount Sinai
New York, NY

Thomas R. Gruffi, MD
Assistant Professor
Department of Anesthesiology, Mount Sinai Morningside
  and Mount Sinai West
New York, NY

Ryan Guffey, MD
Assistant Professor
Department of Anesthesia, Washington University
St Louis, MO

Thomas Gulvezan, MD, MBA
Resident Physician
Department of Anesthesiology, University of Colorado
  School of Medicine
Aurora, CO

Monica Hoagland, MD
Assistant Professor
Department of Anesthesiology, Children's Hospital
  Colorado
Aurora, CO

Eugene Hsu, MD, MBA
Adjunct Lecturer
Clinical Excellence Research Center, Stanford University
  School of Medicine
Stanford, CA

Richard Ing, MBBCh, FCA(SA)
Professor
Department of Anesthesiology, University of Colorado,
  Children's Hospital
Aurora, CO

Daniel J. Janik, MD, FASA
Professor of Clinical Anesthesiology
Department of Anesthesiology, University of Colorado
  School of Medicine
Aurora, CO
Director of Intraoperative Neuromonitoring
Department of Anesthesiology, University of Colorado
  School of Medicine
Aurora, CO
Vice Chair for Faculty Affairs
Department of Anesthesiology, University of Colorado
  School of Medicine
Aurora, CO

Alma N. Juels, MD
Assistant Professor
Department of Anesthesiology, University of Colorado
  School of Medicine
Aurora, CO
Attending Physician
Department of Anesthesiology, Denver Health Medical
  Center
Denver, CO

Rachel Kacmar, MD
Associate Professor
Department of Anesthesiology, University of Colorado
  School of Medicine
Aurora, CO
Obstetric Anesthesia Fellowship Director
Department of Anesthesiology, University of Colorado
  School of Medicine
Aurora, CO

Mark Kearns, MD
Assistant Professor
Division of Pulmonary and Critical Care, Denver Health
Medical Center
Denver, CO

Brian M. Keech, MD
Pediatric Anesthesiologist
Department of Anesthesiology, Denver Health
Medical Center
Denver, CO
Associate Professor
Department of Anesthesiology, University of Colorado
School of Medicine
Aurora, CO
Medical Director
Ambulatory Surgery, Department of Anesthesiology, Denver
Health Medical Center
Denver, CO

Michael Kim, DO
Assistant Professor
Department of Anesthesiology and Critical Care, Keck
School of Medicine of USC
Los Angeles, CA

Martin Krause, MD
Assistant Professor
Department of Anesthesiology, University of Colorado
School of Medicine
Aurora, CO

Alison Krishna, MD
Assistant Professor
Department of Anesthesiology, Mount Sinai Morningside
and Mount Sinai West
New York, NY

Peiman Lahsaei, MD
Assistant Professor
Department of Anesthesiology and Pain Management,
UT Southwestern
Dallas, TX

Ryan D. Laterza, MD
Assistant Professor
Department of Anesthesiology, University of Colorado
School of Medicine
Aurora, CO
Critical Care Anesthesiologist
Department of Anesthesiology Denver Health
Medical Center
Denver, CO

Ryan A. Lawless, MD, FACS
Staff Surgeon
Department of Surgery, Denver Health Medical Center
Denver, CO
Assistant Professor of Surgery
Department of Surgery, University of Colorado
Aurora, CO

Marshall Lee, MD
Assistant Professor
Department of Anesthesiology and Perioperative Medicine,
Oregon Health and Science University
Portland, OR

Adam I. Levine, MD
Professor
Department of Anesthesiology, Perioperative and Pain
Medicine, Icahn School of Medicine at Mount Sinai
New York, NY
Professor
Department of Otolaryngology, Icahn School of Medicine at
Mount Sinai
New York, NY
Professor
Department of Pharmacological Sciences, Icahn School of
Medicine at Mount Sinai
New York, NY

Justin N. Lipper, MD
Assistant Professor
Department of Anesthesiology, Mount Sinai Morningside
and Mount Sinai West
New York, NY

Benjamin Lippert, DO, FAAP
Pediatric Anesthesiologist
Department of Anesthesiology, Denver Health Medical
Center
Denver, CO
Assistant Professor
Department of Anesthesiology, University of Colorado
School of Medicine
Aurora, CO

Ross Martini, MD
Assistant Professor
Department of Anesthesiology and Perioperative Medicine,
Oregon Health and Science University
Portland, OR

S. Andrew McCullough, MD
Assistant Professor of Clinical Medicine
Division of Cardiology, Department of Medicine, Weill
Cornell Medicine
New York, NY

Brennan McGill, MD
Resident Physician
Department of Anesthesiology, University of Colorado
School of Medicine
Aurora, CO

Howard J. Miller, MD
Director of Service
Department of Anesthesiology, Denver Health
Medical Center
Denver, CO
Associate Professor
Department of Anesthesiology, University of Colorado
School of Medicine
Aurora, CO
Medical Director
Perioperative Services, Denver Health Medical Center
Denver, CO

Joanna Miller, MD
Instructor
Department of Anesthesiology, Perioperative and Pain
Medicine, Icahn School of Medicine at Mount Sinai
New York, NY

Thomas B. Moore, MSNA
Certified Registered Nurse Anesthetist
Department of Anesthesiology, Denver Health
　Medical Center
Denver, CO

Joseph Morabito, DO
Fellow
Cardiothoracic Anesthesiology, University of Colorado
　Hospital
Aurora, CO

Aaron Murray, MD
Assistant Professor
Department of Anesthesiology, University of Colorado
　School of Medicine
Aurora, CO
Anesthesiologist
Department of Anesthesiology, Denver Health
　Medical Center
Denver, CO

Manchula Navaratnam, MBChB
Clinical Associate Professor
Department of Anesthesiology, Preoperative and Pain,
　Medicine, Stanford Children's Hospital
Palo Alto, CA

Jessica L. Nelson, MD
Critical Care Fellow
Department of Anesthesiology, University of Colorado
　School of Medicine
Aurora, CO

Katelyn O'Connor, MD
Chief Resident
Department of Anesthesiology, Perioperative and Pain
　Medicine
Icahn School of Medicine at Mount Sinai
New York, NY

Anthony M. Oliva, MD, PhD
Assistant Professor
Department of Anesthesiology, University of Colorado
　School of Medicine
Aurora, CO

Joanna Olsen, MD, PhD
Assistant Professor
Department of Anesthesiology and Perioperative Medicine,
　Oregon Health and Science University
Portland, OR

Abimbola Onayemi, MSc, MD
Resident
Department of Anesthesiology, Mount Sinai Morningside
　and Mount Sinai West
New York, NY

Jason Papazian, MD
Assistant Professor
Department of Anesthesiology, University of Colorado
　School of Medicine
Aurora, CO

Raj Parekh, MD
Assistant Professor of Anesthesiology
Department of Anesthesiology, Mount Sinai Morningside
　and Mount Sinai West
New York, NY

Chang H. Park, MD
Assistant Professor
Department of Anesthesiology, Perioperative and Pain
　Medicine, Icahn School of Medicine at Mount Sinai
New York, NY

Thomas Phillips, MD
Resident
Department of Anesthesiology and Perioperative Medicine,
　Oregon Health and Science University
Portland, OR

Deepa Ramadurai, MD
Chief Resident Physician
Internal Medicine Residency Training Program,
　University of Colorado
Aurora, CO

Brittany Reardon, MD
Resident Physician
Department of Anesthesiology, Mount Sinai Morningside
　and Mount Sinai West
New York, NY

Matthew J. Roberts, MA, BM, BCh, DMCC FRCA
Attending Anesthesiologist
Department of Anesthesiology, Denver Health
　Medical Center
Denver, CO
Associate Professor
Department of Anesthesiology, University of Colorado
　School of Medicine
Aurora, CO

Robert G. Saldana, BA
Stanford University
Stanford, CA

Nick Schiavoni, MD
Resident Physician
Department of Anesthesiology, University of Colorado
　School of Medicine
Aurora, CO

Dominique Schiffer, MD
Doctor
Department of Anesthesiology, University of Colorado
　School of Medicine
Aurora, CO

Joseph Schoenfeldt, MD
Regional Anesthesiology Fellow
Department of Anesthesiology, Washington University
　in St. Louis
St. Louis, MO

Lawrence I. Schwartz, MD
Associate Professor
Department of Anesthesiology, Children's Hospital
　Colorado, University of Colorado
Aurora, CO

Thomas Scupp, MD
Fellow in Anesthesia Critical Care
Department of Anesthesiology, University of Colorado
　School of Medicine
Aurora, CO

David Shapiro, MD
Assistant Professor
Department of Anesthesiology, Perioperative and Pain
　Medicine, Icahn School of Medicine at Mount Sinai
New York, NY

Alan J. Sim, MD
Assistant Professor
Department of Anesthesiology, Perioperative and Pain
Medicine, Icahn School of Medicine at Mount Sinai
New York, NY

Robert H. Slover, MD
Director of Pediatrics
The Barbara Davis Center for Diabetes, University of
Colorado Denver
Aurora, CO
Professor of Pediatrics
University of Colorado Denver
Aurora, CO

Robin Slover, MD
Medical Director Pain Consultation Service
Department of Anesthesiology, Children's Hospital
Colorado
Aurora, CO
Associate Professor
Department of Anesthesiology, University of Colorado
School of Medicine
Aurora, CO

Natalie K. Smith, MD
Assistant Professor
Department of Anesthesiology, Perioperative and Pain
Medicine, Icahn School of Medicine at Mount Sinai
New York, NY

William B. Somerset, DO
Assistant Professor of Anesthesiology
Department of Anesthesiology, Denver Health Medical
Center
Denver, CO
Assistant Professor Anesthesiology
Department of Anesthesiology, University of Colorado
School of Medicine
Aurora, CO

Tanaya Sparkle, MBBS
Assistant Professor of Anesthesiology
Department of Anesthesiology - Cardiac Anesthesia,
University of Toledo College of Medicine and Life
Sciences
Toledo, OH

Stephen Spindel, MD
Cardiothoracic Surgeon
Cardiothoracic Surgery, Ochsner Medical Center
New Orleans, LA

Lee D. Stein, MD
Pediatric Anesthesiologist
Department of Anesthesiology, Denver Health
Medical Center
Denver, CO
Assistant Professor
Department of Anesthesiology, University of Colorado
School of Medicine
Aurora, CO

Marc E. Stone, MD
Professor
Department of Anesthesiology, Perioperative and Pain
Medicine, Icahn School of Medicine at Mount Sinai
New York, NY

Program Director, Fellowship in Cardiothoracic
Department of Anesthesiology, Perioperative and Pain
Medicine, Icahn School of Medicine at Mount Sinai
New York, NY

Annmarie Toma, MD
Resident Physician
Department of Anesthesiology, Mount Sinai Morningside
and Mount Sinai West
New York, NY

Tim T. Tran, MD
Assistant Professor
Department of Anesthesiology, University of Colorado
School of Medicine
Aurora, CO

Mark D. Twite, MB, BChir, FRCP
Director of Pediatric Cardiac Anesthesia
Department of Anesthesiology
Children's Hospital Colorado and University of Colorado
Denver, CO

Mahesh Vaidyanathan, MD, MBA
Assistant Professor
Department of Anesthesiology, Northwestern University
Chicago, IL

Scott Vogel, DO
Assistant Professor
Department of Anesthesiology, University of Colorado
School of Medicine
Aurora, CO

Johannes von Alvensleben, MD
Pediatric Electrophysiologist
Pediatric Cardiology, Children's Hospital Colorado
Aurora, CO

John A. Vullo, MD
Assistant Professor
Department of Anesthesiology, Perioperative and
Pain Medicine, Icahn School of Medicine at
Mount Sinai
New York, NY
Assistant Professor
Institute for Critical Care Medicine, Icahn School of Medicine
at Mount Sinai
New York, NY

Nathaen Weitzel, MD
Associate Professor
Department of Anesthesiology, University of Colorado
School of Medicine
Aurora, CO

Barbara Wilkey, MD
Assistant Professor
Department of Anesthesiology, University of Colorado
School of Medicine
Aurora, CO

Katie Yang, MD
Fellow Physician
Department of Anesthesiology, Washington University
in St. Louis
St. Louis, MI

目　录

麻醉 100 个核心秘密

Brian M. Keech，MD，Ryan D. Laterza，MD

时文珠　刘艳红　仝黎　译　米卫东　校

1. 阿片类药物的不良反应包括：呼吸抑制、恶心呕吐、瘙痒、抑制咳嗽、尿潴留及胆道痉挛。一些阿片类药物可致组胺释放，引起红疹、支气管痉挛及低血压。

2. 单肺通气（one-lung ventilation，OLV）可通过双腔气管导管（double-lumen endotracheal tubes，DLTs）、支气管封堵管、普通单腔气管导管（endotracheal tube，ETT）来实现，不同的导管有各自的优缺点。

3. 术中知晓多发生于麻醉维持较浅的患者，常伴血流动力学不稳定，如心肺转流术（体外循环）、创伤患者及产科手术等。术中知晓的临床表现缺少特异性，神经肌肉阻滞剂的应用增加了术中知晓漏诊率。

4. 美索比妥是电休克治疗时常用的诱导剂，因其抗惊厥作用弱、起效快、作用时间短、心脏毒性低。

5. 永久起搏器植入的适应证为：有症状且不可逆的心动过缓、二度 II 型房室传导阻滞、三度房室传导阻滞。

6. 起搏器字码 I、II、III 命名分别是根据起搏触发的心腔、感知心腔、对感知或触发刺激的反应模式。临时起搏器常用非同步起搏模式，不受术中电凝操作干扰。

7. 长期饮酒可致胃排空延迟，使食管下段括约肌松弛，从而增加误吸风险。

8. 胎儿循环为并行循环，包括 3 个分流（静脉导管、卵圆孔和动脉导管），从胎盘传输富氧血液以满足胎儿心脏和大脑的发育。

9. 静脉导管分流是将来自胎盘的富氧脐静脉血，经肝汇入右心房，这些富氧血大部分通过卵圆孔进入左心，继而进入升主动脉。在高肺血管阻力的状态下（如因肺不张、羊水淹肺致动脉血氧分压降低），回流至右心房室腔的血从肺动脉经动脉导管分流至降主动脉，这些血液经外周血管阻力较低的脐动脉进入胎盘再进行氧合。

10. 新生儿的心脏顺应性弱，收缩力差，对正性肌力药物反应较成人心脏差，婴幼儿心肌发育成熟一般在 6 ～ 12 个月。

11. 有效的氧传输依赖于血红蛋白可逆性地在肺内结合氧，而在外周释放氧，可通过 S 形的氧离曲线反映该能力，氧离曲线描述了氧分压（PaO_2）与氧结合（动脉血氧饱和度）的关系。

12. 肺内氧分压高，在正常状况，氧结合接近饱和，当血液流向外周组织时，氧分压开始下降，氧迅速与血红蛋白解离，以保障外周细胞的氧供。

13. 美国心脏病学会 / 美国心脏协会（American College of Cardiology/American Heart Association，ACC/AHA）提出的心脏检测指南是目前术前心功能评估的金标准。通常对如下患者不需要进行额外的心脏评估及测试：患者一般状态良好 [代谢当量（metabolic equivalent，MET）≥ 4]、急诊手术或行低危手术（如眼科手术）。

14. 若患者可爬 2 ～ 3 层楼（MET ≥ 4）而无明显不适（心绞痛、呼吸困难），则可认为其功能状态良好，可行高危手术，术前不需进行额外的心脏功能检查。

15. 氯胺酮是创伤低容量患者最佳的麻醉诱导剂，也适用于活动性支气管疾病（如哮喘）患者，传统观点认为颅内高压是氯胺酮使用的禁忌证，但最新的研究显示氯胺酮甚至可降低颅内压（intracranial pressure，ICP）而能安全用于此类患者。

16. 丙泊酚可安全用于对鸡蛋过敏的成人患者，但应避免用于对鸡蛋过敏的儿童患者。

17. 局部麻醉药可分为酰胺类和酯类，两者的过敏机制及生物转化方式不同，局部麻醉药的临床效能、起效及维持时间取决于其脂溶性、pKa 和蛋白结合率。

18. 局部麻醉药引起的中枢神经毒性表现为兴奋，继而抽搐，然后意识消失。心脏毒性常发生于中枢神经毒性后，表现为低血压、传导阻滞、心律失常、心脏停搏。布比卡因的心脏毒性最强，可致严重心律失常及心脏停搏。治疗局部麻醉药中毒可应用脂肪乳剂（如 20% 脂肪乳）。

19. 患者离开麻醉后监护病房的标准为：氧合正常、术后疼痛控制良好、术后恶心呕吐（postoperative nausea and vomiting，PONV）控制良好。

20. 除了多发性硬化症的患者，全身麻醉和区域阻滞都不会加重退行性神经病变和神经疾病进程，该类患者因延髓肌无力而误吸风险较高。

21. 术前、术中及术后严密控制血糖可降低伤口感染的风险、促进伤口愈合、避免代谢相关并发症、缩短住院时间。围手术期胰岛素治疗的目标是控制血糖 90 ～ 180 mg/dl。

22. 糖尿病患者冠状动脉疾病发生率很高，且临床症状不明显或无症状。围手术期需警惕：维持适当的冠状动脉灌注、控制心率、持续监测心电图，若出现顽固性低血压需考虑心脏灌注问题。

23. 对长期接受外源性皮质激素的患者不应突然停药，否则可造成急性肾上腺皮质功能不全。

24. 肩部的神经支配为：下方为腋神经，上方为肩胛上神经，均可通过肌间沟入路神经阻滞麻醉。肌间沟阻滞的并发症有：同侧膈神经阻滞、一侧膈肌麻痹、Horner 综合征、一侧喉返神经阻滞、气胸、神经损伤、误入血管。

25. 区域阻滞适用于对全身麻醉实施有顾虑或疼痛难以控制的患者，如伴严重心肺疾病、阻塞性睡眠呼吸暂停、PONV、慢性疼痛、药物滥用的患者。

26. 年龄相关的生理改变包括：左心室肥厚、心排血量对前负荷的依赖性增大、静脉顺应性下降、肺闭合容量增加、肾小球滤过率降低、肝功能下降、术后谵妄发生风险增高。

27. 恶性高热（malignant hyperthermia，MH）是一种代谢亢进紊乱，多因围手术期暴露于触发因素如吸入麻醉药或琥珀胆碱所致。诊断必须有以下临床表现：无法解释的呼气末二氧化碳增高及心动过速、肌肉僵直，后期可出现体温升高。

28. 新生儿及婴幼儿的气管插管难度增加，与其喉部更靠前、舌体相对较大、会厌更长更软塌有关。因其功能残气量少、氧耗大，所以脱氧后氧饱和度下降较成人快。

29. 静脉输液的最主要目的是增加每搏输出量，动态指标（如动脉压变异度）应用 Frank-Starling 曲线预测容量反应性（如低血容量），较其他指标（静态指标如中心静脉压、体格检查、影像检查）更能准确地评估低血容量。

30. 围手术期超声检查可发挥很多作用：综合评估左、右心功能；评估容量状态 / 反应性；评估肺，包括识别气胸、一侧膈肌麻痹、胸腔积液或肺实变。

31. 对伴发、可疑伴发心血管疾病及实施某些手术可能会导致围手术期血流动力学、呼吸功能及神经功能受损的患者，术中应考虑应用经食管及经胸超声心动图监测。

32. 气道高反应性的患者（如哮喘、慢性阻塞性肺疾病），需进行完善的术前准备，包括吸入 β 受体激动剂及类固醇激素治疗，活动性喘鸣的患者，最好暂缓择期手术。

33. "出现哮鸣音并**不一定**意味着发生哮喘"，麻醉科医师还应考虑机械性气道阻塞、充血性心力衰竭、过敏反应、肺栓塞、气胸、误吸和支气管内插管等情况。

34. 肺保护性通气策略是损伤控制性通气策略，不仅适用于急性呼吸窘迫综合征（acute respiratory distress syndrome，ARDS）的患者，更应用于所有机械通气的患者。

35. 创伤患者的初始管理侧重于 ABC：气道（A）、呼吸（B）和循环（C）。一旦气道建立，优先考虑通过多个大口径静脉通路进行容量复苏。

36. 创伤引起的凝血功能障碍是输血、多器官衰竭和死亡率的独立预测因子。纠正凝血障碍是急性创伤治疗的主要目标之一。早期按照红细胞：血浆：血小板＝ 1 : 1 : 1 救治，血栓弹力图（thromboelastography，TEG）或旋转血栓弹力检测（rotational thromboelastometry，ROTEM）可用于目标导向止血复苏。

37. 去极化肌肉松弛剂包括琥珀胆碱，非去极化肌肉松弛剂包括甾体类药物（维库溴铵和罗库溴铵）和苄基异喹啉药物（阿曲库铵和顺阿曲库铵）。去极化肌肉松弛剂产生 I 相阻滞，非去极化肌肉松弛剂产生 II 相阻滞。

38. 确保神经肌肉阻滞剂作用消退的最佳做法是谨慎给药，并保证足够的代谢时间。

39. 最好应对于所有应用非去极化肌松剂的患者都进行常规拮抗，除非有监测表明 T4 : T1 大于 0.9。如果由于某种原因，患者没有从肌松状态完全恢复，就应该继续保留人工气道并给予呼吸支持直至肌力完全恢复。

40. 对高钾血症引起的心脏毒性反应，应立即静脉应用氯化钙或葡萄糖酸钙进行治疗。

41. 接受大量液体输注（尤其是生理盐水）的患者通常会出现高氯血症和非阴离子间隙代谢性酸中毒。

42. 最低肺泡有效浓度（minimum alveolar concentration，MAC）是指 50% 的患者在手术切口时，不发生体动所需的吸入麻醉药的最小肺泡浓度。

43. 老年、早产、低钠血症、低温、应用阿片类药物、巴比妥类药物、α_2 受体阻滞剂、钙通道阻滞剂、急性酒精中毒和妊娠可降低吸入麻醉药的 MAC。高热、慢性酒精中毒、高钠血症和急性中枢神经系统兴奋剂中毒（如苯丙胺）都会使吸入麻醉药的 MAC 升高。

44. 由于氧化亚氮会迅速弥散进入含空气的空间，因此对气胸、肠梗阻、气颅、中耳或眼科手术的患者，不应使用氧化亚氮。

45. 肺内区域通气/血流比（$\dot{V}/\dot{Q}$）不匹配，可导致无效腔通气（1 区）和分流（3 区）。

46. 低氧血症的原因包括：低吸入氧浓度、肺泡换气不足、$\dot{V}/\dot{Q}$ 不匹配、左右分流和氧弥散不佳。

47. 不能仅凭肺功能检查决定有无手术禁忌，应结合体格检查、动脉血气和并存疾病等多种因素权衡是否手术。

48. 通常挥发性麻醉药的输出取决于通过及未通过挥发罐新鲜气体的比例。但地氟烷除外，挥发罐主动将地氟烷注入新鲜气流。

49. 严重过敏反应通常表现低血压并伴有支气管痉挛，皮疹和水肿常常延迟出现，甚至临床表现不明显。主要的治疗方法有肾上腺素、容量复苏和心肺复苏。

50. 患者实施椎管内麻醉（脊椎麻醉或硬膜外麻醉）时，由于交感神经被阻断，循环状态受影响，应密切监测其生命体征，适时进行积极的液体复苏或给予血管活性药支持治疗。

51. 硬膜外麻醉是有不同节段的。在穿刺部位附近阻滞效果最强，距离穿刺部位越远，阻滞效果越弱。

52. 当出现严重的代谢性酸中毒时，即 pH 低于 7.20 的情况下则需要补充碳酸氢盐。

53. 进行医疗决策的人员需要具备以下能力：①对于救治方案足够了解；②明确当前情况的严重性；③理性进行医疗决策；④向护理团队传达决策指令。

54. 由于麻醉状态具有暂时性和可逆性，围手术期一般暂停"拒绝复苏术指令（Do-not-resuscitate，DNR）"，否则会导致呼吸衰竭或血流动力学紊乱。

55. 去氧肾上腺素是直接作用于 α_1 受体肾上腺素能激动剂，而麻黄碱是间接作用于 α_1 和 β_1 受体肾上腺素能激动剂。

56. 静脉注射肾上腺素和去甲肾上腺素的半衰期很短（90 s）。由于其半衰期短，一般可连续泵注或多次给药（如果是高级心脏生命支持的情况下，需要每 3 ~ 5 min 给药一次）。

57. 维持血压正常是调整心排血量和血管阻力的共同结果。因此过量使用血管升压素以维持血压正常，并不能保证足够的心排血量。

58. 尼卡地平是选择性的动脉血管扩张剂，也是少数没有负性肌力作用的钙通道阻滞剂。

59. 格隆溴铵相比阿托品更适合在围手术期使用。由于格隆溴铵不穿过血脑屏障，因此与阿托品相比几乎没有镇静作用。

60. 硝酸甘油对静脉的扩张作用强于动脉，而硝普钠的作用正好相反。

61. 腹腔镜手术会导致动脉二氧化碳分压（$PaCO_2$）升高，从而降低肺顺应性、静脉回流、心排血量和 pH。

62. 交感神经起源于脊髓的 T1 ~ L2 节段。

63. 高节段脊髓损伤（T6 及以上）的患者可能会出现自主神经反射障碍，主要由于对脊髓损伤平面以下的疼痛刺激产生过度交感反应有关。

64. 决定心肌耗氧量的主要因素是后负荷（心室壁张力）和心率的增加。

65. 如果在手术当天继续使用肾素-血管紧张素系统拮抗剂（血管紧张素转换酶抑制剂、血管紧张素受体阻滞剂），可能会出现严重的难治性低血压，这种情况下采用血管升压素作用效果最好。

66. 肥胖会降低肺顺应性，降低功能残气量。由于肥胖患者体型较大，因此其耗氧量也会增加。

67. 肥胖患者在麻醉诱导前应斜坡卧位。

68. 斜坡卧位可以改善肺力学（增加肺顺应性和功能残气量），以减少麻醉诱导时低氧血症的发生。

69. 应持续监测呼气末 CO_2，以确认气管导管所在位置。

70. 在 $\dot{V}/\dot{Q}$ 比例正常的情况下，呼气末 CO_2 比 $PaCO_2$ 减少 $3 \sim 5$ mmHg。

71. 心排血量骤降会出现呼气末 CO_2 的下降。

72. 正常体温为 37 ℃，低于 36 ℃为体温过低，高于 38 ℃为体温过高。

73. 喉返神经是迷走神经的分支，主要支配声门和气管。

74. 喉上神经是迷走神经的分支，主要支配舌根、杓状软骨和会厌后侧。

75. 插管困难的风险因素包括：头颈部癌症或放疗史、既往麻醉已知插管困难史、肥胖、妊娠、气道损伤、张口困难、颈部活动范围受限、小下颌、甲颏距离过短、颈部过短和颈围过大。

76. 嗅物位有利于开放气道，使用喉镜可以直接暴露声门。

77. 嗅物位是指头部在寰枕关节处伸展而颈部适度弯曲。最佳嗅物位是使外耳道与胸骨切迹在同一水平线上。

78. 有高危误吸风险的患者如果需要插管，麻醉方案最好选择快速顺序诱导（rapid sequence induction，RSI），主要采用环状软骨压迫以及立即使用神经肌肉阻滞剂（如琥珀胆碱）的方法。

79. Macintosh 喉镜片是放置在会厌前部，而 Miller 喉镜片放置于会厌后部，可直接提起会厌。

80. 由于头颈部癌症或有放疗史导致的困难气道患者，最好选择清醒插管。

81. 反复插管失败可能会出现严重的气道损伤，导致医源性"插管和通气失败"的情况。

82. 中心静脉置管的并发症包括气胸、动脉损伤、出血、胸导管损伤、空气栓塞、深静脉血栓和感染。

83. 经皮穿刺技术是将导丝首先插入静脉，然后使导管通过导丝再置入静脉。

84. 推荐采用定量神经肌肉监测（T4/T1 比值）来评估神经肌肉的阻滞程度和拮抗程度。

85. 吸入性肺病和吸入性肺炎的区别在于，前者主要是气道刺激或气道阻塞导致，而后者主要由感染引起。

86. 终末期肝病模型（the model of end-stage liver disease，MELD）可以预测患者 90 天死亡率，并用于确定器官移植受者的优先顺序。

87. 缺氧、高碳酸血症或酸中毒可增加肺血管阻力。

88. 在心肺转流术开始前，患者必须进行完全抗凝，否则会导致严重血栓并发症。

89. 与采用高流量的吸入麻醉药（地氟烷、氧化亚氮）相比，给予低流量的七氟烷（< 1 L/min）麻醉对人体更安全，更利于环境保护。

90. 对于急性呼吸窘迫综合征患者，机械通气时潮气量应设置为 6 ml/kg，并将气道压限制在 30 cmH$_2$O 压力以下。

91. 疼痛评估不应仅靠疼痛评分，还应包括功能受损情况及治疗目标（例如无痛呼吸或睡眠）。疼痛是一种症状而非生命体征。

92. 脊柱手术后可能出现术后视力受损。

93. 库欣反应是指血压升高、心动过缓和呼吸节律紊乱三联征。主要由脑疝导致脑干受压，出现脊髓缺血所致。

94. 妊娠期的生理改变包括心排血量、心率、血容量、每分通气量和耗氧量增加，全身血管阻力和功能残气量降低，出现稀释性贫血和高凝状态。

95. 进行剖宫产可选择脊椎麻醉，可以产生明显的感觉和运动阻滞，操作相对简单，起效快，无局部麻醉药中毒风险。

96. 当血小板计数大于 70 000/mm^3 时，进行椎管内麻醉所导致的硬膜外血肿发生风险降低。

97. 子宫收缩乏力是产后出血的主要原因，通常会导致大量出血。

98. 当需要紧急输血时，可以暂时使用 O 型血，并尽快输注特定血型的血制品。

99. 输血相关性循环超负荷（transfusion-associated circulatory overload，TACO）会导致静水性肺水肿（容量过大），而输血相关性急性肺损伤（transfusion-related acute lung injury，TRALI）则导致非静水性肺水肿（炎症反应）。

100. 器官移植受体的人类白细胞抗原（human leukocyte antigen，HLA）可能与移植供体的中性粒细胞产生排异反应，从而产生发热以及非溶血性输血反应，而供体的 HLA 抗体则会抵抗受体的中性粒细胞而引起 TRALI。

第一部分　麻醉管理的基础

麻醉概述

Ryan D. Laterza，MD，Brian M. Keech，MD，Mark Chandler，MD，Matthew J. Roberts，MA，BM，BCh，DMCC FRCA

田雪　译　冯艺　校

第 1 章

1. "麻醉（anesthesia）"一词从何而来？

Oliver Wendell Holmes，Sr.（1809—1894）是一位传奇般的医生、诗人和博学家，1846 年在一次公开演示乙醚后，他在一封现今著名的信中（非常遗憾的已在历史文件归档过程中丢失）提到了麻醉（anesthesia）一词。据说该词是 Holmes 从希腊语中衍化而来，其中"an"表示"没有"，"aesthesis"表示"感觉"。

2. 最初的麻醉药物是什么？

用于防止手术相关疼痛的努力可以追溯至最早实施手术操作的时期。早在公元前 4000 年，苏美尔人已从罂粟中分离出阿片；公元前 1600 年，中国商朝的大夫用针灸来缓解手术疼痛；公元前 600 年，印度的苏胥如塔（Sushruta）使用大麻蒸气来镇静手术患者。然而，在所有古文明中均以某种形式存在的酒精，可能才是真正通用的麻醉药物，可以追溯至有史料记载的时间之前。

3. 吸入麻醉药是什么时候被谁发现的？

有趣的是，这是一个简单的问题，但却没有一个简单的答案。氧化亚氮（N_2O）最初由 Joseph Priestly（1733—1804）合成于 1772 年，Humphry Davy（1733—1804）最早于 1800 年在《研究，化学和哲学》一书中描述了其麻醉特性，在此书中他创造了"笑气"一词。但通常认为，首次使用氧化亚氮进行麻醉的是牙医 Horace Wells（1815—1848），他在 1844 年 12 月第一次使用氧化亚氮进行试验，用来减轻拔牙时的疼痛。不幸的是，他于 1845 年在哈佛大学医学院演示氧化亚氮用于牙科麻醉效果的尝试，仅获得了有限的成功，并因此应者寥寥。

乙醚能够做到完全的无意识无感觉，大多数历史学家把乙醚的引入认定为麻醉的诞生，但其发现时间和人物仍有争议。Crauford Long（1815—1878 年）是佐治亚州杰弗逊市工作的一名医生，1842 年 3 月 30 日（现为国际医师节），他成功使用乙醚麻醉切除了一名患者颈部的肿瘤。尽管这之后 Long 又使用乙醚麻醉了数名患者，直到 1849 年他才在《南方医学与外科杂志》（*Southern*

Medical and Surgical Journal）上发表他的发现。与此同时，马萨诸塞州的一名牙医 William T. G. Morton（1819—1868）在哈佛大学医学院 Bullfinch 礼堂一次座无虚席的公开大会上成功展示了乙醚用于麻醉（此后该礼堂改名为乙醚厅），日期为 1846 年 10 月 16 日（后称为乙醚日）。这个值得纪念的事件被 Robert C. Hinckley（1853—1941）记录在其画作《第一次乙醚麻醉下的手术》（*The First Operation under Ether*）中，该作品是医学史上最著名的画作之一。

除了 Wells、Long 和 Morton，还有一位知名并成功的科学家、医学家 Charles T. Jackson（1805—1880）也参与到发现麻醉的角逐中。尽管 Jackson 确实帮助培养了 Morton（Wells 也同样培养了 Morton），但其他三名竞争对手质疑他的声明。

目前，历史并未承认任何一个单独的人独立发现了麻醉。

4. 现代麻醉挥发器是什么时候出现的？

提供吸入麻醉药的方法可以追溯至其首次公开演示，即 Morton 使用他自行设计的"Morton 吸入器"，本质上是一个中空的玻璃半球，带有一个口器，以及另一个可以进入新鲜空气的开口来提供乙醚。从此开始出现各种各样的方法来提供乙醚和氯仿，从最简易的袋子和布做的锥形罩，到设备，如"Chisolm 吸入器"，这是美国内战中南方联邦外科医生设计的一种双管经鼻装备，用于节省南方有限供应的氯仿。但可以更精确供应吸入麻醉药的现代挥发器最早发明于 20 世纪 30 年代，此时乙醚逐渐被淘汰，更先进的麻醉药物如环丙烷、三氯乙烯以及氟烷出现了。

5. 静脉麻醉药是什么时候出现的？

1656 年，牛津 Wadham 学院的天文学教授，之后伦敦圣保罗大教堂的建筑师 Christopher Wren（1632—1723）利用动物的膀胱和鹅毛将阿片和红酒的混合液注入一条狗的体内，并令其昏睡。之后的几十年内也有过类似的实验，但不知为何，并未实现人类静脉麻醉的飞跃。两个世纪后的 18 世纪 50 年代，距发现乙醚 10 年后，圣彼得斯堡军事医学外科学院的教授 Nikolai Pirogov（1810—1881 年）推断出，为了起效，乙醚必须进入血液，继而到达神经系统，因此吸入可能只是给药的途径之一。利用狗做实验，他将乙醚注入静脉和动脉，但均导致了致命的结果，实验便终止了。

6. 为什么要发明静脉麻醉药？

19 世纪早期，由于头面部手术的需求，外科和麻醉科医师需要共用这一区域，使人们对静脉麻醉又产生了兴趣。乌拉坦的衍生物氨基甲酸和静脉用乙醚在德国和英国首次应用于临床。后者的使用浓度为 5% 溶液，可获得比吸入乙醚更平稳的诱导，并明显减少了苏醒时的恶心和气道刺激。继之出现的重大突破是发现苯巴比妥。1934 年，Ralph Waters（1883—1979）在威斯康星大学以及 John S. Lundy（1894—1973）和 Ralph M. Tovell（1901—1967 年）

在梅奥诊所首次使用了硫喷妥钠。硫喷妥钠受到了一些负面的、现在看来冤枉的曝光，当时在珍珠港救治伤员的一位平民医生声称此药导致的死亡比日本人导致的死亡还多。尽管如此，直到 20 世纪 80 年代丙泊酚出现前，硫喷妥钠还是麻醉科医师最重要的配置。丙泊酚具有平稳诱导和苏醒的特性，再加上相对短的半衰期，似乎专门为持续静脉麻醉而生，尤其联合新型短效阿片类药物舒芬太尼和瑞芬太尼使用时。这些特性联合计算机药代动力学模型控制的注射器，发展出了靶控麻醉，并在美国以外的区域广泛应用。

7. 谁是局部麻醉药出现的关键人物？

1853 年苏格兰医生 Alexander Wood（1817—1884）和法国医生 Charles G. Pravaz（1791—1853）开发出了皮下针头的雏形。这种中空的针头与注射器相连后，能够皮下注射吗啡来缓解注射部位周围的疼痛。值得注意的是，Wood 医生的妻子死于吗啡过量，并且使用的是她丈夫开发的注射器。

与此同时，数百年来被南美洲土著作为兴奋剂（可能也作为表面麻醉药）使用的可可叶被带至欧洲，并在德国提取出可卡因作为潜在药物。Sigmund Freud（1856—1939）当时在研究可卡因是否可能治疗吗啡成瘾，他与其他人同样发现可卡因可以麻痹舌头。他与他的朋友 Carl Koller（1857—1944）分享了这一发现，后者继续深入研究并在 1884 年将可卡因用作眼部手术的表面麻醉药。

8. 发现区域麻醉的关键人物是谁？

纽约的外科医生 William Halstead（1852—1922）发现可卡因可以阻断主要神经并将其引入至臂丛神经阻滞等神经阻滞技术。到 1886 年，Halstead 已经和 Sigmund Freud 一样可卡因成瘾，住院并接受吗啡治疗，余生又转为吗啡成瘾。之后他成为约翰霍普金斯的首任教授及外科主任。

Heinrich I. Quincke（1842—1922）在 1891 年将腰椎穿刺（腰穿）作为诊断工具引入，August Bier（1861—1949）在 1898 年首次真正意义上为外科手术实施了蛛网膜下腔麻醉（腰麻）。Bier 和他的助手在患者身上进行了几次试验后，Hildebrand 医生决定在彼此身上进一步探索。Hildebrand 成功地穿刺到 Bier 的蛛网膜下腔，但却不能将针管连接到针头，导致大量的脑脊液流失；之后他放弃了继续尝试。Bier 之后成功地为 Hildebrand 实施了阻滞，并用多种方式评估了阻滞效果，包括重击其小腿、用雪茄烫其皮肤、拔其阴毛、针扎其股骨。他们饮葡萄酒、抽雪茄来庆祝其成功，次日早上，Hildebrand 的小腿异常疼痛，而 Bier 遭受了长达 9 天的腰穿后疼痛。

9. "平衡麻醉"的含义是什么？

19 世纪中期引入乙醚和氯仿作为吸入麻醉药之后，多数麻醉是通过使用单一活性成分的药物实现的；复合用药是不被认可的。但有一些例外，如 George Harley（1829—1896）在 19 世纪 80 年代联合酒精、氯仿和乙醚（alcohol，chloroform and ether，A.C.E.），1876 年 Joseph Clover（1825—

1882）联合氧化亚氮和乙醚实施麻醉。19 世纪末，出现了可以同时提供氧化亚氮（气体，gas）、氧气（oxygen）、乙醚（ether）（即 GOE）的技术。20 世纪的上半叶，麻醉主要就是以这种 GOE 形式为主流的，之后乙醚被氟烷和其他吸入麻醉药取代。

19 世纪 60 年代，吗啡最初被用作吸入麻醉的佐剂，在诱导后皮下注射，之后 Claude Bernard（1813—1878）在 1869 年将吗啡引入术前用药，并发现这会使诱导更加平稳，减少氯仿的用量。他称其为混合麻醉。

美国外科医师 George W. Crile（1864—1943 年）在其外科休克防治法理论中建议用局部麻醉药阻断手术区域的外周神经信号，结合全身麻醉实施。他声明这可以减小所需要的麻醉深度从而减轻副反应。

美国麻醉科医师 John S. Lundy（1894—1973）在 1926 年深入发展了该观点，他把麻醉比作平衡饮食："建议结合几种不同的效果来实施麻醉：首先应用中等剂量的镇静药，中等剂量的局部麻醉，中等剂量的氧化亚氮或乙烯，继之以足够剂量的乙醚来维持理想麻醉深度。此时患者的副反应相比单独应用任何一种麻醉药都小，但它们结合起来就能够产生满意的麻醉效果。"

英国利物浦的 G. Jackson Rees（1918—2001）和 T. Cecil Gray（1913—2008）在 20 世纪 50 年代提出由催眠、镇痛（或抑制反射）、松弛构成的三元素麻醉。他们建议以不同的药物分别达成这三个目标，以避免全身麻醉时过深带来危险。

10. 肌肉松弛药是什么时候引入的？

最初，肌肉松弛是通过应用深度吸入和（或）区域阻滞达成的。1942 年，蒙特利尔的 Harold Griffith（1896—1985）首次把箭毒用于阑尾切除术的麻醉辅助药，改变了这一传统。最早南美洲印第安人将箭毒用作箭上的毒药，于 17 世纪为欧洲人所知。19 世纪初的实验证明动物中箭毒后可通过人工呼吸保持存活。1857 年 Claude Bernard（1813—1878）证实该毒药作用于神经肌肉接头。早期箭毒临床应用于破伤风的肌肉松弛，并在 20 世纪 30 年代用于治疗电休克的前身——卡地阿唑引起的惊厥。箭毒被引入进麻醉实践后，首先在北美洲用于加深麻醉药物引起的肌肉松弛，以易于手术操作。呼吸抑制被当作需要处理的副反应，因此该技术饱受争议。在英国则有所不同。利物浦的 Cecil Gray 和 John Halton（1903—1968）开发了利物浦技术，该技术使用正压通气，以硫喷妥钠诱导，氧化亚氮氧气混合物维持麻醉，同时应用较大剂量的箭毒达到肌肉松弛。Gray 和 Halton 在 1946 年发表的著作中得出结论："对那些经验不足的同道，我们郑重而坚持地警告：我们面对的是已知的最危险的毒药之一。"

11. 现代麻醉学的范畴是什么？

麻醉学范畴甚广，包括围手术期管理（术前、术中以及术后）、急性和慢性疼痛治疗、临终关怀和安宁治疗、重症治疗、产科学、心胸手术、超声心动、儿科学以及睡眠医学。尽管麻醉实践中会广泛接触以上领域，多数情况下仍需要在相应的亚专业进行培训（即专科培训）。

12. 世界不同地区麻醉学的范畴有何差异？

世界不同地区麻醉学的范畴不尽相同。在美国以外的多数国家，重症医学常被并入麻醉学培训。在这些地区，麻醉学的范畴不仅涉及手术室和重症监护室，还进一步延伸到医院以外。比如说，在一些欧洲国家（如法国、德国、比利时），会允许高级现场治疗，如心脏停搏时建立体外膜氧合。

13. 麻醉学在心肺复苏过程中的角色是什么？

复苏是麻醉学的基石，以至于"麻醉学"一词在许多国家可以说被更好地称为通过治疗、机械通气、心肺转流（体外循环）、超声心动、动脉复苏对医源性（如全身麻醉或高位脊麻）或急性疾病（如出血或心源性休克）造成的"休克状态"进行**复活**。在美国，复苏和麻醉的角色定位是由麻醉学家 Peter Safar（1924—2003）进行例证的，他被称为"心肺复苏（cardiopulmonary resuscitation，CPR）之父"并创造了美国的首个重症监护室和重症学培训项目。Safar 医生获得 3 次诺贝尔医学奖提名，是匹兹堡大学麻醉与重症部的首任主任。

14. 定义全身麻醉和不同镇静水平。

见表 1.1。

15. 监护麻醉（monitored anesthesia care，MAC）和轻度镇静的区别是什么？

轻度或清醒镇静（表 1.1）指可以由实施治疗或诊断操作的医生提供的麻醉深度。与之相反，MAC 是在操作过程中有麻醉科医师或麻醉科技师参与的，根据患者安全和舒适的需要，范围包括无镇静、仅心肺支持，到深度

表 1.1　麻醉深度的分级：全身麻醉和镇静/镇痛分级的定义			
	轻度镇静抗焦虑	中度镇静/镇痛（清醒镇静）	深度镇静/镇痛	全身麻醉
反应	对语言刺激反应正常	对语言或触觉刺激有目的的[a]回应	对反复或疼痛刺激有目的的[a]回应	即使对疼痛刺激都没有反应
气道	不受影响	无须干预	可能需要干预	通常需要干预
自主呼吸	不受影响	充分	可能不充分	通常不充分
心血管功能	不受影响	通常可以维持	通常可以维持	可能受损

[a] 对伤害性刺激回避性反射不被认为是有目的的回应

Adopted from the ASA Continuum of Depth of Sedation: Definition of General Anesthesia and Levels of Sedation/Analgesia. Committee of Origin: Quality Management and Departmental Administration.（Approved by the ASA House of Delegates on October 13, 1999, and last amended on October 15, 2014）.

镇静或全身麻醉在内的麻醉。MAC 最显著的特征在于医师有能力将其转全身麻醉，能够快速进行临床干预治疗生理紊乱来维持生命体征，并使患者在操作期间安全舒适。

16. 全身麻醉和生理睡眠一样吗？

麻醉科医师和实施麻醉的人员为了温和地描述全身麻醉的诱导和维持，经常和患者解释为"一会儿就睡着了"。然而，这与事实相差甚远。

生理睡眠是一种可唤醒的状态，它的特点是快速眼动（rapid eye movement，REM）和非快速眼动阶段的周期性转换，两种阶段都有明确的脑电图（electroencephalogram，EEG）特征。而全身麻醉更准确地说是一种药物诱导的昏迷；它是无法被唤醒的，EEG 表现也类似昏迷（高幅，低频信号）。并且，全身麻醉在功能上更接近脑死亡，因为它会导致：对伤害性刺激无反应；角膜反射、咽反射以及眼头反射消失；自主呼吸消失；血流动力学不稳定；体温调节反应失灵；当剂量足够大时，EEG 波形消失。进一步，全身麻醉的苏醒呈近似脑干尾至喙恢复的过程：①自主呼吸和血流动力学稳定提示髓质心肺中枢激活；②咽反射和角膜反射恢复，吞咽和鬼脸动作提示脑神经恢复；③能够听从指令提示皮质功能恢复。总之，尽管"全身麻醉"常常与"睡眠"一并提起，对这种状态更准确的描述是由药物诱导的、临床上类似脑死亡的昏迷状态。

17. 什么是麻醉三要素？

经典的麻醉三要素包括镇静 / 遗忘、镇痛以及肌肉松弛（肌松）。尽管单一麻醉药物可以实现这三要素（比如乙醚），但通常需要达到危险的剂量才能达到效果。因此，发展出"平衡麻醉"的概念，即通过平衡各种药物来实现三要素中的每一项，提高安全性，减少伤害。临床实践中，常通过使用吸入或静脉麻醉药来镇静和遗忘，使用阿片类药物镇痛，并使用神经肌肉阻滞药来进行肌松。

18. 什么是外科围手术期之家？

美国麻醉科医师协会（American Society of Anesthesiology，ASA）定义外科围手术期之家（perioperative surgical home，PSH）是一个"以患者为中心的、强调价值、患者满意度、减少花费的团队医疗模式"。它的目标是提供协调一致的、多学科、覆盖整个围手术期的治疗。它通常包括门诊的麻醉前管理，患者可以提前数周或数月进行准备及医疗优化（通常称为预康复）。PSH 还延伸到术后范畴，比如重症监护病房或手术病区。PSH 涉及协调包括护理、药剂、营养、理疗、医院医学、重症医学、外科学在内的多学科专家，在多个环节提供治疗，以助于高质量、高价值、基于循证的医疗。

麻醉科医师在 PSH 中的角色是非常关键的。比如，一个复杂的、合并慢性疼痛的患者行大手术前会出现在麻醉科门诊，同一科室内的多个麻醉专业医生，如负责麻醉的麻醉科医师、疼痛医师和重症麻醉医师会共同协商医疗方案。在核心围手术期，麻醉科医师会在术中看护患者，之后将患者转运至重症监护病房，由重症麻醉科医师管理。之后，疼痛医师会协助处理术后急性疼痛和原有的慢性疼痛。

尽管 PSH 的实施可能会随情况而变化，麻醉科医师的职责是协调多学科医疗，使扰乱最小化，协助提供高质量的、基于循证医学的治疗，同时注意使价值最大化。

19. 什么是术后加速康复？

术后加速康复（enhanced recovery after surgery，ERAS）是基于循证医学的规范，推广一系列针对特定手术优化预后、减小花费的路径。ERAS 规范最初应用于结直肠手术，证明了预后获益以及花费减少。ERAS 规范贯穿于治疗的各个阶段，包括术前和术后。这些规范涉及治疗的多个方面，从临近术前优化患者营养状态（如口服碳水饮品至术前 2 h）到抗生素选择和术中液体管理。术后规范包括关于血糖管理、早期出院、早期肠内营养、早期拔除中心静脉置管和尿管、早期拔管方面基于循证医学的实践指南。

20. PSH 和 ERAS 的区别是什么？

ERAS 规范通常是针对某一操作或手术的，而 PSH 更针对患者。PSH 专注于患者、病史，并且当患者转诊于术前、术中以及术后环节时，在不同的医疗团队间进行治疗优化。PSH 通常整合了 ERAS 规范；然而，它的关注点更多在对患者整个手术过程的多学科合作治疗上。ERAS 规范和 PSH 的主要获益都是改善预后并减少花费。

21. 什么是以价值为导向的治疗？

为保证医疗的经济可持续性，采纳价值导向的治疗至关重要，其定义为：

$$价值 = \frac{医疗质量}{医疗花费}$$

需要注意，在医疗领域"质量"的范畴很广，包括改善预后（如减少手术部位感染）到改善患者体验并尊重他们的治疗目的。比如说，一个终末期患者可能把医疗质量定义为疼痛控制、有尊严的活着、在家逝去，而不是在重症监护病房延长数周或数月的生命。ERAS 和 PSH 都信奉价值导向的治疗，目标是改善预后并减少花费。

22. 麻醉学历史上影响巨大的文章有哪些？

麻醉学和麻醉技术是医疗领域一些有史以来最重大进展的核心。随后列出的是本专业我们引以为豪的少数精品文章：

- Bigelow HJ. Insensibility during surgical operations produced by inhalation. Boston Med Surg J 1846；35：309-317. 这篇文章讨论了麻醉的发明和应用，它被广泛地认可为有史以来《新英格兰医学杂志》发表的最重

要的文献之一。

- Koller C. On the use of cocaine for producing anaesthesia on the eye. Lancet 1884；124：990-992. 这篇文章讨论了可卡因的麻醉特性，描述了它用于手术局部麻醉，进而避免了全身麻醉的需求，以及全身麻醉在特定情况下带来的风险。

- Cushing H. On routine determinations of arterial tension in operating room and clinic. Boston Med Surg J 1903；148：250-256. 在当时是四年级医学生的 Dr. Harvey Cushing 在发明了第一张登记心率和呼吸的麻醉记录单后，又利用 Riva-Rocci 水银血压计测量并增加了血压一项，并首次量化了收缩压。

- Simpson JY. Notes on the use of the inhalation of sulphuric ether in the practice of midwifery. Monthly J Med Sci 1847；7：721-728. 这篇文章讨论了最早用麻醉来减轻分娩疼痛的一例头盆不称的病例。值得注意的是，这在当时由于宗教原因存在争议——上帝警示女人，生产时的疼痛是自然的，意料之中的（创世纪 3：16）。

- Anand KJ，Hickey PR. Pain and its effects in the human neonate and fetus. N Engl J Med 1987；317：1321-1329. 这篇综述在科学文献中最大限度地改变了新生儿的围手术期管理，导致在新生儿和小婴儿照护时，当存在疼痛的情况，需强制性地实施与对待幼儿和成人一样的人道考虑。

- Griffith HR，Johnson GE. The use of curare in general anesthesia. Anesthesiology 1942；3：418-420. 这篇文章描述了首次使用筒箭毒来作为全身麻醉的补充细节。值得注意的是，这并没有通过研究机构的同意，也没有个人临床应用该药的经验。

- Severinghaus JW，Bradley AF. Electrodes for blood PO_2 and PCO_2 determination. J Appl Physiol 1958；13：515-520. 这篇文章描述了第一个现代血气分析的设备。

- Safar P，Brown TC，Holtey WJ，et al. Ventilation and circulation with closed-chest cardiac massage in man. JAMA 1961；176：57457-6. 这篇文章描述了胸外按压时增加通气的重要性，为现代 CPR：A（气道）、B（呼吸）、C（循环）奠定了基础。

要点：麻醉概述

1. 麻醉一词来源于希腊语，其中"an"表示"没有"，"aesthesis"表示"感觉"。

2. William T. G. Morton 是美国的一名牙医，1846 年 10 月 16 日，他最先在哈佛大学医学院的手术圆形礼堂公开展示了吸入乙醚作为手术麻醉药，该礼堂现在称作乙醚厅。

3. 硫喷妥钠在 1934 年被引入，是最广泛应用的静脉诱导药之一，直到 1980 年丙泊酚被发明。

4. 可卡因是最早被用于临床实践的局部麻醉药。

5. Dr. Quincke 在 1891 年引入了腰穿技术，1898 年，Dr. Bier 实施了首例可卡因蛛网膜下腔麻醉（腰麻）用于手术。

6. MAC 与"清醒镇静"的重要区别在于医师有能力将其转全身麻醉，能够快速进行临床干预治疗生理紊乱来维持生命体征，并使患者在操作期间安全舒适。

7. MAC 指特定技能的可及性而不是镇静水平。

8. 全身麻醉苏醒呈近似的脑干尾至喙的恢复，顺序如下：①髓质心肺中心恢复；②脑神经恢复（吞咽反射、咽反射等）；③皮质功能恢复（如服从指令的能力）。

9. 麻醉三要素包括镇静 / 遗忘、镇痛以及肌松。

10. 平衡麻醉分别使用不同药物来达到经典麻醉三要素，以使每种药物的副作用和风险最小化。

11. PSH 和 ERAS 是提供多学科、以患者为中心的医疗理念，基于循证医学来优化预后、提高患者满意度，使花费最小化来提供价值导向的医疗。

12. 价值导向是指以医疗质量 / 医疗花费的比值为导向的医疗。

13. 麻醉科医师在科学和医疗实践的多方面均贡献显著，如开发第一台血气机，发明高级气道管理技术，包括气管内插管，以及开发正压机械通气、重症监护医学、现代 CPR：气道 / 呼吸 / 循环。

推荐阅读

Barasch P, Bieterman K, Hersey D. Game changers: the 20 most important anesthesia articles ever published. Anesth Analg. 2015;120 (3):663–770.

Brown EN, Lydic R, Schiff ND. General anesthesia, sleep, and coma. N Engl J Med. 2010;363(27):2638–2650.

Davy H. Researches, Chemical and Philosophical; Chiefly Concerning Nitrous Oxide or dephilogisticated Nitrous Air, and Its Respiration. Bristol: Biggs and Cottle; 1800.

History of Anesthesia Timeline. Available at https://www.woodlibrarymuseum.org/history-of-anesthesia/#4000bce

Porter ME. What is value in health care? N Engl J Med. 2010;363(26):2477–2481.

Preistly J. Experiments and Observations on Different Kinds of Air; 1776.

Whalen FX. Inhaled anesthetics: an historical overview. Best Pract Res Clin Anaesthesiol. 2005;19(3):323–330.

Zuck D. The development of the anaesthetic vaporizer. Anaesthesia. 1988;43(9):773–775.

术前评估

William B. Somerset, DO, Thomas Gulvezan, MD, MBA

汤峥瑜　李清月　译　冯艺　校

第 2 章

问与答

1. 术前评估的目的是什么？

术前评估包括收集患者的必要信息并制订恰当的麻醉计划。总体目标是在时间允许的情况下，确保患者得到医学上的最优解，从而降低围手术期风险。

2. 麻醉前需要做什么？

在实施麻醉前应完成以下步骤：

- 回顾病例记录，并进行美国麻醉科医师协会（American Society of Anesthesiologists，ASA）分级；
- 体格检查，应至少包括对气道、心脏、肺部的评估；
- 评估身体状况、过敏史、既往麻醉史、麻醉并发症家族史以及禁食、禁水（nothing by mouth，NPO）情况；
- 查看可用的相关病例资料，必要时增加额外检查和会诊。

3. 为什么询问既往麻醉并发症情况很重要？

患者的既往麻醉史可能会提供有价值的信息，这可能会改变麻醉方案。例如，有麻醉相关恶性高热或发热家族史的患者应当选用非挥发性麻醉药（更多内容见第 45 章）。对有术后恶心呕吐（postoperative nausea and vomiting，PONV）史的患者，采取术前用药、区域阻滞和（或）全凭静脉麻醉可能更好。此外，已知困难气道的患者在以前接受麻醉后可能会被告知这一情况，并可能会告知之后的医生曾发生这种情况。

4. 知情同意书有哪些特征？

获得知情同意书的人必须是有能力做出决定的人。必须用患者能够准确理解的语言告知患者风险、获益和选择权。应当提供翻译，并尽可能尊重文化差异。最后，必须是在患者没有被强迫的情况下自愿做出决定。

5. 如何管理签署了拒绝复苏术指令申请的手术患者？

对于签署了拒绝复苏术指令（Do-not-resuscitate，DNR）申请的患者需要在手术前进行讨论，包括手术期间可以采取哪些干预措施和复苏手段。因为实施麻醉的过程中可能涉及被视为复苏手段的干预措施（例如气管插管、输血、给予升压药），所以明确医师可以采取哪些干预措施是非常有必要的。在围手术期，DNR 申请可能经常会被暂时搁置；然而，患者不应当被迫撤销这些申请。最好通过患者、家属和（或）法律代表共同参与讨论，从而实现这一申请。

6. 什么是 ASA 身体状况分级？

ASA 分级分为一到六级，用于在手术前对患者的身体状况进行量化。但是它不能预测手术风险。

- 第一级：健康患者（如健康、不吸烟者）；
- 第二级：患有轻度系统疾病的患者（如高血压控制良好、吸烟、肥胖等）；
- 第三级：患有严重全身疾病的患者［如代偿性的充血性心力衰竭（congested heart failure，CHF）、慢性阻塞性肺疾病（chronic obstructive pulmonary disease，COPD）、病态肥胖］；
- 第四级：患有持续威胁生命的严重全身疾病的患者（如失代偿的 CHF 或 COPD）；
- 第五级：垂死的患者，若不进行手术，则无生存可能（如严重头颅损伤、大面积创伤）；
- 第六级：宣布脑死亡的患者，准备作为器官捐献的供体进行手术。

加"E"代表急症手术。急症是指延迟治疗会显著增加患者死亡率和（或）身体损伤风险。

7. 什么是临床风险计算器？

临床风险计算器是指通过输入患者和手术的具体信息来量化围手术期风险。修订的心脏风险指数（revised cardiac risk index，RCRI）和美国外科医师学会的国家手术质量改进计划（national surgery quality improvement program，NSQIP）是最常用的两个风险计算器。

RCRI 计算器由一系列是（否）的问题组成，包括：①高危手术；②缺血性心脏病史；③充血性心力衰竭史；④脑血管疾病史；⑤术前使用胰岛素治疗；⑥术前肌酐大于 2 mg/dl。若问题 1 至问题 6 的回答中有"是"，则会增加手术期间发生重大心脏事件的风险。

NSQIP 风险指数确定了 5 个围手术期发生心肌梗死或心脏停搏风险的危险因素，包括：①手术类型；②功能状态依赖照顾；③肌酐异常；④ ASA 分级；⑤年龄增加。依据以上内容设计出了一款风险计算器，包括大约 20 个问题，并产生一个风险指数得分。

8. 健康的择期手术患者，术前禁食、禁水（NPO）指南是什么？

- 清亮液体——2 h；
- 母乳——4 h；
- 婴儿配方奶、非人奶、非清亮液体——6 h；
- 饱餐、油炸或富含脂肪的食物——6 ~ 8 h。

9. 在任何情况下都必须遵守 NPO 指南吗？

急症情况也应当考虑 NPO 指南。对于紧急情况，应评估等待的风险与饱胃手术的风险。对于非紧急情况的择期手术，遵循 NPO 指南是最佳方案。

10. 什么是术后加速康复（ERAS）？

术后加速康复（enhanced recovery after surgery，ERAS）是一个多模式的围手术期治疗计划，目的在于实现术后早期恢复。ERAS 的关键包括术前咨询、营养优化、标准化镇痛和麻醉方案、最小化阿片类药物和早期活动。

11. ERAS 是如何改变传统的 NPO 指南的？

ERAS 对术前营养优化的关注，促使麻醉科医师重新审视被延长的术前 NPO 时间。虽然没有明确的指南，但很多医疗机构正在放宽患者术前饮用清亮液体的时间。有些医疗机构甚至鼓励患者术前服用含碳水化合物的饮料，从而促进术后康复。

12. 什么是外科围手术期之家（perioperative surgical home，PSH）？

PSH 护理模式是一种综合性的跨学科团队围手术期护理模式。目标是提供更有效的护理，减少资源利用和并发症，从而产生更好的结果。

13. 术前应做哪些常规检查？

不建议对没有症状的患者进行常规实验室检测。选择性地进行实验室检测，应当根据患者的病史、体格检查和手术计划指导围手术期决策。

14. 应该获取基础血红蛋白、凝血功能状态和电解质情况吗？

对有可能需要输血的患者，应进行血型鉴定。这主要基于术前存在贫血或预期失血量大的手术。不需要常规检测血红蛋白。检测时考虑的因素包括手术创伤程度、合并症、极端年龄、呼吸困难、贫血或出血史，以及既往用药史。对于合并出血性疾病，肝、肾功能不全的患者，或者服用抗凝药物的患者，应考虑检测凝血功能。除非患者的病史（如肾病/利尿剂使用）会增加异常检测值的可能性，否则不需要常规进行血清学检测。此外，有时在高危患者中，肌酐用于风险计算器可以更好地量化术前风险。

15. 所有手术前都需要做妊娠测试吗？

所有育龄期女性患者在接受麻醉前应接受妊娠测试。许多医疗机构制定了相应政策，对所有育龄期女性进行检测。一般来说，择期手术应推迟到分娩后。妊娠中期被认为是最安全的手术时机，因为此时胎儿器官已经发育，自然流产或早产的风险较低。

请注意，无论是否为怀孕的前 3 个月，都不应该拒绝给孕妇进行手术，而且没有哪一种常用的麻醉药物被明确证实是致畸的。如果决定给孕妇做手术，而胎儿可存活且胎龄较大（通常大于 24 周），那么必须制订快速分娩和（或）剖宫产的计划，以及后续对婴儿和母亲的护理计划。

16. 什么年龄的患者需要做心电图？

2014 年美国心脏病学会 / 美国心脏协会（American College of Cardiology/ American Heart Association，ACC/AHA）指南给出了一个 II a 建议，即已知患有冠状动脉疾病、明显的心律失常、外周动脉疾病、脑血管疾病或其他明显的结构性心脏病的患者，应进行术前 12 导联心电图检查。该建议不适用于那些进行低风险手术的患者。

一般来说，如果患者计划进行侵入性手术，预计会大量失血，术后可能会出现器官功能障碍，进行基础实验室检查是有益的，或者如果需要对术前风险进行量化评估（见下文），那么术前实验室检查是合理的。无论临床情况如何，对所有患者进行常规检查是不合适的。

17. 什么是 MET？它为什么很重要？

MET 是代谢当量（metabolic equivalent）的缩写，1 MET 约等于静止基础状态下的耗氧量［约 3.5 ml/（kg·min）］。2014 年术前心脏检测的 ACC/AHA 指南建议，对于能够进行 4 METs 以上（例如，爬两层楼梯，走四个街区）的患者，不需要进行进一步的检测。一般来说，能进行 4 METs 以上的患者术后并发症风险较低，而功能状态较差的患者术后并发症风险较高。

18. 简述非心脏手术患者围手术期心脏评估的推荐方法。

2014 年 ACC/AHA 指南提出了非心脏手术患者围手术期心脏风险评估方法。指南提出手术前评估患者的心脏风险应根据手术的紧迫性、是否存在活动性心脏疾病、手术创伤的大小、患者的功能状态以及是否存在缺血性心脏病，从而评估临床风险。综上所述，该方法强调了对所有外科手术患者关注心脏相关病史的重要性。

19. 2014 年 ACC/AHA《非心脏手术患者围手术期心血管评估和管理》 指南中提到的临床危险因素有哪些？

- 冠状动脉疾病；
- 脑血管疾病；
- 心力衰竭；
- 心肌病；
- 心脏瓣膜病；
- 心律失常和传导功能障碍；
- 肺血管疾病；
- 成人先天性心脏病。

20. 总结 2016 年 AHA/ACC 指南中适用于心脏支架植入术后患者的内容。

心脏支架植入后（status post，s/p）的患者经常口服抗血栓药物，以防止支架内血栓形成和随后的主要不良心血管事件（major adverse cardiovascular events，MACE）。值得注意的是，停用抗血栓药物，围手术期 MACE 的风险增加。对于近期放置支架的患者手术，了解其放置了什么类型的支架以及介入治疗的时间是很重要的。常见的心脏介入治疗包括球囊血管成形术、冠状动脉支架植入术［金属裸支架（bare metal stent，BMS）或药物洗脱支架（drug eluting stent，DES）］、冠状动脉旁路移植术。指南中的摘要如下：

- 择期非心脏手术应推迟至植入 BMS 后 30 天，最好推迟至植入 DES 后 6 个月。
- 对于冠状动脉支架植入后接受双重抗血小板治疗（dual antiplatelet therapy，DAPT）的患者，若手术需要暂停使用 P2Y12 血小板受体抑制剂，建议尽可能继续服用阿司匹林，并在手术后尽快恢复使用 P2Y12 血小板受体抑制剂。
- 正在服用 P2Y12 血小板受体抑制剂的患者需要进行非心脏手术时，建议临床医师根据手术和继续 / 停用抗血小板药物的风险做出综合评估。
- 对于需要停用 P2Y12 血小板受体抑制剂的患者，如果推迟手术的风险大于支架内血栓形成风险，DES 植入后 3 个月可考虑行择期非心脏手术。
- 如果需要停用 DAPT，不应在植入 BMS 后 30 天内或植入 DES 后 3 个月内进行择期非心脏手术。
- 植入 DES 超过 6 个月的患者可以停止 DAPT 并继续手术。

21. 装有心脏起搏器和（或）自动植入型心律转复除颤器的患者术前应考虑什么？

对于有心脏起搏器（pacemaker，PM）和（或）植入型心律转复除颤器（implantable cardioverter defibrillator，ICD）的患者，除了麻醉科医师和外科医师外，还需要心脏病学、ICD 团队或制造商进行术前评估。评估的主要内容包括设备类型、制造商、型号、设置、电流功能以及设备上的磁体感应。

如果患者起搏器依赖且预计会有电磁干扰（例如外科电刀），则应将 PM 或 PM/ICD 调整为非同步模式，以避免心动过缓和（或）心脏停搏的可能性。ICD 应在电磁干扰暴露前暂停抗心动过速治疗。

暂时性地重新设置 PM 或 ICD 后，可以使用电磁设备。临床医师应该在手术前确认特殊装置对电磁设备的反应。当使用电磁设备时，大多数 PM 将重新调整为同步起搏模式，而大多数 ICD 将停用抗心动过速治疗。

22. 为什么询问术前使用糖皮质激素的情况很重要？

长期使用糖皮质激素的患者有肾上腺功能不全的风险，肾上腺功能不全可表现为围手术期不明原因的低血压。这些患者可能需要接受应激剂量的糖皮质激素治疗。一般来说，服用糖皮质激素少于 3 周或每天接受 5 mg 泼尼松（或同等剂量）的患者不需要补充治疗。

23. 高危患者围手术期如何使用 β 受体阻滞剂？

手术患者应继续服用 β 受体阻滞剂。对于心肌缺血风险高的患者或有多种心脏危险因素的患者，有时也可以在围手术期使用 β 受体阻滞剂。

24. 服用血管紧张素转换酶抑制剂（angiotensin converting enzyme inhibitor，ACEI）和血管紧张素受体阻滞剂（angiotensin receptor blocker，ARB）的患者需要注意什么？

服用 ACEI 和 ARB 的患者容易出现术中低血压。因此，许多医疗机构会要求患者在手术当天不要服用这些药物。然而，需要注意的是，这些药物已被证明是有益的，目前缺乏关于停用这些药物的明确指南。重要的是要意识到围手术期低血压的风险，并为服用这些药物的患者做好相应治疗准备。

25. 服用抗血栓药物患者的术前需要考虑什么？

抗血栓药物可分为两大类：抗血小板药物和抗凝药物。抗血小板药物

表 2.1　椎管内操作前停用抗血栓药物治疗时间

药物	机制	半衰期	椎管内操作前停药时间
阿司匹林	COX 抑制剂	20 min	继续使用
氯吡格雷	ADP 受体抑制剂	7 h	5 ～ 7 天
普拉格雷	ADP 受体抑制剂	7 h	7 ～ 10 天
噻氯匹定	ADP 受体抑制剂	4 天	10 天
替格瑞洛	ADP 受体抑制剂	8 h	5 ～ 7 天
西洛他唑	PDE 抑制剂	12 h	2 天
阿昔单抗	GP Ⅱb ～ Ⅲa 抑制剂	30 min	24 ～ 48 h
依替巴肽	GP Ⅱb ～ Ⅲa 抑制剂	2.5 h	4 ～ 8 h
替罗非班	GP Ⅱb ～ Ⅲa 抑制剂	2 h	4 ～ 8 h
肝素	Ⅱa ＞ Xa 抑制剂	1.5 h	4 ～ 12 h
低分子肝素	Xa ＞ Ⅱa 抑制剂	4.5 h	12 ～ 24 h
磺达肝素	Xa ＞ Ⅱa 抑制剂	20 h	
利伐沙班	直接因子 Xa 抑制剂	9 h	72 h
阿哌沙班	直接因子 Xa 抑制剂	12 h	72 h
比伐芦定	Ⅱa 抑制剂	25 min	
来匹芦定	Ⅱa 抑制剂	1.5 h	
阿加曲班	Ⅱa 抑制剂	45 min	
达比加群	Ⅱa 抑制剂	12 h	5 天
华法林	维生素 K 拮抗剂	2 ～ 4 天	5 天

注：ADP，腺苷二磷酸；COX，环氧合酶；GP，糖蛋白；PDE，磷酸二酯酶

包括环氧合酶抑制剂、腺苷二磷酸受体抑制剂、磷酸二酯酶抑制剂和糖蛋白Ⅱb～Ⅲa抑制剂。抗凝药物包括抗凝血酶Ⅲ激活剂、肝素样和直接因子Ⅹa抑制剂、直接凝血酶抑制剂和维生素K拮抗剂。

抗血栓药物具有不同的作用持续时间，这取决于它们各自的半衰期。一般来说，没有关于手术前何时停止各种药物的具体建议。美国区域麻醉学会确实推出了在椎管内操作前停用抗血栓药物治疗的指南，指南代表了比手术所需更保守的意见。重要的是要记住，血栓栓塞事件是围手术期并发症发生率和死亡率的主要来源，围手术期这些药物的应用是一项很重要的决策，应该在仔细评估所有参与患者治疗的临床医师提出的风险和获益后再做出决定。

26. 抗凝患者发生急症情况时应考虑什么？哪些因素是可以被紧急逆转的？

临床医师偶尔需要逆转患者的抗凝治疗，从而进行紧急或急诊手术。逆转抗凝治疗应当只用于预计出血会危及生命时。因为一旦逆转抗凝治疗，患者围手术期发生血栓并发症的风险增加。三种常见的可以快速逆转的药物是：

（1）华法林是一种维生素K拮抗剂，作用时间持久。逆转华法林，时机很重要。对于半紧急逆转，应保留华法林并给予维生素K。凝血酶原复合物浓缩物（prothrombin complex concentrate，PCC）或血浆制品（如新鲜冷冻血浆）可以促进紧急逆转。

（2）达比加群是一种口服直接凝血酶抑制剂，可以通过艾达赛珠单抗进行逆转。

（3）利伐沙班、阿哌沙班和依度沙班为口服直接因子Ⅹa抑制剂，可与安得沙奈阿尔法逆转。PCC已被用于逆转直接因子Ⅹa抑制剂治疗危及生命的出血，但缺乏证据支持。

27. 服用华法林的高危患者行择期手术，外科医师要求使用低分子量肝素（low-molecular-weight heparin，LMWH）替代治疗，围手术期抗凝治疗该如何进行？

例如，可以在手术前5天停用华法林，然后进行LMWH桥接治疗。患者可以在停用华法林后的第一天开始应用治疗剂量的LMWH，然后在手术前24 h停止使用。术后第1天，恢复服用华法林，48～72 h恢复使用LMWH。采用这种方法，患者经历一个短暂的窗口期，在这段时间内患者出血的风险降低，同时可以最大限度地缩短患者发生血栓事件的高危时间。需要注意的是，这些抗凝治疗决策通常需要多学科的参与。

28. 围手术期如何管理草药和补品？

通常来说，所有草药和补品都应在手术前1周停用。请注意，这些产品不受美国食品药品监督管理局的监管，确切的剂量、效果和药物相互作用尚不清楚。草药、补品的一些临床相关副作用包括：

- 生姜、银杏和大蒜通过干扰血小板功能增加出血风险；
- 圣约翰草诱导 P450 系统，可能增加多种药物的代谢率（降低疗效）。
一般来说，如果患者服用草药，不应延迟手术。

29. 详述慢性疼痛患者的术前注意事项包括服用美沙酮、丁丙诺啡和丁丙诺啡纳洛酮舌下片患者的麻醉管理。

阿片类药物依赖患者，一般应在手术前服用其每日维持剂量的阿片类药物。如果有可能的话，使用芬太尼透皮贴剂的患者应在整个围手术期持续使用这些贴剂，并特别注意避免在围手术期损坏或加热贴剂。服用美沙酮或丁丙诺啡的患者，应在手术前继续服用这些药物，作为阿片类药物成瘾的维持治疗。丁丙诺啡是 μ 阿片受体部分激动剂 / κ 阿片受体拮抗剂，因此可能降低其他阿片类药物的疗效。值得注意的是，除了指导患者继续使用丁丙诺啡外，临床医师还应在适当的时候最大限度地使用非阿片类药物进行镇痛。此外，在围手术期使用阿片类拮抗剂，如纳洛酮和纳曲酮，会导致阿片类药物依赖患者出现戒断症状，应避免在围手术期使用。

对于服用丁丙诺啡纳洛酮舌下片联合治疗阿片类药物依赖的患者，没有明确的围手术期管理策略。围手术期医师应与为患者开具处方的医师共同协调。对于术后疼痛程度较低的小手术，患者通常会继续使用丁丙诺啡纳洛酮舌下片，围手术期医师需要注意患者可能会增加镇痛需求。对于预计术后疼痛程度较高的手术，通常会在手术前停用丁丙诺啡纳洛酮舌下片，并在手术后恢复，以免在此期间降低阿片类镇痛药的作用。

30. 详述围手术期戒烟的好处。

根据美国外科医师学会的说法，在手术前 4 ～ 6 周戒烟，术后 4 周保持无烟状态，可以将伤口并发症的发生率降低 50%。ASA 建议患者在手术前后尽可能延长戒烟时间，但即使只是短暂戒烟，也仍然是有益的。值得注意的是，普遍观点认为，戒烟时间太短会增加咳嗽或气道高敏反应，从而产生负面影响，但没有数据支持这一观点。

31. 术后肺部并发症的危险因素有哪些？

术后肺部并发症的危险因素有 COPD、年龄超过 50 岁、CHF、目前吸烟、肺动脉高压、身体健康状况不佳、术前氧饱和度低、急诊手术、上腹部和胸部手术以及目前存在呼吸道感染。

32. 有什么方法可以预测术后呼吸道并发症？

有几种不同的风险计算器可以用来量化发生肺部并发症的风险，这些可能对高危患者有用。包括 ARISCAT 风险指数［加泰罗尼亚外科患者呼吸风险评估（from the Assess Risk in Surgical Patients in Catalonia Trial），2010年］、Arozullah 呼吸衰竭指数、Gupta 术后呼吸衰竭计算器和 Gupta 术后肺炎计算器。

33. 列出术前用药的目的。

术前用药是为了尽量减少恶心、疼痛、血流动力学不稳定、焦虑、误吸和瘙痒的可能性，并减少术后镇痛药用量。术前常用药物及其剂量见表 2.2。

用药前需要考虑的因素包括：

- 患者年龄、过敏和身体状况；
- 术前焦虑和疼痛程度；
- PONV 或晕动病病史；
- 酒精和（或）药物滥用史；

表 2.2　术前常用药物		
目的 / 类别	**示例药物**	**剂量 / 注意事项**
抗焦虑药	咪达唑仑	滴定给药至起效：通常成人 1～2 mg IV，儿童剂量 PO 0.25～0.5 mg/kg（最高 20 mg），IV 0.05～0.1 mg/kg。可能有止吐作用。通常避免用于老年和虚弱的患者
止吐药	东莨菪碱透皮贴剂	透皮贴剂 0.2 mg。理想状态应当是至少在手术前 2 h 应用，缓慢起效
镇痛药	加巴喷丁	术前给予 300～1200 mg PO。有镇痛和潜在止吐药的作用，当与阿片类药物联合使用时，可能增加呼吸抑制的风险
镇痛药 / 阿片类	芬太尼	成人：25～100 μg，监测呼吸抑制作用
	吗啡	成人：2～10 mg，监测呼吸抑制作用
镇痛药	对乙酰氨基酚	可以 PO 或 IV，成人口服剂量 325～1000 mg
镇痛药 /COX2	塞来昔布	成人 200 mg PO，可能会有阿片类样作用
镇痛药 /NSAIDs	酮咯酸	成人 10～30 mg IV，可能在某些手术中禁用
	布洛芬	成人 200～800 mg PO，可能在某些手术中禁用
胃肠道兴奋剂	甲氧氯普胺	有误吸风险的患者可以考虑选用该药，不建议常规使用
H$_2$ 受体拮抗剂	法莫替丁、雷尼替丁	有误吸风险的患者可以考虑选用该药，不建议常规使用
抑酸药	柠檬酸钠、碳酸氢钠	仅使用非皮质类抗酸剂，有误吸风险的患者可以考虑选用该药，不建议常规使用
抗胆碱能药 / 止涎药	格隆溴铵	0.1～0.2 mg IV，主要用于干燥呼吸道分泌物。关于抗胆碱能药物预防心动过缓的内容，请参阅儿科章节

注：COX2，环氧合酶 2；IV，静脉注射；PO，口服；NSAIDs，非甾体抗炎药

- 饱胃和误吸风险；
- 预计术后疼痛程度。

34. 术前口服药物安全吗？

　　术前口服药物是安全的，但是有一些例外。有高误吸风险（如肠梗阻）或准备进行特定胃肠道手术（如胃旁路手术）的患者通常不应在手术前接受口服药物治疗。除了这些情况之外，术前服用少量水的口服药物通常是可以接受的。大多数患者应在手术当天继续服用处方药，包括止痛药。

要点：术前评估

1. 术前评估的目的是收集必要的信息，进行体格检查，并制订恰当的麻醉计划，以尽量降低围手术期风险。
2. 术前评估中遇到的常见医疗问题包括血管紧张素转换酶抑制剂（ACEI）/ 血管紧张素受体阻滞剂（ARB）的降压治疗、抗凝治疗、糖尿病、糖皮质激素的使用、慢性疼痛和起搏器 / 自动植入型心脏转复除颤器（AICD）的管理。
3. 最新的美国心脏协会（AHA）/ 美国心脏病学会（ACC）指南（2016 年）是指导非心脏手术前合理心脏检查的金标准。一般来说，对于非急诊低风险手术和中等功能状态的人不需要进行额外的心脏评估。
4. 临床风险计算器可用于量化围手术期风险。两个常用的计算器是修订的心脏风险指数（RCRI）和国家手术质量改进计划（NSQIP）。
5. 不建议对无症状患者进行常规术前实验室检查。应选择性地进行实验室检查，根据患者的病史、体格检查和手术计划来指导围手术期的决策。
6. 择期非心脏手术应延迟至裸金属支架（BMS）植入后 30 天，最好延迟至药物洗脱支架（DES）植入后 6 个月。

推荐阅读

2014 ACC/AHA Guideline on Perioperative Cardiovascular Evaluation and Management of Patients Undergoing Noncardiac Surgery. Circulation. 2014;130:e278–e333.

2016 ACC/AHA Guideline. Focused Update on Duration of Dual Antiplatelet Therapy in Patients With Coronary Artery Disease: A Report of the American College of Cardiology/American Heart Association Task Force on Clinical Practice Guidelines.

ASA Practice Advisory for the perioperative management of patients with cardiac implantable electronic devices: pacemakers and implantable cardioverter-defibrillators. Anesthesiology. 2011;114.

Duggan EW, Carlson K, Umpierrez GE, Perioperative hyperglycemia management. Anesthesiology. 2017;126:547–560.

Horlocker TT, Vandermeulen E, Kopp SN, et al. Regional anesthesia in the patient receiving antithrombotic or thrombolytic therapy: American Society of Regional Anesthesia and Pain Medicine Evidence-Based Guidelines. REG Anesth Pain Med. 2018;43(3):263–309.

Practice Advisory for Preanesthesia Evaluation: an updated report by the American Society of Anesthesiologists Task Force on Preanesthesia Evaluation. Anesthesiology. 2012;116(3):522–538.

气道管理

Joanna Miller，MD，David Shapiro，MD，Andrew Goldberg，MD

张紫嫣 译 田雪 校

第
3
章

1. 描述上、下呼吸道的解剖。

上呼吸道由鼻、口、咽、喉组成，下呼吸道由气管支气管树组成。

上呼吸道的两个开口（鼻子和嘴）前面由上颚分开，后面由咽相连。咽连接着鼻子和嘴至喉和食管。位于舌根部的软骨结构，称为**会厌**，保护着喉的开口，称为**声门**，可防止吞咽时误吸（图 3.1）。

会厌下方是喉，俗称**喉头**。喉是一个软骨结构，它容纳并保护声带，使发声成为可能。喉的下缘由环状软骨界定，环状软骨是气管支气管树中唯一完整的软骨环。环状软骨下面是下呼吸道，包括气管和主支气管，它们通向左右肺。

2. 描述上下呼吸道的感觉神经支配。

鼻黏膜受三叉神经前的眼支（V1）和三叉神经后的上颌支（V2）支配。

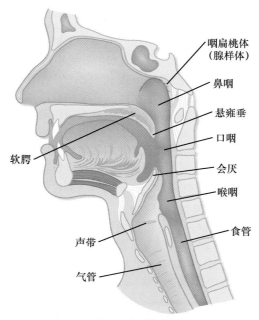

图 3.1 气道解剖

27

腭神经（由 V1 和 V2 组成）支配软腭和硬腭，将口腔和鼻腔通道分开。舌神经（三叉神经的下颌神经分支）和舌咽神经分别支配舌的前 2/3 和后 1/3 的感觉。舌咽神经也支配扁桃体、咽顶和部分软腭的感觉。迷走神经的分支支配会厌以下上呼吸道的感觉。喉上神经支配会厌和喉之间的感觉，而喉返神经支配喉和气管之间的感觉。

3. 在术前气道评估时，患者哪些既往病史是重要的？

由于气道管理并发症仍然是麻醉导致的发病率和死亡率的最常见原因，对患者的气道进行适当和全面的评估是术前检查的重要组成部分。如有既往麻醉记录，可提供过去气道管理问题的信息，包括面罩通气、气管插管和成功气道管理所需的特殊气道技术或设备。询问患者之前的麻醉情况也很重要，因为这可能提供重要信息，提醒医生立即配备额外的人员或气道管理设备。此外，在病史中，询问以前的医疗情况也很重要。可能对气道管理有影响的处置或创伤有：①颈椎损伤或手术史；②气管造口术史；③头颈部手术史；④头颈部放疗史；⑤先天性颅面畸形；⑥易患寰枢椎不稳（如类风湿关节炎、软骨发育不全、唐氏综合征）。

4. 在术前气道评估时，患者哪些体格检查是重要的？

对气道进行适当的体格检查应首先对患者的外貌进行一般检查。需要注意的重要事项包括病态肥胖、虚弱和精神状态。接下来应该大体检查面部和颈部是否有任何气道困难的迹象。提示插管困难的几个特征包括：①颈部短；②颈部不能完全屈曲或伸展；③颈围大（＞ 42 cm），④既往手术证据（特别是气管造口术）；⑤颈部异常肿块（包括但不限于肿瘤、甲状腺肿、血肿、脓肿或水肿）。接下来，要注意患者口腔。关注特征包括：张口度口小（门牙间距＜ 3 cm），舌大，小颌畸形或小下颌，甲颏间距短（＜ 3 指宽），Mallampati 分级Ⅲ或Ⅳ，以及无法咬上唇。

检查患者的牙列也很重要。牙齿脱落、缺失或松动都应该记录下来。如果患者有很高的牙齿脱落的风险，那么在手术麻醉之前，最好让患者去看牙医进行拔牙。松动或容易取出的牙科用具应在麻醉前取出，因为它们会阻碍气道管理或构成吸入风险。如果患者无牙，直接喉镜检查和气管插管可能更容易，但面罩通气可能更具挑战性。

5. 面罩通气困难的预测因素是什么？

尽管人们对困难插管的预测因素关注较多，但有效地对患者进行面罩通气情况的预测同样重要，甚至可能更重要。例如，如果发现一个患者插管困难，面罩通气的能力有助于延缓这种窘境，并为取得其他气道管理设备和人员提供时间。如果患者插管困难，面罩通气困难［即不能插管，不能通气（can't intubate，can't ventilate，CICV）/氧合］，这是一种紧急情况，因为患者会低血氧饱和度，如果没有方法及时为患者进行氧合，他或她有心脏停搏和缺氧性脑损伤的风险。

据报道，成年人群中面罩通气困难的发生率为 5%。有 5 个关键的患者因素被认为是面罩通气困难的独立危险因素：①有胡子；②缺牙；③有阻塞性睡眠呼吸暂停或打鼾史；④年龄超过 55 岁；⑤肥胖。

6. 什么是 Mallampati 分级？

Mallampati 分级是一种评分系统，结合气管插管困难的气道特征用于预测插管难度（图 3.2）。Ⅲ级或Ⅳ级意味着患者处于插管困难的较高风险中。为了评估 Mallampati 分级，患者必须保持坐直、头部中立、张开嘴、伸出舌头、不发声。根据可见的结构分为Ⅰ～Ⅳ级：

　　Ⅰ级：可见扁桃体、悬雍垂和软腭；

　　Ⅱ级：可见悬雍垂和软腭基部；

　　Ⅲ级：仅可见软腭；

　　Ⅳ级：仅可见硬腭。

7. 气管插管的一般适应证有哪些？这如何应用于全身麻醉？

对患者进行插管的三个主要指征：

（1）无法保护气道（如精神状态改变）；

（2）高碳酸血症呼吸衰竭（如慢性阻塞性呼吸系统疾病）；

（3）低氧性呼吸衰竭（如急性呼吸窘迫综合征）。

血流动力学不稳定也是插管的指征，特别是在心脏停搏的情况下，但这主要是因为低血压引起的精神状态改变，可能导致误吸（无法保护气道）和（或）上气道阻塞导致通气不足。

全身麻醉下气道插管的患者主要为了保护气道以防止误吸。虽然全身麻醉药和阿片类药物会抑制呼吸并导致高碳酸血症呼吸衰竭，但这本身并不是气管插管的绝对指征，因为面罩通气或声门上气道置入可以治疗短期外科手术中全身麻醉引起的暂时性高碳酸血症（即 1 ～ 2 h）。总之，全身麻醉下的患者主要是为了气道保护而插管，其次是因为高碳酸血症呼吸衰竭。

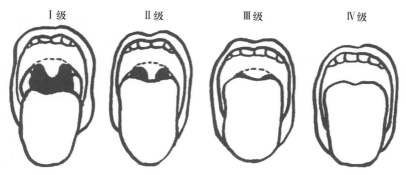

图 3.2　口咽部 Mallampati 分级

8. 计划为患者插管前应该准备哪些设备？

必须确保必要的药物和设备（包括备用设备）可用、可获得且处于工作状态。了解谁可以提供帮助以及在紧急情况下如何联系这些人也非常重要。

应准备用于诱导麻醉的药物以备气管插管。此外，应随时准备紧急药物，包括用于血流动力学管理的血管升压药和短效肌松药（即琥珀胆碱）。

在麻醉诱导和呼气末 CO_2（end-tidal CO_2，$ETCO_2$）监测之前，患者应连接监测仪，如标准的美国麻醉科医师协会监测仪（即血压、脉搏血氧仪、心电图），并且在插管后，应提供听诊器以确认气管插管放置正确。还应配备呼吸机或麻醉机，但重要的是，标准的气囊-呼吸瓣-面罩（Ambu 袋）应立刻可及，在插管困难时，可立即用于面罩通气，并在呼吸机故障时作为备用。

具体的气道管理设备应包括：

- 适当贴合面罩；
- 直接喉镜、视频喉镜或可插管软镜；
- 气管插管（多种尺寸）；
- 润滑剂；
- 口腔和（或）鼻腔呼吸道；
- 胶带；
- 压舌板；
- 吸引装置；
- 声门上气道［例如，喉罩气道（laryngeal mask airway，LMA）］；
- 气囊-呼吸瓣-面罩；
- 氧源。

9. 麻醉诱导前预充氧的目的是什么？

麻醉诱导前预充氧的目的是增加插管前的安全呼吸暂停时间。

安全呼吸暂停时间定义为停止呼吸或换气后，直到动脉血氧水平开始降低至临界值以下［即脉搏血氧饱和度（SpO_2）＜90%］的持续时间。由于氧-血红蛋白解离曲线的陡峭斜率，氧饱和度将迅速下降到该临界值以下。在预充氧期间，当患者吸入 100% 的氧气（而不是室内空气中含有 21% 的氧气）时，患者正在从肺中去除氮气（这个过程称为**脱氮**）并填充功能残气量（functional residual capacity，FRC）为 100% 的氧气。FRC 定义为呼气储备量和残气量的总和，是麻醉诱导后患者呼吸暂停的静息肺容积。当 FRC 充满 100% O_2 时，相比于患者吸空气，安全呼吸暂停时间增加了大约 5 倍（纯氧 100% 大约是空气氧含量 21% 的 5 倍）。

10. 可以使用哪些技术来有效地对患者进行面罩通气？

面罩通气是一项简单易学但需要练习才能掌握的技能。为了使面罩成功通气，请特别注意确保面罩覆盖口腔和鼻孔，以便面罩和患者面部之间有足够的密封性。这使操作者能够产生正压通气。如果没有这种密封，麻醉气囊可能不会膨胀，并且很难进行正压通气。

操作者可能只使用左手（最常见的技术）或两只手（在更具挑战性的气道中）拿着面罩并将其贴在患者的脸上。随后，操作者应使用第三、第四和第五根手指（类似于"E"的形状）向前推动下颌骨，将患者的面部抬入面罩中。下颌前突将舌头和会厌向前方拉动以促使气道通畅。接下来，用第一和第二根手指将面罩压在脸上（类似于"C"的形状）以形成密封。伸展头部通常也很有帮助，这会拉直上呼吸道，减少湍流。

11. 什么是麻醉和插管的快速序贯诱导？

麻醉和插管的快速序贯诱导（rapid sequence induction of anesthesia and intubation，RSII），通常称为**快速序贯诱导**（rapid sequence induction，RSI），是一种在误吸风险增加的患者中使用气管插管快速建立气道的方法。RSI 经常使用以下方法：

（1）快速注射麻醉药和快速起效的肌松药（即琥珀胆碱或 2 倍剂量罗库溴铵）；

（2）诱导后避免面罩通气和立即进行喉镜检查和气管插管；

（3）助手提供环状软骨压迫（cricoid pressure，CP）以阻止胃内容物向上反流到食管、进入咽部和气管支气管树内；

（4）在麻醉诱导前避免使用其他可能导致误吸的药物，例如苯二氮䓬类或阿片类药物。

尽管避免误吸是 RSI 的主要指征，但预防缺氧同样至关重要。一般来说，在进行 RSI 时避免面罩通气很重要，以尽量减少胃充气，因为这也会增加误吸风险。但是如果发生低氧血症且操作者无法在应用 CP 的情况下理想地气管插管（改良 RSI），则可以进行面罩通气。

12. 哪些患者有误吸风险？

RSI 用于将多种临床情况下的误吸风险降至最低，包括：

- 急诊患者或无法确认禁食、禁水状态的患者的紧急插管；
- 怀孕；
- 急性腹腔内病变，尤其是小肠或大肠梗阻，但也应考虑阑尾炎或胆囊炎；
- 胃排空延迟（即外伤、酒精或阿片类药物使用、终末期肾病、控制不佳的糖尿病患者）；
- 正在或近期呕吐；
- 未充分禁食的患者（食物超过 8 h，清液超过 2 h）；
- 严重的胃食管反流病。

13. 什么是环状软骨压迫？它有效吗？

CP 指对环状软骨施加压力，以在进行 RSI 时将误吸风险降至最低。

它被认为是通过挤压食管来起作用的。然而，一项磁共振成像研究表明压迫下咽部并不是下压食管本身。CP 的效果存在争议，尤其是 CP 阻碍喉镜的视野。但作者是推荐使用 CP 的，因为在干扰插管时很容易被中止。CP 一般在麻醉诱导前应用，在确认 ETCO$_2$ 提示气管插管成功后停止。

14. 什么是嗅花位？

嗅花位是一种对齐上、下气道轴线的方法，以方便直接喉镜检查，位置与声门开口成直线，因此称为**直接喉镜检查**。这包括颈椎屈曲和寰枕伸展，或者更简单地说，"头部伸展和颈部屈曲"（图 3.3）。如果把从外耳道到胸骨切迹的假想线默认为与地板平行，则称患者处于嗅花位。

嗅花位的相对禁忌证包括寰枢椎不稳定（例如唐氏综合征、类风湿关节炎）或颈椎不稳定（例如，颈椎外伤带颈托的患者）。在该患者人群中应避免使用嗅花位，考虑纤维支气管镜插管或视频喉镜检查，以方便间接喉镜检查。然而，如果在诱导后发生低氧血症，控制气道要优于颈椎保护，此时嗅花位是可以接受的。

15. 如何进行直接喉镜检查？

可以使用多种不同的喉镜片进行直接喉镜检查。两种最常见的喉镜片是 Macintosh（弯曲的）和 Miller（直的）。喉镜片有多种尺寸可供选择，可根据患者的体型和解剖结构进行选择，但通常大多数患者都可以使用 Macintosh 3 或 Miller 2 喉镜片进行插管。

麻醉诱导后，尽可能张开嘴，应使用"剪刀"手势将喉镜片插入口中。应尽可能低地握住喉镜手柄，以保证最大限度地控制喉镜。喉镜片进入口腔后，操作者应将右手放在患者头部下方以伸展头部，如有必要，可将头部抬离床面（弯曲颈部）以方便嗅花位。右手可用于对齐气道轴线，使声门开口可以直接可视，从而使操作者在左手握住喉镜时用较少的力。请注意，也可以在诱导前使用枕头或毯子弯曲颈部来实现嗅花位；但有时这会导致颈部过度弯曲或不足。

使用 Macintosh 喉镜片时，喉镜缓慢进入口腔并沿舌头向下，同时确定相关的解剖结构。一旦喉镜片的前端进入舌根与会厌之间的凹槽，操作者将喉镜片以 45° 角向上提起。

这将力传递到舌会厌韧带（图 3.1），将会厌从后咽部抬起，露出声门开口。在使用 Miller 喉镜片进行喉镜检查时，刀片尖端位于会厌后面，然后抬起会厌以显示声门开口（图 3.4）。喉部的外部按压操作可能有助于改善喉镜片的可视情况。声门部结构将按以下顺序显示：①后杓状肌；②声门开口；③声带。

16. 描述喉镜暴露程度的分级是什么？

Cormack-Lehane 分级描述了声门结构暴露程度：

图 **3.3**　直接喉镜"嗅花位"示意图。（**A**）成功的直接喉镜检查暴露声门开口需要对齐口咽（OP）、咽喉（PL）和喉气管（LT）轴。（**B**）操作者使用右手将头部后仰对齐 OP 轴。（**C**）操作者使用右手将头部抬离床面进行颈部屈曲将 PL 轴对齐，以便 OP、PL 和 LT 轴都对齐，从而可以直接暴露声门。请注意，使用枕头或毯子放在患者头下也可以促进颈部弯曲

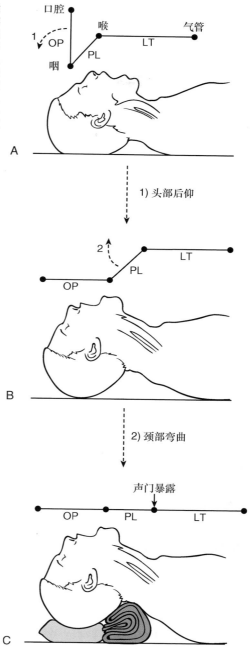

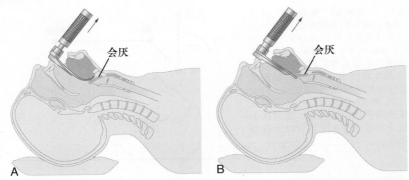

图 3.4 示意图描绘了喉镜片用于暴露声门开口的正确位置。（**A**）弯曲喉镜片的远端进入会厌根部（舌根和会厌之间的空间）。（**B**）直喉镜片的远端在会厌下方推进。无论喉镜片设计如何，沿喉镜手柄的轴线施加的向前和向上的力量，如箭头所示，用于抬高会厌并暴露声门开口（From Klinger K，Infosino A. Airway management. In：Manuel PC，Miller RD，eds. Basics of Anesthesia. 7th ed. Philadelphia：Elsevier；2018：252.）

1 级：声门全部可见；

2a 级：声门的局部可见；

2b 级：只看到后声门或后杓状肌；

3 级：只看到会厌（没有声门）；

4 级：未见声门和会厌。

17. 什么时候选择直接喉镜（Macintosh 或 Miller 喉镜片）与间接喉镜（视频喉镜或软气管镜）合适？

对于没有困难气道的病史、危险因素或相关检查证据的患者，在麻醉诱导后进行直接喉镜检查通常是合适的。对于因颈椎活动度受限或希望保持颈椎稳定而无法达到嗅花位的患者，间接喉镜可帮助观察声门结构。

间接喉镜通常用于具有挑战性的气道或应尽量减少颈椎运动情况下的气管插管患者。软气管镜，也称为**纤维支气管镜**（纤支镜），被认为是管理困难气道的金标准，特别是有头颈部手术史、癌症和（或）放射病史的患者。软气管镜的好处包括插管过程中气道的完全可视化、气管中导管放置的确认、对颈椎操作的需求降低以及气道和牙齿创伤的可能性较小。

18. 纤维支气管镜是如何使用的？

应用纤支镜插管有几个步骤。与任何程序一样，麻醉操作者必须确保所有必要的设备都可用且正常工作，包括纤支镜本身和备用设备。纤支镜插管最常在患者仰卧时进行（尽管它几乎可以在任何位置进行）。它可以通过两种途径来实现经口气管插管和经鼻气管插管。可以预先给予抗唾液抑酸药（即格隆溴铵），以尽量减少可能阻塞镜头的分泌物。纤支镜推进到口咽（或鼻咽）后，轻微地向前偏转可以看到声带。然后将纤支镜通过声带之间并向前推进进入气管，之后可以识别气管环。进一步推进纤支镜，以便识别隆嵴，此时将气管导管从纤支镜推进入气道。将气管导管放入气管后，小心取出纤支镜以确保气管导管保持在原位。

19. 清醒插管的指征是什么？

纤支镜插管可以在患者"清醒"或"睡眠"时进行。如果临床医师考虑患者可能存在困难面罩通气和困难插管，则该患者非常适合清醒插管。确定患者是需要"清醒"还是"睡眠"插管的一个关键因素是患者是否存在面罩通气困难。面罩通气困难和插管困难的所有因素（在前面的问题中列出）都应该被考虑到。清醒插管可保留口咽肌张力、气道反射和自主通气的能力。它也不需要移动颈椎。此外，一旦正确放置气管插管，它可使临床医师应用最少的麻醉药物来抑制插管反射。

20. 如何进行清醒插管？

对于清醒患者可以很好地耐受纤支镜插管的前提是气道用局部麻醉药进行适当的麻醉。利多卡因是气道局部麻醉的首选局部麻醉药，具有长期的安全性和很高的成功率。

要想做好清醒插管的气道局部麻醉需要了解气道解剖及其神经支配。舌咽神经为舌后 1/3、扁桃体、软腭和咽部直至会厌水平提供感觉神经支配。为了阻断这条神经，要使用局部麻醉药雾化进入口咽或通过棉签涂抹。迷走神经的分支（喉上和喉返）为会厌下方的气道提供感觉神经支配。喉上神经提供会厌和喉部之间的感觉神经支配。喉上神经阻滞可以通过双侧舌骨上角外侧注射局部麻醉药。喉返神经提供声门下的感觉神经支配。该神经的阻滞是通过经气管注射局部麻醉药来完成的。为了阻滞声门下感觉，需识别环甲膜并刺入连接注射器的针头，不断回抽直到有空气被回吸入注射器中，此时注射局部麻醉药。由此引发的咳嗽使局部麻醉药在整个气道中扩散阻滞。

21. 是否可以给予镇静药来帮助"清醒"插管？

气道局部阻滞有时会与镇静结合使用；然而，"清醒"插管的全部意义在于患者需要保持"清醒"，这是因为担心如果患者处于镇静状态，则需要面临困难的气道。了解气道解剖结构及其神经支配以及熟练应用气道局部阻滞和纤支镜将减少对患者镇静以进行"清醒"插管的需求。

22. 我们已经了解了气管插管，但还有哪些方法可以用于气道管理？

声门上气道（例如喉罩气道）是置入咽喉声门上方以实现通气的装置。它们比气管插管的侵入性小，比面罩更安全。它们用途广泛，可用于自发（负压）和机械（正压）通气。它们的另一个优点是放置不需要使用神经肌肉阻滞药时。缺点包括对喉痉挛或胃内容物误吸缺乏保护。它们通常用于接受短期手术（即 1～2 h）的健康患者，但也可用作难以插管患者的抢救装置或作为导管以帮助纤支镜插管。

23. 使用什么标准来确定患者在手术结束时拔管是否安全？

制订拔管计划与制订插管计划同样重要，甚至更重要。一般来说，拔管的标准与插管的标准相反。如果患者符合以下条件，则认为可以安全拔管：①清醒且可以保护气道；②未处于低氧性呼吸衰竭；③未处于高碳酸血症性呼吸衰竭（包括残留麻醉药物、阿片类药物过量或气道水肿）；④血流动力学稳定。一般来说，这可以通过确保患者清醒、警觉、生命体征稳定、能够听从命令、有足够的潮气量和正常的呼吸频率（即快速浅呼吸指数标准 < 105）来实现，并且可以保护自己的气道（表现出气道反射，例如在气管插管时作呕）。此外，重要的是可以通过肌松监测确保充分逆转神经肌肉阻滞，因为拔管后残留的肌松作用可导致高碳酸血症呼吸衰竭并无法保护气道。

拔管准备应包括放置口咽气道、吸入氧气的浓度为 100%，并吸入口咽部。对于误吸风险高的患者，预防措施包括使用胃管对胃进行减压并将患者置于头朝上的位置。

24. 为什么在患者苏醒和拔管前将口咽通气道置于患者口中很重要？

口咽通气道用于拔管有 3 个重要目的。首先，该装置将舌头从后口咽部和上颚移开，从而防止上呼吸道阻塞和减少呼吸过程中的气体阻力。这是因为麻醉后的患者可能由于残留麻醉药物或残留肌松作用而没有足够的气道肌力，因此可能容易出现上气道阻塞，尤其是有阻塞性睡眠呼吸暂停病史的患者。

其次，如果拔管后需要呼吸支持，适当放置的口咽通气道可以作为保持气道通畅的导管，促进面罩通气。最后，口咽通气道可用作咬合块以防止发生负压肺水肿，如果患者咬住气管导管并试图吸入大量潮气量，就会发生负压肺水肿。

25. 哪些患者有"不能插管，不能通气"的风险？如何管理这个情况？

不能插管，不能通气（can't intubate，can't ventilate，CICV）情况也称为**无法插管，无法氧合**（can't intubate，can't oxygenate，CICO），以强调低氧血症是主要问题而非高碳酸血症，因为在这些情况下，低氧血症是导致死亡或并发症的最常见原因。此外，氧合并不一定需要通气，其他方式，例如高流量鼻插管窒息氧合，可用于防止这种可怕的情况。尽管 CICV 可能在没有任何明显危险因素的情况下发生，但一个常见的原因是多次尝试喉镜检查造成的医源性气道创伤。在这些情况下，操作者通常最初能够面罩通气；然而，多次直接喉镜检查可能会导致严重的气道损伤（出血和水肿），并且会丧失面罩通气的能力。其他风险因素包括头颈癌，尤其是在接受过头颈放射治疗的患者和出现严重头颈创伤（例如，头部 / 面部的自发性枪伤）的患者中。通过采取以下步骤可以避免或成功管理大多数这些情况：

（1）对病史或通过检查［例如，头颈癌和（或）放射治疗］已知危险因素的患者进行清醒纤支镜插管。

（2）尽量减少喉镜检查次数（＜2～3次尝试），操作者使用右手帮助对齐气道轴线，因此可以用左手轻轻握住喉镜，以最大限度地减少气道创伤。

（3）如果不能将患者从麻醉中唤醒，则给予肌松药。

（4）尽早寻求帮助（外科医师和其他麻醉科医师）。

（5）尽早进行环甲膜切开术（针刺环甲膜切开术不太有利并且已被证明具有高失败率）。请记住，患者永远不应该死于没有颈部手术尝试的CICV。

有关困难插管指南，请参见图3.5。

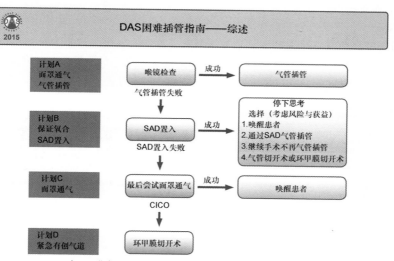

2015年DAS指南中成人未预料的困难插管处理流程，使用时须结合文字说明

图3.5 困难气道协会（DAS）困难插管指南。 CICO，无法插管，无法氧合；SAD，声门上气道装置。请注意，存在其他指南，例如ASA 2013困难气道指南。麻醉科医师应了解并注意与其执业管辖范围相关的临床指南〔From Frerk C，Mitchell VS，McNarry AF，et al. Difficult Airway Society 2015 guidelines for management of unanticipated difficult intubation in adults. Br J Anaesth. 2015；115（6）：827-848.〕

要点：气道管理

1. 气管插管困难的危险因素包括：头颈部癌症和（或）放射病史、既往麻醉史、肥胖、怀孕、气道创伤、张口不良、颈部活动度下降、无法咬上唇，甲颏间距短，颈部短，颈围大。
2. 嗅花位有助于对齐气道轴线，允许通过直接喉镜检查暴露声门。
3. 可以通过头部伸展和颈部弯曲来实现嗅花位。
4. RSI通常包括CP和短暂的、快速作用的肌松，以促进麻醉诱导后的快速插管。RSI适用于误吸风险高的患者。

5. 误吸的危险因素包括怀孕、急性腹腔内病变（例如小肠梗阻）、胃排空延迟（例如糖尿病、外伤、长期使用阿片类药物）和紧急插管（例如卒中、呼吸衰竭）。

6. Macintosh 喉镜片放置在会厌前方，而 Miller 喉镜片放置在会厌后部并直接抬起会厌。

7. 间接喉镜包括纤支镜或视频喉镜。

8. 有插管困难风险因素的患者，尤其是头颈部癌症和（或）放疗，是清醒插管的强候选者。

9. 多次尝试气道插管可能会导致严重的气道创伤，最终导致医源性"不能插管，不能通气"的情况。

10. 将直接喉镜检查的尝试次数限制在 2 或 3 次以下，然后尝试其他方法（即视频喉镜检查、纤支镜、LMA，或者如果无法唤醒患者，则在面罩通气的情况下行外科环甲膜切开术）。

推荐阅读

Apfelbaum JL, Hagberg CA, Caplan RA, et al. Practice guidelines for management of the difficult airway: an updated report by the American Society of Anesthesiologists Task Force on Management of the Difficult Airway. Anesthesiology. 2013;118(2):251–270.

Fourth National Audit Project of the Royal College of Anaesthetists and Difficult Airway Society. In: Cook TM, Woodall N, Frerk C, eds. Major Complications of Airway Management in the United Kingdom. Report and Findings. London: Royal College of Anaesthetists.

Frerk C, Mitchell VS, McNarry AF, et al. Difficult Airway Society 2015 guidelines for management of unanticipated difficult intubation in adults. Br J Anaesth. 2015;115(6):827–848.

Hagberg CA, Artime CA. Airway management in the adult. In: Miller RD, ed. Miller's Anesthesia. 8th ed. Philadelphia, Elsevier Saunders; 2015:1647–1683.

自主神经系统

Brian M. Keech, MD

吴鸽 译 田雪 校

第 4 章

1. 描述自主神经系统。

　　自主神经系统（autonomic nervous system，ANS）是神经和神经节构成的网络，其作用是对维持内环境稳定和应激反应的生理活动进行非随意性控制。ANS的神经结构分布于心血管、肺、内分泌腺、外分泌腺、胃肠道（gastrointestinal，GI）、生殖泌尿系统、骨骼肌以及中枢神经系统（central nervous systems，CNS）内，并影响代谢和体温调节。

　　ANS 分为三部分：交感神经系统（sympathetic nervous system，SNS）、副交感神经系统（parasympathetic nervous system，PNS）和肠道神经系统（enteric nervous system，ENS）。ENS 控制胃肠道的功能，是 ANS 的最大组成部分，可以独立于 CNS 发挥作用。SNS 兴奋常作用于全身。相反，PNS调节倾向于引发局部的、离散的效应。通常，SNS 与 PNS 对大多数器官的作用相反。静息状态下，PNS 占主导地位（即休息和消化），而应激性情况下，SNS 占主导（即战斗或逃跑反应）。

2. 交感神经和副交感神经这两个术语的起源是什么？

　　Sympathetic **交感**（神经系统）一词的起源来自希腊语"同情"，可以追溯到希腊医生和科学家 Claudius Galen（公元 129—210 年）。Galen 将神经系统描述为促进生理"同情"的框架，协调各种器官系统之间的协同相互作用。Parasympathetic **副交感**（神经系统）来自希腊语"para"加"sympathy"，其中"para"表示"接近、并列、相反或反对"的意思。

3. 回顾交感神经系统的解剖结构。

　　交感神经节前神经元发自脊髓胸段中间外侧柱（T1—L2）。这些有髓纤维从脊神经前根发出，与下面 3 种类型的神经节形成突触后进入交感神经链（图 4.1）：

　　（1）**椎旁交感神经节**：位于脊柱外侧（即椎旁）的成对神经节链，从颅骨延伸到尾椎，形成交感神经干。

　　（2）**椎前交感神经节**：位于脊柱前方的未配对神经节（即椎前神经节）。

　　（3）**肾上腺髓质**：位于肾上腺内的改良神经节。虽然其他神经节作为中继站，具有支配特定器官的长神经节后纤维，但肾上腺髓质直接儿茶酚胺分泌进入静脉血流中。

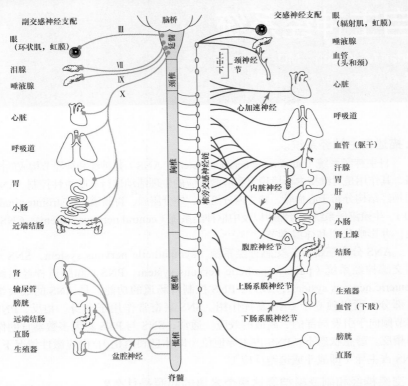

图 4.1 自主神经系统示意图，描绘了外周效应器官的功能神经支配和来自脊髓的外周自主神经的解剖起源（From Bylund DB. Introduction to the autonomic nervous system. In: Wecker L，Crespo L，Dunaway G，et al，eds. Brody's Human Pharmacology：Molecular to Clinical. ed 5. Philadelphia：Mosby；2010：95.）

节前神经元在形成突触前可能沿交感神经链上行或下行，而且单个节前纤维可以与多个神经节形成突触。平均而言，一个节前交感神经纤维大约与 20 个神经节形成突触。大多数进入交感神经干的节前交感神经纤维最终与椎旁交感神经节形成突触，但有些不会，而是继续通过交感神经干和其他神经节形成突触（例如，椎前神经节或肾上腺髓质）。节前神经元通过释放乙酰胆碱激活节后神经元上的烟碱型胆碱受体（或肾上腺髓质的嗜铬细胞）。

肾上腺素能节后神经元在终靶器官形成突触，并释放去甲肾上腺素（NE 和肾上腺髓质中的肾上腺素），汗腺是个例外，其释放的是乙酰胆碱（图 4.2）。

4. 列举作为介入性疼痛治疗手术常用靶点的特定交感神经节。

星状神经节——成对的椎旁交感神经节，由颈下神经节和交感神经干的第一胸神经节融合而成。它们位于 C7 水平，椎动脉前内侧，颈动脉、颈内神经和膈神经后。它们发出支配头部、颈部和上肢的大部分交感神经。它是

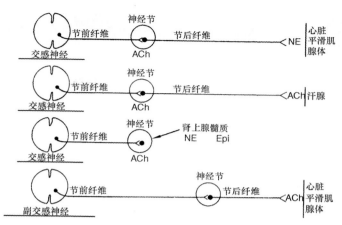

图 4.2 自主神经系统各神经递质的神经解剖。ACh，乙酰胆碱；Epi，肾上腺素；NE，去甲肾上腺素（From Glick DB. The autonomic nervous system. In：Miller RD，ed. Miller's Anesthesia. 8th ed. Philadelphia：Elsevier Saunders；2015：347.）

神经阻滞治疗复杂疼痛疾病（例如上肢复杂区域疼痛综合征）的常用靶点。

　　腹腔神经丛——一组位于腹膜后间隙、主动脉前的椎前交感神经节。它发出支配胃、肝、脾、胰腺、肾和直至脾曲的胃肠道的感觉和交感神经。它是神经阻滞治疗复杂腹痛疾病的常用靶点，例如胰腺癌引起的疼痛。

5. 简述 PNS 的解剖与功能。

　　节前副交感神经元发自第 Ⅲ 、Ⅶ、Ⅸ　Ⅹ脑神经，以及骶段第 2 ～ 4 神经根（图 4.1）。其中，迷走神经容纳了大约 75% 的 PNS 流量。与节前交感神经元相反，节前副交感神经元与节后神经元在靶器官附近形成突触，以产生更精细、离散的生理效应。节前和节后副交感神经元都释放乙酰胆碱。这些胆碱能受体细分为烟碱型或毒蕈碱型。激活胆碱能受体的反应总结见表 4.1。

6. 什么是肾上腺素受体，激活它们后的反应是什么？

　　肾上腺素受体包括 α_1、α_2、β_1 和 β_2 受体。α_1、β_1 和 β_2 受体是突触后受体，由去甲肾上腺素神经递质激活。α_2 是突触前受体，也由去甲肾上腺素激活。α_2 受体的激活会抑制去甲肾上腺素的突触前释放，从而降低整体交感神经反应。分子药理学家进一步细分了这些受体，但这超出了本章讨论的范围。表 4.1 描述了不同位点对受体激活的反应。

7. 什么是儿茶酚胺？哪些儿茶酚胺是在人体内生成的？哪些是人工合成的？

　　儿茶酚胺是能够激活肾上腺素能神经末梢的单胺类物质。去甲肾上腺素、肾上腺素和多巴胺为在人体内生成的儿茶酚胺，多巴酚丁胺和异丙肾上腺素为合成儿茶酚胺。

表 4.1	自主神经激活的靶器官效应			
器官	肾上腺素能反应	受体	胆碱能反应	受体
心脏（变时性）	增加	β_1	减小	M_2
心脏（变力性）	增加	β_1		
静脉	血管收缩	α_1		
动脉（大部分）	血管收缩	α_1		
动脉（骨骼肌）	血管舒张	β_2		
肺	支气管扩张	β_2	支气管收缩	M_3
子宫	松弛	β_2	收缩	M_3
胃肠道	松弛	α_2	收缩	M_3
瞳孔	扩张（散瞳）	α_1	收缩（缩瞳）	M_3
肾（肾素分泌）	增加	β_1		
膀胱（逼尿肌）	松弛	β_2	收缩	M_3
胰腺（胰岛素释放）	减少	α_2		
脂肪细胞（脂肪分解）	增加	β_1		
肝（糖原分解）	增加	α_1，β_2		
唾液腺（分泌）	增加 / 减少	α_1/α_2	增加	M_3
汗腺（分泌）	增加	M_3		

8. 简述多巴胺、去甲肾上腺素和肾上腺素的生成。

酪氨酸通过主动转运进入肾上腺素能突触前神经末梢细胞质，并在此处通过两种酶促反应被转化为多巴胺：酪氨酸羟化酶将酪氨酸羟基化为左旋多巴（L-DOPA），随后经过芳香族 L- 氨基酸脱羧酶脱羧基为多巴胺。多巴胺被转运至存储囊泡并经多巴胺 β- 羟化酶羟基化成去甲肾上腺素。肾上腺素是在肾上腺髓质内，由去甲肾上腺素经苯乙醇胺 N- 甲基转移酶甲基化生成的。

9. 儿茶酚胺是如何代谢的？

尽管 NE 主要通过在突触被再摄取至突触前神经末梢被代谢分解，但仍有少量进入循环并进行代谢。儿茶酚胺在血液、肝和肾中被单胺氧化酶和儿茶酚胺 O- 甲基转移酶代谢。肾上腺素和 NE 的重要代谢产物分别是甲氧基肾上腺素、甲氧基去甲肾上腺素。

10. 为什么了解肾上腺素和去甲肾上腺素的代谢物很重要？

由于儿茶酚胺的半衰期极短（$t_{1/2} \approx 2$ min），因此在诊断嗜铬细胞瘤等分泌儿茶酚胺的肿瘤时，很难直接测量儿茶酚胺。儿茶酚胺代谢物，即甲氧基肾上腺素和甲氧基去甲肾上腺素，具有更长的半衰期（$t_{1/2} \approx 1 \sim 2$ h），通常通过检测它们来诊断嗜铬细胞瘤。儿茶酚胺代谢物可直接从血浆或 24 h 尿样中测定。

11. 乙酰胆碱通过什么酶代谢？

　　乙酰胆碱（acetylcholine，ACh）被乙酰胆碱酯酶（acetylcholinesterase，AChE）迅速代谢为胆碱和醋酸盐，AChE 是一种位于突触间隙内的酶。

12. 乙酰胆碱在突触间隙蓄积会导致什么问题？

　　会抑制 AChE，例如使用神经肌肉阻滞拮抗剂（例如新斯的明）会导致 ACh 蓄积，引起以下副作用：心动过缓、流涎、流泪、排尿、排便和呕吐。一般来说，这些副作用可以通过抗胆碱能药物来减轻，例如格隆溴铵。然而，过度蓄积可能会导致胆碱能危象，除上述情况外，还会导致严重的心动过缓、支气管收缩、失明和肌肉麻痹。严重的副作用可能会出现在杀虫剂中毒（例如有机磷）或化学战（例如沙林毒气）中。

13. 胆碱能危象如何治疗？

　　胆碱能危象应使用阿托品，以及插管后进行呼吸支持治疗。阿托品会拮抗位于副交感神经支配器官突触内的毒蕈碱型受体；然而，它不会拮抗位于神经肌肉接头内的烟碱型受体。胆碱能危象引起的肌肉麻痹需要插管和呼吸支持，直到药物代谢。

14. β 肾上腺素受体阻滞剂的使用指征是什么？

　　β 肾上腺素受体阻滞剂通常称为 **β 受体阻滞剂**，为 β_1 和 β_2 受体的阻滞剂。β 受体阻滞剂是主要用于治疗高血压、心绞痛和心律失常的常用药物。围手术期 β 受体阻滞剂对冠状动脉疾病患者非常重要，且已证明使用此类药物可以降低心肌梗死后死亡率。

15. 简述 β 受体阻滞剂的作用机制和副作用。

　　β_1 和 β_2 拮抗作用会降低腺苷酸环化酶的活化，导致环磷酸腺苷（cyclic adenosine monophosphate，cAMP）的产生减少。β 受体阻滞剂可能具有心脏选择性（相对选择性的 β_1 拮抗剂特性）或非心脏选择性。β_1 受体阻滞剂产生负性变时和负性肌力作用，降低心率、心肌收缩力、心排血量和心肌需氧量。β_1 受体阻滞剂还抑制肾素分泌，从而减少体液潴留和血管紧张素 II 的产生。由于挥发性麻醉药也会抑制心肌收缩力，围手术期合用 β 受体阻滞剂可能会导致术中低血压。因为受体上调不推荐突然停用这些药物，不然会导致高血压、心动过速和心肌缺血。由于它们对缺血性心脏病有益，接受 β 受体阻滞剂治疗的患者应在手术当天继续其治疗方案。

　　β 受体阻滞剂会干扰钾离子跨细胞膜的易位，并可能导致高钾血症。β 受体阻滞剂还可以减少低血糖的体征（即心动过速和震颤），因此糖尿病胰岛素依赖患者应慎用。

16. 简述 β_2 受体阻滞剂的作用。

　　我们知道，β_2 受体位于血管和支气管平滑肌上。β_2 受体阻滞剂会产生外周血管收缩、支气管收缩和抑制胰岛素释放及糖原分解的作用。因此为了避免血管和支气管收缩，外周血管疾病、慢性阻塞性肺疾病或反应性气道疾病患者，应使用选择性 β_1 受体阻滞剂。

17. β 受体阻滞剂能否用于减轻手术应激反应？

对强烈围手术期刺激（如气管插管或手术切口）的肾上腺素能反应可通过 β 受体拮抗作用减弱。然而目前尚不清楚，这是否足以保护患者，免受围手术期强烈刺激产生的肾上腺素能反应的相关伤害。目前，对手术应激的肾上腺素能反应最好通过麻醉药、阿片类药物以及适当的 β 受体拮抗剂的组合来控制。

18. 术中如何处理 β 受体阻滞剂并发症？

心动过缓和心脏传导阻滞通常对阿托品或格隆溴铵有反应；难治性病例可能需要使用肾上腺素、多巴酚丁胺或异丙肾上腺素等 β_1 受体激动剂。其他可选治疗包括胰高血糖素、钙剂、胰岛素和葡萄糖，甚至脂肪乳疗法。

19. 回顾 α₂ 受体激动剂及其在麻醉中的地位。

α_2 受体激动剂抑制腺苷酸环化酶并减少 cAMP 的产生，从而减少中枢神经系统中突触前交感神经末梢递质的流出。围手术期最常用的 α_2 受体激动剂是右美托咪定。它能产生极好的镇静作用，有助于镇痛，降低麻醉药物需求，并降低心率和血压，所有这些都不会显著抑制通气。副作用包括心动过缓，可用格隆溴铵治疗。可乐定是另一种 α_2 受体激动剂，用作抗高血压药。如果突然停药，它会导致反弹性高血压，导致手术。

20. 讨论毒蕈碱型受体拮抗剂逆转神经肌肉阻滞的作用。

非去极化肌松剂可被 AChE 抑制剂拮抗，从而增加神经肌肉接头（烟碱型受体）处的 ACh。然而，AChE 抑制剂也会增加副交感神经支配器官（毒蕈碱型受体）的 ACh，导致心动过缓、排便、产生分泌物和支气管痉挛。为了尽量减少副作用，毒蕈碱型受体拮抗剂（例如格隆溴铵）应与 AChE 抑制剂（例如新斯的明）共同给药。

21. 手术室最常使用哪种毒蕈碱型受体拮抗剂来逆转神经肌肉阻滞？为什么？

格隆溴铵是最常使用的毒蕈碱型受体拮抗剂。它是一种季铵（即极性分子），因此不容易穿过血脑屏障，而阿托品是一种叔胺（即非极性分子），很容易穿过血脑屏障，导致不良的中枢神经系统抗胆碱能作用，例如镇静、意识模糊和麻醉苏醒延迟。

22. 自主神经功能障碍有什么意义？

有 ANS 功能障碍或全自主神经障碍的患者有术中严重低血压和因胃排空障碍导致误吸的风险。糖尿病和长期酗酒是自主神经功能障碍的危险因素。

23. 脊髓损伤如何影响自主神经系统？

脊髓损伤可导致 ANS 的各种问题，具体取决于病变的部位、范围和时间。在高位（T6 或以上）脊髓损伤后，通常被脊髓上反馈抑制的自主神经反射消失。因此，轻微的刺激会产生夸大的 SNS 反应。

最初，在几天到几周的时间里，受伤的患者可能会经历脊髓休克，这种情况下外周血管床血管舒张，主要表现为代偿性心动过速。随着损伤变成慢性，低血压可能导致心动过缓，因为迷走神经是压力感受器反射唯一保持完整的组成部分。此外，可能会发生肾上腺素受体的上调，使患者对外源性血管加压药非常敏感。

病变水平以下的压力刺激会导致血压急剧上升和心率反射性下降，这种情况称为**自主神经反射不良**，可以通过使用血管扩张药和（或）加深麻醉来控制。强烈建议这些患者使用区域麻醉，以减弱对疼痛刺激的过度交感神经反应。

24. 嗜铬细胞瘤是什么？它的相关症状是什么？如何诊断嗜铬细胞瘤？

嗜铬细胞瘤是一种由嗜铬组织组成的分泌儿茶酚胺的肿瘤，产生去甲肾上腺素或肾上腺素。大多数位于肾上腺，但也有一些是在肾上腺外（常见于膀胱壁内），大约 10% 为恶性。CT 在诊断和定位肿瘤方面非常准确。体征和症状包括发作性高血压、突发剧烈头痛、心悸、潮红以及发汗。通过检测血浆或 24 h 尿液中儿茶酚胺代谢物（即甲氧基肾上腺素和甲氧基去甲肾上腺素）水平升高来确诊嗜铬细胞瘤。

要点：自主神经系统

1. 交感神经起源于 T1—L2 的脊髓。
2. 副交感神经起源于第 Ⅲ、Ⅶ、Ⅸ、Ⅹ 脑神经和 S2—S4 的脊髓。
3. 星状神经节发出支配上肢的交感神经，而腹腔神经丛（椎前神经节的集合）发出支配腹部器官的交感神经和感觉神经。这些是介入性疼痛治疗手术的常用靶点，例如复杂的局部疼痛综合征或胰腺癌。
4. 使用 β 受体阻滞剂的患者应使用至手术当天并在围手术期继续使用。由于受体水平上调，停药可能导致高血压、心动过速和心肌缺血。
5. 高位脊髓损伤（T6 及以上）的患者有发生自主神经反射异常的风险，这种情况与病变水平以下的交感神经对疼痛刺激的过度反应有关。
6. 嗜铬细胞瘤是一种分泌儿茶酚胺的肿瘤，可引起发作性高血压、心动过速、突发头痛以及发汗。通过检测血浆或 24 h 尿液中的甲氧基肾上腺素和甲氧基去甲肾上腺素水平升高来诊断。

推荐阅读

Glick DB. The Autonomic nervous system. In: Miller RD, ed. Miller's Anesthesia. 8th ed. Philadelphia: Elsevier Saunders; 2015: 346–386.

Mustafa HI, Fessel JP, Barwise J, et al. Dysautonomia. Perioperative implications. Anesthesiology. 2012;116:205–215.

Neukirchen M, Kienbaum P. Sympathetic nervous system. Evaluation and importance for clinical general anesthesia. Anesthesiology. 2008;109:1113–1131.

心脏生理学

John A. Vullo，MD

郭莎莎　刘天雨　译　冯艺　校

1. 什么是欧姆定律？它与人体内的血流有什么关系？

欧姆定律描述了电阻上电流和电压之间的关系：

$$I = \frac{\Delta V}{R}$$

I，电流；ΔV，电压；R，电阻

这一定律可用于计算通过电路的总电流，也可用于计算通过电路中特定电阻的局部电流。我们可以用欧姆定律来类比人体内的血液流动。血管床中，克服了阻力（R）的压力梯度（ΔP）作为血流（Q）的驱动力，使血流通过上述血管床。血流、压力和全身血管阻力（systemic vascular resistance，SVR）之间的关系可以用以下类似的公式来描述：

$$Q = \frac{\Delta P}{R}$$

Q，血流；ΔP，压力梯度；R，血管阻力

这个方程式可以应用于人体中的各种"电阻"或"电路"。回顾一下，两个串联的回路将有相同的电流或血流量（例如肺循环和体循环），而两个并联的电阻（例如，肠系膜与肌肉骨骼循环）将有不同程度的血流量，这取决于它们相应的电阻。因此，人体可以被描述为两个串联的回路（即肺循环和体循环），每个回路有多个电阻并联。此外，通过交感神经和副交感神经之间调节血管阻力（如体循环）或通过缺氧肺血管收缩（如肺循环），区域血流可以在平行血管床之间变化。

因此，利用欧姆定律，可以分别计算出肺部和全身"回路"的心排血量。

$$肺循环 CO = \frac{mPAP - LAP}{PVR}$$

$$体循环 CO = \frac{MAP - CVP}{SVR}$$

CO，心排血量；mPAP，平均肺动脉压；LAP，左心房压；PVR，肺循环阻力；MAP，平均动脉压；CVP，中心静脉压；SVR，体循环阻力。

2. 什么是菲克原理（Fick principle）？

150 多年前，菲克医生提出了这样一个原理：对某种物质（如氧气）的吸收等于血流量与该物质的动脉静脉浓度之差的乘积。这个方程最常被用于通过计算动脉和静脉氧含量之差和测量（或估计）耗氧量（$\dot{V}O_2$）来解决心排血量的问题。$\dot{V}O_2$ 通常由体重或 BSA 估计得出，而不是临床直接测量。因此，这通常是最大的误差来源。菲克原理可用于计算心排血量，公式如下：

$$CO = \frac{\dot{V}O_2}{CaO_2 - CvO_2}$$

CO，心排血量（ml/min）；$\dot{V}O_2$，耗氧量（ml/min）；

$CaO_2 - CvO_2$，动静脉氧含量差。

3. 什么是氧含量？如何计算？

氧含量是指单位体积内动脉或静脉血液中的氧气量。动脉氧含量可以从动脉血气中计算出来；而静脉氧含量是用肺动脉导管从肺动脉取血，从混合静脉血气中计算出来。例如，动脉血氧含量可以通过以下公式计算：

氧含量 $= 1.36 \times$ 血红蛋白浓度 $\times SaO_2 + 0.003 \times PaO_2$（ml O_2/dl 血液）

4. 测定氧含量最重要的因素是什么？

氧含量最重要的因素是血红蛋白浓度和血红蛋白氧饱和度。氧分压对氧含量的影响较小。

5. 什么是典型的 $\dot{V}O_2$？心肌需氧量的决定因素是什么？

健康成人静息状态下的全身耗氧量［代谢当量（metabolic equivalents, MET）等于 1］为 $3 \sim 4$ ml/（kg·min），一个体重 70 kg 的人约为 250 ml/min。MET 按静息时基线耗氧量 $\dot{V}O_2$ 的倍数分类。例如，为了安全地接受大手术，患者应具有爬一层以上楼梯或步行两个以上城市街区（即 MET ≥ 4）的生理储备，得出以下结果：

$$\dot{V}O_2 \geq 250 \text{ ml/min} \times 4 = 1000 \text{ ml/min}$$

心肌需氧量取决于心脏（主要是心室）的作功量。心肌需氧量的主要决定因素是室壁张力（如后负荷增加）和心率。其他因素包括收缩性和心室腔大小；然而，这两个因素基本上都与室壁张力有关（见拉普拉斯定律）。

6. 什么是拉普拉斯定律（Laplace's law），其如何适用于心肌需氧量？

拉普拉斯定律表明了测定壁张力时压力、壁半径和壁厚度之间的关系，如下所示：

$$\sigma = \frac{Pr}{2h}$$

σ，壁张力；P，腔室内压力；r，壁半径；h，壁厚度

这解释了心脏对慢性高血压或主动脉瓣狭窄逐渐适应引起左心室向心性

肥厚的病理生理现象。心室壁增厚作为一种适应机制，可使室壁张力（即后负荷）最小化，从而降低需氧量。需要强调的是，如该公式所示，后负荷可以定义为任何增加心室壁张力的因素。

7. 冠状动脉灌注压的公式是什么？

冠状动脉灌注压可通过以下公式解释：

$$CPP = P_{aorta} - P_{ventricle}$$

CPP，冠状动脉灌注压；P_{aorta}，主动脉压；$P_{ventricle}$，心室压。

该公式适用于收缩期和舒张期的右心，但左心仅在舒张期被灌注，故该公式可以简化为：

$$CPP = dBP - LVEDP$$

CPP，冠状动脉灌注压；dBP，主动脉舒张压；LVEDP，左心室舒张末期压。

8. 收缩期和舒张期冠状动脉血流会发生什么？

只有当主动脉压（P_{aorta}）大于心室压（$P_{ventricle}$）时，左心才会在舒张期被灌注。因此避免心动过速对维持左心冠状动脉灌注具有重要意义。然而，因为主动脉压通常高于收缩期和舒张期的右心室压，因此右心在收缩期和舒张期均可被灌注。

9. 描述心肌氧供的决定因素及其相互关系。

心肌的氧输送是冠状动脉血流量（coronary blood flow，CBF）和动脉血氧含量（oxygen content of arterial blood，CaO_2）的乘积：

$$心肌氧供 = CBF \times CaO_2$$

请记住，氧含量（CaO_2）由以下因素确定：

$$CaO_2 = 1.36 \times 血红蛋白浓度 \times SaO_2 + 0.003 \times PaO_2$$

CBF 的控制关系与 $I = \Delta V/R$ 相同，其中 ΔV 是冠状动脉灌注压：

$$CBF = (P_{aorta} - P_{ventricle})/CVR$$

P_{aorta}，主动脉根部压力；$P_{ventricle}$，心室压；CVR，冠状血管阻力

因此心肌氧供可以重写为：

$$心肌氧供 = \frac{P_{aorta} - P_{ventricle}}{CVR} \times CaO_2$$

10. 如何增加心肌氧供和输送？

从以上的方程来看，心肌氧供可以通过以下任意一种方式增加：

（1）通过输注红细胞增加血红蛋白浓度（Hgb）。

（2）通过增加氧气供应维持 SaO_2 为 100%。

（3）用升压药（如去氧肾上腺素）增加 P_{aorta}，以维持足够的冠状动脉灌注压（$P_{aorta} - P_{ventricle}$）。

（4）用利尿剂和（或）静脉扩张剂（如硝酸甘油）降低心室压（$P_{ventricle}$）。

（5）避免心动过速，因为收缩期心室压（$P_{ventricle}$）增加，会使冠状动脉流向左心室的血流接近或等于零。

11. 如何利用这一点来了解冠状动脉缺血？这与肺栓塞导致的冠状动脉疾病、主动脉瓣狭窄和右心衰竭有何关系？

参考上述冠状动脉血流量方程，任何降低主动脉压、增加心室压、增加冠状动脉阻力（如冠状动脉狭窄或血栓形成）或减少氧输送（如贫血）的因素均可引起冠状动脉缺血。

在冠状动脉疾病患者中，避免心动过速非常重要，因为左心仅在舒张期被灌注。此外，任何与心室充盈压过高相关的医学疾病（例如充血性心力衰竭、终末期肾病、主动脉瓣狭窄、肺栓塞）均可降低冠状动脉灌注。回想一下，如果心室增大，则冠状动脉灌注压降低，其中 $CPP = P_{aorta} - P_{ventricle}$。因此，患有这些疾病（例如，主动脉瓣狭窄、肺栓塞导致的右心衰竭）的患者，其管理包括优化冠状动脉灌注的策略（例如，应用利尿剂以降低 $P_{ventricle}$ 或应用血管升压药以增加 P_{aorta}）。

12. 什么是 Poiseuille（泊肃叶）定律？它与人体内的血流量有何关系？

$$R = 8\,\eta\,L/\pi\,r^4$$

R，阻力；η，血液黏度；L，血管长度；r，血管半径。

Poiseuille 定律解释了在层流和非湍流条件下影响流动阻力的各种因素。例如，流经短口径、宽口径血管的低红细胞压积的血液阻力较低，而流经长口径、窄口径血管的高红细胞压积的血液阻力较高。影响流动阻力的最重要因素是半径，因为该参数加倍将使阻力降至原来的 1/16。动脉血管的阻力明显高于静脉系统，尤其是在小动脉水平。

13. 什么是顺应性？它如何影响人体内的血流量？

$$C = \frac{\Delta V}{\Delta P}$$

C，顺应性；ΔV，容积；ΔP，压力。

顺应性反映血管在给定压力下扩张的能力。静脉比动脉顺应性高得多，因为它们缺乏肌肉僵硬度。动脉（和静脉）常随年龄增长而僵硬（即动脉硬化），引起顺应性下降。这可能引起高血压，并在出血情况下降低患者的生理储备。通常，动脉顺应性差的患者脉压较大。

静脉的顺应性为动脉的 20 ~ 30 倍，大约储存整个血容量的 2/3。需要了解的一个重要概念是，储存在静脉血管中的大量血液可以通过增加交感神经张力在血容量不足或与失血性休克相关的情况下被募集。在血容量不足的情况下，交感神经张力增加刺激 α_1 肾上腺素受体引起静脉收缩，从而降低静脉顺应性、促进静脉回流以维持前负荷。

14. 出血的生理反应是什么？年龄如何影响这种反应？

在出血情况下，交感神经张力增加，以防止血压和心排血量降低，最终保护组织的氧气输送。交感神经张力增加导致去甲肾上腺素和肾上腺素释放，刺激动脉（主要是小动脉）上的 α_1 肾上腺素受体以增加 SVR。这些相同的儿茶酚胺还刺激静脉上的 α_1 肾上腺素受体，使静脉顺应性下降，有利于静脉回流以维持前负荷和心排血量。最后，这些儿茶酚胺还可增加心率（即变时性）和收缩力（即正性肌力），以维持正常的心排血量。

年轻、健康的患者往往具有更大的生理储备，可以耐受相对大量的失血，然后才会生命体征异常（即心动过速和低血压）。然而，由于动脉粥样硬化（降低静脉顺应性以及募集血液的能力）、心肌收缩力降低和对儿茶酚胺的反应降低，老年患者的生理储备往往减少，而且老年患者经常使用药物，如 β 受体阻滞剂，可减弱其对出血的生理反应。

15. 描述心脏的基本结构和功能。

心脏是一个肌性器官，其主要目标是产生压力梯度，使营养和富氧血液被输送至其他器官。心脏由四个腔室组成：两个心房和两个心室（图 5.1）。心脏通常分为两半：心脏右侧和左侧。每个连续腔室通过单向压力调节阀与下一个腔室分隔。

心脏的四个腔室以协调的方式收缩，以驱动整个心血管系统中血液的流动。其组织大部分由连续的肌肉带组成，包裹在心腔周围，以利于协调收缩。

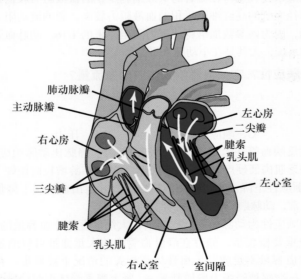

图 5.1　心脏解剖结构。该图显示了心脏的四个腔室、房室瓣（即二尖瓣和三尖瓣）和半月瓣（即主动脉瓣和肺动脉瓣）（From Feher J. Quantitative Human Physiology：An Introduction. 2nd ed. Cambridge，MA：Elsevier Academic Press；2017：519.）

心脏的左右两侧由被称为**间隔**的纤维肌壁分隔。心房水平的间隔称为**房间隔**，心室之间的间隔称为**室间隔**。心脏右侧接受来自静脉系统的脱氧血液进入右心房。血液被动流动，并主动穿过三尖瓣（tricuspid valve，TV）进入右心室（right ventricle，RV）。该血液通过肺动脉瓣（pulmonic valve，PV）主动泵入肺血管床，经肺氧合后返回左心房。左心房血液既被动又主动地穿过二尖瓣（mitral valve，MV）进入左心室（left ventricle，LV）。然后，左心室收缩时有足够的压力，通过主动脉瓣（aortic valve，AV）将富氧血液泵送到全身心血管系统，最后又返回右心房。

16. 心动周期的顺序是什么？

心动周期可分为收缩期和舒张期两个间期。收缩期与收缩相关，舒张期则与舒张相关。从技术上讲，心脏的四个腔室中的每一个都有自己的收缩和舒张时间间隔（如右心房收缩）。但是，在常规实践中，**收缩期**和**舒张期**的术语是特指左心室的。

左心室收缩或"收缩期"定义为 MV 关闭和 AV 关闭之间的时间间隔。同样，右心室收缩是指 TV 关闭和 PV 关闭之间的时间间隔。收缩期间主要发生以下事件：

（1）**等容收缩**——心室收缩并关闭房室瓣增加心室压。在此期间，房室瓣（即二尖瓣和三尖瓣）和半月瓣（即主动脉瓣和肺动脉瓣）均关闭。

（2）**射血**——心室压大于主动脉和肺动脉压，使半月瓣（即主动脉瓣和肺动脉瓣）开放，血液从心脏射出。当动脉压大于心室压引起半月瓣关闭时，射血和收缩终止。

心室舒张期是指半月瓣关闭与房室瓣关闭之间的时间间隔。在心室舒张期主要发生以下四个连续事件：

（1）**等容舒张**——心室射血后，心室舒张，而房室瓣和半月瓣保持关闭。

（2）**心室快速充盈**——心室压低于心房压，心房压使房室瓣打开。来自心房的血液迅速充满心室，随着心室舒张压逐渐降低，充盈速度降低。

（3）**心室舒张后期**——心房压和心室压平衡，从心房流向心室的血液减少。

（4）**心房收缩**——心房收缩，迫使剩余心房血液充满心室。

17. 解释心脏左右两侧的差异，特别是左、右心室之间的差异。

RV 明显比 LV 薄，肌肉少。其质量是 LV 的 1/6，收缩性也明显降低。RV 通过低阻力回路（肺血管床）泵送血液，而 LV 通过高阻力回路泵送血液。虽然左右心泵血量大致相同（即约 5 L/min），但左心较厚，有助于降低室壁张力（见拉普拉斯定律），RV 顺应性更高，有助于促进静脉回流。因此，两者的解剖差异与其功能相关。它们也具有不同的胚胎学起源，这也进一步解释和预测了它们的差异。

18. 详细描述心排血量的决定因素。

心排血量是心脏单位时间内输送的血量，可通过以下公式计算：

$$CO = SV \times HR$$

SV，每搏输出量（ml）；HR，心率（次 / 分）；

CO，心排血量（ml/min）

每搏输出量有 3 个决定因素，通常从左心室的角度进行描述，但也适用于右心室：

- **前负荷**——施加在心肌细胞上的拉力，或临床上的左心室舒张末期容积（left ventricular end diastolic volume，LVEDV）。所有肌肉都需要适量的拉伸来优化肌球蛋白-肌动蛋白重叠，从而优化收缩力。然而，容量超负荷患者可超过肌细胞的牵张储备，导致收缩力下降。
- **后负荷**——心肌细胞上的张力，或临床上 LV 必须产生的通过 AV（左心室流出道）向身体其余部分射血的压力。任何使阻力增加的原因，如主动脉瓣狭窄、主动脉缩窄、全身血管阻力升高（如特发性动脉高血压），都会增加心肌细胞的张力，让它们更努力地工作并消耗更多能量。
- **收缩性（正性肌力）**——左心室收缩的先天能力。收缩力受钙库、交感神经张力（内源性或外源性 β 激动剂）、甲状腺激素水平和其他药物的影响。

19. Frank-Starling 定律是什么？

Frank-Starling 定律表示每搏输出量（stroke volume，SV）与舒张末期心室容积的关系（图 5.2）。从根本上说，它是基于肌动蛋白和肌球蛋白之间的重叠表面积，一定程度的"拉伸"会优化这种重叠，可以产生更大的收缩

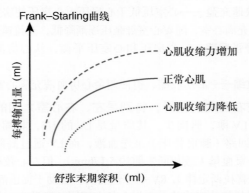

图 5.2 Frank-Starling 定律。随着舒张末期容积或前负荷的增加，收缩力也增加。请注意，过多的前负荷会降低每搏输出量，图中未显示［From Hamilton M. Advanced cardiovascular monitoring. Surgery（Oxford）. 2013；31（2）：90-97.］

力。如果拉伸过度或不充分，则收缩力降低。

这种关系的基本推论是 SV 和心排血量与静脉回流（舒张末期容积）相匹配。收缩力的改变使曲线从原点开始发生平移。收缩力增加（如 β₁ 受体激动作用）使曲线向上平移，导致每个舒张末期容积对应的每搏输出量更大。收缩力下降则相反。

20. 什么是心室压力−容积环？概述循环中的步骤。

心室压力−容积（pressure-volume，P-V）环描述了完整的心室周期，x 轴为容积，y 轴为压力（图 5.3）。

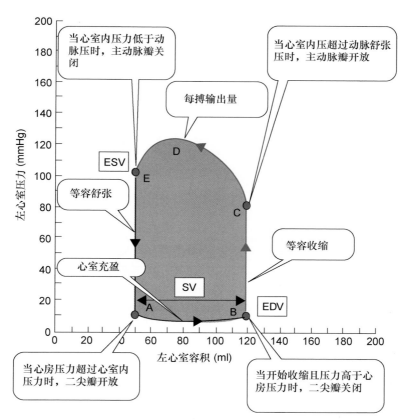

图 5.3 心室压力−容积环。**A 点**定义为二尖瓣开放。**B 点**标记最大左心室容积、舒张末期和收缩开始，发生在二尖瓣关闭时。**C 点**标记主动脉瓣开放。**D 点**代表左心室（left ventricular，LV）峰压和相应的收缩期血压。**E 点**发生在主动脉瓣关闭时，此时左心室容积最小，收缩结束，舒张开始。EDV，舒张末期容积；ESV，收缩末期容积；SV，每搏输出量（From Feher J. Quantitative Human Physiology: An Introduction. 2nd ed. Cambridge, MA: Elsevier Academic Press; 2017: 557. ）

21. 如何计算每搏功？它的含义是什么？

P-V 环下的区域反映每搏功，或称产生一个 SV 所需的功。这意味着任何前负荷和（或）后负荷的增加都会增加心脏作功，从而增加心脏的氧耗和能量需求。

22. 前、后负荷的变化会如何影响压力-容积环？

请参见图 5.4。

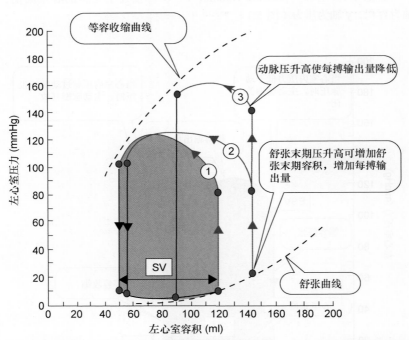

图 5.4　前负荷和后负荷对 P-V 环的影响。**曲线 1** 显示正常的 P-V 环。**曲线 2** 显示每搏输出量（stroke volume，SV）随着前负荷的增加而增加（回忆 Frank-Starling 定律）。**曲线 3** 显示后负荷增加导致 SV 减少（From Feher J. Quantitative Human Physiology：An Introduction. 2nd ed. Cambridge，MA：Elsevier Academic Press；2017：559.）

23. 概述心电图（electrocardiogram，ECG）描记与心动周期之间的电和生理关系。

ECG 测量心脏产生的电信号。每个 ECG 轴（例如导联 I）代表该轴上电活动的矢量投影测量值。请参见图 5.5。

- **P 波**——ECG 的第一个波代表心房去极化，因此是心房收缩的动力。
- **PR 间期**——发生心房收缩，电收缩从 QRS 波群开始，开始心室去极化，它代表房室结传导速度。该间期代表窦房结传导通过房室结传递

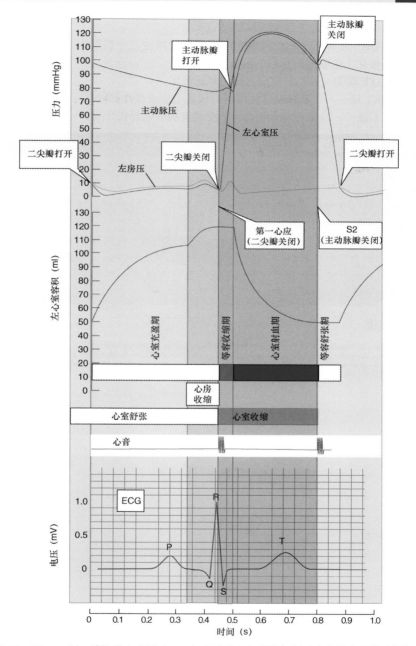

图 **5.5** Wiggers 图。请注意心电图（ECG）表示的电生理学如何对应机械生理学（例如，QRS 波和 T 波分别对应心室收缩和舒张）（From Feher J. Quantitative Human Physiology：An Introduction. 2nd ed. Cambridge，MA：Elsevier Academic Press；2017：545.）

所需的时间。

- **QRS 波群**——在此间期，心房复极化发生，一般看不到，被心室去极化（电收缩的开始）掩盖。
- **QT 间期**——心室完全去极化和复极化。
- **ST 段**——该节段通常为等电，代表心室去极化的时间。
- **T 波**——这是心室复极化。T 波结束表示电舒张开始。

要点：心脏生理学

1. 人体的血流可以用欧姆定律来解释，肺循环和体循环是串联发生的。
2. 心肌需氧量的主要决定因素是后负荷（室壁张力）和心率的增加。
3. 左心室仅在舒张期被灌注，需要压力梯度（冠状动脉灌注压），使主动脉舒张压大于左心室舒张期末压。
4. 最大限度地增加心肌氧供至关重要，可通过：输注红细胞，用辅助供氧使 SaO_2 达到 100%，维持足够的冠状动脉灌注压，避免心动过速来实现。
5. 特别是在出血的情况下，老年患者往往生理储备功能减退，可能对儿茶酚胺（内源性和外源性）反应迟钝。

推荐阅读

Costanzo LS. Physiology. 6th ed. Philadelphia: Wolters Kluwer Health/Lippincott Williams & Wilkins; 2018.

Feher J. Quantitative Human Physiology: An Introduction. 2nd ed. Cambridge, MA: Elsevier Academic Press; 2017:516–524.

Sun LS, Schwarzenberger J, Dinavahi R. Cardiac physiology. In: Miller RD, ed. Miller's Anesthesia. 8th ed. Philadelphia: Elsevier Saunders; 2015:473–491.

肺生理学

Ryan D. Laterza，MD

孙亮 译 粟亚茹 校

第 6 章

1. 简述肺容积与肺容量的概念。

- 潮气量（tidal volume，TV）：指平静呼吸时，每次吸入或呼出的气体容量。
- 补呼气量（expiratory reserve volume，ERV）：指平静呼气末再用力呼气至不能呼出为止所能呼出的气体容量。
- 残气量（residual volume，RV）：指一次用力呼气后，肺内所残存的气体容量。
- 功能残气量（functional residual capacity，FRC）＝ ERV ＋ RV。
- 补吸气量（inspiratory reserve volume，IRV）：指平静吸气末再用力吸气所吸入的最大气体容量。
- 深吸气量（inspiratory capacity，IC）＝ IRV ＋ TV。
- 肺活量（vital capacity，VC）＝ IRV ＋ TV ＋ ERV。
- 肺总量（total lung capacity，TLC）＝ IRV ＋ TV ＋ ERV ＋ RV（图 6.1）。

2. 描述呼吸力学。

肺泡内水的表面张力和肺固有的弹性特性的结合产生了一种有利于肺塌陷的力（$F_{肺}$），而胸壁力（$F_{胸壁}$）则有利于其扩张。这两种力量直接相互对立，产生一种弹簧样的生理学特性，对抗任何引起肺容积高于或低于 FRC 的改变。例如，在完成一次高于 FRC 的用力吸气后，肺的回缩力（$F_{肺}$）大于胸壁扩张的作用力（$F_{胸壁}$），促进肺被动回缩至 FRC。同样，在施行一次低于 FRC 的用力呼气后，$F_{胸壁}$ 的大小明显高于 $F_{肺}$，导致被动扩张至 FRC。

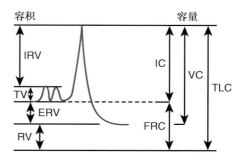

图 6.1 肺容量及肺容积相关概念。ERV，补呼气量；FRC，功能残气量；IC，深吸气量；IRV，补吸气量；RV，残气量；TLC，肺总量；TV，潮气量；VC，肺活量

3. 什么是 FRC？哪些因素可以影响 FRC？

FRC 由对抗胸壁扩张的反向作用力与肺弹性回缩力决定。换句话说，当 $F_{肺} + F_{胸壁} = 0$ 时，肺容积处于 FRC 水平。举例来说，一个体重 70 kg，身高 5 英尺 10 英寸（约 1.78 m）的男性，仰卧位时，其平均 FRC 约 2.5 L。

FRC 增加的因素：

- 体型（随身高增加而增加）；
- 年龄（随年龄增长小幅增加）；
- 哮喘与慢性阻塞性肺疾病（chronic obstructive pulmonary disease，COPD）；

FRC 降低的因素：

- 女性（和男性相比，女性的 FRC 减少 10%）；
- 肌肉松弛（麻醉药物和神经肌肉阻滞药降低膈肌及其他辅助呼吸肌的张力）；
- 体位（站立位＞坐位＞俯卧位＞侧卧位＞仰卧位）；
- 胸壁顺应性降低（例如肥胖、胸部烧伤、脊柱后侧凸、腹腔间室综合征、腹水、腹腔镜检查）；
- 肺顺应性降低［例如间质性肺疾病、急性呼吸窘迫综合征（acute respiratory distress syndrome，ARDS）］。

4. 麻醉诱导后已经呼吸暂停的患者多久会发生低氧血症？

对于一个体重 70 kg，身高约 1.78 m（BMI 为 22 kg/m²）的健康男性，预氧合（或者去氮）至呼气末氧浓度为 100% 后，需要接近 10 min 才会发生低氧血症。静息时（例如代谢当量为 1），一个 70 kg 的成年男性氧气消耗量约为 250 ml/min［3.5 ml/（kg·min）］。仰卧位麻醉诱导后，这名患者的肺容积与 FRC 相等，接近 2.5 L。假设这个肺容积为 100% 的氧气所填充，那么即需要 10 min 出现低氧血症［2500 ml/（250 ml/min）］。

然而，上述情况是理想状态下，是非肥胖的健康人，且假设 FRC 的容量被 100% 的氧气所填充。实际情况是，预氧合后更常见的是呼气末氧浓度约 80%（而不是 100%），从而使得 FRC 中的氧气的效应容量减少 20%。此外，麻醉药物及肌松药物引起的肌肉松弛效应同样使 FRC 减少 20%。因此，FRC 包含的氧气容量为 2500 ml × 80% × 80% = 1600 ml，需要 6.4 min 才能出现低氧血症。

进一步来说，考虑到正常人群中肥胖的高发病率及其对 FRC 的减损效应（降低外向的），同时存在的耗氧量增加（随 BMI 增加而增加），发生低氧血症的实际时间会明显缩短。假设前述患者超重 30 kg，体重达到 100 kg（BMI 为 32 kg/m²）。因为超过正常体重后，体重每增加 1 kg，FRC 减损约 30 ml/kg，即患者处于呼吸暂停状态，其 FRC 中的氧气容量为（2500 ml － 900 ml）× 80% × 80% = 1024 ml，而耗氧量增加至 350 ml/min。因此，低氧血症发生的时限变为 1024 ml/（350 ml/min）= 2.9 min。对于大多数肥胖但身体健康的患者而言，这是一个更为现实的发生低氧血症的时限。

5. 什么是闭合容量？哪些因素影响闭合容量？闭合容量与 FRC 有什么联系？

闭合容量（closing capacity，CC）是指小的非软骨性气道开始闭合时肺内残存的气量。闭合容量的存在导致肺不张及后续的低氧血症，其根据以下公式可以得出：

$$闭合容量＝闭合容积＋ RV$$

在年轻健康的患者，CC 约等于 RV。CC 在临床上的意义在于处于 RV 的闭合容积可以有效地提供大量的生理氧储备，也就是说，处于 FRC 时不会发生肺不张。CC 随年龄增长而增加，对于 45 岁左右的个体，俯卧位时与 FRC 相等；而对于 65 岁左右的个体，站立位时与 FRC 相等。最终的结果是老年患者由于肺不张导致静息低氧血症的可能性更大。

尽管 FRC 依赖于体位，且与年龄关系甚微，但 CC 不依赖体位，并随着年龄的增长而增加。CC 被认为是引起老年患者肺储备下降及低氧血症的独立病理过程。

6. 影响气流阻力的因素：层流与湍流有何不同？

气流通过气道时遇到的阻力可由两部分决定：①气道的物理特性（例如长度和半径）；②通过气道的气流的物理特性（例如层流 vs. 湍流）。慢速气流，以层流的形式存在，流量与压力之间的关系呈线性关系，如 Hagen-Poiseuille 方程所示：

$$\Delta P = \frac{8l\mu}{\pi r^4} \times \dot{Q}$$

注意压力梯度（ΔP）随着流量的增加而线性增加，斜率由阻力（resistance，R）决定，$R = 8l\mu/\pi r^4$。阻力（R）随气道长度和气体黏度（μ）的增加而增加，而随着半径（r）4 次方增加而降低。在高流速下（如支气管痉挛、哮喘和 COPD），气体流速显著增加，导致湍流，此时流量和压力之间变成非线性关系，$\sqrt{\Delta P} \propto \dot{Q}$ 意味着相对于层流而言，对于给定的流量（$\dot{Q}$），湍流需要更高的压力，也就是 $\Delta P \propto \dot{Q}^2$。在湍流中，阻力与气体密度（$\rho$）成正比，与气道半径（r）的 5 次方成反比，即 $R \propto \rho/r^5$。

7. 气道阻力临床应用举例。

插管的患者必须通过比常规气道直径小的导管完成气体交换。再次复习一下，层流时，气道阻力与气道半径的 4 次方成反比。气管插管时选用较小直径的导管，阻力相应地会增加，如果无呼吸机辅助，患者则需要增加呼吸作功。在同步呼吸机模式（例如压力支持）辅助下，可减少患者呼吸作功。

压力支持模式允许患者触发呼吸机，后者可提供正压从而克服气管导管的阻力，降低患者吸气时的呼吸作功。然而，呼气时的呼吸作功仍然会增加，因为呼吸机只能在吸气期发挥辅助作用。其他与气道阻力增加有关的情形包括支气管痉挛、分泌物、拔管后喘鸣以及气管插管扭结。

8. 层流和湍流的决定因素是什么？有什么临床意义？

层流与湍流相比，气体交换效率更高，因为达到相同气体流量时湍流需要更大的压力梯度。雷诺数（Reynolds number，Re）是一种可用来预测流体是层流抑或湍流的无量纲数，Re 较低时为层流，而较高时为湍流。Re 可由以下等式计算获得：$Re = 2rv\rho/\eta$，其中 r 为气道半径，v 为气体流速，ρ 为气体密度，η 为气体黏度。

9. 讨论可减少湍流的临床措施。

吸气气流及气体流速增加所致的气道阻力增加（例如支气管痉挛）会导致湍流（见雷诺数等式）。处理湍流相关问题的一种解决方法是降低气体密度，可通过加用氦气实现。当氦气和氧气合用后，新的组合气体称作氦氧混合气，其与空气拥有相近的黏度，但更为重要的是，混合气体的密度更低。混合气体后可以实现：①降低雷诺数，从而产生更少的湍流及更多的层流；②降低湍流的阻力。回想一下，湍流时阻力如下：$R \propto \rho/r^5$（ρ 为气体密度）。一种常见的混合气体由 70% 的氦气和 30% 的氧气组成。这种氦氧混合气在拔管后喘鸣及哮喘持续状态的患者被证实有效。

10. 什么是肺顺应性？如何计算？

肺顺应性是用来测量及反映呼吸系统对于给定压力时储存的气体容量的指标。呼吸系统的总顺应性由肺、胸壁以及患者的呼吸周期（吸气或者呼气）决定。肺顺应性可通过计算给定压力后的气体容量变化获得：

$$C = \Delta V/\Delta P$$

两种因素可影响肺顺应性，分别是：①水张力；②功能性肺结缔组织的含量，例如弹性蛋白及胶原蛋白。患者的肺顺应性下降可与肺本身（例如肺纤维化），或者由于外向的胸壁力（$F_{胸壁}$）减弱和（或）腹压增高（例如肥胖、腹水、怀孕）有关。

11. 描述肺顺应性如何随吸气及呼气发生变化。

呼吸周期的状态可对肺顺应性产生如下影响：呼气末，与其他一些区域（即 1 区非依赖性区域）相比，某些肺区域将倾向于发生肺不张（即 3 区依赖性区域）。假设一名患者深呼吸从 RV 到 TLC，吸气开始时，肺顺应性低，因为此时肺不张区域由塌陷且填满水的肺泡组成，从而形成一种能量上不太有利的状态（即需要更多的能量来充气）。等上述肺泡开始复张，肺顺应性不断增大直到肺扩张到最大状态，在此之后肺及胸壁顺应性开始下降，阻止继续吸气。此时，肺的弹性回缩力增加，而通常有利于肺扩张的胸壁则达到其最大值。

　　呼气时，肺顺应性在给定容积或压力时比吸气时要大。吸气开始时，不张的肺泡从关闭状态转为开放状态，最初降低肺顺应性（试想吹一个瘪气球）。然而，吸气末，之前不张的肺泡已经开放，在呼气时对给定的容积或压力有更高的顺应性（气球充气后就容易保持充气状态）。这个概念被称为滞后现象，即系统的当前状态（即肺顺应性）取决于其过去的状态（即吸气或呼气）。

12. 什么是表面张力？它如何影响呼吸力学？

　　当两种介质（如液体和气体）之间有界面时，就会产生表面张力，其中一种介质由极性分子（即水）组成，另一种由非极性分子（即氧气和氮气）组成。为了使水（极性分子）与空气（非极性分子）之间的界面最小化，水会优先形成一个封闭的球体结构。这种形状将可能产生最大的体积-表面积比。球体的大体积将促进水分子之间形成最多的氢键，同时尽量减少暴露的表面积（即与非极性分子接触的界面，不能与氧气和氮气形成氢键）。

　　在未闭合的肺泡中，水在表面形成具有表面张力的液层（类似于气泡）并试图将这个气泡压成水球（导致肺不张）。表面张力由氢键产生，是导致肺回缩和促进肺不张的主要潜在力量。然而，其他因素，如共同肺泡壁之间的肺泡相互依赖，则防止塌陷。此外，肺泡的结构并不是球形的，而是多角形的。综上所述，肺泡是相互依赖的、多边形的形状，可能还有其他因素阻止其形成完美的球形以及塌陷的肺泡，尽管水分子本质如此。

　　总而言之，肺泡被一层水覆盖，在肺泡壁液气界面形成表面张力。这种力量在理解肺不张和肺顺应性方面起着重要作用。

13. 讨论拉普拉斯定律。它如何应用于肺生理学？

　　拉普拉斯定律描述的是某一界面的压力（ΔP）、壁表面张力（T）以及气体半径（R）之间的关系。它可以用来模拟肺泡的物理特性。

$$\Delta P = 2T/R$$

　　拉普拉斯方程指出，假设表面张力不变，随着肺泡直径（或半径）的减小，肺泡内的压力将增加。这意味着小肺泡内的压力相对于大肺泡更大，导致气体优先从小肺泡流向大肺泡。这将导致小肺泡变得越来越小，直到发生肺不张，虽然大肺泡会变得越来越大，但容易导致容积伤。注意，只有当肺泡表面张力保持恒定（即肺泡表面活性物质缺乏的患者）时才会发生这种现象。也就是说，表面活性物质在稳定肺泡及阻止上述现象中起着重要作用。

14. 什么是表面活性物质？

　　肺表面活性物质是一种磷脂物质，一端含有极性区，另一端含有非极性区。它由肺泡 II 型细胞产生，覆盖肺泡内已有的水分。这一覆盖层在肺泡的水（表面活性物质的极性区域）和空气（表面活性物质的非极性区域）之间形成一个界面，降低表面张力，从而使肺泡在较小的肺容积下保持开放。由于水的表面张力贡献大约 2/3 的肺回缩力，肺表面活性物质在预防肺不张和增加肺顺应性方面起着重要作用。

15. 表面活性物质在肺生理学中有什么作用？

表面活性物质在稳定肺泡中起着重要作用。当肺泡变小时（如呼气时），表面活性物质的浓度增加，从而降低水的表面张力。相反，当肺泡变大时，表面活性物质的浓度降低，导致水的表面张力增加。注意表面张力和肺泡半径之间的内在联系：表面张力随半径增大而增大，随半径减小而减小。因此，这种关系有助于最大限度地减少小肺泡和大肺泡之间 ΔP 的差异（拉普拉斯定律）。

表面活性物质在肺弹性回缩中也起作用。如前所述，表面活性剂的浓度是肺泡大小的函数。因此，表面活性物质使肺表现出类似于橡皮筋的弹性，当橡皮筋被拉伸时，肺的回缩力增加。这一特性使肺在小潮气量时表现出更高的顺应性，同时也促进了大潮气量时的呼气。因为表面张力在肺的弹性回缩力中起着如此重要的作用，与表面活性物质缺乏相关的疾病将表现出明显的症状。

16. 哪些临床情况可能导致绝对或相对表面活性物质缺乏？

表面活性物质缺乏的患者肺顺应性降低，更容易发生肺不张和容积伤（见拉普拉斯定律问题）。表面活性物质绝对缺乏的典型例子是早产儿，导致呼吸窘迫综合征。炎症和其他因素可导致表面活性物质产生减少和（或）表面活性物质功能障碍。这可能见于 ARDS、哮喘、COPD、间质性肺病或肺移植后等情形。虽然外源性表面活性物质可以挽救早产儿的生命，但迄今为止的研究还没有发现在上述情形下的益处。

17. 肺的不同区域是什么？

肺的生理学通常分为 3 个区域，其特点是通气（$\dot{V}$）和血流（$\dot{Q}$）之间的变化。直立位肺的 3 个区域开始于肺尖（1 区），结束于肺底（3 区）。注：P_{alv} 为肺泡压，P_{pa} 为肺动脉压，P_{pv} 为肺静脉压。

- 1 区：$P_{alv} > P_{pa} > P_{pv}$，导致高通气 / 血流比失调（$\dot{V}/\dot{Q} > 1$）和肺泡无效腔倾向（$\dot{V}/\dot{Q} = \infty$）。通气和血流在该区域均处于最低水平；然而，通气大于血流。
- 2 区：$P_{pa} > P_{alv} > P_{pv}$，产生理想的通气 / 血流比（$\dot{V}/\dot{Q} \approx 1$）。通气和血流均增加，而通气≈血流（1 L 干空气的氧气容量为 210 ml，1 L 血液的氧气容量为 200 ml）。
- 3 区：$P_{pa} > P_{pv} > P_{alv}$，导致低通气 / 血流比失调（$\dot{V}/\dot{Q} < 1$）和由肺不张（$\dot{V}/\dot{Q} = 0$）导致分流倾向。通气和血流在这个区域都是最高的；然而，血流大于通气。

历史上，重力被用来解释肺区背后的变化，暗示零重力环境将消除这种差异。然而，美国宇航局与和平号空间站的研究表明，如前所述，通气 / 血流比在微重力下仍然存在。直立位时，重力仅占通气 / 血流分布的 25% 左右，而 75% 的分布与重力无关。不同肺区的主要机制是血管系统和支气管树的几何形状引起的血流和气流阻力，将血液和气体引导到肺的底部。此外，这些研究发现，血流在整个肺部的分布均一性顺序如下（俯卧位＞＞仰卧位＞直立位），从而支持俯卧位可用来治疗严重 ARDS。

要点：肺生理学

1. FRC 是静息时的肺容积。
2. 从站立位到坐位再到仰卧位，FRC 逐渐减小。
3. 对于给定的压力，层流比湍流更有效。
4. 表面张力贡献 2/3 的肺弹性回缩力。
5. 表面活性物质有如下益处：降低总的肺顺应性；通过减少肺不张及容积伤来稳定肺泡；维持肺的弹性特性从而利于吸气和呼气过程。
6. 与表面活性物质缺乏或功能障碍相关的疾病将失去上述益处（例如早产儿、ARDS、COPD 及哮喘）。
7. 肺存在异质性，以区域性的通气 / 血流比失调为特点，造成无效腔（1区）和分流（3区）。

---

18. 肺泡气体方程是什么？海平面水平室内空气的正常肺泡氧分压是多少？

肺泡气体方程用于计算肺泡氧分压 P_AO_2：

$$P_AO_2 = F_iO_2(P_b - P_{H_2O}) - P_aCO_2/R$$

式中，P_AO_2 为肺泡氧分压，F_iO_2 为吸入氧浓度，P_b 为大气压，P_{H_2O} 为水蒸气分压（47 mmHg），P_aCO_2 为二氧化碳分压，R 为呼吸商。呼吸商约为 0.8，取决于代谢活动和饮食。在海平面水平，肺泡氧分压（P_AO_2）如下：

$$P_AO_2 = 0.21(760 - 47) - \frac{40}{0.8} = 99.7 \, mmHg$$

19. 在科罗拉多州的丹佛（海拔 5280 英尺，约 1610 m）和纽约州的纽约（海拔接近海平面），室内空气中的 P_AO_2 如何？

室内空气中的 F_iO_2（21%）在纽约和丹佛是相同的。然而，由于丹佛的大气压 P_b 较低，肺泡氧分压 P_AO_2 也会较低。

20. 低氧血症的原因有哪些？

造成低氧血症的 5 种典型的病理生理原因是：

- 吸入氧不足：这可能是由于海拔高，无意中互换了氧化亚氮和氧气管路，或者只是忘记打开氧气。预防后一种问题的措施包括防故障安全连接器（即指针式安全系统和直径指数安全系统）和麻醉呼吸机吸气端的氧气分析仪。

- 肺泡低通气：全身麻醉（自主呼吸）和麻醉后监护室的患者，在手术后，通常无法维持足够的每分通气量。其原因包括：肌松药物引起的残余肌松、阿片类药物和其他麻醉药物引起的呼吸抑制作用、疼痛（如夹板固定）引起的浅呼吸或上呼吸道阻塞（如阻塞性睡眠呼吸暂停）。低通气导致肺泡 CO_2 分压（P_ACO_2）升高，根据肺泡气体方程，肺泡 O_2（P_AO_2）降低，导致低氧血症。值得注意的是，低通气对动脉 CO_2 分压（P_aCO_2）的影响程度远远大于对动脉 O_2 分压（P_aO_2）的影响。例如，高频（喷射／振荡）通气和使用经鼻高流量导管的窒息性氧合都证明了传统意义上的通气对血液的氧合是不足的。此外，尽管此时 CO_2 水平已经很高，用脉搏血氧饱和度仪评估低通气缺乏优势，其往往是正常的。此外，重要的是要认识到，临床上显著的低氧血症是由通气不足引起的，如果对补充氧气没有反应，这可能不仅仅是因为肺泡 CO_2 分压升高。例如，多发性双侧肋骨骨折的患者最初可能因为疼痛（即夹板固定）而导致通气不足，从而导致 P_aO_2 的小幅下降，这很容易通过补充氧气来改善。然而，通气不足可导致在小潮气量时发生肺不张，引起明显的低氧血症。

- 通气／血流比（$\dot{V}/\dot{Q}$）失调：肺泡通气／血流在理想情况下接近 1:1 的关系，促进肺泡和血液之间的有效氧交换。然而，当肺泡通气和肺血流不相等时（$\dot{V}/\dot{Q}$ 失调），就会导致低氧血症。病理学上的 $\dot{V}/\dot{Q}$ 失调包括 COPD、哮喘、肺栓塞、支气管痉挛和黏液阻塞。注意，这些条件通常包括任何导致 $\dot{V}/\dot{Q}$ 升高或降低的失调因素。例如，大面积肺栓塞患者在肺的一个区域的无效腔量会增加（$\dot{V}/\dot{Q} = \infty$），导致高血流量流向另一个区域，可能导致 $\dot{V}/\dot{Q}$ 失调（$\dot{V}/\dot{Q} < 1$）和随后的低氧血症。一般来说，由于 $\dot{V}/\dot{Q}$ 失调引起的低氧血症通常可以通过补充氧气来克服。

- 右向左分流：虽然通常单独列出，分流实际上只是 $\dot{V}/\dot{Q}$ 失调的一个子集，其中 $\dot{V}/\dot{Q} = 0$。后面列出的一些病理例子可能在肺的某些区域有 $\dot{V}/\dot{Q}$ 失调的成分，其中 $\dot{V}/\dot{Q}$ 失调 < 1，但从技术上讲不是零。有两种分流：①生理性分流；②病理性分流。正常生理性分流（心排血量的 2% ～ 3%）是由支气管静脉和心最小静脉（Thebesian veins）向左心引流引起的。病理性分流的例子包括动静脉畸形、右向左的心脏分流、ARDS、肺不张、肺炎和肺水肿。分流的一个重要特征是低氧血症不容易通过单独补充氧气来克服，并且根据病理状况，通常需要采取肺复张策略。这些策略包括：将床头抬高至 30° 以上，激励性肺活量测定，下床活动，无创正压通气，如持续气道正压／双水平气道正压；如果插管，增加 PEEP 或施行肺复张策略可以改善。

- 弥散受损：有效的氧交换取决于肺泡和血流之间的完整界面。肺水肿、肺间质疾病和肺气肿等病理情况下可影响氧气向血液弥散。

21. 围手术期低氧血症最常见的原因是什么？

围手术期低氧血症最常见的两种病理生理机制是：右向左分流和低通气。肺不张（右向左分流）可能是导致临床显著低氧血症的最常见情况，通常由肺泡通气不足、肥胖、仰卧位、夹板固定和使用 100% F_iO_2 引起的"吸收性肺不张"等因素引起。

要点：低氧血症的原因

1. 吸入氧不足。
2. 肺泡低通气。
3. 通气/血流比失调。
4. 右向左分流。
5. 弥散受损。

---

22. 详述解剖无效腔、肺泡无效腔和生理无效腔。

生理无效腔（dead space，V_D）是解剖无效腔和肺泡无效腔的总和。解剖无效腔包括鼻、口腔、咽、气管和支气管，在自主呼吸个体中约为 2 ml/kg，占生理无效腔的大部分。气管插管减少了总的解剖无效腔，因为气管插管所占的体积小于口腔、鼻和咽。肺泡无效腔是到达肺泡但由于血液灌注不良而不进行气体交换的气体容量（即肺的 1 区）。在健康人中，肺泡无效腔可以忽略不计。

23. 无效腔如何影响肺泡通气？

通气的主要目的是促进肺泡水平的气体交换。然而，如前所述，在我们呼吸的空气和用于进行气体交换的灌注良好的肺泡之间有大量的解剖无效腔。这可以通过以下等式来表示：$V_T = V_A + V_D$，其中 V_T 是潮气量，V_A 是肺泡容量，V_D 是生理无效腔量（解剖和肺泡）。假设（生理）无效腔量为 2 ml/kg，一个 70 kg 的人将有大约 140 ml 的无效腔。因此，潮气量需要大于 140 ml，以保证肺泡通气，促进气体交换。注意，这是这一概念的经典教学，迄今为止的证据表明，使用经鼻高流量导管（60 L/min）或开放式肺通气策略（如高频喷射/振荡通气）进行窒息性氧合时，可能会出现一定量的肺泡通气（和 CO_2 气体交换）。

24. P_aCO_2 与肺泡通气的关系如何？

P_aCO_2 与肺泡通气呈负相关，由以下等式描述：

$$P_aCO_2 = \dot{V}CO_2/\dot{V}_{肺泡}$$

$\dot{V}CO_2$，CO_2 产生量；$\dot{V}_{肺泡}$，肺泡通气量。

因此，如果 TV 大于解剖无效腔，增加每分通气量将降低 P_aCO_2。

25. 无效腔量如何量化？动脉 CO_2 分压（P_aCO_2）与混合呼出气 CO_2 分压（P_eCO_2）有何关系？

无效腔可用玻尔（Bohr）方程来量化：

$$V_D/V_T = (P_aCO_2 - P_eCO_2)/P_aCO_2$$

V_D，无效腔量；V_T，潮气量；P_aCO_2，动脉 CO_2 分压；P_eCO_2，混合呼出气 CO_2 分压。

玻尔方程是通过测量潮气量（V_T）、混合呼出气 CO_2 和动脉 CO_2 分压来计算生理无效腔（V_D）的一种方法。在一个体重为 70 kg 的健康人中，$V_D \approx 150$ ml（2 ml/kg），$V_T \approx 500$ ml（6～8 ml/kg），无效腔量通常是潮气量的 1/3（即 $V_D/V_T \approx 0.3$）。类似地，在一个 $P_aCO_2 = 40$ mmHg 的健康人中，测得的混合气 P_eCO_2 将等于 28 mmHg。将这些参数应用于玻尔方程将得到以下结果：$V_D/V_T = (40 - 28)/40 = 0.3$。$P_eCO_2$ 低于 P_aCO_2，因为生理无效腔中无 CO_2 气体稀释并降低 P_aCO_2。注意，CO_2 是灌注受限的（不像氧气那样弥散受限）；因此在灌注良好的肺泡中，$P_ACO_2 \approx P_aCO_2$。

26. 呼气末 CO_2（end-tidal CO_2，$ETCO_2$）和混合呼出气 CO_2 分压（P_eCO_2）有什么区别？哪一种用于临床？

$ETCO_2$ 是呼气结束时通过二氧化碳分析仪测量的 CO_2，而 P_eCO_2 是在完全呼气后以气体体积测量的最终 CO_2 分压。临床上，最常用 $ETCO_2$（不是 P_eCO_2）来反映肺泡通气（即 P_ACO_2）。在与肺泡无效腔增加相关的病理条件下（如肺栓塞、心脏停搏、COPD），$ETCO_2$ 会减小。注意，因为 $ETCO_2$ 反映肺泡通气，它受解剖无效腔的影响较小。因此，P_aCO_2 和 $ETCO_2$ 之间的差异通常很小（即 4～5 mmHg），而 P_eCO_2 会低得多，因为它被解剖和肺泡无效腔稀释。

27. CO_2 在血液中如何运输？

二氧化碳以 3 种形式存在于血液中：溶解的 CO_2（7%）、碳酸氢根离子（HCO_3^-）（70%）及与血红蛋白结合（23%）。

28. 什么是缺氧性肺血管收缩？

缺氧性肺血管收缩（hypoxic pulmonary vasoconstriction，HPV）是呼吸系统血管平滑肌的一种局部反应，它将血流从低通气区域（即低 P_AO_2 和高 P_ACO_2）重定向至通气良好的区域。具体来说，低 P_AO_2、高 P_ACO_2 和低 pH 引起肺血管收缩，高 P_AO_2 和低 P_ACO_2 和高 pH 引起血管舒张。这有助于改善整体 $\dot{V}/\dot{Q}$ 匹配。重要的是要知道，这种反应在呼吸系统与发生在全身血管系统正好相反。虽然血管扩张药和较老的挥发性麻醉药（如氟烷）可能会抑制 HPV，但研究表明，较新的挥发性药物（如七氟烷和地氟烷）以及静脉麻醉药（如丙泊酚）在临床常用剂量下不能抑制 HPV。

HPV 的知识在肺动脉高压患者的治疗中起着重要作用，因为任何低氧血症、高碳酸血症或酸中毒的发生都会增加肺血管阻力（pulmonary vascular resistance，PVR）。PVR 的增加都会导致肺动脉压升高，有可能导致右心衰竭。避免严重肺动脉高压患者出现低氧血症和高碳酸血症是至关重要的。

29. 动脉血氧含量（arterial oxygen content，C_aO_2）是多少？如何计算？

动脉血氧含量是指动脉血液中携带的氧气量（ml/dl）。通过将血红蛋白结合氧（Hgb）和血液中溶解氧（P_aO_2）之和计算得出，等式如下：

$$C_aO_2 = 1.34 \times [Hgb] \times SaO_2 + 0.003 \times PaO_2$$

式中，1.34 为血红蛋白的氧结合能力（ml/g 血红蛋白），S_aO_2 为血红蛋白饱和度，Hgb 为血红蛋白浓度（g/dl），0.003 为氧的溶解度系数 [ml/(dl·mmHg^{-1})]，P_aO_2 为动脉氧分压（mmHg）。

30. 什么是氧输送？

血流的主要作用之一是输送氧气（oxygen delivery，$\dot{D}O_2$）到周围组织。这可以用以下等式表示：

$$\dot{D}O_2 = CO \times CaO_2$$

$\dot{D}O_2$，氧输送量（ml/min）；CO，心排血量（ml/min）；C_aO_2，动脉含氧量（ml/dl 血液）

这个方程说明有两种方法可以增加组织的氧输送：①增加心排血量；②增加动脉氧含量。因为 P_aO_2 乘以 0.003，溶解氧在决定动脉氧含量中起次要作用，当 S_aO_2 正常时，给予高 F_iO_2 来提高 P_aO_2 几乎没有用处。增加氧输送的更有用的方法是维持正常 S_aO_2（＞90%），在贫血的情况下输注红细胞，或在心源性休克的情况下给予正性肌力药物。例如，给失血性休克患者输血将通过两种方法增加氧输送：①增加血红蛋白，增加 C_aO_2；②增加每搏输出量，从而增加心排血量。

要点：与肺相关的有用等式

1. 层流通过气道时的阻力：$R = 8l\mu / \pi r^4$。
2. 顺应性：$C = \Delta V / \Delta P$。
3. 肺泡气体分压：$P_AO_2 = F_iO_2 (P_b - P_{H_2O}) - P_aCO_2/R$。
4. 血液氧含量：$C_aO_2 = 1.34 \times [Hgb] \times S_aO_2 + 0.003 \times P_aO_2$。
5. 氧输送：$\dot{D}O_2 = CO \times CaO_2$。
6. $V_D/V_T = (P_aCO_2 - P_eCO_2)/P_aCO_2$。

---

31. 呼吸中枢在哪里？

呼吸中枢位于双侧延髓和脑桥。3 个主要中枢调控呼吸。背侧呼吸中枢主要负责吸气，腹侧呼吸中枢负责呼气和吸气，呼吸调节中枢控制呼吸频率和模式。脑干腹侧呼吸中枢下方也存在一个化学敏感区。这个区域对脑脊液 pH 的变化做出反应，向呼吸中枢发送相应的信号。麻醉药物抑制脑干的呼吸中枢。

32. 二氧化碳和氧气在调节呼吸中起什么作用？

在高碳酸血症和低氧状态下，脑干会受到刺激以增加每分通气量，而在低碳酸血症和常氧状态下，每分通气量会受到抑制。二氧化碳（间接）和氢离子（直接）作用于脑干的化学敏感区，而氧分压则与颈动脉和主动脉体的外周化学感受器相互作用。在这两种物质中，二氧化碳在调节呼吸方面比氧气更重要。

33. 什么是肺功能测试，如何使用？

肺功能测试（pulmonary function test，PFT）是指对患者的气流、肺容积和一氧化碳扩散能力的标准化测量。这些值一般以预测正常值的百分比报告，预测正常值是根据患者的年龄和身高计算的。它们与病史、体格检查、血气分析和胸部 X 线片结合使用，有助于将肺部疾病分为阻塞性、限制性或混合性疾病。

34. 获得 PFT 有什么益处？

获得术前 PFT（也称为**肺活量测定**）的主要目的是识别术后肺部并发症的高危患者。然而，值得注意的是，没有一项或多项检查能明确预测哪些患者会出现术后肺部并发症。

35. 肺功能的测量方法及其意义是什么？

以下测量用力依赖性的指标，需要患者积极参与（图 6.2）。

- 第 1 秒用力呼气容积（forced expiratory volume in 1 second，FEV_1）。

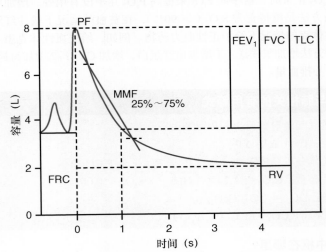

图 6.2　肺量图。FEV_1，第 1 秒用力呼气容积；FRC，功能残气量；FVC，用力肺活量；MMF，平均最大流量；PF，峰值流量；RV，残气量；TLC，肺总量

- 用力肺活量（forced vital capacity，FVC）。
- FEV_1 和 FVC 的比值，或 FEV_1/FVC 比。由于呼吸肌无力或动态气道阻塞，FVC 可能正常或降低。
- 用力呼气流量在 FVC 的 25%～75%（forced expiratory flow，FEF 25-75）。FEF 25-75 的降低反映了小气道的塌陷，是早期气道阻塞的敏感指标，它被认为是最不受用力影响的测量方法。

要点：肺功能测定

1. 异常 PFT 提示该患者将从激进的围术期肺功能治疗中获益，并且应避免全身麻醉。
2. 肺功能中 FVC、FEV_1、FEV_1/FVC 比，以及 FEF 25-75（MMF 25-75）是临床上最有用的指标。
3. 没有单一的 PFT 测量值是手术的绝对禁忌证。在决定是否适合手术时必须考虑如体格检查、动脉血气、并存疾病等因素。

推荐阅读

Akella A, Deshpande SB. Pulmonary surfactants and their role in pathophysiology of lung disorders. Indian J Exp Biol. 2013;51(1):5–22.

Feher J. Quantitative Human Physiology: An Introduction. 2nd ed. Cambridge, MA: Elsevier Academic Press; 2017.

Galvin I, Drummond GB, Nirmalan M. Distribution of blood flow and ventilation in the lung: gravity is not the only factor. Br J Anaesth. 2007;98 (4):420–428.

Han S, Mallampalli RK. The role of surfactant in lung disease and host defense against pulmonary infections. Ann Am Thorac Soc. 2015;12 (5):765–774.

Kavanagh BP, Hedenstierna G. Respiratory physiology and pathophysiology. In: Miller RD, ed. Miller's Anesthesia. 8th ed. Philadelphia: Elsevier Saunders; 2015: 444–472.

Lumb AB, Slinger P. Hypoxic pulmonary vasoconstriction: physiology and anesthetic implications. Anesthesiology. 2015;122(4):932–946.

第 7 章

血气分析

Brian M. Keech, MD

孙亮 译 冯艺 校

1. 动脉血气提供什么信息?

动脉血气 (arterial blood gas, ABG) 仪器通过电极获取电压、电流和电阻变化信息, 直接测量动脉血中的氧分压 (PaO$_2$)、动脉血中二氧化碳分压 (PaCO$_2$)、pH, 并利用这些数据计算碳酸氢根离子 (HCO$_3^-$)、碱剩余和氧饱和度。ABG 机器也可以测量钠、钾、离子钙、葡萄糖和乳酸。

- **氧合** (PaO$_2$)。PaO$_2$ 是指溶解在血中的氧所产生的张力, 它提供了氧合效率的信息。
- **通气** (PaCO$_2$)。通气的充分性与 PaCO$_2$ 成反比。
- **酸碱状态** (pH、HCO$_3^-$ 和碱剩余)。pH 大于 7.45 提示碱血症, pH 小于 7.35 提示酸血症。碱剩余测量酸碱平衡紊乱的代谢成分。

2. 什么是一氧化碳血氧仪? 它提供什么信息?

一氧化碳血氧仪是一种测量血红蛋白对不同波长电磁波吸收率的装置, 可用来测量总血红蛋白 (total hemoglobin, tHb)、氧合血红蛋白 (oxyhemoglobin, O$_2$Hb)、脱氧血红蛋白 (deoxyhemoglobin, HHb)、高铁血红蛋白 (methemoglobin, MetHb) 和碳氧合血红蛋白 (carboxyhemoglobin, COHb)。一氧化碳血氧仪类似于脉搏血氧仪, 只是脉搏血氧仪只测量 2 个波长, 分别对应于脱氧血红蛋白和氧合血红蛋白。然而, 一氧化碳血氧仪可以测量数百个波长, 可用来精确测量血红蛋白的各种分子结构 (例如 COHb)。虽然有些动脉血气机 (ABG 机) 包括一氧化碳血氧仪, 但许多 ABG 机没有这一功能。

3. 健康患者在海平面水平呼吸室内空气时, ABG 的正常值是多少?

见表 7.1。

4. 传统上如何描述酸碱平衡的调节?

酸碱平衡传统上是用 Henderson-Hasselbalch 方程来描述的, 该方程指出 HCO$_3^-$ 和 PaCO$_2$ 的变化决定 pH, 关系如下:

$$pH = 6.1 + \log\left[HCO_3^-/(0.03 \times PaCO_2)\right]$$

为了防止 pH 的变化, PaCO$_2$ 的任何增加或减少都应伴随 HCO$_3^-$ 的代偿性增加或减少, 反之亦然。其他生理性非碳酸缓冲液的重要性后来被认识到, 并部分整合到碱剩余和校正阴离子隙 (anion gap, AG) 中, 两者都有助

表 7.1 海平面水平动脉血气值	
pH	7.35 ～ 7.45
PaCO$_2$	35 ～ 45 mmHg
PaO$_2$	80 ～ 100 mmHg
HCO$_3^-$	22 ～ 26 mmol/L
碱剩余（base excess，BE）	0±2 mmol/L
氧饱和度（SaO$_2$）	＞ 95%

HCO$_3^-$，碳酸氢盐；PaCO$_2$，动脉血二氧化碳分压；PaO$_2$，动脉血氧分压

于解释复杂的酸碱平衡紊乱

5. pH 是什么意思？

pH 代表"氢离子的功率"，表示细胞外液中氢离子（H$^+$）浓度的负对数。与任何"p"标志（表示负对数）一样，当被测量的实体变大时，pH、pKa 等变小。正常情况下，细胞外液中的［H$^+$］为 $40×10^{-9}$ mol/L，是一个非常小的数值。通过取这个值的负对数，我们算得 pH ＝ 7.4，这是描述［H$^+$］更为简单的方法。注意，因为我们使用的是对数标度，pH 的微小变化代表细胞外液［H$^+$］的大变化。例如，pH ＝ 7.2 时，对应的［H$^+$］＝ $60×10^{-9}$ mol/L，增加了 50%！

6. 为什么细胞外液的 pH 很重要？

细胞外液的 pH 很重要，因为氢离子与细胞蛋白质发生高度反应，并改变它们的功能。通过严格调节氢离子来避免酸血症和碱血症是细胞正常功能所必需的。与正常 pH 7.4 的偏差表明某些生理过程处于紊乱状态，存在某些病因，需要确定和处理。

7. 酸血症的主要后果是什么？

严重酸血症定义为血液 pH 低于 7.20，并与以下主要影响相关：

- 心脏收缩力和心排血量受损。
- 儿茶酚胺反应性受损。
- 对心律失常的易感性增加。
- 小动脉血管扩张导致低血压。
- 肺血管收缩，随后肺血管阻力增加。
- 血容量聚集，最终导致肺水肿和呼吸困难。
- 过度换气（代偿反应）。
- 意识模糊、反应迟钝和昏迷。
- 胰岛素抵抗。
- 抑制糖酵解和三磷酸腺苷合成。

- 凝血病。
- 高钾血症（主要发生在代谢性酸中毒，但不是呼吸性酸中毒）。

8. 碱血症的主要后果是什么？

严重碱血症定义为血液 pH 大于 7.60，并与以下主要影响相关：

- 心脏收缩力增加，直到 pH 大于 7.7 开始下降。
- 难治性室性心律失常。
- 冠状动脉收缩。
- 换气不足（可导致自发性换气患者的高碳酸血症和低氧血症）。在机械通气的患者，由于通气不足，脱机可能会更加困难。
- 脑血管收缩。
- 神经系统表现，如嗜睡、谵妄、昏迷、抽搐和癫痫。
- 低钾血症、低钙血症、低镁血症和低磷血症。
- 刺激无氧糖酵解和乳酸生成。

9. 什么是常见的酸碱平衡紊乱及其各自的代偿？

见表 7.2。

10. 如何量化呼吸和（或）肾代偿程度？

见表 7.3。

11. 这些代偿能用图形表示吗？

能（图 7.1）。

12. 身体的主要酸碱缓冲系统是什么？

碳酸氢钠、白蛋白、血红蛋白和磷酸盐是主要的缓冲系统。细胞外主要缓冲液为 HCO_3^-。细胞内主要缓冲液为有机磷酸盐（磷酸腺苷、二磷酸腺苷、三磷酸腺苷、2,3- 二磷酸甘油酸）、咪唑基以及蛋白质和血红蛋白上的氨基。磷酸盐和氨是重要的尿缓冲液。

细胞外碳酸氢盐系统对 pH 的变化反应最快，但其总缓冲能力小于细胞

表 7.2　主要酸碱平衡紊乱及代偿机制		
原发酸碱平衡紊乱	原发变化	主要代偿
呼吸性酸中毒	↑ $PaCO_2$	↑ HCO_3^-
呼吸性碱中毒	↓ $PaCO_2$	↓ HCO_3^-
代谢性酸中毒	↓ HCO_3^-	↓ $PaCO_2$
代谢性碱中毒	↑ HCO_3^-	↑ $PaCO_2$

代谢紊乱的主要代偿是通过呼吸控制二氧化碳迅速实现的，而呼吸紊乱的主要代偿是随着肾排泄或吸收酸和碳酸氢盐而缓慢实现的。混合性酸碱平衡紊乱很常见。
HCO_3^-，碳酸氢盐；$PaCO_2$，动脉血二氧化碳分压

表 7.3 代偿程度的计算

原发酸碱平衡紊乱	代偿规则
急性呼吸性酸中毒	HCO_3^- 升高 $0.1 \times$（$PaCO_2 - 40$） pH 降低 $0.008 \times$（$PaCO_2 - 40$）
慢性呼吸性酸中毒	HCO_3^- 升高 $0.4 \times$（$PaCO_2 - 40$）
急性呼吸性碱中毒	HCO_3^- 降低 $0.2 \times$（$40 - PaCO_2$） pH 升高 $0.008 \times$（$40 - PaCO_2$）
慢性呼吸性碱中毒	HCO_3^- 升高 $0.4 \times$（$40 - PaCO_2$）
代谢性酸中毒	$PaCO_2$ 降低（$1 \sim 1.5$）$\times$（$24 - HCO_3^-$）
代谢性碱中毒	$PaCO_2$ 降低（$0.25 \sim 1$）$\times$（$HCO_3^- - 24$）

补偿机制对酸碱平衡紊乱从不矫枉过正；当动脉血气分析显示明显校正过度时，应怀疑存在混合性酸碱平衡紊乱。
HCO_3^-，碳酸氢盐；$PaCO_2$，动脉血二氧化碳分压
Data from Schrier RW. Renal and Electrolyte Disorders. 3rd ed. Boston：Little，Brown；1986.

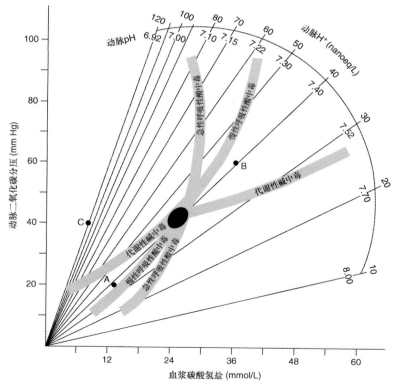

图 7.1 Davenport 图显示了 CO_2、HCO_3^- 和 pH 之间的关系，后三者的关系可见于 Henderson-Hasselbalch 方程

内系统，细胞内系统占人体化学缓冲的 60%～70%。氢离子通过以下关系与所有缓冲系统处于动态平衡：

$$H + HCO_3^- \leftrightarrow H_2CO_3 \leftarrow （碳酸酐酶）\rightarrow CO_2 + H_2O$$

CO_2 分子很容易穿过细胞膜，使细胞内和细胞外的缓冲系统保持动态平衡。此外，CO_2 还有经通气排出的额外优势。

13. 呼吸性酸碱平衡紊乱的常见原因是什么？

- **呼吸性碱中毒**：败血症、低氧血症、焦虑、疼痛、海拔和中枢神经系统损害。
- **呼吸性酸中毒**：药物（残余麻醉药物、残余肌松药物、苯二氮䓬类药物、阿片类药物）、哮喘、慢性阻塞性肺疾病、肥胖低通气综合征、阻塞性睡眠呼吸暂停、中枢神经系统损害（感染、卒中）和神经肌肉疾病。

14. 代谢性碱中毒的常见原因是什么？

代谢性碱中毒通常由呕吐、容量减少（利尿剂、脱水）、使用碱性药物和内分泌紊乱引起。

15. 阴离子隙（AG）是多少？

AG 可用于进一步评价代谢性酸中毒。AG 等于测得的阳离子之和减去测得的阴离子之和：

$$AG = （Na^+ + K^+）-（Cl^- + HCO_3^-）$$

注意，某些来源的方程式中省略了钾，计算出的 AG 会相应减少（即 2～4 mmol/L）。

16. 什么是正常的阴离子隙？是什么原因造成的？

如果含钾，则正常 AG 为 14～18 mmol/L；否则，如果仅使用钠，则正常 AG 为 12～14 mmol/L。这可能使人认为血浆中阳离子多于阴离子。然而，事实并非如此。为了保持电中性，Na^+ 和 K^+ 以及血浆中所有未测量的阳离子的数量等于血浆中 Cl^-、HCO_3^- 和所有未测量的阴离子的数量。这告诉我们，在正常情况下，血浆中未测量的阴离子比未测量的阳离子多。主要未测量的阳离子包括镁和钙，而主要未测量的阴离子包括白蛋白、磷酸盐和硫酸盐。

17. AG 的用途是什么？

AG 用于将代谢性酸中毒的鉴别诊断范围缩小为正常或高 AG 代谢性酸中毒。

18. 白蛋白对 AG 有什么影响？

白蛋白是解读 AG 计算时需要考虑的主要未测量阴离子之一。在危重患者中通常很低，这会减少未测量的阴离子并降低 AG。这通常不是问题，除非低蛋白血症患者有代谢性酸中毒，导致 AG 正常，否则 AG 会升高。以下方程式可用于校正低白蛋白血症时的 AG：

$$校正 AG ＝计算得到的 AG ＋ [2.5 × （正常白蛋白水平－$$
$$测得的白蛋白水平）]$$

19. 在评估 AG 升高的代谢性酸中毒时，还有哪些实验室研究有用？

其他研究包括血清酮（和 β - 羟基丁酸酯）、乳酸、肌酐和血清渗透压差。

要点：高 AG 型代谢性酸中毒的主要原因

- 乳酸性酸中毒；
- 酮症酸中毒；
- 终末期肾病；
- 毒素（如甲醇、水杨酸盐、对乙酰氨基酚、乙二醇、丙二醇）。

要点：正常 AG 型代谢性酸中毒的主要原因

- 医源性高氯溶液的使用（如生理盐水）；
- 碱性液体胃肠液丢失（如腹泻）；
- 肾小管酸中毒；
- 碳酸酐酶抑制剂；
- 通过回肠导管进行输尿管分流。

---

20. ABG 上的 HCO_3^- 值是否与化学面板上的 CO_2 值相同？

不 是。ABG 里 的 HCO_3^- 是 用 Henderson-Hasselbalch 方 程、pH 和 $PaCO_2$ 的测量值计算的。与此相反，一个化学面板报告了测量的血清二氧化碳含量（CO_2），它是测量的碳酸氢盐（HCO_3^-）和碳酸（H_2CO_3）的总和。通常认为 HCO_3^- 主要由 CO_2 决定，因为血液中 HCO_3^- 的浓度大约是 H_2CO_3 浓度的 20 倍；因此，H_2CO_3 对总测量 CO_2 的贡献很小。

21. 碱缺失（base deficit，BD）是什么？

BD 或碱过剩（base excess，BE）是酸碱平衡紊乱代谢成分的检测。它被定义为在标准条件下（$PaCO_2$ 40 mmHg，温度 37℃）使血清 pH 恢复到 7.4 需要给予（或去除）的 HCO_3^- 量。BE 和 BD 经常互换使用，其中 BE 是 BD 的负数。

22. 什么是 Δ/Δ？临床有什么作用？

AG 的变化与 HCO_3^- 变化的比例称为 Δ/Δ，通常是 1∶1。如果 Δ/Δ 小于 1，应怀疑存在混合酸碱平衡紊乱；即一种正常 AG 型代谢性酸中毒伴高 AG 型代谢性酸中毒而发生。相反，Δ/Δ 大于 1 表明代谢性碱中毒与高 AG 型代谢性酸中毒同时发生。因此 Δ/Δ 对进一步评价 AG 型代谢性酸中毒的临床情况有一定的参考价值。

23. 碳酸氢钠是否用于治疗代谢性酸中毒？

碳酸氢钠仅在 pH 非常低（即＜7.20）的情况下使用。pH 低于 7.20 会抑制心脏功能，引起严重的血管扩张，并增加心脏对致命性心律失常的易感性。

需要注意的是，碳酸氢钠会产生 CO_2，后者很容易通过细胞膜扩散。因此，重要的是，患者须有呼吸储备，可暂时增加他们的每分通气量。否则，碳酸氢钠会加重患者的病情，因为代谢性酸中毒会变成呼吸性酸中毒，CO_2 经细胞膜扩散，引起细胞内酸中毒。

24. 代谢性酸中毒是如何引起高钾血症的？

各种细胞跨膜蛋白扮演着通道、转运体和泵从而发挥调节细胞内电解质和酸碱平衡的作用。这些跨膜蛋白协同作用的净效应导致所谓的钾-氢逆向转运体，这是一个概念模型，其描述了细胞内钾离子依赖跨膜 pH 梯度与细胞外氢离子交换的净效应。

25. 呼吸性酸中毒会引起高钾血症吗？

不，只有代谢性酸中毒会引起临床上明显的高钾血症。研究表明，呼吸性酸中毒引起细胞外钾的变化很小或没有变化。在呼吸性酸中毒中，CO_2 很容易通过脂质双层扩散，引起细胞内和细胞外酸中毒。然而，在代谢性酸中毒中，酸不容易通过脂质双层进行扩散，主要导致细胞外酸中毒，从而产生一个 pH 梯度，促进细胞内钾离子与细胞外氢离子的交换。根据同样的逻辑，过度通气不是治疗高钾血症的有效方法。

要点

1. 酸碱平衡传统上是用 Henderson-Hasselbalch 方程来描述的，该方程指出 HCO_3^- 和 $PaCO_3$ 共同决定 pH。
2. 碳酸氢盐、白蛋白、血红蛋白和磷酸盐是身体的主要缓冲系统。
3. AG 用于解释代谢性酸中毒的原因。
4. BD（或 BE）是指为了使患者的酸碱平衡紊乱恢复到正常状态（pH7.4，$PaCO_2$ 40 mmHg，温度 37℃）而需要给予（或去除）的碱量（即碳酸氢盐）。
5. 只有在 pH 低于 7.20 时才需要补充碳酸氢盐，因为严重酸中毒才会严重损害心脏功能。
6. 代谢性酸中毒可引起高钾血症，这在呼吸性酸中毒中很少见。

推荐读物

Berend K. Diagnostic use of base excess in acid-base disorders. N Engl J Med. 2018;378(15):1419–1428.
Kraut JA, Madias NE. Lactic acidosis. N Eng J Med. 2014;371(2):2309–2319.
Morris CG, Low J. Metabolic acidosis in the critically ill. Part 1. Classification and pathophysiology. Anaesthesia. 2008;63:294–301.
Morris CG, Low J. Metabolic acidosis in the critically ill. Part 2. Cause and treatment. Anaesthesia. 2008;63:396–411.
Neligan PJ, Deutschman CS. Perioperative acid-base balance. In: Miller RD, ed. Miller's Anesthesia. 8th ed. Philadelphia: Elsevier Saunders; 2015:1811–1839, e2.
Rastegar A. Use of the ΔAG/ΔHCO₃⁻ ratio in the diagnosis of mixed acid-base disorders. J Am Soc Nephrol. 2007;18:2429–2431.

容量调节与液体替代治疗

David J. Douin，MD，Ryan D. Laterza，MD

孙亮 译 冯艺 校

第 8 章

1. 描述体液的不同功能分布。

　　总体液约占体重的 60%。大约 2/3 的体液（体重的 40%）为细胞内液，1/3（体重的 20%）为细胞外液。在细胞外液体，3/4（体重的 15%）由组织间液组成，1/4（体重的 5%）是血浆体积。记住这一知识点的一个简单方法是按照"20-40-60"规则：20% 在细胞外，40% 在细胞内，60% 为总体液。图 8.1 估计了一个理想体重为 70 kg 的患者体液的分布。注意，肥胖患者有时很难做出准确的估计。

2. 描述血浆和内皮糖萼之间液体分布的动力学。

　　Sterling 原理是描述血管内和组织间隙之间滤过的传统模型。最近的证据表明，这可能无法捕捉液体转运的整个过程，一个新的被称为**内皮糖萼**（endothelial glycocalyx）的实体已经提出。修订后的 Sterling 原理如下：

$$\frac{J_v}{A} = L_p \left[(P_c - P_i) - \sigma (\pi_p - \pi_{sg}) \right]$$

以上等式解释了内皮糖萼，并支持以下理论，即滤过在毛细血管床的整个长度上持续进行，且不会发生从组织间隙的再吸收。因此，净滤过受内皮糖萼、内皮基底膜和细胞外基质的调控。

　　注：J_v/A 为单位面积滤过体积；L_p 为导水率；P_c 为毛细管静水压力；P_i 是组织间隙静水压力，σ 是渗透反射；π_p 是内皮层血浆侧的胶体渗透压；π_{sg} 是糖萼下间隙的胶体渗透压。

3. 血清渗透压的正常范围是多少？如何计算？

　　不同的来源引用不同的范围，但一般来说，正常血清渗透压范围在 285 ～ 305 mOsm/L。粗略估计一下，是钠浓度的 2 倍。使用以下公式可获得更准确的渗透压估算值：

　　采用美国惯用单位制（英制）的公式如下：

$$血浆渗透压 \left(\frac{mOsm}{L} \right) = 2 \times [Na] + \frac{葡萄糖}{18} + \frac{BUN}{2.8}$$

　　采用国际单位制（公制）的公式如下：

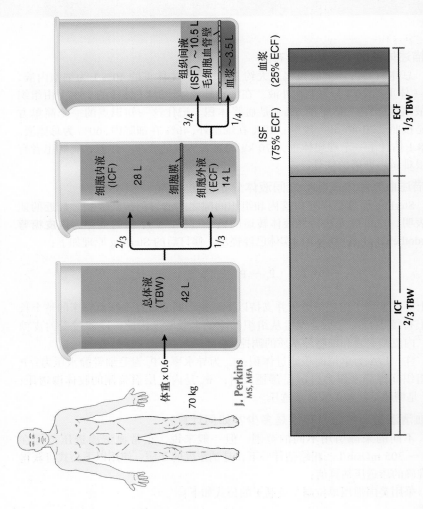

图 8.1 理想体重为 70 kg 的患者的体液分布（From Mulroney, SE., Myers, AK. The cell and fluid homeostasis. In: Netter's Essential Physiology. Philadelphia: Elsevier; 2015: 2-11..2016. Fig. 1.4.）

$$血浆渗透压 \left(\frac{mOsm}{L} \right) = 2 \times [Na] + 葡萄糖 + BUN$$

请注意，美国溶质的惯用单位制（英制）为钠（mmol/L）、葡萄糖（mg/dl）和 BUN（mg/dl），而国际单位制均为 mmol/L。有些教科书可能使用单位为 mOsm/kg 的渗透压，这基本上等同于渗透压，因为 1 L 水 = 1 kg 水。最后，请注意这样一个事实：对于采用公制的国家来说，等式要简单得多。

4. 体液及其张力是如何调节的？

肾对抗利尿激素（antidiuretic hormone，ADH）也称血管升压素的反应，是调节体液和张力的主要机制。ADH 是由垂体后叶释放，在血浆中循环。半衰期约 20 min，可增加肾远曲小管和集合管中水通道蛋白通道的表达。这增加了肾小管对水的渗透性，导致游离水的吸收增加，尿浓度增加。释放 ADH 的刺激包括以下内容：

- 渗透压增高时下丘脑渗透压感受器促进 ADH 的释放。
- 下丘脑口渴中枢神经元调节对水的有意识渴望，以应对高渗透压。
- 主动脉压力感受器和左心房牵张感受器分别对低血压和低血容量反应，促进 ADH 的释放。
- 应激（如手术或危重疾病）引起的交感神经张力增加。

注意低血容量和低血压优先度高于渗透压；因此，ADH 的分泌优先维持血容量，而牺牲渗透压。

5. 讨论 ADH 的合成。

ADH 或血管升压素在下丘脑视上核和室旁核合成。它通过载体蛋白以分泌颗粒形式沿垂体柄向下转运至垂体后叶。在那里，它被储存并随后释放到垂体后叶的毛细血管中，以响应来自下丘脑的刺激。分泌 ADH 的神经元接受渗透感受器和压力感受器的传出神经支配。

6. 列出刺激和抑制 ADH 释放的条件。

见表 8.1。

7. 什么是尿崩症（diabetes insipidus，DI）？

DI 可由垂体后叶 ADH 释放受损（神经源性 DI）或肾对 ADH 的抵抗（肾源性 DI）引起。最终结果是大量稀尿排出，如果不治疗，会导致脱水、高钠血症和血清高渗压。DI 的常规试验是谨慎的限液。不能减少尿量和浓缩尿提示 DI 诊断，可由血浆测定 ADH 来证实。如果轻度限液后血浆渗透压超过尿液渗透压，建议诊断为 DI。静脉使用去氨加压素（desmopressin，DDAVP）有助于区分肾源性和神经源性 DI。

8. 列举 DI 的原因。

见表 8.2。

表 8.1　ADH 释放的刺激与抑制因素

	抗利尿激素释放刺激因素	抗利尿激素释放抑制因素
正常生理状态	高渗透压 低血容量 直立位 β - 肾上腺素能刺激 疼痛及精神紧张 胆碱能刺激	低渗透压 高血容量 仰卧位 α - 肾上腺素能刺激
异常生理状态	失血性休克 体温过高 颅内压增高 气道正压通气 代谢性或呼吸性酸中毒	水分过度摄入 低体温
药物	吗啡 尼古丁 巴比妥类 三环抗抑郁药物 氯磺丙脲	乙醇 阿托品 苯妥英 糖皮质激素 氯丙嗪
结果	少尿，尿液浓缩	多尿，尿液稀释

表 8.2　尿崩症的原因

抗利尿激素缺乏（神经源性尿崩症）	抗利尿激素不敏感（肾源性尿崩症）
家族遗传（常染色体显性遗传）	家族遗传（X 染色体隐性遗传）
后天获得性	后天获得性
特发性	肾盂肾炎
颅面、颅底骨折	肾后性梗阻
垂体肿瘤、淋巴瘤、转移	镰状细胞性疾病
肉芽肿瘤（肉状瘤病、组织细胞增多症）	淀粉样变性
中枢神经系统感染	低钾血症、高钙血症
Sheehan 综合征	结节病
缺氧性脑损伤、脑疝、脑死亡	锂
垂体手术	

9. 中枢性 DI 如何处理？

可用的 ADH 制剂包括 DDAVP，每 2 ～ 4 h 静脉注射 2 ～ 4 μg，以保持尿量小于 300 ml/h。或者根据尿量，静脉滴定式应用血管升压素，最高达 2.4 units/h。低渗维持液，如 5% 葡萄糖可以用来替代治疗游离水缺失。避免给予等渗液体，如生理盐水（normal saline, NS），因为这会增加血浆渗透压。不完全性 DI 可能对噻嗪类利尿剂或氯丙酰胺（增强内源性 ADH）有反应。除了严格的尿量测定外，必要时推荐频繁检测血浆和尿液渗透压。

10. 定义抗利尿激素分泌异常综合征。如何诊断？

抗利尿激素分泌异常综合征（syndrome of inappropriate antidiuretic hormone, SIADH）的特点是非渗透性 ADH 释放引起的血浆低渗，其抑制肾的水排泄。确定 SIADH 诊断必须符合 3 个标准：

1. 患者必须是正常血容量或高血容量。

2. 尿液必须发生不适当浓缩（血浆渗透压＜ 280 mOsm/kg，尿液渗透压＞ 100 mOsm/kg）。

3. 肾、心、肝、肾上腺和甲状腺功能必须正常。

11. 您如处理 SIADH？为什么不能用生理盐水来提高钠含量？

SIADH 的主要治疗方法是限水，对于无症状的低钠血症通常是足够的。术后 SIADH 常与应激有关，并能自发缓解。慢性 SIADH 可能需要添加去甲环素（阻断 ADH 介导的肾集合管的水吸收）或伐普坦类（vaptans）（如托伐普坦），后者是 ADH 受体拮抗剂。

SIADH 引起的严重低钠血症患者应进入重症监护室进行密切监护，并考虑使用高渗盐水治疗。低钠血症的主要症状是脑水肿引起的精神状态改变和血浆渗透压降低引起的颅内压升高。如果处理不当，低钠血症可能是致命的。

给低钠血症患者使用等渗液将无济于事。事实上，它会加重低钠血症的潜在问题。肾可将尿液浓缩到最高 1200 mOsm/L。因此，它可以将 1 L 生理盐水（308 mOsm/L）浓缩成大约 250 ml 的尿液。其余 750 ml 将作为游离水保留，导致血清钠进一步降低。

12. 哪些疾病与 SIADH 有关？

中枢神经系统事件是常见的原因，包括急性颅内高压、外伤、肿瘤、脑膜炎和蛛网膜下腔出血。肺部原因也很常见，包括肺结核、肺炎、哮喘、支气管扩张、低氧血症、高碳酸血症和正压通气。恶性肿瘤可能产生 ADH 样化合物。肾上腺功能不全和甲状腺功能减退也与 SIADH 有关。

13. 讨论应激性低钠血症。为什么在术中和（或）在危重病的情况下常见，为什么在这些情况下尿量是一个很差的容量状态指标？

应激情况下，如手术和危重病，增加交感神经张力，这会促 ADH 释放、激活肾素-血管紧张素-醛固酮系统。这会导致肾重新吸收游离水，从而减少尿量，尽管总体容量状态没有变化（即患者没有低血容量）。这可能通过交感神经介导的 ADH 释放途径，进一步导致轻度稀释性低钠血症，称为应激性低钠血症。因此，单独使用尿量是术中容量状态的一个较差的指标。无论如何，低尿量不应被忽视，因为急性肾损伤是围手术期死亡率的独立预测因素。

14. 什么是醛固酮？什么刺激它的释放？它有什么作用？

醛固酮负责控制钠的排泄。肾或系统动脉血压下降、低血容量和（或）低钠血症会刺激肾的球旁细胞释放肾素。循环的血管紧张素原在肝产生，由肾素转化为血管紧张素 I。血管紧张素 I 通过血管紧张素转换酶（存在于肺中）转化为血管紧张素 II。血管紧张素 II 随后刺激肾上腺皮质的球状带状释放醛固酮，一种盐皮质激素。血管紧张素 II 的其他作用是引起系统性血管收缩和促进 ADH 的释放。醛固酮作用于远端肾小管和皮质集合管，激活钠 / 钾泵，每排出 2 个钾离子就重新吸收 3 个钠离子。最终结果是引起净液体潴留。除了低钠血症和低血容量外，醛固酮释放的刺激因素还包括高钾血症、肾上腺皮质激素水平升高和交感神经张力增加（例如手术应激）。

15. 围手术期液体状态紊乱的原因有哪些？

术前低血容量可由肠道准备、活动性失血或炎症过程（如败血症、胰腺炎或小肠梗阻）引起。值得注意的是，择期手术前禁食 10 h 以上对术前低血容量无明显影响。事实上，目前的证据并不支持术中补充这种所谓的容量不足。

一些术中因素也会影响液体状态。许多麻醉药物或操作（如脊椎麻醉）引起静脉和动脉血管扩张，随后出现低血压（即前负荷和血管阻力分别降低），这可能被误认为是低血容量。应在进行大量的容量补充所谓的液体流失之前，先尝试减少麻醉深度或给予低剂量的血管升压药（从而使静脉和动脉张力恢复正常）。与手术相关的失血、蒸发性液体丢失和第三间隙是围手术期低血容量的更可能原因，应采用循证容量复苏策略进行治疗。

16. 术中低血容量（或高血容量）的后果是什么？

由于上述描述的机制，低血容量在围手术期很常见。可导致心排血量和组织灌注减少，进而发展为休克。高血容量也可引起围手术期相关问题。它可导致肺水肿、肠水肿、伤口水肿和凝血因子稀释，后者会进一步加剧失血。适当的容量复苏，不欠或过度复苏患者是至关重要的。

17. 什么是浓缩性碱中毒，该如何治疗？

浓缩性碱中毒，更准确地称为**氯消耗性碱中毒**，最常发生在低血容量和低氯血症患者。常见的例子包括服用利尿剂（即低血容量）并伴有盐限制（即低氯血症）的患者，如心力衰竭患者，或因上消化道丢失（如呕吐或鼻胃管抽吸导致容量和氯化物丢失），如幽门狭窄或小肠梗阻患者。如果不深入研究肾单位水平上各种转运蛋白的确切细节，总的净效应应是：因为氯化物的耗尽，碳酸氢盐优先被重新吸收以维持电中性。此外，醛固酮介导的肾氢分泌也可能在浓缩性碱中毒的病理生理中起重要作用。

氯化物消耗性碱中毒患者需要同时进行氯化物和容量复苏。如果这些患者在没有容量复苏的情况下单独给予氯化物补充，尽管仍存在低血容量，潜在的酸碱平衡紊乱将迅速纠正。此外，如果这些患者在没有补充氯化物的情况下接受容量治疗（即白蛋白），尽管是正常容量，代谢性碱中毒仍将持续。因此，浓缩性碱中毒患者确实存在两个问题：低氯血症和低血容量，都需要用高氯溶液（如 NS）治疗。

18. 在外科手术过程中，输入多少液体合适？

应用量化较差的方法，如不敏感的流体损失和第三间隙迁移，导致过度复苏和液体平衡超过必要的水平。任意输液会显著增加高血容量和相关并发症的风险。

最近的文献表明，与接受自由液体复苏［10 ～ 12 ml/（kg·h）］的患者相比，术中接受限制性液体维持［3 ～ 5 ml/（kg·h）］的腹部手术患者的预后更好。改善的结果包括更快地恢复肠功能，增加血细胞比容和血浆白蛋白，改善伤口愈合，缩短住院时间。由于担心术后肺水肿，液体限制在开胸手术和肺切除术患者中尤为重要。利用动态测量容量状态，如脉压和每搏输出量变异度，作为预测液体反应性和减少不适当液体输注药的一种方法，最近得到了青睐。这些将在其他章节中详细讨论。记住，目标是优化而不是血管内容量最大化。

19. 回顾晶体溶液的组成及其临床应用。

手术室的液体复苏通常使用平衡盐溶液来完成，如勃脉力（Plasma-Lyte）或乳酸林格液（aka lactated Ringer's，LR）。与低渗溶液或生理盐水相比，平衡盐溶液的张力和电解质组成与手术期间发生的细胞外液流失更为一致。

需要维持性液体的患者通常使用低渗液体（例如 0.45% NS）治疗，因为他们的液体损失被认为主要包括游离水，这在没有患急性疾病的健康患者中是正确的。然而，患有急性疾病的患者（即大多数住院患者）由交感神经介导的 ADH 循环水平往往升高，使得这些患者易患低钠血症。迄今为止的证据建议使用等渗或平衡盐溶液作为维持液，而不是低渗液，以尽量减少这种风险。维持液通常包括 5% 葡萄糖，以尽量减少组织分解代谢的风险，并防止低血糖。需要强调的是，对于长期营养不良（如 > 7 天）或已经出现严重营养不良的患者，维持液中使用的 5% 葡萄糖是不够的。在这种情况下，建议全胃肠外营养。

有关 NS、LR 和勃脉力的成分，请参考表 8.3。

表 8.3　等渗晶体溶液										
	渗透压[a]	pH	Na$^+$	Cl$^-$	K$^+$	Ca^{2+}	Mg^{2+}	乳酸	醋酸盐	葡糖酸盐
NS	308	5.5	154	154	—	—	—	—	—	—
LR	273	6.5	130	109	4	3	0	28	—	—
Plasma-Lyte	294	7.4	140	98	5	—	3	—	27	23

[a] 渗透压单位为 mOsm/L；其他物质单位为 mmol/L。
LR，乳酸林格液；NS，生理盐水

20. 为什么生理盐水的 pH 很低，平衡盐溶液如何保持正常的生理 pH？为什么不在生理盐水中加入碳酸氢盐？

　　NS 本身的 pH 约为 5.5；然而，当储存在聚氯乙烯（polyvinyl chloride，PVC）包装袋中时，通常情况下，可低至 4.6。这是由于以下原因造成的：①包装好的盐水袋内的大气中含有 CO_2，后者溶解在盐水溶液中，与水反应生成碳酸，产生的 pH 为 5.5；众所周知，PVC 在潮湿时会产生少量盐酸，从而进一步降低 pH。

　　使用 LR（pH 6.5）或勃脉力（pH 7.4）可以减轻这些问题，因为这些溶液的 pH 更接近于血浆的 pH。LR，也被称为**乳酸林格氏溶液**或**哈特曼氏溶液**，含有乳酸，由肝转化为碳酸氢盐。勃脉力中含有葡萄糖酸盐和醋酸盐，它们大部分也被肝转化为碳酸氢盐。

　　人造晶体溶液不使用碳酸氢盐有两个原因。首先，碳酸氢盐会与水反应生成 CO_2，经过一段时间后，二氧化碳会从溶液中扩散出来，并通过包装材料排出。其次，碳酸氢盐可能导致钙镁沉淀。

21. 对于代谢性酸中毒［如终末期肾病（end-stage renal disease，ESRD）］患者，如何使用碳酸氢钠制备不含钾的晶体溶液？

　　碳酸氢钠可添加到 0.45% NS 或 5% 葡萄糖溶液中，形成可立即使用的碱性晶体溶液。一个 50 ml 的 8.4% 碳酸氢钠（1 mmol/ml）安瓿的 pH 为 7.0 ～ 8.5，可与 1 L 5% 葡萄糖溶液或 0.45% NS（半张 NS）混合，以产生与平衡盐溶液具有相似或更高 pH 的溶液。回想一下基础化学，"当量"等于一个离子的摩尔数乘以它的效价（正电荷或负电荷）。例如，1 L 0.9% NS（308 mOsm/L）含有 154 mmol（或 154 mmol）的 Na^+ 和 154 mmol（或 154 mmol）的 Cl^-，而相比之下，1 mmol 的 Ca^{2+} 等于 2 mmol 的 Ca^{2+}。请注意，当量是一种过时的测量方法，在美国以外的国家已被摩尔所取代，这些国家使用更科学的国际单位制（system of Units，SI），以前称为**公制**。

　　现在回到我们的例子，假设完全解离，1 mmol/ml（或 1 mmol/ml）的碳酸氢钠将产生 1 mmol/ml 的 Na^+ 和 1 mmol/ml 的 HCO_3^-。因此，向水（溶剂）中添加碳酸氢钠（溶质）将每添加 1 ml 碳酸氢钠使溶液的渗透压增加 2 mOsm/L。注意，这忽略了溶液体积的增加，因为添加了溶质。例如，1.5 安瓿的碳酸氢钠（50 ml/安瓿）将含有 75 mmol 的 Na^+ 和 75 mmol 的 HCO_3^-。如果将 1.5 安瓿碳酸氢钠添加到 1 L 0.45% NS（77 mmol Na^+ + 77 mmol Cl^-）中，则最终溶液的渗透压约为 304 mOsm/L（77 mmol Na^+ + 77 mmol Cl^- + 75 mmol Na^+ + 75 mmol HCO_3^- 除以 1 L H_2O）。再次注意，这忽略了添加溶质时溶液体积的增加。按照同样的逻辑，将 3 安瓿碳酸氢钠加入 1 L 5% 葡萄糖溶液中，将得到有效渗透压为 300 mOsm/L 的等渗溶液。ESRD 患者常有代谢性酸中毒，用 1.5 安瓿的碳酸氢钠配制半张 NS 溶液可能有益，因为该溶液的 pH 比生理盐水高，但不像其他平衡盐溶液那样含钾。

22. 与平衡盐溶液（即乳酸林格液或勃脉力）相比，使用大量生理盐水的缺点是什么？

NS 含有 154 mmol/L 的钠和氯，两者都远远高于正常血浆水平。此外，NS 的 pH 为 4.6～5.5，远低于正常血浆 pH（7.4）。因此，当给予大量 NS 时，血浆 pH 降低，氯水平增加，导致高氯代谢性酸中毒。这可能会加重已经出现的任何酸中毒（例如，出血引起的乳酸酸中毒）。此外，平衡盐溶液含有额外的电解质（即钙、镁和钾），更能反映细胞外液的含量。

23. 乳酸林格液或勃脉力能否安全用于终末期肾病患者？

是的，迄今为止的证据表明，这些溶液导致的高钾血症比生理盐水少。在临床上，虽经常使用 NS（因为不含钾），但 LR 和勃脉力对 ESRD 患者都是安全的。这些溶液中每升的钾含量分别为 4 mmol 和 5 mmol，与人体储存的钾总量相比，这是非常小的。由于晶体液不能使钾浓度升高到比液体本身浓度更高的水平，因输注 LR 或勃脉力而诱发高钾血症的可能性极小。

由于 ESRD 患者常伴有代谢性酸中毒，使用 pH 高的溶液（如 LR 或勃脉力）可能比使用 pH 为 5.5 或更低的 NS 更有利。事实上，研究表明，在接受肾移植的患者中，相对于 NS 而言，钾水平在输注平衡盐溶液的患者中更低。这很可能是由于使用 NS 引起的代谢性酸中毒，后者会增加血浆钾水平。另一个合理的选择包括使用 0.45% NS 和 1.5 安瓿的碳酸氢钠，这不仅增加了 pH，而且也没有钾。

24. 通过与血液制品相同的静脉输注管路同时输入 LR 的问题是什么？

钙是凝血级联反应中的一个重要辅助因子，通过使用螯合剂（如柠檬酸盐）从血液制品中去除，以防止在储存期间发生凝血。大多数晶体液都没有钙，因此如果与红细胞混合，就不会形成凝块。然而，LR 含有钙，理论上可能导致压积红细胞凝结。注意，通常情况下，如果快速输血，则不太可能发生这种情况。在情况可控时，输血时最好避免 LR，除非情况紧急。

25. 复苏期间使用胶体液和晶体液相比有明显的优势吗？

关于这个问题的辩论仍在进行。胶体液倡导者声称，因为这些溶液有长达 3～6 h 的血管内半衰期，因而是优越的复苏溶液。然而，在多个随机对照试验中，与晶体液相比，胶体液的使用并没有显示出改善结局指标。此外，在毛细血管通透性增加的情况下（如烧伤、脓毒症、外伤），胶体会在组织间隙内积聚，从而拉动其他液体，并导致水肿。这在颅脑损伤（traumatic brain injury，TBI）的情况下尤为重要，使用白蛋白会增加颅内压（ICP）并导致死亡率增加。

虽然每 1 L 晶体液中只有 250 ml 残留在血管内，但与白蛋白相比，晶体液更适合液体复苏。值得注意的是，脱水患者在细胞内和细胞外都存在液体缺乏，尽管晶体液对细胞外而言是等渗的，但晶体液可能有助于充满这两个腔室。回想一下，肾可以将尿液浓缩到最大 1200 mOsm/L，因此它可以将 1 L NS（308 mOsm/L）浓缩成 250 ml 尿液中，并在需要时保留其他 750 ml 作为游离水。

26. 晶体液和胶体液的血管内半衰期有何不同？

晶体液的血管内半衰期为 20 ～ 40 min，而白蛋白的血管内半衰期为 3 ～ 6 h。

27. 1 L 生理盐水增加的血管内容量是否与一份含有 5% 白蛋白标准的 250 ml 溶液相同？

等渗晶体液半衰期短，主要增加细胞外空间，而胶体液主要增加血管内空间。回想一下，血管内空间大约是细胞外空间的 1/4；因此，1 L 等渗晶体液将使血管内空间增加 250 ml，这与一个标准单位的等渗 5% 白蛋白溶液的体积相同。

28. 目前可用的白蛋白溶液有哪些？

有两种白蛋白制剂：5% 白蛋白和 25% 白蛋白溶液。除了理论上的朊病毒病风险外，制备方法几乎完全消除了感染的可能性。5% 溶液的胶体渗透压约为 20 mmHg，这是正常情况下血浆的近似胶体渗透压。25% 溶液的胶体渗透压约为正常血浆的 5 倍，其标准体积比 5% 溶液小 5 倍（例如，50 ml vs. 250 ml）。在血管内容量耗尽但细胞外容量扩大的情况下，这种极高的胶体渗透压被认为可将液体从间隙拉回血管内。然而，迄今为止的证据并不支持这一观点，可能是因为糖萼的作用。

29. 白蛋白适合容量置换吗？

在围手术期环境中，白蛋白用于容量替代治疗或血浆白蛋白正常化的适应证很少，而且比晶体溶液贵得多。对于高血容量但通过动态测量被认为存在容量反应性的患者（即所谓的**高血容量血管内衰竭状态**），白蛋白可被视为循证实践指南中的软性推荐。

30. 什么情况下适合使用高渗盐水？

高渗盐水（通常为 3%）的渗透压为 900 mOsm/L，有时用于低血容量休克患者和（或）对大手术期间给予晶体液进行限量。更常见的是，高渗盐水用于治疗症状性低钠血症和颅内压升高。在这些情况下，它有助于减少脑水肿和降低颅内压，因为氯化钠不容易穿过血脑屏障。

为了减轻脑水肿，高渗盐水（3%）可以在 10 ～ 30 min 内以 100 ～ 250 ml 的负荷量进行输注，根据患者的精神状态、颅内压和（或）连续的钠水平滴定。当脑疝迫在眉睫时，可给予较高浓度的高渗盐水（即 23%）。

31. 第三间隙损失是什么意思？这些损失有什么影响？

在某些临床情况下，如大的腹腔手术、失血性休克、烧伤和败血症，患者会对液体需求产生，而这些需求不能用外部测量的损失来解释。这些被称为**第三间隙损失**。第三间隙损失是内部的；暂时将血管内液体隔离到无功能的第三间隙。这种液体不容易参与微循环水平的动态交换，因此对维持心排血量和组织灌注没有作用。这种内部丢失的容量与损伤程度成正比，其成分类似于血浆或组织间液。第三间隙（即第三种间隙）的形成需要进一步的液体输注以维持足够的血管内容量。第三间隙的液体通常会持续存在，直到患者的主要问题得到解决。

要点：容量调节与液体替代治疗

1. 估计容量状态需要收集尽可能多的临床信息，因为任何单独的变量（如尿量）都可能会产生误导。始终寻找支持信息。
2. 用等渗液代替术中液体丢失。
3. 浓缩性碱中毒，或氯化物缺乏性碱中毒，实际上是两个独立的问题：低血容量和低氯代谢性碱中毒。容量和氯化物都需要补充，通常使用生理盐水。
4. 大量使用 NS 可能导致高氯代谢性酸中毒，不应作为容量复苏的主要液体。
5. 平衡盐溶液，如 LR 和勃脉力是容量复苏的理想晶体液。它们也可用作维持液体和用于 ESRD 患者。
6. 与晶体相比，白蛋白并没有显示出改善预后的作用，且可增加创伤性脑损伤患者的死亡率。

推荐读物

Boldt J. Use of albumin: an update. Br J Anaesth. 2010;104:276–284.
Chappel D, Jacob M, Hofmann-Kiefer K, et al. A rational approach to perioperative fluid management. Anesthesiology. 2008;109:723–740.
Edwards MR, Grocott MPW. Perioperative fluid and electrolyte therapy. In: Miller RD, editor: Miller's Anesthesia. 8th ed. Philadelphia: Elsevier Saunders; 2015:1767–1810.
Luke RG, Galla JH. It is chloride depletion alkalosis, not contraction alkalosis. J Am Soc Nephrol. 2012;23(2):204–207.
Moritz ML, Ayus JC. Maintenance intravenous fluids in acutely ill patients. N Engl J Med. 2015;373(14):1350–1360.

第9章	# 电解质 Jason C. Brainard，MD，Jessica L. Nelson，MD 李奕楠 译 冯艺 校

问题：电解质

钠

1. 低钠血症如何分类？

分类主要基于患者的血清渗透压和容量状态。低钠血症可能发生在低渗透压（< 285 mOsm/kg）、正常渗透压（285 ～ 295 mOsm/kg）或高渗透压（> 295 mOsm/kg）的情况下。体内总容量增加比钠与自由水不成比例的丢失更常见。这种升高通常是由肾排水受损引起，但偶尔也可由过量饮水引起（如，原发性多饮）。额外的尿钠浓度和尿渗透压检查可能有助于确定低钠血症的原因。许多低钠血症患者的病因单一，但复杂或危重患者可能有多种致病因素。表 9.1 总结了低钠血症的原因和推荐的治疗方法。

2. 列举手术室内发生急性低钠血症的可能原因。

使用低渗液体或吸收低钠浓度冲洗液可能导致低钠血症。甘氨酸和山梨糖醇等冲洗溶液可用于协助经尿道前列腺切除术或在宫腔镜检查时扩张子宫。这些溶液是低渗的以防止使用单极电刀时电流传导。

术中使用甘露醇，特别是对于肾功能不全的患者，也可能导致血浆渗透压增加而引起低钠血症。水从细胞中转出，导致血管内容量扩张及血清钠离子浓度下降。甘露醇通常与颅内手术相关，但也可用于经尿道前列腺或膀胱切除术时的冲洗，或促进肾移植后的排尿。

3. 急性低钠血症有哪些症状？

症状的出现往往基于变化速度以及钠离子浓度的绝对水平。典型症状包

表 9.1	低钠血症的原因	
总钠含量	**原因**	**治疗（总是治疗潜在的疾病）**
减少	利尿剂（包括渗透性利尿剂），肾小管性酸中毒醛固酮减少症，盐消耗性肾病，呕吐，腹泻	用等渗盐液恢复液体和钠的缺失
正常	SIADH，甲状腺功能减退，皮质功能不全	限制入液量
增加	充血性心力衰竭，肝硬化，肾病综合征	限制入液量，袢利尿剂

SIADH，抗利尿激素分泌异常综合征

括：恶心、呕吐、视力缺损、肌肉痉挛、乏力和心动过缓。患者也可能出现颅内压升高导致精神状态改变。这些变化可以从焦虑躁动到意识混乱和昏迷。重度低钠血症患者，钠离子浓度通常低于 120 mmol/L，也有癫痫发作的风险。

4. 何种程度的低钠血症是可以耐受继续进行择期手术的？

正常的钠离子浓度在 135 ～ 145 mmol/L。识别低钠血症后应立即查明原因。除病因外，钠离子浓度变化的剧烈程度和趋势也会对术中管理产生影响。低钠血症的查因和治疗是否应优先于手术取决于手术的紧迫性和对患者病情的全面评估。一般来说，只要患者没有症状同时手术预期不会导致低钠血症的恶化，钠离子浓度 130 mmol/L 以上的轻度低钠血症不足以取消择期手术。

5. 急性低钠血症应该如何治疗？

治疗的积极程度取决于症状的程度和低钠血症的进展速度。在最简单的病例中，限制液体输注通常就足够了。使用袢利尿剂也是可行的。应缓慢纠正并连续测量钠离子浓度。对于钠离子浓度小于 130 mmol/L 的无症状患者，纠正血清钠离子浓度的速度应小于或等于 0.5 mmol/（L·h）。

高渗盐水仅用于难治性低钠血症或严重的神经系统症状，包括癫痫发作或昏迷。对于神经系统症状，可以先给患者注射 100 ml 的 3% 生理盐水，如果症状没有消除，再注射 2 次 100 ml，总疗程为 30 min。目的是在数小时内迅速升高血清钠离子浓度 4 ～ 6 mmol/L，这足以降低颅内压，停止癫痫发作，并降低脑疝风险。

6. 以什么速度纠正低钠血症是安全的？ 如果超过这一速度会面临什么风险？

钠离子浓度升高的速率不应超过 10 ～ 12 mmol/（L·d）。纠正过快可能导致渗透性脱髓鞘综合征。由于预期纠正程度和实际之间可能存在差距，因此以较低的纠正速度［如，4 ～ 6 mmol/（L·d）］为目标可能更安全，特别是对于无症状患者。值得注意的是，与渗透性脱髓鞘综合征相关的是血清钠每日的变化而不是每小时的变化。这就为快速纠正神经症状提供了一定程度的安全性，只要快速矫正速度不持续超过几个小时。最后，渗透性脱髓鞘综合征在初始钠离子浓度高于 120 mmol/L 的患者中很少见。

7. 渗透性脱髓鞘综合征有哪些症状？ 它们通常发生在什么时候？

渗透性脱髓鞘综合征的临床表现通常出现在钠离子浓度快速变化后的 2 ～ 6 天。神经肌肉症状最常见，包括：意识混乱、运动障碍、昏迷、癫痫发作、乏力和肌阵挛性抽搐。通常情况下，这些症状是部分或完全不可逆的。

8. 是否有一部分患者在低钠血症发作后有神经系统后遗症残留的倾向？

育龄女性，特别是处于月经期，已被注意到具有后遗症残留的最大风险。可能存在雌激素相关的大脑对低钠血症适应力受损的情况。

大脑对低钠血症的适应有助于减少脑水肿，但也使其置于快速纠正钠离子浓度的风险中。低钠血症超过 2 天的患者特别容易发生渗透性脱髓鞘综合征，因为大脑已经适应了低钠水平。

9. 高钠血症的常见病因有哪些？

高钠血症比低钠血症少见，通常与高渗透性有关。高钠血症可表现为低的、正常的或高的体内总钠含量。表 9.2 列出了每种类型的原因和治疗方法。高钠血症通常是由于自由水摄入减少导致的，如老年人或渴觉受损以及经口摄水减少的虚弱患者。其他原因包括缺乏抗利尿激素（中枢性尿崩症）或对抗利尿激素反应缺失（肾性尿崩症）。在住院患者中，高钠血症通常是医源性的。可能的原因是过量摄入钠离子，包括从静脉输液（通常是生理盐水），或用药（如碳酸氢钠或 3% 氯化钠）中摄入。

10. 高钠血症会给麻醉科医师带来什么问题？

高钠血症增加吸入麻醉药的最低肺泡有效浓度。然而，更常见的情况是，由于高钠血症与液体缺失有关而构成更大的挑战。更复杂的是，低血容量必须缓慢纠正才不至于发生细胞内水肿。涉及显著的复苏和液体转移的手术增加了患者钠离子浓度快速变化的风险。通常如果血清钠离子浓度超过 150 mmol/L 应推迟择期手术。

钾

11. 血清钾的正常浓度是多少？低钾血症患者有哪些可能被考虑的病因？

正常血清钾离子浓度在 3.5 ～ 5.0 mmol/L。由于只有约 2% 的钾离子在细胞外液，低血清钾离子浓度代表显著的体内总钾离子消耗。这种消耗可能是由于胃肠道或肾的钾丢失、细胞内转移或摄入不足。胃肠道的钾丢失通常是由于腹泻，尽管过度使用泻药和急性结肠假性梗阻也可以导致。利尿剂，尤其是袢利尿剂，和某些形式的肾小管性酸中毒（1 型和 2 型）是经肾丢失的原因。β - 肾上腺素能激动剂、胰岛素和升高的血清 pH 都能使钾离子向细胞内转移。低钾血症在接受保胎治疗的孕妇或需要正性肌力药支持的患者中

表 9.2 高钠血症的原因

总钠含量	原因	治疗（总是治疗潜在的疾病）
减少	渗透性利尿，不显性失水增加	首先用等渗液体恢复血管内容量，然后用低渗液体纠正钠含量
正常	尿崩症（中枢性或肾性），利尿剂，肾衰竭	用低渗液体纠正液体缺失
增加	钠摄入过量（碳酸氢钠，3% 氯化钠），醛固酮增多症	D_5W 缓慢纠正液体缺失，袢利尿剂

D_5W，5% 葡萄糖水溶液

并不少见，因为在这两种情况下都使用 β - 激动剂。钾摄入减低可见于营养不良的患者，但这通常只是由于其他疾病加重了低钾血症。然而，如果低钾血症是原发的原因，其他电解质和维生素紊乱也会出现。

12. 描述低钾血症的危险。

低钾血症引起心电图异常（ST 段和 T 波压低、QT 间期延长、出现 U 波）和心律失常（通常为室性期前收缩和心房颤动）（图 9.1）。它也会致心肌收缩力受损。这些心脏异常通常在血清钾离子浓度低于 3 mmol/L 时才会出现。然而，服用洋地黄的患者，以及既往有心律失常或缺血性心脏病的患者，可能对钾离子水平即使轻微的降低也更加敏感。

除了对心脏的影响，低钾血症还会导致肌无力，包括呼吸肌无力，并增加对肌松剂的敏感性。此外，它还会增加肠梗阻的风险，如果长期低钾，还会对肾造成损害。然而，没有明确的数据表明，钾离子浓度低至 2.6 mmol/L 的患者实施手术会导致不良后果。

13. 一位服用利尿剂的患者发现血清钾离子浓度 3 mmol/L。为什么不迅速纠正？

钾离子是主要的细胞内阳离子，总钾含量的缺失不能通过血清浓度反映出来。血清钾离子浓度 3 mmol/L 的患者可能有 100～200 mmol 的总钾离子缺失。快速纠正低钾血症并不能很好地解决问题，反而会导致心脏停搏。不伴有前文所述的危险因素的低钾血症患者，若不进行主要的胸、血管或心脏手术，可以耐受 3 mmol/L 甚至低至 2.5 mmol/L 的中度低钾血症。

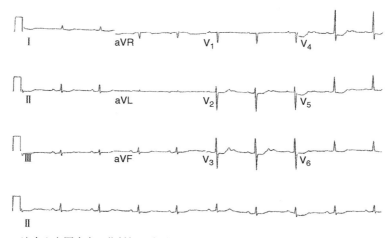

图 9.1 这个心电图来自一位低钾血症（3.2 mmol/L）患者。注意在胸前导联 V2～V6 中 T 波后出现明显的 U 波。低钾血症常见 TU 融合波，表现为宽大 T 波和 QT 间期延长。多形性室性心动过速可由低钾血症引起

14. 如果补钾，应该补多少？补多快？

对于补充钾离子，一个常用的经验是每给予 10 mmol 钾离子会增加约 0.1 mmol/L 的血清钾浓度。对于严重缺钾、持续丢失或肾功能不全的患者此估计不准确。通常经中心静脉补钾速度为 20 mmol/h，经外周静脉为 10 mmol/h，因为高浓度钾离子会损伤外周静脉并在输注过程中造成患者不适感。绝不能不稀释输注或推注氯化钾，并且静脉补钾不应超过 20 mmol。轻度和无症状的低钾血症患者可口服补钾替代。通常口服 40 ～ 60 mmol，每天 1 ～ 4 次，且每天总剂量不超过 100 mmol。

15. 讨论高钾血症可能的症状有哪些？

虽然高钾血症的定义为血清浓度大于 5.0 mmol/L，但除非达到 5.5 mmol/L 或更高通常不会出现症状。高钾血症可造成严重乏力和心脏传导异常，包括自律性增强和复极失常。通常最早发现的是 T 波高尖。钾离子浓度升高与进行性 P 波增宽、PR 间期延长、QRS 延长、传导阻滞、心动过缓和室性心律失常有关（图 9.2）。在遥测或心电图上出现正弦波通常是心脏停搏的先兆。

16. 高钾血症的原因有哪些？

高钾血症的病因可以是急性的或慢性的。高钾血症的原因与前文讨论的低钾血症的原因是直接相反的，包括：摄入增加、排出减少和由于血清 pH 降低引起的跨细胞转移。摄入增加引起的高钾血症通常是医源性的（如，由于补钾或使用储钾药物）。可造成高钾血症的药物包括血管紧张素拮抗剂和受体阻滞剂，保钾利尿剂（如，螺内酯和氨苯蝶啶）及琥珀胆碱。高钾血症也会在细胞内钾释放增加后发生，如严重创伤、横纹肌溶解、溶血、肿瘤溶解和大量输血。是最常见的是由于急性或慢性肾功能不全导致钾离子排出减少。

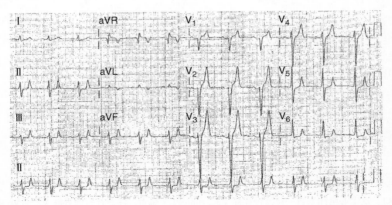

图 9.2 这个心电图来自一位高钾血症（9.2 mmol/L）患者。注意 T 波高尖，QRS 波增宽和 P 波振幅减小

17. 哪些患者在使用琥珀胆碱后会有高钾血症的风险?

使用常规剂量琥珀胆碱后血清钾离子浓度升高约 0.5 mmol/L,因此对于已存在高钾血症的患者应避免使用琥珀胆碱。然而,其他患者群体可能对放大的钾离子反应和随后危及生命的高钾血症敏感。这类患者包括脊髓损伤或去神经损伤、卒中、脑损伤、严重烧伤、横纹肌溶解、腹腔内感染和制动的患者(如,卧床的危重患者)。然而,这种风险增加的发生时机是有争议的,而且经常变化。保守地说,对于急性烧伤、卒中或脊髓损伤 24 h 后的患者,最好避免使用琥珀胆碱。

18. 一位血钾 7 mmol/L 的慢性肾衰竭患者需为血液透析建立动静脉瘘。讨论麻醉关注点有哪些?

高于 6 mmol/L 的高钾血症应在择期手术术前纠正。透析通常是首选的治疗方法。间断血液透析提供更快的清除速度,对于严重的或有症状的高钾血症患者可能更优于连续肾替代治疗。

19. 如何治疗急性高钾血症?

心脏毒性,表现为心电图或遥测的变化,可使用静脉注射氯化钙或葡萄糖酸钙来治疗。钾离子也可通过 β - 肾上腺素能激活(如,吸入沙丁胺醇)和静脉注射胰岛素(通常静脉补充葡萄糖)快速转移到细胞内。在酸中毒患者中,过度通气和输注碳酸氢钠也有助于钾离子向细胞内转移。机体排钾比较耗时,但可以通过使用利尿剂、聚磺苯 2 烯钠(kayexalate)和透析来实现。对于低血容量的患者静脉输液(生理盐水)也有帮助。

钙

20. 列举低钙血症可能的原因。

低钙血症的主要原因是:甲状旁腺功能减退、高磷血症、维生素 D 缺乏、营养吸收不良、快速输血(钙被枸橼酸螯合)、胰腺炎、横横肌溶解和脂肪栓塞(因为游离脂肪酸与钙结合)。低钙血症在没有保留甲状旁腺组织的甲状腺切除术后是一个问题,患者可能发生喉痉挛和喘鸣。这必须与其他术后喘鸣原因相区别,包括伤口血肿和喉返神经损伤。

21. 描述低钙血症的临床表现。

低钙血症减弱心肌收缩力,导致低血压。在多次接受输血治疗的患者中应连续检测钙离子浓度以确保休克不是低钙血症造成的。尽管传导异常在低钙血症中比其他电解质异常少见,但低钙血症也可导致 QT 间期延长。此外,低钙血症患者可出现手足抽搐、口周感觉异常、癫痫发作、焦虑和意识混乱。体格检查时可以发现 Trousseau 征(当血压袖带充气超过收缩压持续 3 min 时出现腕关节痉挛)和 Chvostek 征(敲击面神经引起同侧面肌收缩)。

22. 为什么检测离子钙浓度有助于怀疑低钙血症的患者？

血清中的钙离子与蛋白质结合，主要是白蛋白。因此，血清总钙离子浓度可能不能准确反映血清离子（即，游离的）钙浓度，而离子钙是低钙血症更有临床相关性的形式。血清白蛋白浓度每降低 1 g/dl，总钙离子浓度降低约 0.8 mg/dl，但并不影响离子钙浓度。值得注意的是，在碱中毒的情况下钙离子与白蛋白的亲和力更高，因此在血清 pH 升高的患者中，离子钙浓度可能会降低。

23. 如何治疗低钙血症？

急性低钙血症的治疗很简单：静脉注射氯化钙或葡萄糖酸钙。同时总是要记得处理原发紊乱。同等剂量的氯化钙比葡萄糖酸制剂提供更多的活性钙离子。另外，对于没有中心静脉通路的患者葡萄糖酸钙可能是更好的选择，因为它刺激性更小并且发生渗漏组织坏死的风险更低。

镁

24. 血清镁的正常范围是什么？低镁血症和高镁血症的症状有哪些？

通常血清镁离子浓度为 1.3～2.2 mmol/L。低镁血症可导致 QT 间期延长，并可导致尖端扭转型室性心动过速及其他心律失常。肌无力、震颤、抽搐、麻木和感觉异常是其他可能的症状。重度低镁血症可导致意识模糊、嗜睡和癫痫发作。

高镁血症并不常见，通常由肾功能不全或过量摄入引起，通常是医源性的（如，镁用于治疗子痫前期和子痫时）。通常在镁离子 4～6 mmol/L 时出现镁中毒的早期症状，包括恶心、头痛、嗜睡和深部腱反射减弱。随着镁离子浓度的持续升高，患者出现肌无力、呼吸功能不全和衰竭、深部腱反射缺失、低血压、心动过缓以及可能发生心脏停搏。

25. 低镁血症对麻醉医师来说是问题吗？

低镁血症越来越多地出现在胃肠道丢失、营养不良、酗酒或危重症患者中。通常，低镁血症会在低钾血症和低磷血症患者中出现。低钾血症通常很难纠正，除非低镁血症同时被纠正。这一机制尚未完全阐明，但可能是因为镁离子的缺乏加剧了钾离子的排出。低镁血症患者对肌松剂的敏感性增加进而可能导致术后乏力，包括呼吸功能不全。他们也可能出现心肌收缩力受损和心律失常（如，尖向扭转）。接受大量液体复苏的患者也存在低镁血症的风险，如果发生心律失常或难治性低血压，应补充氯化镁（1～2 g）。

氯

26. 在给予何种标准复苏液体后高氯血症更易被发现？

高氯血症与使用 0.9% 生理盐水有关，生理盐水含有 154 mmol/L 的氯。

接受长时间手术或存在脓毒性休克以及严重创伤的患者最可能受到影响，因为他们需要大容量液体复苏。值得注意的是，高氯血症也会引起非阴离子间隙代谢性酸中毒。

要点：电解质

1. 潜在病因未得到有效治疗时，电解质紊乱往往难以纠正。
2. 应给予那些有严重神经系统症状的低钠血症患者高渗盐水紧急治疗。
3. 高钠血症往往与体液不足有关，必须小心处理以防细胞水肿。
4. 高钾血症引起的心脏毒性应立即静脉注射氯化钙或葡萄糖酸钙治疗。
5. 接受大量液体治疗，特别是生理盐水的患者，往往发展为高氯血症和非阴离子间隙代谢性酸中毒。

推荐阅读

Asmar A, Mohandas R, Wingo CS. A physiologic-based approach to the treatment of a patient with hypokalemia. Am J Kidney Dis. 2012;60:492–497.

Bagshaw SM, Townsend DR, McDermid RC. Disorders of sodium and water balance in hospitalized patients. Can J Anesth. 2009; 56:151–167.

Elliott MJ, Ronksley PE, Clase CM, et al. Management of patients with acute hyperkalemia. CMAJ. 2010;182:1631–1635.

Gankam Kengne F, Decaux G. Hyponatremia and the brain. Kidney Int Rep. 2017;3:24–35.

Handy JM, Soni N. Physiological effects of hyperchloraemia and acidosis. Br J Anaesth. 2008;101:141–150.

Herroeder S, Schönherr ME, De Hert SG, et al. Magnesium—essentials for anesthesiologists. Anesthesiology. 2011;114:971–993.

Palmer BF. Approach to fluid and electrolyte disorders and acid-base problems. Prim Care Clin Pract. 2008;35:195–213.

第10章

凝血

Tanaya Sparkle，MBBS，Marc E. Stone，MD

李奕楠 译 田雪 校

1. 如何识别围手术期存在出血风险的患者？

术前出血风险评估包括有针对性的病史、体格检查、对所有药物和膳食补充剂的回顾、合适的实验室检查以及对预计手术过程中本身存在的出血风险的考虑。应询问既往在非手术情况下出血的情况（如，小创伤后容易形成大血肿，刷牙时严重出血）以及在非预计大出血手术操作中出现严重出血的情况（如，拔牙）。既往手术不需要输血提示无明显的临床遗传性凝血障碍。然而，不排除报告了"最近容易出血/淤青"的患者随后逐渐出现获得性凝血障碍（肝病或肾病、恶性血液肿瘤等）。术前凝血检查或许能证实对患者是否存在出血障碍的临床怀疑，但没有证据支持常规术前凝血检查对无症状患者的价值。然而，那些有出血病史的人很可能会再次出血。关于血管性血友病（von Willebrand disease，vWD），事实证明标准的术前/产前"出血调查问卷"与实验室检查相比，在预测拔牙后出血方面等效，在预测手术出血方面优于实验室检查。

2. 膳食补充剂和草药疗法会导致出血吗？

许多与凝血系统无关的药物、草药、非处方膳食补充剂、食品、水果、蔬菜、香料和维生素已被证明具有不同程度的抗血小板、抗血栓和（或）抗凝血活性，但大多数（除了几个明显的例外）在指导下服用和（或）食用常规剂量时，并没有被明确证实其本身具有临床显著的出血风险。值得注意的例外可能包括某些草药或膳食补充剂（如，银杏、人参、大蒜、omega-3脂肪酸、辅酶Q10、维生素D），一些麻醉科医师建议患者术前停止使用这类补充剂至少2周，以降低围手术期出血和（或）计划的椎管内操作的并发症风险。

3. 止血和凝血的区别是什么？

止血是出血停止的全过程。凝血是指在血管损伤部位纤维蛋白凝块的形成。在非病理状态下，如果血液保持液体状态，出血和凝血之间必须保持平衡，而一旦血管损伤被修复，损伤部位远端的组织灌注将继续。因此，止血整体过程必须包括相互制衡，以减轻过度凝血和血栓溶解的效应。因此，其止血机制包括以下：损伤部位的血管收缩、损伤部位的凝血以及纤维蛋白溶解。

4. 描述凝血过程。

凝血（很容易混淆）又被分为一期止血和二期止血。

5. 什么是一期止血?

一期止血是指在血管损伤部位形成初期血小板栓。内皮下胶原的暴露导致血小板黏附在损伤部位以及血小板激活。血小板激活导致脱颗粒、变形、聚集和纤维蛋白原受体(糖蛋白Ⅱb/Ⅲa)的暴露。当许多血小板都结合到同一纤维蛋白原链上时就形成了一个初期血小板栓。

6. 什么是二期止血?

二期止血是指在最终的纤维蛋白交联形成以及在一期止血过程中形成的血小板栓的稳固。需要来自于外源性和内源性凝血途径的额外的纤维蛋白在局部稳定血小板栓并形成真正的纤维蛋白凝块。

7. 描述血小板激活。

血小板通过由 von Willebrand 因子(von Willebrand factor, vWF)介导的糖蛋白受体 Gp1b 黏附于暴露的内皮下胶原蛋白。胶原蛋白、凝血酶和肾上腺素等物质激活血小板血浆膜上的磷脂酶 A 和 C,导致血栓素 A_2(thromboxane A_2, TXA_2)的形成和血小板 α - 和致密颗粒的脱颗粒。血小板颗粒含有多种促凝因子,包括:血清素、二磷酸腺苷(adenosine diphosphate, ADP)、TXA_2、vWF、因子 V、纤维蛋白原和纤连蛋白,所有这些物质都通过激活血小板、促进血小板聚集、招募更多的血小板到血小板栓并启动二期止血(稍后讨论)来协助这一过程。脱颗粒过程中局部释放的 ADP 会引发血小板形变(暴露血小板表面带负电的磷脂,通过"接触激活途径"激活二期止血,稍后讨论),以及环磷酸腺苷(cyclic adenosine monophosphate, cAMP)的减少。cAMP 水平下降与其他二级信使一起改变膜糖蛋白Ⅱb 和Ⅲa,形成活化的纤维蛋白原受体(GPⅡbⅢa)。因此,许多激活的血小板通过 GPⅡbⅢa 受体与纤维蛋白原结合形成血小板栓。血小板栓形成被称为**一期止血**。

8. 什么是外源性和内源性凝血途径?

不再接受把外源性和内源性途径的经典描述(图 10.1)作为两个完全独立的过程,因为这两个过程之间有多个交互点(每个途径的因子可以激活另一途径的因子),尽管它在概念上对解释体外凝血和止血试验仍然有用。外源性和内源性途径都能激活因子 X(它将把凝血酶原裂解为凝血酶,凝血酶又将纤维蛋白原裂解为纤维蛋白;后面这些步骤被称为**共同途径**)。外源性途径的现代术语是"组织因子途径",内源性途径的术语是"接触激活途径"。内源性途径有时也被称为**扩增途径**。

9. 描述组织因子(外源性)途径。该途径的实验室检查有哪些?

组织因子(tissue factor, TF)途径(图 10.1)由血管损伤部位 TF 的暴露触发,TF 与因子Ⅶ结合形成激活的 TF-Ⅶa 复合物,进而激活因子 X,产生凝血酶原酶(Xa + Va 辅助因子)。因此,外源性或组织因子途径包括激活的 TF-Ⅶa 复合物和 Xa/Va 复合物(凝血酶原酶),它将凝血酶原裂解

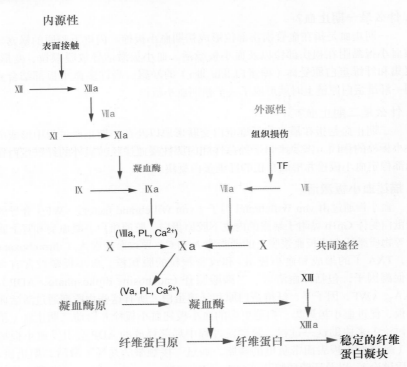

图 10.1　二期止血途径。考虑到这些通路在体内有多个相互作用点，经典和过度简化的描述将这些通路视为完全独立的，仅有助于在概念上理解止血的实验室检查和凝血。为简化起见，图中省略了多个节点的相互作用、反馈回路、负调节因子和抑制剂以及纤溶过程。PL，磷脂酶；TF，组织因子

为凝血酶（从而开始最终的共同凝血途径，形成纤维蛋白）。凝血酶原时间（prothrombin time，PT）和国际标准化比值（international normalized ratio，INR）是通过组织因子（外源性）途径检测凝血的方法。PT 在体外实验室分析中使用促凝血酶原激酶（TF＋钙＋磷脂的混合物）激活凝血。PT 的正常范围是 10 ～ 12 s。INR 的设计是为了使 PT 结果标准化，因为不同的实验室使用不同的促凝血酶原激酶配方进行测试。对于每批促凝血酶原激酶，每个制造商提供一个国际敏感性指数评级（international sensitivity index rating，ISI），与患者的 PT 相比，得出 INR。INR 在 0.8 ～ 1.2 被认为是正常的。华法林抗凝治疗一般要求 INR 为 2 ～ 3，但对于某些抗凝适应证 INR 大于 3 可能是更合适的。

10. 描述接触激活（内源性）途径。该途径的实验室检查有哪些？

　　在体内，二期止血可以不止一种方式通过接触激活（内源性）途径启动。当血管损伤时，接触激活途径被来自 TF（外源性）途径的因子激活，同

时也被血小板表面带负电的磷脂和暴露的胶原蛋白激活。一旦被激活，激活的血小板表面会发生一系列反应产生局部的凝血酶爆发。这种接触激活途径也可以通过与其他带负电的表面/分子接触而激活，如羊水中的带负电的磷脂，或异物表面，如玻璃或塑料（如，在实验室测试中）或通过心肺转流术（体外循环）和体外膜肺氧合（extracorporeal membrane oxygenation，ECMO）回路。

接触途径通常由胶原（带负电表面）与三种血清蛋白的接触启动：高分子量激肽原（high-molecular-weight kininogen，HMWK）、前激肽素（prekallikrein，PK）和因子Ⅻ。虽然细节不在本文讨论范围内，但其结果是因子Ⅻ被激活，进而分别激活因子Ⅺ、因子Ⅸ和因子Ⅹ（见图10.1）。然而，对于临床止血来说因子Ⅻ及其辅助因子（PK和HMWK）都不是绝对必需的（因为该途径可由TF外源性途径的其他方式激活），这些辅助因子的轻度缺失不会导致出血问题。部分凝血活酶时间（partial thromboplastin time，PTT）是一种通过接触激活（内源性）途径检测凝血的常用方法。该检测名称的由来是因为部分凝血活酶被用作激活剂（这消除了血小板磷脂作为激活剂时的血小板变异性）。PTT的正常范围是 60 ~ 70 s。活化部分凝血活酶时间（activated partial thromboplastin time，aPTT）是PTT更敏感的版本，通常用于监测肝素疗效。aPTT的正常范围是 30 ~ 40 s。

11. 一期止血发生在二期止血之前吗？

虽然一期和二期止血的术语表明一个发生在另一个之后，但由于不同凝血途径中多个因子的交叉，一旦凝血过程启动，凝块的形成、扩增和进展都同时发生。

12. 越来越困惑。凝血的启动、激活、进展和稳定阶段分别是什么？描述一下这一切是如何发生的。

现代医学的理解是凝血的启动阶段发生在当内皮受损且TF暴露，TF承载细胞（细胞，如单核细胞，可以结合TF并将其呈递配体）开始发挥作用时。TF是一种表达在血液之外的细胞上的跨膜糖蛋白，有时被称为丝氨酸蛋白酶因子Ⅶa的**细胞表面受体**。启动阶段以TF被呈递给它的配体，因子Ⅶ为特征。激活阶段发生在TF-Ⅶa复合物激活因子Ⅹ和Ⅸ时。激活的因子Ⅹ（Ⅹa）随后结合辅助因子Ⅴ。这一TF-Ⅹa/Ⅴa复合体将凝血酶原裂解为凝血酶。然而，到目前为止由经典级联反应生成的相对少量的凝血酶不足以生成纤维蛋白凝块。许多其他反应在这一过程中会被触发，血小板在其中起着核心作用。如前文所述，血小板通过胶原蛋白和凝血酶等物质上的受体在一期止血过程中被激活。血小板被激活后，会脱颗粒释放促凝因子并发生形变暴露出带负电荷的膜磷脂。因子Ⅸa、Ⅹa和Ⅺa也有负电荷位点，通过钙离子与血小板磷脂结合，其中钙离子充当类似三明治样的缓冲剂。凝血酶生成的扩增由位于血小板表面的酶促反应介导。酶、辅助因子、钙和磷脂表面的结合使这些反应的速度提高了1000多倍。在进展阶段，凝血酶生成的爆炸性增加将大量纤维蛋白原裂解为纤维蛋白。最后，活化的因子ⅩⅢ（ⅩⅢa）与纤维蛋白交联以加强血小板栓来稳定凝块，即稳定阶段。

要点：凝血的基础知识

1. 凝血（在血管损伤部位形成纤维蛋白稳定的血小板栓）只是整个止血机制的一个组成部分。
2. "凝血"可分为"一期"止血和"二期"止血。
3. "一期止血"的目的是在血管损伤部位形成初期血小板栓。它是由暴露在血管损伤部位的内皮下胶原启动的。
4. "二期止血"的目的是形成纤维蛋白使"一期止血"时形成的血小板栓交联。它可以被血管损伤部位释放的 TF 激活，并被"一期止血"中的凝血因子和其他事件介导的正反馈环路放大。
5. 制衡机制的存在是为了确保凝血不会失控。

---

13. 维生素 K 在凝血途径中的作用是什么？

维生素 K 通过 γ-谷氨酰羧化酶促进因子Ⅱ、Ⅶ、Ⅸ、Ⅹ、蛋白 C 和蛋白 S 的羧化。

14. 华法林是如何起作用的？

华法林（和相关的香豆素类）通过阻断维生素 K 氧化还原酶抑制"维生素 K 依赖的"因子Ⅱ、Ⅶ、Ⅸ、Ⅹ、蛋白 C 和蛋白 S 的"生成"。

15. 为什么华法林治疗的启动与高凝状态相关？

蛋白 C 是一种短半衰期（约8 h）抑制性负调节因子，通过降解因子Ⅴa 和因子Ⅷa 限制因子Ⅹa（因子Ⅹa 将凝血酶原裂解为凝血酶）的形成。华法林治疗的启动抑制了抗凝剂蛋白 C 的合成，由于与其他促凝的凝血因子相比蛋白 C 的半衰期更短，从而诱发高凝倾向。华法林同样抑制抗凝剂蛋白 S 的生成，但蛋白 S 的半衰期更长（约30 h）。

16. 肝素是如何起作用的？

肝素结合并增强抗凝血酶Ⅲ的活性，而抗凝血酶Ⅲ抑制活化的因子Ⅱ（凝血酶）、Ⅶ、Ⅸ、Ⅹ、Ⅺ和Ⅻ的功能。肝素是一种由不同大小分子组成的未分离的混合物，所有分子都包含一个相同的戊多糖序列。肝素也具有高度电负性，使其能非特异地不依赖戊多糖的结合多种血浆蛋白 [包括血小板（如血小板因子4）和内皮细胞（如 vWF）分泌的]。肝素也非特异性结合急性时相反应物、巨噬细胞和内皮细胞。因此，肝素在个体水平多变的（有时是不可预测的）抗凝效应至少在某种程度上是由于血浆水平潜在结合位点的多变性。由于肝素与破骨细胞结合，长期肝素治疗与骨质疏松症相关。

17. 什么是低分子量肝素？

低分子量肝素（low-molecular-weight heparin，LMWH）是肝素混合物中低分子量分子的分离物。LMWH 制剂片段的平均分子量通常为 4 ～ 5 kDa，而未分离的肝素的分子量可能接近 15 kDa。LMWH 的主要作用机制是抑制因子 X a。LMWH 相对于未分离的肝素具有几个潜在优势，包括与血浆蛋白的非特异性结合更少（使量效反应更易预测），与血小板和血小板因子 IV 的结合更少（降低肝素诱导的血小板减少症的发生率），与巨噬细胞、内皮细胞及破骨细胞的结合更少（降低骨质疏松的风险）。LMWH 常用于临床上预防深静脉血栓形成。LMWH 治疗通常不需要特定监测（即，抗 Xa 水平），因为相较于普通肝素，其药代动力学和抗凝效果更具可预测性。LMWH 主要的局限性在于，与未分离的肝素相比，它的作用只能部分被鱼精蛋白逆转。此外，它也依赖于肾排泄并应避免在终末期肾病患者中使用。

18. 什么是活化凝血时间？

活化凝血时间（activated clotting time，ACT）测量体外新鲜全血的血栓形成时间。通常使用硅藻土或高岭土作为激活剂。ACT 90 ～ 120 s 被认为是正常范围。ACT 被广泛应用于手术室内肝素治疗的监测。治疗性 ACT 时间延长取决于适应证。例如，ECMO 通常需要 ACT 延长至 180 ～ 200 s 以预防 ECMO 回路组件中发生凝血，血管手术涉及血管钳时通常需要 ACT 延长至 300 ～ 350 s，启动全流量体外循环通常需要将 ACT 延长至 480 s 以上。延长 ACT 的可能因素包括那些削弱凝血反应的因素，包括低体温、血液稀释以及获得性或遗传性凝血病。

19. 为什么因子 X a 是许多新型口服抗凝药的关键靶点？

因子 X a 是促进凝血酶原裂解为凝血酶的主要丝氨酸蛋白酶（与辅因子 V a 相关），可能是凝血过程中的关键因子（图 10.1）。凝血酶使纤维蛋白原裂解为纤维蛋白，但凝血酶也激活因子 XIII，因子 XIII 的作用是使纤维蛋白发生交联形成稳定的血小板血栓。凝血酶也通过激活因子 XI（在"内源性"/"接触活化"/"级联放大"通路）和因子 VIII（因子 VIIIa 也使得因子 X 活化为 X a 因子使凝血酶原转化为凝血酶）来放大自身的生成。重要的是，由于止血是出血与凝血之间的平衡，凝血酶同样激活负调节因子蛋白 C（在辅因子蛋白 S 的协同下抑制因子 V 和因子 VIII 的激活）。

20. 解释纤维蛋白溶解（纤溶）。

纤溶系统在凝血发生的同时也被激活，起到局部凝血反应发生时保持血液整体流动性的作用。一旦组织修复开始，也会引起血栓溶解（这其实是好事），但我们并不希望发生异常纤溶，因为这会导致严重的凝血障碍性出血。每个血凝块都有溶解自身的能力（每个形成的血凝块中都包含纤溶酶原）。当凝血酶出现时，内皮细胞释放组织纤溶酶原激活剂（tissue plasminogen activator, tPA ），后者使纤溶酶原转化为纤溶酶，纤溶酶将纤维蛋白及纤维蛋白原降解为小片段［或"纤维蛋白降解产物（fibrin degradation products, FDPs)"］。纤溶酶原也被因子Ⅻ片段裂解为纤溶酶。FDPs 本身具有相对抗凝特性，因为它们与纤维蛋白原竞争凝血酶。正常情况下 FDPs 会被单核细胞-巨噬细胞系统清除。

21. 氨基己酸和氨甲环酸的用途是什么？它们是如何起作用的？

氨基己酸和氨甲环酸是用于防止纤溶的赖氨酸类似物。这些赖氨酸类似物结合在纤溶酶原的赖氨酸受体位点上抑制纤溶酶原激活为纤溶酶（回想一下，纤溶酶降解纤维蛋白原和纤维蛋白）。更高剂量时，这些药物可以直接抑制纤溶酶活性。这些药物经常用于严重创伤、产后出血、大型骨科手术以及心脏手术等情况。几项研究显示这些药物降低出血风险及输血需求，可能减少并发症风险，比如心脏术后的心脏压塞或产后出血导致的子宫切除，并可能预防由于严重创伤或产后出血导致的死亡。

22. 抗纤溶药物（氨基己酸和氨甲环酸）会导致血栓吗？

尽管理论上存在抗纤溶药造成血栓形成并发症的风险，但目前的科学证据表明抗纤溶药是安全的。几项大型随机对照试验并未提示与抗纤溶药相关的血栓性事件的增加，包括通常认为存在高血栓风险的患者群体（进行肝移植或者大型骨科手术的患者）。不管怎样，抗纤溶药物在继发性纤溶的情况下是禁忌证［如，弥散性血管内凝血（disseminated intravascular coagulation, DIC)］，因为这些药物可以引起广泛的血栓形成。

23. 什么是弥散性血管内凝血？

正常情况下，血液的流动性是凝血系统和纤溶系统平衡的结果。在 DIC 时，凝血机制的广泛激活导致凝血酶爆发式形成，不但引起广泛的血栓形成（消耗血小板及凝血因子），而且同时导致广泛的纤溶激活（被凝血酶增强的纤溶酶激活，导致纤维蛋白原和纤维蛋白裂解为 FDPs ），因此 DIC 最终导致出血。大量消耗的因子同样包括凝血抑制因子，并且正常的正反馈回路失控，在微循环和大血管中凝血进一步导致凝血。

24. 什么原因导致 DIC 发生？

DIC 本身并不是一种疾病，而是由其他问题导致的临床并发症。它经常出现在全身炎症相关（例如，创伤、心脏停搏后综合征、脓毒症）和（或）促凝血蛋白释放（例如，脑和胎盘组织中富含 TF）的情况下。常见的促发 DIC 的临床情况如下：

- 产科疾病（例如，羊水栓塞、胎盘早剥、胎儿滞留综合征、子痫、盐水诱导流产）；
- 脓毒血症和病毒血症（例如，细菌感染、巨细胞病毒、肝炎、水痘、人类免疫缺陷病毒）；

- 恶性肿瘤的播散和白血病；
- 创伤性脑损伤；
- 输血反应、挤压伤、组织坏死和烧伤；
- 肝病（例如，梗阻性黄疸、急性肝衰竭）；
- 心脏停搏及随后自主循环恢复后的全身缺血再灌注；
- 需要大量输血的创伤患者。

每种临床疾病可能存在不同的 DIC 启动机制。例如，脓毒血症中，TF 释放应答白介素 1、内毒素和肿瘤坏死因子可能是始动触发机制。TF 释放可能也能解释创伤启动 DIC，尤其在创伤性脑损伤的情况下。羊水栓塞时，循环中的电负性磷脂显然是始作俑者。在癌症中，恶性细胞可能在其表面表达 TF 或随细胞裂解释放 TF。

25. 如何诊断 DIC？ 如何治疗？

当存在已知与 DIC、微血管出血及以下症状相关的潜在疾病时，即可诊断为 DIC：

- 实验室测定二期止血相关指标的延长（例如，PT/INR 及 PTT）；
- 血小板计数快速降低和低纤维蛋白原水平（提示消耗）；
- FDPs 和 D-dimers 升高（提示纤溶）。

DIC 的治疗在于"病因治疗"和"支持治疗"（例如，输注所需血液制品，虽然这会"火上浇油"）。理论上，肝素（或其他抗凝药）可以阻止过度凝血反应并打破恶性循环，但是几乎很少会对急性出血患者进行肝素化。肝素有时被用来治疗慢性 DIC。

26. 为什么血液在正常组织中不会凝固？

在非病理状态下，血液通过多种内源性机制维持其正常流动性，例如：

- 单核巨噬细胞系统清除活化的凝血因子。
- 内皮细胞产生前列环素（PGI_2），它是强效血管扩张剂及血小板活化抑制剂。
- 内皮细胞和血小板分泌并在其细胞表面表达组织因子途径抑制剂，这是一种抑制 TF-Ⅶa 和 Ⅹa 因子激活的抗凝血蛋白。
- 抗凝血酶Ⅲ抑制除Ⅶa 因子外所有的凝血因子。
- 抗凝血蛋白 C 灭活因子 Ⅴa 和因子Ⅷa，蛋白 S 增强蛋白 C 的作用。

27. 可接受的术前血小板计数是多少？

正常血小板计数范围为 150 000 ～ 440 000/mm³。血小板减少症的定义是血小板计数小于 150 000/mm³。血小板计数从 70 000/mm³ 降至 40 000/mm³ 会导致严重的术中出血，自发性出血通常发生在血小板计数小于 20 000/mm³ 时。术前（或椎管内麻醉技术）推荐的最低血小板计数为 70 000/mm³，但应重点考虑血液中具有功能的血小板占比（仅凭血小板计数并不能说明所有问题），血小板计数的稳定性同样重要（如，子痫前期通常表现出血小板计数快速降低）。在给定血小板计数水平下同样为血小板减少症患者，具有破坏增加但生成活跃的血小板比发育障碍的血小板出血相对较少。目前已有多种精细的即时检测手段评估血小板数量和功能。

28. 常见的抗血小板药有哪些？

一些抗血小板药阻止血小板激活，同时另一些抗血小板药阻止血小板聚集。非甾体抗炎药（nonsteroidal antiinflammatory drugs，NSAIDs）阿司匹林和 P2Y$_{12}$ 受体拮抗剂（例如，氯吡格雷、替格瑞洛和普拉格雷）干预血小板激活，另外 GPⅡbⅢa 受体抑制剂（例如，阿昔单抗、依替巴肽和替罗非班）阻止血小板聚集。由于有多种方法/受体可以激活血小板，阻止血小板聚集的药物比抑制血小板激活的药物具有更强的"抗血小板"效果。阿司匹林和NSAIDs 通常只发挥轻微的抗血小板作用，而 P2Y$_{12}$ 受体拮抗剂可以对血小板激活产生 40% ～ 60% 的抑制效果。

29. 阿司匹林和 NSAIDs 作为抗血小板药是如何起作用的？

阿司匹林和 NSAIDs 抑制血小板膜环氧合酶（cyclooxygenase，COX）的作用，后者将花生四烯酸转化为前列腺素 H$_2$，前列腺素 H$_2$ 随后被组织特异性合酶转化为多种常见的前列腺素（例如，PGE$_2$、PGI$_2$、TXA$_2$）和白三烯。如前文所述，TXA$_2$ 是强效的血小板激活剂。不同种类的前列腺素在各种组织和器官系统中发挥不同的作用。阿司匹林似乎通过抑制 COX 缩短血小板寿命，而其他 NSAIDs 作用却很短暂。

30. 抗血小板药氯吡格雷、替格瑞洛和普拉格雷是如何起作用的？

这些药物（或者它们的活性代谢产物）拮抗血小板 P2Y$_{12}$ 受体，阻止cAMP 必要的浓度降低，而 cAMP 浓度降低可促进 GPⅡbⅢa 受体（纤维蛋白原受体）的表达。这些药物常用来预防冠状动脉或其他血管支架术后血栓形成，和（或）预防心房颤动患者心腔内血栓形成。氯吡格雷是一种前体药物，需在肝内经一种特定 P450 同工酶代谢为活性代谢产物。P450 代谢的个体差异（有些药物竞争 P450 代谢）影响了一位具体的患者对氯吡格雷是"有反应"或"无反应"。替格瑞洛无须肝内生物转化为活化产物，因此可以发挥更可预测的抗血小板效果。普拉格雷（类似氯吡格雷）是一种前体药，但是通过肠道水解及随后的 P450 代谢（通过与氯吡格雷不同的同工酶）形成活性代谢产物。与氯吡格雷相比，普拉格雷在抗血小板作用方面个体差异较小。

31. 我在急诊室的患者需要行急诊开腹探查术，他的用药史包括口服"抗血小板药"，但不确定是哪一种，这很重要吗？

是的。氯吡格雷和普拉格雷的活性代谢产物与血小板 P2Y$_{12}$ 受体呈不可逆性结合，所以药物的作用只能通过输注血小板来"逆转"（药物不能从已经不可逆结合的受体上分离）。与之相反，替格瑞洛与 P2Y$_{12}$ 受体呈可逆结合，所以输注血小板对逆转该药的抗血小板作用无效（输注的血小板会因为替格瑞洛的可逆性结合而同样被抑制）。

32. 什么是阿昔单抗、依替巴肽和替罗非班？

阿昔单抗（Reopro®）、依替巴肽（Integrilin®）和替罗非班（Aggrastat®）拮抗血小板纤维蛋白原受体 GP Ⅱ b Ⅲ a，从而阻止血小板与纤维蛋白原的接合及血小板聚集。依替巴肽和替罗非班呈竞争性可逆结合及暂停输注后"短暂的"作用时间（清除半衰期分别约为 2.5 h 和 4 h），而阿昔单抗呈非竞争性不可逆结合，且持续作用时间很长（血浆清除半衰期只有 10 ～ 30 min，但作用可以持续长达 48 h，并且在停止输注后长达 2 周仍可检测到 GP Ⅱ b Ⅲ a 的低水平拮抗作用）。

33. 我的患者在尝试置管行试验性干预后需要紧急修复股动脉，在此期间他们接受了一种纤维蛋白原受体拮抗剂治疗。具体是哪一种很重要吗？

是的。虽然阿昔单抗较长的作用时间值得担心，但药物对纤维蛋白原受体的结合作用是不可逆和非竞争性的，并且考虑到血浆清除半衰期较短，我们可以单纯输注血小板来恢复血小板功能。因此，虽然药物本身的结合是"不可逆的"，但药物的作用是"可逆的"。与之相反，虽然依替巴肽和替罗非班相对较短的作用时间让人安心，但它们可逆的竞争性的结合作用意味着任何输注的血小板都会受到影响。虽然药物自身的结合是"可逆的"，但"可逆的"的作用需要等血浆中药物完全清除才能实现。

34. 描述一些血小板异常导致的血凝块形成受损。

血小板减少症（血小板数量异常）

- 绝对或相对血小板减少症（例如，大量输血后的稀释）。
- 由恶性疾病（例如，再生障碍性贫血、多发性骨髓瘤）、药物（例如，化疗、细胞毒性药物、酒精、氢氯噻嗪）、慢性肝病（即促血小板生成素减少）、辐射暴露或病毒感染后骨髓抑制导致的血小板生成减少。
- 由 HELLP 综合征（溶血反应、肝功能指标升高和低血小板）、溶血性尿毒综合征、血栓性血小板减少症、DIC、肝素诱导的血小板减少症（heparin-induced thrombocytopenia，HIT）、脾隔离症（例如，肝硬化）导致的血小板消耗增加。

血小板病（血小板质量异常）

- 遗传性疾病，例如血管性血友病（von Willebrand disease，vWD）、格兰茨曼血小板功能不全（Glanzmann thrombasthenia）、巨血小板综合征（Bernard-Soulier syndrome）。
- 获得性疾病，例如尿毒症、药物（如，阿司匹林、NSAIDs、抗血小板药的直接作用或副作用）、血管性血友病综合征、低体温。

35. 什么时候需要输注血小板？

由于血小板在一期止血中起着核心作用，在微血管出血（例如，凝血功能障碍引起的出血，而不是外科手术出血）的情况下，输注血小板的指征可能既可以是血小板减少症也可以是血小板病。纤维蛋白原的增多经常可以降低对血小板输注量的需求（**更多的砂浆有助于把砖块黏在一起**）。可以用冷沉淀或纤维蛋白原浓缩物补充纤维蛋白原。血小板输注也可能是"大量输血方案"的一部分，即在大出血的情况下（如，在创伤情况下）快速大量输注血液和血液制品。

36. 什么是冷沉淀？在外科治疗中输注冷沉淀的适应证是什么？

冷沉淀是新鲜冰冻血浆（fresh frozen plasma，FFP）解冻时形成的冷凝白色沉淀物。它经过离心分离、再冰冻，并在使用前即时解冻。冷沉淀包含因子Ⅷ、vWF、纤维蛋白原、纤维连接蛋白和因子ⅩⅢ。在微血管出血的情况下，输注冷沉淀的指征包括如下：低纤维蛋白原、血友病（二线用药）、血管性血友病/血管性血友病综合征（二线用药）或当纤维蛋白原浓缩物无法获得时。血浆纤维蛋白原"正常"范围为 $150 \sim 400$ mg/dl。补充纤维蛋白原的指征通常是在微血管出血情况下纤维蛋白原水平低于 150 mg/dl 时，或即时（point-of-care，POC）检测（如，ROTEM 的 FIBTEM 检测）实验显示纤维蛋白原水平缺乏时。补充一份现代标准的冷沉淀"池"（5"单位"）估计使血浆纤维蛋白原水平升高 $35 \sim 50$ mg/dl。冷沉淀同样也是"大量输血方案"的一部分。

37. 什么是血管性血友病？

血管性血友病（von Willebrand disease，vWD）是遗传性 vWF 缺陷相关疾病（无论是数量或质量）。它是最常见的遗传性出血病（患病率约 1%），呈常染色体遗传（对男性和女性影响相同）。vWD 常见症状包括月经过多（高达 20% 的病例）、鼻衄以及口腔操作相关的出血。

Ⅰ型 vWD 是 vWF 轻度数量缺乏，是 vWD 最常见的类型（70% ～ 80% 的病例）。去氨加压素（Desmopressin，DDAVP）常用于治疗Ⅰ型 vWD 以减少出血。其机制是提高 vWF 血浆水平。

Ⅱ型 vWD 可细分为一系列 vWF 功能缺陷相关亚型，常见于 20% 病例中并对 DDAVP 同样有反应。重要的是，Ⅱb 型 vWD 是一种高凝状态，所以不要给任何Ⅱb 型 vWD 患者使用 DDAVP！

Ⅲ型 vWD 是罕见（< 5% 的病例）的数量缺乏，由循环中完全（或几乎完全）缺乏 vWF 引起。Ⅲ型需要补充 vWF［即，血浆提取或重组的 vWF（一线治疗）或冷沉淀（二线治疗）］。

38. 什么是血管性血友病综合征？

血管性血友病综合征（von Willebrand syndrome，vWS）是一种获得

性 vWF 结构或功能缺陷相关疾病。vWS 通常是由于在高剪切应力血流区域［如，血流通过狭窄的主动脉瓣（即 Heyde 综合征）或使用心室辅助装置的机械循环支持期间］vWF 破坏增加（即，构象蛋白解折叠）导致，但也可能由病毒、恶性疾病或药理学机制引起。

39. 什么是新鲜冰冻血浆？在外科治疗中输注新鲜冰冻血浆的适应证是什么？

当血液中血细胞被离心分离出来时，血浆是血液的液体部分。新鲜冰冻血浆（fresh frozen plasma，FFP）是采集后 8 h 内冰冻的血浆。它包含所有的血浆蛋白，包括促凝血因子和抗凝血因子。当微血管出血时输注 FFP 的指征在于患者可以从 FFP 包含的成分中获益。输注 FFP 的指征也包括在微血管出血时没有时间获取实验室或 POC 检测（或检测不可用）结果，但患者可以从 FFP 包含的成分中获益时（如，在大出血的情况下作为"大量输血方案"的一部分）。FFP 也用于逆转华法林（FFP 5 ～ 8 ml/kg 首次剂量）的作用，并可为获得性肝素耐药提供补救治疗（因为 FFP 包含抗凝血酶Ⅲ）。在凝血障碍导致的手术出血的情况下，必须记住血小板和纤维蛋白原在一期止血中起着核心作用，如果血小板和纤维蛋白原的数量和功能都不足，补充 FFP 不能充分治疗凝血障碍。

40. 什么是 Thrombate Ⅲ®？

Thrombate Ⅲ®（Grifols，USA）是人抗凝血酶Ⅲ浓缩物的冻干粉剂。它的适应证是用于预防（和治疗）先天性抗凝血酶Ⅲ缺乏患者的血栓栓塞症。Thrombate Ⅲ® 常用于心外科手术室内，在获得性肝素"耐药"的情况下提供额外的抗凝血酶Ⅲ。

41. 什么是 PCC？

凝血酶原复合物浓缩物（prothrombin complex concentrate，PCC）是各种促凝"药物"的汇合，含有不同配方的维生素 K 依赖性凝血因子。在美国，有 2 种常用的配方：3 种因子 PCC（因子Ⅱ、Ⅸ、Ⅹ）和最近美国食品和药物管理局批准的 4 种因子 PCC（因子Ⅱ、Ⅶ、Ⅸ、Ⅹ和蛋白 C/S）。PCC 的主要问题是血栓性并发症，然而，大多数制剂含有肝素来减少这一并发症，最新研究显示与 FFP 相比 PCC 没有增加相关风险。PCC 的主要适应证是在急诊手术前或在危及生命的出血（如，颅内出血）时迅速逆转华法林的作用。

42. 什么是 HIT？

肝素诱导的血小板减少症（heparin-induced thrombocytopenia，HIT）是应用肝素后的结果，但重要的是区分 HIT 1 型和 HIT 2 型，因为这是不同的临床综合征。HIT 1 型是非免疫介导的自限性血小板减少症，通常是在应用肝素后最初 48 h 出现，是肝素诱导血小板激活的直接结果。而 HIT 2 型是血小板激活导致的一种高凝状态，血小板由抗体、PF4 和肝素的复合物激活。

HIT 2 型有时也被称为肝素诱导的血小板减少症伴血栓形成（heparin-induced thrombocytopenia with thrombosis，HITT），因为深静脉和动脉血栓形成是这一综合征的特点。HIT 2 型一般在应用肝素 5～10 天后出现，其相关抗体可以存留数月，需要立即停止并避免应用所有的肝素用药（包括移除肝素涂层血管通路，如果有的话），并立即启动另一种抗凝药物替代治疗（例如，阿加曲班）。不应用华法林直到血小板计数恢复正常。介导 HIT 2 型的抗体可以至少持续存在 2～3 个月。

43. 如何诊断 HIT？

HIT 的诊断仍然主要是临床判断，患者必须应用过肝素，血小板计数下降 30% 至低于 100 000/mm³ 或下降超过患者基线血小板计数的 50%。HIT 2 型（根据定义）也与血栓事件相关。检测 HIT 抗体是敏感的，但对 HIT 2 型不是特异的，而且检测结果有时是不确定的。虽然特异性实验室检测可以在抗体检测不确定时帮助确诊，但这些检测结果往往不能及时获得，使用肝素替代物进行抗凝不应等待此类检测的结果。除血小板计数外，对存在 HIT 抗体的可能的确证性试验包括免疫分析和功能测试（例如，血清素释放试验、肝素诱导血小板聚集试验、流式细胞计数）。免疫分析灵敏度高但特异度低。血清素释放试验具有较高的灵敏度和特异性，但在许多实验室中都没有，导致周转时间延长。由于再次接触肝素可能会对之前患有 HIT 2 型患者造成灾难性后果，即使已证实抗体不再存在后，通常建议在未来需要抗凝的非心脏手术中使用肝素替代物抗凝。对于体外循环，当 HIT 抗体检测提示不存在时，允许进行单次肝素化，因为肝素替代药物显著的出血风险可能超过肝素再次暴露的风险。

44. 什么是旋转血栓弹力检测（rotational thrombelastometry，ROTEM）和血栓弹力描记术（thrombelastography，TEG）？

ROTEM®（Instrumentation Laboratory，Bedford，MA，USA）和 TEG®（Haemonetics Corporation，Braintree，MA，USA）是止血整体功能的黏弹性检测，检测血栓形成、动力学、强度和稳定性。这些测试克服了传统检测的一些缺点。例如，肝硬化患者血小板减少且 INR 升高但不一定存在凝血功能障碍（事实上，甚至可能因为肝合成抗凝血蛋白减少而造成高凝状态），而低温创伤患者 INR 和血小板计数正常却可以因为体温过低而出现凝血功能障碍。黏弹性检测可以在 POC 进行并在 10～30 min 内获得结果。这些检测手段经常应用于心外科手术、肝移植和创伤手术中。

ROTEM 是旋转血栓弹力检测的缩写，是 TEG（血栓弹力描记术）相对较新的改版，后者自 20 世纪 40 年代起开始应用。这两种方法都提供了关于小样本全血中凝血因子和凝血底物充分性的信息。这两个平台上类似的测量参数提供了凝血因子和血小板的数量和（或）质量的信息，测量值可作为输血策略和（或）血制品组合策略的一部分，用于指导血制品（例如，血小板、纤维蛋白原和血浆）的靶向输注。这种个体化的靶向的适度治疗不仅有助于降低与血制品输注相关的风险和发病率，同时也通过减少了不必要的血制品输注降低了成本，减少不必要的输血已被证明足以起到止血作用。

45. 正常 ROTEM/TEG 的曲线是什么样的？关键的测量参数是什么？它们提供了什么信息？

图 10.2 展示了一个典型的 TEG 曲线，同时图 10.3 展示了异常的 TEG 曲线。需要注意的是，TEG 和 ROTEM 具有相似的曲线形态并提供了对整体止血的评估，但使用的术语不同。关键测量参数比较见表 10.1。

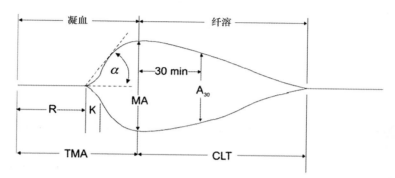

图 10.2　正常 TEG 曲线。曲线形态和测量参数与 ROTEM 相似。请参考表 10.1 来比较 ROTEM 和 TEG 之间测量术语的关系。A30/LY30，MA 后 30 min 的振幅；CLT，血栓溶解时间；K，动力学；MA，最大振幅；R，反应时间；TMA，到最大振幅的时间；α，α 角（From Roshal M，Gil M，Thromboelastography/thromboelastometry. In：Shaz B，Hillyer C，Gil M，ed. Transfusion Medicine and Hemostasis：Clinical and Laboratory Aspects. 3rd ed. Amsterdam：Elsevier Science；2018：819-826.）

特征性血栓弹力描记图曲线

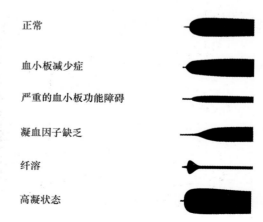

正常

血小板减少症

严重的血小板功能障碍

凝血因子缺乏

纤溶

高凝状态

图 10.3　典型的血栓弹力描记图形态举例，各参数正常值以及一些异常曲线（From DeCastro M. Evaluation of the coagulation system. In：Faust RJ，ed. Anesthesiology Reviews. 3rd ed. New York：Churchill Livingstone；2002：352.）

表 10.1 ROTEM 和 TEG 不同测量参数术语的比较

	ROTEM	TEG	存在缺陷时的治疗建议
血凝块启动（凝血酶初始形成时间）	CT	R	补充凝血因子[a]
血凝块动力学（血凝块稳定率）	CFT，α	K，α	补充血小板和（或）纤维蛋白原[b]
血凝块强度（最大强度或硬度）	MCF	MA	补充血小板和（或）纤维蛋白原[b]
血凝块稳定性（溶解）	LI30，ML	LY30	提供抗纤溶治疗

[a] 血小板和（或）纤维蛋白原的显著缺乏会延长凝血酶初始形成时间，所以建议在提供凝血因子之前确保足够的纤维蛋白原和血小板（除非已知或怀疑有因子缺陷）。

[b] 血凝块的增长和最大值依赖于纤维蛋白原和血小板共同作用，在选择要输注的血制品之前，应努力了解它们各自对血凝块的贡献。

CFT，血凝块形成时间；CT，凝血时间；K，动力学；LI，CT 后 30 min 的溶解系数；LY30，MA 后 30 min 的血凝块溶解；MA，最大振幅；MCF，最大血凝块强度；ML，最大溶解程度；R，反应时间；α，α 角

要点：凝血的临床知识

1. 华法林抑制维生素 K 依赖因子 II、VII、IX、X、蛋白 C 和蛋白 S 的合成。抗凝血蛋白 C 的半衰期较短，在启动华法林治疗时导致了最初的高凝状态。

2. 肝素通过增强抗凝血酶 III 的活性发挥作用。肝素相关的主要并发症是 HIT。肝素的主要优点是可以很容易地被鱼精蛋白逆转。

3. 低分子肝素通过抑制因子 Xa 发挥作用。与肝素相比，它的主要优点是抗凝效果更易预测，不需要监测。

4. 鱼精蛋白可以部分逆转低分子肝素，但不能完全逆转。低分子肝素通过肾排泄，终末期肾病患者禁用。

5. 抗纤溶药（如，氨基己酸和氨甲环酸）阻止纤溶酶原活化为纤溶酶。这些药物主要用于减少出血，但也可能有助于减少手术并发症（心脏压塞、子宫切除术等）以及某些情况下的死亡风险（如，创伤、产后出血）。

6. DIC 的特征是全身凝血和纤溶的激活，导致消耗性凝血病（低血小板、低凝因子）。DIC 最初表现为高凝状态，随后出现低凝状态。

7. DIC 常见于与全身炎症和（或）促凝蛋白（例如，TF）释放相关的情况。它与以下情况相关：脓毒症、恶性肿瘤、妊娠并发症、创伤、创伤性脑损伤等。

8. vWD 最常见的是 I 型并且可以用 DDAVP 治疗。3 型由于循环中缺乏 vWF 需要补充 vWF。不要给 2B 型 vWD 患者使用 DDAVP，因为该亚型会导致高凝状态。

9. vWS 是 vWF 获得性结构或功能缺陷。这通常是 vWF 破坏增加的结果，例如高剪切应力血流［例如，通过狭窄的主动脉瓣（即，Heyde 综合征）或使用心室辅助装置进行机械循环支持时］。

10. HIT 发生在肝素暴露后。1 型是非免疫性的，通常是自限的。2 型发生在暴露后 5～10 天并与血栓并发症相关。

11. HIT 通常是临床诊断，因为大多数医院不具备确证性实验室检测的条件。治疗包括停止所有含肝素的产品并使用抗凝药（即，直接凝血酶抑制剂）。

12. 黏弹性试验（即，ROTEM/TEG）提供了完整的止血功能评估，测量血凝块启动、动力学、强度和稳定性。这些测试经常用于心脏手术、肝移植和创伤手术，以指导血制品的使用。

推荐阅读

Gando S, Levi M, Toh CH. Disseminated intravascular coagulation. Nat Rev Dis Primers. 2016;2;(2):16037.
Greinacher A. Clinical practice. Heparin-induced thrombocytopenia. N Engl J Med. 2015;373(3):252–261.
Leebeek FW, Eikenboom JC. Von Willebrand's disease. N Engl J Med. 2016;375(21):2067–2080.
Levy J, Koster A, Quinones Q, et al. Antifibrinolytic therapy and perioperative considerations. Anesthesiology. 2018;128(3):657–670.

第 11 章

输血治疗

Ryan A. Lawless，MD，FACS，Ryan D. Laterza，MD

李嘉欣 译 冯艺 校

1. 输血的首要指征是什么？

输注浓缩红细胞（packed red blood cell，RBC）的首要指征是改善氧供（oxygen delivery，$\dot{D}O_2$）。RBC 的主要作用之一是将氧气从肺输送到组织进行有氧代谢。$\dot{D}O_2$ 取决于心排血量（cardiac output，CO）和动脉氧含量（arterial oxygen content，CaO_2），公式如下：

$$\dot{D}O_2 = CO \times CaO_2$$

CaO_2 的计算方法如下：

$$CaO_2 = 1.36 \times [Hg] \times SaO_2 + 0.003 \times [PaO_2]$$

Hg，血红蛋白；SaO_2，动脉氧饱和度；PaO_2，动脉氧分压

换句话说，组织的氧供（$\dot{D}O_2$），取决于血液中氧的总量（CaO_2）和输送血液的速率（CO）。在某些情况下（如出血）$\dot{D}O_2$ 不足以满足身体的代谢氧需（metabolic oxygen demand，$\dot{V}O_2$）。输注 RBC 可以提高 Hg 水平，从而提高 CaO_2，进而可增加 $\dot{D}O_2$。此外，输注 RBC（和其他血制品）可以增加心脏的前负荷和每搏输出量（回忆 Frank-Starling 定律），从而提高 CO 并增加 $\dot{D}O_2$。回想一下，CO = 每搏输出量 × 心率。因此，输注 RBC 能通过同时增加血氧含量和 CO 来增加 $\dot{D}O_2$。

2. 当氧供和氧耗不匹配（即供需失衡）时会发生什么？

$\dot{D}O_2$ 通常超过氧耗 $\dot{V}O_2$ 的 4 倍（1000 ml/min 与 250 ml/min）。也就是说，静息时的组织氧供远高于组织氧需。然而，当 $\dot{D}O_2$ 不能满足 $\dot{V}O_2$ 需求时，机体会通过代偿性增加"氧摄取"以维持 $\dot{V}O_2$。通常，氧摄取率（oxygen extraction ratio，O_2ER）为 20% ~ 30%，其中 $O_2ER = \dot{V}O_2/\dot{D}O_2$。例如，通常 $\dot{V}O_2$ 为 250 ml/min，$\dot{D}O_2$ 为 1000 ml/min，则 $O_2ER = 25\%$。这相当于 70% ~ 80% 的混合静脉氧饱和度（mixed venous oxygen saturation，$S_{mv}O_2$）。需注意，$S_{mv}O_2$ 检测需通过右心置入肺动脉导管采集肺动脉的血液样本。通常，$\dot{V}O_2$ 增加（如锻炼）通过 CO 的代偿性增加来维持足够的 $\dot{D}O_2$。如果 CO 增加不足以维持足够的 $\dot{D}O_2$，那么氧摄取率增加并导致 $S_{mv}O_2$ 低于 70%。一旦这一代偿机制达到极限，细胞将进行无氧代谢（即乳酸酸中毒）。例如，与 $\dot{D}O_2$ 不足相关的临床情况是由 CO 不足引起的心源性休克，或由急性失血性贫血引起氧含量不足和低血容量引起 CO 下降共同导致的出血性休克。

3. 什么是 $\dot{DO}_{2crit}$?

$\dot{DO}_{2crit}$ 定义为满足氧耗代谢需求所需的氧供临界值。血容量及心功能都正常的患者，通常在 Hg 低至 3.5 g/dl 时才会到达 $\dot{DO}_{2crit}$。但是具体的 Hg 水平取决于患者的氧气需求。例如，高代谢状态（如败血症、烧伤、创伤）时 $\dot{VO}_2$ 增加，更高浓度的 Hg 即可达到 $\dot{DO}_{2crit}$。合并症例如冠状动脉疾病也会影响达到 $\dot{DO}_{2crit}$ 的 Hg 浓度。

4. $\dot{DO}_{2crit}$ 的替代测量指标有哪些?

常规临床情况下不能直接测量 $\dot{DO}_{2crit}$。替代变量包括:

- 生命体征：低血压、心动过速、尿量。
- 实验室指标：乳酸、碱剩余。
- 心肌缺血的症状：新发的 ST 段压低大于 0.1 mV，新发的 ST 段抬高大于 0.2 mV，超声心动图发现节段性室壁运动异常。
- 混合静脉氧饱和度降低（< 50%）。

5. 急性等容性贫血的生理性改变有哪些?

急性等容性贫血继发于补充晶体液替代术中失血量。代偿性生理改变包括交感兴奋（心动过速、CO 增加）、血液黏滞度降低（后负荷降低、前负荷增加、促进毛细血管灌注）以及血液重新分布到更依赖氧的组织（即心脏和大脑）。值得注意的是，与其他组织相比，心脏和大脑在静息状态下已达到最高的 O_2 ER，不能通过增加氧摄取来耐受 $\dot{DO}_2$ 的降低。

6. 低混合静脉血氧饱和度对于 $\dot{DO}_2$ 意味着什么?

低混合静脉血氧饱和度（$S_{mv}O_2$ < 60%）意味着由于 $\dot{DO}_2$ 减少，机体增加了 O_2ER。这意味着 CO 和（或）氧含量不足以满足机体的代谢需求。常见于心源性和失血性休克。

7. 患者是否会在混合静脉血氧饱和度正常时发生乳酸酸中毒?

部分患者出现休克的生理表现（乳酸酸中毒提示无氧代谢），可能不是因为 $\dot{DO}_2$ 不足，而是因为氧化磷酸化受损导致氧利用障碍。这可见于脓毒症休克（内毒素介导的丙酮酸脱氢酶抑制）、氰化物中毒（抑制电子传递链）、丙泊酚输注综合征（抑制电子传递链）。

8. 哪个器官的氧摄氧率最高?

心脏的 O_2ER 最高，按单位体重计算，心脏比任何其他器官都消耗更多的氧。这是显而易见的，冠状窦是全身血氧饱和度最低的部位（$SvO_2 \approx 40\%$）这一事实即可佐证前述结论，同时也能解释为什么肺动脉的混合静脉血氧饱和度（$SmvO_2 \approx 70\%$）比上下腔静脉的中心静脉氧饱和度（$ScvO_2 \approx 75\%$）低。这也是冠状动脉疾病患者需要维持更高的 Hg 水平的根本原因，因为应激时心脏的氧需可增至正常的 5 倍（如休克生理反应引起的心动过速），但

通过提高 O_2ER 来代偿贫血导致氧供不足的能力是受限的。

9. Hg 浓度降至何种水平时开始输血治疗？

重症监护试验之输血需求（The Transfusion Requirements in Critical Care Trial）试图回答这个问题。该试验将患者分为限制性输血组 Hg < 7 g/dl（目标 Hg 7 ～ 9 g/dl）和宽松性输血组 Hg < 10 g/dl（目标 Hg10 ～ 12 g/dl）。研究发现限制性输血组的 30 天死亡率较低，且两组在器官功能障碍方面没有明显差别。此外，限制性输血组在 ICU 期间接受更少的输血治疗。据此，该试验认为 ICU 中多数患者应满足 Hg 低于 7 g/dl 再接受输血治疗。然而，对于血流动力学不稳定或有心脏缺血证据的患者，需要提高 Hg 阈值。

目前美国麻醉科医师学会的指南（2015 版）建议：当 Hg < 6 g/dl 时，强烈建议输注 RBC；当 Hg > 10 g/dl 时，很少需要输血治疗；当 Hg 在 6 ～ 10 g/dl 时，根据临床症状（如持续性出血）决定是否输血。

10. 什么是白细胞去除术？它有何益处？

白细胞去除术是通过过滤器去除供血者血液白细胞的过程。据报道，白细胞去除有以下益处：①降低致热性、非溶血性输血反应的风险；②减少传染性病原体的传播，如：Epstein-Barr 病毒、巨细胞病毒、人类 T 细胞淋巴细胞病毒、朊病毒病（克雅氏病）、疟疾、利什曼病、人类粒细胞无形体病和耶尔森氏菌小肠结肠炎。目前，除美国并未强制要求（出于成本 / 收益考虑）外，几乎所有发达国家都普及白细胞去除术。然而，临床实践中，美国绝大多数（> 80% ～ 90%）的医院坚持对所有血液制品进行常规的白细胞去除术。

11. 输血风险有哪些？

- 传播传染病；
- 输血反应（表 11.1）；
- 免疫调节效应。

12. 描述输血时会发生的感染风险。

在当今时代，输血是非常安全的。在发达国家罕见（平均几百万分之一）通过一个单位血制品传播丙型肝炎或人类免疫缺陷病毒（human immunodeficiency virus，HIV），且发生率与人群特征有高度依赖性。例如，据报道，在加拿大，输血导致丙型肝炎和 HIV 感染的风险分别是 1/1300 万和 1/2100 万。然而，尽管罕见，但仍存在输血相关的感染风险。这包括常规检测的病原体，也包括那些没有筛查检测的病原体。常规检测的病原体包括：肝炎、HIV、梅毒、人类嗜 T 淋巴细胞病毒、西尼罗河病毒和巨细胞病毒。其他可能传播的病原体包括在英国由朊病毒介导的疾病 [克雅氏病（Creutzfeldt-Jakob disease）]、寄生虫病（如椎虫病）以及发展中地区的疟疾。

13. 输血最常见的不良反应是什么？

致热性、非溶血性输血反应是最常见的血制品输注相关反应。目前认为

表 11.1 主要的输血反应

诊断分类	起病	主要的症状和体征	鉴别特征
输血相关性急性肺损伤（transfusionrelated acute lung injury，TRALI）	几分钟到几小时	呼吸困难，呼吸窘迫，低氧血症，发绀，肺水肿，发热，心动过速	非静水压增高的肺水肿，频繁发热，短暂的白细胞减少症
输血相关性循环超负荷（transfusionassociated circulatory overload，TACO）	几分钟到几小时	呼吸困难，呼吸窘迫，低氧血症，发绀，肺水肿，高血容量的证据（颈静脉怒张，周围水肿，BNP 升高），高血压	静水压增高的肺水肿，不发热，高血容量的证据，左房压升高的证据，BNP 升高，利尿剂治疗有效
过敏反应	几分钟到几小时	支气管痉挛，呼吸窘迫，低血压，发绀，全身红斑和荨麻疹，黏膜水肿	出现皮疹、荨麻疹和水肿；显著的低血压和支气管痉挛
血制品被细菌污染	几分钟	发热，寒战，低血压和血管萎陷	发热、寒战和血管萎陷是主要表现；最常见于输注血小板
溶血性输血反应	几分钟	发热，寒战，低血压，血红蛋白尿，弥散性血管内凝血	通常是输注红细胞；溶血

全身麻醉时症状可能被掩盖，鉴别诊断应当考虑常见的术中情况。
BNP，脑钠肽
Modified from Boshkov LK. Transfusion-related acute lung injury and the ICU. Crit Care Clin. 2005；21：479-495.

该反应是良性的，与溶血无关，发生率在 0.1% ～ 27%（最多见于输注非少白血小板）。临床症状包括头痛、不适和恶心。这一反应是由受血者人白细胞抗原（human leukocyte antigen，HLA）抗体对供血者白细胞（如中性粒细胞）的 HLA 抗原作用引起的。既往有输血史的患者被认为产生了 HLA 抗体因而输血相关的非溶血性发热反应常见于此类群体。使用去白细胞的血制品可显著降低发生此并发症的风险。可以使用退热药治疗发烧并使用阿片类药物（即哌替啶）治疗寒战进行对症处理。

14. 输注异型血的风险有哪些？

ABO 血型不合会引起急性溶血性输血反应。常由于输血过程某阶段的失误所致，发生率约 1∶70 000 单位。常见症状包括发烧、寒战、恶心、潮红、胸痛/腰背痛、低血压、心动过速、少尿、血红蛋白尿、肾衰竭和弥散性血管内凝血，常发生于输血后不久。对应处理首先应停止输血并予支持治疗。当患者处于手术全身麻醉状态时症状可能并不易察觉，医生需保持高度警惕（患者在手术单覆盖下，同时全身麻醉会导致体温降低，都会掩盖患者的发热症状）。

15. 血制品会引起过敏反应吗？

过敏反应（免疫球蛋白 IgE 介导的组胺释放）可由输注血制品引发，症状从荨麻疹（轻度、良性的）到过敏性休克（重度、危及生命的）表现不一。据报道，轻度过敏反应的发生率为 1%～3%，严重过敏反应的发生率接近 1/50 000 单位。过敏反应根据严重程度表现为红斑、荨麻疹、水肿、支气管痉挛、心动过速和低血压。过敏反应需要紧急处理，包括停止输血、给予肾上腺素（如，根据严重程度静脉给予 50 μg～1 mg）和静脉补液。也可以考虑糖皮质激素和抗组胺药物。

　　IgA 缺乏症患者由于可能存在循环 IgA 抗体被认为是过敏反应的高危人群。然而，迄今为止的证据表明，这类患者大多不会对输血产生过敏反应。在择期手术的情况下，仅考虑输注 IgA 缺乏供者的血制品；但是在紧急情况下，不应延误 IgA 缺乏症患者的输血治疗。

16. 是否有确凿的证据表明输血会损害免疫功能？

　　简而言之，没有。这在多项研究中都得到了证实；然而，由免疫功能受损导致的远期死亡率在宽松性输血组和限制性输血组之间没有明显差异。

17. 什么是血液储存损伤？

　　血液储存损伤是血液成分或功能在其收集后随老化而发生的变化。血液储存损伤包括红细胞变形能力降低、三磷酸腺苷储存耗尽、2,3-二磷酸甘油酸（2,3-diphosphglycerate，2,3-DPG）水平降低导致 Hg 解离曲线左移，氧气向组织的释放减少，以及促炎细胞因子累积。为了尽量减少血液储存损伤，浓缩红细胞的保存期限为收集后 42 天。

18. 什么是 TRALI？

　　输血相关性急性肺损伤（transfusion-associated acute lung injury，TRALI）是一种输血反应，发生率可能为 1∶5000 单位。由于此并发症需要患者主动上报，所以实际发生率不详。大多数报告病例（85%）继发于输注含 HLA 抗体的血制品，该抗体与受血者中性粒细胞上的 HLA 抗原发生反应。自血库更新了源自男性、未怀孕女性以及既往妊娠史且妊娠后 HLA 抗体检测呈阴性的女性的全血、血小板和血浆的采集标准后，TRALI 的发生率大大降低。

　　在过去，美国食品和药物管理局报告的血制品管理相关的死亡中大多数都是 TRALI 造成的；然而，这一趋势目前正在逆转，最新数据显示输血相关性循环超负荷（transfusion associated circulatory overload，TACO）导致的死亡略多。

19. 造成 TRALI 的原因是什么？

　　目前认为 TRALI 是一种输血引起的特殊的急性呼吸窘迫综合征（acute respiratory distress syndrome，ARDS），即非静水压性肺水肿。TRALI 的病理生理机制可以通过二次打击假说来解释，也就是说，预先存在使患者易于发生 TRALI 的病理状态导致初次打击的发生。具体而言，初次打击由全身炎症反应（休克、脓毒症、酗酒、肝病、吸烟等）引起，进而导致肺内皮细胞激活和细胞因子释放，趋化中性粒细胞至肺内并启动后续反应。通常，初次打击（即全身炎症反应）也是 ARDS 的危险因素，并非 TRALI 独有。二次打击由输注血制品引起，是 TRALI 的特征性表现。具体而言，含有供体 HLA 抗体的血制品与受体肺内活化的中性粒细胞结合引起强烈的炎症反应，增加毛细血管通透性，造成非静水压性肺水肿。

导致 TRALI 最大的危险因素是接受源自经产妇的血制品，尤其是新鲜冰冻血浆（fresh frozen plasma，FFP）和血小板，有研究表明高达 50% 的经产妇会产生 HLA 抗体。

20. TRALI 的诊断标准是什么？

- 急性起病：输血后 6 h 内。
- PaO_2/FiO_2 小于等于 300 mmHg 的低氧血症，且无论处于何种呼气末正压水平。
- 胸片示双肺浸润影。
- 没有循环超负荷的症状或体征（即，肺动脉置管或超声心动图不存在左心房高压的证据）。
- 输血前没有 ARDS（如果有，则诊断为 Ⅱ 型 TRALI）。

注意：全血细胞计数可能显示一过性白细胞减少症（或中性粒细胞减少症），但这不是诊断所必需的。

21. TRALI 的治疗策略是什么？

如果怀疑 TRALI 应立即停止输血。剩余血样应送回血库进行检测。患者需要呼吸支持，包括吸氧、无创呼吸支持（即持续气道正压 / 双水平气道正压）或有创机械通气（即气管内插管）。血流动力学支持可能是必要的，包括静脉液体复苏和血管活性药。应避免使用利尿剂，因 TRALI 常伴有低血压，而利尿剂会加重低血压。最重要的是，TRALI 与导致 TACO 的高血容量无关。最后，不推荐使用类固醇治疗 TRALI。

22. 已知曾发生 TRALI 的患者是否存在输血禁忌？

不，曾发生 TRALI 的患者与其他人群发生二次打击的风险相同。但是，应该避免输注同一名供血者的血制品。

23. 什么是 TACO？

TACO 是一种输血导致的急性静水压性肺水肿。TACO 患者常有呼吸窘迫，伴明显呼吸急促、呼吸困难和缺氧。TACO 是一种血管超负荷问题，表现为高血压、心动过速、肺水肿和血容量过多。

24. TACO 的易感人群有哪些？

TACO 的易感人群包括高龄（> 70 岁）、儿童和伴有心力衰竭或肾疾病的患者。

25. TACO 和 TRALI 的区别是什么？

以下见于 TACO 而不是 TRALI 中：

- 可能与大量输血更相关；
- 高血压；
- 无发热；
- 循环超负荷的证据（肺动脉嵌压升高）：
  - 胸片示血管淤血增加；
  - 脑钠肽（brain natriuretic peptide，BNP）和 proBNP 增高；
- 利尿剂有效。

26. TACO 的治疗策略是什么？

如果怀疑 TACO 应停止输血。TACO 可能与 TRALI 和其他反应相混淆，因此应将血袋送回血库进行分析。必须谨慎使用利尿剂以减轻血管系统负荷。应严密监测肾功能以免诱发急性肾损伤。患者可能需要呼吸支持，包括吸氧、无创呼吸支持或有创机械通气。最好的治疗是预防。预防 TACO 的重要步骤是通过严格把握输血指征并限制血制品使用剂量避免不必要的输血。

27. TRALI 和 TACO 的二次打击假说是什么？

二次打击的假说符合导致 TRALI 和 TACO 的一系列事件。初次打击是那些使患者易于发生 TRALI 或 TACO 的危险因素。TRALI 患者的主要危险因素是全身炎症反应；而 TACO 患者的主要危险因素是肾疾病、心力衰竭、儿童和高龄（> 70 岁）。二次打击由输注血制品引起，导致非静水压性（TRALI）和静水压性（TACO）肺水肿。

28. 总结 TACO 和 TRALI 的不同点。

TACO 由大量输注血制品导致循环系统过负荷引起。TACO 是静水压性（即心源性）肺水肿，最常见症状是高血压和缺氧。因 TACO 由血容量过多引起，所以治疗以利尿为主。

TRALI 是一种可能在输血时发生的非静水压性（即非心源性）肺水肿。其本质是一种由输血引起的特殊类型的 ARDS。它由免疫过程介导，输血后 6 h 内发生。症状包括缺氧、呼吸困难、发热和肺水肿。治疗以对症支持为主。

29. 回顾 ABO 和 Rh 血型及相关的抗体模式。

血型分型涉及 3 个独立的等位基因（A、B 和 O）。两个等位基因相结合来决定患者的血型。A 型人群表达 A 抗原并随时间形成抗 B 抗体。B 型人群表达 B 抗原并随时间形成抗 A 抗体。AB 型人群同时表达两种抗原，且不会形成抗 A 或抗 B 抗体。因为血浆中不存在针对血型等位基因的抗体，所以 AB 型人群被认为是血浆（即 FFP）的万能供血者。最后，O 型人群 RBC 上任何血型抗原都没有，形成抗 A 和抗 B 抗体，被认为是 RBC 的万能供血者。

根据 Rh（Rhesus，Rh）因子血液可以分为（＋）或（－）两型。Rh 分

表 11.2　血型及相应的抗原、抗体成分

血液基因型	血型	抗原（凝集原）	抗体（凝集素）
OO	O	无[a]	抗 A 和抗 B
OA 或 AA	A	A	抗 B
OB 或 BB	B	B	抗 A
AB	AB	A 和 B	无[†]

[a] 缺乏抗原使 OO 红细胞（RBC）成为万能 RBC 捐献者。
[†] 缺乏抗体使 AB 血浆成万能血浆捐献者

型取决于 D 抗原是否存在。当 D 抗原存在，该患者为 Rh 阳性。

Rh 阴性血人群可以接受 Rh 阳性血液。但是，Rh 阴性人群接受 Rh 阳性血后会针对 D 抗原产生抗体。这会导致一种延迟的、轻微的溶血性输血反应。然而，这一群体会变得敏感并在以后再次暴露于 Rh 阳性血时产生明显的输血反应。

30. 血型分类及筛查和交叉配型的区别是什么？

血液类型是由 ABO 和 Rh 亚型组合鉴定的。通过将红细胞与抗 A 和抗 B 试剂混合来逆向鉴别患者的血清类型。然后，通过将血清与特别选择过的带有相关血型抗原的红细胞混合，以筛查血液中的抗体。交叉配型是用来核实血液在体外的相容性并检测更多特殊的抗体（表 11.3）。这发生于患者血清与少量供体红细胞血样一起培养时。

31. 紧急情况下应当输注何种血制品？

O 型、Rh 阴性浓缩红细胞和 AB 型血浆是紧急情况下最快捷的选择。第二选择是特定血型、未交叉配型的血，然后是特定血型、部分交叉配型的血，最后是特定血型、完全交叉配型的血。

32. 什么是凝血酶原复合物浓缩物（prothrombin complex concentrate，PCC）？

凝血酶原复合物（PCC）是含有提纯的维生素 K 依赖性凝血因子的不同配方制剂，用于快速逆转口服抗凝药的作用。PCC 的分类包括：三因子（因子 Ⅱ、Ⅸ 和 Ⅹ）、四因子（因子 Ⅱ、Ⅶ、Ⅸ 和 Ⅹ）和活化的 PCC（活化的因子 Ⅱ、Ⅶ、Ⅸ 和 Ⅹ）。

表 11.3　交叉配血和相容性

交叉配血程度	输血相容性概率
仅 ABO-Rh 血型	99.8%
ABO-Rh 血型＋抗体筛查	99.94%
ABO-Rh 血型＋抗体筛查交叉配血	99.95%

33. 什么时候使用 PCC？

PCC 可用于逆转华法林和 Xa 因子抑制剂（利伐沙班、阿哌沙班和依度沙班）。常见适应证包括：紧急逆转华法林导致的危及生命的出血（即颅内出血），或用于对高血容量敏感的患者（如心力衰竭），减少其常规需补充的血浆容量。

四因子 PCC 比三因子 PCC 在逆转 Xa 因子抑制剂抗凝作用方面的效果更好。活化的 PCC 的性能比四因子 PCC 更好；但这种配方极其昂贵。

目前 PCC 尚未普遍纳入大量输血流程中。

34. 输注 PCC 比输注血浆有哪些优势？

服用华法林的患者国际标准化比值（international normalized ratio，INR）正常化方便，PCC 已表现出比 FFP 更快、更可靠的效果。PCC 使 INR 正常化所需容量明显少于 FFP，从而降低了 TACO 的风险。由于逆转 INR 所需容量更少，所以给药时间非常短。同时，PCC 无须血型筛查，即刻给药也没有ABO 不相容的风险。此外，没有与 PCC 有关的 TRALI 风险的报道。

目前需进一步研究确定，与血浆相比，PCC 对 pH 缓冲作用和胶体渗透压的影响。此外，有研究正在探究 PCC 的内皮效应和凝块强度效应。

35. 大量输注血制品的并发症有哪些？

大量输血会导致多种并发症。包括凝血障碍，例如稀释性血小板减少症、继发于输注血浆中因子 V 和因子 Ⅷ 缺乏引起的凝血因子减少以及弥散性血管内凝血。代谢紊乱，包括高钾血症、低钙血症以及发生 2,3-DPG 降低。输血可引起低体温（34～36℃）并导致失血量增加 16%。低体温会损害血小板以及凝血级联蛋白的功能。也可能发生 TACO、TRALI 和其他输血反应。

36. 什么是枸橼酸中毒？

枸橼酸是一种加入血液制品中用以防止血液凝固的钙螯合剂，因为钙是多种凝血因子的必要辅因子。通常，枸橼酸由肝代谢；但是，在大量输血或终末期肝病的情况下，会发生枸橼酸中毒导致低钙血症（和低镁血症）。因为低钙血症不仅损害凝血功能，还会导致血管舒张并损害心脏收缩力（对失血性休克都是有害的），所以识别和治疗枸橼酸中毒至关重要。枸橼酸中毒可以通过静脉给予钙剂（或镁剂）治疗。紧急情况下（如创伤患者发生失血性休克进行大量输血），心电图（electrocardiogram，ECG）表现 QT 间期延长对指导钙剂治疗是有帮助的。FFP 和血小板含有大量枸橼酸盐，但是浓缩 RBC 也会导致轻微的枸橼酸中毒。低温降低肝清除率，是枸橼酸中毒的危险因素之一。

37. 当怀疑发生严重输血反应时，应采取哪些管理步骤？

- 立即停止输血。
  - 撤除血液通路。
- 通告血库。

- 留取受血者和供血者的血样送至血库进行相容性检测。
- 积极处理低血压。
  - IV 补液。
  - 应用血管活性药物。
- 通过血管内水化维持尿量。
  - 谨慎使用利尿剂和甘露醇。
- 大量溶血会导致。
  - 潜在的威胁生命的高钾血症。
    - 追踪血清钾水平。
    - 持续监测心电图。
  - 监测尿量和血浆 Hg 水平。
  - 直接抗球蛋白（Coombs）试验。
  - 胆红素水平。
  - 血浆结合珠蛋白水平。
- 可能发生弥散性血管内凝血。
  - 尽可能找到潜在病因。
  - 追踪凝血酶原时间、部分凝血活酶时间、纤维蛋白原和 D 二聚体水平。

要点：输血治疗

1. 没有绝对需要输血的 Hg 阈值水平。应根据临床情况个体化决定，结合患者的年龄、健康状况和输血的风险 / 收益比。
2. 需要紧急输血时，使用 O 型浓缩红细胞（最好选用 O 型阴性血），然后尽快更换为对应血型。
3. 输血时可能出现多种输血相关并发症 / 反应，但是处于全身麻醉已做好手术准备并铺单后的患者，很多症状和体征不易发现，所以输血时必须保持警惕。
4. TACO 会引起静水压性肺水肿（容量过多），而 TRALI 会引起非静水压性肺水肿（炎症反应）。
5. TACO 和 TRALI 需要支持性治疗（吸氧、插管正压通气等）。利尿剂对 TACO 治疗是有利的，但是不能用于 TRALI 治疗。
6. 受血者 HLA 抗体对抗供血者血液中的中性粒细胞引发发热性非溶血性输血反应，而供血者 HLA 抗体对抗受血者的中性粒细胞会导致 TRALI。
7. PCC 可以快速逆转华法林和 Xa 因子抑制剂。PCC 的适应证包括：发生危及生命的出血（即颅内出血）时紧急逆转抗凝药作用，治疗或减少有 TACO 风险患者的血容量（如心力衰竭、终末期肾衰竭）。

8. 枸橼酸中毒会导致低钙血症，可见于失血性休克或终末期肝病患者大量输血时，血清钙离子是多种凝血因子的辅助因子。低钙血症会加重凝血功能障碍，引起血管舒张，降低心脏收缩力。

9. 枸橼酸中毒可使用钙剂（±镁剂）治疗。紧急情况下，可通过观察心电图 QT 间期延长来评估和治疗低钙血症。

推荐阅读

Chai-Adisaksopha C, Hillis C, Siegal D, et al. Prothrombin complex concentrates versus fresh frozen plasma for warfarin reversal. A systematic review and meta-analysis. Thromb Haemost. 2016;116(5):879–890.

Dunn J, Mythen M, Grocott M. Physiology of oxygen transport. BJA Education. 2016;16(10):341–348.

Semple J, Rebetz J, Kapur R. Transfusion-associated circulatory overload and transfusion-related acute lung injury. Blood. 2019;133 (17):1840–1853.

Vlaar A, Toy P, Fung M, et al. A consensus redefinition of transfusion-related acute lung injury. Transfusion. 2019;59(7):2465–2476.

围手术期的患者安全管理

Colin Coulson, MSNA, CRNA, Thomas B. Moore, MSNA, CRNA, Ryan D. Laterza, MD

卞冬晓 译 田雪 校

第 12 章

过敏反应

1. 回顾 4 种超敏反应的类型及其机制。

见表 12.1。

2. 什么是类过敏反应？

类过敏反应在临床上与速发型过敏反应相似，都有组胺释放的过程。但是，与速发型过敏反应不同的是，类过敏反应不是由 IgE 介导的。类过敏反应可能临床表现为严重的过敏反应（例如支气管痉挛、低血压），但通常类过敏反应表现较轻（例如皮疹）。万古霉素导致的红人综合征、吗啡导致的

表 12.1 超敏反应分类

反应类型	名称	机制	举例
Ⅰ 型	过敏反应	机体初次接触抗原产生 IgE，IgE 结合到肥大细胞与嗜碱性粒细胞上而致敏，当机体再次接触相同抗原时，抗原交联两个 IgE 受体，引发级联反应并最终导致一系列血管扩张物质的释放（例如组胺）	• 过敏性休克 • 变应性鼻炎 • 哮喘 • 荨麻疹 • 血管神经性水肿 • 湿疹
Ⅱ 型	抗体依赖的细胞毒效应	IgG 和（或）IgM 抗体直接与细胞表面抗原结合，进而激活 NK 细胞或补体	• 风湿性心脏病 • Goodpasture 综合征 • ABO 血型不合引起的溶血反应 • 超急性宿主抗移植物反应
Ⅲ 型	抗原-抗体复合物反应	抗原-抗体复合物沉积在组织中引起炎症反应，进而导致组织损伤	• 统性红斑狼疮 • 类风湿关节炎 • 硬皮病
Ⅳ 型	细胞介导的免疫反应	由 T 淋巴细胞介导	• 接触性皮炎 • 结核菌素试验（PPD） • 炎症性肠病 • 多发性硬化 • Ⅰ 型糖尿病 • 慢性宿主抗移植物反应

瘙痒症就是类过敏反应的常见例子。

3. 围手术期严重的过敏反应发病率是多少？

总体发病率大约是 1/10 000。

4. 描述速发型过敏反应的临床表现。

过敏反应可由 IgE 介导或非 IgE 介导，同时伴有如下症状和（或）体征：

- 低血压；
- 心律失常；
- 心脏停搏；
- 支气管痉挛；
- 皮肤表现，如皮疹、荨麻疹、血管神经性水肿；
- 胃肠道表现，如腹痛、恶心、呕吐、腹泻。

5. 围手术期速发型过敏反应最常见的初始临床表现是什么？在严重的过敏反应中，皮疹是常见表现吗？

速发型过敏反应的表现从轻微皮肤症状（较常见）到血流动力学不稳定和心脏停搏（较少见）。在严重的过敏反应中，最常见的表现是低血压，然后是支气管痉挛。皮肤的体征和症状在严重反应中是后期表现，通常直到患者病情稳定后才出现。过敏反应通常是一项临床诊断，可以是由 IgE 介导的（速发型过敏反应）或非 IgE 介导的（类过敏反应），前者通常表现较重，后者通常表现较轻。

6. 严重的围手术期速发型过敏反应最常见的病因有哪些？

- 抗生素；
- 神经肌肉阻滞剂；
- 氯己定（洗必泰）；
- 乳胶；
- 蓝色染料。

最近的一项研究发现，抗生素是引起过敏反应的最常见原因，其次是神经肌肉阻断剂。这与先前的研究结果相反。先前的研究发现神经肌肉阻滞剂是过敏反应的最常见原因。研究之间的差异可能与不同地区的药物选择或可得性，以及不同地区患者群体的差异有关。例如，福尔可定是一种非处方止咳药，在对神经肌肉阻滞剂过敏发生率较高的国家中使用较多，但在美国却很少使用。总的来说，综合各种研究，大多数严重的过敏反应似乎归因于抗生素和神经肌肉阻滞剂。

7. 哪些抗生素与神经肌肉阻滞剂似乎最容易导致严重的过敏反应？

- 糖肽类抗生素（例如万古霉素），尤其对于有青霉素或青霉素类药物（例如阿莫西林、哌拉西林）有过敏史的患者；
- 大多数神经肌肉阻滞剂引起的严重过敏反应是由琥珀胆碱和罗库溴铵

引起的。琥珀胆碱引起的严重过敏反应通常表现为支气管痉挛，而其他的神经肌肉阻滞剂和抗生素则通常表现为低血压。

8. 围手术期过敏反应的不常见病因有哪些？

- 丙泊酚：一种罕见的过敏。虽然丙泊酚在乳剂中包括蛋黄衍生的卵磷脂和大豆油，但没有证据表明鸡蛋或大豆过敏的患者对丙泊酚过敏反应的风险增加。这是由于大多数鸡蛋过敏是由蛋清蛋白、卵清蛋白和卵黏液引起的，这些都不含在丙泊酚乳剂中。

- 鱼精蛋白：随着重组鱼精蛋白的问世而逐渐增多的一种罕见过敏。风险因素包括以前接触过鱼精蛋白本身或类似的药物，如中性鱼精蛋白哈格多恩胰岛素、鱼肉过敏或输精管结扎。鱼精蛋白在历史上是由鲑鱼精子制成的，随着重组鱼精蛋白的不断使用，鱼肉过敏等危险因素可能会减少。

- 局部麻醉药（局麻药）：对有酰胺链的局部麻醉药（如布比卡因、利多卡因、美比卡因、罗哌卡因）过敏的情况极为罕见。对有酯链的局部麻醉药（如普鲁卡因、氯普鲁卡因、丁卡因、苯佐卡因）的过敏反应，虽然比酰胺类局部麻醉药更常见，但也很少见。酯类局麻药的过敏反应主要是由其代谢产物对氨基苯甲酸（paraaminobenzoic acid，PABA）引起的。对羟基苯甲酸甲酯是酰胺类局麻药中的一种防腐剂，由于其化学结构与 PABA 相似，可能引起过敏反应。因此，无防腐剂的酰胺类局麻药应用于有局麻药过敏风险的患者。

9. 与神经肌肉阻滞剂引起过敏反应的相关问题总结。

IgE 免疫球蛋白对神经肌肉阻滞剂中发现的叔胺、季铵基敏感。由于这些化学成分通常存在于食品、化妆品和非处方药中，因此患者在初次使用神经肌肉阻滞剂时就可能会产生过敏反应。快速给药时，琥珀胆碱和一些非去极化的神经肌肉阻滞剂（例如阿曲库铵和米乙库铵）可能引起轻微的类过敏反应，导致胸部和面部出现红斑、血压轻微下降和心率轻微升高。特别地，甾体类药物（如罗库溴铵和维库溴铵）和顺阿曲库铵，即使快速给药，也不会出现类过敏反应。

10. 青霉素过敏的患者可以使用头孢菌素类抗生素吗？

目前的证据表明，给青霉素过敏患者使用头孢菌素可能是安全的，前提是该反应不是真正的 IgE 介导的过敏反应，而且距离最近的一次青霉素过敏超过 10 年。尽管青霉素是最常见的过敏报告之一，但只有不到 1% 的普通人群有 IgE 介导的青霉素过敏。大多数报道的反应，如胃肠道症状或非特异性皮疹，被错误地认为是青霉素过敏。过敏反应需要至少两种症状，单有皮疹是不够的。此外，80% 的已知由 IgE 介导的青霉素过敏患者将在 10 年后失去致敏性。之前经常被引用的统计数据是青霉素和头孢菌素之间有 10% 的交叉敏感风险，这可能是因为早期几代头孢菌素在生产过程中可能含有微量的青霉素污染，因此现在这个数据是有争议的。最近的研究表明，青霉素和头孢菌素之间的交叉反应活性小于 1% ~ 5%，而交叉反应活性取决于所使用的头孢菌素是第几代头孢菌素。一般来说，第一代、第二代头孢菌素与青霉素之间的交叉反应活性较高，而第三代、第四代头孢菌素与青霉素之间的交叉反应活性较低。

因此，有遥远的青霉素过敏史，仅引起皮疹，无其他提示过敏反应的体征或症状的患者是可以使用头孢菌素的，特别是如果最近报告的过敏反应在 10 年以前。在这些情况下，给患者使用头孢菌素需要全面的临床判断与收益-风险评估。

11. 乳胶过敏的危险因素有哪些？

- 先天性脊柱畸形（例如脊柱裂）；
- 多次既往手术史；
- 职业上大量接触乳胶（如医疗工作者）；
- 特应性过敏者（如湿疹、哮喘、过敏性皮炎）；
- 对特定食物过敏（如鳄梨、香蕉、猕猴桃、栗子、木瓜、白土豆、番茄）。

12. 如何为乳胶过敏患者准备手术室？

理想情况下，乳胶过敏患者的外科手术应安排在当天的第一例，以最小化空气中乳胶颗粒的数量。在手术过程中应只使用非乳胶手术和麻醉用品，包括非乳胶手套。无乳胶医疗用品正逐渐成为所有患者的标准，但术者必须熟悉自己医院的设备（是否为无乳胶医疗用品）。

13. 如何处置严重过敏反应？

- 肾上腺素，0.5 mg 肌内注射（IM）或 10 ~ 500 μg 静脉注射（IV）。给药方式取决于过敏的严重程度、患者反应，以及患者是否得到良好监测（IV）或无良好监测（IM）。IM 血流动力学更稳定，作用时间更长，而 IV 起效更快。患者经常需要多次重复注射，有些甚至需要肾上腺素持续输注。
- 积极的容量复苏（如有必要可一次性注射 1 ~ 2 L 晶体液）。
- 如果超过 10 s 未检测到脉搏，或收缩压小于 50 mmHg，则启动心肺复苏。
- 给予 100% 氧气以减少支气管痉挛时的低氧血症。
- 考虑使用沙丁胺醇治疗支气管痉挛。值得注意的是，在严重支气管痉挛时，沙丁胺醇可能不能充分输送到痉挛的支气管气道，此时治疗需要静脉注射肾上腺素以激动支气管平滑肌的 β_2 受体，从而起到舒张支气管的作用。
- 血管升压素 1 ~ 2 unit。
- 考虑插管治疗气道水肿。
- 没有高质量的证据支持或反对使用抗组胺药［包括：H_1 受体拮抗剂

（如法莫替丁）或 H_2 受体拮抗药（如苯海拉明）或糖皮质激素〕用于过敏反应的急性管理。

- 考虑留院观察患者，以监护其反弹过敏反应（通常在初始过敏反应后 4 ～ 12 h）。

14. 为什么肾上腺素是治疗过敏反应的一线药物？它是如何发挥作用的？

肾上腺素作为治疗过敏反应最重要的药物有如下几个原因。第一，肾上腺素在大多数医院都很容易获得，而且可以迅速给药。静脉注射、气管内注射、皮下注射、骨内注射和 IM（急诊科或医院外最常见的方法）都是可选择的给药方式。第二，肾上腺素可以稳定肥大细胞的细胞膜，防止组胺进一步释放。第三，肾上腺素直接针对过敏反应的病理生理：①激动 β_1 受体，增加心肌收缩力；②激动 β_2 受体，舒张支气管；③激动 α_1 受体，增加全身血管阻力，增加静脉回流，同时减少支气管分泌物。

15. 如何处理服用 β 受体阻滞剂的患者的过敏反应？

胰高血糖素。如果没有现成的，给予更高剂量的肾上腺素。

16. 既往有过敏反应史的患者是否应接受抗组胺药或皮质醇类药物的治疗？

尽管在某些情况下（如静脉造影剂、化疗药和一些免疫抑制剂输注前），预防性使用糖皮质激素和抗组胺药并不罕见，但没有具体证据表明在围手术期预防性使用上述两种药物是预防过敏反应的有效手段。

17. 如何区分围手术期过敏反应和非过敏事件？为什么区分这两者很重要？

一旦患者病情稳定，立即检查患者血清胰蛋白酶水平。血清胰蛋白酶水平在 IgE 介导的过敏反应发生后 15 ～ 120 min 内达到峰值，半衰期约为 120 min。

在怀疑术中出现过敏反应后，应将患者转给过敏专科医生 / 免疫专科医生进行评估，并开具"肾上腺素笔"。详细的病史采集和血清胰蛋白酶水平可以帮助过敏专科医生区分由 IgE 介导的或非 IgE 介导的过敏反应。然而，血清胰蛋白酶阳性结果无法指向致敏原，只是证实该过敏反应是 IgE 介导的。通常，除了术中所使用的药物，还有其他抗原（如氯己定和乳胶）也可能引起过敏反应。如果血清胰蛋白酶呈阳性结果，过敏专科医生应在围手术期对患者接触的所有常见抗原进行皮肤试验，以确定是哪一种（或几种）抗原引起的过敏反应。

手术室火灾

要点

1. 毫不犹豫地取出气管导管（endotracheal tube，ETT）或喉罩。
2. 停止所有气道气体的流动，并用生理盐水冲洗手术区域。

3. 面罩通气，并考虑重新插管。
4. 考虑进行刚性喉镜和支气管镜检查以评估损伤并清除碎片。
5. 对患者吸入性损伤进行评估，考虑入院治疗。

1. 产生手术室火灾所必需的 3 个要素是什么？

燃烧的三要素包括：

- 氧化剂：在手术室里，氧气和氧化亚氮是常见的氧化剂。
- 火点来源：三种最常见的可燃物是电手术或电烧灼设备、激光设备和氩气刀。光纤电缆、除颤板、加热探头、钻和磨操作也可能成为手术内的潜在火点来源。
- 燃料来源：包括 ETT（PVC 材料是易燃的）、海绵、手术巾、纱布、含酒精的消毒溶液、患者的头发、外科敷料、胃肠道气体和包装材料。在为患者铺单和火源出现之前，应让患者皮肤表面含酒精的消毒液充分干燥。

2. 哪些操作步骤容易引起手术室火灾？

手术中靠近 ETT 和氧化剂源的步骤会增加火灾风险。常见的高危手术包括头颈部手术，如扁桃体切除术、气管切开术、喉乳头状瘤摘除、白内障或其他眼部手术、钻孔手术，以及去除头部、颈部或面部病变的手术。

3. 有哪些策略可以减少气道火灾的发生？

- 激光手术应选择耐激光的 ETT。封套应该充满盐水，而不是空气。也建议盐水中含有少量亚甲基蓝，以帮助识别无意的封套破裂。
- 避免没有封套的管线。检查封套是否膨胀，是否紧密贴合，以确保没有泄漏。
- 避免氧化亚氮。
- 尽可能降低吸入氧浓度（fraction of inspired oxygen，FiO_2）（例如 $FiO_2 < 30\%$）。

4. 发生火灾的迹象有哪些？

火焰或闪光，听到不寻常的声音（砰的一声或啪的一声），闻到不寻常的气味，看到烟、窗帘变色，感觉到温度升高，均提示有可能已经起火。

5. 如果发生气道火灾，最推荐的处置方式是什么？

- 立即撤出 ETT；
- 停止所有的气道内气体流动；
- 立即用生理盐水冲洗术野，同时移走所有易燃、易起火的材料；
- 面罩通气，避免吸氧，必要时重新插管；
- 考虑进行刚性喉镜或支气管镜检查来评估损伤并清除碎片。

6. **1 例慢性阻塞性肺疾病患者，吸氧浓度为 3 L/min，计划进行上唇手术。请问该手术能在监护麻醉（monitored anesthesia care，MAC）下完成吗？**

　　鼻导管源头的 FiO_2 是 100%。虽然有些头颈部手术可以在 MAC 下进行，但临床医师应对所有接受头颈部手术的患者，特别是需氧量较高的患者考虑插管，以减少手术中发生火灾的风险。

患者体位

要点

1. 对于手术时患者体位选择的认真态度是必要的。合适的体位可以方便手术过程，防止对患者造成生理上的尴尬和伤害。
2. 尺神经损伤是手术时由于体位造成的最常见的神经损伤。
3. 上肢与躯干夹角应不超过 90°，以防止损伤臂丛神经。
4. 将手臂固定于仰转位，以防止损伤尺神经。
5. 截石位时，腓骨头周围应有足够的衬垫，以防止常见的腓总神经损伤。

1. 为手术患者确定体位的目标是什么？

　　外科手术为患者选择正确合适的体位是为了方便外科医师的操作，同时尽可能减少患者受伤的风险。由于在麻醉状态下患者无法告知医师自己由于体位引起的不适感乃至损伤，因此，正确的体位选择对于好的手术结果是至关重要的。正确的体位要求将患者安全地放置在手术台上；患者所有潜在受压区域均要有填充物填充；眼睛受到保护；四肢没有肌肉、肌腱或神经血管束被拉伸；静脉置管和管路通畅可用；开放气道，且管路没有扭结或紧绷；通气和循环不间断；在手术期间维持良好。术前与患者确认有无任何关节活动障碍，同时坚决避免超出患者承受范围的体位姿势。

2. 回顾手术室中最常见的体位。

　　见图 12.1。

3. 从站立到仰卧的体位变化会引起什么生理效应？

- 静脉回流量增加，引起心排出量增加；同时，由于回心血量增加反射性引起心率变慢、心肌收缩力下降，因此血压只会有轻微的变化。
- 腹内压增加。同时，腹腔肿瘤、腹水、肥胖、怀孕或腹腔镜操作前注入二氧化碳会加重腹内压力。
- 功能残气量（functional residual capacity，FRC）减少。

4. 仰卧位为什么会减少功能残气量？

　　仰卧位减少 FRC 依靠如下两个机制：

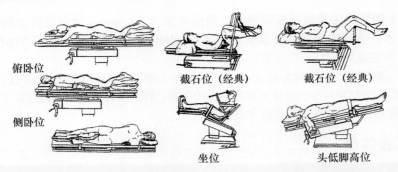

俯卧位

截石位（经典）

截石位（经典）

侧卧位

坐位

头低脚高位

图 12.1 患者体位（From Martin JT. Positioning in Anesthesia and Surgery. 2nd ed. Philadelphia：WB Saunders；1987.）

（1）仰卧位时，腹腔内脏器向头侧挤压膈肌，使得功能残气量减少。肥胖、麻醉、使用神经肌肉阻滞剂会加重这种情况。

（2）仰卧位时，重力几乎垂直于前胸壁，从而会降低胸壁顺应性。肥胖会加重这种情况，而使用神经肌肉阻滞剂可以增加胸壁顺应性从而减轻这种情况。

5. 仰卧位对通气和血流灌注有什么影响？

仰卧位正压通气会加剧通气/血流比值的失调。一方面，正压通气将优先将气体压入肺的非受压区域，因为它们比受压区域有更好的顺应性。而另一方面，血流灌注则相反，由于重力的影响，受压区域会优先进行灌注（因为仰卧位时受压区域为肺的背侧）。

6. 描述截石位及其风险？

在截石位时患者的臀部和膝盖弯曲，患者的脚放在脚蹬上，以便暴露生殖器和会阴。髋关节、膝关节的屈曲范围可以是适度的（低位截石）或极端的（高位截石）。患者的脚可以悬挂在垂直的结构上（被称为糖果手杖）或放在靴子里；患者的膝盖也可以用拐杖支撑。随着腿的抬高，下背部的压力被解除，血液从下肢转移到中央腔室；其对肺生理的影响与仰卧位相似。截石位的主要风险是腓总神经损伤，这是由于该体位下腓总神经被长期压迫于腓骨头上，容易造成损伤。

7. 对于侧卧位的患者应该要额外关注什么？

对所有侧卧位的患者都应该安装一个腋窝卷垫，以使胸廓（主要是肋骨）支撑一部分患者体重，避免患者全部体重压于受压侧手臂进而导致其血管神经束受损。受压侧手臂的脉搏消失提示压迫过度，但反之，受压侧手臂的脉搏仍然存在，并不能保证受压侧臂丛没有受到损伤。手臂通常支撑和垫在垂直于肩膀的位置。受压侧腿通常在臀部和膝盖弯曲，两腿之间有衬垫。头应与脊柱呈一直线，以防止拉伤臂丛。

侧卧位时，正压通气所导致的通气/血流比值失调是值得关注的风险。在侧卧位时，受压侧的肺处在一个通气不足而相对灌注过量的状态；相反，非受压侧的肺由于顺应性更好，处在一个通气过度而相对灌注不足的状态。因此，侧卧位时患者常常会出现一些生理性代偿反应，如缺氧性肺血管收缩。通常，这种体位代偿良好，但是也有部分代偿能力差的患者会出现问题。

8. 与头低脚高位相关的生理反应和风险是什么？

与仰卧位相比，头低位或头低脚高位增加了血液向中央腔室的分布，从而减少了肺的顺应性和 FRC。对于头低脚高位，由于脑静脉回流的减少会引起颅内压与眼压升高，因此颅内压升高是头低脚高位的绝对禁忌证。在头低脚高位时，长时间的手术会导致患者严重的颜面部与上呼吸道水肿，此时谨慎的做法是做"气囊漏气试验"以评估 ETT 患者的呼吸。

9. 哪些具体问题与俯卧位有关？

俯卧位会导致膈肌向头侧移位。胸部滚轮用于减少腹部压迫，改善膈肌偏移，同时限制对主动脉和下腔静脉的压迫。在这个体位上，必须适当地填充所有的压力点，包括脸部、眼睛、耳朵、手臂、膝盖、臀部、脚踝、乳房和生殖器。双臂应保持中立位置，外展不超过 90°，以避免牵拉臂丛。心电图应避免放置在被患者压住的位置。

10. 什么是沙滩椅式体位？

沙滩椅式体位常用于肩部手术时提高上肢的可及性和灵活性。当最终摆好时，麻醉科医师将不容易接近头部或 ETT；因此，在手术前，这些结构必须很好地固定并处于中立位置。此外，由于头部远高于心脏水平，必须密切监测灌注压。还应特别注意保护眼睛，因为外科医师在非常接近脸部位置工作，设备可能会对眼睛造成压力。由于这个原因，人们经常使用塑料护眼罩。

11. 坐位的适应证有哪些？

可采用坐位进入颅后窝，行颈椎椎板切除术。然而，这些手术现在通常在患者俯卧位时进行，而在目前的实践中很少使用坐位。

12. 请列举沙滩椅式体位和坐位的危险？

- 缺氧性脑损伤：这可能是因为 Willis 环位于肱动脉上方（无创血压通常在此处测量）。用与外耳道相同高度的动脉内换能器调零或校准动脉导管，以接近脑灌注压。如果使用 NIBP 袖带，肱动脉和 Willis 环之间的血压差应使用以下公式来解释：$1\ cmH_2O = 0.7\ mmHg$。
- 严重的颈部屈曲伤：如果患者头部没有固定在手术台上，就可能发生严重的颈部屈曲伤。并发症包括脊髓缺血和气道阻塞。
- 静脉空气栓塞（venous air embolism，VAE）：由于手术部位位于右心房之上，空气可能被夹带入静脉循环。

13. 在为孕妇做手术时，体位选择应该注意什么问题？

由于妊娠子宫对主动脉与下腔静脉的压迫，孕妇子宫胎盘血流量和静脉回心血量可能会潜在减少。子宫向左移位可以减少妊娠子宫对主动脉和下腔静脉的压迫，通过将手术床水平面向左侧倾斜15°或用枕头或楔形物支撑右侧髋部来实现。

14. 哪些周围神经病变与心脏手术有关？

胸骨回缩引起的向上旋和（或）医源性第一肋骨骨折（此处贴近臂丛）可能导致臂丛损伤。

15. 最常见的周围神经病变是什么？

尺神经损伤是最常见的周围神经损伤，但其发生率仍相对较低。尺神经病变往往是温和的，在本质上主要是感觉受损。值得注意的是，患有体位相关的尺神经病变的患者往往有预先存在的危险因素（如糖尿病），并且经常发现对侧尺神经传导异常。

16. 回顾臂丛神经损伤的发生率。

臂丛损伤可能是由于患者体位不当和（或）局部麻醉过程造成的。危险因素包括头朝下姿势时使用肩支架，手臂外展超过90°，头部过度旋转。上肢局部麻醉操作可能导致直接针伤、神经内注射或局麻药直接神经毒性所致的臂丛神经损伤。

17. 如何通过正确的姿势预防上肢神经病变？

肩部外展应小于90°，以防止拉伸臂丛神经，手臂轻轻固定在臂板上，保持旋后姿势。当尺骨神经通过尺骨鹰嘴突和肱骨内上髁之间时，手臂旋前会导致尺骨神经受压。值得注意的是，虽然保护性衬垫对于避免上肢神经病变是必要的，但使用保护性衬垫并不一定能防止上肢神经病变的发生。

18. 头部的位置如何影响 ETT 相对于隆突的位置？

头的弯曲可能使 ETT 向隆突移动；伸展使它远离隆脊。ETT 的一般规则是 ETT 的尖端与患者鼻尖的方向一致。管道位置的改变在儿童中可能比在成人中更成问题，因为声带和隆突之间的距离更短。突然的气道压力增加或氧饱和度下降可能是由无意的主支气管插管引起的。

眼部并发症

要点：眼部并发症

1. 术后视力丧失（postoperative vision loss，POVL）是心脏手术和俯卧位脊柱手术的风险之一。
2. 持续时间超过 6 h 且失血量超过 1 L 的俯卧位脊柱手术导致 POVL 的风险格外高。
3. 为了最大限度地降低 POVL 的风险，应限制晶体液的使用，对于血液制品等胶体使用较低的阈值，并考虑使用反向 Trendelenburg 位以促进静脉引流。

1. 眼部可能发生哪些围手术期损伤？

最常见的损伤是角膜擦伤，但也可能发生结膜炎、化学损伤、直接外伤、视力模糊和 POVL。角膜擦伤通常是由面罩造成的直接压力、手术单、接触眼睛的化学物质、未能给予眼部保护以及患者在拔管后揉眼睛引起的。

2. 轻微角膜擦伤的治疗方法是什么？

小的简单角膜擦伤可以用人工泪液治疗，每 30 min 一次，持续 2～3 h。如果症状没有消退，可在接下来的 24 h 内每 6 h 涂抹 0.5% 红霉素眼膏。使用眼罩已被证明没有任何好处，甚至可能加重疼痛并延迟恢复。

3. 哪些手术与术后视力丧失有关？

俯卧位脊柱手术和心脏手术是 POVL 风险最高的手术。发生率可能高达所有脊柱和心脏手术的 0.2%。大多数病例是由缺血性视神经病变和视网膜缺血引起的。该机制通常是由低血压、贫血、静脉充血、眼球直接压力引起的眼压升高和（或）栓塞引起的氧输送和灌注减少导致的。

4. 哪些因素可能会使脊柱手术患者易患 POVL ？

POVL 的患者特定风险因素包括男性、有高血压病史、糖尿病、吸烟、其他血管病和病态肥胖。

俯卧位脊柱手术期间 POVL 的手术风险因素包括手术时间长（即 > 6 h）和大量失血（即 > 1 L）。减少这种破坏性并发症的方法包括减少静脉充血和优化氧气输送，包括：①给予胶体而不是晶体并保持较高的血细胞比容，②轻微逆转 Trendelenburg 位以最大限度地减少静脉充血，③避免低血压，④经常评估眼睛以确保它们没有受到机械压迫，⑤考虑将单个较长的手术分为两个较短的手术。

静脉空气栓塞

要点：静脉空气栓塞

1. 右心房水平线以上的手术部位发生静脉空气栓塞（venous air embolism，VAE）的风险很高。

2. 降低这种风险的方法包括避免手术部位高于右心房的位置、避免血容量不足、避免氧化亚氮和避免自发负压通气。

3. 高风险手术应考虑使用中心静脉导管。这可用作诊断和治疗的方式。

4. 如果怀疑是 VAE，用盐水浸泡的敷料浸没手术部位以防止持续夹带空气，并将患者置于可使手术部位低于右心房的位置。

5. 使用血管活性药支持以优化右冠状动脉灌注血管活性剂。如果发生心脏停搏，开始心肺复苏。

1. 什么是静脉空气栓塞？

如果手术部位高于右心房水平，该水平的静脉压力可能会暂时低于大气压（例如，在自发负压吸气期间），导致静脉滞留空气。大的 VAE 可能导致"气锁"，导致右心室流出道阻塞和（或）肺气栓塞；两者都可能引起急性右心衰竭。如果存在心内分流，可能会发生矛盾的空气栓塞，导致心肌梗死或缺血性卒中。

2. 空气栓塞的致死剂量是多少？静脉输液管中的小气泡对患者安全吗？

根据病例报告，成人被认为致死的空气量为 3 ~ 5 ml/kg 或 200 ~ 300 ml。然而，即使是较小体积的空气（例如 1 ml/kg）也可能导致血流动力学不稳定。如果存在右向左心内分流，即使更小的体积（例如 1 ~ 2 ml）也可能导致卒中或心肌梗死。重要的是要记住，多达 1/3 成年患者有卵圆孔未闭（patent foramen ovale，PFO），并且与儿童人群相关的风险随着 PFO 的发生和空气总致死剂量的降低而增加。

3. 哪些外科手术有发生 VAE 的风险？

手术部位高于右心房水平线的任何情况都会增加 VAE 的风险。以下是风险较高的操作示例：

- 坐式开颅手术；
- 剖宫产；
- 放置或移除中心静脉置管；
- 腹腔镜手术（如 CO_2 或气体栓塞）。

4. 描述 VAE 的病理生理学。

VAE 会造成"气锁"，可能会阻塞右心室流出道或导致肺栓塞。在严重的情况下，这可能会导致急性右心衰竭。病理生理学和治疗与肺血栓栓塞重叠。两者都会增加右心后负荷，并与低血压和右心室压力增加有关，导致右冠状动脉灌注减少。初始治疗应侧重于通过支持措施（即去氧肾上腺素或去甲肾上腺素）保持右冠状动脉灌注以维持冠状动脉灌注和明智地使用液体以尽量减少右心过度膨胀，这可能会进一步增加右心室压力并降低冠状动脉灌注。

5. 查看监测器检测 VAE 的灵敏度和局限性。

有许多监测器可用于检测 VAE。没有一种技术是完全可靠的；因此使用的监视器越多，检测到 VAE 的可能性就越大。按灵敏度降序排列：经食管超声心动图＞心前区多普勒＞呼气末氮分数增加＞呼气末二氧化碳减少＞右心房压力增加＞低血压、心电图改变显示右心应变、或食管或心前区听诊到磨轮样杂音。

6. 如何处理 VAE？

- 避免血容量不足、自发负压通气以及手术部位高于右心房的位置；

- 在高风险手术中，考虑在右心房预防性放置可用于抽吸空气的中心静脉导管；
- 避免或停止使用氧化亚氮，因为这种气体会增加气锁气泡的尺寸；
- 用盐水浸泡的敷料浸没手术部位，以防止持续夹带空气；
- 给予血管加压药以优化右冠状动脉灌注；
- 心脏停搏时的胸外按压，这可能有助于"打破"气泡；
- Trendelenburg 位和半左侧卧位可能有助于气泡远离右心室流出道。尽管是经典教学，但迄今为止的证据表明这可能不像之前建议的那样有帮助。气泡可能会移离右心室流出道；但每搏输出量仍然减少，导致持续性低血压、右心室压力增加和右冠状动脉灌注减少。
- 小型 VAE 可能会通过支持措施重新吸收。

要点：过敏反应

1. 为了防止严重的过敏反应，重要的是识别有风险的患者并记录好病史。
2. 大多数严重的围手术期过敏反应是由神经肌肉阻滞剂和抗生素引起的。
3. 严重的过敏反应通常表现为低血压，然后是支气管痉挛。皮疹和水肿是后期发现，在临床上可能不明显。
4. 肾上腺素、容量复苏和心肺复苏是严重过敏反应的主要治疗方法。
5. 尽管皮疹等皮肤体征有助于过敏反应的诊断，但临床医师不应延迟对疑似严重过敏反应患者的治疗，因为在出现明显皮肤体征之前可能会有延迟。

推荐阅读

Apfelbaum JL, Caplan RA, Barker SJ, et al. Practice advisory for the prevention and management of operating room fires. Anesthesiology. 2013;118(2):271–290.

Apfelbaum JL, Roth S, Connis RT, et al. Practice advisory for perioperative visual loss associated with spine surgery. Anesthesiology. 2012;116(2):274–285.

Brull SJ, Prielipp RC. Vascular air embolism: a silent hazard to patient safety. J Crit Care. 2017;42:255–263.

Chui J, Murkin JM, Posner KL, Domino KB. Perioperative peripheral nerve injury after general anesthesia. Anesth Analgesia. 2018;127(1):134–143.

Cook T, Harper N, Farmer L, et al. Anaesthesia, surgery, and life-threatening allergic reactions: protocol and methods of the 6th National Audit Project (NAP6) of the Royal College of Anaesthetists. Br J Anaesth. 2018;121(1):124–133.

Jangra K, Grover V. Perioperative vision loss: a complication to watch out. J Anaesthesiol Clin Pharmacol. 2012;28(1):11.

第 13 章

围手术期的医学伦理学

Brian M. Keech, MD, Philip Fung, MD

卞冬晓 译 田雪 校

1. 医学伦理学的四个基本道德观是什么?

- 尊重自主权:患者有权利决定能对他们自己的身体做什么和不做什么。
- 不伤害:不要造成损伤,或者至少做出超过损伤的好处。
- 有益:做最符合患者利益的事。
- 正义:应尽可能公正地分配稀缺的健康医疗资源。

2. 学习医学伦理学的重要性。

伦理问题在医学实践中经常出现。许多人认为如果他们诚信、用心地做事,就不需要学习医学伦理学,适当的解决方式自然会出现。不幸的是,仅仅做一个好人并保持善意是不够的。和其他学科一样,医学伦理学也需要学会用理性、知识和解决问题的技巧来思考伦理困境。应了解当人们在面对道德困境时是医学伦理学提供了必要的工具来识别、分析和处理伦理困境。

3. 什么是知情同意?

知情同意基于尊重患者自主的道德原则。它是患者和医生关系的基石,如果没有考虑知情同意原则,则任何关于医学伦理的讨论都不能展开。知情同意的目标是,根据患者对拟开展的医疗干预的风险和好处的理解,最大限度地提高患者对其护理做出合理知情决定的能力。

4. 知情同意的要素是什么?

知情同意一般包含以下内容:

- 医疗决策能力。
- 信息:必须向患者提供建议的医疗措施的性质和目的的充分信息。
- 自愿性:患者的决定必须是自愿的,不受胁迫或操纵。

5. 怎么判断一个患者是否有决策能力(即做医疗决策的能力)?

要拥有医疗决策能力,患者必须:

- 了解医生提出的治疗的相关信息。
- 了解他们的处境/医疗后果。
- 理智地做出决定;将他们的生活价值观应用于他们对提议的治疗或操作的风险和获益的了解——无论我们是否赞同他们的结论。
- 将他们的选择准确地传达给医护团队。

6. 能力和胜任力有什么不同？

胜任力（competence）一般用于法律决策，而能力（capacity）指医疗决策。过去，这些术语被视为单独的概念，它们的使用在不同的地方而有所不同。然而，目前它们通常没有区分。

在提到胜任力的概念时，社会主要是判断其缺陷是否达到使个体失去能力的程度。此时社会判断反映了尊重个人自主权和保护个人免受伤害和（或）做出错误决定之间的微妙平衡。

7. 我们怎么评估决策能力（decisional capacity）？

不幸的是，我们尚未开发出具有精确评估决策能力的有效工具。一般来说，我们预设患者具有医疗决策能力，直到他们的互动或者行为表明情况并非如此。简易精神状态检查量表（mini mental status evaluation，MMSE）是一个能敏锐地评估认知功能的工具，但尚未证明认知功能与决策能力高度相关。虽然在 MMSE 上得分低的患者不太可能具有决策能力，而得分高的人更可能有决策能力，但无法从 MMSE 中得出关于患者决策能力的明确结论。同样地，其他临床认知筛查工具例如 MOCA 或 SLUMS 也可能被使用，但是对于患者在这些测试中具体低于什么水平就代表缺乏决策能力这一判断，还没有普遍接受的结论。

8. 患者病史中哪些特征使得决策能力评估变得困难？

在评估患者决策能力时，必须排除几个引起患者决策能力可逆性丧失的原因。这些原因包括但不限于：中毒、过度镇静 / 镇痛、同时使用多种药物、缺氧、高碳酸血症、发热、尿毒症和其他原因引起的脑病。在得出任何确凿结论之前，应该仔细调查是否存在可逆原因。向精神病学的同事进行咨询常常有助于确定患者是否具有决策能力。

9. 一旦成年患者被认为无法做出医疗决策，将采取什么程序？

需要注意的是这一过程因国家和地方法律不同而异。在作者看来，以下讨论代表一种应对这一常见情况的合理方法。一旦患者被认定为缺乏决策能力，第一步是询问是否有某种形式的替代判断，这些替代判断通常采取高级指令的形式。一般主要有三种形式的高级指令：生前嘱托、医疗委托书和心肺复苏指令（或者代码状态）。如果个体在成为无能力决策状态之前没有完成其中任何一份文件，并且没有法定监护人，许多国家批准由单独的程序来指定一个能够代表他们做决策的人，直到他们重新获得决策能力。

10. 我们怎么为无决策能力的患者选择代理决策者？

代理决策者是由法规确定或者从一群利害关系人中选出，可能包括：

（1）患者的配偶；

（2）患者父母中的一个；

（3）患者成年的子女、兄弟姐妹或孙子孙女；

（4）患者亲密的朋友（或者其他重要的人）；

（5）熟悉患者价值观的神职人员。

理想情况下，选择的人应该和患者关系紧密，并且最有可能知道患者对于这些医学治疗决定的价值判断和需求。如果没有代理决策者或者对谁应是代理决策者产生分歧，任何利害关系人可以通过法院寻求法定监护权。

代理决策者有权依法代表患者同意或拒绝护理、治疗和服务，虽然一些地区可能有一些具体的豁免。医护团队被授权依据代理决策者的选择做出医疗决定，直到患者恢复决策能力或个人/组织上法庭并获得监护权为止。

11. 如果一个没有决策能力的患者需要进行急诊或紧急手术，会发生什么情况？我们怎么定义紧急手术？

紧急手术被定义为如果延迟手术，就会对生命或肢体造成直接威胁的伤情或者状况。紧急病例必须在受伤后 12 ～ 24 h 内进入手术室，以避免出现紧急情况或对患者造成某种形式的永久伤害的风险。在紧急手术情况时，我们可以绕过知情同意程序，需要明白的是如果我们要犯错，我们也必须在出于挽救生命和肢体的角度犯错。

12. 在围手术期，我们怎么管理"不复苏"指令？

标准做法是在围手术期中止"不复苏"（Do-Not-Resuscitate，DNR）指令。由于麻醉学的实践从根本上包括复苏，如呼吸衰竭时的插管或血流动力学不稳定时施用正性肌力药，因此在手术中尊重 DNR 指令可能会出现问题。一般来说，因为这些生理紊乱往往是暂时和可逆的（例如由于镇静），DNR指令往往在围手术期暂停，并在从麻醉后监护室转出后恢复。然而，这种做法并非绝对的，存在一些在围手术期 DNR 指令得到不同程度支持的情况。在这些情况下，通常需要患者或者他的代理决策者与手术团队进行彻底的讨论，并且有关讨论的记录应当呈现在病例中，表明患者的意愿。

13. 如果一个临床医师不同意患者或代理决策者的意见，维持或撤掉维持生命的医疗手段是否被伦理允许？

一般来讲，只要与患者或者代理决策者的意见发生冲突，临床医师应避免撤掉或维持他认为可能徒劳或不适当的护理。在这种情况下，临床医师应当寻求去咨询其他专家，包括舒缓治疗以及让医院的伦理委员会参与，从而促进争议的解决。

14. 我们对待儿科群体的伦理思考方式该怎么变化？

青少年和儿童由于他们的决策能力有限，所以提供知情同意的能力有限。一般来说，随着儿童年龄变大，他们的决策能力和提供知情同意的能力也逐渐提升（图 13.1）。对于很小的孩子，他们很少或根本没有决策能力，这时候我们采用最佳利益标准。

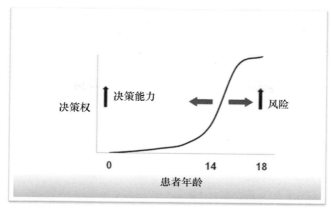

图 13.1　决策权与未成年人年龄之间的函数

15. 什么是最佳利益标准?

　　最佳利益标准的伦理准则简单地指做对患者最有利的事,即选择我们从客观上认为的最好的医疗照护。不幸的是,通常不存在最好的选择,在一系列连续的选项上通常有好几个选择。在这种情况下,父母通常是最合适的决策者。

16. 医生和护理团队能否决患者父母的意见吗?

　　当不确定哪些治疗符合儿童的最佳利益时,医生通常不会推翻父母的决定。然而,如果父母拒绝明显有益的治疗干预,或者相反地,希望进行明显不明智的治疗,医护团队就会考虑是否接受这种选择。在这种情况下,推荐寻求法律帮助。

17. 儿童的知情同意程序是什么样的?

　　这取决于孩子的年龄。对于非常年幼的儿童,他们几乎没有决策能力,我们遵循最佳利益标准并寻求父母的知情允许。当儿童开始发展出决策能力,在 6 岁左右,我们采用最佳利益标准,寻求父母知情允许和儿童的知情同意。随着儿童年龄变大并发展出更多决策能力,他们就能更多地参与到知情同意过程中。在 18 岁时,他们成年并被赋予完全的决策权(表 13.1)。

　　注意儿童的决策权是怎么被特定情况相关的风险影响的。儿童在两种风险同样低的情况下做选择时,他们可能被授予高度的决策权。但是,当做出错误选择的后果更为严重的情况下时,他们的决策权应该受到更大的限制(表 13.1)。

18. 什么是知情同意?

　　知情同意是确认患者有参与计划操作或治疗的意愿。

19. 是否有 18 岁以下的患者在医疗决策方面获得成人身份的例子?

　　是的,在成熟的未成年人和脱离父母而独立生活的未成年人的情况下。

表 13.1	儿科中的知情同意	
年龄	**医疗决策能力**	**使用的政策**
＜ 6 岁	没有	做最符合儿童利益的事，即最佳利益标准
6 ～ 12 岁	发展	1. 父母的知情允许 2. 儿童的知情同意
13 ～ 18 岁	几乎发展完善	1. 父母的知情允许 2. 儿童的知情同意
成熟的未成年人（≥ 14 岁）	发展完善，由法官为某个特定决定做出法律判断，例如，耶和华见证会和血液管理局	知情同意
脱离父母而独立生活的未成人	发展完善，根据法规确定符合条件的情况，例如，结婚、经济独立	知情同意

成熟的未成年人已被依法确定有做关于其健康的某些特定决定的能力（例如接受血液制品）。根据法律规定，不受约束的未成年人一旦进入特定类别，如结婚、经济独立、服兵役，就有能力做健康相关的决定（表 13.1）。具体标准由地方法律确定，各个地区之间可能有所不同。有关具体问题，可以咨询机构的法律顾问。

20. 如果 18 岁以下的青少年患者表现出相对成熟的决策能力，他们是否可以拒绝一些医疗措施？

是的。如果他们的决定是自愿的，并且他们的决定被充分告知，他们可能会拒绝医疗。这被称为**知情拒绝**。为了达到这一标准，成熟的青少年必须能够用非比较推理想象和阐明他们拒绝的后果，充分表达对他们决定的反对意见，深思熟虑地进行讨论，证明他们的选择合乎逻辑。我们让青少年展示达到这个更高的标准，因为青少年达到这个水平的可能性小于成年人。

要点：围手术期的医学伦理学

1. 知情同意包括以下部分：①医疗决策能力，②信息，③自愿性。
2. 拥有医疗决策能力需要：①了解拟议的治疗方法，②了解情况的严重性，③在决策过程中使用推理，④能够向护理团队传达其决定。
3. 在评估患者的医疗决策能力时，必须排除几个可以引起决策能力可逆性丧失的原因。
4. 麻醉可以导致呼吸衰竭和（或）血流动力学不稳定，由于麻醉的暂时性和可逆性，DNR 指令在围手术期一般暂停。
5. 青少年和儿童由于决策能力有限，他们提供知情同意的能力有限。在这种情况下，临床医师应该应用最佳利益标准。

推荐阅读

American Society of Anesthesiology Committee on Ethics. Syllabus on Ethics. 2016. Available at: https://www.asahq.org/resources/ethics-and-professionalism. Accessed 10/1/18.

Applebaum PS. Assessment of patients' competence to consent to treat. N Engl J Med. 2007;357:1834–1870.

Cassel EJ. The nature of suffering and the goals of medicine. N Engl J Med. 1982;306:639–646.

Chow G, Czarny M, Hughes M, et al. CURVES: a mnemonic for determining medical decision-making capacity and providing emergency treatment in the acute setting. Chest. 2010;137(2):421–427.

Committee on Bioethics, American Academy of Pediatrics. Informed consent, parental permission, and assent in pediatric practice. Pediatrics. 1995;95:314–317.

Fallat ME, Deshpande JK. Do-not-resuscitate orders for pediatric patients who require anesthesia and surgery. Pediatrics. 2004;114:1686–1692.

Kon A, Shepard E, Sederstrom N, et al. Defining futile and potentially inappropriate interventions: a policy statement from the society of critical care medicine ethics committee. Crit Care Med. 2016;44:1769–1774.

Sessums LL, Zembrzuska H, Jackson JL. Does this patient have medical decision-making capacity? JAMA. 2011;306:420–427.

Van Norman GA, Rosenbam SH. Ethical aspects of anesthesia care. In: Miller RD, ed. Miller's Anesthesia. 8th ed. Philadelphia, 2015:232–250.

第二部分 药理学

第 14 章

吸入麻醉药

Lee D. Stein，MD，David Abts，MD

周天欣 译 田雪 校

1. 理想的麻醉气体应具备哪些特性？

　　一种理想的麻醉气体的起效应该是可预测的；应提供肌肉松弛、循环稳定、支气管扩张作用；不会触发恶性高热或其他明显不良反应（如恶心和呕吐）；不可燃；在体内存在形式没有转化；可估计在作用部位的浓度；而且不会对环境造成影响。

2. 常见的麻醉气体化学结构是什么？为什么不继续沿用旧式麻醉气体？

　　异氟烷、地氟烷和七氟烷是最常用的吸入性麻醉药。从分子结构示意图可知，他们均为取代卤代醚。旧式麻醉气体因有不适合作为麻醉气体的性质及副作用而被弃用。例如易燃性（环丙烷和氟烯）、缓慢诱导性（甲氧基氟烷）、肝毒性（氟烷、氯甲烷和氟烯）、肾毒性（甲氧基氟烷）和引起癫痫发作的风险（安氟烷）（图 14.1）。

3. 如何比较麻醉气体的效能？

　　麻醉气体的效能是通过最低肺泡有效浓度（minimal alveolar concentration，MAC）来评价的。MAC 是指能使 50% 的患者对标准化刺激（如切皮）无体动反应的最低吸入麻醉药肺泡浓度。1.3 MAC 能使 99% 患者对刺激无体动反应。MAC 的其他定义包括 MAC-BAR（1.7 ～ 2 MAC），它是阻断对伤害性刺激的自主反应所需的浓度；MAC- 察觉（0.4 ～ 0.5 MAC）是 50% 的患者不会形成长期记忆的浓度，而 MAC- 苏醒（0.15 ～ 0.5 MAC）是 50% 的患者会在指令下睁

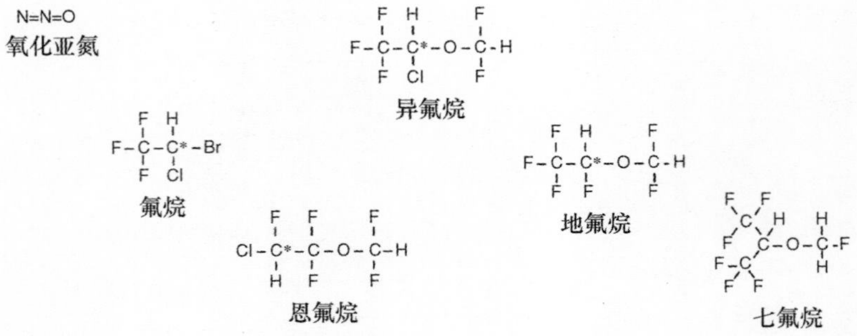

图 14.1 当代气体麻醉药的分子结构

开眼睛的浓度。

测量 MAC 时假设肺泡浓度直接反映麻醉药在其作用部位的分压。同时注意 MAC 是可叠加的，例如，如果患者接受 0.5 MAC 的七氟烷和 0.5 MAC 的氧化亚氮，他们将总共接受 1 MAC 的吸入麻醉药。

4. 影响 MAC 的因素有哪些？

使用异氟烷和地氟烷的 1 ~ 6 个月的婴儿 MAC 值最高。七氟烷在新生儿期最高。MAC 在婴儿 1 岁时降至正常。早产儿的 MAC 减少。低钠血症、阿片类药物、巴比妥类药物、α_2 受体阻滞剂、钙通道阻滞剂、急性酒精中毒和怀孕均可降低 MAC。热疗、慢性酒精中毒和中枢神经系统兴奋剂均可增加 MAC。不影响 MAC 的因素包括低碳酸血症、高碳酸血症、性别、甲状腺功能和高钾血症。

5. 分配系数的定义以及哪个分配系数最重要？

麻醉气体的肺泡浓度是最终起决定作用的主要因素。**分配系数**描述了在相同分压下的血液和肺泡气体中的麻醉药物的相对溶解度的比。一个较高的分配系数提示了麻醉药在溶解血液中浓度更高（即一个更高的溶解度）。因此，更大量的麻醉药被带入血液，血液则成为了麻醉药的容器，从而减少了其在肺泡中的浓度，使得诱导时间延长。

除血/气分配系数之外，还有其他临床重要的分配系数。其他重要的分配系数包括脑/血，脂肪/血，肝/血，肌肉/血。除了脂肪/血分配系数，其他系数都接近于 1（平均分布）。不同吸入麻醉药的脂肪/血分配系数为 30 ~ 60（即麻醉药在他组织平衡后继续被脂肪吸收相当长的一段时间；表 14.1），使脂肪成为更容易溶解麻醉药的容器，因此延迟了这些麻醉药的麻醉苏醒。

表 14.1 当代麻醉气体的物理性质					
	异氟烷	地氟烷	氟烷	氧化亚氮	七氟烷
分子量	184.5	168	197.5	44	200
沸点（℃）	48.5	23.5	50.2	－ 88	58.5
蒸汽压（mmHg）	238	664	241	39 000	160
37° 的分配系数 血/气	1.4	0.42	2.3	0.47	0.69
脑/血	2.6	1.2	2.9	1.7	1.7
脂肪/血	45	27	60	2.3	48
油/气	90.8	18.7	224	1.4	47.2
MAC（1 atm 下的浓度 %）	1.15	6	0.77	104	1.7

atm，大气压；MAC，最低肺泡有效浓度

6. 影响诱导的因素有哪些？

增加吸入麻醉药肺泡浓度的因素将加速麻醉诱导。

这些因素包括：

- 使用低溶解度药物（较低血/气分配系数）。这是因为对于不溶性吸入麻醉药，其相对快速地在肺泡和大脑的分压达到平衡状态。并且假定肺泡内的分压与脑内的分压相匹配。
- 增加麻醉药肺泡浓度。（增加麻醉药物的浓度，呼吸回路中高气体流量，增加每分通气量）。
- 降低心排血量（这种作用在不溶性药物中更明显）。
- 用于儿科患者（增加每分通气量与功能残气量相关，增加流向大脑的百分比）。
- 第二气体效应（次要）。

降低吸入麻醉药肺泡浓度的因素将减慢麻醉诱导。这些因素包括：

- 使用高溶解度药物。这是因为更多的麻醉药将被带入血液，因此其作为一种容器，可降低肺泡浓度，减慢麻醉诱导。
- 增加心排血量（这种效果在可溶性药物中更明显）。
- 存在从右向左的心脏分流（因为没有药物进入分流的血液中，从而稀释了动脉内麻醉药浓度）。

7. 第二气体效应是什么？

经典描述为氧化亚氮（N_2O）。由于 N_2O 不溶于血，肺泡迅速吸收，导致伴随它的吸入麻醉药在肺泡内的浓度也急剧上升。然而，即使在高浓度（70%）的 N_2O，这种效应只引起小幅度的吸入麻醉药浓度的增加。

8. 解释弥散性缺氧。

当一种不溶性气体（通常是氧化亚氮）突然停止时，它从血液迅速扩散到肺泡降低了肺内的氧张力，导致一段短暂的氧浓度下降，称为**弥散性缺氧**。在病例结束时使用高流量的 100% 氧气可以减轻这种情况。

9. 描述吸入麻醉药对通气的影响。

应用麻醉气体剂量依赖性地抑制通气功能，该过程受延髓中枢的直接调节以及肋间肌功能影响的间接调节。潮气量减少继发每分通气量的下降，尽管呼吸频率一般呈剂量依赖性增加。低氧的通气驱动作用在 1 MAC 下即可轻易消除，并且在更低浓度下被减弱。增加麻醉药物的浓度也可减弱对高碳酸血症的通气反应。

10. 吸入麻醉药对气道直径、黏液纤毛功能和缺氧性肺血管收缩有什么影响？

吸入麻醉药通过直接松弛支气管平滑肌来降低气道阻力。当吸入麻醉时，与组胺释放相关的支气管收缩似乎也会减少。总的来说，吸入麻醉药是有效的血管扩张剂。

吸入麻醉药主要是通过干扰纤毛摆动频率而使黏液纤毛清除功能下降。吸入干燥的气体、正压通气和高吸入氧浓度会导致纤毛受损。

缺氧性肺血管收缩是一种局部介导的肺血管反应，用来降低肺泡氧张力，并匹配通气和灌注。吸入药物减轻此反应，但这种效应的临床作用并不明显。

11. 吸入麻醉药会影响颅内压吗？

是的。吸入麻醉药增加颅内血流量和颅内压（intracranial pressure，ICP）。脑代谢率降低（N_2O 除外），脑血流自动调节功能受损。当颅内压升高可能降低颅内有效血流量时，应用静脉麻醉药优于应用吸入麻醉药。

12. 吸入麻醉药对循环系统有什么影响？

见表 14.2。

13. 哪种麻醉药物与心律失常相关性最大？

氟烷已被证明可增加心肌对 β_1- 肾上腺素能刺激（即肾上腺素）的敏感性，导致室性早搏和心律失常。心律失常的发生机制可能与延长通过浦肯野纤维系统的传导有关，从而促进了折返。与成年人相比，儿童接受氟烷麻醉似乎能够相对抵抗这种致敏作用，尽管氟烷对小儿有胆碱能神经、迷走神经引起的心动过缓作用。另外值得注意的是，吸入麻醉药可延长 QT 间期。

表 14.2　当代麻醉气体的循环效应				
	异氟烷 / 地氟烷	七氟烷	氟烷	氧化亚氮
心排血量	0	0	− [a]	＋
心率	＋＋ /0	0	0	＋
血压	— [a]	— [a]	− [a]	0
每搏输出量	− [a]	− [a]	− [a]	−
收缩力	− [a]	− [a]	− [a]	− [a]
全身血管阻力	—	—	0	0
肺血管阻力	0	0	0	＋
冠状动脉血量	＋	＋	0	0
脑血流量	＋	＋	＋＋	0
肌血流量	＋	＋	0	＋
儿茶酚胺水平	0	0	0	0

[a]，剂量依赖；＋，增加；＋＋，大幅增加；0，无改变；−，下降；—，大幅下降

14. 吸入麻醉药会影响肾系统吗？

是的。所有吸入麻醉药都减少肾血流量、肾小球滤过率和尿量。

15. 哪些吸入麻醉药会引发恶性高热？

除 N_2O 外，所有吸入麻醉药都与触发恶性高热（malignant hyperthermia，MH）有关。MH 与静脉麻醉药无关。

16. 氧化亚氮对人类有毒性作用吗？

N_2O 对人体有害，因为它能阻止钴胺（维生素 B_{12}）作为形成蛋氨酸合酶的辅酶起效。在常规亚硝基麻醉过程中，患者偶尔可能出现毒性迹象，包括恶性贫血和维生素 B_{12} 缺乏症。曾有人担心使用 N_2O 会增加心脏并发症的风险；然而，现在人们认为它对于已知心脏病患者的非心脏手术是安全的。一般来说，严重的副作用（如髓鞘病变、脊髓退行性变、精神状态改变、感觉异常、共济失调、虚弱、痉挛）通常只出现在长期滥用 N_2O 的人身上。

几项调查研究试图量化分析手术室人员暴露于麻醉气体的相对风险。据报道，经常接触 N_2O 的孕妇发生自然流产和先天性畸形的风险增加。然而，这些结果可能是由于回应者偏倚和未能控制其他暴露因素造成的。

同样需要注意的是，N_2O 虽然不易燃，但会支持燃烧，从而增加呼吸道火灾的风险。它与术后恶心和呕吐的增加有关。最后，特别是对已经存在肺动脉高压的患者来说，它已被证明可以增加肺血管阻力。

17. 在哪些情况下应该避免使用 N_2O？

N_2O 的溶解性是大气氮气的 20 倍（这意味着它在封闭空间中的扩散速度是普通氮气的 20 倍）。这可能导致充满空气的空间迅速膨胀，如气胸、肠道气体、静脉空气栓塞或气管插管套囊内。它也可以增加非顺应腔内的压力，如颅骨（气颅）或中耳。最后，它可以扩大眼科手术中产生的眼内气泡。

18. 讨论挥发性麻醉药的生物转化及其代谢副产物的相对毒性。

地氟烷和异氟烷的代谢低于 1%，七氟烷的代谢约为 5%。氟烷的代谢超过 20%，且主要是在肝代谢。在低氧条件下，氟烷可能进行还原（相对于氧化）代谢，代谢物可能导致肝坏死。氟烷肝炎继发于自身免疫性过敏反应。虽然罕见，这种暴发性的情况将在术后出现并且实质上促成氟烷退出市场。

氟是麻醉代谢的另一种潜在副产物。氟相关肾功能障碍与甲氧基氟烷的使用有关。氟也由七氟烷产生，但这与肾功能不全的发生没有关系。

19. 简述 CO_2 吸附剂对挥发性麻醉药副产物的作用。

地氟烷与一氧化碳（carbon monoxide，CO）的产生有关联。发生这种情况必须具备以下条件：

- 挥发性化合物必须包含一个二氟甲氧基（地氟烷、恩氟烷和异氟烷），其与强碱性、干燥的二氧化碳吸收剂相互反应。通过碱性催化的去质子过程形成负碳离子，负碳离子一方面可与水反应再生为原先的麻醉气体，另一方面当吸附剂干燥时可形成一氧化碳。

- 当天第一次使用麻醉机时，如果机器已有一段时间未被使用，或者新鲜气流长时间未关闭，由于吸附剂很可能变得完全干燥，CO 暴露的风险最高。如果机器周末未使用，那么一周的第一天最可能出现以上情况。吸收剂应定期更换，即使没有明显的颜色变化，并应监测水分含量。

- 含氢氧化钾（potassium hydroxide，KOH）的吸附剂碱性较强并产生更多的 CO。CO 产物从最多到最少的顺序为：含 KOH 的碱石灰（4.6%）>经典的碱石灰（2.6%）>新碱石灰（0%）>新石灰氢氧化钙（Amsorb）（0%）。

- 不同的挥发性麻醉药 CO 产量也不同，等效 MAC 下，地氟烷>恩氟烷>异氟烷。七氟烷一度被认为不会产生 CO，而最近研究表明当其暴露于干的吸附剂（特别是含 KOH 的吸附剂）时亦会产生 CO。

20. 什么是化合物 A？ 其临床意义是什么？

过去含强碱的二氧化碳吸附剂（如苏打石灰、钡）可以产生一种七氟烷降解副产物，称为**化合物 A**。虽然化合物 A 已被证明在大鼠中具有肾毒性，但在人类中未发现导致器官功能障碍。值得注意的是，在这些动物研究中，大鼠接触的是化合物 A，而不是七氟烷。

化合物 A 可能在较长时间使用干燥的二氧化碳吸附剂和高七氟烷浓度下的低流量麻醉期间积累。然而，与其他挥发性麻醉药（如异氟烷）相比，多项随机对照试验和 meta 分析均未能证明七氟烷在低流量条件下引起的肾毒性。此外，现代的二氧化碳吸附剂只含有少量的强碱，并且相对于化合物 A 的形成在很大程度上是无活性的。

21. 吸入麻醉药对环境的影响是什么？

所有挥发性麻醉药和氧化亚氮都是温室气体。对于大多数医疗保健系统来说，围手术期环境占医院碳排放的最大份额。在吸入麻醉药围手术期环境中，挥发性麻醉药本身的碳排放占最大份额——通常超过总排放的 50%。挥发性麻醉药的大气寿命范围很广，七氟烷为 1 年，异氟烷为 3 年，地氟烷为 14 年，N_2O 为 114 年。此外，它们各自的碳排效力也不同。相对于二氧化碳，七氟烷的效力是它的 130 倍；但是地氟烷的效力是它的 2540 倍。当以同等流速输送时，地氟烷的碳排放量是七氟烷的 40 多倍。除了碳排放，挥发性麻醉药和 N_2O 也会导致臭氧层的损耗。

综上所述，在做出临床选择时，应考虑我们麻醉实践对环境的影响，从而认识挥发性麻醉药显著的差异。

22. 回顾关于挥发性麻醉药药效的历史假设。

在世纪之交，Meyer 和 Overton 分别观察到麻醉药物的效能与其油气分配系数有关。被改进前，Meyer-Overton 脂溶性学说统治了近半个世纪之久。接下来，Franks 和 Lieb 发现兼嗜性（亲水亲油性）溶剂（辛醇）的麻醉效能比脂质更好，认为麻醉药物作用部位必须含有极性和非极性的两部分。改进的 Meyer-Overton 细胞膜膨胀原理包括"过量容积理论"，即具有极性的细胞膜成分和兼嗜性麻醉药物协同作用造成细胞体积增大，增大的体积超过细胞膜成分和麻醉药物本身体积之和。临界容积假说认为，麻醉药物进入作用部位后，细胞容积增大超过某一临界值后产生麻醉效应。该理论依赖于细胞膜膨胀、离子通道改变。

这些 19 世纪早期的理论过于简化了麻醉作用的机制，因而被抛弃了。目前被接受的理论认为细胞表面有特定的分子靶点和作用部位，不仅仅是细胞体积改变或细胞壁上的非特异性的反应。目前被接受的理论认为细胞表面有特定的分子靶点和作用部位，不仅仅是细胞体积改变或细胞壁上的非特异性的反应。挥发性麻醉药可以增强抑制性离子通道受体，如 γ 氨基丁酸（γ-aminobutyric acid，GABA）A 型受体和甘氨酸受体。另外，挥发性麻醉药也可能通过兴奋 N-甲基-D-天冬氨酸受体（N-methyl-D-aspartate，NMDA）阻断兴奋性离子通道受体。

通常，无体动和失忆是麻醉药物在不同神经中枢作用的结果。在脊髓水平，麻醉药物能减少骨骼肌的运动、抑制伤害性的运动反应；在大脑水平，麻醉药物抑制丘脑和中脑网状结构可引起失忆和催眠。但麻醉不能完全保证无体动、失忆、无知觉，尤其使用肌松药后。目前，挥发性麻醉药提供麻醉的确切作用机制尚未完全了解。请继续关注！

要点：挥发性麻醉药

1. 增大挥发性麻醉药的浓度，增加新鲜气流量，增加肺泡通气量，并使用非脂溶性麻醉药可加快其起效速度。
2. 挥发性麻醉药导致潮气量减少，呼吸频率增加，导致呼吸急促，呼吸浅。
3. 老年或早产儿、低钠血症、低体温、阿片类、巴比妥类药物、α_2 受体阻滞剂、钙通道阻滞剂、急性酒精中毒、妊娠均使 MAC 值下降。
4. 体温升高、慢性酒精中毒、高钠血症和中枢神经系统兴奋剂（如可卡因）均使 MAC 值上升。
5. 挥发性麻醉药剂量依赖性地减小机体对缺氧和高碳酸血症的生理反应。
6. 由于 N_2O 不溶于血液并快速疏散到含气的空间，因此 N_2O 不能用于气胸、肠梗阻、颅内积气或中耳等手术。
7. 地氟烷和七氟烷经过干燥的吸附剂可产生 CO 并导致中毒。

推荐阅读

Campagna JA, Miller KE, Forman SA. Mechanisms of actions of inhaled anesthetics. N Engl J Med. 2003;348:2110–2124.

Coppens MJ, Versichelen LFM, Rolly G, et al. The mechanism of carbon monoxide production by inhalational agents. Anaesthesia. 2006;61:462–468.

Leslie K, Myles PS, Kasza J, et al. Nitrous oxide and serious long-term morbidity and mortality in the Evaluation of Nitrous Oxide in the Gas Mixture for Anaesthesia (ENIGMA)-II trial. Anesthesiology. 2015;123:1267–1280.

MacNeill AJ, Lillywhite R, Brown CJ. The impact of surgery on global climate: a carbon footprinting study of operating theatres in three health systems. Lancet Planet Health. 2017;1:e381–e388.

Obata R, Bito H, Ohmura M, et al. The effects of prolonged low-flow sevoflurane on renal and hepatic function. Anesth Analg. 2000;91:1262–1268.

Ong Sio LCL, Dela Cruz RGC, Bautista AF. Sevoflurane and renal function: a meta-analysis of randomized trials. Med Gas Res. 2017;7(3):186–193.

Sherman J, Le C, Lamers V, et al. Life cycle greenhouse gas emissions of anesthetic drugs. Anesth Analg. 2012;114:1086–1090.

第15章

静脉麻醉药

Scott Vogel, DO

周天欣 译 田雪 校

1. 理想的静脉麻醉药应具备哪些特性?

理想的静脉诱导药物会产生遗忘、镇痛、镇静和肌肉松弛。很少发生副作用和相互作用。给药过程无痛,并有多个给药途径。剂量个体差异小,并且药剂将具有可预知的快速起效和失效。不会有心脏、肾、肝、免疫系统或中枢神经系统(central nervous system, CNS)毒性。对血流动力学或呼吸影响最小。它也将是低成本的、耐储存的,不产生药物依赖性,并且在医疗途径之外不被使用。最后,它将由不同地理区域的多家公司生产,避免了由于当地生产链问题造成的短缺。

2. 常用的麻醉诱导药物及其特性。

- 丙泊酚是一种 γ- 氨基丁酸(γ -aminobutyric acid, $GABA_A$)受体激动剂,与依托咪酯相比,它能显著降低平均动脉压(mean arterial pressure, MAP)。这是由于动脉和静脉血管都扩张,压力感受器抑制(无反射性心动过速),并伴有心肌收缩力的轻微下降。它本身有止吐作用。注射时可能伴有明显的疼痛。

- 氯胺酮可抑制 N- 甲基 -D- 天冬氨酸(N-methyl-d-aspartate, NMDA)受体,产生分离麻醉及深度镇痛。它宣称会直接抑制心肌,但其拟交感作用通常导致 CO、MAP 和心率(heart rate, HR)增加。

- 右美托咪定是一种选择性的 α_2 肾上腺素能激动剂,具有镇静、遗忘和镇痛作用。它的作用包括镇静和非常轻微的呼吸抑制。不良反应包括心动过缓和剂量依赖性低血压。

- 依托咪酯是一种咪唑衍生物,是选择性 $GABA_A$ 受体调节剂,具有血流动力学稳定性。心排血量(cardiac output, CO)和心肌收缩力不受太大影响,仅有平均动脉压(mean arterial pressure, MAP)的轻度下降。副作用包括注射痛、恶心呕吐、肌阵挛、癫痫发作及肾上腺抑制。

- 咪达唑仑是围手术期应用的主要苯二氮䓬类药物。苯二氮䓬类药物通过激活和增强 $GABA_A$ 受体,具有抗焦虑,镇静、遗忘和高剂量意识丧失作用,咪达唑仑具有最小的心肌抑制作用。不会影响 MAP 或 CO,HR 可能会略有增加。

- 阿片类药物是吗啡样药物,用于镇痛和辅助诱导。大部分阿片类药物高剂量使用时有解迷走神经作用，产生心动过缓。哌替啶除外，它有诱发心动过速的拟交感神经效应。虽然它们的血流动力学相对稳定，并且在心脏麻醉中经常使用高剂量，MAP 降低可以继发于心动过缓，血管舒张，交感反应阻断和组胺的释放（尤其是吗啡和哌替啶）。

大剂量多种类的诱导剂和镇静药物可能会造成血流动力学的不良影响。因此，更好的技术为使用较小剂量的多种药物。这被称为**平衡麻醉**，即利用这些药物协同作用的优点，同时最大限度地减少潜在的不利影响。肌松药通常也是平衡麻醉的一部分。推注静脉麻醉药的作用通过再分布而不是代谢来终止（表 15.1 和表 15.2）。

3. 什么时候应该避免使用依托咪酯？

依托咪酯在脑电图上引起癫痫样活动，在癫痫患者中应谨慎使用。它也

表 15.1　麻醉诱导和镇静的剂量指南

药物	分类	诱导剂量	镇静剂量
氯胺酮	苯环己哌啶衍生物	1～2 mg/kg IV 2～4 mg/kg IM	0.2～0.5 mg/kg IV
依托咪酯	咪唑衍生物	0.2～0.5 mg/kg IV	不适合使用
丙泊酚	取代酚	1～4 mg/kg IV 推注 50～200 μg/（kg·min）输注	25～100 mcg/（kg·min）IV
咪达唑仑	苯二氮䓬类	0.1～0.4 mg/kg IV	0.01～0.1 mg/kg IV
右美托咪定	α₂肾上腺素能受体激动剂	N/A	1 μg/kg 负荷剂量推注时间超过 10 min，0.2～0.7 μg/（kg·h）

药物的剂量应根据血管内容量状况、合并症及其他药物使用情况进行调整。
IM，肌内注射；IV，静脉注射

表 15.2　静脉麻醉药的心血管作用

药物	MAP	HR	SVR	CO	收缩力	静脉扩张
氯胺酮	++	++	+	+	+或－ [a]	0
咪达唑仑	0～－	0～+	0～－	0～－	0～－	+
丙泊酚	－	+	－	0	－	+
依托咪酯	0	0	0	0	0	0
右美托咪定	+或－	+或－	0	+或－	0	0

[a] 氯胺酮的作用取决于患者的儿茶酚胺水平。
CO，心排血量；HR，心率；MAP，平均动脉压；SVR，全身血管阻力；0，无作用；++，显著增加；+，增加；0，无影响；－，减少

与肾上腺抑制有关（在皮质醇合成过程中干扰羟化酶）。因此，针对有这样疾病的危重患者，应该谨慎使用。

4. 描述丙泊酚的特性。

2,6- 二异丙基酚，或称丙泊酚，已成为首选的静脉麻醉药。它可以通过负荷剂量或静脉持续给药。血流动力学的影响已经在前面描述过。重要的是要认识到，丙泊酚没有任何止痛特性，主要用于催眠。丙泊酚是不溶于水的，必须在 1% 脂质乳剂中配制。这种乳剂含有：大豆油、甘油和蛋黄卵磷脂。这些药物容易发生细菌感染，因此需要严格的无菌管理，一旦在手术室抽取后 12 h 内需要给药。

值得注意的是，大多数有记录的鸡蛋过敏患者对蛋清抗原过敏，这使得丙泊酚在这一人群中使用是可以接受的。然而，对于有鸡蛋过敏史的患者，尤其是儿童（见下文），应考虑避免使用本品。最后，长期输注丙泊酚与一种罕见但可能致命的心力衰竭形式有关，这是由于心律失常、高脂血症以及代谢性酸中毒，这称为**丙泊酚输注综合征**（propofol infusion syndrome，PRIS）。PRIS 的发生通常仅限于接受高剂量（$\geqslant 4$ mg /kg/h），且持续 48 h 以上的患者（见下文）。

5. 讨论丙泊酚在鸡蛋和（或）大豆过敏患者的使用。

丙泊酚过敏反应的原始记录没有经过术后过敏试验验证，因此由于麻醉过程中常合并使用多种静脉药物可能导致误诊。话虽如此，患者通常对鸡蛋蛋白——卵清蛋白过敏，这种蛋白存在于蛋清中，而不是蛋黄中。鸡蛋卵磷脂，是丙泊酚中的鸡蛋成分，是从蛋黄中产生的，经过处理后几乎去掉了所有蛋白质。目前的证据表明，丙泊酚对所有鸡蛋过敏的成年患者都是安全的，且无论他们的反应类型如何。然而，值得注意的是，对鸡蛋过敏的儿童仍然被认为应该谨慎避免使用丙泊酚。大豆过敏并不妨碍丙泊酚的使用。

6. 是否有限制丙泊酚使用的其他情况？

丙泊酚具有心脏抑制作用；因此在心肌疾病患者及低血容量患者身上可能不理想。最后在脂质代谢疾病如原发性高脂血症、糖尿病高脂血症和胰腺炎的患者中使用需要仔细考虑。

7. 诱导剂如何影响呼吸驱动力？

所有的静脉诱导剂，除氯胺酮，都会产生剂量依赖性的呼吸抑制，表现为潮气量减少、每分通气量下降、降低对缺氧的反应，以及二氧化碳反应曲线右移，最终导致通气不足或窒息。

8. 描述氯胺酮的性质。

氯胺酮是一种 NMDA 受体拮抗剂，化学结构与苯环己哌啶相似，引起剂量依赖性的游离态和意识丧失。它是一种强效镇痛药，但其遗忘作用弱。对苯二氮䓬类药物并行给药可减少不良反应烦躁的发生。

氯胺酮可引起中枢介导的交感输出增加，导致心动过速，增加 CO，增加 MAP。然而，氯胺酮具有直接的心肌抑制作用，往往不表现出压倒性的交感神经兴奋反应。因此，在儿茶酚胺耗竭状态，心肌抑制作用会显现。氯胺酮是患者处于如休克、显著的低血容量和心脏压塞时理想的诱导药物。

作用特性包括支气管扩张和保持充分自主呼吸；副作用有脑血流量和脑代谢率增加、口腔分泌物增加和异常精神反应。

9. 探讨依托咪酯在危重患者中的应用。

依托咪酯剂量依赖性地在皮质醇合成途径中抑制 11-β-酪氨酸羟化酶，从而导致肾上腺抑制。临床上在危重患者和那些与感染性休克的麻醉中，甚至仅在接受单次依托咪酯给药后，也显示了显著的肾上腺抑制，增加了发病率和死亡率。然而，它的血流动力学稳定性使它成为休克患者理想的诱导剂。氢化可的松能减轻依托咪酯在这些患者的交感抑制作用，但研究结果是矛盾的。

10. 描述丙泊酚输注综合征（propofol infusion syndrome，PRIS）。

PRIS 首次在 1990 年被描述，危重病患者长时间接受大剂量丙泊酚输注[高于 4 mg/（kg·h）超过 48 h]。尽管确切的机制尚未完全了解，PRIS 似乎是线粒体能量产生干扰的结果。该综合征表现为心动过缓，伴以下症状之一：肝大、血脂异常、代谢性酸中毒或横纹肌溶解。致命性心律失常、肾衰竭或严重乳酸酸中毒引起的进行性循环衰竭可导致死亡。

11. 对于一个 47 岁的伴有顶叶肿瘤和颅内压升高的健康男性，计划进行开颅手术，什么是理想的诱导剂？

在适当剂量下，丙泊酚可以保持脑血流自动调节，降低脑代谢率，保持血流-代谢耦合。因此，在维持脑灌注压的同时，它对颅内压的影响应最小。

12. 描述苯二氮䓬类药物的作用机制。

GABA 是中枢神经系统主要的抑制性神经递质，其受体在突触后神经末梢。GABA 受体由两个 α 亚基和两个 β 亚基构成。它的 α 亚基为苯二氮䓬类药物的结合位点，β 亚基为 GABA 的结合位点，一个氯离子通道位于中心。

苯二氮䓬类药物通过增强 GABA 与其受体的结合产生影响。GABA 激活氯离子通道，超极化神经元，从而抑制它。

苯二氮䓬类药物在肝中的代谢为微粒体氧化和葡萄糖醛酸化，在中老年人中使用应谨慎。它的效力、起效和作用时间取决于其脂溶性。它是通过快速分布到血管丰富的大脑而起作用的。当药物重新分配到身体的其他部分时作用终止。

13. 哪些苯二氮䓬类药物常用静脉注射？

- 咪达唑仑起效最快，作用时间最短。与其他苯二氮䓬类药物不同的是，咪达唑仑是水溶性的，因此可制成不含可引起疼痛的溶剂丙二醇的制剂。到目前为止，它是围手术期最常用于镇静和遗忘的苯二氮䓬类药物。活性代谢物经肾清除，作用时间延长，可引起肾功能受损。

- 与咪达唑仑相比，劳拉西泮起效稍慢，作用时间稍长。它最常用在重症监护病房和麻醉恢复室，在那里需要进行镇静治疗。没有活性代谢物。
- 地西泮起效最慢，作用时间最长。它具有使肌肉松弛的独特特性，在一些手术（如髋关节镜检）后，这可能是有益的。由于代谢产物活跃，作用时间在老年人和肝损伤患者中延长。

14. 如何处理苯二氮䓬类药物引起的过度镇静？

第一处理原则是持续提供支持性治疗。开放气道，如果需要则进行面罩通气；同时评估循环状况。其次，合理使用苯二氮䓬受体拮抗剂氟马西尼。氟马西尼以剂量依赖性方式竞争性抑制、逆转镇静和呼吸抑制。起效时间在 $1 \sim 3$ min 内迅速达到峰值。应当以 0.2 mg 每次静脉滴定注射，3 mg 为最大剂量。在有癫痫或苯二氮䓬类药物使用史的患者身上应该谨慎使用。虽然只批准静脉使用，但有人提出氟马西尼肌内注射、直肠给药或舌下使用是有效的。

15. 氟马西尼可能有哪些副作用？

咪达唑仑的消除半衰期为 $2 \sim 3$ h，而氟马西尼的消除半衰期为 1 h，所以有再镇静风险。氟马西尼可重复或持续输注，剂量为 $0.5 \sim 1$ mg/h。

要点

1. 丙泊酚、氯胺酮、依托咪酯、咪达唑仑、阿片类药物（主要是芬太尼）和右美托咪定是现代临床麻醉中最常用的静脉麻醉药。
2. 静脉麻醉药的适宜剂量需要综合考虑血管内容量状况、合并症、年龄和长期药物使用。
3. 丙泊酚虽然在临床麻醉中广泛使用，但能引起显著的心肌抑制，因此必须谨慎使用。
4. 丙泊酚用于有鸡蛋过敏史的成人患者通常被认为是安全的，但对于已知对鸡蛋过敏的儿童应避免使用。
5. 不存在增高颅内压的风险时，氯胺酮对低血容量性创伤患者是最好的诱导剂。也适用于支气管痉挛活动期的患者。

推荐阅读

Bruder EA, Ball IM, Ridi S, et al. Single induction dose of etomidate versus other induction agents for endotracheal intubation in critically ill patients. Cochrane Database Syst Rev. 2015;CD010225.

Harper NJ. Propofol and food allergy. Br J Anesth. 2016;116:11–13.

Vanlander AV, Okun JG, de Jaeger A, et al. Possible pathological mechanism of propofol infusion syndrome involves coenzyme Q. Anesthesiology. 2015;122:343–352.

阿片类药物

Christopher L. Ciarallo, MD, FAAP

田雪 译 冯艺 校

第16章

1. 什么是鸦片剂（opiate）？是阿片类药物（opioid）？还是麻醉药（narcotic）？

鸦片剂是指含有阿片或者罂粟属植物（罂粟）中提取的阿片成分的镇静镇痛药。鸦片剂包括阿片、吗啡和可待因。阿片类药物是指任何具有吗啡样生物效应、通过激动或拮抗阿片类受体（如 δ-，κ-，和 μ-阿片受体）起效的药物。阿片类药物可以是外源性的或内源性的（如内啡肽），也可以是天然的，衍生的或人工合成的。麻醉药一词并不特指阿片类药物，而是指任何具有潜在成瘾性的，并起到镇痛、镇静作用的药物（如大麻和可卡因）。

2. 什么是内源性阿片肽？

内啡肽、脑啡肽和强啡肽是由激素原提取的三类具有激动阿片受体功能的内源性肽。虽然他们的生理作用还没有被完全了解，他们可以通过抑制谷氨酸或改变钾离子通道传导来调节伤害感受。内啡肽并不局限于中枢神经系统（central nervous system，CNS），甚至可以由激活的白细胞表达。

3. 阿片类药物耐受、依赖和滥用的区别。

耐受（tolerance）是指反复应用某药物使其产生的生理效应减弱。依赖（dependence）可以为精神性的或生理性的，指需要反复使用一种药物来避免戒断症状。耐受可能是诊断依赖的必要条件。滥用（abuse）指习惯性地使用某种药物，哪怕产生包括社会和人际关系方面的不良后果。

4. 列举围手术期常见阿片类药物、商品名称、吗啡等效剂量、半衰期和化学分类。

见表 16.1。

5. 描述各种阿片受体及其作用。

见表 16.2。

6. 什么是阿片受体激动剂-拮抗剂？

药物如喷他佐辛、布托啡诺、丁丙诺啡、纳布啡最初被认为是 μ-受体拮抗剂和 κ-受体激动剂。然而现在他们属于 μ- 和 κ-受体部分激动剂。这类药物有镇痛效果，与纯受体激动剂相比，减少了欣快感同时降低了产生依赖性的风险。一般而言，激动-拮抗剂引起的呼吸抑制比激动剂小，并且可

表 16.1　常用阿片类药物的对比

通用名	商品名	等效剂量 IV/IM（mg）	等效剂量口服（mg）	血浆半衰期（小时）	化学分类
吗啡	Roxanol	10	30	2	菲
吗啡 CR	美施康定	—	30	15	菲
二乙酰吗啡	海洛因	5	45～60	0.5	菲
阿芬太尼	阿尔芬达	1	—	1.5	苯哌啶
芬太尼	舒立梅	0.1	—	3～4	苯哌啶
舒芬太尼	Sufenta	0.01～0.02	—	2.5～4	苯哌啶
瑞芬太尼	Ultiva	0.04	—	9 分钟	苯哌啶
二氢吗啡酮	Dilaudid	1.3～2	7.5	2～3	菲
羟吗啡酮	Opana	1	10	7～9	菲
哌替啶	杜冷丁	75	300	3～4	苯哌啶
美沙酮（急/慢）	多罗芬	10 2～4	20 2～4	15～40	二苯基庚烷
可待因	泰诺 #3[a]	130 IM	200	2～4	菲
二氢可待因	维柯丁，洛他布[a]	—	30	4	菲
羟考酮	扑热息痛[a]	—	20	4～5	菲
羟考酮 SR	奥斯康定	—	20	5～6.5	菲
曲马多	Ultram	100	120～150	5～7	环己醇

[a] 阿片类药物复合对乙酰氨基酚。
CR，控释；IM，肌内注射；IV，静脉注射；SR，缓释

表 16.2　阿片受体亚型

阿片受体亚型	激动剂	激动剂反应
Mu-1（μ-1）	脑啡肽 β - 内啡肽 菲类 苯基哌啶 美沙酮	脊髓上水平镇痛 欣快 缩瞳 尿潴留
Mu-2（μ-2）	脑啡肽 β - 内啡肽 菲类 苯基哌啶 美沙酮	脊髓水平镇痛 呼吸抑制 心动过缓便秘 依赖
Kappa（κ）	强啡肽 布托啡诺 左啡诺 纳布啡 羟考酮	脊髓水平镇痛（κ-1） 脊髓上水平镇痛（κ-2） 烦躁不安 镇静

表 16.2　阿片受体亚型（续）

阿片受体亚型	激动剂	激动剂反应
Delta（δ）	脑啡肽 新皮啡肽 舒芬太尼	脊髓水平镇痛（δ-1） 脊髓上水平镇痛（δ-2） 呼吸抑制 尿潴留 依赖
痛敏肽/孤啡肽 FQ（N/OFQ）	痛敏肽/OFQ	脊髓水平镇痛 脊髓上水平痛觉过敏

Modified from Stoelting RK，Miller RD. Basics of Anesthesia. 4th ed. New York：Churchill Livingstone；2000；71；Al-Hashimi M，Scott WM，Thompson JP, et al. Opioids and immune modulation：more questions than answers. Br J Anaesth. 2013；111：80-88.

以逆转纯激动剂引起的呼吸抑制和瘙痒。

7. 阿片受体拮抗剂纳洛酮的作用机制、持续时间和副作用。

　　纳洛酮是 μ-、κ- 和 δ- 受体竞争性拮抗剂，能逆转激动剂药物的作用。其峰值效应发生在静脉给药后的 1 ～ 2 min。作用持续时间 20 ～ 60 min，并且可能短于所对抗的阿片受体激动剂药效持续时间。初始逐步应用 0.2 ～ 0.5 μm/kg 可用于逆转呼吸抑制并最小化副作用，如急性戒断、严重高血压、室性心律失常或肺水肿。纳洛酮还可经鼻给药，生物利用度约为胃肠外给药的 47%。

8. 阿片类药物的不同给药途径。

　　典型的给药途径包括口服、静脉注射、肌内注射、硬膜外、蛛网膜下腔和直肠给药。滴鼻、雾化吸入、皮下注射也可以。亲脂性阿片类药物（如芬太尼）也有透皮、黏膜和舌下给药的制剂。

9. 阿片类药物的典型副作用有哪些？

　　阿片类药物的副作用包括呼吸抑制、恶心呕吐、瘙痒、咳嗽抑制、尿潴留和胆道痉挛。一些阿片类药物可引起组胺释放，引起荨麻疹、支气管痉挛和低血压。静脉注射阿片类药物可引起胸腹壁僵直。大多数阿片类药物（哌替啶除外）可导致剂量依赖性的心动过缓。

10. 哪些阿片类药物与组胺释放有关？

　　注射哌替啶、吗啡和可待因可引起组胺释放，产生皮肤反应和低血压。其发生率与严重程度，与阿片类药物（至少吗啡）呈剂量相关性。

11. 阿片类药物引起恶心的机制。

　　阿片类药物直接与位于延髓最后的驱化性触发区的阿片受体结合，刺激呕吐中枢；它们通过敏化前庭系统发挥二次效应。所有种类的阿片类药物具有相似的恶心呕吐发生率，并且与给药途径无关。

12. 常用的可以对抗阿片类药物诱发的恶心和呕吐药物有哪些？

药物如糖皮质激素、苯二氮䓬类药物、丙泊酚均可止吐，但他们的作用机制和功能受体尚不明确（表 16.3）。

13. 全身性阿片类药物应用于哺乳期女性需考虑哪些问题？

所有阿片类药物都可不同程度地进入人类母乳。令人惊讶的是，鲜有关于阿片类药物导致母乳喂养的婴儿发生毒性反应的报道。临床毒理学建议包括如下：

- 避免使用引起母体镇静的阿片类药物或相应剂量，因为产妇 CNS 抑制与婴儿 CNS 抑制高度相关。
- 小于 2 个月的婴儿占病例报道的大多数，并且处于生命最初几周的新生儿是阿片类药物诱发的毒性反应的最高风险人群。
- 可待因和曲马多与并发症的发生率增加相关，被美国食品和药品管理局警告避免用于哺乳期女性。
- 羟考酮具有高血乳屏障穿透率，婴儿 CNS 抑制发生率为 20%。
- 美沙酮很少穿透血乳屏障，对于哺乳期女性相对安全。
- 当母体处于 CNS 抑制状态或者婴儿健康情况较差（如早产儿或正处于就医状况）时，母乳应被丢弃（即"泵出丢弃"）。

14. 什么是外周 μ- 阿片受体拮抗剂？

作用于外周的 μ- 阿片受体拮抗剂（peripheral-acting μ-opioid receptor antagonists，PAMORAs）是另一类用于治疗阿片诱导的便秘的药物，它通过

表 16.3	镇吐药物及其化学受体	
化学受体	**缩写**	**药理拮抗剂**
多巴胺	D_2	氟哌啶醇 氟哌利多 丙氯拉嗪 奥氮平 甲氧氯普胺 [a]
组胺	H_1	异丙嗪 苯海拉明
血清素	$5\text{-}HT_3$	昂丹司琼 多拉司琼 帕洛诺司琼 格拉司琼
乙酰胆碱	ACh	东莨菪碱
速激肽	NK-1	阿瑞吡坦
大麻素	CB_1	大麻酚

[a] 10 mg 对于预防术后恶心和呕吐无效

拮抗外周阿片受体起效，并不明显损害中枢阿片受体调节的镇痛作用。阿维莫泮、纳洛克索和纳德米定是作用机制略有不同的几种口服药，甲基纳曲酮可皮下给药。

15. 阿片类药物的心血管效应。

总的来说阿片类药物对心血管系统的影响较小。除哌替啶外，阿片类药物通过刺激迷走神经核可引起剂量依赖性的心动过缓。除了哌替啶外，阿片类药物有很小的负性肌力作用。部分阿片类药物可引起组胺释放而降低全身血管阻力（systemic vascular resistance，SVR），但即使在麻醉剂量下，最多也只轻度降低 SVR。

16. 应用阿片类药物时典型的呼吸模式及二氧化碳通气反应是怎样的？

阿片类药物剂量依赖性地降低肺泡通气量。它减慢呼吸频率，并可能引起周期性呼吸和（或）呼吸暂停。从图形上看，阿片类药物使二氧化碳肺泡通气反应曲线向下和向右移动（图 16.1）。因此对于一个给定的动脉二氧化碳水平，阿片类药物使得肺泡通气量减少。此外，增加动脉二氧化碳分压并不能刺激肺泡通气的适当增加。阿片类药物还降低低氧通气驱动。

17. 阿片类药物对颅内压有什么影响？

机控通气时，输注阿片可以维持或减小颅内压（intracranial pressure，ICP）。矛盾的是，肠外阿片推注增加 ICP。这一现象可能是由于平均动脉压的一过性降低，继之颅内血管收缩来维持脑血流。在自主通气期间，阿片类药物减小每分通气量，增加动脉二氧化碳浓度，进而升高 ICP。

18. 阿片诱导胸壁强直的危险因素是什么？怎样处理？

阿片给药后胸壁强直的特征是骨骼肌明显强直，胸腹肌肉张力增加，常伴有声门关闭。苯哌啶类（芬太尼、舒芬太尼、阿芬太尼以及瑞芬太尼）最

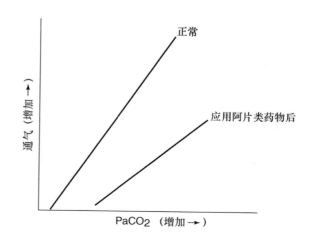

图 16.1　应用阿片类药物时机体对动脉二氧化碳分压（$PaCO_2$）的呼吸反应

常见。脑桥和基底节水平的中枢 μ- 受体和多巴胺通路显示参与此过程。危险因素包括：大剂量、快速给药、极端年龄（新生儿、婴儿、老年患者）、重症患者以及调节多巴胺水平的用药。处理包括辅助通气、纳洛酮拮抗和（或）使用神经肌肉阻滞剂。

19. 描述静脉注射芬太尼、吗啡和氢吗啡酮起效时间、峰值效应和持续时间。

见表 16.4。

20. 为什么芬太尼镇痛作用时间短，但比吗啡消除半衰期长？

消除半衰期对应单室药代动力学模型中的药效持续时间。亲脂性阿片类药物，如芬太尼，更适用多室模型，其药效持续时间更多取决于再分布，而不是消除时间。

21. 时−量相关半衰期及其与阿片类药物的关系。

时−量相关半衰期指恒定输注一定时间后，血药浓度下降 50% 所需的时间。该时间由消除和再分布共同决定，并且随常用阿片类药物输注时间变化相当大（图 16.2）。

22. 为何吗啡在肾衰竭患者呼吸抑制的时间会延长。

吗啡剂量的 5% ～ 10% 在尿中以原型排泄。其余部分主要在肝内结合成为吗啡 -3- 葡糖苷酸（50% ～ 75%）和吗啡 -6- 葡糖苷酸（10%），之后经肾排除。吗啡 -3- 葡糖苷酸是没有活性的，而吗啡 -6- 葡糖苷酸作为 μ 受体激动剂的活性强于吗啡 100 倍。

23. 哪些阿片类药物可诱发肾衰竭患者的癫痫发作？

羟吗啡酮和哌替啶。偶见情况下，其代谢产物氢吗啡酮 -3- 葡糖苷酸和去甲哌替啶在肾衰竭患者体内蓄积可引发肌阵挛和癫痫发作。

24. 瑞芬太尼是什么？和其他阿片类药物的区别是什么？

瑞芬太尼是一种超短效阿片药，作用持续时间 5 ～ 10 min，时−量相关半衰期为 3 min。其含有酯基，由非特异性的血浆酯酶代谢。虽然瑞芬太尼最常用的给药途径为连续输注，它亦被用于插管前推注给药。然而，推注有时会引起心动过缓、胸壁强直，不自主的声门关闭。瑞芬太尼已被证实可诱发痛觉

表 16.4　常用静脉注射阿片类药物			
阿片类药物	起效（分钟）	峰值效应（分钟）	持续时间（小时）
芬太尼	1 ～ 3	3 ～ 5	0.5 ～ 1
吗啡	5 ～ 15	20 ～ 30	2 ～ 4
氢吗啡酮	5 ～ 10	15 ～ 30	1 ～ 3

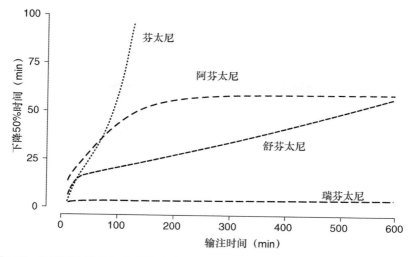

图 16.2　常用阿片类药物时-量相关半衰期与药物持续输注时间的关系［Modified from Egan TD，Lemmens HJM，Fiset P，et al. The pharmacokinetics of the new short-acting opioid remifentanil（GI87084B）in healthy adult male volunteers. Anesthesiology. 1993；79：881.］

过敏和急性阿片耐受，并被质疑可否用于慢性疼痛综合征患者的治疗。

25. 什么是阿片诱导的痛觉过敏？

阿片诱导的痛觉过敏（opioid-induced hyperalgesia，OIH）不是单纯的镇痛效果减弱。它是痛阈降低导致的伤害性刺激敏化，随时间延长疼痛强度增加，在阿片用药后的弥漫性或蔓延性疼痛。最常见于高剂量芬太尼、舒芬太尼、阿芬太尼和瑞芬太尼使用后，由 N- 甲基 -D- 天门冬氨酸（N-methyl-D-aspartate, NMDA）和血清素通路调节。使用高剂量阿片类药物后，区域麻醉、NMDA 拮抗剂氯胺酮（ > 0.33 mg/kg）和加巴喷丁能减小 OIH 发生率。

26. 可待因的代谢。

可待因通过细胞色素 P450 2D6（CYP2D6）去甲基而转化为吗啡。按 CYP2D6 的基因多态性将患者分为弱代谢型、强代谢型、超快代谢型。弱代谢型患者仅可获得可待因最低限度的镇痛效果，而超快代谢型患者血浆吗啡和吗啡 -6- 葡糖苷酸浓度最高超出强代谢型患者 50%。因此，超快代谢型患者在应用围手术期常规用量的可待因时，出现阿片类药物中毒和（或）窒息的风险更高。

27. 对美沙酮使用剂量的特殊注意事项有哪些？

由于美沙酮的半衰期特别长且不固定，重复给药可能会导致其血浆浓度过高，特别是开始治疗后 2 ～ 4 天。美沙酮既为 μ- 阿片受体激动剂，也是 NMDA 受体拮抗剂。NMDA 受体拮抗剂可增强 μ- 阿片受体的效应并防止出现阿片耐受。重要的是，美沙酮可引起患者心电图 QT 间期延长，增加尖端扭转的风险。专家建议连续使用美沙酮前应进行基线心电图检查，使用后 30 天以及之后每年都应随诊心电图检查。

28. 曲马多是什么？

曲马多是可待因的类似物，其为 μ、δ、κ 受体激动剂，去甲肾上腺素及血清素再摄取抑制剂。曲马多是种中等强度的镇痛药，与其他 μ 受体激动剂相比，其产生的呼吸抑制、便秘、药物依赖概率更小。罕见情况下，曲马多可能诱发癫痫。对于既往有癫痫病史的患者，禁忌使用曲马多。小于 12 岁的患者也禁用曲马多，小于 18 岁行增殖腺扁桃体切除术后的患者禁用曲马多进行镇痛。

29. 哌替啶的特点是什么？

不同于其他阿片类药物，哌替啶有弱局麻效应，特别是用于椎管内时。哌替啶不会引起心动过缓，但可能诱发心动过速，可能与其有阿托品结构同源有关。作为 κ - 受体激动剂，哌替啶可抑制术后寒战。值得注意的是，哌替啶禁忌与单胺氧化酶抑制剂同时使用，否则可能导致血清素毒性反应、高热，甚至死亡。

30. 描述椎管内阿片类药物的作用位点和作用机制。

椎管内阿片类药物与脊髓背角 Rexed Ⅱ层（胶质层）的受体结合。μ 受体激活通过 γ - 氨基丁酸介导的下行疼痛传导通路减轻内脏和躯体疼痛。κ 受体激活可抑制 P 物质从而降低内脏痛。δ 受体的影响尚未完全明确，在一些动物模型中仅表现出很小的影响。

31. 描述脂溶性对椎管内阿片起效的影响。

脂溶性阿片类药物（如芬太尼）比亲水性阿片类药物更容易通过脑脊膜扩散。因此，脂溶性阿片类药物镇痛起效更快。然而，它们也容易透过血管壁，导致血药浓度增加和作用持续时间减短。应用于硬膜外腔和蛛网膜下腔时，亲水性阿片类药物（如吗啡和氢吗啡酮）在硬膜外或蛛网膜下腔给药后更易向头尾侧扩散。与亲脂性阿片类药物相比，亲水性阿片类药物镇痛作用更加广泛；但其也容易向头侧脑干扩散造成延迟性呼吸抑制。

32. 描述椎管内应用吗啡后呼吸抑制的发生率及其发展。

蛛网膜下腔注射吗啡后，呼吸抑制发生的概率为 0.01% ～ 7%；硬膜外腔注射吗啡后，呼吸抑制发生的概率为 0.08% ～ 3%。呼吸抑制表现为双相。早期抑制出现在给药后在 30 ～ 90 min，迟发性呼吸抑制出现在椎管内给药后 6 ～ 18 h。迟发性呼吸抑制可能是由于药物随脑脊液向头侧扩散直接渗透脑干（具体来说是抑制延髓前 Bötzinger 复合体内神经激肽 -1 受体）。因此，美国麻醉科医师协会建议单次椎管内应用吗啡后需监测患者呼吸频率、呼吸深度、氧合和意识水平，开始 12 h 每小时一次，之后 12 h 每 2 h 一次。

33. 联合局部麻醉药和阿片类药物进行椎管内镇痛的优点有哪些？

硬膜外使用局麻药的镇痛效果明确，但常伴发如运动阻滞和全身性低血压等副作用。硬膜外应用阿片类药物易导致瘙痒和恶心等副作用。联合应用两种药物可起到协同作用，优化镇痛并减轻副作用。

34. 阿片类药物对免疫调节和肿瘤复发方面的影响尚存哪些争议。

阿片类药物抑制细胞免疫和体液免疫，并且通常来讲是药物特异的。例如，吗啡抑制巨噬细胞上的 Toll 样受体，而芬太尼抑制自然杀伤细胞的活性。可待因、美沙酮、吗啡、瑞芬太尼、芬太尼的免疫调节作用比氢吗啡酮、羟考酮、氢可酮、丁丙诺啡、曲马多更强。细胞系和动物模型显示，这种免疫调节导致肿瘤生长或转移，并似乎是由 μ 阿片受体调节的。阿片类药物还可诱导血管生成并刺激血管内皮生长因子受体。

要点：阿片类药物

1. 常见的阿片类药物副作用包括恶心、皮肤瘙痒、心动过缓、尿潴留和呼吸抑制。

2. 吗啡和哌替啶慎用于肾衰竭的患者，因它们分别有延长呼吸抑制和癫痫发作的风险。

3. 椎管内联合应用阿片类药物及局部麻醉药产生协同作用，可减少镇痛的副作用。

4. 纳洛酮用于解除阿片类药物引起的呼吸抑制时，应滴定增加药物剂量；用于逆转长效阿片激动剂时，可能需要重复给药。

5. 当哺乳期的母亲镇静程度达到最小，并限制与小于 2 个月的婴儿接触时，可以谨慎使用阿片类药物。

6. 阿片类药物的等效换算是估计值，且未考虑阿片类药物的不完全交叉耐药。

7. 阿片类药物可抑制细胞免疫和体液免疫，可能与肿瘤复发或转移有关。

8. 高剂量亲脂性阿片类药物（如芬太尼，舒芬太尼，瑞芬太尼）可能导致阿片诱导的痛觉过敏。

推荐阅读

American Society of Anesthesiologists Task Force on Neuraxial Opioids. Practice guidelines for the prevention, detection and management of respiratory depression associated with neuraxial opioid administration. Anesthesiology. 2009;110:218–230.

Coda BA. Opioids. In: Barash PG, Cullen BF, Stoelting RK, eds. Clinical Anesthesia. 5th ed. Philadelphia: Lippincott Williams & Wilkins; 2006.

Çoruh B, Tonelli MR, Park DR. Fentanyl-induced chest wall rigidity. Chest. 2013;143:1145–1146.

Crawford MW, Hickey C, Zaarour C, et al. Development of acute opioid tolerance during infusion of remifentanil for pediatric scoliosis surgery. Anesth Analg. 2006;102:1662–1667.

Fukuda K. Intravenous opioid anesthetics. In: Miller RD, ed. Anesthesia. 6th ed. Philadelphia: Elsevier; 2006.

Gillman PK. Monoamine oxidase inhibitors, opioid analgesics and serotonin toxicity. Br J Anaesth. 2005;95:434–441.

Heaney A, Buggy DJ. Can anaesthetic and analgesic techniques affect cancer recurrence or metastasis? Br J Anaesth. 2012;109:i17–i28.

Hendrickson RG, McKeown NJ. Is maternal opioid use hazardous to breast-fed infants? Clin Toxicol. 2012;50:1–14.

Kirchheiner J, Schmidt H, Tzvetkov M, et al. Pharmacokinetics of codeine and its metabolite morphine in ultra-rapid metabolizers because of CYP2D6 duplication. Pharmacogenomics J. 2007;7:257–265.

Krantz MJ, Martin J, Stimmel B, et al. QTc interval screening in methadone treatment: the CSAT consensus guideline. Ann Intern Med. 2009;150(6):387–395.

Moss J, Rosow CE. Development of peripheral opioid antagonists: new insights into opioid effects. Mayo Clin Proc. 2008;83:1116–1130.

Reisine T, Pasternak G. Opioid analgesics and antagonists. In: Hardman JG, Limbird LE, eds. Goodman and Gilman's The Pharmacological Basis of Therapeutics. 9th ed. New York: McGraw-Hill; 1996.

Sachs HC, Committee on Drugs. The transfer of drugs and therapeutics into human breast milk: an update on selected topics. Pediatrics. 2013;132:e796–e809.

Smith HS. Peripherally-acting opioids. Pain Physician. 2008;11:S121–S132.

Veevaete L, Lavand'homme P. Opioid-induced hyperalgesia: new insights into the chronicization of pain. Techniques Reg Anesth Pain Manag. 2015;18:100–104.

Viscusi ER, Martin G, Hartrick CT, et al. Forty-eight hours of postoperative pain relief after total hip arthroplasty with a novel, extended-release epidural morphine formulation. Anesthesiology. 2005;103:1014–1022.

肌肉松弛药

Brian M. Keech, MD

李嘉欣 译 田雪 校

第 17 章

1. 简述神经肌肉接头的解剖。

神经肌肉接头（neuromuscular junction，NMJ）由三类细胞构成：运动神经元、肌纤维和施万细胞。运动神经元起源于脊髓或脑干的腹侧角（就脑神经而言），是一个不断向神经肌肉接头传递信息的有髓鞘轴突。运动神经元在肌肉侧发出终末分支与肌肉纤维直接接触。运动神经元在连接处失去髓鞘并被施万细胞覆盖。神经和肌肉之间间隔 20 nm。突触前神经末梢内有含乙酰胆碱（acetylcholine，ACh）的囊泡，这些囊泡沿间隙面聚集。肌纤维表面分布烟碱型乙酰胆碱受体（nicotinic acetylcholine receptors，nAChR）的位点。乙酰胆碱酯酶位于突触间隙内（图 17.1）。

2. 烟碱型乙酰胆碱受体的结构是什么？

nAChR 存在两种分型：成熟型和未成熟型。成熟型 nAChR 由 5 个糖蛋白亚单位构成：两个 α_1、β_1、δ 和 ε 亚单位各一个。亚单位排列为圆柱状，圆柱中心是阳离子通道。两种分型的 ACh 结合位点都是 α_1 亚基。未成熟型 nAChR（即胎儿型或结外型）在结构上略有不同（ε 亚基由 γ 亚基替换），且阳离子通道开放时间更长。

3. 简述正常神经肌肉传导的步骤。

神经肌肉的传导一旦启动，动作电位沿着运动神经元传播，引起突触前末梢去极化。去极化打开电压门控钙通道，钙离子内流，触发含有乙酰胆碱的囊泡迁移和融合。囊泡融合时，ACh 释放到突触间隙中。每次释放 200 ～ 400 个囊泡，每个囊泡包含 5000 ～ 10 000 个 ACh 分子，大量 ACh 得以释放。但是，这仅是突触前神经末梢中存储量的很少一部分。之后，ACh 分子穿过间隙与位于突触后膜上的 nAChR α_1 亚基结合。ACh 分子使对应的 nAChR α_1 亚基发生构象变化，nAChR 上形成通道，允许阳离子（尤其是钠）通过，进而引起微小的去极化即**终板电位**。需注意，除非两个 α_1 亚基同时被 ACh 分子占据（形成与非去极化神经肌肉阻滞剂竞争性拮抗作用的基础），否则 ACh 受体不会形成通道。当几个终板电位叠加时（每个终板电位都与一个单独的 nAChR 相关联），电压梯度增大到可以激活周围的电压门控钠通道。这些相邻的钠通道紧接突触后神经末梢的运动终板，负责去极化在肌肉纤维中的传播。ACh 分子与 nAChR 相互作用的时间很短，随后被受体

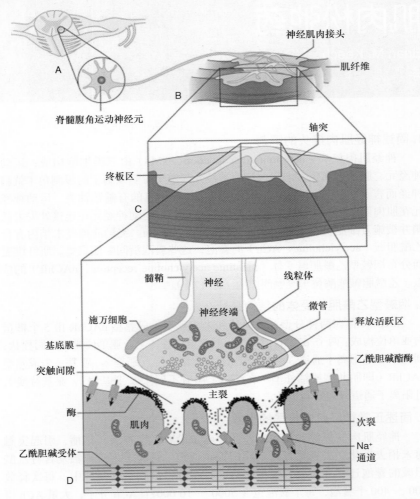

图 17.1 成人神经肌肉接头（From Martyn，JJ. Neuromuscular physiology and pharmacology. In：Miller RD，ed：Miller's Anesthesia. 8th ed. Philadelphia：Elsevier Saunders；2015：426.）

释放。之后，受体关闭，ACh 被乙酰胆碱酯酶水解。

总之，nAChR 是化学控制的，而周围钠通道是电压控制的。nAChR 被 ACh 激活，产生微小的电压变化，通过叠加激活钠通道，从而引起肌肉纤维中去极化传播，导致肌肉收缩。

4. 这两种受体亚型在功能上有什么不同？

成熟的 nAChR 也称为**神经支配受体**。他们紧密聚集在 NMJ 末端，负责正常的神经肌肉活动。不成熟受体与成熟受体的区别是，他们在胎儿发育过程中表达，且被神经肌肉接头的正常活动抑制。不成熟受体分散在肌膜上而不是局限在 NMJ，并且因其开放时间较长而易于释放大量钾离子。不成熟受体在存在某些病理状态时上调（稍后讨论）。

5. 列出神经肌肉传导中 nACh 受体的所有位点。

- 突触前：位于突触前神经末梢，负责形成正反馈回路，调节释放到 NMJ 的 ACh。
- 突触后：位于突触后肌纤维上，负责促进肌肉收缩。
- 突触外：在肌肉接受正常的神经肌肉活动时，此类受体表达很低。在某些病理状态时，此类受体表达增加。

6. 神经肌肉阻滞剂如何分类，其作用机制是什么？

- 去极化神经肌肉阻滞剂（neuromuscular blocking agents，NMBAs）是与 nAChR α_1 亚基结合的 nAChR 激动剂。可视为肌束颤动或快速的小肌肉抽搐。去极化 NMBAs 会导致运动终板电位持续去极化，从而导致肌肉麻痹。其机制是：①nAChR 脱敏；②时间依赖性钠通道关闭，电压门控钠通道失活。琥珀胆碱（succinylcholine，SCh）是唯一可用于临床的去极化 NMBAs，由两个 ACh 分子结合体构成。
- 非去极化肌松药是竞争性 nAChR 拮抗剂。他们只需与两个 α_1 亚基之一结合即可阻止阳离子通道开放。非去极化 NMBAs 按照持续时间分为：短效、中效和长效；按照化学结构分为：甾体（维库溴铵和罗库溴铵）和苄基异喹啉（阿曲库铵和顺阿曲库铵）。表 17.1 和表 17.2 描述了 NMBAs 的剂量、起效和作用持续时间。

表 17.1 神经肌肉阻滞剂剂量（mg/kg）

药物	ED^a_{95}	插管剂量[b]	维持剂量
超短效			
琥珀胆碱	0.3	1～1.5	—
短效			
美维库铵	0.07	0.2～0.25	0.05～0.1
中效			
罗库溴铵	0.3	0.6～1.2	0.1～0.3
维库溴铵	0.04	0.1～0.2	0.02～0.05
阿曲库铵	0.2	0.5～0.6	0.1～0.3
顺阿曲库铵	0.04	0.15～0.2	0.02～0.05
长效			
泮库溴铵	0.07	0.08～0.12	0.02～0.05

[a] 有效剂量预计可将单次颤搐高度降低 95%。
[b] 插管剂量一般是 ED_{95} 的 2～3 倍

表 17.2 神经肌肉阻滞剂起效和作用时间（分钟）

药物	插管剂量起效时间	作用时间 [a]
超短效 琥珀胆碱	$0.5 \sim 1$	$6 \sim 11$
短效 美维库铵	$2 \sim 3$	$15 \sim 20$
中效 罗库溴铵 [b]	$1 \sim 3$	$40 \sim 60$
维库溴铵	$2 \sim 3$	$40 \sim 60$
阿曲库铵	$1 \sim 3$	$40 \sim 60$
顺阿曲库铵	$2 \sim 3$	$40 \sim 60$
长效 泮库溴铵	$3 \sim 5$	90

[a] 持续时间指颤搐恢复到可控的 25%。
[b] 罗库溴铵以 1.2 mg/kg 的剂量给药时，其起效时间与琥珀胆碱相似，但持续时间更长

7. 使用 NMBAs 的适应证是什么？

NMBAs（也称为肌松药）通过干扰正常神经肌肉信息传递可麻痹骨骼肌，进而协助气管插管，满足手术操作要求。另外，NMBAs 有时也用于辅助插管患者（例如严重急性呼吸窘迫综合征）的机械通气，防止因"人机对抗"或躁动引起颅内压（intracranial pressure，ICP）升高；有时也用于优化低温管理，通过最大限度地减少肌肉颤抖防止体温过低，有利于昏迷患者进行针对性温度管理（以前称为**低温治疗**），有利于心脏停搏后自主循环恢复。

8. 气管内插管患者是否需要不间断给予 NMBAs？

给予 NMBAs 通过麻痹下颌和颈部的声带和肌肉有助于气管插管。有证据表明，麻醉诱导时给予 NMBAs，有助于提高喉镜下声门暴露等级，降低诱导期间低氧血症的发生率，降低插管相关并发症（声带损伤、气道创伤、术后声音嘶哑）。在"无法插管、无法通气"的情况下，如果不考虑"唤醒患者"，强烈建议给予 NMBAs。如果，NMBAs 禁忌或者麻醉科医师希望避免使用 NMBAs，可以选择在麻醉诱导时给予大剂量阿片类药物（即瑞芬太尼 $4 \sim 5$ μg/kg，附加丙泊酚），也可以产生良好至极好的插管条件。这种组合（大剂量阿片类药物联合丙泊酚）也可用于快速序贯诱导和插管时 NMBAs 禁忌或需要避免使用的情况。使用抗毒蕈碱药物（即格隆溴铵 $0.2 \sim 0.4$ mg IV）进行预处理很重要，因为大剂量阿片类药物会导致明显的心动过缓。

9. 琥珀胆碱的适应证。

SCh 在所有 NMBAs 中起效最快（$30 \sim 60$ s），作用时间最短（$5 \sim 10$ min）。

SCh 常用于短小手术、可能因呼吸暂停而血氧骤降的患者（如病态肥胖症），以及有胃内容物误吸风险的患者（如快速序贯诱导插管时）。需要注意的是，罗库溴铵是一种非去极化 NMBAs，大剂量罗库溴铵（1.2 mg/kg 又称"双倍剂量"）联合布瑞亭逆转，可以达到类似 SCh 的效果。

10. 简述使用琥珀胆碱（或"双剂量"罗库溴铵）时肺部误吸的危险因素。

胃内容物肺部误吸的危险因素包括：怀孕、食管裂孔疝、糖尿病、阿片类药物滥用或依赖、严重的胃食管反流、肠梗阻、腹水、禁食不足、恶心和（或）呕吐，以及交感神经紧张导致的胃排空延迟（即外伤、剧烈疼痛）。

11. 列出琥珀胆碱的副作用并解释其临床相关性。

- 心动过缓：SCh 不仅与 NMJ 内的 nAChR 结合，还与位于其他部位的胆碱能受体结合，即自主神经系统。窦房结中毒蕈碱胆碱能受体激活可导致多种缓慢型心律失常，包括窦性心动过缓、交界性和心室逸搏心律，甚至心脏停搏。以上反应在重复给药后更常见，尤其是在气管插管易引起剧烈自主神经兴奋或迷走神经张力高的患者中（及小儿患者）。提前给予阿托品有助于预防此类反应。
- 升高血清钾：SCh 通过使肌肉细胞去极化使血清钾水平增加约 0.5 mmol/L。然而，部分患者该反应可能会增强。
- 增加眼内压（increases intraocular pressure，IOP）：SCh 会轻度增加 IOP，理论上有导致开放性眼外伤患者眼内容物挤出的风险。
- 增加胃内压（increases intragastric pressure，IGP）：SCh 增加 IGP 可能是通过腹部骨骼肌震颤。
- 增加 ICP：SCh 增加 ICP 的机制和临床意义尚不完全清楚。
- 恶性高热（malignant hyperthermia，MH）：SCh 是 MH 的已知触发因素。
- 肌痛：由 SCh 引起的骨骼肌肌束震颤与术后肌痛有关。使用 SCh 前使用非去极化 NMBAs 预防肌痛的风险和益处仍是一个有争议的问题。

12. 简述 SCH 和高钾血症的问题。

在高钾血症相关的病理状态下，如代谢性酸中毒（如感染性休克）或终末期肾病（end-stage renal disease，ESRD），SCh 给予应慎重并需检查最新的血钾。此外，某些病理状态会导致不成熟 nAChR 的上调和表达增加，可能会加强 SCh 引起的高钾血症，导致高钾血症心脏停搏。例如：严重烧伤、各种神经系统疾病（如，卒中、脊髓损伤、多发性硬化症、Guillan-Barré 综合征）或与长期不能活动相关的疾病（如，重症监护病房中不能活动的患者）。nAChR 的上调与去极化 NMBAs 敏感性增加和非去极化 NMBAs 抵抗性增加相关。需注意，与肾功能正常的患者相比，ESRD 患者对升高血清钾反应增强并不敏感。

13. 简述 SCh 和咬肌痉挛的问题。

使用 SCh 后，成人和儿童均发生咬肌张力增加。该现象可能是 MH 的早期指标，但是咬肌痉挛与 MH 的相关性并不始终如一，并且没有指征为独立咬肌痉挛更换"非触发性"麻醉药（即避免吸入挥发性麻醉药）。

14. 简述 SCh 的代谢途径。

与 ACh 不同，SCh 在突触间隙不能被乙酰胆碱酯酶水解。SCh 通过扩散到突触间隙外，在血浆中被假性胆碱酯酶（又称丁酰胆碱酯酶或血浆胆碱酯酶）水解代谢。

15. 简述假性胆碱酯酶缺乏症。

假性胆碱酯酶在肝中产生并在血浆中循环。假性胆碱酯酶正常的患者，SCh 给药（1 mg/kg）9 ～ 13 min 后 90% 的肌力可以恢复。严重肝病、妊娠、高龄、营养不良、癌症和烧伤患者会发生假性胆碱酯酶定量缺乏。部分药物，如口服避孕药、单胺氧化酶抑制剂、细胞毒性药物、胆碱酯酶抑制剂和甲氧氯普胺也会干扰假性胆碱酯酶的活性。然而，实际上由于正常假性胆碱酯酶代谢 SCh 的效率很高，临床中以上疾病 SCh 持续时间延长并不显著。假性胆碱酯酶**定性**缺乏见于遗传性异常变异患者，最常见的是**抗辛可卡因胆碱酯酶缺乏**。添加辛可卡因到血清中，一般正常人将抑制 80% 的假性胆碱酯酶，而遗传变异患者将仅抑制 20%。因此，假性胆碱酯酶正常患者的辛可卡因数为 80，遗传变异纯合子患者的辛可卡因数为 20 ～ 30，非典型变异的杂合子患者的辛可卡因数为 50 ～ 60。临床上，辛可卡因数越低，SCh 阻断持续时间越长。辛可卡因数为 50 ～ 60 的患者，SCh 阻滞持续时间中度延长（15 ～ 20 min）；辛可卡因数 20 ～ 30 的患者阻滞持续时间更长（4 ～ 8 h）。

16. 简述非去极化 NMBAs 的代谢。

- 氨基类固醇肌松药（如维库溴铵、罗库溴铵和泮库溴铵）经肝和肾不同程度的代谢。维库溴铵和罗库溴铵主要经肝清除（75%），小部分经肾清除（25%）。终末期肝病的情况下，药物的半衰期可能会延长。但是泮库溴铵主要通过肾代谢（75%），其次通过肝代谢（25%）。终末期肾病患者应避免使用泮库溴铵。
- 苄基异喹啉肌松药（如阿曲库铵、顺阿曲库铵）的独特之处在于它们在生理 pH 和温度下会发生酶水解和自发分解（即**霍夫曼消除**）。肝肾功能受损的患者应强烈考虑使用此类药物。

17. 简述非去极化 NMBAs 的副作用。

类过敏反应（即非免疫球蛋白 IgE 组胺释放）中阿曲库铵最为显著，过敏反应（即 IgE 介导的组胺释放）中罗库溴铵最为显著。顺阿曲库铵与显著的组胺释放无关。心动过速是泮库溴铵的常见副作用，因为它具有抑制迷走神经的作用。

18. 简述可能增强或延长 NMBAs 作用时间的药物相互作用和临床状况。

- 挥发性麻醉药：机制不清。
- 抗生素：氨基糖苷类、四环素类和克林霉素。注意，青霉素和头孢不影响 NMBAs 的持续时间。
- 低钙血症和高镁血症：钙离子在促进突触前神经元释放乙酰胆碱囊泡和肌肉收缩力方面发挥重要作用。镁离子的化合价为 2^+，被认为是一种生理性钙通道阻滞剂。高镁血症可能见于产科患者，因为镁离子通常用于治疗先兆子痫或子痫患者。
- 锂：机制不清，但推测可能是由于锂离子与其他阳离子（即钠、镁和钙）的化学结构相似所致。
- 局部麻醉药：抑制整个运动神经元的动作电位传播和 NMJ 处 ACh 的释放。
- 体温过低：降低 NMBAs 的新陈代谢。
- 丹曲林：一种用于治疗恶性高热的药物，可防止钙从肌质网释放并抑制骨骼肌活动。

19. 哪些肌肉受面神经和尺神经支配？与临床有什么关系？

眼轮匝肌和拇收肌分别由面神经和尺神经支配。面神经和尺神经是临床上最常用于神经刺激器行电刺激的神经。神经刺激器发出脉冲后，临床医师通过患者肌肉反应评估神经肌肉阻滞的深度。

20. 所有肌肉群对神经肌肉阻滞剂的反应一致吗？

不一致。肌肉群对 NMBAs 反应不同可能与血流有关。一般来说，与周围肌群相比，中央肌群的肌肉起效和消除更快。消除更快的肌肉（即从麻痹中恢复得更快）对神经肌肉阻滞剂的抵抗能力更强。由高到低的顺序为：膈肌＞眼轮匝肌（面神经监测）＞拇收肌（尺神经监测）。

注意，负责保持气道通畅（防止气道阻塞）和协调吞咽（防止误吸）的咽部肌肉与拇收肌的相关性最好。

21. 简述与神经肌肉阻滞恢复相关的临床症状。

肌松恢复的临床症状包括：抬头持续 5 s，伸舌和潮气量足够。临床评估通常在给予拮抗剂后进行，以确保患者安全拔管。肌松药残留的患者也可能表现出全身无力，类似于"鱼出水"的状态。令人遗憾的是，临床评估在监测肌松药残余方面敏感性很差。

22. 简述比临床检查更客观的神经肌肉阻滞深度的方法。

神经刺激器通过各种频率和波形的电刺激来评估神经肌肉阻滞的深度。

表 17.3　神经肌肉功能恢复试验

试验	结果	结合受体百分比
潮气量	> 5 ml/kg	80
单次颤搐	回到基线	75 ～ 80
肺活量	> 20 ml/kg	70
吸气力量	< − 40 cmH$_2$O	50
抬头	持续 5 秒	50
握手	回到基线	50

最常见的波形如下：2 Hz 的四个成串（train of four，TOF）刺激（每秒 2 次刺激）和 50 或 100 Hz（每秒 50 或 100 次刺激）的强直刺激。

虽然任一浅表运动神经都可用于评估神经肌肉阻滞，但最常见的是尺神经和面神经。通过对 TOF 刺激引起的颤搐计数来评估神经肌肉的阻滞程度。对于大部分外科手术，1 ～ 2 次颤搐即可满足手术需求。麻醉结束前，应通过 TOF 刺激后颤搐恢复程度来评估神经肌肉阻滞的恢复情况。

23. 神经刺激器有哪些不同的监测模式？哪一个最常用？

监测模式包括：单颤搐刺激、TOF 刺激、强直刺激、强直后计数（posttetanic count，PTC）、双重爆发刺激。最常用的刺激模式是 TOF。

24. 简述 TOF 刺激。

TOF 刺激按照 2 Hz 的频率（每秒 2 个刺激）进行 4 个连续的电刺激。通过计数颤搐次数可评估神经肌肉阻滞的深度，如果 4 个颤搐全部出现，则计算第 4 次与第 1 次颤搐的比值（T4∶T1）。随着肌松程度的加深，TOF 刺激的 4 次颤搐以相反的顺序消失（即淡入淡出）；第 4 个颤搐在受体占用 75% ～ 80% 时消失，第 3 个颤搐在受体占用 85% 时消失，第 2 个颤搐在受体占用 85% ～ 90% 时消失，第 1 个颤搐在受体占用 90% ～ 95% 时消失。一般，当只有一次或两次颤搐时即可满足手术操作需求。当定性评估没有"消退"或定量评估 T4∶T1 比值大于 0.9 时，认为患者神经肌肉阻滞恢复。

越来越多的证据表明，TOF 刺激对神经肌肉阻滞的定性评估不如定量评估。研究表明，即使经验丰富的从业者 TOF 刺激颤搐定性评估与 TOF 刺激颤搐定量评估的相关性也很差。定量评估可以使用各种技术进行测量，如加速肌电图、应变仪监测和肌电图。

25. 简述强直刺激和强直后计数。

- 强直刺激是指持续的高频电刺激（50 Hz 或 100 Hz）导致持续的肌肉收缩。持续 5 s 的持续强直刺激期间肌肉收缩消失称为强直消退，是神经肌肉阻滞残留的敏感但非特异性指标。持续颤搐评估的一个重要缺点是它会降低该部位后续任何神经刺激的有效性，无利于进一步评估约 5 min 的神经肌肉阻滞恢复情况。

- PTC 是指强直刺激后施加一系列 1 Hz 单次抽搐刺激并计算抽搐次数。观察到的颤搐次数与神经肌肉阻滞的深度成反比（类似于 TOF 刺激）。该刺激模式在深度神经肌肉阻滞期间（当 TOF 刺激的颤搐为零时）很有用，可以扩大我们的监测范围。其可以预估单次颤搐何时恢复、神经肌肉阻滞何时可以逆转（使用胆碱酯酶抑制剂）以及剂量（使用布瑞亭）。与强直刺激一样，该刺激的使用频率不应超过每 5 min 一次。

26. 什么是加速肌电图？

加速肌电图是定量神经肌肉监测最常用的方法之一。通过绑在拇指上的压电电极加速度计（小型传感器）和置于尺神经上的两个电极（正极和接地电极）记录。加速肌电图的原理基于牛顿第二运动定律，$F = 1/4\ ma$。因为拇指的质量 m 是恒定的，所以肌肉产生的力量 F 与测量的拇指加速度 a 成正比。之后，设备通过计算第 4 次颤搐到第 1 次颤搐的加速度，以量化 T4：T1 比值的衰减程度。

27. 残余麻痹的相关问题是什么？

研究表明，高达 50% 的患者到达麻醉后护理病房（postanesthesia care unit，PACU）时有神经肌肉阻滞剂残留的证据（T4：T1 < 90%）。残余麻痹是多种术后并发症的危险因素，包括高碳酸血症、低氧血症、上气道梗阻、误吸、再插管、虚弱的不愉快症状、延长 PACU 住院时间，甚至可增加死亡率。

28. 拔管前为什么需要使用定量神经监测来评估肌松完全恢复？

研究表明，在检测残余麻痹方面，肌无力的临床评估的敏感性较差（如抬头持续 5 s，伸舌和潮气量足够）。TOF 监测和持续强直刺激的定性评估虽然比临床评估好，但是敏感性也很差。例如，研究表明，当定量 T4：T1 比值大于 0.3 ~ 0.4 时，TOF 和持续强直刺激无法主观评估消退程度。因此，拔管前强烈建议使用定量颤搐监测客观测量 T4：T1 大于 0.9。

29. 什么是 I 期和 II 期阻滞？

- 去极化 NMBAs（SCh）出现 I 期阻滞。单次颤搐、TOF 和强直振幅均降低（T4：T1 = 1）。TOF 或强直刺激反应不减弱，不出现强直后增强（图 17.2）。
- 非去极化 NMBAs 出现 II 期阻滞。这种颤搐模式的特征是"衰减"，每次连续颤搐的幅度会减小（T4：T1 < 1）。在强直刺激期间会出现减弱。然而，在强直刺激后对 TOF 反应增强（称为**强直后增强**；图 17.3）。

30. 去极化 NMBAs 会发生 II 期阻滞吗？

给予大剂量或重复剂量 SCh 的患者可能会出现 II 期阻滞。需注意，给予

去极化肌松药

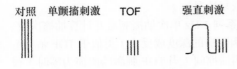

| 对照 | 单颤搐刺激 | TOF | 强直刺激 |

图 17.2 对去极化肌松药阻滞的反应（From Bevan DR，Bevan JC，Donati F. Muscle Relaxants in Clinical Anesthesia. Chicago：Year Book；1988：49-70.）

非去极化肌松药

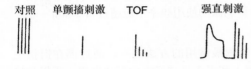

| 对照 | 单颤搐刺激 | TOF | 强直刺激 |

图 17.3 对非去极化肌松药阻滞的反应（From Bevan DR，Bevan JC，Donati F. Muscle Relaxants in Clinical Anesthesia. Chicago：Year Book；1988：49-70.）

适当剂量的 SCh，但假性胆碱酯酶缺乏症的患者也可能出现 II 期阻滞。虽然理论上可以逆转由 SCh 引起的 II 期阻滞，但建议不要采取这种方法，因为该情况下无法预知对胆碱酯酶抑制剂的反应。

31. 简述常用的乙酰胆碱酯酶抑制剂逆转剂。

乙酰胆碱酯酶抑制剂可抑制 ACh 在 NMJ 处的分解，增加促进肌肉兴奋的 ACh 含量。新斯的明（0.03 ~ 0.07 mg/kg）是最常用的药物，给药后 15 ~ 20 min 达到峰值效应。新斯的明不透过血脑屏障；但是会透过胎盘。因此，孕妇如需要应使用阿托品，因为格隆溴铵不会穿过胎盘。毒扁豆碱（0.03 ~ 0.04 mg/kg）是另一种乙酰胆碱酯酶抑制剂，其独特之处在于它可以穿过血脑屏障，可用于治疗中枢性抗胆碱能综合征（ICU 中更常见）。

32. 简述乙酰胆碱酯酶抑制剂的主要副作用。

乙酰胆碱酯酶抑制剂会增加 NMJ 处 ACh 的含量，也会增加其他部位毒蕈碱胆碱能受体处 ACh 的含量。主要关注是对心脏传导的影响。ACh 不受控的毒蕈碱作用会损害窦房结传导，导致窦性心动过缓、交界性节律，甚至心脏停搏。为减少这些影响，胆碱酯酶抑制剂通常与抗胆碱能药物一起使用。大多数情况，格隆溴铵与新斯的明联合给药，但如有临床指征也可以使用阿托品。

33. 根据神经刺激仪判断乙酰胆碱酯酶抑制剂逆转神经肌肉阻滞的适当时间。

确保终止去极化 NMBAs 的最佳方法是小剂量给药并留出充足的代谢时间。回顾一下，去极化 NMBAs 抑制突触后 nAChR 功能仅需占据一个 α_1 亚基，然后需要两个 ACh 分子激活受体。因此，受体动力学更有利于 NMBAs。

确保逆转有效性最重要的因素是给药时神经肌肉阻滞深度。只有 TOF 刺激引出至少两次颤搐时才应使用逆转剂（理想检测位点在尺神经而非面神经）。另外需铭记，近期的强直刺激会导致 TOF 检测评估过高。新斯的明应在拔管前至少 15 min 且出现两次颤搐时给药，才能保证拔管时 T4：T1 比值大于 0.9。

34. 当患者表现为深度肌松（TOF ＜ 2）时，为什么不直接给予更高剂量的胆碱酯酶抑制剂呢？

　　胆碱酯酶抑制剂可阻止 NMJ 处的 ACh 分解，从而促进 ACh 与 nAChR 结合（回想非去极化 NMBAs 是竞争性 nAChR 拮抗剂）。然而，大量使用肌松药会在 NMJ 处形成 ACh 的临床方面的天花板效应。当乙酰胆碱酯酶被最大限度地抑制时，乙酰胆碱酯酶的浓度会达到峰值，进一步给予胆碱酯酶抑制剂不会增加乙酰胆碱酯酶水平或促进神经肌肉阻滞恢复。事实上，此时给予更多的胆碱酯酶抑制剂甚至会延长肌松恢复。基于以上原因，当使用胆碱酯酶抑制剂时，不建议在 TOF ＜ 2 之前逆转非去极化 NMBAs。

35. 患者接受新斯的明后接受 SCh 会出现什么情况？

　　新斯的明抑制真正的乙酰胆碱酯酶（位于 NMJ 内）以及假性乙酰胆碱酯酶（位于血浆中）。如果使用新斯的明逆转非去极化 NMBAs 后给予 SCh（可能考虑拔管后，SCh 是治疗顽固性喉痉挛的一种方法），SCh 的效果将显著延长，通常为 10 ～ 30 min。

36. 简述舒更葡糖的特性。

　　舒更葡糖于 2015 年获得美国食品和药物管理局的批准，是一种改良环糊精，可与甾体 NMBAs（主要是罗库溴铵，也包括维库溴铵）形成非常紧密的水溶性复合物。NMBAs 与舒更葡糖的结合物逐渐远离 NMJ，随后经肾排泄。需注意，舒更葡糖的功效不依赖于环糊精-肌松药复合物的肾排泄。虽然胆碱酯酶抑制剂由于天花板效应（之前讨论过）无法逆转深度肌松，但是舒更葡糖在逆转中度和深度肌松方面有效。因此，与新斯的明不同，舒更葡糖即使在 TOF 值为 0 时依然可以使用。舒更葡糖（＜ 1 ～ 2 min）与新斯的明（15 ～ 20 min）相比，T4∶T1 比值恢复到 ＞ 0.9 的速度更快。舒更葡糖对乙酰胆碱没有影响，也不会产生任何直接的毒蕈碱副作用。虽然舒更葡糖可以结合隔离类固醇神经肌肉阻滞剂，但也可以与其他类固醇药物结合，例如激素避孕药。应告知口服避孕药的患者，舒更葡糖会在给药后几天内降低药物功效。

37. 舒更葡糖如何给药？

　　舒更葡糖按照 4 mg/kg 单次给药，用于逆转深度肌松（TOF 无颤搐和 PTC ≥ 1）和 2 mg/kg 用于逆转中度肌松（TOF 颤搐 ≥ 2）。16 mg/kg 可立即逆转快速序贯诱导给予的罗库溴铵（即"双倍剂量"罗库溴铵）。存在肾或肝功能损害时无须调整剂量。舒更葡糖不能用于苄基异喹啉松弛剂的逆转。

38. 舒更葡糖如何影响临床麻醉？

　　SCh 快速建立气道的作用仍有争议，因为 SCh 有很多副作用和局限性。

肌松药的研发和创新没有产生一种理想的 NMBA，即起效快、作用持续时间短且无令人担忧的副作用。而舒更葡糖则提供了另一种选择，使临床医师能够按照快速序贯诱导插管（rapid sequence intubation，RSI）剂量使用罗库溴铵（约 1.2 mg/kg），并在此后进行药物拮抗。事实上，在罗库溴铵后使用舒更葡糖的起效-失效曲线类似于 RSI 时 SCh（1 mg/kg）的曲线。另外，不需使用胆碱酯酶抑制剂，减少了心动过缓和恶心的不良副作用。最后，它可以用于已经接受新斯的明后肌松残留的患者。

39. 是否所有接受非去极化 NMBA 的患者均需要进行逆转？

肌松残余经常导致在 PACU 期间显著的乏力（20% ～ 50% 的时间）。该现象包括仅接受单次剂量非去极化 NMBA 的患者，即麻醉诱导时为促进喉镜置入和插管的剂量。因此，对所有接受非去极化 NMBA 的患者常规进行逆转比较谨慎。无法识别肌松残余的问题，部分原因似乎是对 TOF 全部恢复的主观误读，所以我们主张更广泛的使用神经肌肉定量监测。

40. 在药物逆转神经肌肉阻滞后，患者出现虚弱（即，鱼出水征）。应该考虑哪些因素？

- 是否给予了适当的药物和剂量？
- 是否已经达到逆转峰效应的时间？
- 是否阻滞太强而不可能逆转？
- 患者在非去极化 NMBAs 之前是否接受了 SCh？如果是这样，患者是否可能患有假性胆碱酯酶缺乏症？
- 你的颤搐监测仪器是否正常工作，导联是否放置得当？
- 体温、酸碱状态和电解质状态是否正常？
- 患者是否正在接受其他任何可能增强神经肌肉阻滞剂的药物？
- 患者的肾功能和肝功能如何？
- 更重要的是，如果患者肌力弱，请勿拔管。

要点：神经肌肉阻滞剂

1. 去极化 NMBAs 包括 SCh，非去极化 NMBAs 包括甾体类药物（维库溴铵和罗库溴铵）和苄基异喹啉类药物（阿曲库铵和顺阿曲库铵）。

2. 去极化 NMBAs 出现 I 期阻滞，非去极化 NMBAs 出现 II 期阻滞。

3. 每块肌肉对肌松的起效和消退反应可能不同，这可能与血流有关。肌松的起效和消退时间（又称抵抗力）按以下顺序排列：隔膜＞眼轮匝肌＞拇收肌。

4. 琥珀胆碱、罗库溴铵和大剂量阿片类药物（即瑞芬太尼）可实现快速序贯诱导。

5. 确保非去极化 NMBAs 终止的最佳方法是少量给药并留出充足的正常代谢时间。

6. 定性神经监测（TOF 和持续性强直评估）是主观的，且已被反复证明低估了肌松残留。

7. 强烈鼓励进行定量神经监测以评估神经肌肉阻滞（通过测量 T4 : T1 比值）。

8. 拔管时，新斯的明应在预期拔除气管导管前至少 15 min 给药，且至少有 2 次颤搐，以确保拔管时 T4 : T1 > 0.9。

9. 对所有接受非去极化 NMBAs 的患者使用逆转剂是最佳选择，除非有书面证据表明 T4 : T1 > 0.9。

10. 临床肌力弱的患者应保留插管并支持呼吸，直到患者表现出肌力恢复。

推荐阅读

Brull SJ, Kopman AF. Current status of neuromuscular reversal and monitoring: challenges and opportunities. Anesthesiology. 2017; 126(1):173–190.

Hristovska AM, Duch P, Allingstrup M, Afshari A. Efficacy and safety of sugammadex versus neostigmine in reversing neuromuscular blockade in adults. Cochrane Database Syst Rev. 2017;8:CD012763.

Martyn JJ. Neuromuscular physiology and pharmacology. In: Miller RD, ed: Miller's Anesthesia. 8th ed. Philadelphia: Elsevier Saunders; 2015:423–443.

Sørensen MK, Bretlau C, Gätke MR, et al. Rapid sequence induction and intubation with rocuronium-sugammadex compared with succinylcholine: a randomized trial. Br J Anaesth. 2012;108:682.

Szakmany T, Woodhouse T. Use of cisatracurium in critical care: a review of the literature. Minerva Anestesiol. 2015;81:450.

局部麻醉药

David Abts，MD，Brian M. Keech，MD

田雪　译　冯艺　校

1. 局部麻醉药在麻醉学实践中的角色是什么？

　　因局部麻醉药（local anesthetic，LA；简称局麻药）可逆地阻断神经传导，常用于手术操作中或术后的镇痛。除区域麻醉外，局麻药（主要是利多卡因）还可静脉注射来减轻气管内插管引起的升压反应，减少插管和拔管期间呛咳，并作为系统镇痛药应用。利多卡因还有抗心律失常作用。

2. 局麻药如何分类？

　　所有局麻药都有亲脂性苯环，通过酰胺或酯上的烃链与胺基相连。

- **酯类**：常用的酯类局麻药包括普鲁卡因、氯普鲁卡因、苯坐卡因、丁卡因和可卡因（图 18.1）。
- **酰胺类**：常用的酰胺类局麻药包括利多卡因、丙胺卡因、甲哌卡因、布比卡因、左布比卡因和罗哌卡因。所有的酰胺类局麻药词干中都有"I"。

3. 常用局麻药有哪些？如何应用？

- 利多卡因：普遍应用；短效酰胺类局麻药，适用于表面、皮下、静脉、静脉（intravenous，IV）、区域，以及椎管内麻醉。
- 布比卡因：长效酰胺类局麻药，提供高质量的感觉阻滞，运动阻滞相对较轻。
- 罗哌卡因：酰胺类局麻药，结构和表现上与布比卡因相似。与布比卡因一样，它与蛋白结合率高，作用时间长。与布比卡因相比，它的心脏毒性更小（这是由于其血管收缩效应）并且运动阻滞更小，因此可以在更小的运动功能受损前提下提供镇痛（分离阻滞）。
- 氯普鲁卡因：酰胺类局麻药，由于其快速起效的特性适用于产科，全身毒性反应和（或）胎儿暴露风险较低（血液中快速水解）。也适用于严重肝病患者。

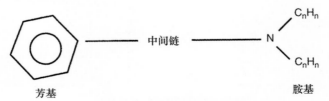

图 18.1　酯类和酰胺类局麻药结构

- 脂质体布比卡因（Exparel）：脂质体悬液促成药物缓释（时间长达 72 h）。主要应用于术野局部浸润而非区域阻滞。需要注意的是，如果联合非布比卡因局麻药同时注射会造成布比卡因即刻释放。局部浸润后建议 96 h 内避免使用布比卡因。
- 可卡因：由于其血管收缩特性，在局麻药中非常特殊。用于表面麻醉，最常用于鼻窦手术和清醒气管插管。副作用包括高血压、心动过缓、心律失常、冠状动脉缺血、心血管意外，肺水肿。
- 甲哌卡因：中效酰胺类局麻药（比利多卡因时间长，比罗哌卡因或布比卡因时间短）。
- 苯佐卡因：由于它几乎不溶于水，主要限于经口气管给药。
- EMLA 乳膏（局麻药共晶混合物）：用于表面麻醉，最常用于儿科静脉置管。含 2.5% 利多卡因和 2.5% 普鲁卡因。需 30 ～ 45 min 起效。避免用于葡萄糖 -6- 磷酸脱氢酶缺乏患者。

4. 局麻药的作用机制是什么？

局麻药是亲水叔胺，具有在化学平衡中介于带电质子形式与不带电中型基本形式之间的弱基本性质。每一种局麻药的 pK_a 决定在给定 pH 下两种形态的相对含量（pK_a 越低，不带电形式的 LA 分子越多，因为它们都是弱碱性）。局麻药通过弥散穿透神经细胞膜（不带电形式时）起效。一旦进入轴浆，它们就变为质子化的（因为细胞内 pH ＜ 7）并从内部与 Na^+ 离子通道结合，进而阻断继之的细胞膜去极化（图 18.2）。如果 3 个或更多连续的郎飞结被阻滞，就会出现有髓鞘神经的传导阻滞。

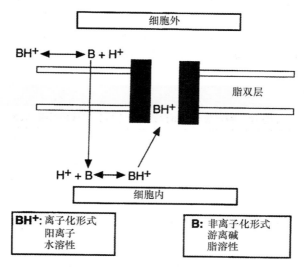

图 18.2　局麻药的作用机制

5. 局麻药如何代谢？

酯类局麻药由主要存在于血浆中的拟胆碱酯酶水解。酰胺类局麻药主要在肝进行生物转化。肺也可以从循环中吸收利多卡因、布比卡因和普鲁卡因。氯普鲁卡因在血液中会迅速水解（酰胺类中最快的），因此是最不可能在血浆中维持浓度的。

假胆碱酯酶缺乏的患者酯类局麻药毒性风险增加。肝疾病或如充血性心力衰竭患者全身麻醉时发生的肝血流减少，也会减少酯类 LA 的代谢。极端年龄或低肌肉质量的患者使用需谨慎，因为这些情况也会导致血浆局麻药浓度升高。

6. 什么决定了局麻药的效能？

效能取决于脂溶性。脂溶性越高，效能越大（表 18.1）。

7. 什么决定了局麻药的起效时间？

起效时间主要由电离程度决定，电离程度取决于局麻药的 pK_a。pK_a 越低，更多局麻药分子表现为非电离形式，因此易于穿透细胞膜，加速起效。pK_a 的定义是电离状态和非电离状态浓度相同时的 pH。因为所有的局麻药都是弱碱性，pK_a 接近生理 pH（～ 7.4）的局麻药，将会有更多非电离的脂溶性分子，较少的电离状态非脂溶性形式。如前所述，非电离形式必须穿透轴突膜启动神经阻滞。更高浓度、更大剂量的局麻药或在局麻药溶液中加入碳酸氢钠来增加非电离形式的分子也能加快起效时间。需要注意的是，高脂溶性，尽管增加了局麻药效能，却会减缓起效时间，可能是由于脂膜内的区室化。

8. 影响局麻药持续时间的因素是什么？

局麻药的持续时间由多种因素决定。蛋白质结合力越大，作用时间越长。作用持续时间也受特定 LA 的外周血管效应影响。例如，利多卡因、丙胺卡因和甲哌卡因，在实验室条件下孤立的神经上作用持续时间相仿。然而，利多卡因是一种更强效的血管扩张剂（所有局麻药都是血管扩张剂，除罗哌卡因和可

表 18.1 局麻药效能

药名	脂溶性	相对效价	蛋白结合力（%）	作用时间	pK_a	起效时间
普鲁卡因	< 1	1	5	短	8.9	慢
2-氯普鲁卡因	> 1	3	—	短	8.7	很快
甲哌卡因	1	1.5	75	中	7.7	快
利多卡因	3	2	65	中	7.9	快
布比卡因	28	8	95	长	8.1	中等
丁卡因	80	8	85	长	8.5	慢
罗哌卡因	14	8	94	长	8.1	中度

卡因），因此增加药物的吸收和代谢，导致临床阻滞时间比丙胺卡因或甲哌卡因短。其他延长持续时间的因素包括脂溶性、肝病、假性胆碱酯酶缺乏症。

9. 外周神经阻滞中局麻药是如何起效的？其临床意义是什么？

解剖上，传导阻滞从最外层（外套膜）进展到最内层（核心）神经束。总的来说，外套膜纤维支配近端结构，核心纤维支配远端结构。这使得近端区域先被阻滞，如果运动纤维在神经上更靠近外周，则肌力减弱先于感觉阻滞。对每一个独立的神经元来说，小的有髓轴突（γ 运动纤维和 Aδ 感觉纤维）对阻滞最敏感，其次是大的有髓纤维（Aα 和 Aβ），最后是无髓鞘的 C 纤维。这与通常认为的 C 纤维对局麻药最为敏感相悖。需要注意一些局麻药显示出具有豁免运动神经元的能力。布比卡因和罗哌卡因是具有这类药代动力学特征的例证。许多因素都影响了这些预料之外的特性，从离子通道亚型到局麻药的解剖学扩散。

10. 哪些区域阻滞局麻药的全身血管吸收最多？

全身吸收主要由注射部位的血供影响。以下部位的全身吸收程度如下：

肋间神经阻滞＞骶管＞腰段硬膜外＞臂丛神经＞坐骨-股神经＞皮下。

肋间神经周围有丰富的血管供应，因此易化了吸收，从而增加达到中毒血浆浓度的可能性。

11. 局麻药的常用添加物有什么？

- 肾上腺素：引起局部组织的血管收缩，限制 LA 系统性吸收进入血管，从而延长其作用并降低其毒性。通常使用 1 : 200 000 浓度（5 μg/ml），肾上腺素可帮助判断局麻药误入血管。需要注意的是，肾上腺素禁用于侧支循环较差部位的神经阻滞（如手指，阴茎）。肾上腺素全身吸收也可能导致心律失常和血压危险上升，患有缺血性心脏病、高血压、子痫前期和其他不希望出现此类反应的患者，建议谨慎应用。最后，作为 α₂ 肾上腺素能受体激动剂，肾上腺素能激活内源性镇痛通路协助阻滞治疗。
- 碳酸氢盐：碱化局麻药溶液。净效应是增加非离子形式的比例（协助穿透细胞膜，缩短起效时间）并减少皮下浸润时的疼痛。
- 阿片类药物：增加阻滞时长和质量。
- α₂ 激动剂（如可乐定和右美托咪定）：增加阻滞时长和质量。

12. 各种局麻药的最大安全剂量是多少？

见表 18.2。

13. 局部麻醉药全身毒性（local anesthetic systemic toxicity，LAST）的临床表现是什么？

全身毒性是由于血浆局麻药水平升高，最常见的原因是局麻药误入血管，其次是局部麻醉注射部位全身吸收的结果。毒性反应主要包括心血管和

表 18.2 局部麻醉药的最大安全剂量			
药物	最大剂量（mg/kg）	药物	最大剂量（mg/kg）
普鲁卡因	7	甲哌卡因	5
氯普鲁卡因	8～9	布比卡因	2.5
丁卡因	1.5（表面麻醉）		
利多卡因	5 或 7（加用肾上腺素）		

这些剂量是基于皮下给药，并仅适用于单次注射。连续输注局部麻醉药，如分娩镇痛硬膜外麻醉需输注超过几个小时，这种情况下允许使用更大的总剂量，才会达到中毒血浆浓度。最大安全剂量也受组织床血管以及局麻药中是否加入肾上腺素的影响

中枢神经系统（central nervous system，CNS）。CNS 一般对局麻药的毒性作用更为敏感，它通常（但不一定总是）是最先受影响的。局麻药毒性反应的表现按时间顺序如下：

- CNS 毒性：
  - 头晕目眩、耳鸣、口周麻木、意识混乱；
  - 肌肉抽搐、幻听和幻视；
  - 强直阵挛发作、昏迷、呼吸停止。
- 心脏毒性：少见但可致命。
- 心血管毒性：更少见但可能致命。
  - 高血压、心动过速；
  - 降低收缩力和心排血量，低血压；
  - 窦性心动过缓、室性心律失常、循环骤停。

14. LAST 的危险因素有哪些？

- 患者特点：
  - 极端年龄：小于 16 岁，或大于 60 岁；
  - 低肌肉含量：新生儿，老年人，衰弱患者；
  - 女性比男性常见；
  - 合并症：已存在的心脏疾病，肝病，代谢疾病（包括糖尿病），低血浆结合状态。
- 局麻药特点：
  - 局麻药治疗：毒性窗窄，如布比卡因；
  - 注射部位；
  - 注射剂量；
  - 试验剂量。

15. 不同局部麻醉药的心脏毒性风险相同吗？

并不相同。强效药物（如布比卡因和罗哌卡因）的心脏毒性与低溶解度

局麻药（如利多卡因）的区别如下：

- 产生不可逆循环虚脱和产生中枢神经系统毒性的剂量比例：布比卡因比利多卡因产生 CNS 毒性反应所需的剂量低得多。
- 妊娠、酸中毒、缺氧增加布比卡因心脏毒性的风险。
- 布比卡因引起的心血管虚脱进行心脏复苏术是比较困难的。它可能与布比卡因的高脂溶性有关，从而导致这种药物从心脏钠通道解离缓慢。

为了减少心脏毒性风险，应避免使用浓度大于 0.5% 的布比卡因，特别是在产科患者。对于术后镇痛，布比卡因浓度一般在 0.25% 时即足够，有出色的效果。注意尽管如此，利多卡因也有许多系统毒性的个案报道。给患者注射局麻药时应时刻保持警觉。

16. 如何预防和（或）治疗 LAST？

- 使用局麻药时应监测患者。氧源（气瓶或墙壁气源）和紧急气道设备应可及，以在需要时提供正压通气。
- 大部分反应可以通过仔细选择剂量和浓度来预防，使用含肾上腺素的试验剂量、频繁回吸无血再逐步注射、时常监测血管内注射的迹象，尽可能使用超声引导来把血管内注射的风险减到最低。总的来说，注射 LA 的速度不应超过 1 ml/s，每 5 ml 暂停 30 s 来使血液完整循环一次。
- 强直阵挛性发作可迅速导致缺氧和酸中毒。注意酸中毒会加重毒性作用，这是因为局麻药被限制在胞浆内带电荷的状态。在这种情况下采用 100% 纯氧充分通气至关重要。
- 如果发生抽搐，苯二氮䓬类药物如 IV 地西泮或咪达唑仑可能有效。当苯二氮䓬类药物无效时，对血流动力学平稳的患者可以考虑小剂量丙泊酚。
- 局麻药，特别是使用布比卡因或罗哌卡因时，导致的循环虚脱和顽固性心室颤动或心脏停搏非常难以治疗。注意心动过缓可能先于上述心律失常。
- 在 LAST 治疗中，首先应当充分通气和避免高碳酸血症，之后迅速静注脂肪乳（lipid emulsion，IVLE）。

17. 输注脂肪乳在治疗 LAST 中的作用是什么？

历史上，布比卡因导致的心脏毒性具有高死亡率，经常需要在体外循环下等药物缓慢地从心肌组织清除。IVLE 的出现革命性地改变了 LAST 治疗，并极大地提高了生存率。它通过多个可能的机制起效，如下：穿梭，一种心脏效应，以及后处理。脂质穿梭把局麻药从尤其敏感的高血流器官转运到存储和解毒器官。证据还支持 IVLE 增加心肌收缩力和心脏功能，提高血压，并保护心脏不受缺血再灌注损伤。

18. 描述治疗 LAST 的具体步骤。

- 立刻停止输注 LA。

- 立刻管理气道，100%O_2，考虑进行过度通气。
- 以苯二氮䓬类药物控制抽搐（如患者不是心脏停搏，考虑使用小剂量丙泊酚）。
- 出现 LAST 的初步征象即使用 IVLE：
  - 20% 脂肪乳推注：
    - 如患者大于 70 kg，2 ～ 3 min 内注射 100 ml；
    - 如患者小于 70 kg，按瘦体重注射 1.5 mL/kg。
  - 20% 脂肪乳持续注射：
    - 如患者大于 70 kg，15 ～ 20 min 内注射 200 ～ 250 ml。
    - 如患者小于 70 kg，注射 0.25 ml/（kg·min）。
    - 如果没有回复心血管稳定，考虑反复推注 1 ～ 2 次，或增加注射速度到 0.5 ml/（kg·min）。
    - 心血管平衡恢复后持续输注至少 10 min。
    - 推荐初始最大剂量为共 12 ml/kg 脂肪乳。
- 发生心搏停止时：
  - 开始心肺复苏；
  - 减小肾上腺素剂量（每次 1 μg/kg）；
  - 不推荐使用血管升压素；
  - 避免钙通道阻滞剂和 β 受体阻滞剂；
  - 建议使用胺碘酮治疗室性心律失常；
  - 对脂肪乳和缩血管治疗无反应时应立即开始心肺转流术（体外循环）或体外膜肺氧合。

19. 除心血管和神经系统毒性外，使用局麻药还有什么风险？

有以下局麻药相关并发症的报道：

- **神经毒性**：发生感觉和运动障碍延迟（尤其是大剂量使用时）。报道的机制来源于机械性的，化学性的和（或）缺血性的。
- 一过性神经症状与利多卡因腰麻有关。可能表现为在下背部、臀部及后大腿上的中至重度疼痛。这些症状在 24 h 内出现，一般在 7 天内缓解。发病延迟可能反映了炎症性病因。
- 马尾综合征：有报道使用局麻药行腰麻后出现长时间运动无力和（或）瘫痪，以及感觉变化。最初报道于使用 5% 利多卡因经微导管进行连续蛛网膜下腔麻醉的患者，神经损伤的机制被认为是，蛛网膜下腔麻醉注射局麻药后的非均匀分布使骶神经根暴露于高浓度局麻药，从而引起神经损伤。无导管情况下的几例罕见病例也曾被报道。

20. 哪种局麻药与高铁血红蛋白症有关？

丙胺卡因、苯佐卡因是导致大多数高铁血红蛋白症的局麻药。表现 / 症状包括呼吸急促、发绀、精神状态改变、意识丧失，甚至死亡。丙胺卡因在肝中代谢成邻甲苯胺，可氧化血红蛋白形成高铁血红蛋白。苯佐卡因用作口腔和咽喉表面麻醉喷剂，如果过量使用也会导致高铁血红蛋白血症。高铁血红蛋白可通过高铁血红蛋白还原酶还原，静脉注射亚甲蓝（1～2 mg/kg）可加速该还原过程。

21. 患者说他在一次拔牙中被告知对奴佛卡因过敏。你是否应该对其避免使用局麻药？

可能不需要。尽管经常使用局麻药，但对局麻药过敏是罕见的。小于 1% 的不良反应是真正的局麻药过敏反应。大多数被称为过敏的反应可能是局麻药中加入的肾上腺素或保存剂造成的血管迷走反应、全身毒性，而不是过敏反应。真正提示过敏的是皮疹、支气管痉挛、喉头水肿、低血压、血清胰蛋白酶升高和皮内试验阳性病史。

酯类局麻药比酰胺类局麻药更容易产生过敏反应。酯类局麻药有一重要的代谢产物对氨基苯甲酸酯，已知是过敏原。过敏反应还可以由商用酰胺类局麻药制剂中的羟基苯甲酸甲酯及其他防腐剂引起（酰胺类和酯类）。

要点：局部麻醉药

1. 局部麻醉药为酯类或酰胺类。这两类药物过敏的可能性和生物转化的方式不同。
2. 局部麻醉药的效能、起效和作用时间分别由脂溶性、pK_a 和蛋白结合力分别决定。
3. 局部麻醉药相关的中枢神经系统毒性表现为兴奋性，之后是癫痫发作，然后是意识丧失。低血压、传导阻滞和心脏停搏是局部麻醉药心血管毒性的表现。
4. 布比卡因产生严重心律失常和不可逆转的虚脱的风险最高。应该避免使用浓度大于 0.5% 的布比卡因，特别是在产科麻醉。

网址

Checklist for Local Anesthetic Systemic Toxicity: www.asra.com/advisory-guidelines/article/3/checklist-for-treatment-of-local-anesthetic-systemic-toxicity

推荐阅读

Heavner JE. Local anesthetics. Curr Opin Anaesthesiol. 2007;20:336–342.

Mulroy ME. Systemic toxicity and cardiotoxicity from local anesthetics: incidence and preventive measures. Reg Anesth Pain Med. 2002;27:556–561.

Neal JM, Barrington MJ, Fettiplace MR. et al. The Third American Society of Regional Anesthesia and Pain Medicine Practice Advisory on Local Anesthetic Systemic Toxicity Executive Summary 2017. Reg Anesth Pain Med. 2018;43:113–123.

Rosenblatt MA, Abel M. Successful use of a 20% lipid emulsion to resuscitate a patient after a presumed bupivacaine-related cardiac arrest. Anesthesiology. 2006;105:217–218.

Strichartz GR, Berde CB. Local anesthetics. In: Miller RD, ed. Anesthesia. 8th ed. Philadelphia: Saunders; 2015:1028–1054.

Weinberg GL. Lipid emulsion infusion: resuscitation for local anesthetic and other drug overdose. Anesthesiology. 2012;117:180–187.

第
19
章

血管活性药

Ryan D. Laterza，MD，Michael Kim，DO，
Nathaen Weitzel，MD

汤峥瑜　译　冯艺　校

1. 血管活性药物有哪些优点？

　　血管活性药物可以调节改变心排血量所有主要成分，如前负荷、后负荷、心肌收缩力和心率。根据 Frank-Starling 定律，增加心肌纤维的长度也就是前负荷，可以增加心肌收缩力至最佳状态，然后随着前负荷过多增加，心肌收缩力反而降低。血管活性药物如正性肌力药，可以增加心肌收缩力，可以理解为 Frank-Starling 曲线的偏移（图 19.1）。其他药物如血管收缩药可以增加或降低动脉血管张力（后负荷）和静脉顺应性（前负荷）。其他药物可以加快或降低心率，从而影响心排血量和冠状动脉灌注。回想一下，血压是心排血量和血管阻力的乘积，其中心排血量是每搏输出量和心率的乘积，每搏输出量由心肌收缩力、前负荷和后负荷决定。麻醉科医师可以使用血管活性药物调节这其中的每一个生理变量，进而优化患者的生理状态。

2. 肾上腺素是正性肌力药还是血管收缩药？

　　这个问题其实是个恶作剧。答案是两者都是。虽然有些药物（如去氧肾上腺素）是单纯的血管收缩药，但本章中讨论的几种药物都具有混合生理作用。同时具有收缩血管和正性肌力作用的药物被称为**缩血管强心剂**（例如肾上腺素），同时具有扩张血管和正性肌力作用的药物被称为**扩血管强心剂**。图 19.2 中概述了本章中所讨论药物的各种特性。

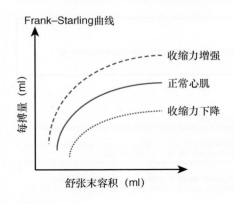

图 19.1　Frank-Starling 曲线描述了在不同的心肌收缩力状态下继发于舒张末容积的每搏输出量评估变化［Modified from Hamilton M. Advanced cardiovascular monitoring. Surgery（Oxford）. 2013；31（2）：90-97.］

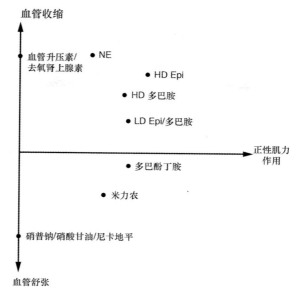

图 19.2　血管活性药的生理作用。Epi，肾上腺素；HD，高剂量；LD，低剂量；NE，去甲肾上腺素

3. 钙离子在休克时有哪些生理作用？

　　所有的正性肌力药、血管收缩药和血管扩张药都有一个共同的作用终点——钙。血管平滑肌和心肌收缩都需要钙离子作为辅因子，允许肌球蛋白和肌动蛋白丝交叉桥接，从而促进肌肉收缩。在静息状态下，肌球蛋白和肌动蛋白结合位点被原肌球蛋白阻断。当细胞内钙离子增加时，钙离子与肌钙蛋白结合。肌钙蛋白是一种附着在原肌球蛋白上的小蛋白，当与钙离子结合时，会导致原肌球蛋白远离肌动蛋白-肌球蛋白结合位点，从而使它们过桥，随后产生肌肉收缩。

　　发生低钙血症时，补充钙离子可以改善心肌收缩力和增加全身血管阻力。低钙血症经常在大量输血的情况下发生，因为血液制品通常含有钙螯合剂，如柠檬酸盐。

4. 收缩性心力衰竭患者的管理目标是什么？

　　心肌收缩功能受损的患者，例如收缩性心力衰竭的患者，可能会出现前负荷过重（即高血容量）和后负荷过重（即全身血管阻力增加）的情况，这会降低每搏输出量和心排血量。除应用利尿剂之外，还可以通过应用血管扩张剂将前负荷和后负荷降低到更优化的生理状态来帮助"心脏卸载"，从而改善每搏输出量或前向流量。

5. 对心肌收缩力受损的患者使用血管收缩药有哪些问题?

血压是由心排血量和全身血管阻力产生的,不恰当地使用血管收缩药来使血压正常化会使生命体征"看起来很好",但代价是全身血管阻力升高和心排血量减少。心血管系统最重要的目的是向组织供氧,但在上述情况下,正常的血压却并不能够保证足够的心排血量为组织供氧。

血管收缩药,如去氧肾上腺素,通过 α_1 受体介导的血管收缩作用,收缩静脉系统(增加前负荷)和动脉系统(增加后负荷)。心肌收缩力正常的健康患者通常能耐受后负荷的增加,在这种情况下,收缩静脉可以改善前负荷和心排血量。对于大多数接受全身麻醉或椎管内麻醉手术的患者来说,去氧肾上腺素通常是抵消麻醉药物引起的血管扩张的优良选择。然而,在心肌收缩力受损的患者中,同时用血管收缩药增加前负荷和后负荷会导致心脏"超负荷",心排血量减少,因此应谨慎给药以达到最佳状态。

6. 描述米力农的作用机制和血流动力学特征。

米力农是一种正性肌力药,属于磷酸二酯酶(phosphodiesterase,PDE)抑制剂,通过减少环磷酸腺苷的降解,增强心肌收缩力和血管张力。米力农可以降低肺血管阻力以减少右心后负荷,有利于增强右心室功能。

7. 描述异丙肾上腺素和多巴酚丁胺的血流动力学特征。

异丙肾上腺素是一种高效的非选择性 β 激动剂,没有 α 受体作用。异丙肾上腺素可以增加心率和心肌收缩力(β_1),同时降低后负荷(β_2)。临床上,经常用它处理电生理治疗过程中引起心律失常,并将它用于治疗非心脏移植患者去神经支配引起的心动过缓。

多巴酚丁胺主要作用于 β 肾上腺素受体($\beta_1 > \beta_2$),其血管舒张作用比异丙肾上腺素弱。多巴酚丁胺常被用作心源性休克的一线药物,因为激动 β_1 受体可以改善收缩力,激动部分 β_2 受体可以舒张动脉血管,减少后负荷。

8. 米力农和多巴酚丁胺有什么相似之处? 它们的区别是什么?

米力农和多巴酚丁胺都增加心肌收缩力(即正性肌力作用)并引起舒张血管(即减少后负荷),两者共同增加心排血量。两者都被认为是治疗心源性休克的一线药物。虽然两者都会引起低血压和心律失常,但米力农引起的低血压更明显,而多巴酚丁胺引起的心律失常更常见。多巴酚丁胺的半衰期短(2 ~ 3 min),而米力农的半衰期更长(2 ~ 3 h),因此多巴酚丁胺比米力农更适合滴定给药。

9. 描述肾上腺素、去甲肾上腺素和多巴胺的血流动力学特征。

小剂量输注肾上腺素 [< 0.05 μg/(kg·min)] 时,主要作用于心脏和骨骼肌中的 β_1 和 β_2 肾上腺素受体。作用于 β_1 受体,心肌传导频率(心率)、传导速度、心肌收缩力、自律性增强,作用于骨骼肌上的 β_2 受体,引

起血管舒张。在较大剂量下 $[>0.05\,\mu g/(kg\cdot min)]$，肾上腺素主要作用于 α_1 肾上腺素受体，全身血管阻力增加。这是因为作用于 α_1 受体产生的血管收缩作用大于作用于 β_2 受体产生的血管扩张作用。

去甲肾上腺素主要作用于 α_1 肾上腺素受体，部分作用于 β_1 肾上腺素受体。它几乎没有 β_2 受体作用。因此，当激活 α_1 受体时，全身血管阻力增加。部分激活 β_1 受体的作用有助于防止反射性心动过缓，保持心排血量，但会增加心脏后负荷。应用单纯 α_1 受体激动剂（如去氧肾上腺素）可能会导致反射性心动过缓。

大剂量使用多巴胺时，表现为一种间接的血管收缩剂，它可以促进儿茶酚胺（如去甲肾上腺素）的释放。而在小剂量使用时则表现为一种直接的血管扩张剂，它刺激肾、肠系膜和冠状动脉上特定的多巴胺受体。在低剂量 $[0.5\sim2.0\,\mu g/(kg\cdot min)]$ 时产生这种多巴胺受体作用。在中等剂量 $[5\sim10\,\mu g/(kg\cdot min)]$ 时，激活 β_1 肾上腺素受体作用变得明显。在较大剂量 $[10\sim20\,\mu g/(kg\cdot min)]$ 时，α_1 肾上腺素受体激动作用占据优势，克服了多巴胺受体的血管舒张作用，引起全身血管阻力增加。多巴胺作为一种血管活性药物已经不再受到欢迎，因为迄今为止的证据表明，多巴胺可能导致感染中毒性休克或心源性休克患者的死亡率增加、心律失常的发生率更高。

10. 去甲肾上腺素和肾上腺素有什么相似之处，又有什么不同？该如何选择？

两种药物都是短效药物，半衰期约为 90 s，通常采用静脉输注方式。半衰期短有助于在预计血流动力学发生急剧变化时快速滴定给药。这两种药物都是 α 和 β 受体激动剂，相比起 β 受体的激动作用，去甲肾上腺素更多地表现为 α 受体的激动作用，肾上腺素也是如此，尤其是在低剂量时。

这两种药物之间的差异和临床应用的不同主要是因为它们的作用机制不同。吸入或静脉注射肾上腺素可以通过激活 β_2 受体扩张支气管，治疗严重的支气管痉挛。肾上腺素是肥大细胞稳定剂，防止组胺释放，是治疗过敏性休克的一线用药。在感染性休克或心源性休克中，肾上腺素通常为二线用药。然而，在全身血管阻力低时（如感染性休克），去甲肾上腺素通常作为一线血管收缩药使用。

11. 肾上腺素和去甲肾上腺素有什么副作用？

肾上腺素通常比去甲肾上腺素的副作用更多。例如，由于肾上腺素 β_1 受体激动作用更高，因此发生心律失常的风险更高。由于激活 β_2 受体，使用肾上腺素发生高血糖和乳酸性酸中毒的风险也更高。这主要是通过激活肝的 β_2 受体引起糖异生、激活骨骼肌上的 β_2 受体导致从血液中重新摄取乳酸。与肾上腺素相比，去甲肾上腺素的 β_2 受体亲和力非常低，上述不良反应（即高血糖和乳酸酸中毒）在去甲肾上腺素中不太常见。

这两种药物都可能引起肠系膜缺血和肾衰竭。然而，需要注意的是，使用这些药物引起上述并发症也是有诱发因素的（例如，由败血症或心力衰竭引起的肾衰竭）。此外，低血压本身也可以导致肠系膜缺血或肾衰竭。研究表明，使用血管收缩药维持正常血压可降低这些并发症的发生率。因此，在大多数情况下，应该使用血管收缩药来恢复血管收缩力，以维持正常的全身血管阻力。

12. 如何将血管活性药物的不良反应和限制性降至最低？

通过适当地调整用药剂量以及联合应用血管活性药物，可以最大限度地减少不良反应的发生率和用药限制。例如，一些医生喜欢使用肾上腺素联合硝普钠治疗心源性休克，其中肾上腺素的主要作用是增强心肌收缩力，硝普钠的主要作用是减少后负荷。其他组合包括联合应用血管升压素和米力农治疗右心衰竭。因为血管升压素不会增加肺血管阻力，它可以作为一种辅助药物来对抗米力农引起的低血压，而不会增加右心后负荷。

13. 描述血管升压素的作用机制。

精氨酸血管升压素（arginine vasopressin，AVP）作用在三种受体上（V_1、V_2、V_3）。V_1受体刺激血管平滑肌收缩，表现为 AVP 的升压作用。V_2受体主要作用于肾的肾集合小管，通过调节渗透压和血容量，引起水的重吸收作用（抗利尿激素）。而 V_3 受体作用于中枢神经系统（central nervous system，CNS），调节促肾上腺皮质激素的分泌。血管升压素系统是体内三个血管升压系统之一，另外两个是交感神经系统和肾素–血管紧张素系统。血管升压素的半衰期相对较长（约 20 min），在手术室内通常采用静脉单次给药，或在重症监护室内采用持续输注给药。

14. 血管升压素如何应用于感染性休克治疗？血管升压素还有哪些作用？

血管升压素常作为感染性休克的辅助用药或二线升压药。当出现全身炎症反应时，感染中毒性休克患者血管升压素分泌减少，血浆内血管升压素浓度降低。已经证实，血管升压素可以改善血流动力学并减少肾上腺素受体激动剂（如去甲肾上腺素）的使用。在治疗其他药物引起的血管扩张时，血管升压素可以作为一线用药。例如，服用血管紧张素转换酶抑制剂（angiotensin-converting enzyme inhibitors，ACEI）或血管紧张素受体阻滞药（angiotensin-receptor blockers，ARBs）的患者在全身麻醉时经常出现严重低血压。这些患者通常对 α_1 受体激动剂反应欠佳，但对血管升压素反应良好。

治疗感染性休克时，血管升压素的用药剂量通常是 0.01 ～ 0.04 U/min 持续输注。治疗服用 ACEI/ARBs 引起的全身麻醉低血压患者时，血管升压素的用药剂量 1 ～ 2 U 单次推注给药。治疗心脏停搏时，可以单次推注血管升压素 20 ～ 40 U。

15. 血管升压素有哪些独特之处？有哪些不良反应？

- 严重的酸中毒会使 α 肾上腺素受体对血管活性药物的反应迟钝，从而降低这些药物的疗效。然而，血管升压素的独特之处在于，尽管存在严重的酸中毒，它也同样有效。

- 血管升压素对严重的肺动脉高压或右心衰竭患者有益。血管升压素对肺血管几乎没有影响，在增加全身血管阻力的同时却不增加肺血管阻力。

血管升压素的不良反应包括低钠血症和内脏低灌注，特别是在剂量过大时。

16. 多巴胺应当作为治疗感染性休克或心源性休克的一线药物吗？

多巴胺不应用作治疗感染性休克或心源性休克的一线药物。研究表明，与其他血管活性药物相比，在上述情况下使用多巴胺，患者的死亡率更高。研究还表明，低剂量多巴胺对预防或治疗急性肾损伤无效，尽管过去经常这样使用。与去甲肾上腺素相比，在感染性休克的患者中使用多巴胺，发生心律失常的风险更高。最后，多巴胺会削弱通气驱动力，增加患者脱离机械通气后发生呼吸衰竭的风险。

17. 讨论去氧肾上腺素的作用及常用剂量。

去氧肾上腺素是一种选择性 α_1 受体激动剂，降低静脉顺应性，促进血液静脉回流（增加前负荷和每搏输出量），并通过收缩小动脉增加全身血管阻力。需要强调的是，心肌收缩力下降的患者可能没有生理储备来应对前负荷和后负荷的增加，给这部分患者使用去氧肾上腺素反而会降低心排血量。去氧肾上腺素的一个显著副作用是反射性心动过缓，这对于患有冠状动脉疾病或主动脉狭窄的患者可能是有益的，可以改善冠状动脉灌注。该药物可用于治疗血管舒张引起的低血压，使全身血管阻力恢复正常。例如，全身麻醉诱导后、感染性休克或椎管内麻醉引起的低血压。

18. 讨论麻黄碱的作用及其常用剂量，举例说明该药使用的禁忌证。

麻黄碱是一种 CNS 兴奋剂，除增加了一个羟基之外，在化学结构上与去氧麻黄碱相似。临床上常作为间接血管活性剂使用，促进内源性去甲肾上腺素和肾上腺素的释放。有趣的是，作为 CNS 兴奋剂，它增加挥发性麻醉药的需求量。重复给药可能导致药物反应性降低，这种现象被称为**快速耐受**，可能是因为去甲肾上腺素储存耗尽。同样，对麻黄碱的反应不佳可能是因为去甲肾上腺素储存已经耗尽，例如长期使用可卡因或去氧麻黄碱的患者。由于有发生严重高血压的风险，当患者正在服用抑制去甲肾上腺素再摄取的药物时，不应使用麻黄碱。例如三环类抗抑郁药、单胺氧化酶抑制剂和急性可卡因中毒。

想了解血管收缩药和正性肌力药的用药方法请参见表 19.1。

表 19.1　血管收缩药和正性肌力药

药物	常用剂量	作用原理
多巴胺 [a, c, †]	$0.5 \sim 20\,\mu g/(kg \cdot min)$	D_1/D_2，β_1，α_1
肾上腺素 [b, †]	$0.02 \sim 0.5\,\mu g/(kg \cdot min)$	$\beta_1 \geqq \beta_2 \geqq \alpha_1$
麻黄碱 [c]	单次 $5 \sim 10$ mg	$\alpha_1 = \beta_1$
去甲肾上腺素	$0.02 \sim 0.5\,\mu g/(kg \cdot min)$	$\alpha_1 > \beta_1$
去氧肾上腺素	单次 $50 \sim 200\,\mu g$ 持续输注：$0.5 \sim 6\,\mu g/(kg \cdot min)$	α_1
血管升压素	$0.01 \sim 0.04$ U/min	V_1
多巴酚丁胺	$2 \sim 20\,\mu g/(kg \cdot min)$	$\beta_1 > \beta_2$
异丙肾上腺素	$0.02 \sim 0.2\,\mu g/(kg \cdot min)$	$\beta_1 = \beta_2$
米力农	$0.125 \sim 0.75\,\mu g/(kg \cdot min)$	PDEⅢ抑制剂

[a] 小剂量多巴胺 [$0.5 \sim 2.0\,\mu g/(kg \cdot min)$] 激动多巴胺受体（$D_1/D_2$），中等剂量 [$5 \sim 10\,\mu g/(kg \cdot min)$] 激动 β_2 受体，大剂量 [$10 \sim 20\,\mu g/(kg \cdot min)$] 激动 α_1 受体。
[b] 小剂量肾上腺素激动 β_1/β_2 受体，大剂量激动 α_1 受体。
[c] 多巴胺和麻黄碱是间接肾上腺素受体激动剂。
[†] 大剂量肾上腺素和多巴胺增加全身血管阻力，因为激活 α_1 受体产生的血管收缩作用超过了激活 β_2 受体和多巴胺受体产生的血管舒张作用。
PDE，磷酸二酯酶（phosphodiesterase E）

要点：血管活性药

1. 去甲肾上腺素是治疗感染中毒性休克的首选升压药。
2. 肾上腺素是感染性和心源性休克的二线用物，是治疗过敏性休克的一线药物。
3. 米力农和多巴酚丁胺通过改善心肌收缩力和减少后负荷来治疗心源性休克，是一线药物，两者同样有效。
4. 血管升压素的独特之处在于，它可以应用于严重酸中毒时，另外，它在增加全身血管阻力的同时对肺血管阻力没有影响。
5. 多巴胺与增加感染性休克和心源性休克患者死亡率有关，目前的证据并不支持其在预防或治疗急性肾损伤中的作用。
6. 手术室常用的两种血管活性药物是去氧肾上腺素和麻黄碱。去氧肾上腺素静脉注射剂量为 $50 \sim 200\,\mu g$。麻黄碱静脉注射剂量为 $5 \sim 10$ mg。

19. **最常用的抗胆碱能药物有哪些？这些药物在麻醉过程中是如何使用的？**

　　麻醉过程中最常用的抗胆碱能药物是阿托品和格隆溴铵。

　　抗胆碱能药物经常被用作止涎剂（即格隆溴铵），减少手术期间的分泌物分泌，如清醒纤支镜插管时。其他药物，如苯海拉明、异丙嗪或东莨菪碱，可用作手术期间的辅助镇静药物和治疗术后恶心和呕吐的药物。

阿托品和格隆溴铵通常与乙酰胆碱酯酶抑制剂（如新斯的明）联合使用，以最大限度地降低后者引发心动过缓的风险。

20. 格隆溴铵和阿托品有什么区别？

阿托品是一种天然存在的叔胺（即非极性分子），容易穿透血脑屏障。格隆溴铵是一种合成的季胺（即极性分子），不会透过血脑屏障，因此与阿托品相比，格隆溴铵的镇静作用较弱。虽然格隆溴铵和阿托品都可以治疗心动过缓和减少分泌物，但格隆溴铵在止涎方面、阿托品在治疗心动过缓方面效果更佳。

21. 硝基血管扩张剂的作用机制和作用位点是什么？

硝酸盐，例如硝酸甘油和硝普钠，作用在血管内皮上，产生一氧化氮（nitric oxide，NO）。硝酸甘油需要作用在完整的血管内皮细胞酶上，在细小血管或破损血管上则不能发挥作用。而硝普钠在没有酶的介导下分解为 NO 和氰化物（对线粒体呼吸链毒性很强的化合物），NO 促进环鸟苷酸（cyclic guanosine monophosphate，cGMP）的生成，降低细胞钙离子水平，使血管平滑肌松弛。硝普钠主要扩张动脉，而硝酸甘油则主要扩张静脉（大剂量时则不是这样的）。

22. 描述硝酸盐的抗心绞痛作用。

硝酸甘油及其他硝酸酯类药物通过改善冠状动脉血流，降低心肌耗氧量（myocardial oxygen consumption，MVO_2）以及抗血小板作用，起到治疗心绞痛效果。通过扩张心外膜冠状动脉、冠状动脉侧支循环、粥样硬化狭窄的冠状动脉，改善冠状动脉痉挛。通过扩张静脉减少静脉回流，降低心室充盈压、室壁张力、心肌耗氧量，改善心内膜下和侧支血流灌注。通过释放 NO、促进 cGMP 生成，抑制血小板聚集。

23. 什么是快速耐受？当患者对硝普钠产生快速耐受时，要注意什么？

快速耐受是指长期或重复给药后对药物的反应性降低。这是耐药性的一种形式，在各种药物中都可以看到，例如阿片类药物及其他药物（如硝酸甘油和硝普钠）。对硝酸甘油的快速耐受称为**硝酸甘油耐受**。很多患者长时间使用这种药物（例如硝酸甘油透皮贴剂），所以这种情况很常见。

对硝酸甘油的快速耐受可能会限制其临床应用，但对其他方面没有影响。但是，对硝普钠的快速耐受可能是氰化物中毒的早期预警信号。氰化物是硝普钠的代谢产物，长期大剂量输注硝普钠的患者会出现氰化物中毒，尤其是在肾衰竭的情况下。

24. 围手术期常用的 β 受体阻滞剂有哪些？

拉贝洛尔是一种非选择性 β 肾上腺素受体阻滞剂和部分 α 肾上腺素受

体阻滞剂。拉贝洛尔对 β_1 和 β_2 受体的阻断作用相同；然而，它对 β 受体与 α 受体阻断作用的比例是 7∶1（静脉注射）和 3∶1（口服）。拉贝洛尔和其他 β 受体阻滞剂经常用于冠状动脉疾病患者和稳定充血性心力衰竭患者的长期治疗。但是，急性失代偿性心力衰竭或心源性休克患者应避免使用拉贝洛尔和其他 β 受体阻滞剂。它的半衰期为 5～6 小时，通常采取 5～10 mg 单次给药。

艾司洛尔是一种高选择性 β_1 肾上腺素受体阻滞剂。它几乎没有 β_2 肾上腺素受体阻滞作用，可以安全地应用于慢性阻塞性肺疾病或哮喘患者。它通过红细胞胞质溶胶中的酯酶代谢，半衰期很短，只有 9 min。由于它的半衰期短，可以在血流动力学快速变化的情况下使用。它可以单次给药（例如急诊手术前），也可以持续输注（例如主动脉夹层）。

25. 使用肼屈嗪有哪些难点？该药有什么副作用？

肼屈嗪是一种选择性动脉血管扩张药，作用机制尚不清楚。肼屈嗪的起效时间不固定，通常在 5～20 min 内，血管扩张的程度不固定，而且其作用持续时间长（半衰期为 3 h）。因此，应小心小剂量（如 5 mg）滴定给药，并且延长滴定时间（如 10～15 min）。常见的副作用是窦性心动过速，患有冠状动脉疾病或严重主动脉狭窄的患者应避免使用这种药物。

26. 尼卡地平的作用机制是什么？它是负性肌力药吗？氯维地平怎么样？

尼卡地平是一种钙通道阻滞剂（calcium channel blocker，CCB），与其他 CCB 类药物（如地尔硫䓬）相比，它选择性地扩张动脉血管，而不影响心肌收缩力。尼卡地平起效快（1～2 min 起效），半衰期为 40～60 min。氯维地平是第三代 CCB，与尼卡地平相似，它选择性地扩张动脉血管，没有负性肌力作用。氯维地平起效快，半衰期极短（1～2 min），经血浆酯酶代谢。尼卡地平是一种比较老的 CCB 类药物，治疗效果也很好，现有证据表明，氯维地平的疗效与尼卡地平相似。

想了解血管扩张药请参见表 19.2

表 19.2　血管扩张药

药物	剂量	作用机制
拉贝洛尔	5～10 mg	$\beta_1 = \beta_2 > \alpha_1$ 受体拮抗剂
艾司洛尔	单次 10～30 mg 持续输注：50～200 μg/（kg·min）	选择性 β_1 受体拮抗剂
肼屈嗪	5～10 mg	具体机制不明，选择性扩张动脉
硝普钠	0.2～2 μg/（kg·min）	生成 NO，动脉＞静脉
硝酸甘油	10～200 μg/min	生成 NO，静脉＞动脉
尼卡地平	1～15 mg/h	钙通道阻滞剂。选择性扩张动脉

27. 心源性休克或心肌收缩力严重受损的患者，您会选择哪种药物来治疗高血压？

硝普钠、硝酸甘油和尼卡地平都可以降低心源性休克患者或心肌收缩力严重受损患者（如行冠状动脉搭桥术的患者）的后负荷。尽管硝普钠和硝酸甘油也可以用于上述情况，但尼卡地平有其独特优势，因为它具有很高的动脉选择性，也不存在快速耐药（硝酸甘油）或氰化物中毒（硝普钠）的问题。

28. 你会选择哪种药物来治疗颅内出血患者的高血压？你应该避免使用哪些药物？

硝酸甘油和硝普钠都会引起静脉扩张，从而增加颅内压。颅内出血时，不应选择这些药物来控制高血压。尼卡地平是一种高选择性、易滴定的动脉血管扩张剂，是颅内出血时控制高血压的首选药物。拉贝洛尔和肼屈嗪也可以使用，但它们的半衰期较长，难以滴定给药。此外，肼屈嗪的起效时间和临床效果不太可预测，而拉贝洛尔主要是一种 β 受体阻滞剂，其 α_1 受体介导的血管舒张作用较弱。

要点：血管活性药

1. 围手术期选择格隆溴铵优于阿托品。因为格隆溴铵不穿过血脑屏障，与阿托品相比，它的镇静作用很弱或者没有。

2. 格隆溴铵和阿托品都可以治疗心动过缓。但是，在治疗心动过缓方面，阿托品效果更好，是急诊的一线治疗药物。

3. 硝酸甘油扩张静脉血管作用大于扩张动脉血管，而硝普钠则相反。

4. 硝酸甘油治疗心绞痛的作用机制主要是减少心肌耗氧量、改善冠状动脉灌注和抗血小板作用。

5. 拉贝洛尔是一种非选择性 β 肾上腺素受体拮抗剂和部分 α 肾上腺素受体拮抗剂。

6. 艾司洛尔是一种高选择性 β_1 肾上腺素受体拮抗剂，无 β_2 受体拮抗作用。它的独特之处在于半衰期短（9 min），由红细胞胞质溶胶中的酯酶代谢。

7. 尼卡地平是一种选择性动脉血管扩张剂。它是少数没有负性肌力作用的 CCB 类药物。

推荐阅读

Belletti A, Castro ML, Silvetti S, et al. The effect of inotropes and vasopressors on mortality: a meta-analysis of randomized clinical trials. Br J Anaesth. 2015;115(5):656–675.

Gamper G, Havel C, Arrich J, et al. Vasopressors for hypotensive shock. Cochrane Database Syst Rev. 2016;2:CD003709.

Jentzer JC, Coons JC, Link CB, et al. Pharmacotherapy update on the use of vasopressors and inotropes in the intensive care unit. J Cardiovasc Pharmacol Ther. 2015;20(3):249–260.

Lewis TC, Aberle C, Altshuler D, et al. Comparative effectiveness and safety between milrinone or dobutamine as initial inotrope therapy in cardiogenic shock. J Cardiovasc Pharmacol Ther. 2018 Sep 2:1074248418797357.

第三部分 患者监测和操作过程

第20章

脉搏氧饱和度

Benjamin Lippert，DO，FAAP，Brian M. Keech，MD

韩侨宇 译 冯艺 校

1. 概述脉搏氧饱和度。

脉搏氧饱和度是一种无创测量近似动脉血氧饱和度的方法。它基于 Beer-Lambert 定律和光谱分析。对于脉搏氧饱和度，Beer-Lambert 定律指出，透射光通过血管床的强度根据吸收血管床物质的浓度和光源与探测器的距离呈指数减少。

2. 如何监测脉搏氧饱和度？

在有血管搏动如指尖或耳垂的任意一侧放置一个感受器，在感受器对侧的发光二极管（light emitting diode，LED）发出两种波长的光：红光（波长 600 ~ 750 nm）和红外光（波长 850 ~ 1000 nm）。这两种波长的光通过血管床到达另一边的感受器，光电探测器测量接收到的红光和红外光总量。大多数脉搏氧饱和度仪使用波长 660 nm（红光）和 940 nm（红外线）的光。

3. 如何测定脉搏氧饱和度？

一定数量的红光和红外光被位于发光二极管和光电感受器之间的组织（包括血液）吸收，因此并不是所有发出的光都会到达感受器。还原（去氧）血红蛋白比氧合血红蛋白吸收更多的红光（660 nm），氧合血红蛋白比还原血红蛋白吸收更多的红外线（940 nm）。光电探测器测量每个波长吸收的光总量，进而通过微处理器根据存在的去氧血红蛋白和氧合血红蛋白计算出一个特定数字［脉搏氧饱和度（SpO_2）］。

4. 脉搏氧饱和度仪如何确定动脉血红蛋白饱和度？

被监测的血管床中血量因血流的脉冲性质而不断变化，因此，光束不仅通过相对稳定量的骨头、软组织和静脉血，还通过动脉血，这形成了非搏动的部分和一个变化的、搏动的部分。通过每秒几百次测量透射光，脉搏氧饱和度仪能够从包括软组织、静脉血、非搏动动脉血在内的稳定的、静态的信号成分（DC）中区分出动脉血变化、搏动的成分（AC）。搏动的成分（AC），通常占总信号的 1% ~ 5%，可以通过抵消每个波长的静态成分（DC）而分离出来（图 20.1）。

光电探测器将这些信息回应给微处理器，微处理器获知红光及红外光各自的释放量、各自被检测的量、静态信号的量和随脉搏变化的信号量。然后

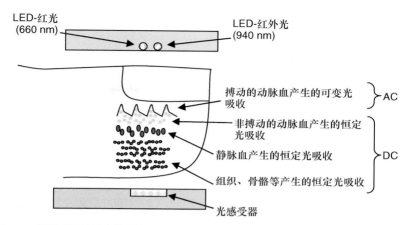

图 20.1 透射光通过搏动的动脉血（AC）和其他组织（DC）。脉搏血氧饱和度仪可通过每秒测量几百次透射光从 DC 的部分中分辨出 AC。LED，发光二极管

为血液搏动的成分（AC）设置所谓的红 / 红外（red/infrared，R/IR）比。这一比值中的红光和红外光是动脉血搏动成分分别在每一个波长的吸收光总量。

5. 什么是标准化程序？

标准化即用红光和红外线体积描绘图的 AC 成分除以 DC 成分，按比例缩放过程得到一个标准的 R/IR 比，这实际上是独立于入射光强度的。

$$R/IR \text{ 比值} = (AC_{red}/DC_{red}) / (AC_{ir}/DC_{ir})$$

6. R/IR 比与氧饱和度有何相关性？

标准化 R/IR 比值相当于一个预设的算法，将动脉血液中氧合血红蛋白的比例（血氧饱和度百分比）提供给微处理器。这个算法来源于志愿者，通常健康个体去饱和达 75% ～ 80% 的水平；记录他们的动脉血气，在标准实验室测量其氧饱和度。厂商对其算法保密，但是通常 R/IR 比值为 0.4 时对应 100% 的氧饱和度，R/IR 比值为 1.0 时对应 87% 的氧饱和度，R/IR 比值为 3.4 时对应 0% 的氧饱和度（图 20.2）。

7. 概述氧合血红蛋白解离曲线。

氧合血红蛋白解离曲线描述了氧含量［或动脉氧分压（PaO_2）］与氧结合力之间的关系（血红蛋白氧饱和度百分数）（图 20.3）。有效的氧运输依赖于血红蛋白可逆地在肺中携氧和在周围释放氧的能力。S 形氧解离曲线是这种能力的图形表示。在肺部，氧分压高，血红蛋白在正常情况下几乎被完全结合。当含氧血液流经外周组织，氧分压开始降低，氧气将以加速速率从血红蛋白中释放，以维持促进其扩散进入周围细胞中提供适当梯度所必需的氧分压。曲线可能会受多种变量、某些病理因素或其他生理需要影响左移或右移（表 20.1）。

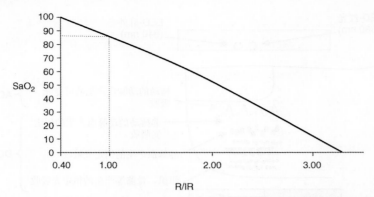

图 20.2 吸收红光和红外光（R/IR）的比值与适当的氧合血红蛋白（SaO₂）百分比相关

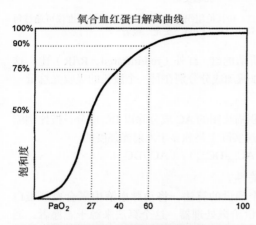

图 20.3 氧合血红蛋白解离曲线描述了动脉血氧分压（PaO₂）和含氧血红蛋白饱和度（SaO₂）百分比之间的非线性关系。在曲线陡峭的部分（50%区域），PaO₂ 小的变化会导致 SaO₂ 很大的改变

表 20.1 氧合血红蛋白解离曲线的左移和右移	
右移	**左移**
影响： 降低 Hb 与 O₂ 的亲和力（促进在组织中释放 O₂）	影响： 增加 Hb 与 O₂ 的亲和力（减少在组织中释放 O₂）
原因： PCO₂ 升高	原因： PCO₂ 下降
体温过高	低体温
酸中毒	碱中毒
海拔升高	胎儿血红蛋白
2,3-DPG 升高	2,3-DPG 下降
镰状细胞贫血	碳氧血红蛋白 高铁血红蛋白

Hb，血红蛋白；2,3-DPG，2,3- 二磷酸甘油酸

8. 脉搏氧饱和度仪为何出现错误读数？第一部分——非 R/IR 相关。

- 当脉搏氧饱和度低于 80% 时，脉搏氧饱和度仪可以准确地判断出氧饱和度显著下降。
- 任何部位的脉搏氧饱和度平均延迟 5 ～ 20 s。当患者低饱和时，监测仪屏幕上的读数将高于实际值。这点十分关键，因为患者由于低氧显著增加而进入氧解离曲线陡峭的阶段，这种快速变化可能超过了监测仪计算速度，从而无法显示真实氧饱和度。同样，随着氧饱和度的增加，显示在屏幕上的读数将低于实际值。
- 皮肤黑色素沉着可能高估氧饱和度。
- 对于变化的氧饱和度的响应时间与探测器的位置有关，探测器在耳朵时响应时间短，在手指时响应时间长。
- 贫血、低血压；测量部位低灌注；指甲油，特别是蓝色和黑色油，也会导致读数错误。

9. 脉搏氧饱和度仪为何出现错误读数？第二部分——R/IR 相关：什么会影响 R/IR 比值？

- R/IR 比值决定了氧饱和度的读数，任何条件导致 R/IR 比值趋向 1.0 将会导致饱和度读数接近 87%。大多数时候，在患者氧合较好的情况下却显示出错误的饱和度读数。
- 运动伪像造成了低信噪比，改变了光电探测器对红光和红外光的吸收检测，使 R/IR 比值接近 1.0，导致氧饱和度出现错误读数。
- 荧光灯和手术室的灯，因为产生分层的光（对于人眼探测来说过快），会导致错误的 R/IR 比值读数。
- 非血红蛋白血［碳氧血红蛋白（carboxyhemoglobin，COHb）和高铁血红蛋白（methemoglobin，MetHb）］可能会导致血氧饱和度测量不准。在波长 660 nm 时，COHb 吸收光与氧合血红蛋白相似，导致高估了实际饱和度。高铁血红蛋白血症对血氧饱和度读数的影响更加复杂。MetHb 在波长 660 nm 时与去氧 Hb 相似，但更重要的是，在波长 940 nm 时其吸光度显著大于去氧及氧合 Hb。因此，监测仪认为它吸收了两种光，使 R/IR 比值趋向 1.0，饱和度趋向 87%。因此在高氧饱和度（oxygen saturation，SaO_2）水平，探测器会低估实际值；而在低 SaO_2 时，将高估实际值。

10. 什么是高铁血红蛋白血症？

　　高铁血红蛋白血症是血中 MetHb 总量异常增多超过 1.5% 的血液疾病，MetHb 是血红蛋白分子中 Fe^{3+} 替换了正常的 Fe^{2+} 的血红蛋白形式。这种异常的血红蛋白种类不能结合 O_2，从而减弱了其他 O_2 结合位点释放 O_2 的能力。这阻碍了全身组织的氧供，导致氧合 Hb 解离曲线向左移动。

11. 高铁血红蛋白血症产生的原因是什么？

高铁血红蛋白血症可为遗传性或获得性，最常见的形式是因暴露于药物或化学物质而获得。这些药物包括局部麻醉药如苯佐卡因、丙胺卡因、普鲁卡因、利多卡因，血管舒张药如硝酸甘油和硝普钠，抗生素如磺胺类和苯妥英，甲氧氯普胺，苯化合物以及苯胺染料。所有这些的一个共同特征是存在氮原子。氮原子可以获得铁的电子，导致 Fe^{2+} 转变为 Fe^{3+}。

12. 高铁血红蛋白血症如何影响脉搏氧饱和度读数？

随着血中高铁血红蛋白水平的升高，脉搏氧饱和度值降低，直至 SpO_2 读数接近 85%。此时尽管 MetHb 总量可能继续增加，实际 HbO_2 饱和度可能会更低，但 SpO_2 读数不会继续下降。当脉搏氧饱和度读数为 85%，MetHb 总量为 35% 或更多。传统的脉搏氧饱和度通过两种波长的光，将其吸光度比值与经验数据进行比较，不同种类的 Hb 有不同的吸收系数，对于 MetHb，其吸光度比值在 SpO_2 为 85% 时接近 1。

13. 如果怀疑某人有高铁血红蛋白血症，如何确诊？

如果怀疑某人有高铁血红蛋白血症，通过碳氧血氧仪进行血气分析直接测量氧合血红蛋白是必需的。传统的脉搏氧饱和度既不能检测 MetHb 也不能准确地确定当 MetHb 存在时的 SpO_2。碳氧血氧仪使用 4 种不同波长的光对 4 种血红蛋白进行测量，包括：氧合 Hb、去氧 Hb、MetHb 和 COHb。氧合血红蛋白饱和度是由每种血红蛋白 HbO_2 的比例决定的。

14. 高铁血红蛋白血症的治疗有哪些？

在严重的高铁血红蛋白血症时，治疗包括静脉内予亚甲蓝，增加吸入氧浓度至 100%，去除干扰因素和提供血流动力学支持。亚甲蓝作为辅因子加速酶活性，从而将 Fe^{3+} 还原为 Fe^{2+}（高铁血红蛋白还原酶）。

给予 1 ～ 2 mg/kg 亚甲蓝超过 5 min，并在 1 h 内重复给药至最大剂量 7 mg/kg。亚甲蓝不能应用于葡萄糖 -6- 磷酸脱氢酶缺乏症（glucose-6-phosphate deficiency，G6PD）患者，可能导致溶血性贫血。对于 G6PD 患者，抗坏血酸可用于治疗高铁血红蛋白血症。

15. 注射亚甲蓝后血氧饱和度直线下降，患者是低饱和吗？

答案是否定的，是由于亚甲蓝颜色非常暗，可能会混淆脉搏氧饱和度仪，导致读数暂时下降。

16. 脉搏氧饱和度达到 100% 是否提示预充氧期间完全去氮？

氧气替换出全部肺泡氮为面罩通气或困难插管提供了氧储备（功能储备量），尽管在预充氧期间血红蛋白可能已经完全饱和，并且 SpO_2 显示 100%，但该读数本身并非肺完全去氮的准确提示。

17. 脉搏氧饱和度是通气的良好指标吗？

脉搏氧饱和度并非反应通气的指标，仅反映氧合。例如，一个患者通过氧气面罩给 50% 的氧，90 s 内 SpO_2 读数仍为低通气和高碳酸血症。这种情况下，脉搏氧饱和度读数提供了错误的信息。更好的方法可能为予其较少的氧气，当脉搏氧饱和度值低于 90%，将患者从睡眠中叫醒，鼓励他／她进行深呼吸，并将患者头部的床抬高，而非仅仅增加供氧浓度。

18. 使用脉搏氧饱和度探测器有相关的并发症吗？

在新生儿和成人中当探测器留在手指时间过长有出现皮肤压迫性坏死的报道。患者在进行光动力疗法时有被发光二极管灼伤手指的报道。

19. 脉搏氧饱和度波形如何用于决定液体反应性？

动脉脉搏量在呼吸周期的吸气和呼气阶段不同。当前负荷不足时，这种变化会被放大，这通常是血容量不足的结果。当这些患者进行机械通气时，脉搏氧饱和度描记波形振幅随呼吸的变化可以预测他们的液体反应性，并且可以作为评估容量状态的有用工具。

要点：脉搏氧饱和度

1. 脉搏氧饱和度的使用允许麻醉科医师快速发现和治疗急性氧饱和度下降。
2. 正如所有监测仪一样，理解脉搏氧饱和度监测的原理和局限性对提供安全保障很重要，脉搏氧饱和度可能提供错误的过高或过低的数值，理解出现这些情况的原因很重要。
3. 氧合和通气是独立的过程，脉搏氧饱和度不能评估通气情况。

推荐阅读

Barker S. Motion-resistant pulse oximetry: a comparison of new and old models. Anesth Analg. 2002;95:967–972.

Cannesson M, Attof Y, Rosamel P, et al. Respiratory variations in pulse oximetry plethysmographic waveform amplitude to predict fluid responsiveness in the operating room. Anesthesiology. 2007;106(6):1105–1111.

Jubran A. Pulse oximetry. Crit Care. 2015;19(1):272.

Moyle J. Pulse Oximetry. 2nd ed. London: BMJ Publishing Group; 2002.

Pedersen T, Moller AM, Pedersen BD. Pulse oximetry for perioperative monitoring: systematic review of randomized, controlled trials. Anesth Analg. 2003;96:426–431.

二氧化碳图

Nick Schiavoni, MD, Martin Krause, MD

韩侨宇 译 田雪 校

1. 什么是二氧化碳监测？

二氧化碳监测是一种检出和测量呼出二氧化碳（carbon dioxide，CO_2）的监测。二氧化碳测定法可以是定性的，当检测到 CO_2 时设备会改变颜色，也可以是定量的，可以测量呼出的 CO_2 浓度。二氧化碳图是量化 CO_2 浓度随时间变化的波形曲线。解读二氧化碳图（CO_2 图）波形有助于排除设备问题和评估患者的生理功能。

2. 描述最常见的气体采样 / 分析方法和相关问题。

旁流 CO_2 图设备吸入气体（通常 $50 \sim 250$ ml/min），通常来自 Y 型回路，气体经过小口径管吸至分析器。也可以通过鼻导管进行采样，但会由于混入室内空气导致 CO_2 浓度被稀释，Y 型回路比鼻导管定性和定量地提供了更好的样品。旁流设备的问题包括气体样品显示出结果有一定时间的延迟，并且可能被冷凝水蒸气或黏液堵塞管路。红外光谱是最常见的 CO_2 分析方法。由于 CO_2 吸收特定波长（4.25 μm）的红外光，因此可以使用 Beer 定律通过测量该特定波长吸收的红外光总量来计算 CO_2 浓度。

3. 为什么测量呼气末 CO_2 很重要？

测量呼气末 CO_2（end-tidal carbon dioxide，$ETCO_2$）是美国麻醉科医师协会监测的重要标准。除支气管镜检查外，CO_2 监测是最好的验证气管导管（endotracheal tube，ETT）是否处于正确位置的方法。$ETCO_2$ 取决于许多重要的生理过程，例如代谢活动、心排血量和通气。它通常用于评估以下内容：

- ETT 放置；
- 呼吸通气；
- 心排血量；
- 高代谢（例如：恶性高热）。

4. $ETCO_2$ 与 $PaCO_2$ 相关性高吗？

因为 CO_2 在血液和肺泡之间的扩散速度比氧气（oxygen，O_2）快大约 20 倍，所以肺泡 CO_2［二氧化碳分压（partial pressure of carbon dioxide，P_ACO_2）］很容易在肺泡水平与血液 CO_2 达到平衡。

回想一下，肺泡中的 O_2 气体交换主要依赖于扩散，而 CO_2 则依赖于灌注。因此，灌注不良或无灌注的肺泡（即肺泡无效腔）内的 P_ACO_2 不会与肺血管床

血液中的 CO_2 达到平衡。在健康的肺部，这种肺泡无效腔会稀释呼出的 CO_2，导致 $ETCO_2$ 与动脉血 CO_2（partial pressure of carbon dioxide，$PaCO_2$）相比小幅下降 3～5 mmHg。需要强调的是，任何增加肺泡无效腔的过程［即哮喘、慢性阻塞性肺疾病（chronic obstructive pulmonary disease，COPD）、肺栓塞、心脏停搏］都会导致 "$ETCO_2$ 下降" 以及 $PaCO_2$ 和 $ETCO_2$ 之间的梯度增加。

5. $ETCO_2$ 如何评价心排血量？

由于 CO_2 依赖于灌注，因此任何降低灌注的情况都会降低 $ETCO_2$。换句话说，灌注良好且通气良好的肺泡的通气 / 灌注比（$\dot{V}/\dot{Q} = 1$），当通气超过灌注（$\dot{V}/\dot{Q} > 1$）时会出现肺泡无效腔，例如在肺的 1 区，或存在疾病，如 COPD 或哮喘。然而，假设通气量（$\dot{V}$）无变化，当灌注（$\dot{Q}$）减少也会导致 $\dot{V}/\dot{Q} > 1$。因此，任何与心排血量减少相关的情况，例如肺栓塞或心脏停搏，也会导致肺泡无效腔增加（$\dot{V}/\dot{Q} > 1$）和 "$ETCO_2$ 下降"。

6. $ETCO_2$ 如何帮助心脏停搏复苏？

作为心排血量的间接测量，$ETCO_2$ 水平在进行高级心脏生命支持（advanced cardiac life support，ACLS）时非常有价值。研究表明，心肺复苏（cardiopulmonary resuscitation，CPR）期间高质量的胸外按压可产生 1.6～1.9 L/（min·m²）的心脏指数，这与大于 20 mmHg 的 $ETCO_2$ 相关。另有研究发现，在 ACLS 20 min 后，$ETCO_2$ 水平低于 10 mmHg，可 100% 预测复苏失败。因此，美国心脏协会 ACLS 指南建议对所有接受 CPR 的插管患者进行定量二氧化碳监测，并将高质量胸外按压的目标定为 $ETCO_2$ 至少为 10～20 mmHg。

7. 插管误入食管后是否可以检测出呼出的 CO_2？

是的。面罩正压通气会导致口咽部空气（含 CO_2）进入食管和胃。此外，碳酸饮料、某些抗酸剂（即 Alka Seltzer、氢氧化镁混合物），甚至在进食或饮水时吞咽呼出的 CO_2，都会导致胃中产生 CO_2。然而，食管插管时检测到的 $ETCO_2$ 通常小于 10 mmHg，并且随着每次呼气而降低。

8. 使用 $ETCO_2$ 确认气管内插管最重要的方面是什么？

因为 CO_2 可以在食管插管初期检测到，所以寻找持续的 $ETCO_2$ 以确认气管内插管是至关重要的。

9. 描述 CO_2 图波形。

重要的特征包括 CO_2 的基础水平、程度和升高的速度，以及 CO_2 图的轮廓。CO_2 图有 4 个不同的阶段（图 21.1）。第一阶段（A～B 阶段）是呼气的初始期，这个阶段的气体为无效腔气，无 CO_2。B 点为肺泡气和无效腔气的混合气，CO_2 水平急剧升高。C～D 阶段为呼气或肺泡高峰期，气体为肺泡气。D 点为最高 CO_2 水平，为肺泡 CO_2 的最佳反映，即 $ETCO_2$。患者吸气时新鲜气体进入（D～E 阶段），曲线回到 CO_2 基线水平，大约为 0。

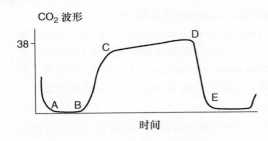

图 21.1 CO_2 图波形。A～B，呼出无效腔游离 CO_2；B～C，无效腔和肺泡气的结合；C～D，呼出大部分肺泡气；D，呼气末点（肺泡高峰）；D～E，吸入游离 CO_2

10. 导致 CO_2 图基线升高的原因是什么？

在吸气时 $ETCO_2$ 应回到 0 mmHg。如果 CO_2 基线未回到 0，患者吸气时会吸入 CO_2，通常称为**重复呼吸**（图 21.2）。可能导致重复呼吸的原因包括：

- CO_2 吸收剂耗尽；
- 单向吸气或呼气阀门机能不全。

11. 什么原因可能导致突然失去 CO_2 图波形？

突然失去 CO_2 图波形（图 21.3）可能是由以下原因所致：

- 食管插管；
- 严重支气管痉挛；
- 呼吸机断开或故障；
- CO_2 图断开或故障；
- ETT 阻塞；
- 灾难性的生理干扰如心脏停搏或大面积肺栓塞。

12. 什么原因会导致 CO_2 图波形下降？

$ETCO_2$ 下降（图 21.4）可由以下原因导致：

- 过度换气；
- 轻度或重度支气管痉挛；
- 心排血量下降；

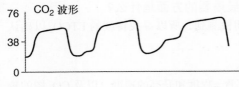

图 21.2 CO_2 重复呼吸表现为波形无法回到 0 基线

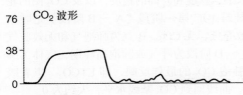

图 21.3 $ETCO_2$ 突然下降至接近 0 可能提示无通气或心排血量显著下降

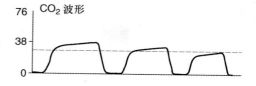

图 21.4　呼气末二氧化碳（ETCO$_2$）逐渐降低表明过度通气、CO$_2$ 产生减少或心排血量减少

- 气管内插管套囊泄漏。

13. 什么原因会导致 CO$_2$ 图波形升高？

ETCO$_2$ 升高（图 21.5）可由以下原因导致：

- 通气不足；
- CO$_2$ 重复吸入；
- CO$_2$ 气腹（例如，腹腔镜检查时的 CO$_2$ 吸收）；
- 输注碳酸氢钠；
- 止血带释放；
- 败血症和其他高代谢情况（发热、恶性高热、甲状腺危象）。

14. 阻塞性肺疾病如何影响 CO$_2$ 图波形？

阻塞性肺疾病，如哮喘和 COPD，可导致 ETCO$_2$ 波形具有上坡延迟的类似"鱼翅状"形态（图 21.6）。这与正常的 ETCO$_2$ 波形形成对比，后者通常是方波。因为阻塞性肺疾病的病理特征是肺泡无效腔增加（$\dot{V}/\dot{Q} > 1$），所以 ETCO$_2$ 会很低，并且 ETCO$_2$ 和 PaCO$_2$ 之间的梯度会大于典型的 3 ～ 5 mmHg。

15. CO$_2$ 图波形中的"箭裂"是什么？

患者的自主呼吸通常会在 ETCO$_2$ 波形中引起特征性的"箭裂"。当患者在呼气期间尝试吸气时会发生这种情况（图 21.7）。

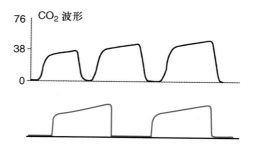

图 21.5　呼气末二氧化碳（ETCO$_2$）上升与低通气、CO$_2$ 产生增加和外源性 CO$_2$（如腹腔镜的 CO$_2$）吸收相关

图 21.6　陡峭的上坡提示阻塞性肺疾病

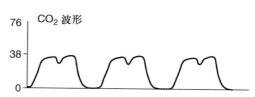

图 21.7　肺泡高峰期的裂缝通常提示患者从神经肌肉阻滞中部分恢复，在膈肌下表面进行手术操作或在胸部加压都可导致相似的其他不规则的波形

要点：二氧化碳图

1. 应持续进行 CO_2 监测以确认插管时 ETT 放置于合适的位置。
2. 在通气-灌注匹配的情况下，$ETCO_2$ 比 $PaCO_2$ 低 $3 \sim 5$ mmHg。
3. 分析 CO_2 图波形为大量临床情况包括心排血量下降，代谢活动的改变，急慢性肺病，通气、循环和 ETT 的问题提供了证据支持。

推荐阅读

American Society of Anesthesiologists. Standards for Basic Anesthetic Monitoring. 2015. Retrieved from https://www.asahq.org/standards-and-guidelines/standards-for-basic-anesthetic-monitoring.

Chitilian H, Kaczka D, Vidal Melo M. Respiratory monitoring. In: Miller RD, ed. Miller's Anesthesia. 8th ed. Philadelphia: Elsevier Saunders; 2015:1541–1579.

Link MS, Berkow LC, Kudenchuk PJ, et al. Part 7: Adult advanced cardiovascular life support. Circulation. 2015;132:S444–S464.

血压监测与动脉穿刺置管

Jessica L. Nelson，MD，Tim T. Tran，MD，Ryan D. Laterza，MD

闫琦 译 张云鹏 校

第22章

1. 血压测量有哪些方法？

　　血压（blood pressure，BP）测量可分为直接法和间接法。间接法包括袖带血压测量或脉搏触诊，直接法指使用动脉导管。最常见的间接法或无创血压（non-invasive BP，NIBP）测量方法为使用袖带血压计，袖带通常置于肱动脉上。NIBP 可以使用听诊器听 Korotkoff 音（手动方法）或使用示波仪（自动方法）测量。直接或有创血压（invasive BP，IBP）监测需要使用置入中心动脉或外周动脉的导管。

2. 如何通过触诊测量血压？

　　脉搏触诊也可用于紧急情况，但并不准确。传统教学依据 60/70/80 法则，即根据解剖位置可触及脉搏所需的最小收缩压（颈动脉为 60 mmHg，股动脉为 70 mmHg，桡动脉为 80 mmHg）。尽管研究表明这种方法与直接测压法没有很好的相关性。无论如何，这些研究表明在心脏停搏时，脉搏消失的顺序为桡动脉＞股动脉＞颈动脉。

3. 示波法如何测定无创血压？哪些血压参数（即收缩压、舒张压、平均压）为直接测量所得？哪些为计算所得？

　　示波血压测量（自动）是院内测量血压的最常用方法。它可直接测量平均动脉压（mean arterial pressure，MAP），计算收缩压和舒张压。袖带首先充气至高于收缩压的压力，然后缓慢地"放出"空气，随着袖带压力接近MAP，所造成的脉冲振荡被传递到袖带并被测量。随着袖带压力越来越接近MAP，振荡幅度增加。当袖带压力等于 MAP 时，振荡幅度最大。随着袖带压力降低到 MAP 以下，振荡的幅度会越来越小，直至消失。振荡幅度最大时的袖带压力被记录为 MAP。

　　制造商有多种不同方法，可根据袖带测量的 MAP 计算收缩压和舒张压。例如，一种常用的方法是在振荡的上升斜率最大或上升振荡幅度为最大振荡幅度的 50% 时计算收缩压，然后再使用收缩压和 MAP 计算舒张压。

4. 示波法如何利用 MAP 和收缩压计算舒张压？

　　已知 MAP 和收缩压，就可以使用以下方程计算舒张压：

$$MAP = \frac{sBP + 2 \times dBP}{3}$$

MAP，平均动脉压；sBP，收缩压；dBP，舒张压

5. 手动测量（听诊法）NIBP 和示波法测量 NIBP 有哪些区别？

手动测量 NIBP 依赖于伴随收缩压和舒张压的湍流引起的 Korotkoff 音。袖带持续充气至袖带内压力高于收缩压并缓慢放气。使用听诊器，第一个 Korotkoff 音对应收缩压。袖带持续放气，在舒张压水平 Korotkoff 音消失。因此，听诊法进行无创血压测量时，可直接测得收缩压和舒张压，MAP 需要计算。相反，示波法直接测得 NIBP，而收缩压和舒张压均需二次计算。手动测量 NIBP 受观察者影响，而示波法 NIBP 无此担忧。

6. 有创动脉血压监测的指征是什么？

- 循环不稳定；
- 需要连续输注滴定药物（如，血管活性药物）；
- 存在液体大出大入风险，例如颅脑手术、大血管手术、胸科手术；
- 既往存在心血管疾病，例如严重心脏衰竭或心脏瓣膜病；
- 担心 NIBP 监测可能不准确，例如病态肥胖、动脉粥样硬化和特发性震颤的患者；
- 需要频繁检测血液样本（如监测动脉血气）。

7. 哪些解剖位置可用于有创血压监测？

IBP 监测可包括外周动脉压监测和中心动脉压监测。外周动脉可选桡动脉、肱动脉和足背动脉，而中心动脉压监测可选择腋动脉和股动脉。

8. 为何需要将换能器归零以及调整高度？二者是否为同一件事？

换能器归零和调平是不同的过程，通常同时完成。归零或校准换能器指打开三通与大气相通，并在监护仪上进行归零。此时以大气压力为基准点，定义为 0 mmHg，这意味着血压测量与大气压力无关。调平指依据需要测量的压力部位，使换能器与其平面垂直。例如，仰卧位时，换能器位于胸骨平面下 5 cm（即腋中线）来测量主动脉根部压力（动脉线）或右心房压力（中心静脉压）。而在坐位时，动脉换能器多位于外耳道水平用以监测 Willis 环的血压。

9. 若换能器位置不合适，会出现什么问题？

若换能器位置高于所测压力所在的平面，患者 BP 会被低估；若低于所测压力的平面，患者 BP 则会被高估。

10. 若患者真实 MAP 是 100 mmHg，当换能器降低 10 cm，此时有创血压监测显示的 MAP 是多少？为什么？

cm H_2O 和 mmHg 之间的比值约为 10：7。因此，当换能器降低 10 cm，此

时有创血压监测显示的 MAP 约为 107 mmHg。这是因为汞（Hg）的密度大约是水（H_2O）的 13.6 倍，动脉导管中充满生理盐水（与 H_2O 的密度大致相同）。也就是说，13.6 cm 水柱产生的压力等于一个 1 cm 汞柱（或 10 mmHg），大致比例为 10 : 7。

11. 造成无创血压和有创血压监测数值之间差异的原因是什么？

　　NIBP 测量误差的原因包括袖带尺寸和位置不合适、肥胖、外周血流量减少（例如，感染性休克或锁骨下动脉狭窄）。IBP 测量误差可能是系统问题（例如，导管或管路扭结、校准不良或管路中有空气）或某些特殊患者（例如，低体温、动脉痉挛、锁骨下动脉狭窄）。在临床中，IBP 和 NIBP 监测之间血压差异的最常见原因是换能器位置不正确。

12. 造成左右上肢血压差异的最常见原因是什么？

　　由外周血管疾病（如动脉粥样硬化）引起的锁骨下动脉狭窄是血压差异的最常见原因。其他原因包括主动脉夹层、先天性心脏病和单侧神经肌肉异常。锁骨下动脉狭窄患者往往合并其他心血管疾病，例如冠状动脉疾病和颈动脉狭窄。

13. 哪个是最准确的血压参数：收缩压、舒张压或平均动脉压？为什么？

　　无论间接法还是直接法，MAP 均为最准确的参数。

　　示波法 NIBP 测量 MAP 并使用专有的经验派生算法计算收缩压和舒张压。因此 MAP 是最准确的 NIBP 参数，因为它反映了真实的直接测量数据，而不是经验性的。直接的 IBP 经由动脉管路测量，可因过阻尼或欠阻尼出现收缩压和舒张压的高估和低估，这可导致测量不准确。然而，MAP 一般不受阻尼变化的影响。

要点：血压监测

1. 自动示波法 NIBP 测量血压可直接测得 MAP，计算可得收缩压和舒张压。
2. MAP 是最准确的血压相关参数，因为 MAP 为直接测得而非计算所得。对于有创血压，MAP 仍为最准确的参数，因其几乎不受管路阻尼变化的影响。
3. cmH_2O 和 mmHg 之间的比值约为 10 : 7。
4. 左右上肢 BP 差异多因锁骨下动脉狭窄引起。

---

14. 描述一个典型的有创动脉监测系统设置。

　　有创动脉监测系统由以下组件构成：动脉穿刺导管、管路和换能器。导管放置在动脉内，并通过充满生理盐水的非顺应性管道连接到换能器。换能器的主要作用是将压力信号转换为电信号。换能器含有一个连于**单臂电桥**的膜片。压力波使膜片产生振荡，导致电路的电阻改变。电阻的任何变化都会影响电路内的电压，该电压用作代表实时动脉血压的电信号。

15. 描述有创动脉监测可能出现的并发症。

动脉导管置入的并发症并不常见，主要包括肢体远端缺血、动脉血栓形成、血肿形成、导管部位感染、全身感染、周围皮肤坏死、假性动脉瘤和因管路意外断开引起的失血。

16. 解释正常的手部血液供应如何实现桡动脉置管而不影响手部血供。

手部供血由尺动脉和桡动脉供应。二者由手腕部的四个交通支（掌浅弓、掌深弓，以及前腕弓、后腕弓）吻合。由于双重血供，如果一条动脉闭塞，另一条动脉都可以通过交通支为手部补充供血，从而避免手部缺血相关并发症。

17. 什么是 Allen 试验？

Allen 试验是一种体格检查，用于评估通过尺动脉在手掌的侧支循环是否正常。为了进行测试，临床医生同时对桡动脉和尺动脉施加压力以闭塞动脉。嘱患者握拳，以驱除手部血流。该医生随后松开对尺动脉的压迫，通过手部颜色变化的速度来评估灌注。

18. Allen 试验能否充分预测缺血并发症？

暂无证据支持常规使用 Allen 试验可预测桡动脉插管引起的动脉缺血并发症。

19. 放置动脉导管需要哪些无菌措施？

疾病控制和预防中心建议，放置外周动脉导管时，使用消毒液、戴帽子、口罩、戴无菌手套、铺盖孔巾。对于中心（股骨和腋窝）动脉导管插入术，应做到最细致的无菌预防措施，包括穿着无菌大衣。

20. 评价各个外周动脉置管部位的风险和益处。

就外周动脉而言，鉴于其安全性和操作者的熟悉程度，最常选择桡动脉置管。如果桡动脉提供足够的侧支血流，也可以行尺动脉置管，但若已在同侧多次尝试桡动脉置管，则不宜再行尺动脉置管。肱动脉是最后选择，并存在置管后出现缺血并发症的风险。然而，研究表明肱动脉置管的并发症很少，如果其他部位均不可用，这是一个可行的选择。足背和胫骨后部也可置管，但限制了患者的活动，因此不常用。外周动脉在出血或形成血肿时均易于压迫。

21. 中心动脉波形与外周动脉波形有何不同？

当动脉压力从中心向外周传递时，波形会发生改变（图 22.1）。因传输延迟，高频成分（例如重搏切迹）丢失，收缩压增高，舒张压降低（即脉压增加）。这被称为**远端脉冲放大**。收缩压和舒张压的这种变化源于动脉壁顺应性和共振能力的下降（当它在动脉中向远端传播时，反射波被添加到动脉波形中）。关于中心动脉和外周动脉压力测量之间的一致性的证据存在不同意见，但一些研究表明，中心动脉可以优选用于某些患者（例如，使用大剂量升压药的患者）。虽然收缩压和舒张压可能不同，但无论中心或外周动脉

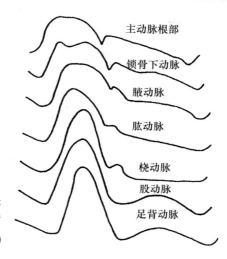

图 22.1　不同部位动脉波形变化（From Blitt CD, Hines RL. Monitoring in Anesthesia and Critical Care Medicine. 3rd ed. New York：Churchill Livingstone；1995. With permission.）

主动脉根部

锁骨下动脉

腋动脉

肱动脉

桡动脉

股动脉

足背动脉

置管，MAP 多为一致。

22. 从动脉波形中可以获得什么信息？

- 节律：实时波形分析可以识别心律失常和电机械分离（例如，室性早搏或无脉搏电活动）；
- 每搏输出量：曲线下面积可提示每搏输出量；
- 低血容量：正压通气导致脉压或收缩压变化大提示低血容量。

23. 对于有创动脉血压监测，哪些问题可能导致测量误差？

IBP 监测可能出现收缩压和舒张压测量不准的问题，与其动脉监测系统（导管＋管路＋流体＋换能器）的阻尼和固有频率有关。例如，在一个"欠阻尼"动脉管路中，会高估收缩压，而低估舒张压。相反，"过阻尼"的动脉管路可能会低估收缩压而高估舒张压，从而导致脉压变小。需要强调的是，MAP 通常不受"过阻尼"或"欠阻尼"动脉波形的影响。

24. 固有频率的定义。

固有频率（f_n）是系统自然振荡的频率，由该系统的物理特性决定。例如，高张力的吉他短弦自然会比低张力的长弦以更高的固有频率振荡。动脉监测系统的固有频率可以由以下等式定义：

$$f_n = \left(\frac{1}{2\pi}\right)\sqrt{\frac{\pi r^2}{LC}}$$

固有频率方程

f_n，固有频率；L，长度；r，半径；C，顺应性

长度、半径和顺应性主要与动脉监测系统的导管和管路有关。研究表

明，大多数动脉监测系统的固有频率约为 15 Hz。

25. 阻尼的定义。

阻尼（ζ）反映系统抵御振荡的阻力。换句话说，包含高阻尼的系统将抵抗振荡，而没有阻尼的系统将无限期振荡。例如，吉他弦最终会因为抵抗振荡的力（即阻尼）而停止振荡，抵抗震荡的力包括空气摩擦（外阻）、弦内细丝之间的摩擦以及其他分子间力（内阻）。动脉监测系统的阻尼可以由以下等式定义：

$$\zeta = \left(\frac{4\mu}{r^3}\right)\sqrt{\frac{LC}{\pi}}$$

阻尼方程

ζ，阻尼；μ，黏度；r，半径；L，长度；C，顺应性

请注意，阻尼方程和固有频率方程均假设密度（0.9% 生理盐水）为 1（g/ml）。

26. 动脉波形的基频是多少？

动脉波形可由基频（第一谐波）被分解成多种不同频率的波形（经傅立叶变换）。该动脉波形可以仅使用前八个谐波以合理的精度重建。例如，60 次 / 分的心率在数学上可以描述为频率为 1 Hz（每秒 1 次或周期）的正弦波。这是动脉波形的最低频率，称为基频或第一谐波。以下每个谐波都是基频的整数倍，所以第二谐波将包含所述 2 Hz 的动脉波形，以此类推。要重建动脉波形，8 次谐波是必要的。这意味着显示的动脉波形（假设心率为 60 次 / 分）将包含高达 8 Hz（1 Hz×8）的频谱。然而，为了正确显示和测量更高的心率，大多数动脉监测器需要适应高达 180 次 / 分（60 次/ 分×3）的心率。因此，监视器需要处理和显示包含高达 24 Hz（8 Hz×3）频谱的波形。

27. 这说明什么？

动脉监测系统的固有频率（导管＋管路＋生理盐水＋换能器）是大约 15 Hz，而一个动脉波形可能包含频率成分最多到 24 Hz。因此，能量从输入信号（在桡动脉压力）传递到动脉监测系统（管道和换能器）中，当来自动脉压力波的频率包含等于或接近动脉监测系统的固有频率时，会在 15 Hz 时发生共振。大多数动脉压力监测系统都是"欠阻尼"的，它们都有一定程度的振荡，导致收缩和舒张波形以及压力读数失真。阻尼会最小化这些振荡，使显著扭曲的动脉波形维持合理的保真度。从理论上讲，如果把动脉监测系统设计为基频远高于动脉压力波形的频率，则不会出现这样的振荡。

28. 动脉导管或管路扭曲会导致欠阻尼还是过阻尼动脉波形？

会导致过阻尼波形。动脉管路扭曲或血凝块会导致管路半径减小。半径减小会导致动脉监测系统固有频率下降（出现欠阻尼波形），但对阻尼增加的贡献更大（见上述固有频率和阻尼计算公式）。因此，动脉监测系统管路

扭曲或血凝块会导致过阻尼波形。

29. 动脉监测系统管路中的气泡会有什么影响？为何用生理盐水预充管路来减少气泡非常重要？

　　首要影响是会造成空气栓塞。由于手部有尺动脉和桡动脉的交通支，因此空气栓塞引起的缺血性并发症并不常见。对于侧支循环不良的患者，仍可能出现缺血性并发症。

　　此外，气泡会对动脉监测系统的基频和阻尼产生复杂的影响。空气的可压缩性会增加动脉监测系统的顺应性。这将增加系统的阻尼而降低基频（见阻尼和基频方程）。还有很多其他变量（即半径或阻力、导管顺应性、心率）共同影响，因此既可能出现"过阻尼"，也可能出现"欠阻尼"动脉波形。总之，无论动脉波形是"欠阻尼"还是"过阻尼"，动脉系统管道中的空气都可能导致动脉波形失真。

30. 为什么动脉管路需要采用非顺应性管路（硬质管路）？

　　动脉监测系统通常使用非顺应性管路。如果使用顺应性管路（例如静脉输液延长管路），系统的顺应性将增加，这会导致阻尼增加，同时也会降低系统的固有频率（参见阻尼和基频方程）。增加阻尼会造成"过阻尼"的波形，而降低固有频率将导致"欠阻尼"波形。非顺应性管路可防止这些问题的发生，从而更好地保持动脉波形的真实性。

31. 如何判断动脉监测系统是"过阻尼"还是"欠阻尼"？

　　拉住冲洗栓并释放它（即快速冲洗测试）会将脉冲发送到动脉系统，使其以其固有频率共振。大多数动脉血压系统均略"欠阻尼"，会生成振荡。一般情况下，若大于 2 个振荡，为欠阻尼，1 ~ 2 个振荡为适当阻尼，无振荡则为过阻尼（图 22.2）。

32. 动脉监测系统"过阻尼"和"欠阻尼"的可能原因是什么？

　　"过阻尼"：气泡，连接松动，导管或管路打折，血凝块，动脉痉挛，管路过长或过短。

　　"欠阻尼"：气泡，导管或管路打折，低体温、心动过速、管路过长或过短。

　　请注意，气泡和管路过长或过短既可能导致欠阻尼，也可能导致过阻尼（参见阻尼和基频方程）。还要注意心动过速所致"欠阻尼"，这是由于心率快时动脉波形频谱随之增快。

33. 冲洗管路是否存在危险？

　　冲洗管路可改善动脉波形的质量。理论上存在空气或血栓逆行进入脑血管系统的风险。尽管存在这种担忧，但与动脉置管相关的不良神经系统并发症极为罕见。

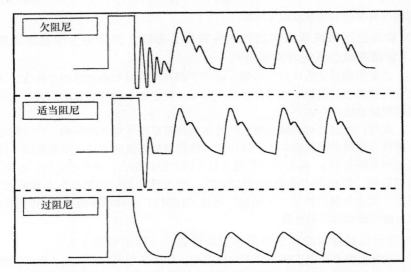

图 22.2　快速冲洗测试后的欠阻尼、适当阻尼和过阻尼动脉波形

要点：动脉穿刺置管

1. 并无证据表明 Allen 试验可减少动脉穿刺置管相关的缺血并发症。
2. 外周动脉波形轮廓大于中央动脉波形，表现为更高的收缩压和较低的舒张压。MAP 相近。
3. 存在远端灌注不足的患者（如严重休克，重度低体温，大剂量升压药），中央动脉压力较外周动脉压力更准确。
4. 过阻尼波形低估收缩压、高估舒张压，欠阻尼波形则相反。
5. 阻尼减小或动脉监测系统的固有频率与动脉波形本身的频谱重叠会导致欠阻尼波形。
6. MAP 受阻尼变化影响较小。

推荐阅读

Brzezinski M, Luisetti T, London MJ. Radial artery cannulation: a comprehensive review of recent anatomic and physiologic investigations. Anesth Analg. 2009;109:1763–1781.

Handlogten KS, Wilson GA, Clifford L, et al. Brachial artery catheterization: an assessment of use patterns and associated complications. Anesth Analg. 2014;118:288–295.

Kim WY, Jun JH, Huh JW, et al. Radial to femoral arterial blood pressure differences in septic shock patients receiving high-dose norepinephrine therapy. Shock. 2013;40:527–531.

Kleinman B. Understanding natural frequency and damping and how they relate to the measurement of blood pressure. J Clin Monit. 1989;5(2): 137–147.

Meidert AS, Saugel B. Techniques for non-invasive monitoring of arterial blood pressure. Front Med. 2018;4:231.

中心静脉置管

Ryan D. Laterza，MD，Thomas Scupp，MD，Samuel Gilliland，MD

韩侨宇 译 田雪 校

第 23 章

1. 中心静脉置管的定义。

中心静脉导管（central venous catheter，CVC）是一种置于大静脉中的导管，导管的远端孔口位于中心静脉内。CVC 放置的目标中心静脉，对于颈内静脉（internal jugular，IJ）或锁骨下静脉是上腔静脉（superior vena cava，SVC），而对于股静脉则是下腔静脉（inferior vena cava，IVC）。请参见图 23.1。

2. 围手术期放置中心静脉导管的适应证是什么？

- 外周静脉通路不足或开放困难时提供静脉（intravenous，IV）通路；
- 容量复苏（例如：大量输注血制品）；
- 评价心功能；
- 注入药物（例如：升压药）；
- 放置肺动脉导管；
- 抽吸空气栓子；
- 为实验室检查频繁抽取血液样本。

3. 放置中心静脉导管的其他适应证有哪些？

- 放置经静脉起搏器；

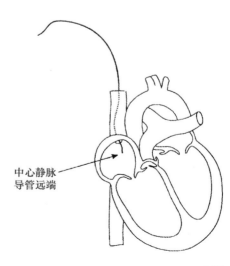

中心静脉
导管远端

图 23.1 中心静脉导管放置于上腔静脉

- 全肠外营养；
- 血液透析；
- 长期化疗；
- 血浆置换。

4. 中心静脉置管的禁忌证是什么？

- 置管区域感染或明显污染；
- 凝血功能障碍并选择不可压迫性静脉区域（锁骨下 CVC）；
- 在颅内压（intracranial pressure，ICP）升高的情况下放置 IJ 或锁骨下 CVC（严禁 Trendelenburg 体位）；
- 置管静脉存在血栓；
- 患者无法耐受。

5. 与中心静脉置管相关的并发症是什么？

所有 CVC 放置点：

- 刺破、扩张动脉和（或）CVC 置于动脉；
- 感染；
- 导管尖端或导丝栓塞；
- 空气栓塞；
- 深静脉血栓（deep vein thrombus，DVT）；
- 心律不齐；
- 血管外导管移位。

颈内和锁骨下 CVC：

- 气胸，尤其是锁骨下 CVC，但也可发生于 IJ CVC；
- 血胸和出血，尤其是锁骨下 CVC；
- 放置左侧 IJ CVC 时胸导管损伤；
- 心肌穿孔和心脏压塞。

股静脉 CVC：

- 腹膜后出血。

重要的是要注意一些穿刺点的并发症发生率高于其他部位。例如，股静脉 CVC 的 DVT 发生率最高，锁骨下 CVC 发生气胸和出血相关并发症（穿刺区域无法压迫）的发生率最高，颈内静脉 CVC 因动脉穿刺置管导致卒中和死亡的风险较高，尽管很少见。

6. 有哪些类型的中心静脉导管？

CVC 可分为四类：非隧道式（例如：三腔导管或引导鞘管）、外周置入式中心导管（peripherally inserted central catheters，PICC）、隧道式（例如 Hickman）和完全植入式（例如 Portacath）（表 23.1）。

迄今为止，非隧道式导管是围手术期最常见的 CVC。与隧道式、完全植

表 23.1 中心静脉导管的类型

导管类型	置入部位	留置时间	举例
非隧道式（三腔导管，引导鞘管，血液透析导管）	颈内静脉、锁骨下静脉和股静脉	短期（数日至数周）	静脉通路开放困难、血管活性药物、容量复苏、肺动脉导管置入、经静脉起搏、血液透析
外周置入式中心导管（PICC）	头静脉、贵要静脉和肱静脉	中期（数周至数月）	全胃肠外营养（total parenteral nutrition，TPN）、化疗、长期应用抗生素、长期应用血管活性药物
隧道式导管（例如：Hickman®，Broviac®）	颈内静脉和锁骨下静脉	长期（数月至数年）	化疗，血液透析
完全植入式导管（例如：Portacath®，Mediport®）	颈内静脉和锁骨下静脉	长期（数月至数年）	化疗

入式导管（例如 Portacath®）或 PICC 相比，非隧道式导管可以快速获得中心通路，但更容易感染，并且患者的舒适度较低。尽管 PICC 在门诊放置可减少相关的感染，但与非隧道式 CVC 相比，住院患者放置 PICC 具有相同的感染风险，并且与 DVT 增加相关。

7. 概述不同类型的非隧道式中心静脉导管。

围手术期放置的绝大多数 CVC 是非隧道式导管，特别是：①多腔导管和②引导鞘管。多腔非隧道式 CVC 有多种配置和尺寸。例如：三腔或四腔导管具有 3 个或 4 个腔，在导管远端开口的位置略有不同。CVC 上的多个开口存在单独的通道，以便同时进行药物输注、采血以及监测中心静脉压（central venous pressure，CVP）。由于每个开口是一个单独的管腔，最大输注速率将根据该管腔的直径和长度而变化。例如：典型的 7 French（Fr）三腔导管（triple lumen catheter，TLC）具有 2 个较小的 18 G 管腔和一个较大的 16 G 管腔。一些导管进行了肝素化、使用氯己定、抗生素涂层或银浸渍，以避免血栓形成或感染。

另一种常见的非隧道式 CVC 是引导鞘管。引导鞘管主要设计用于"引导"肺动脉导管或经静脉起搏导线进入右心。然而，它们也常用于容量复苏，特别是在创伤患者和肝移植手术中。导管通常是短口径和大口径（9～12 Fr），带有侧口，可用于输液或 CVP 监测。

8. 什么是 Seldinger 技术？

Seldinger 技术由瑞典放射科医生 Sven-Ivar Seldinger 博士于 1953 年首次提出。他的技术允许将易弯曲的导管放置于血管腔中。Seldinger 技术通常用于动脉和静脉导管置入术。在此技术之前，行血管造影术的血管通路通常需要大的刚性针头或手术暴露（即切开）以帮助放置易弯曲导管。他的技术包括以下步骤：

（1）用针穿刺血管；

（2）将导丝穿过针进入血管；

（3）拔针，同时保持导丝在血管内；

（4）扩皮并将 CVC 通过导丝置入血管；

（5）移除导丝。

9. 什么是改良的 Seldinger 技术？

尽管 Seldinger 技术是放置 CVC 的传统方法，但改良的 Seldinger 技术是一种具有一些独特优势的替代方法。改良的 Seldinger 法使用血管导管而不是直针来进行血管穿刺。一旦血管导管刺破血管腔，并且可以看到血液回流到注射器中，操作者就将导丝从针头滑入血管。然后，操作者使用 Seldinger 技术通过导丝将较小的导管更换为较大的中心静脉导管。

与 Seldinger 技术相比，改良的 Seldinger 技术可能需要一个额外的步骤；然而，它与较高的中心静脉置管成功率相关。改良的 Seldinger 技术的另一个优点是它有助于在扩皮之前进行测压，因为将压力管连接到固定的刚性针头（与导管相反）可能很麻烦。对于锁骨下通路和肥胖患者，改良的 Seldinger 技术可能被证明是困难的。在放置锁骨下 CVC 时，锁骨可能会阻碍或扭曲血管导管的几何形状，肥胖造成的多余组织可能会在血管和皮肤之间产生很大的距离，从而影响血管导管置入血管，尤其是股静脉。

10. 放置中心静脉导管的基本步骤是什么？

在尝试插管之前，应使用各种方法来增加目标血管的静脉压力。最常见的方法包括对 IJ 和锁骨下静脉使用 Trendelenburg 位，对股静脉使用反向 Trendelenburg 位。其他可能有用的辅助措施包括为机械通气插管患者增加或加倍呼气末正压（positive end expiratory pressure，PEEP）（例如 10 cmH$_2$O 的 PEEP）。通过患者体位和其他辅助措施（如 PEEP）增加目标静脉压力，将增加静脉直径，有助于置管，并降低空气栓塞的风险。当针头朝向目标血管进针时，轻柔、连续的抽吸注射器是必需的。这使得针头在进入血管时血液充满注射器。一旦针头进入血管腔内，Seldinger 技术可用于：①扩张组织以形成通道，以及②将 CVC 放入血管腔内。

11. 是否应使用超声引导或解剖标志放置 CVC？

应尽可能在超声引导下放置所有 CVC。与解剖标志技术相比，超声引导下放置 CVC 已被大量研究证明可显著减少并发症，增加首次操作成功率，并缩短成功置管的时间。超声引导下放置 CVC 得到了几个循证国家指南的认可，并且是股静脉和颈内静脉 CVC 置管的标准方法。

12. 扩皮前如何确认静脉通路？蓝色血液够吗？

患者缺氧，心排血量不足，或患有高铁血红蛋白血症时，动脉血液可能是暗的。在低血压或休克的患者中，动脉血的搏动可能难以识别。在扩皮和放置 CVC 之前确认静脉通路的最佳方法是测压。这可以通过将一根短小的导管（如 20 G）穿过导丝（Seldinger 技术）置入静脉或使用血管导管直接穿入静脉（改良的 Seldinger 技术）来实现。然后将一小段 IV 管连接导管并测压。尽管可以通过将 IV 管连接换能器来定量测压，但大多数情况下，可以通过让 IV 管充满血液并垂直握住管从而简单地进行定性测量，该血柱的高度反映 CVP。如果导管不慎放置在动脉中，IV 管中的血柱高度将反映动脉压。超声也可以作为辅助手段来观察静脉中的导丝（图 23.2）。其他辅助手段包括经食管超声心动图，它可以直接观察 SVC 或右心房中的导线尖端。

13. 扩皮前仅用超声确认导丝在静脉通路有哪些缺点？

虽然超声可用于在扩皮和放置 CVC 之前发现静脉中的导丝，但它存在局限性。特别地，尽管导丝尖端并非不能看到，但用超声可视化也存在困难，尤其是当导丝置于静脉循环深处（如 20 cm）时。回想一下，静脉系统的薄壁中膜存在高度顺应性。当试图用引导针穿刺血管腔时，静脉前壁内陷并"亲吻"后壁的情况并不少见。这可能会导致针头穿过静脉并可能刺穿下面的动脉血管（即颈动脉、头臂动脉或锁骨下动脉）。如果发生这种情况，随后操作者将导丝穿入，导丝将穿过并跨越目标静脉，并且导丝的尖端将位于动脉血管内。超声将显示一根导丝位于静脉内，但测压会显示为动脉压力。

14. CVC 的尖端应该放在哪里？　CVC 放置太深或太浅会出现什么问题？

CVC 尖端的理想位置被认为是在腔房交界处，在那里 SVC 与右心房相遇。使用胸部 X 线检查，它位于隆突下方 3 ～ 5 cm 处。尽管在临床应用中 CVC 尖端放置在远端 SVC 1/3 处或近端右心房也被接受，但远端尖端可能会随着患者的运动和（或）呼吸而移动 ±2 cm。因此，理想的位置可能是在腔房交界处，以使随着患者的运动和（或）呼吸，导管尖端的移动保持安全。

浅部 CVC 导管放置的并发症（例如：头臂静脉或 SVC 的上 1/3）包括静脉血栓和 CVC 功能障碍。远端右心房或右心室的 CVC 置管的并发症是心律失常和心脏压塞。虽然心脏压塞仍然是一种罕见的破坏性并发症，但由于

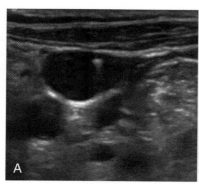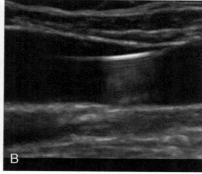

图 23.2　超声下颈内静脉导丝的短轴（A）和长轴（B）切面

以前的 CVC 更硬，过去这种情况更可能发生，而大多数现代 CVC 是软的，不太可能引起这种并发症。

15. 放置 CVC 时，应将 CVC 放置多深？

放置右侧 CVC（右 IJ 或右锁骨下）时，导管一般应在皮肤处穿入 14～16 cm；放置左侧 CVC（左 IJ 和左锁骨下）时，导管穿 16～20 cm。这是由于左侧 CVC 的头臂静脉曲线路径更长造成的。一般来说，最好将导管放置得比必要的深一点，并用胸部 X 线确认尖端位置，因为需要遵守无菌原则，CVC 可以往回拉，但不能推入更深。

16. 使用在手术室放置的 CVC 之前需要行胸部 X 线检查吗？

除股静脉 CVC 外，所有 CVC 都应进行胸部 X 线检查以确认尖端在正确的位置。胸部 X 线还可以评估气胸并帮助确认尖端不在动脉内，例如颈动脉或锁骨下动脉或向上移位到 IJ 静脉，这可以通过锁骨下置管看到。目前的美国麻醉科医师协会指南指出，CVC 可在放置后立即在手术室使用，胸部 X 线可延迟到术后进行。因此，在围手术期环境中，强烈建议临床医师使用测压法验证 IV 导管位置，特别是如果在胸部 X 线确认之前使用 CVC。

17. 您正尝试行右侧颈内静脉置管。在进行该操作时，您无意间将引导针穿过 IJ 穿入颈动脉。超声确认时显示一根导丝似乎放置在 IJ 中，您继续扩皮和放置 CVC。后来，您注意到 CVC 管中有搏动的鲜红色血液。您应该立即拔出 CVC 吗？

不能！拔出 CVC 会导致大量出血，并有导致颈动脉夹层和（或）卒中的风险。应考虑手术取出所有意外放置于颈动脉或锁骨下动脉中的 CVC。在扩张血管（在这种情况下是颈动脉）之前进行测压可以防止这种并发症的发生。锁骨下动脉置管也应通过手术取出，因为锁骨妨碍直接按压。然而，意外股动脉置管可以安全地拔除（尽管应考虑咨询外科、心脏科或介入放射科医师），然后直接压迫股动脉至少 10～15 min，同时患者平卧数小时。

18. CVC 放置最常见的首选部位是哪儿：颈内、锁骨下或股静脉？

右 IJ 静脉通常是非隧道式 CVC 放置的首选部位。这在历史上是由于以下几个原因造成的，例如：①与左侧更加曲折的血管系统通路相比，右侧血管系统解剖结构有助于直接放置到 SVC 中；②与股静脉相比，DVT 和感染的风险较低（有争议）；③与锁骨下相比，解剖结构更有利于超声引导下的 CVC 放置；④与锁骨下相比，出血和气胸的风险更低；⑤与股静脉相比，手术过程中使用更容易，以及⑥熟悉。

19. 为什么股静脉不常作为 CVC 放置的首选部位？

通常不使用股静脉 CVC 是因为担心感染和 DVT，不使用锁骨下 CVC 是因为有气胸和在不可按压部位出血的风险。然而，既往研究表明，在无菌预防措施尚未标准化和实施之前，股静脉 CVC 感染的风险较高。近期研究显示，当放置股静脉 CVC 时，严格遵守无菌原则，其感染风险接近 IJ 和锁骨下通路部位。此外，股静脉入路几乎不存在发生破坏性神经系统并发症的风险，而无论是扩张颈动脉还是将升压药从错位的 CVC 直接注入颈动脉，这都几乎是不可能的。因此，虽然锁骨下和 IJ 入路可能具有略低的感染风险（尽管存在争议），但行股静脉 CVC 放置过程本身相关的风险较低，因此将股静脉 CVC 作为首选可能也并非不合理，尤其是当 CVC 仅用于短期（如 1～2 天）。换句话说，股静脉 CVC 降低了短期风险（即颈动脉穿刺、卒中、气胸、不可按压部位出血），但长期风险更高（即感染、DVT）（图 23.3）。

20. 在哪些临床情况下应将股静脉 CVC 作为主要通路？

应强烈考虑股静脉 CVC 的临床情况如下：①紧急建立快速通路（例如心肺复苏）；② ICP 升高（IJ 和锁骨下穿刺时 Trendelenburg 体位会增加 ICP）；③颈椎不稳定（颈圈阻挡颈部通路）；以及④短期的临时通路，并且放置 CVC 本身所涉及的短期风险（颈动脉损伤、卒中、气胸、出血等）高于长期风险（感染和 DVT）。

21. CVP 如何测量？

CVC 管连接到传感器，该传感器将压力转换为电信号，并以 mmHg 显示

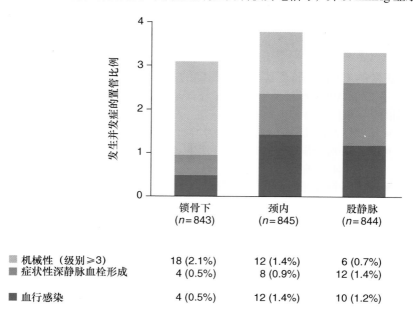

图 23.3　置入部位的中心静脉导管并发症。机械并发症包括动脉损伤、血肿和气胸（From Parienti J. et al. Intravascular complications of central venous catheterization by insertion site. N Engl J Med. 2015；373：1220-1229.）

在实时显示屏上。请参阅第 22 章血压监测与动脉穿刺置管以了解有关换能器的更多详细信息，包括关于校平和调零的讨论。

22. CVP 应该在身体的哪个位置测量？

CVP 应在右心房测量。右心房的体表标志位于胸骨后 5 cm 或腋中线约第四肋间水平。有必要持续对换能器进行调整，以确保每当患者的体位或床的高度发生变化时，换能器始终处于该水平（图 23.4）。

23. 为什么调整 CVP 换能器在正确的水平很重要？

将换能器放置在正确的水平上至关重要，仅几厘米的差异就会导致显著的测量误差，从而显示为低 CVP。例如：换能器升高 2.7 cm 会使 CVP 下降 2 mmHg（1 cmH$_2$O = 0.7 mmHg）。对于真实 CVP 为 4 mmHg 时，降低 2 mmHg 代表 50% 的误差！

请注意，此概念也适用于获得的其他低压测量，如通过肺动脉导管获得的肺动脉楔形或肺动脉闭塞压（pulmonary artery occlusion pressure，PAOP）。

24. 应在吸气或呼气期间测量 CVP 吗？

CVP 对呼吸效应敏感，在负压通气（即正常自主呼吸）吸气时会降低，在正压通气（即气管插管机械通气）时会升。由于 CVP 是一个小数字（0 ~ 8 mmHg），吸气时 CVP 的微小变化会造成大的百分位误差。因此，为了尽量减少这个问题，应在呼气结束时测量 CVP。

请注意，这也适用于使用肺动脉导管测量楔形或 PAOP 时。此类压力也应在呼气末测量。

25. 正常的 CVP 波形及其与心动周期的关系。

正常的 CVP 波形有 3 个升支（a，c，v）和 2 个降支（x，y），对应心动周期的某些事件（图 23.5）。

- **a 波**代表心房收缩时右心房压力增加。
- 整个心房舒张过程完成之前，产生 **c 波**，是右心室收缩的早期三尖瓣移向右心房所致。
- **x′ 和 x 降支**是右心房开始舒张（x′）和右心房舒张完成（x）时右心

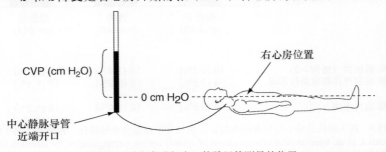

图 23.4　对患者进行中心静脉置管测量的位置

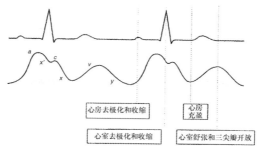

图 23.5　正常中心静脉压波形

房压力下降所致。
- v 波是三尖瓣关闭时心房充盈所致的右心房压增加所致。
- y 降支产生于右心室舒张，随后三尖瓣开放，血液被动进入右心室时。

26. 影响 CVP 的因素有哪些？

CVP 与静脉回流、静脉张力、胸膜腔内压和心功能直接相关。以下围手术期事件可能会改变这些变量：
- 麻醉诱发的血管舒张（CVP 降低）和心脏抑制（CVP 升高）；
- 严重血容量减少和出血（CVP 降低）；
- 正压通气和 PEEP（CVP 升高）；
- 手术应激或 α_1 受体激动剂造成的交感神经张力增加，导致静脉收缩（CVP 升高）；
- 舒张功能不全或收缩性心力衰竭（CVP 升高）；
- 患者体位，如 Trendelenburg 体位（CVP 升高）。

27. CVP 的生理基础是什么？什么被认为是正常的 CVP？

CVP 通常被解释为右心房压或右心室充盈压，以此类推，肺动脉导管可用于测量左心的 PAOP。尽管 CVP 通常用作确定"前负荷"的替代指标，但重要的是要了解还有其他几个因素会影响 CVP，包括心室顺应性（例如舒张功能障碍可能需要更高的 CVP 才能获得足够的前负荷）。

请记住，改善患者前负荷的目标是优化 frank-starling 曲线，从而优化肌球蛋白和肌动蛋白重叠的表面积。因此，前负荷是一个几何优化问题（心室舒张末期容积）而不是一个压力优化问题（心室舒张末期压力）。通常，CVP 的典型参考范围是 0 ～ 8 mmHg。更多详细信息，请参阅第 25 章容量评估。

28. 异常的 CVP 波形如何诊断异常心脏事件？

它可被用来协助诊断影响右心功能的病理生理事件。例如：房颤的特点是缺乏正常 a 波，严重三尖瓣反流可产生巨大 V 波。右心房收缩对关闭的三尖瓣会引起大炮型 A 波，这可以在房室分离、三度房室传导阻滞或心室起搏期间的非同步心房收缩等情况中看到。

29. 对失血性休克患者进行容量复苏更好的方法是：20 G 外周 IV（peripherally IV，PIV）还是 7 Fr 三腔 CVC（triple lumen CVC，TLC）？

短的 20 G PIV 比长的 7 Fr TLC 具有更高的流速。例如：典型的 7 Fr TLC 长为 16 或 20 cm，并具有 2 个 18 G 和 1 个 16 G 管腔。由于 7 Fr TLC 的长度较长，与较短的导管相比，即使对于较大的 16 G 管腔，流速也非常低。例如：16 G 管腔在 7 Fr、20 cm 长的 TLC 中的流速为 51 ml/min。相比之下，短的 16 G PIV 的流速为 220 ml/min，而 20 G PIV 的流速为 65 ml/min！因此，在失血性休克的情况下，理想的复苏通路应该是"短而粗"的，例如 14 G PIV、16 G PIV 或引导鞘管 CVC。详情请参见表 23.2。

30. 什么是决定静脉导管流速最重要的特征：长度还是半径？

虽然长度和半径都会影响流速，但最重要的因素是半径。这是由 Poiseuille 定律引起的，该定律显示流体的流量与压力阶差乘以半径的四次方除以给定流体的长度和黏度成正相关：

$$Q = \frac{\Delta P \pi r^4}{8 \eta l}$$

Poiseuille 定律

Q，流量；ΔP，压力阶差；r，导管半径；η，黏度；l，长度

31. 拔除 CVC 时有什么特别的注意事项？

在锁骨下或 IJ 静脉导管拔除前，患者应取 Trendelenburg 体位以增加拔除导管时的静脉压力，以降低空气栓塞的风险。除了 Trendelenburg 体位，还可以让患者做"humm"或 Valsalva 动作同时拔除 CVC。在导管拔除后，应保持拔除导管部位的外部压力，直到血凝块形成堵住血管。拔除的中心静脉

表 23.2 各种尺寸导管的流速	
规格和长度	**流速（晶体）(ml/min)**
24 G 0.75 英尺 PIV	20
20 G 1 英尺 PIV	65
18 G 1.16 英尺 PIV	105
16 G 1.16 英尺 PIV	220
16 G 20 cm（7 Fr TLC）	51
14 G 1.16 英尺	450

PIV，外周静脉导管；7 FR TLC，7 Fr 三腔中心静脉导管

通路应覆盖闭合敷料，放置在置管部位，以防止延迟空气栓塞的可能，直到通路完全闭合，通常为拔除导管后 24 ～ 48 h。

要点：中心静脉置管和压力监测

1. CVC 的并发症包括：气胸、动脉损伤、出血、胸导管损伤、空气栓塞、DVT 和感染。

2. Seldinger 技术涉及将导丝放入静脉中，这有利于通过导丝替换导管进入静脉。

3. 在放置 CVC 时，应始终使用超声。超声的使用与更快的 CVC 放置、更少的并发症以及更高的首次尝试成功率相关。

4. CVC 放置的第一选择位点通常是右 IJ。这是由各种原因造成的，包括：其到右心房直的解剖轨迹、熟悉、手术过程中更容易使用、解剖上更便于超声引导下 CVC 放置，以及与股静脉相比较低的感染率（存在争议）。

5. 在扩皮前，特别是当在胸部 X 线确认之前使用 CVC，并且将 CVC 放置在颈动脉附近的颈部时，确认导丝是否放置在静脉中，应强烈考虑测压。

6. CVP 不是评估容量状态的准确方法。

7. CVP 在测量中容易出现误差，例如换能器放置的平面错误或在吸气时测量 CVP。CVP 换能器应仔细调整到右心房水平，并在呼气末测量。

8. 三腔导管流速慢，不是容量复苏时良好的导管。容量复苏时理想的导管应"短而粗"（例如 14 G PIV）。

推荐阅读

Bodenham Chair A. Association of Anaesthetists of Great Britain and Ireland: Safe vascular access 2016. Anaesthesia. 2016;71(5):573–585.

Higgs ZC, Macafee DA, Braithwaite BD, et al. The Seldinger technique: 50 years on. Lancet. 2005;366(9494):1407–1409.

Parienti J, Mongardon N, Mégarbane B, et al. Intravascular complications of central venous catheterization by insertion site. N Engl J Med. 2015;373:1220–1229.

Rupp SM. Practice guidelines for central venous access: a report by the American Society of Anesthesiologists Task Force on Central Venous Access. Anesthesiology. 2012;116(3):539–573.

Taylor RW, Palagiri AV. Central venous catheterization. Crit Care Med. 2007;35:1390–1396.

Troianos CA, Hartman GS, Glas KE, et al. Guidelines for performing ultrasound guided vascular cannulation. J Am Soc Echocardiogr. 2011;24:1291–1318.

第24章 围手术期床旁超声和超声心动图

Bethany Benish，MD，Joseph Morabito，DO

闫琦 译 张云鹏 校

1. 讨论围手术期以及重症监护中床旁超声和超声心动图的重要性。

超声是一种有价值的诊断工具，能够为患者提供实时、快速的评估。它是可移动的、便于使用、安全、比其他成像方式更便宜，适用于各种临床环境——围手术期、重症监护、急诊科、门诊或病房。超声仪器成本逐年下降，使用越来越方便。借助于超声，可在床旁进行及时诊断，减轻超声科医师的负担，避免延误病情。床旁超声（point-of-care ultrasound，POCUS）和超声心动图检查可避免不必要的检查、会诊、推迟手术、侵入性检查等，并有助于确定患者术后的监护等级。

POCUS 作为一种检查工具，结合病史和体格检查可用于回答特定的临床问题，包括但不限于心室功能、心脏结构或瓣膜异常、血流动力学状态和（或）严重的肺部病变。如需进一步评估心脏功能 / 病变，可以通过转诊。POCUS 通常指经胸超声心动图（transthoracic echocardiography，TTE）；然而，在手术室或重症监护环境，可以使用经食管超声心动图（transesophageal echocardiography，TEE）进行。

2. 如何获得 POCUS 图像？

从 TEE/TTE 探头发射超声波（2 ～ 10 mHz），在目标组织（如心脏和大血管）中传播，被反射回的时间用来确定组织的位置。可与彩色血流多普勒结合以进一步检查动态结构。这些高分辨率多切面图像和多普勒技术可进行实时评估血流动力学并协助诊断心肺病变。

3. 哪些超声模式可以用于 POCUS 检查？

二维超声可提供许多重要信息，包括整体和节段性心脏功能、瓣膜活动受限或脱垂、气胸、胸腔积液和血流动力学状态。彩色多普勒血流成像、频谱多普勒、组织多普勒和 M 模式可进一步帮助临床检查。

4. POCUS 可发现哪些特殊病变？

- 左心房扩大；
- 左心室（left ventricular，LV）肥厚，扩大，收缩功能；

- 右心室（right ventricular，RV）扩大和收缩功能；
- 心包积液；
- 血管内容量状态；
- 气胸；
- 胸腔积液；
- 明显的主动脉瓣和二尖瓣病变。

5. 在 POCUS 检查中，哪些 TTE 切面有用？

目前有许多围手术期超声评估方案，如：FoCUS、FCS、FATE、HEART、HART、FEEL、CLUE、FUSE、RUSH 等。图 24.1 是经胸超声心动图（FATE）基本切面，可用于识别重要的病理变化。

6. POCUS 如何评估肺部病变？

POCUS 肺部评估可于急性呼吸事件期间快速评估患者。POCUS 在排除气胸和评估一侧膈肌麻痹方面优于胸片。POCUS 可对肺实变、胸腔积液和肺水肿进行诊断。

7. 简述 TEE 在围手术期的作用。

自 1976 年 TEE 诞生以来，术中使用 TEE 越来越多。尽管传统上用于心脏手术，但围手术期 TEE 在非心脏手术中的价值正得到广泛认可。

1998 年，美国超声心动图学会（American Society of Echocardiography，ASE）和心血管麻醉和医师学会（Society of Cardiovascular Anesthesiologists，SCA）制定了标准 TEE 检查，其中包括用于全面心脏评估和心脏病理诊断的 20 个切面。

2013 年，ASE/SCA 重新讨论并发布了非心脏手术围手术期基础 TEE 检查方案，将检查简化为 11 个切面，侧重于术中监测而非诊断（图 24.2）。在 TEE 切面中，各心腔和大血管图像都很清晰。

8. 非心脏手术中 TEE 的适应证是什么？

TEE 的适应证
- 经胸超声图像质量不佳
- 术中评估
  - 左心功能
  - 右心功能
  - 血管内容量状态
  - 瓣膜病变
  - 血栓栓塞或空气栓塞
  - 心包积液 / 填塞
  - 不明原因的低血压或缺氧
  - 心脏停搏
  - 评估容量反应性
  - 心肌缺血评估

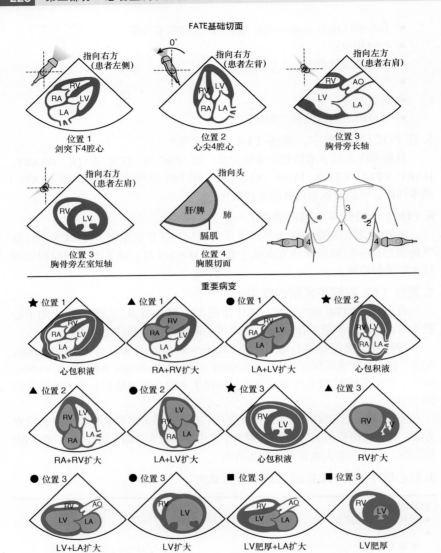

图 24.1 经胸超声心动图（FATE）评估的基本切面

若怀疑潜在或既往心血管病变或手术过程所致循环、呼吸不稳定、神经系统症状时，应进行 TEE 检查。TEE 还可用于协助诊断和管理无法解释

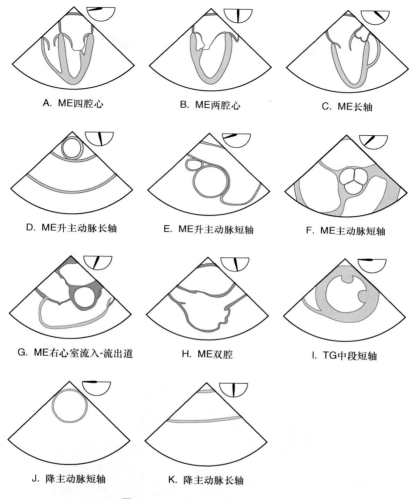

A. ME四腔心　　B. ME两腔心　　C. ME长轴

D. ME升主动脉长轴　　E. ME升主动脉短轴　　F. ME主动脉短轴

G. ME右心室流入-流出道　　H. ME双腔　　I. TG中段短轴

J. 降主动脉短轴　　K. 降主动脉长轴

图 24.2　ASE 和 SCA 基础 PTE 检查

的、危及生命安全的血流动力学不稳定，成为抢救性 TEE。当然，在围手术期使用 TEE 之前进行适当的培训是必不可少的，以确保患者安全和诊断准确性。

9. TEE 有并发症吗？

TEE 并发症少见（0.2%），但仍有严重甚至致命的并发症的报道。包括：

- 吞咽困难；
- 牙齿损伤；

- 口腔／咽部创伤；
- 声带损伤；
- 上消化道（upper gastrointestinal，GI）出血；
- 食管裂伤或穿孔（0.1%～0.2%）；
- 气管导管移位；
- 压迫气管；
- 压迫左心房。

10. TEE 的禁忌证是什么？

相对禁忌证	绝对禁忌证
<ul><li>食管憩室或瘘管</li><li>无活动性出血的食管静脉曲张</li><li>既往食管手术</li><li>严重的凝血病或血小板减少症</li><li>颈椎病</li><li>纵隔放疗</li><li>不明原因的吞咽痛</li></ul>	<ul><li>食管梗阻（狭窄、肿瘤）</li><li>食管外伤</li><li>活动性上消化道出血</li><li>近期食管／胃手术</li><li>内脏穿孔（明确／疑似）</li><li>气道无保护的饱胃患者</li><li>患者拒绝</li></ul>

11. 评估容量状态的最佳 TEE 切面是什么？

经胃乳头肌短轴切面（图 24.3）是使用 TEE 评估容量状态的最常见切面。与肺动脉导管相比，TEE 可以更准确地评估左心室功能正常患者的左心室前负荷。可以在此切面中测量 LV 舒张末面积和直径来评估容量状态，对

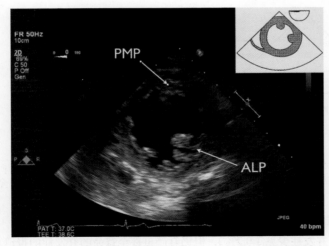

图 24.3　经胃乳头肌短轴切面。ALP，前外侧乳头肌；PMP，后内侧乳头肌 [Reeves ST, Finley AC，Skubas NJ，et al. Basic perioperative transesophageal echocardiography examination：a consensus Statement of the American Society of Echocardioghrapty and the Society of Cardiovascular Anesthesiologists. Anesth Analg. 2013；117（3）：543-558.]

于局部室壁运动异常的患者也可由此评价。经胃乳头肌短轴切面可为液体复苏治疗提供实时反馈。

12. TEE/TTE 如何监测围手术期心肌缺血？

在心肌缺血时，通常可以在心电图（electrocardiogram，ECG）的 ST 段变化之前检测到收缩期室壁运动异常。左心室壁可分为 17 个节段（图 24.4）。经胃乳头肌短轴切面可快速评估左心室收缩功能。在该切面，可以看到左前降支、回旋支和右冠状动脉灌注的心肌区域。食管中段四腔心切面、食管中段两腔心切面，食管中段长轴切面可提供更全面的评估。

此外，TEE/TTE 可以发现心肌缺血的并发症，如充血性心力衰竭、新发室间隔缺损或心室游离壁破裂、瓣膜病变或新发心包积液。

13. 如何使用 TTE 或 TEE 评估右心房压力？

在肺动脉高压患者中可以观察到右心房（right atrial，RA）压力升高，该指标可预测死亡率。右心房压力可以通过测量下腔静脉（inferior vena cava，IVC）直径和评估吸气时的收缩程度来估算。经胸肋下切面对 IVC 长轴成像，通常显示出 IVC-RA 交界处。在呼气末测量 IVC 直径，并在吸气期间再次测量。吸气时 IVC 的塌陷百分比可用于估计 RA 压力（表 24.1）。需注意，IVC 塌陷不能准确估计机械通气患者的 RA 压力。

14. 什么是 TAPSE？

- 三尖瓣环平面收缩期位移（tricuspid annular plane systolic excursion，

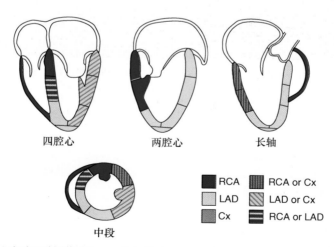

四腔心　　　　两腔心　　　　长轴

中段

■ RCA	▨ RCA or Cx
▨ LAD	▨ LAD or Cx
▨ Cx	▤ RCA or LAD

图 24.4　心室壁运动评估（Reeves ST，Finley AC，Skubas NJ，et al. Basic perioperative transesophageal echocardiography examination: a consensus statement of the American Society of Echocardiography and the Society of Cardiovascular Anesthesiologists. J Am Soc Echocardiogr. 2013；26：443-456.）

表 24.1	RA 压力评估			
分级	正常（0～ 5 mmHg）	轻度升高（5～ 10 mmHg）	中度升高（5～ 10 mmHg）	重度升高 （＞15 mmHg）
IVC 直径	＜2.2	＜2.2	＞2.1	＞2.1
塌陷指数	＞50%	＜50%	＞50%	＜50%

IVC，下腔静脉；RA，右心房

TAPSE）可通过三尖瓣环的收缩位移对 RV 功能进行定量评估。TTE 心尖四腔心切面或 TEE 食管中段四腔心切面中，显示 RV 游离壁，然后使用 M 超测量 RV 环沿其纵向平面的收缩位移（图 24.5）。TAPSE ＜ 16 mm 提示 RV 收缩功能受损。

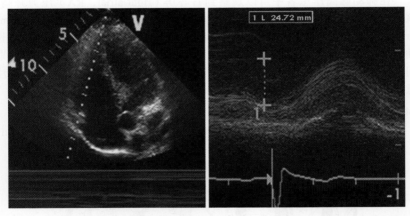

图 24.5 三尖瓣环平面收缩期位移（TAPSE）评估 RV 功能［Rudski LG，Lai WW，Afilalo J，Hua L，et al. Guidelines for the echocardiographic assessment of the right heart in adults：a report from the American Society of Echocardiography endorsed by the European Association of Echocardiography，a registered branch of the European Society of Cardiology，and the Canadian Society of Echocardiography. J Am Soc Echocardiogr. 2010；23（7）：685-713；quiz 786-788.］

要点：围手术期床旁超声和超声心动图

1. POCUS 在围手术期的应用：
   ● 全心功能评估；
   ● 容量状态 / 容量反应性评估；
   ● 肺部评估，如气胸、膈肌麻痹、胸腔积液或实变。
2. 若出现因未知或潜在心血管病变、手术进程所致呼吸、循环不稳定或神经系统症状，应考虑进行 TTE 或 TEE 检查。

网址

http://pie.med.utoronto.ca/TEE/
https://echo.anesthesia.med.utah.edu
http://echoboards.org/
http://usabcd.org/FATEcard (free FATE Card app for iPhone and Android)

推荐阅读

Reeves ST, Finley AC, Skubas NJ, et al. Basic perioperative transesophageal echocardiography examination: A consensus statement of the American Society of Echocardiography and the Society of Cardiovascular Anesthesiologists. Anesth Analg. 2013;117:543–558.

Reeves ST, Finley AC, Skubas NJ, et al. Basic perioperative transesophageal echocardiography examination: a consensus statement of the American Society of Echocardiography and the Society of Cardiovascular Anesthesiologists. J Am Soc Echocardiogr. 2013;26:443–456.

Rudski LG, Lai WW, Afilalo J, Hua L, et al. Guidelines for the echocardiographic assessment of the right heart in adults: a report from the American Society of Echocardiography endorsed by the European Association of Echocardiography, a registered branch of the European Society of Cardiology, and the Canadian Society of Echocardiography. J Am Soc Echocardiogr. 2010;23:685–713; quiz 786–788.

Spencer KT, Kimura BJ, Korcarz CE, et al. Focused cardiac ultrasound: recommendations from the American Society of Echocardiography. J Am Soc Echocardiogr. 2013;26:567–581.

容量评估

Jeffrey Davis, MD, Ryan D. Laterza, MD

郭莎莎 译 冯艺 校

1. 我们为什么要进行补液？围手术期最重要的原因是什么？

尽管给患者进行补液管理有多种原因（包括纠正电解质失衡、给予药物、营养素、抗生素等），但围手术期补液的最终目标是增加心排血量，以更好地灌注终末器官（如心、脑、肾）。补液以增加静脉回流，使在 Frank-Starling 曲线上处于更优化的位置，从而使每搏输出量增加来实现这一目标。

容量状态的评估（尤其是在重症患者中）以及确定血管内容量扩张最终将对终末器官产生有益作用的各种因素是很复杂的。重要的是，不适当的液体管理已被证明可导致伤害和死亡率增加。然而，低血容量患者不进行补液也会造成危害。因此，与给任何药物一样，应仔细评估补液的预期获益和潜在不良反应。

2. 体液失衡有哪些并发症？

液体失衡（即低血容量和高血容量）的风险遵循 "U" 形曲线，因为两者都有相关并发症。当患者血容量正常时，在曲线底部发生的并发症最少。血容量过多的并发症包括急性肾衰竭、外周水肿、下床活动延迟、肺水肿、伤口愈合不良和肠梗阻。血容量不足的并发症包括急性肾衰竭、心动过速、心肌缺血（如 2 型心肌梗死）、低血压、终末器官灌注不足和肠系膜缺血。

3. 什么是早期目标导向治疗？它与目标导向液体治疗有何不同？

早期目标导向治疗（early goal-directed therapy，EGDT）是指向脓毒症管理中特定终点的方案化复苏策略。尤其是，在早期应用抗生素的同时，滴定晶体液、血液制品和血管活性药物至静态生理指标，如中心静脉压（central venous pressure，CVP）为 8 ～ 12 mmHg，尿量（urine output，UOP）大于 0.5 ml/（kg·h），平均动脉压（mean arterial pressure，MAP）大于 65 mmHg，混合静脉血氧饱和度（mixed venous oxygen saturation，$SmvO_2$）大于 65%。Rivers 等人 2001 年的研究指出，与当时的标准治疗（不包括抗生素的早期给药）相比，这种方法显著改善了生存率。在这项研究之后，EGDT 开始受到很多关注，包括其严格的、方案驱动的干预性质以及复苏目标，并非针对每位患者独特的生理需求［如，滴定液体治疗收缩性心力衰竭和慢性肾病患者的败血症至 UOP > 0.5 ml/（kg·h）］。特别是许多患者需要大量容量才能达到这些静态生理学终点，因此这种方案化方法通常与医源性血容量过多相关。

此后，3 项大型多中心随机对照试验重新检验了 EGDT，并且发现与现有标准治疗方案相比，其在脓毒症患者总体死亡率方面并无优势。进一步的研究阐明了在最初 Rivers 的研究中实现的令人印象深刻的生存获益的缘由。研究发现降低脓毒症死亡率的唯一独立因素是：①早期识别脓毒症，和②早期给予抗生素。这些因素包括在 Rivers EGDT 原始方案中，当时不是标准治疗。然而，有趣的是，早期败血症识别和抗生素给药是后一项 EGDT 试验的标准治疗，这可能是这些试验显示 EGDT 无获益的原因。由于静态生理学终点（如 CVP）的容量复苏可能导致上述并发症，因此近期的脓毒症指南建议使用动态测量来指导容量复苏［通常称为目标导向液体治疗（goal-directed fluid therapy，GDFT）］。

4. 术后加速康复方案在可行的情况下经常推荐 GDFT（包括其他干预措施）。GDFT 在围手术期的临床受益是什么，如何制定？

在围手术期广泛提出的一个目标是手术结束时的"零液体平衡"。这意味着如果患者最初血容量正常，则术后患者的血容量状态与术前相同。维持这一围手术期目标的干预措施已被证明可预防肠梗阻并促进早期出院。精准的液体管理可导致较少的肠道水肿，加上早期术后经口（postoperatively oral，PO）进食，可能有助于早期恢复肠道功能。

为了在围手术期建立 GDFT，患者应在手术开始时维持正常血容量（理想情况下，应在术前 2 h 内鼓励饮用清亮液体），并用前负荷的动态指标进行评估。这种方法的液体管理强调了维持液体的合理使用［例如，< 3 ml/（kg·h）］，并且基于使用动态生理学测量的低血容量临床评估，仅给予液体推注。总的来说，这种方法通常用于术后加速康复（enhanced recovery after surgery，ERAS）方案，其特别强调使用动态参数来指导容量维持和复苏。

5. 评估容量状态常用哪些方法？

有许多方法用于评估容量状态。一般而言，这些可分类如下：

- **体格检查：** 肺部听诊湿啰音、直立位生命体征、下肢水肿、颈静脉扩张、心率异常、四肢冰冷、UOP、黏膜干燥、毛细血管再充盈延迟等。
- **影像学检查：** 胸片、肺超声或计算机断层扫描（computed tomography，CT）胸部显示肺水肿证据。胸片上的发现包括头影测量、Kerley 线或胸腔积液。
- **静态参数：** 静态生理测量：CVP、肺毛细血管楔压/肺动脉闭塞压、$SmvO_2$、超声心动图评估左心室舒张末期内径、血管外肺水（extravascular lung water，EVLW），或超声测量的下腔静脉（inferior vena cava，IVC）直径。
- **动态参数：** 对影响前负荷的激发试验的动态生理学反应（基于 Frank-Starling 定律）。测量动态参数通常需要使用动脉置管路、食管多普勒、肺动脉导管、超声心动图或脉搏波形分析设备来分析血压（blood pressure，BP）、每搏输出量或心排血量随前负荷变化的变化。可通过改变静脉回流来改变前负荷［通常来自正压通气、被动抬腿（passive leg raises，PLR）或少量液体冲击］。与所有其他模式相比，动态指数在预测容量反应性方面明显更准确。

6. 讨论 Frank-Starling 定律及其在使用动态评估血容量不足中的作用。

　　Frank-Starling 定律将每搏输出量与前负荷或舒张末期容积关联起来。随着舒张期心室容积的增加，肌动蛋白-肌球蛋白纤维之间的表面积重叠增加，允许形成更多的横桥，这使收缩力增加。血管内低血容量的患者处于该曲线的"陡峭"部分，前负荷的任何变化都会导致每搏输出量的较大变化。随着舒张末期容积或前负荷的增加，每搏输出量也增加，直至发生最佳肌动蛋白-肌球蛋白重叠和每搏输出量平台期。有趣的是，如果舒张末期容积继续扩大超过一定体积，肌动蛋白-肌球蛋白重叠实际上可能扩散得太远，但不再能够形成横桥，反而导致收缩力下降和每搏输出量下降（图 25.1）。

　　动态指标依靠这一定律来评估容量反应性，前提是给予液体的主要原因是为了增加每搏输出量。使用动态指标的主要目标是优化患者在 Frank-Starling 曲线上的位置（即它们位于该曲线的"平坦"而不是"陡峭"部分）。可使用各种其他方法评估前负荷与每搏输出量之间的关系，包括 PLR、经验性冲击 250 ml 液体或正压通气后血流动力学的变化。

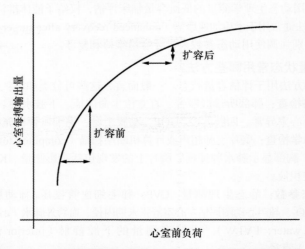

图 25.1　Frank-Starling 曲线说明随着心脏前负荷的增加，每搏输出量的变化。该曲线的形状和斜率取决于心肌顺应性（lusitropy）和收缩性（inotropy）［From Mohsenin V. Assessment of preload and fluid responsiveness in intensive care unit. How good are we？ J Crit Care. 2015；30（3）：569.］

7. 描述提示血容量过多的症状、体格检查和影像学检查结果。这些措施的敏感性和特异性如何？在容量状态评估中，它们与动态评估策略如何进行比较？

　　病史、体格检查结果和影像学检查（表 25.1）通常用于评估血容量过多。尽管这些单独的模式具有相对特异性，但由于其定性性质，它们并不敏感，可能更依赖于观察者的经验。然而，综合多种结果一起分析可能会增加其准确性，这也是在临床实践中经常使用的。例如，已知有收缩性心力衰竭病史的患者，表现为呼吸短促，体格检查发现颈静脉扩张、啰音和外周水肿，很可能是血容量过多。

　　尽管病史、体格检查或影像学检查不如动态方式准确，但在临床实践中有一定地位。由于动态检测通常需要相对有创性的监测设备，传统方法对于需要快速评估和治疗的急性情况更有优势。此外，重要的是要认识到，动态模式旨在预测容量反应性，从而评估低血容量，而不是高血容量。然而，在表现为多种合并症的复杂患者中，动态检测可能有助于"排除"血容量不足作为血流动力学不稳定的病因。

8. 胸部 X 线片能否用于评估容量状态？

　　当胸部 X 线片（chest X-ray，CXR）证实有以下结果时：上叶血管扩张、心脏肥大、间质性水肿、胸腔积液和 Kerley B 线，CXR 对血容量过多具有中

表 25.1　病史、体格检查和胸部 X 线检查结果的预测价值

症状	敏感性	特异性
PND	0.41	0.84
端坐呼吸	0.5	0.77
水肿	0.51	0.76
体格检查		
颈静脉扩张	0.39	0.92
啰音	0.66	0.78
下肢水肿	0.5	0.78
胸片		
肺淤血	0.54	0.96
间质性水肿	0.34	0.97
胸腔积液	0.26	0.92

病史、体格检查和胸部 X 线检查结果预测血容量过多的特异性相当好，然而，其敏感性较差。
Data from Wang CS, Fitzgerald JM, Schulzer M before et al. Does this dyspneic patient in the emergency department have congestive heart failure？JAMA. 2005；294（15）：1944-1956.
PND，夜间阵发性呼吸困难

度阳性预测价值。然而，这些发现在检测血容量过多方面的敏感性较差，X线表现经常滞后于肺水肿的临床表现。因此，当无早期发现且不排除血容量过多时，应谨慎解释 CXR。此外，没有能可靠预测血管内血容量不足的影像学手段。

9. 体位性生命体征在容量状态评估中的准确性如何？

不是很好。评价直立位测量和体位性头晕的研究显示，在失血 500 ml 至 1 L 的患者中，识别低血容量的灵敏度仅为 22%。此外，其他因素，如失调、自主神经功能障碍和其他障碍因素（例如插管和镇静）可能会损害其临床准确性或实用性。换句话说，被认为从容量评估中获益最大的患者人群［重症监护室（intensive care unit，ICU）患者］通常存在广泛使用这种方式的实际挑战或禁忌。

10. 什么是碱剩余？它是否可用于评估血容量不足或作为液体复苏的终点指标？

通过动脉血气自动计算和报告碱剩余，并定量酸碱失衡的代谢组分。首先通过校正二氧化碳引起的 pH 紊乱，然后需要添加或去除多少碱（即碳酸氢盐）将 pH 正常化至 7.40 来计算。换言之，碱剩余是在 37.0 ℃的温度且 CO_2 为 40 mmHg 的情况下，需要添加或去除以使 pH 正常化至 7.40 的碳酸氢盐的量。

碱剩余不应作为容量复苏的主要终点指标。在失血性休克的情况下，通常是由于创伤，碱剩余也会因乳酸酸中毒而增加。一旦乳酸酸中毒消退，使用血液制品进行容量复苏也将有助于使碱剩余恢复正常。然而，重要的是要认识到，除了容量不足外，还有其他原因导致碱剩余异常。使用碱剩余要求不存在影响 pH 紊乱的其他基础疾病（例如，药物毒性、败血症），肝可以正常接受和代谢乳酸盐，并且肾功能正常。休克患者可能因低灌注而出现肝功能不全和急性肾功能不全，尽管进行了充分的容量复苏，但仍导致酸碱紊乱持续存在。此外，在**高血容量**患者中，如心源性休克或脓毒性休克，其休克状态也可能表现为乳酸酸中毒。最后，许多重症患者存在基础合并症（例如，终末期肾病、心力衰竭、肝病），其碱剩余与血容量过多的相关性常常高于血容量过少的情况。

11. 在围手术期或重症监护环境中，尿量是否是评估容量状态的准确评估指标？

围手术期和 ICU 应用 UOP 是判定急性肾损伤（acute kidney injury，AKI）的敏感但非特异性指标，也是评估容量状态不可靠的指标。UOP 除血容量不足外，还可受几个因素的影响，如 MAP、腹内压、腹静脉压等，均可影响肾灌注。此外，UOP 可能受到生理应激的影响，如外科手术或危重疾病。生理应激和其他交感神经张力增加状态（如疼痛）导致醛固酮和抗利尿激素分泌增加，可能是对预期容量损失的适应性反应，导致 UOP 降低，然而容量状态没有变化。因此，低 UOP 可能是由肾灌注不良、对应激的生理反应或内源性或肾后性 AKI 引起的，不一定是血容量不足。

在重症患者中，仅终末器官低灌注引起 AKI 的假设可能并不充分。例如，在败血症患者中，肾灌注通常正常或增加，但通常存在微循环血流障碍。结合炎症和细胞代谢紊乱，脓毒性休克背景下的少尿可能比单纯低灌注更复杂。与容量状态无关的低 UOP 的其他原因包括造影剂肾病引起的 AKI、急性肾小管坏死、充血性心力衰竭导致的"肾水肿"或慢性肾病等其他病因。

总之，低 UOP 可能提示低血容量，但在急性应激状态下（如手术或危重疾病），它可能是对应激和（或）与灌注无关的其他因素（例如，败血症）的适当生理反应。因此，不应单独使用 UOP 来指导补液。如果异常，应将其视为进一步评估的预警，尤其因为急性肾功能不全是围手术期死亡率的独立危险因素。

12. 平均动脉压的公式是什么？知道这一点，血压可以用于容量评估吗？

$$MAP - CVP = CO \times SVR \qquad (25.1)$$
$$MAP = (HR \times SV) \times SVR + CVP \qquad (25.2)$$

由于多种原因，BP 是评估容量状态的粗略指标。如公式 25.1 所示，BP 取决于体循环血管阻力（systemic vascular resistance，SVR）和心排血量（cardiac output，CO）。众所周知，$CO = SV \times HR$，其中每搏输出量（stroke volume，SV）取决于收缩性、前负荷、后负荷和节律。给予容量的基本原因是增加前负荷；然而，如公式 25.2 所示，前负荷只是许多可影响 BP 的变量中的一个变量。由于代偿性、交感神经介导的机制可以通过增加心率（heart rate，HR）、收缩性、和 SVR（稍后讨论）来维持血压，因此 BP 与容量状态的相关性较差。

这在年轻患者（如产后出血）中很明显，由于代偿机制，在大量失血之前可能不会发生低血压，而在心脏储备减少的老年患者中，失血少得多却表现为低血压。

13. 静脉和动脉血管有何不同？描述在血容量不足的情况下，它们在维持正常血压方面的作用？

静脉血管系统的两个主要功能是储存容量，并在低血容量或高血容量的情况下最大限度地减少静脉回流的变化。静脉的顺应性约为动脉的 30 倍，因此静脉可以储存约 70% 的总血容量（total blood volume，TBV）。相反，动脉血管顺应性较低，但占 SVR 的 70% ~ 80%（尤其是小动脉）。因此，静脉血管系统的物理性质包括高顺应性和低阻力，而动脉血管系统具有低顺应性和高阻力。

有趣的是，动脉和静脉血管都含有 α_1 受体，在儿茶酚胺的作用下血管收缩，增加其阻力并降低顺应性。然而，由于上述物理性质，静脉血管的 α_1 激动作用主要降低顺应性（促进静脉回流），而动脉血管的主要反应是增加 SVR。因为心排血量等于静脉回流，如所给公式：$MAP = CO \times SVR + CVP$，对低血容量反应的交感神经张力增加将协同作用，通过增加静脉回流（心排血量）和增加心率、收缩力和 SVR 来预防低血压。

14. 描述静脉系统的生理学。更具体地说，定义"无张力性"与"张力性"容量，并解释为什么有必要对这些进行概念理解以了解静脉回流。

静脉系统可分为两个概念性容量：无张力性容量和张力性容量。无张力性是使静脉从平坦扩张到圆形所需的体积，不会增加跨静脉透壁压力（类似于在需要额外压力进一步扩张前初次吹进气球的前几分升空气）。张力性容量是开始扩张并增加跨静脉透壁压力的容量（初次充气后需用力才能再次吹入气球的空气容量）。从概念上讲，无张力性容量是储存的血容量，而张力性容量是促进静脉回流的容量。

静脉血管系统的 α_1 激动作用（例如去氧肾上腺素）会引起静脉收缩，降低静脉顺应性，并将静脉血从非张力性容量转化至张力性容量。尽管 TBV 无变化，但这可能会增加静脉回流。相反，α_1 激动作用降低（例如，脊椎麻醉后）引起静脉扩张，增加静脉顺应性，将静脉血从张力性容量转移到非张力性容量，从而减少静脉回流，尽管 TBV 也没有变化。

15. 非张力性与张力性容量的比值如何作为生理储备的标志？

张力性与非张力性容量的基础值由静脉系统的内在顺应性决定，此顺应性在年轻患者中通常较高，并随年龄增长而降低。交感神经系统可以在一定程度上调节静脉系统的顺应性，在张力性和非张力性容量之间转移血液以维持体内平衡，但这种交感神经刺激的影响随着年龄的增长而减少。与低压力比的患者（如老年患者）相比，非张力性与张力性容量比值高的患者（如年轻、健康患者）被认为在血容量不足的情况下具有更多的储备，因此在失血时将表现出更小的血流动力学不稳定性。这种差异可能是由于老年患者的静脉顺应性降低所致，这降低了静脉血管在给定透壁压下所能储存的血液量。这一现象已在静脉顺应性下降与衰老和其他动脉硬化危险因素相关的研究中得到证实。

16. CVP 是否可以准确测量容量状态？

CVP 不能准确测量容量状态，这已在许多研究中得到证实。Frank-Starling 定律指出每搏输出量与心肌肌动蛋白-肌球蛋白丝的最佳重叠表面积相关联。前负荷通过改善这些细肌丝的重叠来增加收缩性，从而影响心室的几何形状，我们可以通过舒张末期容积而不是舒张末期压力（例如 CVP）对收缩性进行更好的评估。请注意，升高的心外压（例如，心包压塞、正压通气）或舒张功能障碍将混淆舒张末期压力（CVP）和舒张末期容积（前负荷）之间的关系，因为在这些临床情况下需要更高的舒张末期压力来增加舒张末期容积。

使用 CVP 评估容量状态类似于使用 BP 评估容量状态。在极端情况下，如严重失血性休克，CVP 和 BP 只有在耗尽代偿机制后才会降低。然而，在不太极端的临床情况下，有太多的变量影响这些测量，使得 CVP 或 BP 并不准确。例如，在心源性休克时，血压下降可能不是因为患者血容量不足，而是因为心排血量减少。同样，CVP 升高可能不是由于血容量过多，而是由于心排血量减少。在低血容量的情况下，α_1 介导的交感神经张力增加引起的静脉收缩促进静脉回流以维持右心充盈压（即 CVP），类似于动脉血管收缩增加 SVR 以维持 MAP。为了维持体内平衡，机体总是试图代偿以尽量减少 CVP 和 MAP 的紊乱。

17. 列出可影响 CVP 的各种因素。

- 静脉回流或右心充盈量；
- 正压通气；
- 心外压，如心脏压塞；
- 收缩性心力衰竭；
- 心室舒张功能不全；
- 三尖瓣反流；
- 交感神经介导的静脉张力；
- 固有静脉顺应性；
- 错误，例如传感器水平调整不当 *。

*请注意，与动脉压相比，CVP 通常数值较低，因此传感器水平调整的微小误差可能导致诊断和管理的较大误差。例如，如果传感器位于右心房上方或下方 10 cm，则 CVP 将偏离 7 mmHg。

18. 在血容量正常的患者中，添加或移除 500 ml 血液如何影响 CVP？

在健康、血容量正常的患者中，输注 500 ml 血液不一定会增加 CVP。

由于静脉系统具有高度顺应性，它可以通过静脉扩张将多余体积从应力室转移到非应力室，来很轻易地储存增加的体积。同样，从该患者体内抽取 500 ml 血液并不一定会降低 CVP。作为对血容量不足的反应，交感神经张力将增加，引起静脉收缩，将非张力性容量转移（或募集）到张力性容量中，从而促进静脉回流。

19. 如何定义容量反应性？如何测量？

测量容量反应性的金标准传统上依赖于使用肺动脉导管（pulmonary artery catheter，PAC）进行热稀释的概念。其将 250～500 ml 液体推注后测定每搏输出量的差异。由于使用 PAC 来测量的心排血量或每搏输出量的变异性为 5% ～ 10%，因此将容量反应性定义为心排血量或每搏输出量增加 10% ～ 15%。测量心排血量或每搏输出量的其他方式（例如，脉搏波形分析、食管多普勒、生物阻抗）通常根据 PAC 进行确认。

20. 描述用于评估液体反应性的动态检测。如何进行操作？

液体反应性的动态测试依赖于 Frank-Starling 定律来预测患者是否具有容量反应性。在 Frank-Starling 曲线上有两种方法用于确定患者的体位：①呼吸相变化和②液体激发。

呼吸相变化方法依赖于正压呼吸的生理变化及其对每搏输出量或 BP 的影响。呼吸相变化策略需要满足以下条件：①正常心律，②控制正压通气，和③理想体重（ideal body weight，IBW）下潮气量 8 ml/kg 或更多。在 ICU 中，很大比例的患者并不符合这些要求，因为许多患者患有心房颤动，处于患者触发的同步呼吸机模式中，或使用肺保护性通气策略进行通气（潮气量 < 8 ml/kg）。然而，在手术室（operation room，OR）中，我们通常能够使用这种方法。

液体冲击试验包括给予经验性液体激发，分别称为**可逆性液体激发**或**不可逆性液体激发**。可逆性液体激发需要进行 PLR 操作，患者腿部向右心提供 250 ～ 300 ml 血液的自体液体激发。这种方法的优点是防止不必要的补液，并且由于明显的原因，在 ICU 中的使用频率高于在 OR 中的使用频率。不可逆性液体激发包括在约 10 min 内给予 250 ～ 500 ml 晶体液。

无论使用哪种方法，每种方法均需要测量 BP、每搏输出量或心排血量变化。ICU 中最常用的方法依赖于使用连续监测仪测量每搏输出量或心排血量的变化。在 OR 中，更常使用食管多普勒通过动脉管路监测 BP 变化和（或）每搏输出量变化。每种方法都有不同的临界点用于预测液体反应性。各种动态模式和方法的概述见表 25.2。

21. 描述正压通气期间每搏输出量变化背后的生理学（如呼吸相变化）。

吸入时，在正压呼吸期间，右心的静脉回流减少（前负荷降低），肺血管阻力增加（后负荷增加），导致右心每搏输出量下降。然而，与此同时，左心的静脉回流增加（前负荷增加），后负荷降低（胸内正压降低跨左心室的透壁压力，有利于收缩），每一次都会导致每搏输出量增加。相反，在呼气相，这种变化被逆转，导致右心每搏输出量增加，左心每搏输出量减少。

值得注意的是，充分的潮气量（≥ 8 ml/kg IBW）对于产生可测量的每搏输出量效应是必要的。在血容量不足的情况下，观察到的吸气和呼气之间每搏输出量的差异会被夸大，因为患者处于 Frank-Starling 曲线的"陡峭部分"（图 25.1）。

另外，这种现象背后的解释与心脏听诊期间听到的通常教授的"S2 分裂音"（吸入时肺动脉瓣和主动脉瓣关闭之间的时间差）相似。然而，在正压

表 25.2　容量反应性测量、诊断阈值和局限性

方法	阈值（%Δ> SV/CO）	局限性
容量激发		
容量激发（250～500 ml）	10%～15%	无反应患者易造成补液过多
被动抬腿（相当于300 ml 自体输血）	10%	需要连续测量心排血量 不适用于腹腔间室综合征、妊娠或下肢截肢患者。禁忌证：ICP 升高
呼吸相变化		
PPV	12%	用力自主呼吸、心律失常、低潮气量、腹内高压或开胸
收缩压变化	12%	与 PPV 局限性相同，但准确度略低于 PPV。易于在床旁计算
IVC 直径变化	18%（PPV）40%（NPV）	自主呼吸患者和低潮气量通气患者的灵敏度较差
EDM（每搏输出量）	14%	与 PPV 具有相同的局限性 基于人口统计学数据主动脉直径相近，因为 EDM 仅测量降主动脉的血流量，故而计算心排血量
动脉脉搏波形分析（每搏输出量）	9%～15%	与 PPV 具有相同的局限性 有创性（需要动脉管路和中心管路）

CO，心排血量；EDM，食管多普勒监测仪；ICP，颅内压；IVC，下腔静脉；NPV，负压通气（或自主呼吸）；PPV，正压通气；SV，每搏输出量
Data from Monnet X, Marik PE, Teboul J-L. Prediction of fluid responsiveness: an update. Ann Intensive Care. 2016; 6: 111.

通气的情况下，生理效应相反，主动脉瓣关闭后肺动脉瓣关闭。

22. 呼吸相参数，如脉压变异度和收缩压变异度经常用于围手术期评估容量反应性。这些是如何计算的?

脉压变异度（pulse pressure variation，PPV）和收缩压变异度（systolic pressure variation，SPV）已被广泛研究用于确定容量反应性。尽管 PPV 对容量反应性似乎略准确，但两者均有用。

为计算 PPV，从动脉管路获得的吸气相和呼气相脉压（pulse pressure，PP）可计算如下：

$$PPV\% = (PP_{max} - PP_{min}) / [(PP_{max} + PP_{min})/2] \times 100\%$$

为计算 SPV，从动脉管路获得的吸气相和呼气相收缩压（systolic blood pressure，SBP）计算如下：

$$SPV\% = (SBP_{max} - SBP_{min}) / [(SBP_{max} + SBP_{min})/2] \times 100\%$$

PPV% 和 SPV% 可用于确定患者是否具有容量反应性，依据如下：小于 8%，患者可能无液体反应；8%～12%，不确定；超过 12%，患者可能有液

体反应性。请注意，SPV 更容易手动计算，并且在紧急情况下可以很容易地在监护仪上可视化，以在合理的准确性程度内定性预测容量反应性。

23. 如何进行被动抬腿试验？

PLR 操作是通过将患者从 45° 半卧位转换为完全仰卧位进行的，双下肢抬高至 45°，髋关节屈曲（图 25.2）。当正确操作时，该操作可提供约 300 ml 自体血液回流的"可逆性液体激发"。必须进行每搏输出量的连续实时测量，以评估对 PLR 的血流动力学反应，因为该操作的血流动力学效应在 1 min 时达到最大值，并迅速降低。值得注意的是，这会对评估每搏输出量变化的 PAC 提出挑战，因为这种模式太慢、太烦琐、太间断，无法可靠地测量 PLR 的瞬时反应。

24. 食管多普勒监测怎么样？

食管多普勒监测（esophageal Doppler monitoring，EDM）测量降主动脉血流速度，可通过测定每搏输出量的变化来预测液体反应性。液体反应性可以通过使用呼吸相变化、液体激发或 PLR 测量每搏输出量的变化来评估。每搏输出量变化百分比（SVV%）的计算公式如下：

$$SVV\% = (SV_{max} - SV_{min}) / [(SV_{max} + SV_{min})/2] \times 100\%$$

测量 SVV% 的要求与其他呼吸相变化测量相同，包括：①潮气量大于 8 ml/kg IBW，②窦性心律，③控制正压通气。SVV% 超过 14% 是容量反应性的预测指标。

经血流时间校正（flow-time corrected，FTc）测量左心室的持续收缩时间。这被认为与每搏输出量相关，通常用作液体反应性的预测因素。通过测量血液沿降主动脉移动的流动时间计算，校正至心率为 60 次。FTc 被认为是静态测量，而每搏输出量变化是动态测量。迄今为止的证据表明，FTc 与其他静态测量一样，是液体反应性的较差预测因子，与 SVV%（90%）相比，准确性约等于掷硬币（50%）。

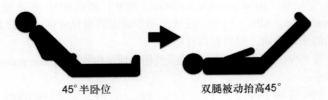

45° 半卧位　　　　**双腿被动抬高45°**

图 25.2　被动抬腿动作包括以下步骤：
1）测量 45° 半卧位的每搏输出量（或心排血量）。
2）患者平躺，双腿抬高 45°，保持双膝伸直，躯干保持平坦。
3）保持该体位，并在达到该体位后 30～60 s 重复测量每搏输出量（或心排血量）。
完成该操作后，重新定位患者半卧位
［From Pitman JT, Thapa GB, Harris NS. Field ultrasound evaluation of central volume status and acute mountain sickness. Wilderness Environ Med. 2015；26（3）：320.］

25. 利用脉搏轮廓分析的设备（如 PiCCO、LiDCO 和 FloTrac）如何计算每搏输出量？

脉冲轮廓分析采用动脉 BP 波形形态计算每搏输出量，前提是每搏输出量与曲线下面积成正比。

PiCCO™ 使用经肺热稀释，LiDCO™ 使用锂经肺锂稀释来测量"真实心排血量"。然后将这些数据用于在校准过程中解决动脉顺应性问题。因为重症患者的儿茶酚胺水平波动会导致整体动脉顺应性频繁变化，因此每种设备均需要定期重新校准。

FloTrac/Vigeleo™ 是一种更实用的方法，它运用患者人口统计学数据估计动脉顺应性，因此不必校准计算动脉顺应性。它还使用动脉波形下的面积来计算每搏输出量；然而，由于它对动脉顺应性做出假设，因此增加了对其测量准确性的质疑。尽管如此，此种方式通过测量每搏输出量的变化来预测液体反应性的能力似乎得到了合理的、很好的验证。

26. 如何利用下腔静脉直径塌陷（或扩张）来预测液体反应性？这种技术与其他动态测量有何不同？

使用标准超声或超声心动图测量的下腔静脉（inferior vena cava，IVC）直径变化是呼吸运动对右心房压力影响的结果。这是在自主呼吸患者中唯一得到验证的呼吸相测量。在自主呼吸患者的吸气相（负压通气），IVC 直径由于塌陷导致百分比发生变化（塌陷率）。当患者使用机械辅助呼吸（正压通气）时，IVC 扩张，并且可以测量该变化百分比（扩张率）。

$$塌陷率 = \left[\left(D_{max} - D_{min} \right) / D_{max} \right] \times 100$$

或

$$扩张率 = \left[\left(D_{max} - D_{min} \right) / D_{min} \right] \times 100$$

当自主呼吸患者的 IVC 塌陷率大于 40% 时，患者可能具有容量反应性。对于使用机械辅助接受正压通气的患者，扩张率大于 18%，患者可能具有容量反应性。由于自主呼吸患者的潮气量大小和频率各不相同，因此认为 IVC 塌陷指标并不太准确。

27. 什么是血管外肺水？

血管外肺水（extravascular lung water，EVLW）是一种相对较新的静态测量指标，可量化肺水肿的程度，并能用于评估血容量过多。具体来说，它可测量肺血管外的所有水分（间质、肺泡、细胞内和淋巴液）。EVLW 增加可能由心源性肺水肿（如，高血容量或心源性休克）或非心源性肺水肿（如，血管通透性增加）引起。

达到特定静水压阈值后，EVLW 会增加。该阈值主要受毛细血管通透性的影响。在内皮多糖蛋白复合物受损的患者中（发生在许多病理生理条件下，包括败血症、手术应激和大量晶体补液），通透性会增加。其可测量的

EVLW 体积率对于给定的静水压肺静脉压，将高于正常肺（图 25.3）。EVLW 增加与重症患者住院死亡率增加相关。

28. 如何测量 EVLW？

EVLW 可以通过几种方式进行测量。金标准是简单地称量尸体的肺。幸运的是，还有其他方式不需要尸检。PiCCO$_2$™ 和 EV1000™ 等设备采用经肺热稀释法和动脉脉搏波形分析，以合理的精确度近似于 EVLW。

测量胸部电流相移的生物电抗（即 NICOM™）是用于估计 EVLW 的另一种技术。EVLW 的无创测量包括 CXR、CT 和超声。然而，这些测量本质上更定性，准确性更低。

29. "液体耐受性"是用于描述液体给药安全范围的术语。描述可用于确定液体耐受性的实用方法。

在接受静脉输液的每例患者中，应同时考虑补液对每搏输出量和 EVLW 的影响。在健康患者及处于 Frank-Starling 曲线陡峭部分的患者中，液体给药会增加每搏输出量，而不增加 EVLW，这表明补液具有安全范围。然而，对于心功能受损和肺毛细血管受损的患者在补液后可能仅表现出有限的每搏输出量增加，却更容易发生肺水肿。

因此，补液的安全方法是按顺序评价容量反应性（理想情况下应使用前负荷的动态指数）和对 EVLW 的影响（理想情况下应使用直接指标，如 PiCCO™，或至少使用肺水肿指标，如连续肺超声）。这种方法最大限度地减少了与补

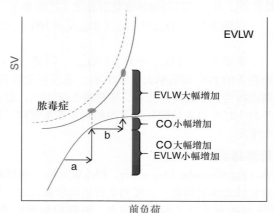

图 25.3　肺水肿［或血管外肺水（extravascular lung water，EVLW）］可以用叠加在 Frank-Starling 曲线上的 Mark-Phillips 曲线图示。在 Frank-Starling 曲线的陡峭部分，前负荷变化对每搏输出量的影响大于肺毛细血管压。相反，在同一曲线的平坦部分，前负荷变化对肺毛细血管压的影响大于每搏输出量增加 EVLW。类似于收缩性或舒张性心力衰竭如何调节 Frank-Starling 曲线，脓毒症或急性呼吸窘迫综合征患者可使 Mark-Phillips 曲线发生偏移，由于毛细血管通透性增加，使患者易患肺水肿。CO，心排血量；SV，每搏输出量（From Marik P, Lemson J. Fluid responsiveness：an evolution of our understanding. Br J Anaesth. 2014；112：618.）

液相关的危害，并提供关于患者潜在的心脏和肺生理学的持续反馈。

要点：容量评估

1. 给予容量的根本原因是增加每搏输出量。
2. 动态指标采用 Frank-Starling 定律预测容量反应性（即低血容量）。
3. 动态指数在评估血容量不足方面比其他方式（静态指数、体格检查、影像学检查）准确得多。
4. 高血容量评估传统上依靠体格检查、病史和影像学检查相结合进行正确评估。
5. EVLW 是一种相对较新的静态测量，可能有助于管理血容量过多。

推荐阅读

Funk DJ, Jacobsohn E, Kumar A. The role of venous return in critical illness and shock—part I: physiology. Crit Care Med. 2013;41:255–262.

Gupta R, Gan TJ. Peri-operative fluid management to enhance recovery. Anaesthesia. 2016;71(Suppl 1):40–45.

Marik P, Bellomo R. A rational approach to fluid therapy in sepsis. Br J Anaesth. 2016;116:339–349.

Mohsenin V. Practical approach to detection and management of acute kidney injury in critically ill patient. J Intensive Care Med. 2017;5:57.

Monnet X, Marik P, Teboul J-L. Passive leg raising for predicting fluid responsiveness: a systematic review and meta-analysis. Intensive Care Med. 2016;42:1935–1947.

Monnet X, Marik P, Teboul J-L. Prediction of fluid responsiveness: an update. Ann Intensive Care. 2016;6:111.

麻醉机

David J. Douin，MD，Ryan D. Laterza，MD

李岩　译　田雪　校

1. 什么是麻醉机？

麻醉机更为现代及准确的名称是**麻醉输送系统**。第一台麻醉机的用途是为患者提供混合麻醉气体和生命支持气体。现代麻醉机在具备这种功能的基础上为患者提供通气并具备一定的监测功能。其最主要的功能是帮助麻醉科医师维持患者生命安全，并确保麻醉深度。目前，在美国有两家主要的制造商：Dräger 和 GE Healthcare（Datex-Ohmeda 的所有者）。

2. 描述麻醉机的管路系统。

除去保险装置和监视器外，麻醉机可以被分为 3 个部分：

- 气体传输系统，在其出口处提供一种选定的、确定的混合气体；
- 患者呼吸系统，包括呼吸回路、二氧化碳吸收器、呼吸机以及气体压力和流量监测装置；
- 清除系统，收集多余的气体并将其排出医院外，从而减少手术室工作人员暴露于麻醉气体的风险。

3. 麻醉机上通常有哪些气体？它们的来源是什么？

几乎每台麻醉机均可提供氧气（O_2）、氧化亚氮（N_2O）和空气。通常麻醉机的气源来自集中的墙壁或管道供应。储存在气瓶中的紧急备用气源与麻醉机后部相连，称作 **E- 气缸**。每天都应检查这些气瓶以保证中心管道发生故障时有足够的备用气体供应。

4. 列出麻醉机中氧气的用途。

- 促进新鲜气体流动；
- 为氧气冲洗阀提供气体；
- 用作风箱通风器的驱动气体：仍被现代 GE 机器使用作为升降风箱通风器的驱动气体。由于风箱本身的重量，风箱内的压力总是略高于箱体内的压力（$1 \sim 2$ cmH_2O）。这一点很重要，因为如果风箱内部发生泄漏，任何净气体流都将流出（而不是流入）风箱，并且不会改变吸入气体的成分。

5. 因为空气、氧化亚氮和氧气的流量是分别调控的，麻醉机可否设定成输送低含氧量混合气体给患者？

无论 Dräger 和 GE 的麻醉机都具有几个安全装置，均可防止向患者提供低氧混合气体。现代麻醉机中的软件阻止了提供者通过数字方式开出低氧混合物的处方。此外，麻醉机还内置了"故障安全装置"，以保护患者免受低氧混合气体的输送。这些"故障安全装置"是机器特定的，包括内部电动气体混合设备（GE）或敏感的氧气比控制系统（Dräger）。如果氧气供应压力降低过多，这些装置可按比例减少或完全切断其他气体的流量。GE 器械的电路板依赖于压力传感器和电阻器来监测和控制流量，而 Dräger 的机械器械使用电阻器和阀门，并通过两条气体管路之间的机械–气动链接来控制流量。两种装置都确保了氧化亚与氧气的比例保持在吸入氧气的比例（FiO$_2$）大于25%，前提是麻醉机气体管路没有调换，并且正确链接（图 26.1）。

6. 还有哪些机制可以防止使用低氧混合气体？

- 在配备流量计的旧麻醉机中，氧气流量旋钮较大且有明显凹槽。其他气体的旋钮较小且有滚花。
- 颜色编码的存在使得每个气体旋钮、流量计、气瓶和墙壁接口的颜色都是一致的。在美国，氧气是绿色，空气是黄色，氧化亚氮是蓝色。各国标准有所不同。（译者注：在中国氧气为天蓝色，空气是黑色，二氧化碳为银灰色，氧化亚氮为白色。）

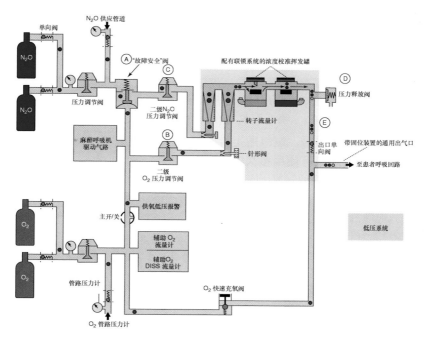

图 26.1　通用麻醉机的气源、压力调节器、高压和低压回路、挥发罐和流量计概述的示意图。N$_2$O，氧化亚氮（From Eisenkraft JB. The anesthesia machine and workstation. In：Ehrenwerth J，Eisenkraft JB，Berry JM，eds. Anesthesia Equipment：Principles and Applications. 2nd ed. Philadelphia：Elsevier Saunders；2013：28.）

7. 什么是**压力调节器**？什么是**单向阀**？这些如何控制气体流入麻醉机？

储存在 E- 气缸中的医用气体处于高压下 [即氧气为 2000 压力 / 平方英寸（psig），空气为 2000 psig，氧化亚氮为 750 psig]，所有这些对于麻醉机来说都太高，麻醉机需要大约 50±5 psig 的压力。压力调节器的功能是接受来自其输入的高压气体，降低其压力，然后以更低的压力输出该气体。每个气瓶都有一个单独的压力调节器，以确保其输出压力为 45 psig。管道气源的压力为 50 ~ 55 psig，无须流经压力调节器。

每个管路气源及其各自的 E- 气缸将汇聚在一起，然后连接到麻醉机。然而，就在它们汇聚之前，气体从管路和 E- 气缸中流出，各通过各自的单向阀。通过压力阀门的压力梯度决定了该阀门气体只能向一个方向流动。压力调节器和两个单向阀允许气体优先从管路气源流出，然后从 E- 气缸流出作为备用。例如，通常氧气管路供应压力为 50 ~ 55 psig，经压力调节器后来自 E- 气缸的压力为 45 psig。由于单向阀的存在，氧气不会从供应管路流入 E- 气缸，只会从供应管路流入麻醉机。如果供应管路出现故障，其压力将下降，然后氧气将从 E- 气缸流向麻醉机。由于医院供氧管路上的单向阀，E- 气缸中的氧气无法逆向流动。

8. 与压缩气瓶供气相比，院内管路供气的特点是什么？

对于实际需求，只要中心氧气供应不断，墙壁供气便可保证容量。墙壁供给气体压力维持在 55 psig 左右。气瓶供给经第一阶段校准后压力值通常为 45 psig。由于使用了单向阀，麻醉机优先选择高压气体。只要各环节运转正常，优先使用墙壁供给。之所以优先使用墙壁供给是因为墙壁供给可以提供更大量，更便宜的气体，并保证气瓶在紧急情况时可用。

9. 院内供气出现问题。氧气瓶上计量器显示压力值为 1000 psig。在氧气耗尽前气瓶还可使用多久？

现代麻醉机有两种气源：墙壁来源和直接连接于机器的气瓶。气瓶带有颜色编码并在通常情况下处于关闭状态，以备不时之需。

气瓶颜色（美国）：

氧气-绿色；

氧化亚氮-蓝色；

空气-黄色；

二氧化碳-灰色；

氮气-黑色。

一瓶满瓶的绿色氧气 E- 气缸的压力值为 2000 psig，含有约 625 L 氧气。由于氧气是压缩气体，所以瓶内的容量和流量计上的压力数值呈线性相关。因此，1000 psig 的压力值意味着 E- 气缸还有 312 L 剩余氧气。

麻醉机的供氧可用于两个目的：①为患者供氧，②气动驱动呼吸机风箱。

当两者都使用氧气时，驱动风箱将损失很大比例（相对于患者的每分通气量）。因此，如果患者在呼吸回路中接受 1 L/min 的新鲜氧气流量（fresh gas flow，FGF），每分通气量为 9 L/min，则每分钟将从氧气 E- 气缸中排出 10 L 氧气。剩余 312 L 的 E- 气缸将以该速率坚持约 30 min。为了最大限度地减少 E- 气缸的耗氧量，建议关闭风箱驱动呼吸机并开始对患者进行手动通气。

与风箱驱动呼吸机相比，活塞驱动呼吸机的优势之一是活塞由电力而不是氧气驱动，大大减少了驱动风箱可能浪费的氧气量。在这种情况下，考虑到早期的情况，仅消耗 FGF 使用的氧气，您将有约 300 min 的氧气供应，而不是 30 min。

10. 安装好一瓶新的氧化亚氮后，压力表显示压力为 750 psig。为什么氧化亚氮的压力值与其他气体压力值不同？

空气和氧气都是压缩气体。在低于特定气体液化温度（气体可以压缩为液体的温度）下气体可以压缩为其液体形式。氧气和空气不能在其储存温度（即室温）下压缩成液体，因为室温超过了液化温度。因此，它们以气体形式存在于各自的 E- 气缸中。

由于理想气体定律［P（压力）×V（体积）＝ n（摩尔数）×R（气体常数）×T（温度）］，气瓶中的气体体积与其压力表上显示的压力之间呈线性关系。因此，氧气或空气气瓶中剩余的气体体积与压力表压力成正比。一个充满空气或氧气瓶的压力约为 2000 psig。当压力值为 1000 psig 时，表明气瓶中还有一半气体。

然而，氧化亚氮在 747 psig 压力值时被压缩成液体。因此，其在室温下以液体形式存在。氧化亚氮 E- 气缸在充满气体时含有相当于约 1600 L 气体的液体形式。气瓶中的压力将保持恒定，直到所有液态氧化亚氮汽化成气体形式。当气瓶中剩余约 25% 的氧化亚氮初始体积时，达到该点。只有这样，压力计上显示的压力才会开始下降到 750 psig 以下。在该点之前，准确估计气瓶中的剩余体积需要称量气瓶并减去气瓶的空（皮重）重量。

11. 描述为避免墙壁或气瓶气源与麻醉机错误连接而采取的安全措施。

- 所有的墙壁供气连接口都是键控的，例如，保证氧气输出端只能与氧气接口相连，氧化亚氮输出端只能与氧化亚氮相连，以此类推。这被称为**直径指数安全系统**（Diameter Index Safety System，DISS）。
- 气瓶则采用针式指引安全系统（Pin Index Safety System，PISS——没有开玩笑！），只有正确的气瓶可以与麻醉机相应接口连接（只要针没有被剪断）。
- 这些安全系统之外还有检核混合气氧浓度的监测器。这一监测器是防止混合气体为低氧气体的关键。

12. 为什么流量计总是按照特定的顺序排列？

在美国，氧气流量调节必须始终永远在右侧，最靠近常规气体混合器出口，紧靠麻醉气体挥发罐。氧气流量计在这个位置，使发生气体泄漏时氧气最不易漏出。这一设计使输出低氧混合气的风险降低。再次强调，最好的检测低氧混合气的方法是使用氧气分析仪。

除安全外，这种安排的原因包括美国政府官方标准（National Institute for Occupational Safety and Health，NIOSH）和制造商的惯例。

13. 将麻醉机内的氧气 E- 气缸直接打开，以保证在墙壁供氧出现问题时，麻醉机自动切换到气瓶供氧是否更安全？

不安全。氧气供应管道的压力虽然通常是 50 ～ 55 psig，但偶尔可能会在 45 psig 以下波动。回想一下，这是"首过"压力调节器后的备用气瓶的压力。如果保持开启状态，并发管道压力下降，氧气就会不必要地从 E- 气缸中抽出。你可能没有意识到这已经发生，直到备用气瓶被需要你才发现它是空的，而低氧压力警报开始响起。在此时，你必须迅速地去寻找另一个氧气源。

14. 气体挥发过程涉及哪些物理原理？

挥发性物质的饱和蒸汽压决定了其表面正上方蒸汽分子的浓度。随着温度升高，蒸汽压升高。反之亦然。将分子从液相释放到气相所需的能量称为汽化热。挥发性物质以液体形式储存在挥发罐中，理想情况下，在汽化过程中吸收外部热量；否则，随着分子进入气相，液体本身将变冷。该冷却将导致蒸汽压降低，从而减少挥发性麻醉药的输送。为了解决这个问题，挥发罐由具有高热导率的金属构成，从而促进了从环境中汽化所需的必要传热。

15. 什么是可变旁路挥发罐？为什么必须始终保持直立？

麻醉挥发罐位于流量计下游。流量计中的新鲜气体进入挥发罐，然后分为两股：一股流入蒸发室并成为饱和挥发性麻醉气体，另一股流入旁路室。浓度调节钮决定了进入每个腔室的气流比例。然后，这两股气流在挥发罐出口重新混合。离开挥发罐的新鲜气体所含挥发性麻醉气体浓度与浓度调节钮所设浓度相符（图 26.2）。

如果将可变旁路挥发罐打开，液体麻醉药可能从蒸发室溢出进入旁路室。这将有效地创建两个蒸发室，增加挥发罐输出，并可能向患者输送极高水平的挥发性麻醉药。大多数（但不是全部）现代挥发罐都设有防护机制。

16. 什么是温度补偿？

在汽化过程中，液体麻醉药总是会冷却。发生这种情况时，饱和蒸汽压降低，从而降低挥发罐输出。温度补偿意味着挥发罐有随气体流出进行温度补偿的机制。

17. 海拔是如何影响现代挥发罐的？

大气压变化对输出体积百分比的影响可以用下列公式计算：$x' = x \, (p/p')$，x' 是在新的海拔 p' 时的输出体积百分比，x 是海拔 p 时的输出体积百分比。比如

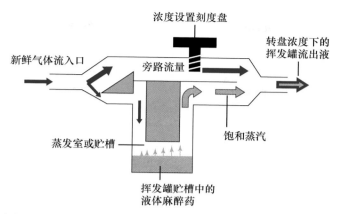

图 26.2　浓度校准的可变旁路挥发罐示意图（From Eisenkraft JB. Anesthesia vaporizers. In：Ehrenwerth J，Eisenkraft JB，Berry JM，eds. Anesthesia Equipment：Principles and Applications. 2nd ed. Philadelphia：Elsevier Saunders；2013：68.）

下例：如果一个挥发罐在海平面水平（p = 760 mmHg）经过矫正，被带到卡罗拉多州的丹佛［5280 ft（~1609 m）］（p′ = 630 mmHg），设定输出浓度为 1% 的异氟烷（x）。实际输出（x′）为 1%（760/630）= 1.2%。记住是麻醉气体的压力，而非输出体积百分比决定了麻醉深度。而海平面水平（760 mmHg）1% 是 7.6 mmHg，丹佛水平（630 mmHg）的 1.2% 是 7.6 mmHg；因此，无需考虑海拔，它并不对临床应用造成影响。

18. 如果将麻醉药物装入了错误的挥发罐会发生什么？

　　在特定麻醉罐内装入了其他麻醉药物会导致药物输出过量或不足。导致偏差的主要因素是麻醉药物的种类和气化压力。如果气化压力高的麻醉药物被装入专用于低气化压麻醉药物的挥发罐，便会输出过量的麻醉气体。如果一种低于挥发罐设定气化压的麻醉药物被装入该挥发罐，则输出的麻醉气体浓度会低于设定值。越来越多的挥发罐和麻醉药物瓶被设计成卡口匹配，以防止此类错误发生。

19. 能否同时运行两个挥发罐？

　　现代麻醉机有连锁系统，一次只能打开一个挥发罐。但是，麻醉机可以同时安装 3 个挥发罐，中间的位置必须装有挥发罐，否则无法安装联动锁。

20. 地氟烷的挥发罐有何不同？

　　地氟烷在 20℃时的气化压为 664 mmHg，远高于异氟烷（238 mmHg）或七氟烷（157 mmHg）的气化压。请记住，液体的沸点是其气化压等于大气压的温度；海平面为 760 mmHg。因此，地氟烷的沸点在海平面近似为室温，在高地甚至更低（即，丹佛，科罗拉多州）。

气化压随温度呈指数增加。由于地氟烷已经处于气化曲线的陡峭部分，即使在室温下，被动气化也会导致气化压的显著变化。这是因为随着液体制剂在气化过程中冷却，气化压将显著降低，改变其在曲线上的位置，从而改变其气化压。为了克服这种情况，地氟烷挥发罐需要主动补偿，以在整个挥发罐过程中保持恒定的温度。

地氟烷挥发罐与其他可变旁路挥发罐的不同之处在于主动将液体加热至39℃。在该温度下，试剂的气化压约为 2 个大气压或 1550 mmHg。该压力可以更准确地输送麻醉剂。

21. 在海拔 7000 英尺的地方，您必须设置地氟烷挥发罐以输送比平时更多的气体。为什么不使用其他麻醉药物？

传统挥发罐（用于氟烷、异氟烷和七氟烷）具有海拔高度补偿。由于分流阀在功能上位于挥发罐出口处，因此进行高度补偿，此设计变化可最大限度地降低泵效应和加压效应。这些挥发罐的输出是麻醉药物的恒定分压，而不是恒定体积百分比。然而，地氟烷挥发罐并不是通过分流一定比例的新鲜气流进入挥发室，而是将气态麻醉药物加入新鲜气流而混合出体积比一定的麻醉气体。因为最终是麻醉药物的分子量（分压）决定了患者麻醉深度，因此传统的挥发罐在任何海拔高度提供相同的麻醉效能，而地氟烷挥发罐提供设定的体积百分比，与海拔高度无关。然而，输送的分压将随海拔高度降低，因为当总（气压）压力降低时，气体的恒定百分比代表分压降低。这是因为道尔顿的分压定律。在 7000 英尺（2134 m），气压为 586 mmHg，地氟烷（6%）的一个最低肺泡有效浓度（minimum alveolar concentration，MAC）的输送分压为 35 mmHg，而海平面为 46 mmHg。相应地，必须给予更高比例的地氟烷，以达到 7000 英尺的 MAC。

22. 什么是清除器？

除闭环系统外，气体总是进入并离开麻醉呼吸环路。排出的气体是患者的呼出气和超出患者需要的含有麻醉气体的新鲜气流混合气。为减少手术室工作人员暴露在麻醉气体下的危险，合理的做法是从手术室中收集并清除这些带有副作用麻醉气体。用于将这些气体安全的从呼吸回路转移到医院真空系统中的装置叫清除器。由于呼吸的阶段性，气体在鼓气时从呼吸环路中溢出。清除器将呼出气体贮存起来直到以恒定流速工作的废气或真空系统可以吸收这些气体。清除器还需防止过度吸收或阻塞而对患者呼吸回路产生影响。它有正向和负向减压阀。因此，如果真空系统流量过高，负向压力减压阀允许手术室内空气与呼出气混合，防止呼吸环路上吸力的积累。如果真空系统堵塞、失效或其抽吸流量过低，正向减压阀处产生一反向压力。（当然，这会污染手术室，但与像气球一样吹起患者的肺部相比，这个问题小得多。）

要点：麻醉机和挥发罐

1. 麻醉机是一个完整的系统，不仅输出麻醉气体，还同时对自身及患者进行监测。
2. 当压缩时，一些气体（N_2O 和 CO_2）被压缩成液体，而另一些气体（O_2 和 N_2）却不会。这些特性定义了气瓶内容量和压力的关系。
3. 麻醉机必须有备用氧气源，防止墙壁氧气供应障碍。
4. 传统挥发罐的输出浓度取决于挥发室分流的新鲜气体流量与未流经挥发罐的气体流量比例。
5. 地氟烷挥发罐直接将挥发麻醉气体注入新鲜气流，而传统挥发罐使用被动可变旁路系统。

23. 呼吸回路有哪几种类型？

　　呼吸回路通常分为开放、半开放、半闭合或闭合。根据需要，可将其配置为允许患者自主呼吸（负压通气）或在手动或机械辅助下（正压通气），使用补充 O_2 和其他麻醉气体。

　　160 年前，开放回路在第一台麻醉机上被使用。用乙醚或氯仿饱和的一块布覆盖在患者面部。患者吸入蒸汽后麻醉。麻醉深度由布上液体麻醉药物的量控制；因此，在技术完善前走了很长一段弯路。

　　Mapleson 充分描述了各种各样的半开放回路，称为麦氏（**Mapleson**）**A**、**B**、**C**、**D**、**E** 和 **F** 回路（图 26.3）。这些回路都有一个新鲜气源，风箱（更

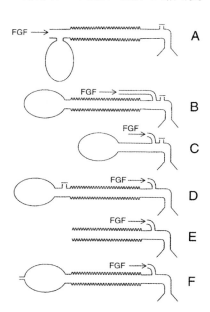

图 26.3　麦氏 A，B，C，D，E 和 F 回路。FGF，新鲜气流量（From Willis BA，Pender JW，Mapleson WW. Rebreathing in a T-piece. Br J Anaesth. 1975；47：1239-1246.）

不易打折）、溢气阀或者压力控制阀。各种回路的区别包括溢气阀和输入新鲜气体的位置，以及是否有储气囊。麦氏系列的优点在于设计简单，可以迅速改变麻醉深度，便于携带，减少呼出气体再吸入（提供充足的新鲜气流）。缺点包括无法保温保湿，缺乏清除废气能力，需要高流量新鲜气流。除患者转运外现在已很少应用半开放回路。值得注意的是，麦氏 A 回路对自主呼吸患者最有效，麦氏 D 对控制通气最有效。

典型的半紧闭回路是环路，应用于绝大多数美国手术室（图 26.4）。每一个半紧闭回路都包括吸气支，呼气支，单向阀、CO_2 吸收器、储气囊和在呼气支处的溢气阀。环路系统的优点包括保温保湿，可以使用低流量新鲜气流（因此保存麻醉气体并保护臭氧层），同时有能力清除废气。缺点在于设计复杂；它有将近 10 个连接口，每一个都有断开的风险。

和半闭合回路一样，闭合回路是一个环路，输入的新鲜气流等于患者消耗的氧气和麻醉气体。CO_2 被吸收器吸收。

24. 根据可控性和通气自主性为麦氏回路排序。

- 可控性：D ＞ B ＞ C ＞ A（口诀：Dog Bites Can Ache）；
- 通气自主性：A ＞ D ＞ C ＞ B（口诀：All Dogs Can Bite）。

25. 如何在麻醉过程中发现呼吸回路中断？

各种事件表明麻醉期间呼吸回路断开。通过食管或心前区听诊器无法听到呼吸音，同时，如果参数设定合理，气道压力监测和每分潮气量，潮气量警报报警。CO_2 分析仪无法再探测到 CO_2，随后氧饱和度下降。呼气末 CO_2 大概是最好的监测手段；呼气末 CO_2 的下降和缺失是断连敏感却不特异的监测指标。

26. CO_2 是如何从呼吸环路中被清除的？

呼出气流经装有 CO_2 吸收剂碱石灰的吸收罐。碱石灰包含氢氧化钙［Ca（OH）$_2$］及少量氢氧化钠（NaOH）。钡石灰含有钡和钙。碱石灰和钡石灰

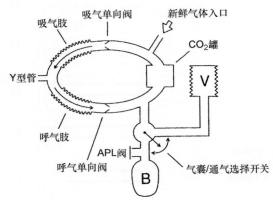

图 26.4 环路系统。APL，可调节限压（From Andrews JJ. Inhaled anesthetic delivery system. In: Miller RD, ed. Anesthesia. 4th ed. New York: Churchill Livingstone; 1994: 185-228.）

都和 CO_2 反应生成热、水和碳酸盐。碱石灰的反应如下：

$$CO_2 + Ca（OH）_2 = CaCO_3 + H_2O + 热量$$

27. 多少 CO_2 可以被中和？有哪些影响其效能的因素？

碱石灰是最常见的吸收剂，最多每 100 g 可以吸收 23 L 的 CO_2。但单室吸收罐中每 100 g 吸收剂可以清除 10 ～ 15 L 的 CO_2，双室吸收罐可清除 18 ～ 20 L 的 CO_2。影响因素包括吸收罐的容积（患者的潮气量应完全充满吸收罐的空余空间），吸收剂的颗粒大小（理想的大小是 2.5 mm 或有 4 ～ 8 个网孔），是否有通道（灌装太松散使呼出气体未经过吸收剂直接通过吸收罐）。

28. 如何判断吸收剂已耗尽？CO_2 吸收剂和挥发性麻醉气体间会产生哪种化学反应？

在吸收剂颗粒中加有 pH 敏感的染色剂，在中和 CO_2 过程中会产生影响 pH 的碳酸。在美国应用最广泛的染色剂是乙基紫，在新鲜时呈白色，当吸收剂被耗尽时呈紫色。

吸入性麻醉药通过吸收剂，特别是碱石灰，可能产生一氧化碳。这可能会增加患者的碳氧血红蛋白水平，并损害组织氧输送。每种挥发性麻醉药的一氧化碳生成量从大到小依次为：地氟烷＝安氟烷＞异氟烷＞＞氟烷＝七氟烷。

可增加一氧化碳生成量的因素包括：

- 吸收剂干燥；
- 吸收剂类型（氢氧化钙＞氢氧化锂）；
- 较高的麻醉药浓度；
- 新鲜气体流速低。

挥发性麻醉药和吸收剂之间的其他不良反应在第 14 章吸入麻醉药中讨论。

29. 麻醉机的呼吸机有哪些可调节的参数？

基本可调节功能包括：

- 潮气量；
- 呼吸频率；
- 吸呼比（I：E）；
- 氧浓度（FiO_2）；
- 呼气末正压。

30. 大多数现代麻醉呼吸机有哪些通气模式？

- 容量控制通气；
- 压力控制通气；
- 压力控制通气-容量保证；
- 同步间歇指令通气；
- 压力支持通气。

31. 潮气量是如何和在哪里被测量的？为什么不同的测量方法得到的结果不同？

通过不同技术和呼吸回路中不同部位测量潮气量。常见措施包括呼吸机控制面板上的设置、风箱偏移和流经回路吸气（flow through the inspiratory，iTV）或呼气（flow through the expiratory，eTV）分支的流量。

由于几个原因，这些措施经常不同。首先，回路管路具有顺应性，通常会吸收一些吸入潮气量（iTV），从而减少输送给患者的实际潮气量。其次，回路中的小泄漏很常见，可能导致 eTV 与 iTV 相比减少。这些包括回路连接松动、完全断开、气管插管套囊充气不足或从肺漏气至胸膜（例如气胸）。再次，CO_2 采样管路从呼吸回路中去除约 $100 \sim 200$ ml/min 的新鲜气体。最后，考虑耗氧量和 CO_2 生成量之间的差异。例如，一位 70 kg 的全身麻醉患者每分钟将消耗约 250 ml 的 O_2，每分钟产生约 200 ml 的 CO_2。这会产生每分钟 50 ml 气体的差异，进一步降低 eTV 与 iTV。

32. 当使用很低新鲜气流量时，为什么有时新鲜气流中 O_2 浓度与吸入气 O_2 浓度不符？

在很低新鲜气流时，呼吸回路内的浓度变化缓慢。但是，患者会以与回路中补充气体速度不同的速度吸入不同的气体（从回路中吸入它们）。以 O_2 为例，平均成人患者每分钟消耗（恒速从回路中吸入）约 250 ml O_2。如果 N_2 或 N_2O 与 O_2 一起提供，患者将继续消耗 O_2，同时 N_2 或 N_2O 在回路中蓄积。因此，如果新鲜气流输送的 O_2 量低于患者的代谢耗氧量，则回路内可能形成低氧混合物。

33. 麻醉机检查包括什么？

大多数现代麻醉机能够执行自动检查过程。即使需要最少的手动输入，但在此过程中熟悉机器正在检查的内容也很重要。开始时，它确保校准氧气分析仪，通常参考点是室内空气（21%FiO_2）。接下来，它确认氧气故障安全机制是完整的，因此防止输送低氧气体混合物。之后，检查高压和低压回路是否泄漏。高压回路包括快速充氧阀、吸气/呼气阀、二氧化碳吸收剂和循环呼吸系统。低压系统包括麻醉挥发罐。然后，评估呼吸机的功能以及报警设置。最后，对气体清除系统进行了评估。

在较旧麻醉机中，需要手动检查。这包括关闭安全阀，堵塞回路的 Y 型管，按下快速充氧阀，直到压力大于 30 cmH_2O。如果没有泄漏，压力不会下降。然后，应打开安全阀，以确保其处于工作状态。

无论您使用哪台麻醉机，在每次麻醉之间始终执行麻醉检查的非机器部分都很重要。这包括确认吸引装置的功能、监护仪（脉搏血氧计、呼气末二氧化碳、无创血压、心电图等）、气道设备（喉镜、气管插管等）和急救设备的可用性，以及即将进行的手术所需的药物。

34. 将如何为恶性高热患者准备麻醉机？

　　首先，应将所有挥发性麻醉挥发罐从麻醉机中取出（或至少使其不会意外开启）。现代的 GE 麻醉机有 Aladdin 盒式挥发罐，很容易拆卸，而 Dräger 麻醉机需要同时解除两个 Allen 扳手来移除挥发罐。接下来，必须在空挥发罐槽中安装旁路模块。注意，Dräger 麻醉机建议仅由授权维修人员更换挥发罐。之后，应使用高新鲜气流（10 L/min）冲洗麻醉机至少 20 min（GE）或 60 min（Dräger），以去除机器中的所有残留挥发性麻醉颗粒。最后，应更换呼吸回路，并使用置于吸气和呼气阀附近的专用活性炭过滤器。

35. 麻醉机呼吸机和重症监护室呼吸机有什么区别？

　　呼吸机有三类：风箱、活塞和涡轮。每个都是指在通气过程中驱动气体运动的机制。GE 麻醉机使用风箱呼吸机（上文已讨论），而 Dräger 麻醉机使用活塞。活塞呼吸机由电力驱动，不需要驱动气体。与风箱呼吸机相比，其输送更准确的潮气量和更高的吸气流速。大多数重症监护室（intensive care unit，ICU）呼吸机采用涡轮设计。

　　与麻醉机呼吸机相比，ICU 呼吸机具有 3 个明显的优势。首先，涡轮呼吸机输送最准确的潮气量（涡轮比活塞更准确，活塞比风箱更准确），尤其当使用非常低的潮气量时（例如在儿科）。其次，ICU 呼吸机比麻醉机呼吸机配备更多的通气模式。专业模式，如气道压力释放通气可在 ICU 呼吸机上找到，但在麻醉机呼吸机上找不到。最后，ICU 呼吸机能够提供更高的吸气流速。这使得插管患者的自主呼吸更舒适。它还允许更高的每分通气量，以更好地补偿病理状况，如重度代谢性酸中毒。这两种情况在 ICU 中更常见。

要点：麻醉回路和呼吸机

1. 半紧闭合回路使用的环路是现代麻醉机中最常用的麻醉回路。
2. 环路的优点包括保留挥发性物质、热量和水分。缺点包括增加了设计的复杂性、多个部位存在泄露和高顺应性。
3. 虽然近些年麻醉机的呼吸机性能有很大提升，但还是不如典型的 ICU 呼吸机功能强大。

推荐阅读

Barash PG, Cullen BF, Stoelting RK, et al. Clinical Anesthesiology, 7th ed. Philadelphia: Lippincott Williams & Wilkins; 2013:641–696.
Brockwell RC, Andrews JJ. Inhaled anesthetic delivery systems. In: Miller RD, ed. Miller's Anesthesia. 8th ed. Philadelphia: Elsevier Saunders; 2015:273–316.
Dorsch JA, Dorsch SE. Understanding Anesthesia Equipment. 5th ed. Philadelphia: Lippincott Williams & Wilkins; 2008.

第 27 章

机械通气策略

Joanna Olsen, MD, PhD, Ryan D. Laterza, MD

李岩 译 田雪 校

1. 患者为何需要气管插管和机械通气（mechanical ventilation，MV）？

主要有三个适应证：

（1）缺氧性呼吸衰竭；

（2）高碳酸血症性呼吸衰竭；

（3）气道保护。

这三种适应证可能是由原发性呼吸系统疾病［例如：肺炎、慢性阻塞性肺疾病（chronic obstructive pulmonary disease，COPD）、急性呼吸窘迫综合征（acute respiratory distress syndrome，ARDS）］、全身性疾病或损伤（例如：格拉斯哥昏迷评分＜8、Guillain-Barré 综合征、药物中毒）或气道损伤（例如：咽后脓肿、头颈癌、气管狭窄）。插管并提供机械通气的决定基于定性数据（即，临床检查、患者意愿和目标）和定量数据［即，血氧饱和度、呼吸频率（respiratory rate，RR）、动脉血气分析］。该决定必须个体化，因为作为呼吸衰竭指标的 PaO_2、$PaCO_2$ 或 pH 的任意临界值可能并不是所有患者都有的。机械通气的主要目标是支持气体交换，并尽可能减少呼吸机诱导的肺损伤，直至其指征得到解决。

2. 为何全身麻醉患者需要气管插管和接受 MV？

在大多数外科手术中，患者插管并接受 MV 有两个原因：①气道保护，和②高碳酸血症性呼吸衰竭（因为麻醉药物的神经和呼吸抑制作用）。一旦这两种适应证得到解决，可停止机械通气，并在全身麻醉苏醒后拔管。具体来说，患者需要证明他们可以保护气道［例如：伸出舌头、遵循指令、经气管导管（endotracheal tube，ETT）咳嗽或干呕的证据］，并且可以在没有辅助的情况下自主呼吸。

3. 潮气量、呼吸频率、每分通气量、I：E 比、PEEP、FiO_2 的定义。

潮气量（tidal volume，TV）：吸入时输送到肺部的气体量（例如 500 ml）。

呼吸频率（respiratory rate，RR）：每分钟呼吸次数。有时指某些呼吸机的频率（例如：每分钟 12 次）。

每分通气量（minute ventilation，MV）：每分钟与肺交换的气体量，其中 MV = RR×TV（例如：6 LPM）。

吸呼比（inspired to expired，I：E）：吸入与呼气时间的比例（例如：

1 : 2）。一些呼吸机可使用吸气流速或吸气时间（inspiratory time，Ti）作为该参数的替代指标。

呼气末正压通气（positive end-expiratory pressure，PEEP）：向肺部输送正压，以防止呼气期间肺不张。

吸入氧浓度（fraction of inspired oxygen，FiO$_2$）：每次 TV 输送给患者的氧气百分比（例如，50%）。

4. 吸气峰压、平台压、肺顺应性、气道阻力的定义。

吸气峰压（peak inspiratory pressure，PIP）：在 ETT 近端的吸气肢上测量吸入期间的峰值压力。该测量受肺顺应性和肺阻力的影响（图 27.1）。

平台压（plateau pressure，P$_{plat}$）：反映肺泡内的压力，受肺顺应性而非阻力的影响。同样在靠近气管导管的吸气分支上测量，在吸入后立即进行屏气，当流速为 0 时进行测量（图 27.1）。

肺顺应性：这测量了整个呼吸系统的总体顺应性，包括肺的顺应性以及腹部和胸壁的外在力量。

气道阻力：这测量了呼吸系统的阻力，反映了 PIP 和 P$_{plat}$ 之间的差异。

5. 平台压（P$_{plat}$）如何测量肺泡压（alveolar pressure，P$_{alv}$）？

根据欧姆定律，$\Delta V = I \times R$，其中 ΔV 是给定电流（I）下电阻器（R）电压降（或梯度）的测量值。该公式可应用于呼吸系统，其中 $\Delta P =$ 流量 $\times R$，回路吸气分支和肺泡之间串联电阻。这些电阻器由 ETT（R$_{ett}$）和远端气道（R$_{airway}$）代表，每个电阻器在给定流量下产生压力梯度（ΔP）。在屏气期间，流量为 0，R$_{ett}$ 和 R$_{airway}$ 的压力梯度 ΔP 也为 0，因此吸气压力如下：P$_{insp}$ ＝ P$_{trach}$ ＝ P$_{alv}$，其中，当流量为 0 时，P$_{insp}$ 称为 P$_{plat}$。

6. 列出 PIP 升高的原因。如何使用 P$_{plat}$ 区分它们？

参见表 27.1。

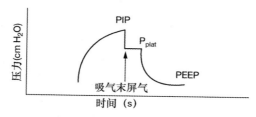

图 27.1　在气管导管近端的吸气肢上测量吸气峰压（peak inspiratory pressure，PIP）。平台压（plateau pressure，P$_{plat}$）反映了肺泡压力，在吸入后立即通过吸气末屏气手法测量，并在随后的压力为 0 时测量。顺应性降低将增加 P$_{plat}$，阻力增加（PIP － P$_{plat}$）。因此，肺顺应性降低或气道阻力增加可引起 PIP 增加。PEEP，呼气末正压［From Pacheco GS, Mendelson J, Gaspers M. Pediatric ventilator management in the emergency department. Emerg Med Clin North Am. 2018; 36（2）: 409.］

表 27.1 吸气峰压升高的原因	
肺顺应性降低（P_plat 升高）	**肺阻力增加（P_plat 正常）**
肥胖	ETT 扭结
腹腔镜检查	小号 ETT
头低脚高位	支气管痉挛（如哮喘、COPD）
腹腔间室综合征	分泌物
心源性肺水肿	黏液塞（部分阻塞气道）
非心源性肺水肿（如 ARDS）	支气管封堵管
肺炎	支气管镜检查
肺纤维化	
表面活性物质缺乏	
患者～呼吸机抵抗	

ARDS，急性呼吸窘迫综合征；COPD，慢性阻塞性肺疾病；ETT，气管导管

7. 容量控制通气和压力控制通气的区别是什么？

容量控制通气提供容量恒定和压力可变的呼吸。这意味着输送呼吸的"容量"由临床医生设置或"控制"。这种通气形式产生的气道压力将取决于患者呼吸系统（包括 ETT）的顺应性和阻力。相反，压力控制提供压力恒定和容量可变的呼吸。在该模式下，每次呼吸输送的"正压"量由临床医生设定或"控制"，该压力产生的 TV 再次取决于患者呼吸系统的阻力和顺应性。请参见图 27.2。

请记住，在手术室中，导致肺顺应性（例如：俯卧位、腹腔镜检查或麻痹）或气道阻力（例如：支气管痉挛、分泌物、黏液塞、ETT 扭结）突然变化的事件很常见，则在压力控制通气模式下可导致输送的 TV 发生巨大变化。

8. 容量控制通气如何输送特定的容量？

根据呼吸机输送 TV 的机制，容量控制通气策略可以说是**流量控制**。麻醉科医师设置 TV、RR、I：E，呼吸机使用该数据计算输送规定 TV 所需的流量。例如，假设 TV 为 500 ml，RR 为 10 次／分，I：E 为 1：2，呼吸机将首先使用 RR 计算一个完整呼吸周期（吸气和呼气）的时期（时间）。在本示例中，每分钟 10 次呼吸等于每次呼吸 6 s。然后使用 I：E 比（等于 2 s）计算 Ti。然后计算吸气流速，等于 500 ml/2 s ＝ 250 ml/s。传统上，这种呼吸在 Ti 上以恒定流速（例如，250 ml/s）作为"方形波形"输送，但也可以作为"减速波形"输送，以模拟生理呼吸并改善患者舒适度。

9. 容量控制通气的优点和缺点是什么？

主要优势是 TV 是恒定的，最大限度地降低了通气不足或通气过度的风

险。缺点是输送呼吸的非生理性特征，导致患者不适或患者–呼吸机抵抗。这是由于两个原因：①流量是恒定的，②TV 是恒定的（见图 27.2 中的流量模式）。正常生理呼吸的特征是初始流速较高，随着 TV 的变化，初始流速向零下降（即指数衰减）。尽管大多数重症监护室（intensive care unit，ICU）呼吸机也能够通过容量控制呼吸提供合成"减速"流量模式，以模拟生理呼吸，但 TV 是固定的，减速流量模式是线性的（类似于直角三角形），而不是真正的指数衰减模式。一般而言，容量控制呼吸通常在诱导后和麻醉维持期间使用。

10. 压力控制通气的优点和缺点是什么？

主要优势是更好的患者舒适度和更高的平均吸入气道压。由于只有压力是恒定的，可以给患者确定输送的吸气流速和 TV，这比容量控制呼吸更舒适。此外，吸气流速模式不是强制的，而是由患者肺系统的阻力和顺应性控制，产生指数衰减血流模式（图 27.2）。与容量控制呼吸相比，对于吸气时给定的 TV，"压力控制"通气也提供了更高的平均气道压力。这有利于肺不张引起的肺泡复张，并略微增加动脉氧分压（partial pressure of oxygen，PaO_2）：FiO_2 值。缺点是由于 TV 是可变的，肺顺应性或阻力的任何变化都可能导致过度通气或通气不足的问题。一般而言，"压力控制"通气最常用于清醒自主呼吸患者拔管前。

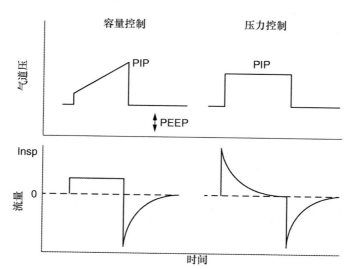

图 27.2　容量控制：恒定吸气流量；压力控制：恒定吸气压力。上述容量控制通气流量波形为"方形"波形，不同于压力控制或自主呼吸更自然的"指数衰减"波形。容量控制"减速流量"波形（未显示）试图模拟自然"指数衰减"波形，但呈线性，类似于具有恒定减速的直角三角形，其合理的接近，但不如压力控制呼吸更自然。PEEP，呼气末正压；PIP，吸气峰压

11. 控制性强制通气模式，如严格容量或压力控制通气，如何与患者相互作用？

控制性强制通气模式不允许呼吸机与患者呼吸动作交互或同步。强制通气模式设置为输送固定 RR 和 TV［容量控制通气（volume controlled ventilation，VCV）］或吸气压力［压力控制通气（pressure controlled ventilation，PCV）］，无论患者如何努力。这可能是清醒患者严重痛苦的来源，因为他们可能尝试启动呼吸，但呼吸机不允许他们呼吸。因此，这些通气模式应保留给深度镇静且未开始任何呼吸努力的患者，例如在全身麻醉期间。

源于一些历史原因，VCV 和 PCV 表示不与患者呼吸同步的受控指令通气模式。然而，这些术语还用于描述与患者同步的呼吸机模式的"控制变量"，其决定了容量和压力特性。这通常是混淆的来源。例如，容量控制同步间歇指令通气（volume control synchronized intermittent mandatory ventilation，VC-SIMV）输送同步呼吸，但医生"控制"输送的"容量"。

12. 正压通气最常用哪种模式？

通气模式是根据麻醉科医师设置的控制变量命名的：容量或压力，以及呼吸机与患者交互的方法：①机器触发，其中呼吸是固定的，且始终由呼吸机启动，和②患者触发，其中呼吸由患者启动，仅由机器作为后备（表 27.2）。

呼吸机命名可能相当混乱，原因有几个。各生产商使用的命名不规范，任何这样做的尝试都使该主题进一步复杂化。例如，"SIMV"或"VC-SIMV"在某些 GE Healthcare 麻醉机上可能被称为"**SIMV-VC**"，或在某些 Dräger 麻醉机上被称为**同步容量控制通气**。历史上，"控制指令通气"（controlled mandatory ventilation，CMV）是严格由机器触发的呼吸机模式的标准术语；然而，现在 CMV 代表"连续指令通气"，包括由患者触发的呼吸机模式。由于这些原因，本章的作者致力于保持术语尽可能简单，重点关注呼吸机模式背后的概念。

13. 启动 MV 时的常见呼吸机设置是什么？举例说明。

第一个设置通常是通气模式［例如：PCV、VCV、容量控制-辅助控制（volume control-assist control，VC-AC）］。然后，选择其他设置，包括 RR（或

表 27.2 标准机械通气模式		
	呼吸机触发	患者触发[a]
容量	容量控制通气（VCV）	容量控制同步间歇指令通气（VC～SIMV） 容量控制辅助控制1（VC～AC）
压力	压力控制通气（PCV）	压力控制同步间歇指令通气（PC～SIMV） 压力控制辅助控制（PC～AC） 压力支持通气（PSV）

[a] 患者触发呼吸机模式通常有一个默认备份率，将提供指令机器触发呼吸

频率）、I：E、PEEP、FiO$_2$，并根据通气模式选择 TV 或吸气压力（P$_{insp}$）。例如，手术室中的共模为：模式：VCV；TV：500 ml；RR：12 次 / 分；I：E：1：2；PEEP：5 cmH$_2$O；FiO$_2$：50%。

14. 容量控制－辅助控制通气模式如何工作？

VC-AC 模式在预设 TV 模式下输送设定次数的呼吸。如果患者正在开始呼吸，则在这些自主呼吸时输送预设的 TV。如果患者的 RR 下降到预设 RR 以下，这些呼吸将由呼吸机启动。这可确保患者接受强制性 RR 或每分通气量。因此，VC-AC 模式为患者提供完全支持，同时还允许自主通气。在自主呼吸患者中，VC-AC 可能导致呼吸性碱中毒或自发性 PEEP，因为患者每次呼吸均接受完整的预设 TV，即使是呼吸急促。

15. VC-AC 和 VC-SIMV 有何不同？

这两种模式都保证了在可以由机器或患者触发的受控 TV 上的最小强制 RR。这允许两种模式均提供强制最小每分通气量，无论患者是否努力。两者的区别在于 VC-AC 将始终提供相同的 TV，即使患者触发呼吸高于最小预设 RR。但是，VC-SIMV 不会为高于最小预设 RR 的患者触发呼吸提供相同的 TV。在 VC-SIMV 中，高于该预设频率的所有呼吸可能完全无辅助（不常见）或有压力支持辅助（常见），输送的 TV 将由患者努力度确定。在呼吸低于预设 RR 的患者中，VC-AC 与 VC-SIMV 无法区分。

16. 开始机械通气时，如何在 VC-AC 和 VC-SIMV 间进行选择？

VC-AC 被视为"完全支持"模式，其中呼吸功完全由呼吸机支持。这是 ICU 中最常用的呼吸机模式。此外，对自主呼吸患者舒适。VC-SIMV 通常用作脱机模式，因为患者呼吸频率高于设定速率时要么没有辅助，要么只有部分压力支持辅助。这增加了患者的呼吸功，并且相对不如 VC-AC 舒适。然而，它仍然比 VCV 或 PCV 的麻醉机触发呼吸舒适得多。

17. 什么是压力支持通气？

压力支持通气（pressure support ventilation，PSV）使用临床医生设定或控制的患者触发、正压呼吸增强的自主呼吸。PSV 允许患者建立自己的 RR，改变自己的流速，从而控制自己的 TV 和每分通气量呼吸。正因为如此，PSV 被认为是自主呼吸患者最舒适的通气模式。

18. 压力控制通气与 PSV 有何不同？

与 PSV 不同，PCV 是一种机器触发呼吸。使用 PCV 输送的准确 TV 取决于规定的吸气时间（即 I：E）和吸气压力。一般而言，吸气时间越长或吸气压力越高，TV 越大。此外，输送的 TV 还受到呼吸系统顺应性和阻力的影响。PCV 提供完全的呼吸机支持，而 PSV 是拔管前或自主呼吸试验期间提供部分通气支持的最佳选择。

19. 什么是双控呼吸机模式，如何工作？

双控模式呼吸机将压力控制和容量控制的优点结合到一个呼吸机模式中。该呼吸机模式的术语是制造商特定的，GE Healthcare 称为**压力控制通气–保证容量**、Dräger 是 AutoFlow，Maquet 麻醉机是**压力调节容量控制**等。这些呼吸机模式提供压力控制呼吸，同时连续监测输送的 TV。每次后续呼吸将进行调整（例如，3 cmH$_2$O），以提供和麻醉科医师在呼吸机上设置一致的 TV。尽管具体实施是每个具体生产企业有所不同，但不同生产企业的总体概念相同。

> **要点：机械通气**
>
> 1. 机械通气和气管导管的适应证为低氧性呼吸衰竭、高碳酸血症性呼吸衰竭或不能保护气道。
> 2. 容量控制可以更好地控制每分通气量，以牺牲自主呼吸患者的呼吸机抵抗为代价。
> 3. 压力控制患者舒适度更好，并可能略微改善 PaO$_2$：FiO$_2$ 比值，因为较高的平均气道压力有利于肺泡复张，代价是对每分通气量的控制较少。
> 4. 双重控制通气模式结合了压力控制和容量控制的优点，同时最大限度地减少了每种模式的缺点。

20. 描述 4 种类型的呼吸机引起的肺损伤？

机械通气可通过几种方式造成或加重现有肺损伤。通常分为以下几类：

（1）容量创伤：由于 TV 较大导致过度膨胀对肺泡的损伤。

（2）气压伤：跨肺压升高导致的肺泡损伤。

（3）肺不张：与塌陷肺泡壁共用的通畅肺泡损伤，或反复塌陷和复张对肺泡本身的损伤。

（4）氧毒性：由于自由基诱导的损伤，长期（例如 > 12 h）高 FiO$_2$（例如 > 60%）对肺泡造成损伤。

21. 什么是肺保护性通气？

肺保护性通气又称**减害通气**，是指在保护肺免受呼吸机所致肺损伤的机械通气策略。这包括以下内容：

（1）低 TV 通气：通常为理想体重（ideal body weight，IBW）6 ml/kg（但范围为 4 ~ 8 ml/kg），平台压小于 30 cmH$_2$O。这可防止容积伤和气压伤。请注意，应始终根据 IBW 计算 TV，因为肺大小与身高的相关性大于与体重的相关性。

（2）PEEP：通常从 5 cmH$_2$O 开始，但可能会更高（例如：15 cmH$_2$O）。

（3）FiO$_2$：持续吸氧至维持脉搏血氧饱和度（SpO$_2$）88% ~ 92% 所需的最低水平。在手术室中，根据需要允许高 FiO$_2$，尤其是在插管和拔管时。

22. 是否应在手术室内使用肺保护通气，或仅用于 ARDS？

肺保护通气的概念诞生于 ARDS 的文献中。然而，随后的研究已经证明了肺保护通气策略的益处，即使是对于接受择期手术的健康患者。术中肺保护策略与术后呼吸系统并发症减少以及住院时间缩短相关。手术室肺保护性通气的参数一般不如 ARDS 患者严格。通常，目标是低于 8 ml/kg IBW 的 TV，以及 5 cmH$_2$O 或更高的 PEEP，并进行常规肺复张操作。

23. 肺泡和无效腔通气的区别是什么？这与肺保护策略如何相关？

无效腔通气是指不参与气体交换的解剖区域（即口、气管、支气管、细支气管）和生理无效腔（即肺 1 区的肺泡）。在健康患者中，生理或肺泡无效腔通常可忽略不计。然而，解剖无效腔是固定的，在成人患者中测量值约为 150 ml。肺泡通气是发生气体交换的区域。

这可以用以下公式表示：

$$V_T = V_D + V_A$$

V_T、潮气量，V_D、无效腔量，V_A、肺泡通气

TV 的最终目标是为肺泡通气并促进气体交换。然而，肺保护策略提供了较低的 TV 和较少的肺泡通气，因为每次呼吸中有更大比例被浪费在无效腔通气上。肺泡通气减少可导致肺不张和高碳酸血症，因此将肺保护性 TV 与 PEEP 和相对较高的 RR 相结合具有重要意义。

24. PEEP 的作用是什么？

PEEP 是指应用于机械呼吸机呼气回路的压力，顾名思义，是呼气结束时对呼吸系统的压力。PEEP 的主要目标如下：

- 通过防止肺泡萎陷或肺不张增加功能残气量；
- 减少肺不张和随后的肺内分流；
- 尽可能地减少肺不张；
- 优化肺顺应性。

25. 在什么情况下会增加 PEEP？应结合这一点进行哪些操作？

在去饱和期应考虑 PEEP 升高，尤其是在排除其他病因（例如：支气管痉挛、黏液堵塞）后。应始终结合肺复张操作增加 PEEP。在没有预先复张操作的情况下，增加 PEEP 可能导致已经开放的肺泡过度膨胀，同时不能复张肺不张区域。同样，在不增加 PEEP 的情况下进行的复张操作很可能仅引起 PaO$_2$：FiO$_2$ 比值的暂时增加，因为肺不张将复发。

复张操作通过施加 25 ~ 40 cmH$_2$O 的稳定正压 30 s，使用呼吸囊（即麻醉机法），或通过将 PEEP 增加到 25 ~ 40 cmH$_2$O 持续 1 ~ 2 min（即 ICU 呼吸机法）。应持续监测患者的不良反应，因为高水平 PEEP 可损害静脉回流并增加右心室后负荷，导致心排血量减少。

26. 如何确定最佳 PEEP ？

有多种方法可用于确定给定患者的最佳 PEEP。包括：

- 根据经验增加 PEEP（例如：3 ～ 5 cmH₂O）治疗低氧血症（结合肺复张操作）。
- 遵循 ARDSNet PEEP/FiO₂ 升级表（可访问网址 www.ardsnet.org）根据缺氧的严重程度调整 PEEP。
- 测量 PEEP 以最小化驱动压力（P_{plat} − PEEP）。这是一种新的、有前景的技术，与 ARDS 患者死亡率下降密切相关，可能成为肺保护通气的新的主要目标。
- 不太常见的方法包括测量 PEEP 以优化肺顺应性（使用肺量计调整至最低吸气拐点），或通过使用食管测压来估计胸膜压力。

27. 什么是固有 PEEP 或自发 PEEP ？

固有 PEEP 或自发 PEEP 是在呼气不完全时的肺泡内正压。患者需要高每分通气量和（或）COPD/哮喘的患者有自发 PEEP 的风险。无肺部疾病患者机械通气过程中，如果呼吸频率过快或呼气相过短，呼气时间不足，会导致呼吸堆叠产生呼气末气道正压。小管径 ETT 同样可能限制呼气造成自发 PEEP。

由于肺气肿导致的肺顺应性降低和支气管炎导致的高气道阻力，COPD 增加了自发 PEEP 的风险。这类患者呼气困难，因为他们的肺回缩力较低（即肺气肿），气道阻力较高（即支气管炎），即使在标准 RR 下也是如此。

28. 如何识别和治疗自发 PEEP ？

检测和测量自发 PEEP 的一种方法是在呼气末堵塞呼气口并监测气道压力。另一种方法是监测呼气流量，确保在下一次吸入前恢复到零。如果发生自发 PEEP，降低速率或增加呼气时间（例如，I∶E 比为 1∶4），以留出充分呼气的时间。给予支气管扩张剂也可能有助于降低气道阻力和促进呼气。未被识别的重度自发 PEEP 可能表现为高气道压（因为吸气压力被添加到已经较高的自发 PEEP 中）和静脉回流受损导致的低血压。这种情况下的治疗是暂时断开回路与气管插管的连接，并允许完全呼气。

29. 什么是在允许性高碳酸血症条件下进行控制性低通气？

控制通气不足（或允许性高碳酸血症）是一种压力或容量限制的肺保护策略，允许动脉血二氧化碳分压（PaCO₂）升高，对保护肺比维持正常血碳酸值更有意义。将规定的 TV 降低至 4 ～ 6 ml/kg/IBW 的范围内，尝试将 PIP 保持在 35 ～ 40 cmH₂O 以下，静态平台压保持在 30 cmH₂O 以下。允许 PaCO₂ 缓慢升高至 80 ～ 100 mmHg 水平。

允许性高碳酸血症通常耐受良好。潜在的不良反应是脑血管舒张，导致 ICP 升高。颅内高压是使用允许性高碳酸血症的唯一绝对禁忌证。

30. 如何改善俯卧位通气 / 血流比值？

其机制略微复杂，但与我们对肺区定律的理解有关。NASA 和俄罗斯空间任务完成的研究表明，阐述肺区定律的主要机制是解剖学，重力为次要机制。具体而言，肺区定律描述的 75% 的正常通气 / 血流（$\dot{V}/\dot{Q}$）在微重力环境中持续存在，因此与重力无关。空间上的进一步研究表明，支气管树的解剖优先通气肺的腹侧和上区，肺血管的解剖优先灌注背侧和下区。

在仰卧位正压通气时，腹侧肺区顺应性更高，优先通气；然而，由于肺血管的解剖结构，除重力外，背侧肺区优先灌注，导致 $\dot{V}/\dot{Q}$ 不匹配。俯卧位时，因为身体的重量（包括纵隔内容物）压迫腹侧肺区和胸壁，肺系统的顺应性更均匀，有利于通气更好地分布于整个肺。血流的分布也得到改善，因为灌注背侧肺区的解剖偏好被灌注腹侧区的重力作用所平衡，导致 $\dot{V}/\dot{Q}$ 匹配的整体改善。

31. 对于氧合困难的 ARDS 患者有哪些可用的抢救策略？

ARDS 难治性低氧血症最常用的抢救策略是俯卧位、神经肌肉阻滞和静脉-静脉体外膜肺氧合（extracorporeal membrane oxygenation，ECMO）。研究表明，当 ARDS 患者俯卧位时，约 2/3 的患者 PaO_2 显著改善。使用神经肌肉阻滞（麻醉药物）还可以通过改善胸壁顺应性促进气体交换，并在单独镇静不充分时减少代谢能耗。对俯卧位和阻滞治疗无反应的难治性 ARDS 是静脉-静脉 ECMO 的指征，它使用静脉流入和流出插管将血液通过体外氧合回路提供氧合。

32. 在 ICU 是否应使用神经肌肉阻滞促进 MV？

通常不应常规给予神经肌肉阻滞剂（neuromuscular blocking agents，NMBAs）以促进 MV。但是，存在需要使用它们并可能改善结局的独特情况。肌肉阻滞可能有助于管理颅内高压、重度 ARDS 和非常规通气模式（例如，反比通气或体外技术），以减少呼吸机抵抗。

使用这些药物的缺点包括丧失进行神经系统检查的能力、消除咳嗽、可能出现清醒瘫痪患者、多种药物和电解质相互作用、可能出现长时间瘫痪、危重症肌病以及与呼吸机意外断开相关的死亡。NMBAs 还与机械通气时间延长、呼吸机依赖和撤机延迟相关。如果认为有必要，NMBAs 的使用应限制在 24 ～ 48 h，以防止潜在并发症。

要点：机械通气策略

1. 肺保护通气策略应被视为减少危害的通气策略，并应用于所有机械通气患者，而不仅仅是 ARDS。
2. 自发 PEEP 的危险因素是高每分通气量、小管径 ETT、COPD 和哮喘。
3. 为尽量减少自发 PEEP 的风险，在呼吸机进行下一次呼吸并相应测定 I：E 之前，监测呼气流量，确保其归零。

4. 俯卧位可能增加患者的 PaO_2 ： FiO_2 比值，有助于管理重度 ARDS 患者。

5. 管理重度 ARDS 患者的其他策略包括 NMBAs 和静脉 ECMO。

推荐阅读

Mechanical Ventilation in the Operating Room

Futier E, Constantin JM, Paugam-Burtz C, et al. A trial of intraoperative low-tidal-volume ventilation in abdominal surgery. New Engl J Med. 2013;369:428–437.

Futier E, Marret E, Jaber S. Perioperative positive pressure ventilation: an integrated approach to improve pulmonary care. Anesthesiology. 2014;121:400–408.

Ventilation Modes

MacIntyre NR. Patient-ventilator interactions: optimizing conventional ventilation modes. Respir Care. 2011;56:73–84.

Neto AS, Cardoso SO, Manetta JA, et al. Association between use of lung-protective ventilation with lower TVs and clinical outcomes among patients without acute respiratory distress syndrome, JAMA. 2012;308:1651–1659.

ARDS

Guérin CG, Reignier J, Richard JC, et al. Prone positioning in severe acute respiratory distress syndrome. N Engl J Med. 2013;368:2159–2168.

Papazian L, Forel JM, Gacouin A, et al. Neuromuscular blockers in early acute respiratory distress syndrome. N Engl J Med. 2010;363:1107–1116.

心电图

John A. Vullo，MD，Ryan D. Laterza，MD

袁婧楚 译 田雪 校

第 28 章

1. 请对心脏的电传导系统进行描述。

心脏的电传导系统是由一系列能够产生、调节和传导电冲动的特殊心肌细胞组成的网络。离子通过膜通道进行跨膜运动，使静息膜电位发生细微变化，从而产生电冲动。

该系统的基本结构包括窦房（sinoatrial，SA）结、房室（atrioventricular，AV）结、希氏束、左右束支和浦肯野纤维（Purkinje fibers，PF）。

窦房结位于右心房的心壁内，其静息电位不稳定（这在后文中将进一步讨论），能够自发产生电活动，并通过特殊心房细胞构成的**结间束传导至房室结**。房室结在心脏的电信号传导过程中起到"门控"的作用，传导在此处发生短暂延搁后进一步下达高速传导的希氏束-浦肯野系统。

电传导系统的生理意义是协调心脏四个心腔的收缩活动，从而有效地产生每搏输出量。任何损害电传导系统的疾病，如房室结阻滞、左束支阻滞（left bundle branch block，LBBB）及心房颤动等，均可引起心腔的非同步活动，导致心排血量降低。

2. 窦房结起搏细胞（及其他起搏细胞）的动作电位有什么特殊之处？

窦房结的特殊之处在于其起搏细胞可产生内向钠离子"有趣"电流，使之自动去极化（图 28.1）。"有趣"电流使窦房结具有自律性，即它可以固有的频率自动发生去极化。虽然窦房结是心脏的一级起搏点，但房室结和 PF 细胞也存在"有趣"电流，使它们也具有自律性，尽管它们自动去极的频率较慢。以下是窦房结起搏细胞动作电位的几个阶段：

- **4 期**：一种被称为"有趣"电流的 Na^+ 内向电流使细胞膜缓慢地自动去极。之所以称之为"有趣"电流，是因为形成该电流的离子通道在细胞膜发生超极化时激活，这与其他去极化激活的离子通道特性相反。窦房结等各处的起搏细胞均具有本期所描述的特性，使之可发生自动去极化。
- **0 期**：当自动去极达到一定的膜电位后，电压门控 Ca^{2+} 通道开启，引起内向 Ca^{2+} 电流，从而产生动作电位的上升支。
- **3 期**：Ca^{2+} 通道失活和 K^+ 外流使细胞膜发生复极化。

3. 心房肌和心室肌细胞的动作电位与窦房结起搏细胞的动作电位有何不同？

对窦房结起搏细胞而言，除"有趣"电流引发的 4 期自动去极化之外，其动作电位只有 3 个阶段，而心房肌和心室肌细胞的动作电位有 5 个阶段（图 28.1），如下图所示：

- **0 期**：本期为动作电位的上升支，是由电压门控 Na^+ 通道的开放所致，大量 Na^+ 迅速内流，使细胞膜去极化。
- **1 期**：0 期快速去极使细胞膜在去极化基础上发生小幅度超射，随着 Na^+ 内流减少和 K^+ 外流增加，细胞短暂复极，纠正了这个超射。
- **2 期**：由于 Ca^{2+} 内流增加和 K^+ 外流的持续存在，动作电位水平维持稳定，形成平台期。平台期的出现标志着内向电流与外向电流达到动态平衡。
- **3 期**：随着钙通道失活，K^+ 外流占优势，引起细胞膜复极化，并进一步发生超极化。
- **4 期**：细胞膜发生超极化，随后恢复至静息电位。这反映了所有可渗透离子的跨膜流动达到动态平衡。

要点：动作电位

1. 窦房结的特殊之处在于其起搏细胞可产生内向钠离子"有趣"电流，使之自动去极化。
2. 如果窦房结出现功能障碍，房室结和 PF 也具备自律性，可以自动去极，虽然它们的去极化频率较慢。
3. 注意不同细胞产生动作电位所需离子通道的差异。这些离子通道可以作为药物治疗的靶点。

---

4. 若窦房结未能正常起搏，心脏跳动靠什么维持？

房室结和 PF 也具备与窦房结相似的 4 期自动去极化能力，尽管它们去极化频率比窦房结慢（通常要慢得多）。因此，若窦房结出现兴奋受抑或传导阻滞，这些特殊的细胞可以代替窦房结成为新的心脏起搏点。因此，窦房结或房室功能障碍（病态窦房结综合征、完全性心传导阻滞等）的患者心脏仍可以持续跳动，在植入永久性起搏器之前维持患者生命。房室结的自律

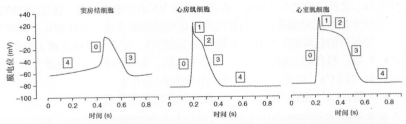

图 28.1 动作电位。窦房结与心房肌细胞和心室肌细胞的动作电位的比较。请注意，窦房结细胞的 4 期斜率更大，有利于自发去极化

性为 40 ～ 60 次 / 分，PF 为 30 ～ 40 次 / 分。

5. 如何记录患者的心电图？

在心脏活动的过程中，其电传导系统产生微小的电压变化，将电极置于体表可对其进行测量。电极随即将该电信号传送到心电图（electrocardiogram，ECG）机，心电图机过滤噪声并将小电压放大为大电压，这样我们就可以观察到心脏的电活动。不仅如此，如果把电极放在全身的各个标定位置，我们就可以通过解读从体表不同部位采集到的心脏电位强度差异来进行系统研究和临床解释。换句话说，我们用电极来监测心脏发出的电信号的方向，进而诊断和治疗疾病。

6. 12 导联心电图常用的电极安放位置有哪些？

标准的 12 导联心电图包含 10 个电极。4 个肢体导联电极的安放位置分别位于四肢（右臂、左臂、右腿、左腿），负责测量额面轴的心电电压变化。6 个胸导联电极环绕胸壁安放于胸骨到左腋窝，负责测量横轴的心电变化。请参阅图 28.2。

7. 为什么只有 10 个电极，却有 12 个导联？

常规 12 导联体系包括 4 个肢体导联电极（右臂、左臂、右腿和左腿）

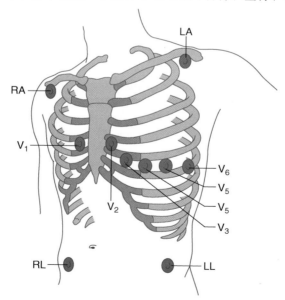

图 28.2　心电图的电极安置。4 个肢体导联：RA，右臂；LA：左臂；RL，右腿；LL：左腿。6 个胸导联：V1，胸骨右缘第四肋间；V2，胸骨左缘第四肋间；V3，位于 V2 和 V4 连线中点；V4，左锁骨中线第五肋间；V5，左腋前线第五肋间；V6，左腋中线第五肋间（From Landesberg G, Hillel Z. Electrocardiography, perioperative ischemia, and myocardial infarction. In：Miller RD, ed. Miller's Anesthesia. 8th ed. Philadelphia：Elsevier Saunders；2015：1437.）

和 6 个胸导联电极（V1 ～ V6）。这 10 个电极形成 9 个导联轴（3 个肢体导联轴和 6 个胸导联轴），最后一个电极（右腿）作为地线。每个导联轴测量由心房（P 波）和心室（QRS 波和 T 波）产生并投影至该轴上的心脏电位差。剩下的 3 个导联轴为"虚拟"导联轴，其检测电极与正极连接，另外两个电极同时与负极连接形成新的虚拟地线，由此形成"加压"肢体导联轴（即 aVR，aVF，aVL）。

8. 请对肢体导联进行描述。

肢体导联测量横跨心脏额平面的心电图电位差：

- Ⅰ导联测量左臂（left arm，LA）和右臂（right arm，RA）电极之间的电位差：Ⅰ导联＝ LA － RA。
- Ⅱ导联测量左腿（left leg，LL）和右臂（RA）电极之间的电位差：Ⅱ导联＝ LL － RA。
- Ⅲ导联测量左腿（LL）和左臂（LA）电极之间的电位差：Ⅲ导联＝ LL － LA。

9. 什么是威尔逊中央电极？

威尔逊中央电极（Wilson central terminal，WCT）是一个虚拟电极，通常作为加压肢体导联和胸导联的电位参照点。其值为三个肢体导联电极所测得电位强度的算数平均值，即 WCT ＝（LA ＋ RA ＋ LL）/3。在数学上，WCT 可表示为一个位于 Einthoven 三角中心的"虚拟"电极。

10. 请对胸导联进行描述。

胸导联测量心脏横断面上的心电图电位差。它由 6 个"虚拟"导联轴组成，各轴均以虚拟 WCT 作为其"负"参考电极，6 个"正"电极环绕胸部安置。与肢体导联一样，每个胸导联轴均测量投影到该轴上的心脏电场力（矢量）。用 Vi 来表示各个胸导联轴，其中"i"表示 6 个胸导联电极。每个胸导联所测得电压的计算方法如下：

$$V_i = \phi_i - WCT$$

V_i，胸导联电压值；ϕ_i，胸导联电极所测得的电位强度；WCT，威尔逊中央电极的电位强度；i，对应的导联 / 电极 1 ～ 6。

请注意，在有些教材中将胸导联称为单极导联，这一名称隐含有这些导联不需要负电极的意味。但这是不正确的：所有的心电导联所测得的都是正、负电极之间的电位差，无论是通过将多个电极连接在一起构成中央电极还是使用单个电极与负极相连。最后，"V"是胸导联和加压肢体导联的缩写表示法，表示虚拟、矢量或电压。

11. 请对加压肢体导联进行描述。

剩下的 3 个导联分别是**加压**（augmented voltage，aV）左（left，L）、右（right，R）和足（foot，F）肢体导联：

- aVL 是 LA 电极电压与 RA、LL 电极平均电压之间的电压差：

$$aVL = LA - \frac{RA + LL}{2}$$

- aVR 为 RA 电极电压与 LL、LA 电极平均电压之间的电压差：

$$aVR = RA - \frac{LL + LA}{2}$$

- aVF 为 LL 电极电压与 RA、LA 电极平均电压之间的电压差：

$$aVF = LL - \frac{RA + LA}{2}$$

12. 为什么"加压肢体导联"需要"加压"？这样做是必要的吗？

最初，这些导联被简单地称为 VL、VR 和 VF，并且和胸导联一样以 WCT 作为虚拟负极。如：$VL = LA - \dfrac{RA + LL + LA}{3}$。然而，这样所测得的心电电压幅值太小，信噪比很低。为了增大电压和提高信噪比，人们发现使用不同的虚拟负极可以使这些导联实现"加压"。现在，所有的心电图机都使用两个相对电极的平均电位（例如 Goldberger 中心电端）作为参照，而不再像 WCT 那样以 3 个电极的平均电位作为参照。需要强调的是，这一理念最早于 20 世纪 40 年代被提出并付诸实践，远早于数字放大器的发明。而今有了高保真数字放大器和滤波器的辅助，也许会有人提出一个强有力的观点，即我们已不再需要通过数学"把戏"（如运用 Goldberger 中心电端作为虚拟负极）来增大肢体导联的电压，应重回以 WCT 作为虚拟参照负极，这样这些导联就可以与胸导联共用一个虚拟负极。但不管怎样，无论使用哪种虚拟负极，通过 Einthoven 三角来确定心电向量之间的角度及其在导联轴上的投影都是不受影响的。

13. 正常心电图的波形是什么样的？

请参见图 28.3。心电图上记录到电活动并不意味着同时存在机械收缩，理解这一点很重要。在心电图检测到电活动与心脏的机械收缩之间存在一个短暂的潜伏期。

P 波是心动周期中的第一个向上（正向）偏转，反映心房的去极化过程。心房去极化自右向左发生，P 波反映的是二者综合的电位变化。任何出现在 P 波之后、R 波之前的向下偏转称为 **Q 波**，反映室间隔自左向右的去极化过程。据推测，由于左心的电传导速度略快于右心，从而可使较大的左心与较小的右心实现同步收缩。**R 波**是 QRS 波群中或继 P 波之后的第一个向上（正向）偏转，为心室去极化早期的信号。**S 波**是 QRS 波群中继 **R 波**之后的第一个向下（负向）偏转，为 PF 引起的心室去极化晚期的信号。**ST 段**正常时

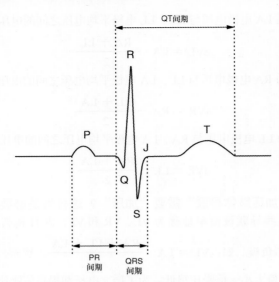

图 28.3 心电图波形及间期。各间期的正常范围如下：PR 间期 120 ～ 200 ms，QRS 间隔 70 ～ 100 ms，QTc 间期男性＜ 440 ms，女性＜ 460 ms

不抬高，为一条自 **J 点**到 **T 波**的等电位线。**T 波**是 **QRS 波**群后的向上（正向）偏转，由心室复极产生，正常时在除 aVR 导联外的其他各导联中均为直立（正向）。

14. "J 点"是什么？

J 点是 QRS 波群的终末和 ST 段起始的交接点，通常位于心电图的等电位线上。若 J 点相对于等电位线发生移位，则表明可能存在心脏疾患。J 点上移是早期去极化的表现，最常见于年轻、健康、体格健壮的男性，在急性状态下一般认为是一种良性表现。但也有证据表明，J 点上移的患者中心源性猝死和 Brugada 综合征的发病率较高。

15. 请对心电图中的正常间期进行描述。

PR 间期是从 P 波起点到 QRS 波群的起点之间的间距，主要由房室结处的传导延搁决定。正常情况下，PR 间期为 120 ～ 200 ms（即＜ 5 小格）。若 PR 间期超过 200 ms，表明可能发生了由房室结传导延迟所致的一度房室阻滞。这在健康人体内可能由迷走神经张力高引起，但也与可能心脏疾病相关，且为心房颤动的危险因素之一。若心房和心室之间存在绕过房室结的旁路传导途径，则可能出现小于 120 ms 的 **PR 间期**［例如 Wolff-Parkinson-White（WPW）综合征］。

QRS 间隔反映的是经房室结传导后心室完全去极化所需的时间。正常情况下，**QRS 间隔**历时 70 ～ 100 ms（＜ 3 小格）。QRS 间隔增宽可由左、右束支阻滞（right bundle branch block，RBBB）、室性心动过速（ventricular tachycardia，VT）、异常或伴高钾血症、WPW 综合征的室上心动过速（supraventricular tachycardia，SVT）及心室起搏引起。

QT 间期是从 Q 波起点到 T 波终点的间距，代表心室去极化和复极化所需的总时间。**QT 间期**的长短与心率呈负相关，心率越快，QT 间期越短，这使 QT 间期的评估出现问题。校正的 QT（QTc）间期是一种能够更客观地评估 QT 间期的方法，它通过计算心率为 60 次 / 分时的 **QT 间期**，使之独立于心率。有多种不同的公式可用于计算 QTc，但通常采用 Bazett 公式：QTc = QT/$\sqrt{}$ RR 间期。QT 间期延长的标准为：男性 QTc 间期＞ 440 ms，女性＞ 460 ms。长 QTc 综合征与致命性心律失常相关，如尖端扭转型室性心动过速。

16. 什么是 Einthoven 三角？

　　Einthoven 三角是由电极 RA、LA 和 LL 构成的等边三角形，这些电极可用于创建心电图导联（例如 I 导联、aVF 导联）。Einthoven 三角是以额平面各导联推导心电轴的基本依据，是一个需要理解的重要概念（图 28.4）。

17. 如何确定 QRS 波群的电轴？

　　与前文所讨论的 Einthoven 三角一样，确定 QRS 波群电轴最好的方法是首先理解向量投影的概念，以及如何将其应用到心电图导联体系中。回想一下，ECG 上所测得的 QRS 波代表的是整个心脏在心室收缩期间的心电综合向量 E_{heart}。每个导联对应一条轴线，测量的是 E_{heart} 在该轴上的投影。由于心电向量既具有大小又具有方向，故各个导联所测得的心脏电位强度取决于心电向量的大小及其与导联轴之间的角度。

　　当某一导联轴与 E_{heart} 完全平行时，该导联所测得的 QRS 曲线下面积

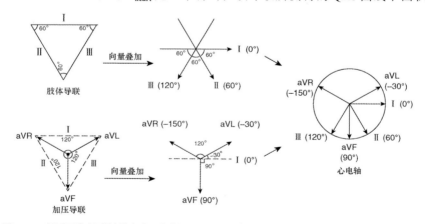

图 28.4　额平面各导联轴的方向。根据 Einthoven 三角可以推导出额平面心电轴的角度。威尔逊的中心电端位于"加压导联心电向量"三角的中心。各导联轴的方向如下：I 导联（0°）II 导联（60°），III 导联（120°），aVL 导联（－ 30°），aVF 导联（90°），aVR 导联（－ 150°）

（area under the curve，AUC）最大。反之，若某一导联轴与 E_{heart} 垂直，则理论上 E_{heart} 在该导联的投影将恰好为 0。实际上，由于心脏收缩和呼吸运动的存在，投影到各导联轴上的心电向量存在摆动效应，引起正负等量的偏转。因此，要评估 E_{heart} 在某一导联轴上投影大小，最简便的方法是目测该导联所测 QRS 波群的 AUC。若 QRS 波群的 AUC 为正值或负值，则 E_{heart} 与该导联不垂直；若 QRS 波群的 AUC 近似为 0，则 E_{heart} 与该导联垂直（也称为**等电**）。与 E_{heart} 最接近平行的导联所测得的 QRS 波群的 AUC 最大。请参见图 28.5。

　　这个问题的关键在于理解 QRS 波群电轴可以通过心电综合向量与已知各导联之间的夹角来确定，在这个过程中需要应用 Einthoven 三角并回答两个问题：①在哪个导联上 QRS 波群的 AUC 正值？②在哪个导联上 QRS 波群的 AUC 等于 0？

18. 正常 QRS 心电轴的范围是什么？如何确定电轴的左偏或右偏？

　　正常 QRS 心电轴的范围在 $-30° \sim +90°$，一般情况下与 Ⅱ 导联最接近平行。这意味着 QRS 波群的 AUC 在 Ⅰ 导联和 Ⅱ 导联均为阳性，且通常 Ⅱ 导联的 AUC > Ⅰ 导联。如果 E_{heart} 在 $-30° \sim -90°$（电轴左偏），则所测得 QRS 波群的 AUC 在 Ⅱ 导联中为负，在 Ⅰ 导联为正。如果 E_{heart} 在 $+90° \sim +180°$（电轴右偏），那么所测得 QRS 波群的 AUC 在 Ⅲ 导联中为正，在 Ⅰ 导联中为负。各导联的导联轴见图 28.4。

19. 电轴左偏和右偏的标准是什么？电轴偏移有哪些需要鉴别的诊断？为什么会发生电轴偏移？

　　当 QRS 心电轴位于 $-30° \sim -90°$ 范围为心电轴左偏（left axis deviation，LAD），位于 $+90° \sim +180°$ 范围为心电轴右轴（right axis deviation，RAD）。电轴发生偏移的原因见表 28.1。

　　心电轴之所以会发生偏移，是因为各导联所测量的是心脏产生的总心

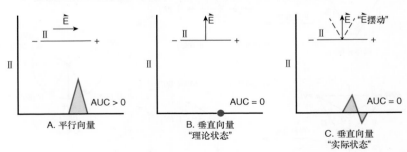

图 28.5　心电向量投影到导联轴上。（**A**）当某一导联轴与心脏的总心电向量（E_{heart}）平行时，该导联可记录到一个大幅偏转，其曲线下面积（area under the curve，AUC）可反映 E_{heart} 的方向。（**B**）理论上，若某一导联轴与 E_{heart} 垂直，该导联则记录不到偏转，AUC 为 0。（**C**）实际上，由于心脏收缩和呼吸运动的存在，投影到各导联轴上的心电向量存在摆动效应，引起正负等量的偏转。如图所示，AUC 将为 0

表 28.1 肢体导联（额平面）的心电轴偏移

心电轴左偏（LAD）	心电轴右偏（RAD）
左前分支传导阻滞	左后分支传导阻滞
下壁心肌梗死	侧壁心肌梗死
Wolff-Parkinson-White（WPW）综合征	WPW 综合征
左心室肥厚（有争议）	右心室肥厚
	右心劳损（如：肺栓塞）

电向量在该导联轴上的投影。换句话说，虽然右心与左心的心电向量可能方向相反，但心电图所测量的是整个心脏的总心电向量，其方向由二者的相对强弱决定。例如，下壁心肌梗死会减少向下的心电向量，导致心脏的总心电向量指向左上方（即发生电轴左偏）。同样，由于右心室肥厚引起的心电向量增大，会使总心电向量向右偏移（即电轴右偏）。

20. 是否有用于评估横断面心电轴偏移情况的方法（如胸导联）？

可通过观察胸导联的 R 波递增情况来评估横断面心电轴偏移情况。在该平面，心脏的总心电向量 E_{heart} 与 V3 或 V4 导联等电（即 E_{heart} 垂直于 V3 或 V4 导联轴），同时和与 V6 导联最接近平行。同样，这是因为 E_{heart} 代表的是整个心脏的总心电向量，虽然右心的心电向量在该平面指向前方，但左心产生的心电向量更大且指向后方，导致 QRS 波群的 AUC 在 V6 导联正值最大，在 V1 导联负值最大，在 V3 或 V4 时为等电。请参见图 28.6。

在右心心电向量被削弱（如前壁心肌梗死）的情况下，E_{heart} 会更多地偏向左心，反之亦然。使右心心电向量大于左心的情况将导致 R 波递增"提前"，导致等电点出现在 V3 或 V4 导联之前。相反，使左心心电向量大于右心的情况将导致 R 波递增"延迟"，导致等电点出现在 V3 或 V4 导联之后。评价 R 波递增情况的关键是寻找等电点，并确定其发生在正常等电点（通常为 V3 或 V4）之前还是之后。

R 波递增异常的原因见表 28.2。

要点：心电图基础

1. 通过安置心电图电极可监测心脏发出的电信号的方向，从而诊断和治疗疾病。
2. 正确放置导联对于心电图的正确解读至关重要。
3. Einthoven 三角是用额平面导联推导心电轴的基本依据。

21. 出现 QT 间期延长最需要担心的是什么？

QT 间期延长的主要问题在于可能引发"R-on-T"。在 T 波期间，心室去

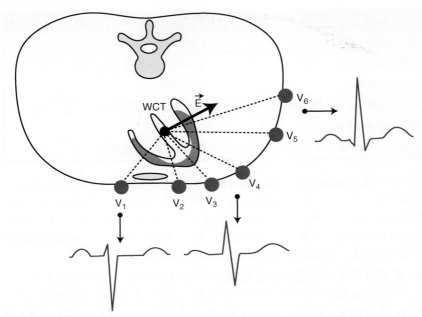

图 28.6　横断面各导联轴的方向。胸导联可用于评估横断面上总心电向量（E_{heart}）的心电轴。关键是确定 QRS 等电点（与 E_{heart} 垂直）和 QRS 曲线下面积（AUC）为正且最大（与 E_{heart} 平行）的位置。注意，这与确定额平面 QRS 心电轴的方法相同。正常情况下，QRS 的 AUC 在 V1 导联为负值，在 V6 导联为正值，在 V3/V4 为等电。WCT，威尔逊中央电极（Modified From：Jekova I，Krasteva V，Leber R，et al. Inter-lead correlation analysis for automated detection of cable reversals in 12/16-lead ECG. Comput Methods Programs Biomed. 2016 Oct；134：31-41.）

表 28.2　胸导联 R 波递增异常的原因

R 波递增"提前"或逆转	R 波递增"延迟"或减慢
后壁心肌梗死	前壁心肌梗死
右心室肥厚	左心室肥厚
右束支阻滞	左束支阻滞
Wolff-Parkinson-White（WPW）综合征	WPW 综合征

极化和复极尚不完全，若此时由于室性早搏（premature ventricular contraction，PVC）或非同步起搏导致心室在前一心动周期的 T 波期间发生去极化，则可能引发致命的心律失常，如尖端扭转型心律失常或心室颤动（ventricular fibrillation，VF）。防止 R-on-T 的发生是同步心律转复的基本原理，这与非同步心律转复（也称为除颤）用"电击"将所有心电信号同步为 R 波的原理有所不同。

22. 围手术期哪些情况可导致 QT 间期延长？

QT 延长涉及多种原因，如电解质异常、药物甚至手术本身的引起的应激。围手术期 QT 延长的常见原因包括低钙血症、低镁血症、止吐药（如昂丹司琼、氟哌啶醇、氟哌啶醇）、阿片类药物（如美沙酮）、抗生素、胺碘酮和酮洛酸。需注意，以上所列并非详尽无遗，还有许多其他药物也与 QT 延长有关。

QT 间期延长的患者应检查电解质并补充钾、钙和镁。其他注意事项包括避免使用与 QT 延长相关的药物，如美沙酮和氟哌啶醇。

23. 什么是病理性 Q 波？它意味着什么？

病理性 Q 波通常出现于心肌梗死引起的心肌瘢痕组织。如果 Q 波振幅大于 2 mm，深度超过 R 波振幅的 25%，或者在 V1 ～ V3 可见，则认为是病理性的。

24. 室上性心动过速能伴有较宽的 QRS 波群吗？

可以，这种情况称为**异常的室上性心动过速**，通常由心动过速诱发 RBBB 进一步引起。之所以会出现这种情况，是因为右束支比左束支的不应期更长。区分异常的 SVT 和单形性 VT 是非常困难的。但不论如何，如果病人病情不稳定但有脉搏，则应立即进行同步心律转复。

25. 高钾血症在心电图上有什么表现？

一般而言，高血钾引起的心电图变化与高钾血症的严重程度相关，随血钾浓度升高可依次出现：

（1）T 波高尖；

（2）PR 间期延长；

（3）P 波消失（三度传导阻滞、加速性交接区心律等）；

（4）QRS 波增宽；

（5）正弦型 QRS 波；

（6）VF。

26. 低钙血症在心电图上有什么表现？最可能发生于什么临床情境下？

低钙血症会使 QT 间期延长，最常发生于大量输血造成急性柠檬酸中毒时。正常情况下，若缓慢输注血液制品（如 1 个单位的浓缩红细胞输注时间在 1 h 以上），并不会发生这种情况，因为肝有充足的时间完成对柠檬酸盐的代谢。但如果快速输入了大量血液制品，在紧急情况下，通过观察 QT 间期的延长可以很快发现低钙血症并进行治疗。这是很重要的，因为低钙血症会破坏凝血功能、损害心脏收缩力并降低全身血管阻力。

27. 心电图中 ST 段压低意味着什么？

ST 段压低通常是心肌缺血的征象，可能为心肌需氧量超过供氧量的结果。ST 段压低最常见的原因是心内膜下缺血，但它也可能是对应导联 ST 段抬高的映像变化。ST 段压低还有许多非缺血性原因：如地高辛副作用、窦性心动过速时的正常变异、低钾血症、体温过低等。

28. ST 段抬高型心肌梗死的心电图诊断标准是什么？

根据美国心脏病学会基金会 / 美国心脏协会的最新指南，ST 段抬高型心肌梗死（ST elevation myocardial infarction，STEMI）心电图诊断标准如下（除临床体征和症状外）：

2 个或 2 个以上相邻导联出现新发 ST 段抬高（ST 段抬高的标准为：在 V2 ～ V3 导联男性 J 点抬高 ≥ 2 mm，女性抬高 ≥ 1.5 mm，在其他导联男、女性 J 点抬高 ≥ 1 mm）。

ST 段抬高可以多种形态出现，包括从平坦型到形似"墓碑"的弓背型等多种外观（图 28.7）。下面是在通过 ECG 诊断 STEMI 时需要注意的几点：

（1）急性后壁心肌梗死会导致对应胸导联的 ST 段压低（而非抬高）

（2）存在 LBBB 情况下，诊断 STEMI 较困难。LBBB 与 STEMI 之间并不等价，需应用特定的标准（即 Sgarbossa 标准）并结合临床症状和体征进行诊断。建议咨询专家。

29. 哪些情况会导致 ST 段抬高，但一般不考虑为急性冠状动脉综合征？

左心室肥厚、心包炎（常见于心脏手术后）和早期复极（常见于年轻健康患者）。

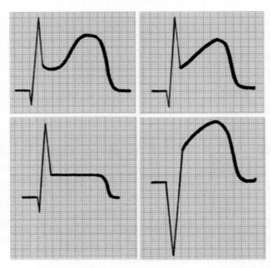

图 28.7　ST 段抬高的形态。急性心肌梗死可表现出不同的 ST 段抬高形态。并非所有急性心肌梗死在 ECG 上看起来都一样（From Goldberger A，Goldberger Z，Shvilkin A. Myocardial ischemia and infarction，part I：ST segment elevation and Q wave syndromes. In：Goldberger A，Goldberger Z，Shvilkin A，eds. Goldberger's Clinical Electrocardiography：A Simplified Approach. 9th ed. Philadelphia：Elsevier；2018：77.）

30. 请对左、右束支阻滞进行描述。它们如何通过心电图诊断？

RBBB

　　右束支阻滞时，电信号全部通过左束支传导至左心室，使之正常去极化，在 QRS 波群表现为正常的正向 "r" 波。然而，由于向右心室的传导发生延迟，导致在第一个 "r" 波之后出现第二个 R 波，从而使心电图呈现为典型的 rSR′ 兔耳型 QRS 波。这种情况多见于 V1 ～ V3 导联，同时可见 rSR′ 波群增宽（> 12 ms）。对应导联的的 ST 段压低和 T 波倒置也很常见。至于 RBBB 的病因，可能未发现任何孤立的心脏疾病，亦可能为冠状动脉疾病或右心劳损（如肺动脉高压、肺栓塞）。请参见图 28.8。

LBBB

　　正常情况下，室间隔自左向右方向去极。LBBB 时去极化的方向相反，首先从右束支开始激动右心室，然后通过室间隔到达左心室。这种低效的传导过程导致 QRS 间隔延长达 120 ms 以上，同时生理性正常的 Q 波消失。V1 导联中 QRS 波群几乎完全为负向，而 V6 导联出现巨大的正向、形态类似

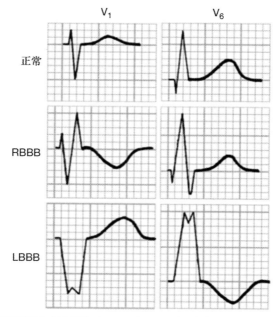

图 28.8　右束支阻滞和左束支阻滞（RBBB 和 LBBB）。注意 RBBB 的 V1 导联出现增宽的 rSR′ 型 QRS 波，伴有对应的 T 波倒置，而 V6 导联没有这些改变。LBBB 的 V1 导联 QRS 为负向且增宽，V6 导联为正向、增宽的 "M" 型 QRS 波，伴 T 波倒置，同时正常生理性 Q 波消失。RBBB 和 LBBB 的 QRS 间隔均大于 120 ms（From Goldberger A, Goldberger Z, Shvilkin A. Ventricular conduction disturbances: bundle branch blocks and related abnormalities. In: Goldberger A, Goldberger Z, Shvilkin A, eds. Goldberger's Clinical Electrocardiography: A Simplified Approach. 9th ed. Philadelphia: Elsevier; 2018: 66.）

于"M"的 QRS 波伴 T 波倒置。LBBB 几乎仅出现于疾病状态，若出现新发 LBBB 需行进一步的检查。请参见图 28.8。

如果存在特征性表现，LBBB 和 RBBB 在心电图上的表现可能不完整，但 QRS 间隔均小于 120 ms。

31. 束支阻滞为什么会损害心肌收缩力？心脏再同步化治疗的作用是什么？

LBBB 导致右心室先于左心室收缩，RBBB 则相反。正常情况下，室间隔相对固定并略向右心室弯曲；然而，在束支阻滞的情况下，室间隔进一步弯曲（或变平）进入对侧心室，导致心脏射血量减少。这种因一侧心脏疾患导致对侧心脏的功能受损的现象称为室间隔依赖。心脏再同步化治疗或双心室起搏需在右心室和经冠状窦在左心室各放置一根导线，使左心室和右心室同步收缩。常用于 LBBB 设置下的心衰患者。

32. 请参见图 28.9 并回答以下问题。额平面的 QRS 心电轴是多少？胸导联的 QRS 波群是否正常？你认为该患者的心律是否存在问题？

额平面

QRS 波群的 AUC 在 I 导联为正值，II 导联为负值，因此可判断存在电轴左偏。图中未见任一导联的 QRS 波等电，但 II 导联的 AUC 最接近 0 且为负值，故 QRS 心电轴一定小于 − 30°（见 Einthoven 三角的图示）。此外，QRS 的 AUC 在 I 导联和 aVL 导联中正值最大，故 QRS 心电轴可能更接近 − 30° 而不是 − 90°。

胸导联 QRS 波形态

胸导联 V1 ～ V3 的 QRS 波群增宽（QRS > 120 ms），具有 rSR′ 的特征

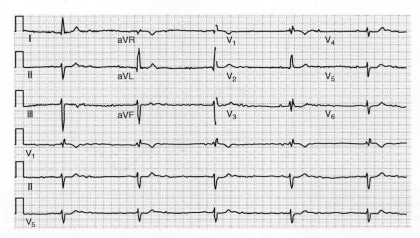

图 28.9　一位需要安装起搏器的患者的心电图（From Habash F，Siraj A，Phomakay V，Paydak, H. Pace before it's too late！ Second degree AV block with RBBB and LAFB. JACC. 2018；71（11）：A2619-A2619. © 2018.）

形态, 且存在 T 波倒置, 这符合 RBBB 的心电图表现。

心律

注意, 图中每个 T 波之后均出现了 P 波, 但并非均有相应 QRS 波出现, 且从心率来看该患者存在心动过缓。这与 LAD 和 RBBB 合并 2∶1 AV 传导阻滞的心电图表现相符。左前束支阻滞是造成 LAD 的最常见原因之一。因此, 该患者可能存在双束传导阻滞, 且所有的电传导都发生在左侧后束。这位患者发生三度 AV 的风险高, 应立即对他进行心脏起搏器的评估!

33. 心律失常主要分为哪几类? 它们是如何定义的?

心律失常可大致分为缓慢型心律失常 (表 28.3) 和快速型心律失常 (表 28.4)。

34. 如何鉴别宽 QRS 波型心动过速和窄 QRS 波型心动过速? 如果节律是规则的和不规则的呢?

通过心电图评估心动过速时, 需回答以下 3 个问题:

(1) 该患者有脉搏吗? 如果没有, 则启动加强心脏生命支持 (advanced cardiac life support, ACLS)。

表 28.3　缓慢型心律失常

缓慢型心律失常	概述	处理
窦性心动过缓	HR < 60 次 / 分, 每个 QRS 波前均有 P 波	阿托品, β_1 受体激动剂 (多巴酚丁胺, 异丙肾上腺素等), 或无症状者不治疗
病态窦房结综合征	是一种电传导系统的退行性疾病, 引起有症状的心动过缓、交界性逸搏和频繁的窦性停搏	永久性起搏器
一度房室传导阻滞	PR 间期延长 (> 200 ms)	不需要治疗
二度房室传导阻滞 (Mobitz Ⅰ型)	不完全性房室传导阻滞, 导致 PR 间期逐渐延长, 直到 QRS 波群 "脱漏"	如有症状, 可使用阿托品或临时起搏器, 否则不予治疗
二度房室传导阻滞 (Mobitz Ⅱ)	不完全性房室传导阻滞, 导致 QRS 波群随机脱漏, PR 间隔无任何变化	永久性起搏器
三度房室传导阻滞	完全性房室传导阻滞, 导致房室激动完全分离	永久性起搏器
无脉性电活动	心脏停搏的一种形式: 心脏有电活动, 但没有机械活动	CPR, ACLS
心脏停搏	心脏停搏的一种形式: 心脏无电活动和机械活动	CPR, ACLS, 永久性起搏器

ACPS, 加强心脏生命支持; AV, 心房与心室; CPR, 心肺复苏; HR, 心率

表 28.4 快速型心律失常

快速型心律失常	概述	处理
窦性心动过速（ST）	HR > 100 bpm，窦性心律，即 AV 1∶1 传导——每个 QRS 前均有且只有 1 个 P 波	病因治疗（疼痛，低血容量等），迷走神经刺激，β₁ 受体拮抗剂等
心房扑动（A. Flutter）	心房率接近其最大值，达约 300 次 / 分。通常伴有传导变异，致使部分 P 波不能通过房室结下传引起 QRS 波。以 2∶1 下传最常见。其心电图特点是 Ⅱ 导联出现"锯齿"状扑动波	心脏复律、抗心律失常药物（如胺碘酮等）、消融术
心房颤动（A. Fib）	心律绝对不齐且心房率接近其最大值，达约 300 次 / 分，伴传导变异。心室反应率可高达 180 次 / 分。这种情况被称为快速心室反应，其临床特征为心排血量不足导致疲劳、心力衰竭和快速性失代偿	心脏复律，抗心律失常药物（如胺碘酮等）、消融术
房性早搏（PAC）	起源于窦房结以外心房其他部位的异位电活动可产生与窦房结分离的 P 波。这些 P 波及其下传引起的 QRS 波与常规搏动之间无正常间歇	减少咖啡因摄入，止痛，β₁ 受体拮抗剂
室性早搏（PVC）	房室结以外心室其他部位的异位电活动引起心室过早激动。完全性代偿间歇和后续心脏每搏输出量的代偿性增加为其特征	β₁ 受体拮抗剂，胺碘酮，普鲁卡因胺，利多卡因，消融术
单形性室性心动过速（VT）	可为持续性或非持续性，有脉搏或无脉搏。单形 VT 具有广泛、复杂但规则的节律。临床上患者可能无症状，也可能出现心源性休克甚至心脏停搏	同步（脉搏不稳定者）或非同步（无脉搏者）心律转复，胺碘酮、普鲁卡因胺、利多卡因等
多形性室性心动过速（PVT）	可为持续性或非持续性，有脉搏或无脉搏。其心电图 QRS 波形态不规则，通常心律不规则。患者病情不稳定，出现明显的心力衰竭，可以迅速恶化为心室颤动。当 PVT 与 QT 延长相关时常被称为尖端扭转	同步（脉搏不稳定者）或非同步（无脉搏者）心律转复，镁
心室颤动（VF）	无脉搏，心肌收缩不协调，心排血量为 0	非同步电复律

AV，心房与心室；HR，心率；SA，窦房结

（2）QRS 波群的宽度是否有增宽或缩窄？

（3）QRS 波群的节律是否规则？

假设患者有脉搏，评估 QRS 间隔及其规律性将有助于完成初步鉴别诊断。请参见表 28.5。

表 28.5 心动过速分类	
节律规则，窄 QRS 波	**节律不规则，窄 QRS 波**
<ul><li>窦性心动过速</li><li>心房扑动</li><li>AVRT（如 WPW）</li><li>AVNRT</li></ul>	<ul><li>心房颤动</li><li>多灶性房性心动过速</li></ul>
节律规则，宽 QRS 波	**节律不规则，宽 QRS 波**
<ul><li>VT</li><li>异常的 SVT</li><li>心动过速</li><li>AVRT</li></ul>	<ul><li>心房颤动伴束支传导阻滞</li><li>存在旁路的心房颤动（如 WPW）</li><li>异常的心房颤动</li><li>多形性 VT（如尖端扭转型室性心动过速）</li></ul>

AVRT，房室折返性心动过速；AVNRT，房室结折返性心动过速；SVT，室上性心动过速（AVRT，AVNRT）；VT，室性心动过速；WPW，Wolff-Parkinson-White

35. Mobitz Ⅰ型和 Mobitz Ⅱ型二度房室传导阻滞的区别是什么？哪一种后果更严重？

Mobitz Ⅰ型（又名 Wenckebach）常与副交感神经紧张性增高状态（如睡眠）有关，在心电图上表现为 PR 间期逐渐延长，直至发生 QRS 波脱漏，通常认为是良性的。Mobitz Ⅱ型的特征是在 P 波后 QRS 波随机脱漏。Mobitz Ⅱ型在临床上意义更大，因其更易发展为三度完全性房室传导阻滞。对于 Mobitz Ⅱ型二度房室传导阻滞患者，应考虑植入起搏器。

36. 什么是快慢综合征？

快慢综合征发生于窦房结及其周围心房组织存在年龄依赖性纤维化的老年患者，导致患者同时出现窦房结功能障碍（又称病态窦房结综合征）和阵发性心房颤动发作。这些患者可间歇性地在窦性心动过缓和房颤发作之间转换。治疗包括放置永久起搏器和（或）心房颤动导管消融。

37. 患者出现有症状的心动过缓，你需要应用经皮起搏对患者进行临时起搏。你应该怎么做？倘若需进行经静脉起搏呢？

出现有症状的心动过缓且阿托品无反应的患者可能需要临时起搏。临时起搏有两种方法：①经皮起搏和②经静脉起搏。经皮起搏需在患者身上放置电极片（大多数除颤器都有这种功能）并增加电流量，直至可捕获到明显的心电信号。使用时电流应设置为比无法捕获时高 2 级。经静脉起搏所采用的方法类似，但其临时起搏导线需通过导引器放置（最好经右颈内静脉置入）并增加电流，直至捕获到明显的电信号。在特别紧急的情况下，可能需将电流从最大值开始逐渐下调，直到无法捕获信号。经静脉临时起搏比经皮起搏更舒适，所需电流更小；但经皮起搏更易于实施，且可迅速应用。经皮起搏会很痛苦，可能需对患者进行镇静。

38. 请对 Wolff-Parkinson-White 综合征及其临床管理进行概述。

WPW 是由先天性房室旁路（肯特束）引起的一种特殊的房室折返性心动过速。患者通常仅在心率升高时出现 WPW 的症状。其心电图特征如下（图 28.10）：

- PR 间期缩短，小于 120 ms；
- QRS 间隔延长，大于 110 ms；
- δ 波（QRS 波群提前抬高）。

当心房冲动通过旁路绕过房室结时，就会发生预先激动，并使心室去极化，导致 PR 间期缩短。该传导途径通过心室肌完成，绕过了房室结、His 束和 PF，效率较低，由此产生的 QRS 波群更宽大（去极化较慢）。

由心室预先激动产生的 δ 波在心率缓慢（即交感神经张力低）时最明显，因为此时在房室结延搁的时间较长。交感神经张力高时（如窦性心动过速），房室结传导延迟减少，可能与旁路相竞争，使预激在心电图上不那么明显。

WPW 引起的室上性心动过速属于房室折返性心动过速。治疗上首先尝试刺激迷走神经，若无效，则使用药物（如普鲁卡因胺、胺碘酮）。由于房室结阻滞剂会加剧旁路传导，故应避免使用。尤其是对于同时患有房颤和 WPW 的患者，若使用房室结阻滞剂可能导致心室率极快，引发严重问题。

39. Brugada 综合征是什么？在心电图上的表现是什么？

Brugada 综合征是心脏钠离子通道基因突变的结果，可引发 VF 或多形性 VT，导致心源性猝死（sudden cardiac death，SCD）。它最常见于东南亚人群，猝死的平均年龄约为 41 岁。诊断 Brugada 综合征需同时具备特征性心电图表现和符合临床标准。临床标准包括：VT/VF 病史、SCD 家族史、睡眠时濒死状呼吸、晕厥。Brugada 综合征的心电图表现是动态变化的，可能并不总是很明显。Brugada 综合征在迷走神经张力高时（如睡眠）最为明显，因为大多数 SCD 事件都在睡眠时发生。根治方案为植入型心律转复除颤器。

Brugada 综合征的心电图标准如下（图 28.11）：

- V1 ～ V3 导联中至少有两个出现凹面向上型 ST 段抬高超过 2 mm，且随后出现负向 T 波。这与 RBBB 的 rSR′ 形态类似，不同之处在于ST 段抬高。

Wolff–Parkinson–White综合征

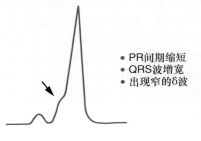

- PR间期缩短
- QRS波增宽
- 出现窄的δ波

图 28.10　Wolff-Parkinson-White（WPW）综合征。WPW 的心电图表现包括以下三个特征：① PR 间期缩短，② QRS 波增宽，③ δ 波 [From Goldberger A, Goldberger Z, Shvilkin A. Atrioventricular（AV）conduction disorders，part II：preexcitation（Wolff-Parkinson-White）patterns and syndromes. In：Goldberger A, Goldberger Z, Shvilkin A, eds. Goldberger's Clinical Electrocardiography：A Simplified Approach. 9th ed. Philadelphia：Elsevier；2018：184.]

图 **28.11**　Brugada 综合征。Brugada 综合征的心电图表现为类似右束支阻滞的 rSR′型，但 V1、V2 和 V3 导联 ST 段抬高（From Goldberger A，Goldberger Z，Shvilkin A. Sudden cardiac arrest and sudden cardiac death syndromes. In：Goldberger A，Goldberger Z，Shvilkin A，eds. Goldberger's Clinical Electrocardiography：A Simplified Approach. 9th ed. Philadelphia：Elsevier；2018：224.）

Brugada 样心电图表现

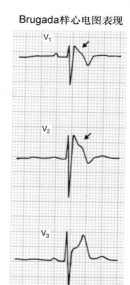

40. 在手术室如何处理心房颤动？需考虑哪些药物？

首先需要明确患者是否有心房颤动（房颤）病史，以及是否正在对其进行服药控制。许多患者为"心率控制型"房颤。心率控制通常是指控制患者的平均心率低于 110 次 / 分，且无任何房颤自觉症状。对于有症状的房颤患者，心率控制的目标为低于 85 次 / 分。这些患者很可能可以耐受房颤，除非他们的心率显著高于基线。

其次，需判断患者病情是否稳定，这与明确患者的房颤病史一样重要。换句话说，需明确存在心律失常的情况下，患者是否有足够的心排血量。发生房颤时，心房不能在舒张末期高效、适时地收缩，导致高达 30% 的左心室舒张末期容积损失，每搏输出量亦相应减少。

房颤的治疗包括纠正电解质（Mg > 2 mg/dl，K > 4 mmol/L）和降低心房张力（如利尿、纠正二尖瓣反流或狭窄）。房颤的紧急治疗包括钙通道阻滞剂、β_1 受体阻滞剂、地高辛或胺碘酮。在手术室，优先应用快速起效的静脉（intravenous，IV）药物：地尔硫䓬 0.25 mg/kg 静脉滴注，艾司洛尔 30 ～ 50 mg 静脉滴注，或胺碘酮 75 ～ 150 mg 静脉滴注。艾司洛尔的优点是半衰期很短，以防副作用。这三种药物最常见的副作用是低血压，其中胺碘酮低血压的发生率最低，而且对心功能低下的患者耐受性最好。

不稳定性房颤需应用 100 ～ 200 J 同步电复律进行治疗。

41. 如何治疗室性心动过速（VT）和心室颤动（VF）？

VT 和 VF 都属于危及生命的心律失常，需要立即处理。VT 或 VF 引起的心脏停搏需进行心肺复苏（cardiopulmonary resuscitation，CPR）、早期除颤和药物治疗（如肾上腺素、利多卡因、胺碘酮）。

稳定的室速也需要同步心脏复律，但可以通过刺激迷走神经或应用腺苷（如果狭窄的复杂、规则的、单形的）、胺碘酮及普鲁卡因胺等药物来控制。对于每一位发生 ACLS 的患者，继续寻找导致心脏功能受损的潜在原因（例如 H's 和 T's）。

42. 对无脉性电活动的临床管理有何不同？

无脉性电活动（pulseless electrical activity，PEA）的不同之处在于心脏内部存在有组织的电活动，但这种电活动未能转化为维持生命的心排血量或脉搏。需要先通过心电图确认心脏存在电活动但无脉搏。治疗方法是进行ACLS，由于已存在有组织的电活动，故不进行电除颤。应持续进行 CPR 和药物治疗（如肾上腺素）直至脉搏确认（即确认心脏的机械活动与电活动相匹配）。对于每个 ACLS 实例，继续寻找导致心脏功能受损的潜在原因（例如 H's 和 T's）。

要点：心律失常等心电图异常

1. 损害电传导系统的疾病会导致各心腔之间的机械活动不同步，并使心排血量减小。
2. QT 间期延长会增加发生 R-on-T 的风险，若因室性早搏或非同步起搏导致心室在前一心动周期的 T 波期间发生去极化，由于此时心室去极化和复极尚不完全，可能引发致命的心律失常，如尖端扭转型心律失常或心室颤动。
3. 电解质紊乱是引起心电图异常的常见原因，且易于处理。
4. 麻醉科医师必须熟练掌握心律失常和 ACLS 处理的各方面知识。

推荐阅读

Antzelevitch C, Brugada P, Borggrefe M, et al. Brugada syndrome: report of the second consensus conference. Circulation 2005;111:659–670.

Antzelevitch C, Brugada P, Brugada J, Brugada R, Towbin JA, Nademanee K. Brugada syndrome: 1992–2002: A historical perspective. J Am Coll Cardiol. 2003;41;1665–1671.

Colucci RA, Silver MJ, Shubrook J. Common types of supraventricular tachycardia: diagnosis and management. Am Fam Physician. 2010;82 (8):942–952.

Goldberger A, Goldberger Z, Shvilkin A, eds. Goldberger's Clinical Electrocardiography: A Simplified Approach. 9th ed. Philadelphia: Elsevier; 2018.

Mattu A & Brady W. ECGs for the Emergency Physician. London: BMJ Publishing Group; 2003.

Zipes DP, Libby P, Bonow RO, Mann DL, Tomaselli GF. Braunwald: Heart Disease: A Textbook of Cardiovascular Medicine. 6th ed. W.B. Saunders Company; 2001.

起搏器和植入型心律转复除颤器

Richard Ing，MBBCh，FCA（SA），Johannes von Alvensleben，MD，Manchula Navaratnam，MBChB

袁婧楚 译 田雪 校

第
29
章

1. 放置永久性心脏起搏器的常见指征是什么？

常见指征如下：①任何有症状的不可逆的心动过缓；②发生于房室结（atrioventricular，AV）的三度房室阻滞（又称为**完全性房室阻滞**），需要永久性起搏；③由于二度Ⅱ型房室阻滞易发展为完全性房室阻滞，故对于这部分患者，即使无症状，仍需要永久性起搏。

2. 永久起搏器 NBG 编码系统的起源是什么？ NBG 代码中定位元素Ⅰ、Ⅱ、Ⅲ、Ⅳ和Ⅴ分别代表什么？

北美心脏起搏和电生理学协会与英国心脏起搏和电生理学组合作创设了通用（NBG）代码。定位元素Ⅰ、Ⅱ和Ⅲ分别代表起搏心腔、感知心腔和对被感知或触发事件的反应模式。元素Ⅳ反映频率响应功能的存在（R）或不存在（O），以及它是单程式（P）还是多程式（M）。元素Ⅴ反映多位点和抗快速心律失常永久性起搏器（permanent pacemaker，PM）功能（表 29.1）。

3. 什么是非同步起搏模式？如何用 NBG 代码表示这类模式？

非同步起搏模式通常用于临时起搏。在这种模式下，PM 被设定为以一个固定的频率起搏，不能感知或对任何潜在的心脏内部电活动作出反应。在

表 29.1　起搏器的 NBG 代码系统

Ⅰ	Ⅱ	Ⅲ	Ⅳ	Ⅴ
起搏心腔	感知心腔	反应模式	程控功能	抗快速心律失常功能
V＝心室	V＝心室	T＝触发式	O＝无	O＝无
A＝心房	A＝心房	I＝抑制式	P＝单程式	P＝起搏
D＝双腔（A ＋V）	D＝双腔（A ＋V）	D＝双重（T 或 I）	M＝多程式	S＝电击
O＝无	O＝无	O＝无	C＝交流式	D＝双重（P＋S）
			R＝频率调节式	

NBG 代码中，非同步起搏模式包括 AOO、VOO 和 DOO，分别代表以固定频率起搏心房、起搏心室和同时起搏心房和心室，在这些模式下 PM 均无感知功能。

4. 非同步起搏模式适合在什么情况下应用？

在手术时，为了保证使用电外科器械过程中患者的安全，可将 PM 重新设定为非同步起搏模式。如果不进行重新设定，手术中器械放电可能会被 PM 感知，并被错误理解为潜在的心脏内部电活动，从而抑制其起搏功能，这可能导致 PM 依赖患者发生心动过缓甚至停搏。

5. 什么是 DDD 起搏模式？

从 NBG 代码来看，DDD 起搏模式是指起搏器感知自身心房和心室起搏电活动，并根据不同感知结果触发或抑制其起搏功能的双重反应模式。这是一种很常用的起搏模式，它允许心房自发起搏。如果没有感知到心房自身电活动，起搏器将起搏心房。同时，这种起搏模式还允许发生适当的房室延迟。如果在预设的时间间隔内没有感知到心室自身激动，心室也将被起搏。DDD 起搏模式有时也被称为**生理性起搏**，因为它可保证房室同步，与正常心脏的功能接近。

6. DDD 起搏模式有哪些优缺点？

DDD 起搏模式可降低房颤发生率。此外，通过 DDD 起搏模式可保持房室同步，从而降低心房压力、增加心室舒张末期容积，进而增加每搏输出量、改善心排血量、改善动脉血压和冠状动脉灌注。DDD 起搏模式也被证明可减少血栓栓塞事件，这可能与房颤的减少有关。

然而，如果过于频繁地使用 DDD 起搏模式，该模式下的长期右心室起搏会导致有害的左心室（left ventricular，LV）重构、左心室功能障碍、充血性心力衰竭以及房颤发生率增加。

7. 现在，许多 DDD 模式的永久性起搏器被设定为控制心室起搏模式，这是什么意思？

这是制造商开发出的一类起搏模式。在该模式下，若心脏仍存在一定程度的自然房室传导，则优先选择心脏自发传导，其目的在于尽量减少不必要的右心室起搏。控制心室起搏（managed ventricular pacing，MVP）模式即为其中之一，它可根据房室传导的程度自动在 AAI（R）和 DDD（R）模式之间进行切换。

8. 相比于双极起搏系统，单极起搏系统存在哪些局限性？

单极起搏系统的阴极位于导线末端，阳极为起搏器脉冲发生器机壳，两个电极都可以感知电信号。由于单极起搏系统阳极和阴极之间的距离大，故需较大的电位差以完成传感，导致其电池寿命缩短。此外，单极起搏系统更容易受骨骼肌电活动干扰而发生过度感知（即骨骼肌去极化被感知为心脏电活动），也更容易受外部脉冲电磁场干扰而发生远场源感测（如机场安全系统、故障微波炉、收音机、电视、一些牙科设备、磁共振成像和其他电磁辐射源）。植入起搏器的患者使用移动电话一般没有问题，但不能直接将其置于 PM 之上。此外，双室单极起搏时产生的信号干扰可导致严重的、危及生命的心律失常。

相比之下，双极经静脉起搏器的阴极和阳极均位于导线末端，它们通过两根细小的导线植入心脏表面距离很近的地方。由于双极起搏系统阳极和阴极之间的距离小，降低了外部信号过度感知和远场源感测可能性，从而增强其抗电磁干扰能力。此外，双极起搏系统仅需更小的电位差即可完成传感，耗能少，故可延长其电池寿命。

此外，双极经静脉导联采用 c 轴设计，保证其在导线断裂时仍能够以单极起搏系统形式继续发挥功能。但在单极起搏系统中，导线断裂将导致系统失效。现在大多数 PM 都有双极导联。

9. 植入型心脏电子设备有哪些不同的植入方法？

植入型心脏电子设备〔cardiac implantable electronic device，CIED；PMs 和植入型心律转复除颤器（implantable cardioverter defibrillator，ICD）〕可以经静脉或心外膜入路植入，绝大多数采用经静脉植入。经静脉植入需将导线经锁骨下静脉或腋静脉进入右心房或右心室，然后将另一端连接到位于锁骨下或腋窝皮下的脉冲发生器上。然而，对于血管系统及心脏结构存在解剖学异常的患者，不能经静脉植入。这种情况在单心室生理（先天性心脏病）的患者中最为常见，他们体内静脉系统与动脉系统直接相通。这些患者只能通过心外膜入路植入，否则可能发生全身性血栓栓塞。

心外膜入路植入需行胸骨切开，并将导线直接缝入目标心腔的心肌内。与经静脉植入不同，导线可以放置在右、左心房或心室。然后将脉冲发生器放置在位于胸骨切口下方的肌肉下袋或位于腹部的腹膜前袋中。

10. 植入 CIED 有哪些并发症？

患者相关的并发症包括：出血、血肿、手术部位感染、心肌损伤、心脏穿孔及填塞、尝试放置锁骨下静脉通路引起气胸、静脉血栓形成和胸肌、膈肌或肋间肌刺激。CIED 相关并发症包括：导线断裂、导线脱落、导线绝缘破裂和电池耗尽。

11. 为什么有些患者需要植入型心律转复除颤器（ICD）？

ICD 是一种电池供电的双功能 PM 设备，不但具有 PM 的各项基本功能，还可以在检测到心动过速时从心脏内部发放电击以除颤。ICD 通常用于有发生危及生命的心律失常风险的患者，以降低心脏猝死的风险。常见适应证包括：有症状的室性心律失常、既往心肌梗死、心脏停搏幸存者、低心脏射血分数、已知的心脏通道疾病（如长 QT 综合征和 Brugada 综合征）、存在先天性心脏病或其他易发生心脏停搏的疾病（如严重的阻塞性肥厚性心肌病）。

12. 什么是电磁干扰？手术室中，电磁干扰可能对 PM 或 ICD 的功能造成什么影响？

　　PM 和 ICD 具有频率响应功能，可检测来自心脏组织的电磁信号并做出反应。如前所述，这些信号来源于正常的心脏去极化过程或可能危及生命的心律失常。电磁干扰（electromagnetic interference，EMI）由心脏以外的组织或外界产生，可能干扰设备的正常功能。

　　EMI 有传导和辐射两种形式，分别通过与人体直接接触或人体进入电磁场来发挥作用。在手术室中常见的传导干扰源包括电外科器械和除颤。电外科器械可产生高压电流通过组织来进行切割或凝血，有单极和双极两种设计。单极电外科器械最为常见，其电流从器械尖端发出，通过组织到达接地片。在此过程中，EMI 将沿着电流通过的路径发生，因此在判断 EMI 是否会影响 PM 或 ICD 功能时，手术部位和接地贴片的位置很重要。

　　EMI 对 PM 或 ICD 的影响取决于特定的设备和患者潜在的心脏疾患。电外科器械的使用可能导致设备的过度感知，进而使必要的起搏活动被抑制；或导致心律失常的错误检测，进而引发 ICD 不适当的除颤。

13. 如何预测在使用电外科器械的过程中 EMI 是否会造成问题？

　　EMI 沿着从电外科器械到接地贴片的路径发生，如果脉冲发生器及起搏器或 ICD 的导线在该电路的路径内，则可能发生 EMI，这时就有必要采取预防措施防止设备发生异常活动。

　　例如，对于一个左锁骨下置有经静脉 PM 和脉冲发生器的患者，现计划进行甲状腺切除术。如果接地贴片放置在下背部，EMI 的路径将直接通过心脏内的起搏导线；如果接地贴片安装在上背部，则干扰风险明显降低。以此类推，如果手术部位涉及远端肢体，如腿部，且贴片位于下背部，则 EMI 路径不会经过起搏器或 ICD 组件。

　　在进行安全性评估时，了解所有导线以及脉冲发生器的位置是很重要的。

14. 若 EMI 的发生不可避免，可以采取什么保护措施？

　　当植入 PM 的患者需要手术且术中发生 EMI 的风险很高时，应将其设备重新设定为非同步起搏模式（AOO、VOO、DOO），在这种情况下，所有的电磁信号（包括心脏内部电信号）均无法感知，PM 只根据术前设定的频率进行非同步起搏。虽然这些模式不符合生理，不可用于长期起搏，但可以防止过度感知和随后的起搏抑制。非同步起搏模式也可以通过在脉冲发生器上放置磁铁来实现。只要磁铁一直放在脉冲发生器上，PM 就会自动转换为 VOO 起搏模式；而一旦磁铁被移走，PM 又会恢复到原来的模式。

　　对于植入 ICD 的患者，术前应对其设备进行重设或在脉冲发生器上放置磁铁，关闭其除颤治疗功能，从而避免在手术过程中发生不适当的电击。与 PM 不同的是，在 ICD 上放置磁铁只会使其暂时失去检测心律失常和提供除颤治疗的功能，并不影响其基本的起搏功能。

15. 麻醉前在 CIED 上放置磁铁有什么危险？

过去，磁铁曾用于测试 PM 电池寿命以及将 PM 重设为非同步起搏模式以避免术中因外部电磁场或电外科器械发生 EMI。在 2011 年的 CIED 实践咨询中，美国麻醉科医师协会（American Society of Anesthesiologists，ASA）建议不要在植入的 CIED 上常规使用磁铁。ASA 建议在麻醉前对 PM 进行检查以评估其功能，并为植入有 CIED 的患者制订围手术期计划。

对于植入 ICD 和 PM 的患者而言，放置磁铁并不影响心动过缓起搏程序，因此，需要特定的程序来对设备的各方面功能进行检查。此外，不同制造商生产的设备对磁铁的响应不同，尤其是非同步起搏模式的起搏频率常不一样。最后，用磁铁进行非同步起搏的时间可能是暂时的，这种情况通常只出现在较旧的设备中。

16. 描述其他一些可能增加或减少围手术期起搏阈值的常见因素。

起搏阈值是指刺激作用于心肌的强度和持续时间。起搏阈值增加可见于：装置植入后的前几周，存在心肌瘢痕和纤维化心肌梗死，出现体温过低、高钾、缺氧、低血糖，应用大剂量局麻药或吸入麻醉药。起搏阈值降低可见于：应用拟交感神经胺、抗胆碱能药物和焦虑。

17. 植入有 CIED 的患者能进行磁共振成像检查吗？

据估计，目前 75% 植入有 CIED 的患者在其一生中会有进行磁共振成像（magnetic resonance imaging，MRI）检查的需求。过去，由于担心成像过程中产生的强磁场和射频场可能损害设备组件、抑制 PM 功能、触发快速起搏或导致不适当的电击，所有植入 CIED 的患者都禁行 MRI 检查。但最近设备制造商已经开发出了"MRI 适用式设备"，并寻求对以前生产的型号进行回收处理。

虽然使用这些设备的患者可以安全地接受 MRI 检查，但仍需要仔细考虑并在检查前制定详细计划以确保设备正常运行。在进行 MRI 之前和之后还应检查设备，以确保程序没有发生变化。此外，还应随时与熟悉设备程序的提供商保持联系。

18. 对于护理植入 PM 患者的手术团队有什么建议？

理想情况下，应在手术前对每位患者的 CIED 设备进行检查。电外科器械的放电电极应尽量靠近手术部位，同时尽量远离 PM。尽可能限制电外科器械的爆发放电。在手术室内配备体外除颤器。使用带有起搏模式的心电图监测器来识别起搏峰值。如果需要开放中央静脉通路，选择腹股沟血管以避免心脏右侧血管内起搏电极脱落或短路。

要点：起搏器和植入型心律转复除颤器

1. 常见的永久 PM 置入指征包括：有症状的不可逆心动过缓，二度Ⅱ型心脏传导阻滞，三度心脏传导阻滞。
2. NBG PM 中位置Ⅰ、Ⅱ、Ⅲ定义分别为起搏心腔，感知心腔，和对感知或触发事件的响应方式。
3. 非同步起搏模式最常用于临时起搏，以及手术中安全使用电灼烧。
4. ICD 是由电池供电的，双功能 PM 设备，具备 PM 的所有常见功能，在感知心动过速时还能提供心内除颤。
5. EMI 源于心脏组织以外，并可能干扰设备的正常功能。
6. 理想状态下，所有 CIED 术前均应检查。

推荐阅读

Arora L, Inampudi C. Perioperative management of cardiac rhythm assist devices in ambulatory surgery and nonoperating room anesthesia. Curr Opin Anaesthesiol. 2017;30(6):676–681.

Atlee JL. Cardiac pacing and electroversion. In: Kaplan JA, ed Cardiac Anesthesia, 4th edition Philadelphia: WB Saunders; 1999: p. 959–989.

Chakravarthy M, Prabhakumar D, George A. Anaesthetic consideration in patients with cardiac implantable electronic devices scheduled for surgery. Indian J Anaesth. 2017;61(9):736–743.

Crossley GH1, Poole JE, Rozner MA, et al. The Heart Rhythm Society (HRS)/American Society of Anesthesiologists (ASA) Expert Consensus Statement on the perioperative management of patients with implantable defibrillators, pacemakers and arrhythmia monitors: facilities and patient management this document was developed as a joint project with the American Society of Anesthesiologists (ASA), and in collaboration with the American Heart Association (AHA), and the Society of Thoracic Surgeons (STS). Heart Rhythm. 2011; 8(7):1114–1154.

Rooke GA, Bowdle TA. Perioperative management of pacemakers and implantable cardioverter defibrillators: it's not just about the magnet. Anesth Analg. 2013;117(2):292–294.

Yildiz M, Yilmaz Ak H, Oksen D, Oral S. Anesthetic management in electrophysiology laboratory: a multidisciplinary review. J Atr Fibrillation. 2018;10(5):1775.

血压异常

Brennan McGill，MD，Martin Krause，MD

窦豆　译　田雪　校

1. 血压达到多少称为高血压？

根据美国心脏学会 / 美国心脏病协会发布的指南，血压（blood pressure，BP）分类范围在 2017 年发生变化。正常血压值低于 120/80 mmHg。收缩压在 120 ～ 129 mmHg 和舒张压低于 80 mmHg 称为血压升高。收缩压在 130 ～ 139 mmHg 或舒张压在 80 ～ 89 mmHg 称为一级高血压（hypertension，HTN）。收缩压高于 140 mmHg 或舒张压高于 90 mmHg 为二级高血压。收缩压高于 180 mmHg 或舒张压高于 120 mmHg 称为高血压危象。高血压危象是一类伴或不伴终末靶器官损害的高血压急症。终末靶器官损害包括可逆性后部脑部综合征、急性肾损伤、心衰和继发性肺水肿。血压数值并非一成不变。体位、运动、用药、吸烟、摄入咖啡因、情绪等均会影响血压变化。一次血压异常并不能诊断高血压，应至少包含两种环境下两次测量结果的平均值。

2. 导致高血压的病因有哪些？

- 原发性（自发性）高血压：原因不明；> 90% 的患者属于此类。
- 药物性高血压：口服避孕药、减肥药、兴奋剂、激素类药物。
- 内分泌紊乱：库欣综合征，醛固酮增多症，嗜铬细胞瘤，甲状腺毒症，肢端肥大症。
- 肾性高血压：慢性肾炎，肾血管狭窄，肾小球肾炎，多囊肾等。
- 神经源性高血压：颅内压升高，自主神经反射亢进等。
- 其他各种原因：肥胖，高钙血症，先兆子痫，急性间歇性卟啉病，睡眠呼吸暂停综合征，疼痛，焦虑，服用精神药物等。

3. 长期高血压会对机体造成什么后果？

长期高血压患者会逐渐发展出终末器官疾病，包括左心室肥厚、收缩和舒张性心力衰竭、增加冠心病患者心肌梗死的风险、慢性肾衰竭、视网膜病变、缺血性脑卒中和颅内出血。

4. 为何术前仍需继续服用降压药？

血压控制较好的高血压患者，术中发生血压不稳定的情况较少。骤然停药可能导致血压反跳或心肌缺血。需注意，β 受体阻滞剂和 α_2 受体激动剂与血压反跳具有相关性。一般情况下，降压药需持续用至术前，且术后需尽早恢复降压治疗（表 30.1）。

5. 哪些降压药术前应停药？

虽然目前意见尚未统一，仍有很多学者认为术前应停用血管紧张素转换酶抑制剂（angiotensinconverting-enzyme inhibitors，ACEI）和血管紧张素 II 受体阻滞药（angiotensin II receptor blockers，ARB）类药物。在血管内容量减少的情况下，应考虑停用利尿剂。

6. 在麻醉诱导期，给予肾素-血管紧张素系统（renin-angiotensin system，RAS）拮抗剂为什么会导致低血压？应如何处理低血压？

ACEI 类药物降低血管紧张素 II 药物浓度，减少醛固酮分泌和降低交感神经紧张性。在手术过程中，其抗交感作用与大多数麻醉药物呈协同作用，因而儿茶酚胺类药物如去氧肾上腺素和麻黄碱的升压效果欠佳。此时血管升压素系统是唯一升高血压通路，与交感神经系统相比，其升压速度相对较慢。反射性低血压患者如果对其他常用升压药物（如麻黄碱）和液体治疗反应欠佳，可以使用血管升压素维持血压。

7. 接受全身麻醉的高血压患者发生围手术期心脏并发症的风险是否增加？

术前血压控制不佳将增加围手术期出现血压波动（高血压或低血压）的风险已经得到证实。此外，推迟手术以控制血压能否降低围手术期心脏并发

表 30.1　常用降压药		
分类	**举例**	**副作用**
噻嗪类利尿剂	氢氯噻嗪	低钾血症，低钠血症，高血糖，低镁血症，低钙血症
袢利尿剂	呋塞米	低钾血症，高血糖，低镁血症，低钙血症，代谢性碱中毒
β 受体阻滞剂	普萘洛尔，美托洛尔，阿替洛尔	心动过缓，支气管痉挛，传导阻滞，心肌抑制，乏力
α 受体阻滞剂	特拉唑嗪，哌唑嗪	体位性低血压，心动过速，体液潴留
α_2 受体激动剂	可乐定	体位性低血压，过度镇静，反跳性高血压，MAC 下降
钙通道阻滞剂	维拉帕米，地尔硫草，硝苯地平	心脏抑制，传导阻滞，心动过缓
ACE 抑制剂	卡托普利，依那普利，赖诺普利，雷米普利	干咳，血管神经性水肿，体液潴留，反射性心动过速，肾功能不全，高钾血症
血管紧张素受体拮抗剂	洛沙坦，厄贝沙坦，坎地沙坦	低血压，肾功能不全，高钾血症
血管平滑肌舒张剂	肼屈嗪，米诺地尔	反射性心动过速，体液潴留

ACE，血管紧张素转换酶；MAC，最低肺泡有效浓度

症发生率尚不清楚。目前对于高血压危象（收缩压＞180 mmHg 或舒张压＞120 mmHg）患者建议推迟择期手术。

8. 手术中高血压的鉴别诊断。

见表 30.2。

9. 如何管理围手术期高血压？

疼痛和麻醉深度不够是围手术期高血压最常见的原因。如果加深麻醉和完善镇痛后仍不能控制血压，则应考虑其他原因引起的血压升高，包括高碳酸血症、低氧血症、甲状腺功能亢进症、嗜铬细胞瘤、恶性高热、颅内压升高、自主神经反射障碍或医源性高血压（如用药错误，容量过多或动脉阻断）等。在上述病因去除后患者血压仍然偏高，那么患者可能术前存在基础高血压，应予以降压药物治疗。

10. 如何评估和处理术中低血压？

见表 30.3。

11. 全身麻醉中发生低血压的一线治疗有哪些？

大多数全身麻醉药物（如，吸入麻醉药，丙泊酚）会降低血管阻力和血管收缩程度。对于全身麻醉中出现的轻度低血压通常予 α_1 受体激动剂（如，去氧肾上腺素）或 α_1、β_1 受体激动剂（如，肾上腺素）恢复血管阻力和加强血管收缩。对于禁食禁水 8 h 以上的患者适当补液治疗也可以改善低血压。但绝大多数血压波动的原因是由于血管扩张或心肌收缩力下降而非低血容量。

12. 使用 α_1 受体激动剂治疗失血性或心源性休克导致的低血压会带来什么问题？

平均动脉压的公式为 $MAP = SVR \times CO + CVP$，$CO =$ 每搏输出量（stroke volume，SV）× 心率（heart rate，HR），每搏输出量取决于前负荷、后负荷和心肌收缩力。α_1 受体激动剂可以通过增加血管阻力恢复血压至正常值，但并没有纠正心源性或失血性休克潜在的病理生理机制，治疗应

表 30.2　术中高血压鉴别诊断	
与原有疾病相关	慢性高血压，颅内压增高，自主神经反射亢进，主动脉夹层，早期急性心肌梗死
手术相关	止血带时间过长，体外循环后，钳夹大动脉，颈动脉内膜切除术
麻醉相关	疼痛，麻醉深度不足，儿茶酚胺释放，恶性高热，寒战，低氧血症，高二氧化碳血症，低体温，血容量过多，袖带尺寸不合适（过小），有创动脉测量传感器位置过低
药物相关	反跳性高血压（停用可乐定、β 受体阻滞剂或甲基多巴），应用血管收缩剂，静脉应用染色剂（靛胭脂）
其他	膀胱扩张，低血糖

表 30.3　围手术期低血压的鉴别诊断和治疗

病因	治疗
前负荷降低 低血压源于禁食禁水状态，出血，隐性失水，胃肠道丢失和严重烧伤	通过静脉输血或输液增加循环血容量，减少手术出血
由于静脉扩张导致的静脉回心血量下降，胸腔内压增加，骨骼肌张力下降	逆转胸腔压力增加的原因，静脉输液，血管活性药物
收缩力降低 心肌缺血，非缺血性心肌病，低钙血症，酸中毒，急性心肌炎	增加心肌氧供，纠正电解质紊乱，纠正酸中毒，强心药
心律失常 房性心律失常，如伴有快心室率的心房颤动或突发的室上性心动过速影响心房射血和导致舒张期充盈时间缩短	药物或电复律为正常窦性节律
心室颤动，室性心动过速	稳定的室性心动过速：胺碘酮或电复律 不稳定的室性心动过速或心室颤动：高级心脏生命支持，包括肾上腺素和除颤
心动过缓和传导阻滞	阿托品，经静脉或皮下安装起搏器，输注多巴胺或肾上腺素
后负荷降低 麻醉药物，过敏反应，高位神经阻滞 / 神经源性休克，脓毒症	减少静脉或吸入麻醉药物剂量，静脉输液，血管活性药物，过敏反应使用肾上腺素
梗阻性 心包压塞	静脉输液，正性肌力药物，在实行心包穿刺治疗前建议使用肾上腺素
张力性气胸	立即使用针尖开放胸腔或胸腔置管
大面积肺栓塞	在系统的肝素化和纤维蛋白溶解治疗前使用正性肌力药物维持心肌收缩力，开胸取栓手术或导管引导下血栓切除术
下腔静脉压迫综合征	将产妇体位调整为左侧卧位，静脉输液
由于二尖瓣或三尖瓣狭窄导致的心室充盈受损或由于肺动脉 / 主动脉狭窄导致流出道梗阻	手术修复或置换瓣膜

先进行容量复苏以恢复循环血容量至正常水平。心源性休克由于心肌收缩力降低导致心排血量减少，通常需要使用正性肌力药物（如，肾上腺素、多巴胺或者米力农），单纯 α_1 受体激动剂由于增加心脏后负荷将导致每搏输出量减少，在这类患者中应避免使用。同时，心源性休克患者通常存在循环血容量过多使得心肌肌球蛋白和肌钙蛋白纤维过伸从而导致心肌收缩力和每搏输出量下降，因此相关治疗措施应包括使用利尿剂降低前负荷，从而改善心肌收缩力和降低心室内压力，在整体上改善冠状动脉灌注。冠状动脉灌注

的公式为冠状动脉灌注压（coronary perfusion pressure，CPP）＝主动脉压力（P_{aorta}）－心室内压力（$P_{ventricle}$）。

13. 区域阻滞如何导致低血压？

采用蛛网膜下腔麻醉（腰麻）和阻滞范围更小的硬膜外麻醉后，均可因交感阻滞和血管舒张出现低血压。当平面位于 T5 以下时，由于存在上肢血管代偿性收缩，较少发生低血压。平面超过 T5 时，则可能影响心交感神经，进而导致心动过缓、心排血量下降。

14. 颅内出血导致的高血压最合适的治疗方案是什么？

颅内出血时，血压将代偿性下降以延缓颅内血肿的进展，但合理的血压目标值仍备受争议。研究表明颅内出血时收缩压控制在 140 mmHg 以下较为安全，但同时也应考虑颅内低灌注的问题，血压的过度下降可能增加颅内灌注不足的风险。颅内灌注压（cerebral perfusion pressure，CPP）＝ MAP － ICP/CVP（取决于 CVP 和 ICP 谁更高），例如，当 ICP 比 CVP 高时，颅内 CPP ＝ MAP － ICP。

硝酸甘油和硝酸盐类药物均可扩张脑血管，从而导致脑血流和 ICP 的增加，在该类患者中应避免使用。ICP 增高可导致 ICP 下降和脑疝发生，从而遗留严重神经系统后遗症。推荐使用的药物有肼屈嗪、尼卡地平、拉贝洛尔和艾司洛尔。尼卡地平是最常使用的药物。

15. 神经源性休克患者最合适的治疗方案是什么？

T1 ～ T4 交感神经含有心加速纤维，因此其阻滞可能引起心动过缓。当认为患者容量过低时，补充容量是一线治疗，其他情况下应当直接给予缩血管药物（如去氧肾上腺素、去甲肾上腺素以及肾上腺素）。间接作用于血管的要素（如麻黄碱）在神经源性休克时无效。

要点：血压波动

1. 除了高血压危象（收缩压＞ 180 mmHg）患者外，没有充分证据证明手术推迟至血压控制正常能够减少围手术期心脏并发症的发病率。
2. 持续使用肾素-血管紧张素系统拮抗剂至术前可能使得原本对血管升压素反应良好的患者出现难治性低血压。
3. 围手术期血压波动的病因（低血压或高血压）需要广泛鉴别诊断，从而能够有效指导治疗。

推荐阅读

Matei VA, Haddadin A. Systemic and pulmonary arterial hypertension. In: Stoelting's Anesthesia and Co-Existing Disease. 6th ed. Philadelphia: Elsevier; 2012:104–119.

Nadella V, Howell SJ. Hypertension: pathophysiology and perioperative implications. Continuing Education Anaesthesia Crit Care Pain. 2015;15(6):275–279.

Salmasi V, Maheshwari K, Yang D, et al. Relationship between intraoperative hypotension, defined by either reduction from baseline or absolute thresholds, and acute kidney and myocardial injury after noncardiac surgery. Surv Anesthesiol. 2017;61(4):110.

肺部并发症

Annmarie Toma，MD，Brittany Reardon，MD，
Alison Krishna，MD

吴鸽 译 冯艺 校

误吸

1. 什么是误吸？

　　误吸（aspiration）是物质从咽部进入气管的过程。误吸的物质可能来自胃、食管、口或鼻腔。所涉及的物质可以是颗粒物（例如食物）、异物、液体（例如血液、唾液）或胃肠道内容物。误吸可导致肺部感染或肺炎，前者为常见麻醉诱导的并发症。

2. 吸入性肺部感染和吸入性肺炎的区别是什么？

　　吸入性肺部感染（aspiration pneumonitis）的主要病理生理学是由含有消化酶和胆汁酸的无菌、酸性胃内容物化学刺激气管支气管树而引起的**急性炎症**。然而，**吸入性肺炎**（aspiration pneumonia）主要是由于体弱、老年人和（或）免疫功能低下的患者吸入细菌**感染**引起的，并且与牙列不良和吞咽困难有关。吸入性肺部感染和吸入性肺炎的一个关键区别是呕吐物的酸度和来源。吸入酸性胃内容物不仅会直接刺激气管支气管树，还会激活消化酶（即胃蛋白酶原），这可能会导致吸入性肺部感染。吸入性肺部感染的呕吐物来源是胃，而吸入性肺炎通常由来自口咽部的细菌引起。然而，吸入性肺炎也可由胃内容物吸入引起，特别是当患者服用质子泵抑制剂或组胺 -2（H2）拮抗剂时，会增加胃的 pH，导致细菌在胃内定植。吸入性肺部感染的表现比吸入性肺炎更严重，并且更常与麻醉有关。

3. 吸入性肺部感染和吸入性肺炎如何治疗？

　　吸入性肺部感染采用支持治疗，吸入性肺炎采用抗生素治疗。需要注意的是，吸入性肺部感染和吸入性肺炎有一定程度的重叠，部分吸入性肺部感染患者会发展为肺炎。

4. 什么是 Mendelson 综合征？

　　Mendelson 综合征是文献中对吸入性肺部感染的首次描述。一位名叫柯蒂斯·门德尔森（Curtis Mendelson）的产科医生将这种综合征描述为产科患者在接受全身麻醉时出现呼吸困难、发绀和心动过速。他还将吸入性肺部感染的直接并发症描述为哮喘样（支气管痉挛、喘息、高碳酸血症等），如果

胃内容物呈酸性就会发生，而如果吸入量大而不呈酸性，则呼吸道病理是由气道阻塞导致肺不张和低氧血症。他将吸入性肺部感染的病理学区分为刺激性，而不是吸入性肺炎具有的感染性。这篇具有里程碑意义的论文塑造了我们当前的术前禁食指南以减少胃容量，并改进了我们对有误吸风险的患者的麻醉技术，例如给予术前药物以中和胃 pH 并进行快速序列诱导和插管［也称为快速序贯诱导（rapid sequential induction，RSI）］。

5. 呕吐物引起吸入性肺部感染的具体危险因素是什么？

发生吸入性肺部感染的两个主要危险因素如下：

（1）胃内容物 pH 低于 2.5；

（2）胃容量超过 25 ml。

吸入含有小体积（< 25 ml）和低酸度（pH > 2.5）的胃内容物不太可能引起具有临床意义的吸入性肺部感染。

6. 麻醉发生误吸常见吗？其发病率和死亡率如何？

严重误吸的发生率为每 10 000 例麻醉可能有 1 例。对儿童麻醉的研究表明发生率大约为其 2 倍。误吸发生后的平均住院天数为 21 天，其中大部分时间可能在重症监护病房。并发症包括支气管痉挛、肺炎、急性呼吸窘迫综合征（acute respiratory distress syndrome，ARDS）、肺脓肿和脓胸。平均死亡率为 5%。

7. 麻醉误吸的危险因素有哪些？

需要强调的是，吸入风险不是二元的，低风险和高风险之间存在连续性。误吸的危险因素包括：

- 小儿或老龄患者；
- 急诊手术；
- 手术类型（最常见于食管、上腹部或急诊开腹手术）；
- 术前短期内进食；
- 胃排空延迟（麻醉药物、糖尿病、外伤、疼痛、腹内感染和终末期肾病）；
- 胃食管反流病（gastroesophageal reflux disease，GERD；食管下括约肌张力降低、食管裂孔疝）；
- 创伤；
- 怀孕；
- 意识障碍（即格拉斯哥昏迷量表< 8）；
- 病态肥胖（食管裂孔疝发生率较高）；
- 困难气道；
- 神经肌肉疾病（保护气道能力受损）；
- 食管疾病（例如硬皮病、贲门失弛缓症、憩室、Zenker 憩室、既往存在食管切除术 / 胃切除术病史）。

8. 麻醉诱导前可以采取哪些预防措施来避免误吸的发生或减轻其后遗症?

最主要的预防措施是识别具备危险因素的患者。根据美国麻醉科医师协会的指南,进行择期外科手术的患者应禁食。在麻醉诱导之前,可以对有误吸风险(例如,严重的控制不佳的 GERD)的患者给予口服非颗粒抗酸剂,例如柠檬酸钠。如果发生误吸,这可以提高胃内 pH 并减轻肺炎的严重程度。H_2 受体拮抗剂(例如,西咪替丁、雷尼替丁和法莫替丁)也可用于提高胃内 pH,但必须在诱导麻醉前 30 ～ 60 min 给药才能有效。使用质子泵抑制剂代替 H_2 拮抗剂或与 H_2 拮抗剂一起使用尚未证明更有效。诱导前使用口胃或鼻胃引流对肠梗阻患者最有效。在该患者人群中,应在诱导前就地通过鼻胃管进行吸引。

9. 有误吸风险的患者应如何进行麻醉?

RSI 和插管是快速确保有误吸风险的患者建立气道的金标准。该过程包括施用速效的神经肌肉阻滞剂、环状软骨压迫和避免面罩加压通气。关于环状软骨压迫的功效和潜在危害的讨论仍在继续,但迄今为止,它仍被推荐用于 RSI 和插管。对于有误吸风险的患者,例如使用脊椎麻醉进行剖宫产的产科患者,几乎没有镇静作用的局部麻醉药是一种潜在的替代方案。气道困难的患者可能需要清醒插管;然而,用局部麻醉药对患者气道过度镇静或局部麻醉可能会损害患者保护气道的能力。因此,接受清醒插管的有误吸风险的患者应保持清醒,几乎不给予镇静药物,局部麻醉药应仅在声门上方应用,以保护低于此解剖水平的气道反射。

10. 误吸后的临床体征和症状。

超过 90% 的误吸病例会出现发热,至少 70% 的病例会出现呼吸急促和啰音。30% ～ 40% 的病例会出现咳嗽、发绀和喘息。在麻醉期间,误吸可能会在麻醉科医师不知情的情况下悄无声息地发生。任何与预期病程偏差的临床征象都可能提示误吸的发生。影像学发生改变可能需要数小时,甚至可能是阴性的,尤其是在事件发生后立即进行检查。

11. 怀疑发生误吸的患者何时可认为已脱离危险?

患者没有出现任何上述体征或症状,且在最近 2 h 的氧气需求没有增加,可认为患者已脱离危险。

12. 简述误吸的治疗?

在气管插管后,开始正压通气之前,应立即通过气管导管进行吸引。任何怀疑发生误吸的患者都应该接受胸部影像学检查,并且至少要观察几个小时。支持治疗仍然是吸入性肺部感染的主要治疗方法。如果考虑发生呼吸衰竭,则应开始补充氧气和机械通气支持。呼吸衰竭患者常表现为肺泡塌陷的肺不张,可能对无创正压通气(持续正压通气或双相正压通气)有反应。吸入颗粒物的患者可能需要支气管镜检查以去除较大的阻塞颗粒。除非高度怀疑由革兰氏阴性菌或厌氧菌(即肠梗阻)的感染,否则一般不应使用抗生素。然而，如果未来几天临床症状不断恶化提示发生肺炎，可能需要使用广谱抗生素。误吸后常规支气管肺泡灌洗没有被证明有益，并且可能会使患者的病情恶化。重症监护治疗病房可能会采取更为积极的治疗措施（例如俯卧位、肺保护通气策略、支气管镜检查）。

要点：误吸

1. 误吸有两种类型：吸入性肺部感染和吸入性肺炎。前者在病理学上主要是刺激性和阻塞性的，而后者主要是感染性的。

2. 吸入性肺部感染最常见于麻醉诱导时，而吸入性肺炎更常见于老年人、免疫功能低下、认知或意识水平受损、牙列不良和吞咽困难的患者。

3. 吸入风险不是绝对的，低风险和高风险之间存在转换。

4. 误吸的危险因素包括急诊手术的患者、近期或未知的进食史、肠梗阻、与胃排空延迟相关的疾病（糖尿病、阿片类药物、腹内感染、剧烈疼痛）、不受控制的 GERD、肥胖、外伤、怀孕和患者不能保护他们的呼吸道。

5. 吸入性肺部感染的危险因素包括胃内容物量大（＞ 25 ml）和酸性胃内容物（pH ＜ 2.5）。

6. 误吸风险高的患者可能需要预防措施以降低误吸的严重程度（非微粒抗酸剂、H_2 阻滞剂等）。肠梗阻患者在麻醉诱导前应接受鼻胃管胃肠减压。

7. RIS（原书错误，此处应为 RSI）和环状软骨压迫插管和速效神经肌肉阻滞剂（例如琥珀胆碱）是误吸高风险患者行插管的金标准。对于几乎不能耐受镇静药的患者，区域麻醉也是一个合理的选择。

8. 吸入性肺部感染的治疗是支持性的，而吸入性肺炎患者需要抗生素治疗。

喉痉挛

1. 什么是喉痉挛？

喉痉挛是指在防止误吸的原始气道反射引起的声带突然持续闭合。在清醒状态下，较高的皮质中枢可以克服因潜在误吸而导致的声带闭合，但在浅麻醉（即第 2 阶段）下，可以在没有相反作用力的情况下触发这种反射。由于声门关闭，无法进行氧合和通气。

2. 喉痉挛的潜在诱因是什么？

喉痉挛通常发生在苏醒期间，此时患者处于浅麻醉（即第 2 阶段）。拔管过程中过多分泌物、异物或气管导管对声带的刺激可触发这种原始反射。吸烟、有大量分泌物、近期（即 ＜ 4 ~ 6 周）上呼吸道感染史（upper respiratory tract infection, URI）或接受上呼吸道手术（如扁桃体切除术）的患者风险较高。

3. 患者发生喉痉挛时应该怎么办？

在喉痉挛发作期间，重点是重新打开闭合的声门，以便患者能够进行通气和氧合。应立即使用面罩持续施加正压以及提下颌。这种操作通常足以缓解喉痉挛。如果不成功，应加深麻醉并给予少量琥珀胆碱［10～20 mg 静脉注射（IV）］。值得注意的是，如果在建立静脉通路之前的麻醉诱导期间发生喉痉挛（更常见于儿科患者），则应肌肉注射琥珀胆碱（4～5 mg/kg）。喉痉挛缓解后，应继续使用 100% 氧气进行通气。是否重新插管应根据具体情况而定，如果氧合处于临界状态、怀疑有误吸或肺水肿，或者预计需要长时间的通气支持，则应考虑重新插管。

4. 与喉痉挛相关的潜在并发症有哪些？

喉痉挛期间缺氧和通气不足导致缺氧和高碳酸血症，但应会在气道重建后改善。喉痉挛后长时间缺氧可能是误吸或负压性肺水肿所致。

5. 什么是负压性肺水肿（negative-pressure pulmonary edema，NPPE）？

负压性肺水肿是由胸腔内负压产生的渗出性水肿，由患者吸气时对抗闭合声门（即喉痉挛）或其他形式的阻塞（如患者咬住气管导管导致其扭结）产生。

6. 简述负压肺水肿的机制？胸部 X 线片和动脉血气会发现什么？

肺毛细血管（正压）和肺泡（"负"压）之间的压力梯度增加，导致液体沿压力梯度向下移动，从毛细血管进入肺泡。较大的胸内负压也促进了右心和肺循环的静脉回流，增加了肺毛细血管压力，加重了肺水肿。有创监测通常不用于诊断，但因病因不是心源性的，所以患者的中心静脉压和肺毛细血管楔压通常为正常。胸部 X 线将显示类似于非心源性（如 ARDS）和心源性肺水肿的双侧肺浸润。患者可能有粉红色泡沫气道分泌物，动脉血气显示动脉氧分压降低。

7. 患者在麻醉苏醒时咬住气管导管，担心患者可能会出现负压性肺水肿。我们能做什么？

避免此问题的最佳方法是始终放置一个牙垫；然而，有时牙垫可能会移位。如果发生这种情况，并且患者咬住气管导管，最常见的推荐治疗方案包括加深麻醉和（或）使用短效肌松剂。作者（Ryan Laterza）认为有效的另一种方法是立即对气管导管的套囊放气，因为可以使患者能够在气管导管周围呼吸，从而减轻阻塞。然后可以给予少量静脉全麻药（例如丙泊酚），重新对气管套囊充气，并更换牙垫。

8. 负压性肺水肿的推荐治疗方法是什么？

负压性肺水肿主要进行支持治疗。应补充氧气，并在需要时进行正压通气。可以考虑使用呋塞米，但通常没有必要，因为病因不是心源性的。这种情况通常会在 24～48 h 内缓解。

要点：喉痉挛

1. 喉痉挛是由原始反射引起的紧急情况，导致声门关闭和无法通气。有风险的患者包括先前存在反应性气道（即哮喘、吸烟和近期 URI）和上呼吸道手术或与分泌物增加相关的操作（例如喉镜检查、扁桃体切除术、支气管镜检查）的患者。
2. 喉痉挛的治疗旨在重新建立通气，进一步的处理包括正压通气、提下颌、加深麻醉和使用琥珀胆碱。
3. 负压性肺水肿是一种渗出性水肿，可由喉痉挛期间胸腔内负压引起。这种情况通常是自限性的，常进行支持治疗。

支气管痉挛

1. 什么是支气管痉挛，在手术室中如何识别？

支气管痉挛是肺细支气管内层平滑肌的可逆反射性痉挛，导致下呼吸道阻力增加。在麻醉状态并且快速增加吸气峰值压力的情况下，无法通过位置良好的气管导管为患者通气。体格检查可能会产生弥漫性哮鸣音。这通常在哮喘患者中更常见，通常发生在气道操作（插管和拔管）期间，但也可能发生在整个麻醉过程中的任何时候。支气管痉挛也可能是过敏或类过敏反应的最初表现。呼气末二氧化碳波形显示典型的"鲨鱼鳍"外观，呼气平台消失

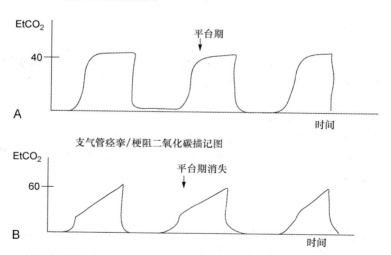

图 31.1　在支气管痉挛中可以看到的二氧化碳波形变化包括"鲨鱼鳍"外观和呼气平台消失。这种模式也可见于哮喘和慢性阻塞性肺疾病。在严重的支气管痉挛中，如果肺泡完全无法通气，二氧化碳图波形可能会减少甚至消失。EtCO₂，呼气末二氧化碳

（图 31.1）。支气管痉挛是一种术中急症，及时识别和治疗至关重要。

2. 如何治疗支气管痉挛？

有危险因素（如哮喘、慢性阻塞性肺疾病、近期上呼吸道感染 < 4 ～ 6 周）的患者应在术前吸入 β_2 受体激动剂（如沙丁胺醇），然后进行麻醉诱导。如果术中发生支气管痉挛，应采取如下操作。吸入氧的比例应增加到100%，增加挥发性麻醉药，因为它们可扩张支气管，最好改用七氟烷。接下来，应尝试对患者进行手动通气以评估肺顺应性。药物治疗包括通过呼吸回路吸入 β_2 受体激动剂并考虑静脉注射镁。在严重的支气管痉挛中，应给予小剂量（例如，静脉注射 10 ～ 20 μg）肾上腺素，因为吸入的药物可能无法有效地输送到远端气道。可以给予全身皮质类固醇以减少气道炎症并防止支气管痉挛的复发。还应考虑更改呼吸机设置以延长呼气时间（吸呼比设置为1：3 或 1：4），以防止自发性呼气末正压。

要点：支气管痉挛

1. 支气管痉挛是细支气管平滑肌的可逆收缩，增加气道阻力并损害肺泡通气。
2. 哮喘患者发生支气管痉挛的风险较高，尤其是在喉镜检查和插管期间。
3. 支气管痉挛的治疗包括使用支气管扩张药，如吸入沙丁胺醇，在严重的情况下，静脉注射小剂量肾上腺素。

拔管

1. 在手术室给患者拔管的标准是什么？

气管拔管是一个复杂的过程，需要在操作前仔细思考。拔管前需要考虑的重要因素包括：①患者是否有面罩通气困难？②喉镜操作和插管是否困难？③气道状态是否因手术、液体转移或损伤（例如，多次尝试喉镜检查）而发生变化？一旦决定进行拔管，必须确保患者符合拔管标准。拔管标准包括充足的氧合、充足的通气、血流动力学稳定性、神经肌肉阻滞药效完全逆转、适当的酸碱状态和正常体温。

换句话说，拔管的标准本质上与插管的标准相反。如果患者仍符合插管标准，则不应拔管：①不能保护其气道，②高碳酸血症性呼吸衰竭，③低氧性呼吸衰竭。

2. 对于不符合拔管标准或拔管后需要立即重新插管的患者，应考虑哪些药物干预？

在麻醉期间给予患者的药物可能是导致手术结束时无法拔管的一个因素。这些药物包括神经肌肉阻滞剂、阿片类药物和苯二氮䓬类药物。

残留的神经肌肉阻滞剂是拔管失败最常见的药理学原因之一。这是因为残留的神经肌肉阻滞剂可能会损害患者保护气道的能力，导致高碳酸血症呼吸衰竭，在严重的情况下会导致低氧性呼吸衰竭。神经肌肉阻滞的可以通过新斯的明逆转，新斯的明是一种非去极化神经肌肉阻滞剂的竞争性拮抗剂。此外，患者在插管时自主呼吸可能有足够的分钟通气量，但残留的肌肉阻滞剂可能导致患者拔管后咽部肌肉松弛，导致上呼吸道阻塞。残留的神经肌肉阻滞表现为快速浅呼吸、握力/头部抬高无力以及拔管后恶化的高碳酸血症。应考虑追加使用新斯的明或舒更葡糖进行逆转，一些患者将需要重新插管。

阿片类药物导致的每分通气量减少表现为：潮气量小幅增加但呼吸频率大幅下降。接受过量阿片类药物的患者会出现针尖样瞳孔（瞳孔缩小），并且可能无法自主呼吸。纳洛酮是一种竞争性 μ- 阿片受体拮抗剂，用于逆转阿片类药物过量。它可以小剂量（40 ～ 80 mg IV）滴定，直到患者开始自主通气，同时记住它也会逆转镇痛。由于纳洛酮的半衰期比大多数阿片类药物短，因此应在麻醉后监护室仔细监测患者数小时，并应考虑开始输注纳洛酮。最后，可以给予氟吗西尼来逆转苯二氮䓬类药物的作用，其主要副作用是癫痫发作。

3. 麻醉后，还有哪些其他因素会导致拔管失败？

除了前面解释的药理学原因之外，还有其他一些无法拔管的因素。在手术过程中，气道状态可能会因出血、水肿或损伤而发生改变。水肿最常见于长期俯卧位或头低脚高位的患者。气道损伤可能是由在困难气道中多次尝试喉镜检查或手术本身造成的。可能影响气道的特定外科手术包括：甲状腺手术、喉镜检查、颈动脉内膜切除术和颈椎前路手术。

4. 什么是套囊漏气试验？

气道附近的外科手术、容量变化较大的手术以及多次喉镜检查导致的医源性气道创伤都可能导致严重的气道水肿。这可能表现为拔管后的上呼吸道阻塞和高碳酸血症性呼吸衰竭，但可以通过套囊漏气试验来避免。套囊漏气试验包括在拔管前对气管插管上的套囊放气并评估泄漏。定性方法包括正压通气时聆听气管导管周围的泄漏。定量方法需要容积控制通气，其中呼吸机测得的吸气量和呼气量之差应大于 20% ～ 30%。套囊漏气不足的患者不应拔管并转移到重症监护病房。套囊漏气试验阴性的治疗包括将床头抬高 30° 以上并定期使用类固醇（如地塞米松），直到气道水肿消退。

要点：拔管

1. 拔管前，麻醉科医师应考虑麻醉诱导后患者是否存在气道管理困难，以及是否存在其他因素可改变患者气道，导致增加拔管失败和再插管困难的概率。这包括多次喉镜检查引起的气道损伤和大量液体转移引起的气道水肿。

2. 患者不符合拔管标准或需要重新插管的常见原因是由于神经肌肉阻滞剂和阿片类药物。神经肌肉阻滞剂在拔管前应逆转，阿片类药物过量可以用纳洛酮拮抗。

3. 有明显气道水肿（大容量变化、气道损伤、气道附近的外科手术）的患者在拔管前应评估套囊漏气。

推荐阅读

Alalami AA, Ayoub CM, Baraka AS. Laryngospasm: review of different prevention and treatment modalities. Paediatr Anaesth. 2008;18:281–288.

Apfelbaum JL, Caplan RA, Connis RT, et al. Practice guidelines for preoperative fasting and the use of pharmacologic agents to reduce the risk of pulmonary aspiration. Anesthesiology. 2011;114:495–511.

Cohen NH. Is there an optimal treatment for aspiration? In: Fleisher LA, ed. Evidence-Based Practice of Anesthesiology. 2nd ed. Philadelphia: Saunders; 2009:327–335.

Eikermann M, Blonbner M, Groeben H, et al. Postoperative upper airway obstruction after recovery of the train of four ratio of the adductor pollicis muscle from neuromuscular blockade. Anesth Analg. 2006;102:937–942.

Ikari T, Sasaki CT. Laryngospasm: a neurophysiological definition. Ann Otol Rhinol Laryngol. 1980;89:220–224.

Johnson RG, Arozullah AM, Neumayer L, et al. Multivariable predictors of postoperative respiratory failure after general and vascular surgery: results from the patient safety in surgery study. J Am Coll Surg. 2007;204:1188–1198.

Kluger M, Visvanathan T, Myburgh J, et al. Crisis management during anesthesia: regurgitation, vomiting and aspiration. Qual Saf Health Care. 2005;14:4–9.

Landsman IS. Mechanisms and treatment of laryngospasm. Int Anesthesiol Clin. 1997;35:67–73.

Neelakanta G, Chikyarapra A. A review of patients with pulmonary aspiration of gastric contents during anesthesia reported to the Departmental Quality Assurance Committee. J Clin Anesth. 2006;18:102–107.

Olsson GL. Bronchospasm during anaesthesia. A computer-aided incidence study of 136,929 patients. Acta Anaesthesiol Scand. 1987;31:244–252.

Olsson GL, Hallen B. Laryngospasm during anaesthesia. A computer-aided incidence study in 136,929 patients. Acta Anaesthesiol Scand. 1984;28:567–575.

Tasch M. What reduces the risk of aspiration? In: Fleisher: LA, ed. Evidence-Based Pactice of Anesthesiology Philadelphia: Saunders; 2004:118–124.

Westhorpe RN, Ludbrook GL, Helps SC. Crisis management during anaesthesia: bronchospasm. BMJ Qual Saf. 2005;14:e7.

White PF, Tufanogullari B, Sacan O, et al. The effect of residual neuromuscular blockade on the speed of reversal with sugammadex. Anesth Analg. 2009;108:846–851.

术中知晓

Aaron Murray, MD

闫琦 译 张云鹏 校

第 32 章

1. 记忆和意识的分类。

记忆可分为内隐记忆（无意识记忆）和外显记忆（有意识记忆）。有意识的回忆，包括术中事件，属于外显记忆。全身麻醉期间能够回忆的知晓（awareness with recall，AWR）称为**术中知晓**。尽管在全身麻醉下患者可能会说"记住"某些事情，但对特定**术中事件**的回忆是确定术中知晓的关键。2006 年美国麻醉科医师协会（ASA）认为做梦不属于术中知晓。

2. 术中知晓的发生率是多少？

发生率报道不一。一项大型队列研究提示，术中知晓总体发生率可能约为 1/19 000。其他研究报道的发生率在 1∶（15 000 ~ 23 000）。依据麻醉技术和亚专业不同，术中知晓的发生率可能增加。对于产科手术、紧急 / 急诊手术心胸手术等患者属于术中知晓的高发人群，与其麻醉深度相关。其他危险因素包括女性、年轻患者、肥胖和既往术中知晓。

3. 哪些临床情况更有可能引起术中知晓？

术中知晓的风险因素包括：

- 麻醉过浅（常见于低血容量、产科以及创伤患者）；
- 既往术中知晓；
- 心肺转流术（体外循环）下行心脏手术，应用大剂量阿片类药物，在最大限度地减少心肌抑制的同时，镇静并不可靠；
- 使用肌肉松弛剂；
- 麻醉管理的故障：机器故障（例如挥发罐已空），静脉注射（IV）麻醉剂的微量泵故障（如无电源，设置错误），静脉渗漏，注射器误用等；
- 未识别需加深麻醉的情况，例如阿片成瘾患者。

4. 描述麻醉过浅的临床体征和症状。

运动反应和交感神经系统激活提示麻醉过浅。呼吸用力增加、辅助肌肉使用、吞咽、做鬼脸和四肢运动都是麻醉过浅的体征。使用神经肌肉阻滞剂会减少肌肉活动对于麻醉深度的提示信息。麻醉过浅的交感神经效应包括高血压、心动过速、瞳孔散大、流泪和出汗。但这些发现并非特异性；因此，以它们的缺失或存在来评判术中知晓不可靠。另外，β 受体阻滞剂和交感神经阻滞剂等辅助药物可能会减少心率和血压的变化。

5. 术中知晓的后果是什么？

术中知晓与患者的不满密切相关。患者可能听到操作人员的声音并感到虚弱、瘫痪或疼痛，可能会导致术后焦虑、无助和睡眠障碍。创伤后应激障碍是一种常见的后遗症，可能发生在 33% ～ 70% 的术中知晓患者中。

6. 应该如何关注既往经历过术中知晓的患者？

患者可能会自愿提供有关先前术中知晓的信息，或者在围手术期表现出无明确原因的愤怒或悲伤。医生可使用开放式问题进行更有条理的询问，例如"您在上次麻醉期间记得的最后一件事是什么？"一旦确诊，应详细记录病例。听取并承认患者的回忆，安慰患者，并解释当时的相关病情（心血管功能不稳定，外伤等）。安抚患者并提供心理支持。通知外科医生、护理人员和医院法律顾问。ASA 术中知晓专家组指出，并不需要告知所有患者术中知晓的风险，但对于高危患者，知情同意书应提及 AWR 风险增加。

7. 是否有降低 AWR 发生率的策略？

预先使用镇静遗忘药物（如苯二氮䓬类药物或东莨菪碱）可能会降低术中知晓的可能性，尤其是对于高危患者。在困难气道时，更应给予适当剂量的诱导药物并补充遗忘药物。麻醉维持期间避免使用肌肉松弛药。在氧化亚氮-镇静麻醉中联合使用挥发性麻醉剂。保持麻醉机的正常运行并确保静脉通路通畅。考虑使用神经电生理监测。

8. 哪些监测可用于评估麻醉深度？

脑电活动监测可用于评估麻醉深度，包括两种常用方式：预处理脑电图（processed electroencephalogram，pEEG）（与多通道 EEG 相对）和诱发电位（例如，听觉诱发电位）。尚无特定监测能够准确预测术中知晓。许多制造商均有**专属的** pEEG 技术，是目前常用的监测技术。

9. pEEG 的工作原理是什么？目标水平是什么？

前额和颞区的电极收集原始 EEG 数据，由微处理器进行分析，最终以无量纲的数字来表示脑皮质活动度，以此来作用麻醉深度指标。较低的数字对应较深的麻醉深度。常用参数为脑电双频谱指数（bispectral index，BIS）。BIS 控制在 40 ～ 60 通常表示麻醉深度足够。ASA 专家组认为脑电监测非常规监测，但术中知晓高危患者应予以考虑。

10. 呼气末挥发性麻醉药浓度监测是否可代替 pEEG？

研究表明将呼气末挥发性麻醉药浓度（end-tidal anesthetic concentration，ETAC）设为 0.7 ～ 1.3 倍最低肺泡有效浓度（minimal alveolar concentration，MAC），是一个合适的目标。有两项大规模随机对照研究［BAG-Recall 和密西根知晓对照研究（Michigan Awareness Control Study，MACS）］表明，对

于术中知晓，BIS 并不优于 ETAC。

11. 应该使用 pEEG 还是 ETAC 来监测患者的麻醉深度？

一些大型研究比较了 ETAC 与 pEEG 降低术中知晓的作用。大多数研究表明，使用挥发性麻醉药并不优于 pEEG 监控。但有例外。有研究表明，接受全凭静脉麻醉（total IV anesthesia，TIVA）的患者，使用 pEEG 监测可降低术中知晓。这些试验表明，使用 TIVA 时，pEEG 监测可以减少术中知晓的发生率，而当吸入麻醉药为主要麻醉方案时，应用 ETAC 减少术中知晓足矣。

要点：术中知晓

1. 麻醉药物使用减少时，如心肺转流、血流动力学不稳定、创伤患者、产科患者时，易出现术中知晓。
2. 术中知晓的症状不具有特异性，使用肌肉松弛药可能会掩盖术中知晓的发生。
3. 若患者为术中知晓高危患者，应该术前访视时进行沟通。
4. pEEG 监测可减少 TIVA 时的术中知晓，若为吸入麻醉，使用 ETAC 监测术中知晓即可。

网址

American Society of Anesthesiologists: Awareness and Anesthesia Patient Education: https://www.asahq.org/~/media/sites/asahq/files/public/resources/patient-brochures/asa_awareness-anesthesia_final.pdf?la=en

推荐阅读

ASA Task Force on Intraoperative Awareness. Practice advisory for intraoperative awareness and brain function monitoring. Anesthesiology. 2006;104:847–864.

Avidan MS, Jacobson E, Glick D, et al. Prevention of intraoperative awareness in a high risk surgical population. N Engl J Med. 2011;365:591–600.

Avidan MS, Mashour GA. Prevention of intraoperative awareness with explicit recall: making sense of the evidence. Anesthesiology. 2013;118:449–456.

Mashour GA, Orser BA, Avidan MS. Intraoperative awareness: from neurobiology to clinical practice. Anesthesiology. 2011;114:1218–1233.

Osterman JE, Hopper J, Heran W, et al. Awareness under anesthesia and the development of post-traumatic stress disorder. Gen Hosp Psychiatry. 2001;23:198–204.

Pandit JJ, et al. 5th National Audit Project (NAP5) on accidental awareness during general anaesthesia: summary of main findings and risk factors. Br J Anaesth. 2014;113:549–559.

Rampersad SE, Mulroy MF. A case of awareness despite an "adequate depth of anesthesia" as indicated by a bispectral index monitor. Anesth Analg. 2005;100:1363–1364.

Zhang C, Xu L, Ma YQ, et al. Bispectral index monitoring prevents awareness during total intravenous anesthesia: a prospective, randomized, double blinded, multicenter controlled trial. Chin Med J. 2011;124:3664–3669.

第33章 体温失衡

Abimbola Onayemi, MSc, MD, Justin N. Lipper, MD

李奕楠 译 田雪 校

1. 什么是正常的核心体温？低体温和高热的定义是什么？

正常的核心体温大约是 37℃。核心体温不是恒定的，并在一天内随昼夜节律以及女性的月经周期波动（0.5℃）。低体温是指核心体温低于 36℃，高热是指核心体温高于 38℃。

2. 是否需要对所有麻醉患者进行连续体温监测？

美国麻醉科医师协会基础麻醉监测标准声明：当接受麻醉的患者存在临床上有意的、可预期的或怀疑会发生**体温显著变化**时，都应进行体温监测。

在实践中，持续时间小于 30 min 的手术通常不需要连续体温监测，而持续时间大于 30 ～ 60 min 的手术应该进行连续体温监测。

3. 哪些部位可以用来测量核心体温？

- 食管远端；
- 鼻咽；
- 鼓膜；
- 肺动脉。

4. 从根本上来说，是什么导致了低体温？

当热量丢失超过热量产生时就会发生低体温。吸入和静脉麻醉药由于增加体热丢失（如，外周血管扩张）同时减少产热（如，寒战消失）而导致低体温。

5. 描述非麻醉状态下患者低体温的不同阶段。

- **轻度低体温**（32 ～ 36℃）与中枢神经系统轻度抑制、基础代谢率降低、心动过速、外周血管收缩和寒战有关。
- **中度低体温**（28 ～ 32℃）与意识模糊、运动活动减少、心律失常和冷利尿有关。中重度低体温时患者寒战停止。
- **重度低体温**（< 28℃）与昏迷、反射消失和生命体征显著受抑制有关。如果不治疗，重度低体温会导致心脏停搏。

低体温对全身影响的概述见表 33.1。

6. 术中轻度低体温会导致哪些问题？

- **手术部位感染**。低体温会导致血管收缩减少血流，从而减少氧和抗菌物质向伤口的运输。尤其是在术后恢复室麻醉苏醒的患者，因为全身

表 33.1　低体温对器官系统的影响

系统	影响
血管	增加体循环血管阻力以及外周低灌注；低体温的利尿反应导致血浆容量下降
心脏	降低心率、心肌收缩力和心排血量；心律失常
肺	增加肺血管阻力；减少缺氧性肺血管收缩反应；增加通气-血流比匹配不良；抑制通气驱动力；氧解离曲线左移
肾	降低肾血流量和肾小球滤过率；减弱钠重吸收，促进利尿，导致低血容量
肝	降低肝血流量、代谢和分泌功能
中枢神经系统	改变意识状态，嗜睡或昏迷；减少脑血流量；增加脑血管阻力；降低脑耗氧量，7%/℃；增加诱发电位潜伏期；降低最低肺泡有效浓度
血液	降低血小板聚集和凝血因子活性；增加血液黏度，减弱免疫反应
代谢	降低基础代谢率；高血糖；降低氧耗和二氧化碳生成
伤口愈合	增加伤口感染

麻醉患者血管扩张。低体温也是中性粒细胞的直接免疫抑制剂，而发烧或高热会激活中性粒细胞的推论是正确的。

- **凝血障碍**。低体温降低血小板功能和损害凝血因子酶的活性。低体温与失血量和输血需求增加有关。
- **不良心脏事件**。低体温本身可引起心律失常，并增加因出血和低血压而严重缺血的风险。此外，麻醉苏醒后的寒战和全身血管阻力增加可致突发严重缺血。寒战增加耗氧量导致代偿性心排血量增加，外周血管收缩增加后负荷。
- **降低药物代谢**。最受关注的是延长神经肌肉阻滞剂作用时间，造成术后残余肌无力。此外，低体温会削弱意识，导致苏醒延迟。

7. 哪些患者有低体温的风险？

虽然所有全身麻醉的患者都有发生低体温的风险，但一些特定患者群体的风险更高。高龄患者就是一个例子。老年患者血管自主调节功能降低，新生儿体表面积-体重比较大。另外两类风险增加的群体是可能继发自主神经功能障碍的烧伤和脊髓损伤者。

8. 哪些物理作用会导致患者在手术室的体热丢失？

- **辐射**：由分子振动引起电磁波的能量消耗方式。温度本质上是分子运动或振动（快速地加速和减速）产生的动能的测量值。回想一下，所有的原子都会产生正负电场，任何由分子振动引起的这些场的加速或运动都会产生一个主动扩散的电磁波。电磁辐射约占患者体热丢失的 60%。
- **蒸发**：将液体从任何表面蒸发成气体所需的能量，如皮肤、浆膜或黏膜；

占体热丢失的20%。它与暴露的体表面积和相对湿度有关。

- **对流**：人体体表通常被一层隔离空气的温暖的遮蔽物包裹（穿衣服），这有助于维持体温。但是，动能大的分子（热物质）会上升或扩散，动能小的分子（冷物质）会下沉，并取代动能大的分子。这大约占体热丢失的15%，通过暴露表面的高速气流（即通过皮肤的层流术间空气）会加剧这种损失。
- **传导**：物体间的热量传递；约占总体热丢失的5%，与温度梯度、热传导性和相邻物体接触面性质相关。

9. 全身麻醉导致低体温的具体因素有哪些？

核心体温最初下降，即在麻醉诱导后第一个小时内，主要是由于热量从核心向外周的再分布。在基线水平，核心体温通常比外周高2～4℃。全身麻醉减弱了温度调节性外周血管收缩，导致流向肢体的血流量增加，热量从核心向外周重分布（图33.1）。

综上所述，一些因素能导致手术室内低体温，包括：

- 迟钝的低体温寒战反应；
- 迟钝的外周温度调节性血管收缩反应；
- 冷的手术室室温；
- 室温的静脉输注液体；
- 接触环境的大的手术暴露面（如，开腹手术）；
- 呼吸道（如，从呼吸机输送的未加热的呼吸气体）。

10. 区域麻醉会导致低体温吗？

是的，区域麻醉（如，硬膜外麻醉或蛛网膜下腔麻醉）阻滞传入温度感觉神经，阻滞支配寒战反应的传出运动神经，导致血管扩张促进热量丧失。

11. 描述低体温的心电图表现。

轻度低体温（32～36℃）常伴有正常的窦性心律或窦性心动过速。中度低体温（28～32℃）可导致窦性心动过缓和J波（以前称为**Osborn波**），J波是指QRS波和ST段连接处正偏移。重度低体温（＜28℃）可导致室性期前收缩、房室传导阻滞和自发性心房颤动（房颤）或心室颤动（室颤）。

12. 处理重度低体温患者的心脏停搏有什么独特之处？

房颤、室颤和重度心动过缓在30℃以下对阿托品、肾上腺素、除颤或起搏相对无反应。复苏（如，胸外按压、体外膜肺氧合、心肺转流）应持续到患者体温恢复（如，＞32℃）再停止。一个较普遍的观点是："没有人死亡，除非他们是温暖地死去"。

13. 低体温如何影响手术环境中使用的药物的作用和代谢？

由于降低的肝血流量和肾血流量，低体温下药物的代谢和清除都会降

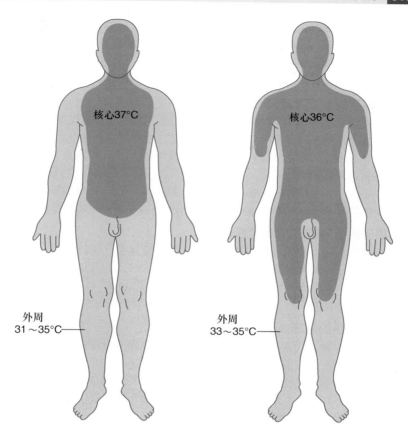

血管收缩 ⟶ 全身麻醉 ⟶ 血管舒张

图 33.1　正常情况下，由于温度调节性外周血管收缩，核心温度比外周高 2～4℃。全身麻醉（和区域麻醉）会减弱这种反应，引起外周血管舒张和热量从中心向外周的再分布（From Sessler D. Temperature regulation and monitoring. In：Miller RD，ed. Miller's Anesthesia. 8th ed. Philadelphia：Elsevier Saunders；2015：1628.）

低，从而导致药物作用时间延长。核心温度降低 1℃，吸入麻醉药的最低肺泡有效浓度就降低 5%～7%。就神经肌肉阻滞剂而言，低体温可能延长这些药物的作用时间。由于残余肌松作用延长以及复温时间增加（即，核心体温升高 1℃大约需 1 h），低体温会导致患者由麻醉后恢复室延迟转出。

14. 讨论复温的方法。

- **被动复温**利用自身的能力产生热量，通过覆盖暴露的体表区域来减少持续的热量丧失。
- **主动复温**易于在手术室内实施，包括升高室温、输注温热静脉液体以及使用充气加热装置。在这些方式中，充气加热装置是最常用的，而且优于循环水加热毯。体表面积最大限度地暴露于主动复温设备时，它们的效果最佳。由于气体的热容量很小，所以使用加温气体吸入是无效的。这种方式已经停止使用。

15. 回顾寒战和非寒战产热作用。

寒战是骨骼肌自发的非同步的随机收缩，以增加基础代谢率并释放能量。寒战通过下丘脑调节并增加身体的产热，在年轻肌肉发达的个体可增加产热高达 300%。寒战增加氧耗和二氧化碳生成，对心功能有很高的要求，对冠心病患者是无益处的。

小于 3 ～ 6 个月的婴儿不能寒战，他们通过非寒战产热增加热量反应，增加代谢产热而不产生机械作功。棕色脂肪组织是这一时期主要的能量来源。

16. 如何治疗麻醉苏醒期的寒战？

所有阿片类药物都能降低寒战阈值并导致低体温。哌替啶是一种阿片类药物，在降低寒战阈值方面特别有效并且是治疗寒战的首选阿片类药物。需要强调的是，使用阿片类药物治疗寒战只是对症治疗，并可能使复温延迟。临床显著低体温的初级治疗也应包括使用充气加温设备对患者主动复温。

17. 描述高热的临床表现。

高热是一种高代谢状态，与氧耗增加、每分通气量增加、出汗、心动过速和血管舒张有关。清醒患者可能会感到全身不适、恶心和头晕。随着高热持续，患者可能发展为热衰竭或热休克。麻醉患者的体征和症状包括心动过速、高血压、呼气末二氧化碳增加、药物代谢增加、横纹肌溶解、少尿和低血容量。体温每升高 1℃，心率一般会增加 10 次 / 分。

18. 哪些情况与高热有关？

- 恶性高热；
- 高代谢状态，包括脓毒症、甲状腺毒症和嗜铬细胞瘤；
- 继发于创伤、缺氧或肿瘤的下丘脑病变；
- 神经阻滞剂恶性综合征和血清素综合征；
- 输血反应；
- 药物作用。

19. 什么药物会增加高热风险？

拟交感神经药物、可卡因、安非他命、三环类抗抑郁药、典型的抗精神病药物、选择性 5- 羟色胺再摄取抑制剂，包括娱乐性药品摇头丸（MDMA），会增加基础能量生成并引起高热。抗胆碱能药物和抗组胺药也可以通过抑制出汗升高体温。

20. 高热的药理作用有哪些？

基础代谢率和肝代谢的增加会缩短麻醉药物的半衰期。麻醉需求可能增加。

21. 在手术室治疗高热的方法是什么？

暴露皮肤表面，使用降温毯，输注冷的静脉液体。应评估和治疗可纠正的高热原因。例如，使用丹曲林治疗恶性高热或神经阻滞剂恶性综合征，使用赛庚啶治疗血清素综合征。

要点：体温失衡

1. 正常体温为37℃，小于36℃为低体温，大于38℃为高热。
2. 热传递的本质是通过辐射、对流、传导和蒸发从一处转移到另一处。
3. 低体温是手术室内非常常见的问题。即使是轻度低体温也会通过增加伤口感染率、增加失血量以及心脏不良事件对患者的预后产生负面影响。
4. 低体温延长了神经肌肉阻滞剂的作用时间，也会增加术后残余肌无力的风险。
5. 轻度低体温的治疗主要是使用充气加温毯。其他选择包括加热所有的液体和血制品。
6. 恶性高热是围手术期高热中最严重的危及生命的原因，应使用丹曲林治疗。

推荐阅读

American Society of Anesthesiologists. Standards for Basic Anesthetic Monitoring. 2015. Retrieved from https://www.asahq.org/standards-and-guidelines/standards-for-basic-anesthetic-monitoring.

Bindu B, Bindra A, Rath G. Temperature management under general anesthesia: compulsion or option. J Anaesthesiol Clin Pharmacol. 2017;33(3):306–316.

Sessler D. Temperature regulation and monitoring. In: Miller RD, ed. Miller's Anesthesia. 8th ed. Philadelphia: Elsevier Saunders; 2015: 1622–1646.

麻醉后管理

David Abts，MD

李会芳　译　田雪　校

1. 哪些患者适宜转入麻醉后恢复室（postanesthetic care unit，PACU）？

根据美国麻醉科医师协会的标准，所有接受过任何类型麻醉的患者都应接受某种麻醉后管理。PACU 传统上分为两个阶段。第一阶段在功能上类似于重症监护室。第二阶段是从加强监护到外科病房或出院的转换阶段。

由于快速代谢的麻醉及其辅助药物的出现，使快速康复成为了可能。大多数镇静下监测和（或）肢端区域麻醉的患者可以越过第一阶段，适宜快速康复。每位患者术后管理的最佳过程最终取决于合并症、外科手术和麻醉药的药物代谢影响。

2. 麻醉后初期的重要关注点是什么？

患者自手术间（operating room，OR）转运至 PACU 的路途充满风险。在 PACU 外（如放射学检查等）施行麻醉也存在潜在风险。因此，标准做法是由麻醉护理团队的一名成员运送患者，该成员对患者有了解并可以持续评估他们的状况。在从距离较远的地点运送到 PACU 之前，应当确保患者的氧气供应以及自主呼吸通畅，建议使用补给氧。血流动力学或呼吸不稳定的患者转运过程中应当使用监测仪和通气设备。

3. 描述转入 PACU 的流程。

麻醉科医师需与 PACU 护士交接患者既往史、手术类型、术中时间、麻醉药种类以及麻醉过程。

肌松药及其拮抗药的使用、镇痛干预、术中输注的液体以及血制品可以指导 PACU 的治疗方案。

PACU 护士对患者的初步评估包括生命体征、基础反应性、通气和镇痛是否充分。监测患者的护理评分可通过各种评分系统测定，并成为转出指标之一。Aldrete 评分（表 34.1）含 5 项观察指标：活动、呼吸、循环、意识和氧合。每项指标为 0 ～ 2 分，总分 8 ～ 10 分提示进入下一阶段的监护。接受区域麻醉的患者其运动阻滞作用的消退也是转出 PACU 的重要因素，特别是计划转出后回家的患者。

4. PACU 常规监测哪些指标？

所有患者常规监测脉搏氧饱和度和定期血压。大部分患者常规监测心电图（electrocardiogram，ECG）。此外，需要适当监测体温、尿量以及伤口引

表 34.1	Aldrete 评分系统	
活动	四肢均可活动	2
	一半肢体可活动	1
	不可自主或遵嘱活动	0
呼吸	可呼吸和咳嗽	2
	呼吸困难或呼吸受限	1
	窒息	0
循环	血压在麻醉前水平的 ±20% 内	2
	血压为麻醉前水平的 ±21% ～ 49% 内	1
	血压在麻醉前水平的 ±50% 内	0
意识	完全清醒	2
	可唤醒	1
	无反应	0
氧饱和度	吸空气氧饱和度 > 92%	2
	吸氧气氧饱和度 > 90%	1
	吸氧气氧饱和度 < 90%	0

BP，血压

Modified from Aldrete AJ，Krovlik D. The postanesthetic recovery score. Anesth Analg. 1970；49：924-933.

流情况。

5. 麻醉后监护期间需要解决哪些问题？

- **通气不足**：患者应呼吸顺畅，遵嘱咳嗽，氧合近麻醉前水平。
- **血流动力学稳定性**：血压维持在麻醉前水平的 ±20% 内，且心率和心律稳定。
- **感觉减退**：患者应当完全清醒，可自主活动所有肢体。
- **术后疼痛**：镇痛应当不再需要护理的持续干预。
- **术后恶心呕吐（postoperative nausea and vomiting，PONV）**：PONV 可以增加 PACU 的停留时间，降低患者围手术期的满意度，因此应当积极治疗 PONV。

6. 患者残余神经肌肉阻滞（肌松作用）有哪些表现？

残余肌松作用（neuromuscular blockade，NMB）、阿片类药物影响以及吸入麻醉药未排出均可导致术后通气不足（表 34.2）。残余 NMB 的患者表现为倦怠，呼吸肌活动协调性差且效率不高。患者可能诉呼吸受限，吸氧条件下仍感窒息。患者无法抬头或握拳。最严重的情况是，咽部肌群无力继而导致上气道闭合，拔管后气道梗阻。值得注意的是，手术室内对四个成串刺激应答良好或拔管前节律性自主通气都不能排除残余 NMB 作用。

7. 阿片类药物和残余吸入麻醉药如何影响呼吸？

难以唤醒的患者出现缓慢的节律性呼吸或呼吸暂停提示存在残留的阿片

表 34.2 PACU 期间的通气问题

问题	症状	处理
残余肌松作用	呼吸运动不协调，无效	新斯的明，0.05 mg/kg IV
阿片类药物过量	呼吸减慢，镇静镇痛，难以唤醒	呼吸支持，纳洛酮 0.04 ～ 0.4 mg IV
吸入麻醉药残留	嗜睡，呼吸变浅	鼓励患者深呼吸

IV，静注

类药物和（或）挥发性麻醉药。与残余 NMB 的患者相比，此种患者表现为明显的低氧血症而通气灌注不足。事实上，患者可能出现严重的高碳酸血症，即使脉搏血氧饱和度相对正常。这种现象通常在患者通气不足时观察到，补充氧气之后可以使他们的脉搏血氧饱和度（SpO_2）值保持正常（见下文）。

8. 上述几种通气不足应当如何处理？

残余 NMB 导致的通气不足应当尽快积极处理。可分次给予拮抗药，累计不超过正常最高剂量。麻醉未完全苏醒的治疗更有难度，措施包括持续刺激直至自主通气，或放置口 / 鼻人工气道以缓解气道梗阻并提供刺激，或将患者转移到椅子上。其他支持性措施包括增加吸入氧浓度（FiO_2）。但是，增加 FiO_2 只能掩盖通气不足的存在，而无法逆转（表 34.3）。

9. 患者转入 PACU，氧饱和度在 85% ～ 89%，如何处理？

幸运的是，PACU 中的大多数低氧血症源于肺不张，可嘱患者坐直，深吸气或咳嗽，并鼓励使用诱发性肺活量测定法测定肺活量。如果患者反应迟钝或无法唤醒，或处于呼吸窘迫状态，应采取以下措施：

- 建立气道（抬下颌法），给氧。
- 必要时清理气道。
- 一旦开放气道，胸部视诊和听诊。患者是否存在通气不足？必要时拮抗阿片类药物或使用苯二氮䓬类药物。
- 吸气时如果腹部外凸、胸部凹陷（反常呼吸），提示存在气道梗阻或

表 34.3 吸氧条件下预测 FiO_2

吸氧途径	吸氧流量（L/min）	预测 FiO_2
鼻导管	2	0.28
鼻导管	4	0.36
面罩	6	0.50
部分再吸入面罩	6	0.6
完全再吸入面罩	8	0.8

FiO_2，吸入氧浓度

神经肌肉阻滞拮抗不全。

- 嘱患者握拳、持续抬头评价肌力。是否存在通气 / 血流比值失调，或存在生理分流？
- 是否喘息或存在啰音，如果怀疑支气管痉挛或肺水肿，β 受体激动剂或利尿剂可能使患者受益。
- 如果喘鸣是由喉水肿引起，则雾化吸入消旋肾上腺素和静脉注射类固醇。
- 最后，触诊脉搏并听诊心脏，因为循环抑制可导致氧饱和度下降。患者可能需要辅助通气或再次气管插管。

10. 患者到达 PACU 后出现喘鸣音，详述可能的病因和适当的措施。

拔管后早期出现喘鸣音的一个常见原因是喉痉挛，这是一种上呼吸道反射，通常保护声门免受异物侵害。当上呼吸道反射亢进或血液和（或）分泌物刺激声带时，在浅麻醉下拔管可能会导致喉痉挛。患者在不完全性喉痉挛时会出现喘鸣音；而在完全性喉痉挛时，没有空气通过声门，反而听不到喘鸣音。请注意，在评估过程中也应考虑上呼吸道阻塞的其他原因（如拔管后咳嗽，血肿扩大，软组织水肿）。

11. 如何处理喉痉挛？

喉痉挛的治疗是通气支持。呼叫助手，抬下颌，通过正压通气协助患者吸气，吸纯氧。如果上述措施仍无法缓解，可给予琥珀胆碱 0.15 ～ 0.3 mg/kg（成人用量 10 ～ 20 mg）使声带松弛。若患者持续存在通气障碍，可能需要重新插管。一旦插管成功且可测得呼气末 CO_2 分压，患者可呼吸机辅助通气并需要适当镇静。

12. 喉痉挛缓解后，肺部听诊闻及双侧啰音，最可能的原因是什么？

尽管需排除充血性心力衰竭、液体超负荷、成人呼吸窘迫综合征和胃内容物误吸，最有可能的仍是负压性肺水肿（negative-pressure pulmonary edema，NPPE）。当患者吸气时声门关闭或梗阻，胸内负压导致 NPPE。正常呼吸时胸膜腔内压在 － 10 ～ － 5 cm H_2O，而吸气时声门关闭可使胸膜腔内压高达 － 100 ～ － 50 cm H_2O。如此大的负压会增加胸腔和肺部的静脉回流，进而增大跨毛细血管静水压差，产生肺水肿。水肿始于刺激因素后 3 ～ 150 min。

由于粉红色或血性肺部分泌物提示在声门关闭时呼吸已有部分肺泡损伤，一些专家将此综合征命名为负压性肺损伤（negative-pressure pulmonary injury，NPPI）。

13. 如何处理 NPPE ？

一旦缓解气道梗阻，治疗即是支持通气。肺水肿通常在 12 ～ 24 h 内消退。持续氧疗；持续气道正压，观察换气功能损伤程度，间断机械通气加 PEEP。若患者血管内容量过多或极为严重的病例，可应用利尿剂。最后，应该指出的是，这些患者经常需要在医院过夜观察。

14. 如何识别未诊断的阻塞性睡眠呼吸暂停（obstructive sleep apnea，OSA）患者？

术后 OSA 可增加患者患病率和死亡率。隐匿性、未确诊的 OSA 在普通人群中很常见。因此，未确诊的高危患者可行筛查。术后出现低通气、呼吸暂停、氧饱和度下降和疼痛-镇静不匹配（相对于患者的疼痛水平过度镇静）提示存在 OSA。若未及时发现，可导致低氧血症、高碳酸血症和心肺骤停。

一种流行的术前筛查工具是 STOP-BANG 问卷。S（打鼾：响亮到足以唤醒伙伴，或在另一个房间听到），T（累：白天嗜睡），O（观察：是否有人观察到患者在睡觉时停止呼吸），P（压力：患者是否有高血压），B（BMI：体重指数 > 35 kg/m^2）、A（年龄：年龄 > 50 岁），N（颈部尺寸：男性周长 > 17 英寸，女性 > 16 英寸），G（性别：患者是男性吗？）。一般而言，如果患者对超过 5 ~ 8 个问题的回答为"是"，则认为他们是未确诊 OSA 的高风险患者。对这些患者进行适当的术前识别有助于制订护理计划，以最大限度地降低术后不良事件发生的风险。

15. 简述术后高血压和心动过速的评估方法。

术后常见高动力循环状态。可治疗的常见病因包括疼痛、通气不足、高碳酸血症、低体温伴寒战、膀胱充盈和原发性高血压。还需考虑低氧血症、体温升高及其原因、失眠、低血糖、心动过速、撤药反应（如药物和酒精）、心肌缺血、曾用药物反应和并存疾病。罕见的是，高动力循环状态可能由甲状腺功能亢进、嗜铬细胞瘤或恶性高热引起。

16. 术后哪些原因可导致低血压？

出血史或持续出血、第三间隙积液以及容量不足均可表现为低血压。心肌缺血、心力衰竭、脓毒症或过敏反应也可表现为低血压。

17. 如何处理低血压？

了解手术操作、术中事件、治疗药物以及用药历史。评估出血和尿量。回顾心电图结果，可行 12 导联心电图。应用平衡盐溶液扩容是一线治疗。检查下肢，头低位可短暂缓解。必要时可输注胶体或浓缩红细胞。若扩容仍无法改善，可给予血管升压素或正性肌力药，但需进一步评估。

18. 哪种情况下患者苏醒缓慢？

最可能的初步假设是患者受残余药物作用影响。若适当观察后意识仍无法恢复，则需考虑是否存在通气、代谢和中枢神经系统（central nervous system，CNS）的问题。患者是否有癫痫病史，或者患者是否正处于发作后状态？需排除是否存在由低灌注或栓子所致的 CNS 缺血。患者既往是否存在 CNS 缺血史或卒中史？实验室检查应包括动脉血气分析和血钠、血糖监测。若这些检查均正常，可考虑行头部 CT。

19. 探讨 PONV 相关问题。

PONV 仍然是麻醉中难以解决的关键问题，可导致 PACU 停留时间延长，偶可致门诊患者入院，且是患者满意度低的常见原因。患者常说 PONV 比疼痛更痛苦。手术和麻醉药物都可增加 PONV 的风险。手术因素包括腹腔镜手术、生殖器官或乳房手术、开颅手术、肩部、中耳或眼肌手术。患者因素为女性，PONV 史或晕动病史以及学龄儿童。与 PONV 高度相关的麻醉药物包括阿片类药物、挥发性吸入麻醉药和氧化亚氮。丙泊酚是诱导药物中最不易引起 PONV 的药物，并且可以作为治疗 PONV 的有效治疗药物。基于上述因素对患者行风险评估，并可根据有效证据做预防治疗或改变麻醉方案。

PONV 补救措施（一旦确诊 PONV 的治疗）需要平衡药物的优势、副作用与价格。所有患者都应接受预防性 PONV 治疗，并应识别和积极治疗高危患者。

20. 门诊患者在 PACU 的治疗有何不同？

门诊患者的麻醉后管理目标是患者尽早离院。条件许可应当使用非阿片类镇痛药物和神经阻滞技术。术后恢复期 2 期应当使用口服镇痛药物。区域麻醉后，搬动患者需注意保护肢体，若存在短暂的节段性感觉异常造成活动障碍，可在辅助下移动躯体。在没有陪同人员保证患者安全到达住处的情况下，门诊手术患者接受任何镇静药物后均不能离院。

21. 是否应当要求患者在离开 PACU 前耐受经口摄入？

转出 PACU 前摄入清亮液体可增加 PACU 的滞留时间，并且不推荐其作为转出 PACU 的常规。但是，告知患者继续口服对他们的康复很重要，如果他们在术后无法耐受经口摄入食物或液体，他们应该拨打护士热线或返回医疗机构。

22. 一位患者在全麻下行门诊手术，术后恢复良好，但患者无法回家。应如何处理？

患者在麻醉后当应有人陪伴到家，这样可以降低不良事件的风险。此例中的患者应该继续留在医院继续观察 24 h，或直至亲属可以陪伴其回家。

23. PACU 合理的最低停留时间是多久？

美国麻醉科医师协会关于 PACU 的最低停留时间并无建议。停留时间的长短应基于患者本身。应制定一份转出流程规定患者需达到的术后目标，以指导患者安全转出 PACU。不管转出流程是否到位，麻醉科医师最终负责患者从 PACU 转出。

要点：麻醉后管理和并发症

1. 麻醉后管理是围手术期管理和麻醉科医师职责的一部分。
2. 呼吸功能不全和气道梗阻是导致低氧血症的常见事件，亟需处理。
3. PACU 转出需要患者氧合充分，术后疼痛可控，并解决 PONV。

4. 疑似睡眠呼吸暂停患者应当按照已确诊患者处理。吸氧、常规检查和监测氧饱和度是治疗的最佳标准。

网址

American Society of Anesthesiologists Standards for Postanesthesia Care: http://www.asahq.org/

推荐阅读

An Updated Report by the American Society of Anesthesiologists Task Force on Postanesthetic Care: Practice Guidelines for Postanesthetic care. Anesthesiology. 2013;118:291–307.

Gali B, Whalen FX, Schroeder DR, et al. Identification of patients at risk for postoperative respiratory complications using a preoperative obstructive sleep apnea screening tool and postanesthesia care assessment. Anesthesiology. 2009;110:869–77.

Gan TJ, Meyer T, Apfel CC, et al. Consensus guidelines for managing postoperative nausea and vomiting. Anesth Analg. 2003;96:62–71.

Gross JB, Bachenberg KL, Benumof J, et al. Practice guidelines for the perioperative management of patients with obstructive sleep apnea, Anesthesiology. 2006;104:1081–93. Updated report available at http://www.ncbi.nlm.nih.gov/pubmed/24346178.

第五部分　特殊系统性疾病麻醉

冠状动脉疾病和围手术期心肌梗死

S. Andrew McCullough, MD

谷洁　译　冯艺　校

第 35 章

1. 已知的引起冠状动脉疾病的危险因素有哪些？

不可控的危险因素包括：年龄、男性和阳性家族史［一级亲属患有冠状动脉疾病（coronary artery disease，CAD）、男性＜ 55 岁或女性＜ 65 岁］。可控的危险因素包括：吸烟、高血压、饮食习惯、血脂异常、缺乏体力活动、肥胖和糖尿病。

2. 描述正常冠状动脉血流量。

静息冠状动脉血流量（coronary blood flow，CBF）平均约为 225 ml/min，占正常成人心排血量（cardiac output，CO）的 4% ～ 5%。冠状动脉血管舒张时 CBF 增加高达 4 倍，以提供心脏最大所需的额外营养物质，也称为**充血**。CBF由主动脉压（P_{aorta}）和心室内压（$P_{ventricle}$）之间的压力梯度，即冠状动脉灌注压（coronary perfusion pressure，CPP）决定。对于左心室，CBF 会随着心室的收缩和舒张发生时相性变化。左心室的 CBF 在收缩期显著降低，因为收缩期左心室压力等于或超过主动脉压力，导致 CPP 基本等于零。存在左心室流出道梗阻（即肥厚型心肌病或主动脉瓣狭窄）的情况下，收缩期左心室腔内压可能显著超过主动脉压，认识到这一点是非常重要的。在舒张期，心肌纤维舒张，使血液流经左心室毛细血管。此外，当主动脉瓣关闭时，在较高主动脉压和较低左心室舒张压之间会产生自然的压力梯度。这增加了 CPP，而 CPP 是CBF 的主要驱动力。

3. 收缩期和舒张期 CBF 会发生什么样的变化？

左心仅在舒张期灌注，因为此阶段主动脉压（P_{aorta}）大于心室压（$P_{ventricle}$）。因此避免心动过速对维持左心冠状动脉灌注具有重要意义。然而，右心在收缩期和舒张期灌注，因为主动脉压通常高于收缩期和舒张期的右心室压。

4. 冠状动脉灌注压的公式是什么？

冠状动脉灌注压（CPP）可通过以下公式解释：

$$CPP = P_{aorta} - P_{ventricle}$$

CPP，冠状动脉灌注压；P_{aorta}，主动脉压；$P_{ventricle}$，心室内压。

尽管该公式适用于收缩期和舒张期的右心，但左心仅在舒张期灌注，此时该公式可简化为：

$$CPP = dBP - LVEDP$$

CPP，冠状动脉灌注压；dBP，主动脉舒张压；LVEDP，左心室舒张期末压。

5. 描述冠状动脉解剖结构。

约85%的人群表现为右冠状动脉系统优势型，通过后降支（posterior descending artery，PDA）向左心室下壁供血。右冠状动脉还供应窦房结、房室结和右心室。右冠状动脉闭塞可导致心动过缓、心脏传导阻滞、右心室和（或）左心室下壁心肌梗死（myocardial infarction，MI）。

左冠状动脉主干（left main coronary artery，LMCA）发出左回旋支（left circumflex artery，LCx）和左前降支（left anterior descending，LAD）。LAD和PDA为室间隔间隔支提供血流。LAD直接供应左心室前壁，通过对角支供应左心室侧壁。当PDA由回旋支发出时，此时称为**左优势型**，由左冠状动脉循环供应整个室间隔和房室结。在40%的患者中，回旋支供应窦房结。由于LMCA和LAD供应左心室的大部分血流，这些动脉闭塞导致缺血，可导致左心室功能严重抑制，其预后最坏的情况下会出现心源性休克。

6. 描述心肌氧供的决定因素及其相互关系。

心肌的氧输送是由CBF和动脉血氧含量（oxygen content of arterial blood，CaO_2）的乘积得到，即：

$$心肌氧供 = CBF \times CaO_2$$

其中CaO_2由以下因素决定：

$$CaO_2 = 1.36 \times 血红蛋白含量[Hg] \times 氧饱和度（SaO_2） + 0.003 \times PaO_2$$

CBF与欧姆定律的关系相同，$I = \Delta V/R$，其中"ΔV"代表冠状动脉灌注压，"I"代表CBF：

$$CBF = （P_{aorta} - P_{ventricle}）/CVR$$

P_{aorta}，主动脉根部压力；$P_{ventricle}$，心室腔压力；CVR，冠状血管阻力。

因此心肌氧供的公式可以重写如下：

$$心肌氧供 = （P_{aorta} - P_{ventrick}）/CVR \times CaO_2$$

7. 如何增加心肌的氧供和氧输送？

从前述的方程来看，心肌氧供可通过以下方式增加：

（1）通过增加血红蛋白浓度[Hg]增加红细胞运输；

（2）通过吸氧维持100%的血氧饱和度（SaO_2）；

（3）用升压药（即去氧肾上腺素）增加P_{aorta}，维持足够的冠状动脉灌注压（$P_{aorta} - P_{ventricle}$）；

（4）使用利尿剂和（或）静脉扩张剂（如硝酸甘油）降低心室压（$P_{ventricle}$）；

（5）避免心动过速，因为收缩期心室压力（$P_{ventricle}$）增加而 CBF 降低。

8. 如何利用这一点来理解心肌缺血？这与肺栓塞引起的冠状动脉疾病、主动脉瓣狭窄和右心衰竭有何相关？

在前述的 CBF 方程中，任何降低主动脉血压、增加心室压力、增加冠状动脉阻力（如冠状动脉狭窄或血栓形成）或减少氧输送（如贫血）的因素均可引起心肌缺血。

对于 CAD 的患者，避免心动过速很重要，因为左心仅在舒张期灌注。此外，与心室充盈压过高相关的任何疾病（例如，充血性心力衰竭、终末期肾病、主动脉瓣狭窄、肺栓塞）均可降低冠状动脉灌注。回想一下，CPP ＝ P_{aorta} － $P_{ventricle}$，如果 $P_{ventricle}$ 增加，那么冠脉灌注压则降低。因此，这些疾病患者的管理包括优化冠状动脉灌注的策略（例如，利尿剂或静脉扩张剂以减少 $P_{ventricle}$ 或血管升压药以增加 P_{aorta}）。

9. 描述 CAD 的临床表现。

心绞痛是指运动时胸骨后压榨性疼痛向下颌、手臂或颈部放射，休息后可缓解，是心肌缺血的典型表现。然而，心肌缺血可能表现为无心绞痛的心室衰竭或心律失常，也可能缺乏临床表现，尤其是女性或糖尿病患者。心绞痛随着冠状动脉狭窄程度的恶化而加重，常被描述为运动耐量降低。当患者在静息或劳累时发生急性胸痛，表明患者发生了急性冠状动脉综合征，包括不稳定型心绞痛、非 ST 段抬高型心肌梗死（non-ST elevation myocardial infarction，NSTEMI）或 ST 段抬高型心肌梗死（ST-elevation myocardial infarction，STEMI）。这些综合征与稳定型 CAD 不同，因为它们与动脉粥样硬化斑块破裂相关，伴有覆盖的血栓形成，导致完全或次全冠状动脉闭塞。迄今为止，尚无数据表明稳定型 CAD 的患者进行血运重建可降低 MI 发生率。同样，迄今为止没有数据显示术前血运重建患者（包括高风险患者），无论是经皮冠状动脉介入治疗还是冠状动脉旁路移植术（coronary artery bypass grafting，CABG）能够降低围手术期 MI 的发生率。

10. 描述围手术期 MI 的发病机制。

Ⅰ型 MI 是由动脉粥样硬化斑块破裂，暴露内皮下血栓，导致血小板聚集、血管收缩和血栓形成。Ⅱ型 MI 又称**需求性缺血**，是由氧供需不匹配引起的，如由心肌耗氧量突然增加（心动过速、高血压）或氧供减少（低血压、低氧血症、贫血、心动过速）所致。MI 的并发症包括房性和室性心律失常、低血压、充血性心力衰竭、急性二尖瓣反流、心包炎、心室血栓形成、心室破裂和死亡。

11. 什么是修订后的心脏风险指数？

修订后的心脏风险指数（revised cardiac risk index，RCRI）是一种众所周知的、经验证的筛查工具，用于快速评估围手术期发生心脏并发症（MI、肺水肿、室颤或原发性心脏停搏以及完全性心脏传导阻滞）的风险，有助于确定术前是否有必要进行进一步检查和优化治疗。RCRI ≥ 1 的患者（在较早的研究中 RCRI > 2）心脏并发症的风险升高（表 35.1）。

12. 心脏事件的高风险手术包括哪些？

根据 RCRI，高风险手术包括腹膜内、胸内和腹股沟以上血管手术。

接受这些手术的患者，尤其是大型腹股沟上血管手术，出现围手术期心脏并发症的风险最高。

13. 如何评估患者心脏功能或活动耐量？

患者的活动耐量通常用代谢当量（metabolic equivalent，MET）进行评估，其中 1 个 MET 等于 3.5 ml/（kg·min）的耗氧量。例如，体重为 70 kg 的成人在静息时的耗氧量约为 250 ml/min。请注意，应记住这个概念和数字；在其他章节（即肺生理学）中强调了该概念，因为这与患者可接受的安全呼吸暂停持续时间相关。如果一个人的 MET > 4，则认为其活动耐量良好，这相当于说明患者的心脏功能有能力向身体输送 1000 ml/min 的氧气，其中 4 MET = 4×（250 ml/min）的耗氧量。能够爬 2 ~ 3 次楼梯而无明显症状（即心绞痛、呼吸困难、晕厥）通常表明功能能力足够大于 4 MET。活动耐量良好（MET > 4）的患者发生围手术期心脏事件的风险较低。在无肺部或其他全身性疾病的情况下，活动耐量差（MET < 4）表明心脏储备不足，并增加了患者的风险类别。应询问接受高风险手术的患者进行日常活动的能力。

14. 在非心脏手术前，何时需要考虑进行无创负荷试验？

指南将手术紧迫程度（急诊手术与择期手术）、运动能力和外科手术本身的风险整合在决策过程中。对于接受急诊手术、低风险手术（白内障手术、鼻窦手术、拇囊炎手术等）或运动能力良好（MET > 4）的患者，不需要进行负荷试验，无论手术本身的风险如何。只有接受非紧急、高风险手术（即大血管手术）、运动能力较差（即 MET < 4）的患者才需要考虑进行负荷试验。

表 35.1　修订后的心脏风险指数
1. 缺血性心脏病病史
2. 充血性心力衰竭病史
3. 脑血管疾病病史
4. 术前需要使用胰岛素的糖尿病病史
5. 慢性肾病病史（肌酐 > 2 mg/dl）
6. 腹股沟以上血管、腹腔内或胸内手术史

发生心因性死亡、非致死性心肌梗死和非致死性心脏停搏的风险：0 个预测因子 = 3.9%，1 个预测因子 = 6%，2 个预测因子 = 10.1%，3 个预测因子 = 15%

重要的是要了解，进行负荷试验不是为了确定显著的冠状动脉粥样硬化（因为血运重建没有已证实的益处），而是确定缺乏运动的患者的功能能力。如果无法单独从病史中收集患者的功能能力，或者患者存在身体功能限制（例如，既往截肢），则可以考虑对高风险、非急诊手术进行负荷试验。

15. 指南中如何定义急诊手术？

美国心脏病学会（American College of Cardiology，ACC）/ 美国心脏协会（American Heart Association，AHA）指南将急诊手术定义为如果手术延迟超过 6 h，则"危及生命或肢体"。这与限期手术（例如肿瘤手术）与真正的择期手术（例如整容手术）相反，在这些手术中，可以进行进一步的医学检查和优化。

16. 哪些检查可以帮助进一步评估已知或疑似的 CAD 患者？

运动心电图是一种非侵入性检查，试图通过让患者最大限度地运动来产生缺血症状。获得的信息与可耐受的心率和血压阈值相关。通过最大心率、血压反应和临床症状指导对结果的解读。这通常是在可以运动却缺乏运动的患者中进行，因为其运动能力尚不明确。

运动铊闪烁显像增加了运动心电图的敏感性和特异性。同位素铊在峰值运动时注射，被心肌从冠状动脉循环摄取，并可通过 X 线显示。这有助于识别冠状动脉粥样硬化风险心肌的数量。

双嘧达莫铊成像对不能运动的患者有用。在 CAD 高风险的外周血管疾病患者中经常需要进行该试验，运动试验受到跛行或身体损伤的限制。双嘧达莫是一种强效冠状动脉血管扩张剂，可引起正常和病变冠状动脉之间的血流差异，并由铊成像检测到。

超声心动图可用于评估左心室和瓣膜功能以及测量射血分数。负荷超声心动图（多巴酚丁胺回声）与前述负荷试验相似，用于识别高危心肌。

冠状动脉造影是评价冠状动脉解剖结构的金标准。由于冠状动脉造影属于有创检查，目前公认术前冠状动脉血运重建不会降低围手术期 MI 的发生率，因此其应用已失去优势。

17. 非心脏手术前冠状动脉血运重建的主要指征是什么？

- 有明显左冠状动脉主干狭窄（＞ 50%）的稳定型心绞痛患者。
- 患有三支血管病变且左心室射血分数降低的稳定型心绞痛患者。
- 高危不稳定型心绞痛或 STEMI 患者。
- 急性 STEMI 患者。
- 注意冠状动脉血运重建包括 CABG 或经皮冠状动脉介入治疗（percutaneous coronary intervention，PCI）。

18. PCI 术后的患者拟行手术时，您担心什么？

PCI 后，患者需要接受双联抗血小板治疗（阿司匹林和氯吡格雷）。外科手术停止该治疗会导致围手术期支架内血栓形成和 MI 的高风险。恰当的手术时机仍在研究中，但以下指南较被认可：

- 普通旧球囊血管成形术（plain old balloon angioplasty，POBA）后，服用阿司匹林 14 天后可行非紧急手术，但理想情况下这些患者应接受 4 ～ 6 周的双联抗血小板治疗。
- 裸金属或药物洗脱支架（drug-eluting stent，DES）置入后，非紧急手术可分别在服用阿司匹林单抗治疗 30 天或 365 天以后进行。在新一代药物洗脱支架中，双联抗血小板治疗可以安全地提前停止（即 6 个月）；但是，如果支架是在 MI 的情况下置入的，等待 1 年更谨慎。

19. 为什么药物洗脱支架患者需要更长的双联抗血小板治疗？

在治疗靶血管血运重建率较低的冠状动脉闭塞方面，DES 在统计学上优于裸金属支架。DES 释放的药物（西罗莫司、紫杉醇、依维莫司、唑他莫司）可抑制支架内的内皮层形成，患者需要长期双联抗血小板治疗，因为冠状动脉血管中存在血管性血友病因子暴露，并存在血栓形成风险。

20. 围手术期应继续服用所有心脏药物吗？

有 CAD 病史的患者通常服用旨在通过降低心率、前负荷、后负荷或心肌收缩力来降低心肌氧耗量的药物（β 受体阻滞剂、钙通道拮抗剂、硝酸盐），并通过引起冠状动脉血管舒张来增加供氧（硝酸盐）。通常应在整个围手术期持续服用这些药物。此外，围手术期应继续降脂治疗，即他汀类药物。对于接受血管手术的患者，术前开始他汀类药物降脂治疗是合理的。

21. 围手术期应该继续术前的 β 受体阻滞剂治疗吗？

是的，术前接受 β 受体阻滞剂治疗的患者应将其 β 受体阻滞剂持续应用于围手术期，以降低心脏并发症的发生率。这与手术当天开始 β 受体阻滞剂治疗形成对比，β 受体阻滞剂初治患者卒中和死亡的发生率较高。

22. 哪些心电图表现支持 CAD 的诊断？

静息 12 导联心电图仍然是一种低成本、有效的 CAD 筛查工具。应评价是否存在 ST 段水平压低或抬高、T 波倒置、陈旧性 MI（表现为 Q 波）以及传导和节律异常。上斜型 ST 段压低和 ST 段低平是良性表现。

23. 何时推荐应用静息 12 导联心电图检查？

ACC 和 AHA 的最新指南指出，任何患者的术前心电图均无 Ⅰ 类（推荐）适应证，而是强调评估每例个体患者的功能能力。

指南指出，心电图可能在以下情况有用：

- 在已知 CAD 的患者或接受中风险或高风险手术的显著器质性心脏病患者中，术前进行心电图是合理的。
- 可考虑对无临床风险因素的血管外科手术患者进行心电图检查。

24. 如果患者近期发生过 MI，择期手术应推迟多久？

择期手术应在 MI 后至少推迟 2 个月。值得注意的是，围手术期并发症随时间推移进一步减少（例如，MI 后 6 个月程度远低于前 2 个月）。

25. 冠状动脉疾病患者全身麻醉诱导和维持的血流动力学目标是什么？

主要目标是减少心肌耗氧量，维持心肌氧供，减轻手术应激反应。

这包括使用 α_1 受体激动剂（如去氧肾上腺素）维持正常甚至稍高的舒张压；使用静脉扩张剂（如硝酸甘油）并避免容量负荷过多，从而维持正常的心室舒张末压，以优化 CPP 梯度。可以考虑降低输注红细胞的阈值，以优化血液中的氧含量。

可考虑使用高剂量阿片类药物和（或）β 受体阻滞剂，因为左心室仅在舒张期灌注，两者均可降低心率。应强烈考虑局部麻醉，通过避免高血压和心动过速来降低对手术的应激反应。

此外，一些证据表明肾上腺素可能增强血小板活化，局部麻醉可能降低儿茶酚胺对手术的反应。最后，应避免低温，因为术后即刻寒战可大大增加心脏的耗氧量。

26. 哪些监测项目对冠状动脉疾病患者有益？

胸前 V5 导联是监测缺血最敏感的单一心电图导联，应在有 CAD 风险的患者中进行常规监测。在高风险患者和（或）高风险手术中可以考虑动脉置管；但是，不建议常规使用。除非患者低血压且对血管活性药物无反应，否则无须进行经食管超声心动图评估室壁运动异常（运动功能减退或运动不能）。如果患者发生心源性休克，可考虑使用肺动脉导管，但不推荐常规应用。

要点：冠状动脉疾病和围手术期心肌梗死

1. 决策过程中应综合考虑临床预测因素、外科手术风险和运动能力，以避免围手术期心脏不良事件。

2. 有活动性心脏疾病（急性冠状动脉综合征、近期 MI）的患者，在择期非心脏手术前应明确诊断并进行治疗。

3. 手术风险也应该考虑在内。拟行血管手术患者，发生围手术期心肌缺血事件的风险高。

4. 如果患者活动耐量良好，即使存在缺血性心脏病，也预示患者能够很好地耐受手术所致的应激。

5. 能爬上 2 ～ 3 层楼梯（MET ≥ 4），而无明显症状（心绞痛、呼吸困难），通常是心脏储备充足的表现。此类患者可接受高危外科手术，无需进一步心脏检查。

6. 无论患者的内科合并症、运动耐量或手术风险如何，急诊外科手术都不应因心脏检查而延迟。

7. 应谨慎考虑急性血运重建的类型（如裸金属支架与 DES），因为 DES 的患者需要接受至少 1 年的双联抗血小板治疗。

推荐阅读

Feher J. Quantitative Human Physiology: An Introduction. 2nd ed. Cambridge, MA: Elsevier Academic Press; 2017:516–524.

Fleisher LA. Ischemic heart disease. In: Sweitzer BJ, ed. Handbook of Preoperative Assessment and Management. Philadelphia: Lippincott Williams & Wilkins; 2000:39–62.

Fleisher LA, Fleischmann KE, Auerbach AD, et al; American College of Cardiology; American Heart Association. 2014 ACC/AHA guideline on perioperative cardiovascular evaluation and management of patients undergoing noncardiac surgery: a report of the American College of Cardiology/American Heart Association Task Force on practice guidelines. J Am Coll Cardiol. 2014;64(22):e77–e137.

Patel AY, Eagle KA, Vaishnava P. Cardiac risk of noncardiac surgery. J Am Coll Cardiol. 2015;66(19):2140–2148.

Stafford JA, Drusin RE, Lalwani AK. When is it safe to operate following myocardial infarction? Laryngoscope. 2016;126(2):299–301.

心力衰竭

S. Andrew McCullough, MD

谷洁 译 冯艺 校

第 36 章

1. 什么是心力衰竭？

心力衰竭是一种复杂的临床综合征，其病因可以是任何导致心室充盈或射血功能障碍的器质性或功能性心脏病变。心力衰竭的主要临床表现为呼吸困难和疲劳，会导致患者活动耐量下降以及体液潴留，造成肺淤血和外周性水肿。一部分患者可表现为活动耐量明显下降而几乎没有体液潴留表现，另一部分患者最初即表现为水肿，而呼吸困难和疲劳的症状轻微。因为在最初或后续的评估中，并非所有患者都存在容量超负荷的情况，所以我们更应该称之为"**心力衰竭**"而不是过去常用的术语——"**充血性心力衰竭**"。

2. 心力衰竭的病因是什么？

在美国，心力衰竭的最常见病因是冠状动脉疾病（coronary artery disease，CAD）、系统性高血压（systemic hypertension，HTN）、扩张型心肌病及心脏瓣膜病（框 36.1）。

框 36.1　心力衰竭的病因

机械异常
　压力负荷过重
　　主动脉瓣狭窄，系统性高血压，肺动脉高压
　容量负荷过重
　　瓣膜反流，贫血，甲状腺功能亢进，循环分流
　心室充盈受限
　　二尖瓣狭窄，缩窄性心包炎，左心室肥厚

心肌疾病
- 原发性
　　心肌病，肥厚型 / 限制型 / 扩张型心肌病
- 继发性
　　冠状动脉疾病：缺血性心肌病
　　代谢性：酒精性心肌病，甲状腺疾病，嗜铬细胞瘤，尿毒症性心肌病
　　药物性：阿霉素，海洛因，可卡因
　　金属离子性：铁超负荷，铅中毒，钴中毒
　　心肌炎：细菌 / 病毒 / 寄生虫 / 真菌病
　　结缔组织疾病：风湿性关节炎，系统性红斑狼疮，硬皮病
　　神经系统疾病：强直性肌营养不良，Duchenne 肌营养不良症
　　遗传性疾病：糖原贮积病，黏多糖病
　　其他疾病：淀粉样变，白血病，心脏受到辐射

---

3. 描述心力衰竭的分期。

- **A 期**：患有 CAD、HTN、糖尿病或其他危险因素但尚未出现症状的无症状患者表现出左心室（left ventricular，LV）功能受损、LV 肥厚或变形。
- **B 期**：患者仍无症状，但表现出 LV 肥大、变形和（或）LV 收缩或舒张功能受损。
- **C 期**：目前或过去有与潜在结构性心脏病相关的 HF 症状的患者。
- **D 期（也称为晚期 HF）**：药物治疗无效的 HF 患者，需接受更高级治疗策略，例如机械循环支持、持续性肌力药物输注、心脏移植或姑息治疗。

该分类认为在心力衰竭发展到存在既定的风险因素和结构性改变的情况下（A 期和 B 期），甚至在出现 LV 功能障碍或症状之前就引入干预措施可以降低心力衰竭的发病率和死亡率。

4. 心力衰竭的严重程度如何分级？

通常，心力衰竭患者的临床状态根据症状和活动耐量进行分级。纽约心脏协会（the New York Heart Association，NYHA）分级用于评估心力衰竭的症状和对治疗的反应性：

- **Ⅰ级**：普通体力活动不会引起症状。呼吸困难发生在工作或娱乐中剧烈或快速的长时间劳累。
- **Ⅱ级**：普通体力活动导致轻微症状。步行或快速爬楼梯或上坡时会出现呼吸困难。在水平面上行走超过两个街区以及以正常速度爬一层以上的普通楼梯也会导致症状。
- **Ⅲ级**：小于平常活动即会出现症状。在水平面上行走 1 ~ 2 个街区或以正常速度爬楼梯时会出现呼吸困难。
- **Ⅳ级**：低水平的体力活动或休息时即会出现呼吸困难。

NYHA 分类描述了 C 期或 D 期心力衰竭患者的功能状态。即使在没有改变药物的情况下，症状的严重程度也会出现特征性的波动，并且在心室功能没有可测变量的情况下，药物的变化可能对功能产生有利或不利的影响。一些患者的心脏结构和功能会出现异常改善和恢复。与持续改善相关的药物治疗应无限期地继续。

5. 心力衰竭患者心脏会发生哪些主要变化？

正常心脏功能可以通过压力-容积曲线表现，曲线反映了舒张末期容积（B 或 C）和收缩末期容积（D 或 A）以及压力、每搏输出量（stroke volume，SV）（C-D）和射血分数（ejection fraction，EF）[（C-D）/C]（图 36.1，环 1）。需要重点理解的是使心脏射血形成每搏输出量（SV）的压力大部分来自等容收缩期（BC），而舒张期的心肌松弛则大部分发生在等容舒张期（DA）（图

36.1，环 1）。LV 功能障碍始于心肌损伤。心肌损伤可以由缺氧、浸润或感染引起，这通常是一个渐进的过程，而导致收缩功能障碍，收缩末期容积增加，从而增加腔内压力。左心室随着舒张末期容积的增加而扩张，并变得更加近似于球形——这一过程称为心脏重构（图 36.1，环 3）。心室产生特定模式的重构是适应心脏作功增加的结果。在压力超负荷时，收缩期室壁张力的增加导致新的肌原纤维增加，导致室壁增厚和向心性肥大（图 36.1，环 2）。在容量超负荷时，舒张期室壁张力增加，引起肌小节增生，导致心室扩大和离心性肥大（图 36.1，环 3）。心室扩大可使心腔在减少肌肉缩短的条件下维持足够的 SV，但是室壁张力会增大。它们之间的关系可以由 LaPlace 定律所述：

$$室壁张力 = P \times R/2\,h$$

P，腔内压力；R，腔体半径；h，室壁的厚度。

增加的壁张力伴随着更高的耗氧量。室壁增厚致心肌肥厚，以克服压力负荷过重，并降低心室壁张力。

6. 什么是 Frank-Starling 定律？

Frank-Starling 定律指出，肌肉纤维中产生的力或张力取决于肌纤维被拉伸的程度。当流入心脏的血液量增加（前负荷增加）时，心壁的张力会增加。心肌拉伸程度增加的结果是心肌收缩力量增加，并排空扩张的心室，SV 增加。心肌存在一个最佳的肌节长度，即产生最大收缩力的最适肌纤维长度。任何低于或高于此最佳肌节长度的拉伸都会导致收缩力下降。其临床意义在于，无论血容量不足或是血容量过多都会致 SV 下降，因此正常血容量可被定义为 Frank-Starlin 曲线上肌节得到最佳伸展时对应的位置。在收缩性心力衰竭时，心肌收缩力降低，心脏经常处于"充血"状态，其特征是舒

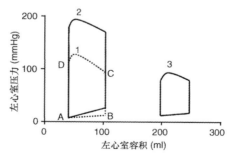

图 36.1　左心室压力-容积环：正常表现（环 1）、压力负荷过重（环 2）及收缩功能障碍或容量负荷过重（环 3）。环 1：正常心脏心动周期的各个时相。AB 为舒张充盈期，BC 为等容收缩期，CD 为射血期，DA 为等容舒张期。环 2：此环表示伴有左心室向心性肥厚的慢性高血压或主动脉瓣狭窄患者的压力-容积关系。此时的 SV 及 EF 值正常。左心室舒张末期压力偏高是由于左心室顺应性降低、舒张功能障碍所致。环 3：在收缩功能不全的情况下，左心室舒张末期和收缩末期容积增大，SV 正常或低于正常。舒张末期压力可以是正常或高于正常的（继发性舒张功能障碍），这取决于左心室的顺应性。这个环可以表示扩张型心肌病或者容量超负荷时左心室离心性肥厚的情况

张末期容积升高（即前负荷过大），这会进一步损害收缩力，增加室壁张力，减少冠状动脉灌注（$CPP = P_{aorta} - P_{ventricle}$）。

7. 心排血量在患者评估中的作用是什么？

心排血量（cardiac output，CO）是指每分钟心脏射出的血量。心排血量的主要决定因素如下：

$$CO = SV \times HR$$

其中 CO 为心排血量，SV 为每搏输出量，HR 为心率。SV 取决于前负荷、后负荷和心肌收缩力。

心排血量可以随体力活动的变化而变化。成人静息状态下的平均值为 5 L/min，这个值在女性要降低 10% ～ 20%。心排血量随体表面积增加而成比例增加。为了比较不同体型人的心排血量，引入**心指数**（cardiac index，CI）这一术语，代表每平方米体表面积的心排血量。正常成人的 CI 值大于 2.5 L/（min · m²）。交感神经刺激会增加心率和收缩力，二者可将心排血量提高至 25 L/min。收缩性心力衰竭患者无法根据运动水平调整适当的心排血量，而严重心力衰竭患者运动时，心排血量会减小。这会导致患者疲劳、呼吸困难和晕厥。

8. 运动和心排血量有什么关系？

运动增加机体的耗氧量（oxygen consumption，$\dot{V}O_2$）。机体通过增加氧输送（oxygen delivery，$\dot{D}O_2$）来满足增加的耗氧量：

$$\dot{D}O_2 = CO \times 血液氧含量$$

耗氧量与心排血量的增加是平行的。心力衰竭患者由于不能依运动水平调整合适的心排血量，导致组织耗氧量与氧输送量不匹配。这种不匹配引发组织缺氧、酸中毒，并且无法维持运动强度。

9. 什么是收缩功能障碍？

心力衰竭的症状和体征可由收缩功能异常所致的射血分数（EF）降低引起，也可由心脏舒张功能障碍所致的心室充盈异常引起。

收缩功能不全可导致左心室射血减少，EF 值降低，收缩末期及舒张末期容积增大，左心室扩张。由于心室扩张，室壁张力增加以及耗氧量增加，SV 可以是正常的。在这种病理状态下，左心室克服压力或容量负荷的储备能力下降，表现为运动耐量下降（图 36.1，环 3）。

10. 我们如何识别收缩功能障碍和心力衰竭？

收缩功能障碍的典型特征性生理异常是收缩末期和舒张末期容积增加、EF 降低和 SV 降低。这些参数可以通过超声心动图获得。一般来说，随着心排血量减少，SV 降低会导致疲劳和呼吸困难。收缩（和舒张）功能障碍导致左心室舒张末期和左心房（left atrial，LA）压力升高，导致心源性或静水压介导的肺水肿。此外，心排血量减少导致氧气输送减少（$\dot{D}O_2$）和身体的氧气摄取率代偿性增加，导致肺动脉中混合静脉血氧的减少。当这种血液从肺的第 3 区（即通气 / 灌注比例失调的区域）与左心房的含氧血液混合时，这会导致低氧血症。总之，肺水肿和混合静脉血氧降低可能导致低氧血症，并导致呼吸困难。这些异常可能仅在轻度心力衰竭劳累时才明显；然而，在重度心力衰竭或心源性休克中，这些生理异常可能在静息时明显。

除 EF 降低外，有 HF 临床症状的患者被诊断为射血分数降低的 HF（HFrEF）。然而，重要的是要记住，超声心动图检查对于诊断 HF 是非必要的，因为 HF 实际上是一种临床诊断。

11. 什么是舒张功能障碍？

正常情况下，左心室在较低的左心房压下充盈（< 12 mmHg），即使在剧烈运动使心排血量较高的情况下，左心房也可以维持一个较低的压力。这种低压充盈在很大程度上依赖于 LV 舒张功能。当左心室舒张时，血液通过两股主要的血流被吸入低压、空的 LV 腔内。舒张期**早期**充盈始于主动脉瓣关闭后二尖瓣开放前的等容舒张期，并且持续至左心室的充盈早期。这个过程具有能量依赖性（回想一下，三磷酸腺苷是肌动蛋白 / 肌球蛋白解偶联所必需的），依赖于肌细胞中肌质网对胞浆中钙的再摄取来完成。这种主动松弛产生约 80% 的舒张期容积。舒张晚期充盈继发于心房收缩，取决于 LA 收缩力和 LV 顺应性。舒张功能障碍总是伴随着收缩功能受损，但如果舒张功能受损或 LV 顺应性降低，收缩功能正常也可能发生舒张功能障碍。缺血、心肌肥大、心包收缩、纤维化或心肌疾病可能损害舒张期充盈过程。收缩功能不全主要引起 LV 容积和压力增高，而舒张功能障碍导致 LV 舒张和顺应性降低以及给定容积的 LV 压力增加。射血分数正常但有心力衰竭临床症状的患者可能患有舒张性心力衰竭，称为**射血分数保留型心力衰竭**（HF with preserved ejection fraction，HFpEF）。

12. 心力衰竭的主要症状是什么？

劳力性呼吸困难和疲劳是心力衰竭患者最常见的主诉。还伴有夜间阵发性呼吸困难、夜尿增多、咳嗽、喘息、右上腹疼痛、纳差等。虽然普遍认为心力衰竭是血流动力学障碍，但许多研究表明，心脏检查结果与疾病所致症状间的关系不大。EF 值极低的患者可能没有症状（B 期），而一些 EF 保留的患者可能出现严重的功能受限（C 期）。

13. 哪些体征提示心力衰竭？

心脏触诊可能发现心脏搏动区扩大（心室扩张）或者因左心室肥厚而触及持续有力的搏动。听诊可以发现 S3 或 S4 奔马律，分别继发于左心室充盈受损及心房强力收缩。应该检查瓣膜病所致杂音。肺部检查常发现位于于肺基底部最显著的啰音。继发于胸腔积液的呼吸音减弱在慢性心力衰竭患者中更常见。患者也可能有颈静脉压升高；然而，需要大量实践才能可靠地识别出这一发现。

14. 哪些实验室检查对于评估心力衰竭患者情况有意义？

胸部 X 线片可以发现心脏扩大或肺血管充血的证据，包括肺门部位肺静脉充血，肺血管影向肺门集中或胸腔积液。

心电图（electrocardiogram，ECG）改变通常没有特异性，但经常出现室性或室上性心律失常，传导异常，以及心肌肥厚、局部缺血或梗死的表现。

超声心动图可以说是评估心力衰竭的最重要的研究。超声心动图可以评估心腔大小、室壁运动、瓣膜功能和左心室室壁厚度。应用多普勒法可以测量 SV。通过测量舒张末期和收缩末期容积可以计算 EF 值。采用多普勒技术研究通过测量二尖瓣和左上肺静脉的血流模式可评价舒张功能舒张功能。

15. 心力衰竭患者通常有哪些异常的实验室检查结果？

血清电解质、动脉血气、肝功能检查（liver function test，LFT）和血细胞计数也经常用于心力衰竭患者的评估。很多心力衰竭患者合并低钠血症，这是由于血管紧张素系统的激活或者应用血管紧张素转换酶（angiotensin-converting enzyme，ACE）抑制剂治疗而引起的。应用利尿剂治疗可能导致低钾血症和低镁血症。某种程度的肾前性氮质血症、低血钙、低血磷也经常存在。肝淤血可能会导致胆红素水平升高和 LFT 结果异常。

脑钠尿肽（brain natriuretic peptide，BNP）水平升高可能有助于心力衰竭的诊断，也可以在诊断不明确时提醒我们考虑心力衰竭存在的可能。

16. 我们如何诊断舒张功能不全？

舒张功能可以使用超声心动图量化。术中经食管超声心动图（transesophageal echocardiography，TEE）有助于在手术室识别舒张功能不全。诊断基于对二尖瓣流入道以及肺静脉流入血流的多普勒测量，和二尖瓣瓣环流速的组织多普勒测量。具体来说，我们确定早期舒张期充盈（E 峰）、心房收缩（A 峰）和充盈过程中二尖瓣环的运动（如果充盈正常，瓣环应快速移动）。通过评估这些流动的速度，我们可以确定左心室充盈压力的充盈特性。

- **二尖瓣流入血流**：E 峰代表舒张充盈早期的速度曲线，A 峰代表心房收缩（舒张晚期充盈）的速度曲线。正常情况下 E/A 的比值＞ 0.8，表明心室在舒张早期充盈多于心房收缩。流速从峰值降到零的时间称为 E 的减速时间（deceleration time of E，DecT），正常值在 160 ~ 200 ms，它代表有效的早期松弛和正常的 LV 顺应性（图 36.2）。

- **肺静脉流入血流**：收缩期，血流从肺静脉进入左心房，产生收缩波或 S 波。在舒张早期，从肺静脉进入左心房的血流再次增加，产生 D 波。在舒张晚期，在心房收缩期间，流入肺静脉的血流逆转可忽略不计：A 反流波（A reversal，Ar）。正常情况下，S/D 比值应接近 1，Ar 则应小于 35 cm/s（图 36.3）。

- **组织多普勒**：二尖瓣和肺静脉流入血流速度曲线是容量依赖性的参数，

二尖瓣流入血流

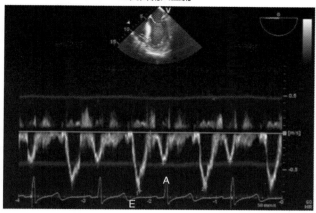

图 36.2 脉冲多普勒检测到二尖瓣流入血流。在图片上方部分，我们可以看到超声图像四腔心切面。在这个切面中，多普勒探头检测的是心动周期中经过二尖瓣的血流速度。多普勒探头的位置在图像的顶端。在舒张期，血流从左心房流向左心室是背离传感器的，因此我们可以看到两个负向的血流速度波形。心电图可以帮助我们判断收缩期及舒张期。第一个波为 E 波，代表舒张期充盈早期，第二个波为 A 波，代表心房收缩

肺静脉流入血流

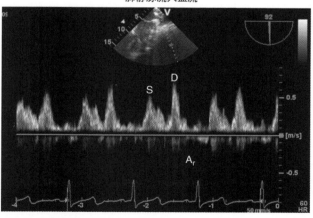

图 36.3 脉冲多普勒检测到肺静脉流入血流。我们可以在图片上方部分看到超声图像两腔心切面。从这个切面中，可以看到左上肺静脉位于左心耳的正上方。在收缩期及舒张早期，血流从肺静脉流向左心房，是朝向传感器的，同时还可以检测到心房收缩时从心房返回肺静脉的少量血流。第一个波是 S 波，代表收缩期的流入血流；D 波代表舒张早期的流入血流；小 A_r（A 反流波）则是心房收缩时返回肺静脉的血流波

可能会随患者的容量状态发生变化。为了尽量减少由于容积状态变化导致的变异性，使用多普勒超声心动图进行的二尖瓣环运动是有用的

不同测量。舒张早期，靠近间隔和侧壁处的二尖瓣环血流速度（E_m）是评估舒张功能障碍的敏感参数，对容量的变化相对不敏感。正常情况下，间隔部瓣环血流速度＞ 8 cm/s，侧壁瓣环血流速度＞ 10 cm/s（图36.4）。注意这些速度与二尖瓣流入模式平行。

17. 心力衰竭不同阶段采用哪些治疗策略？

见表 36.1。

18. 对于心力衰竭患者，我们如何制订麻醉管理计划？

具有良好运动能力或功能状态的患者，因为他们可以步行至少 2 层楼梯，没有呼吸困难（即，MET ＞ 4），通常可以在没有进一步干预的情况下接受手术。运动能力差（即 MET ＜ 4）和（或）失代偿性心力衰竭的患者，正在接受非紧急手术，需要进一步干预用于医疗优化，更好地评估手术的收益风险，并促进麻醉计划。

19. 管理收缩性心力衰竭患者的生理目标是什么？

心肌收缩力障碍的患者，例如收缩性心力衰竭的患者可能会出现前负荷过多（即血容量过多）和后负荷过高（即全身血管阻力增加），部分原因是他们的交感神经张力升高导致静脉和动脉血管收缩以及肾液体潴留。过大的前负荷和后负荷均可使 SV 和心排血量下降。除利尿剂外，血管扩张剂可通过将前后负荷均降至较理想的生理状态，从而改善 SV 或前向流，帮助"减轻心脏负荷"。

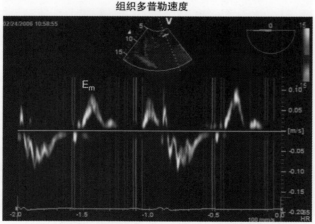

图 36.4　组织多普勒速度测量。我们可以在图片上方部分看到四腔心的组织多普勒超声图像。脉冲多普勒探头放置在靠近侧壁的二尖瓣瓣环处，可以显示收缩期的运动和舒张期的两个血流波。心电图可以帮助我们区分收缩期和舒张期。充盈早期形成的波为 E_m 速度曲线，它是一个相对非容量依赖性的舒张期参数

表 36.1　心力衰竭的管理

分级	建议
A）存在心力衰竭高危因素的患者	• 控制合并症：高血压、血脂异常、甲状腺疾病和糖尿病 • 建议患者避免吸烟、过度饮酒和使用非法药物 • 应随访已知动脉粥样硬化血管疾病的患者进行二级预防 • ACE 抑制剂或 ARB 与 β 受体阻滞剂联合使用 [a]
B）无症状的心力衰竭患者	• 适用于 A 阶段的所有建议 • β 受体阻滞剂 [a] 和 ACE 抑制剂应用于所有近期或远期 MI 病史的患者，无论 EF 如何或 HF 是否存在 • β 受体阻滞剂 [a] 和 ACE 抑制剂适用于所有 EF 降低的患者，尽管没有 HF 症状
C）有症状的心力衰竭患者，但 EF 正常	• 对所有患者应用 A/B 期的所有建议，包括使用 β 受体阻滞剂 [a] 和 ACE 抑制剂药物 • 可能对心脏功能产生不利影响的 CAD 患者的冠状动脉血运重建 • 心房颤动患者控制心室率 • 利尿剂控制肺淤血和外周水肿
C）有症状的心力衰竭患者，伴 EF 减低	• 适用于 A/B 阶段所有建议，包括对所有患者使用 β 受体阻滞剂 [a] 和 ACEI 药物 • 水肿患者应用利尿剂并限盐 • 应考虑添加醛固酮拮抗剂 • 考虑加入脑啡肽酶抑制剂 / 血管紧张素受体阻滞剂的组合 • 自动植入型心律转复除颤器（AICD）治疗和带有双腔起搏器的心脏同步治疗（CRT）可以用于高危患者［即对于 LVEF ＜ 35% 的患者进行 AICD 和（或）对于左束支传导阻滞的患者进行 CRT］
D）终末期心力衰竭患者	• 对所有患者应用 A/B 期的所有建议，包括使用 β 受体阻滞剂 [a] 和 ACE 抑制剂药物 • 心源性休克患者可能需要停用 β 受体阻滞剂 [a] • 考虑机械循环支持、持续静脉正性肌力治疗和转诊进行心脏移植 • 强调护理目标并考虑临终关怀

[a] 仅使用三种经证实可降低死亡率的 β 受体阻滞剂中的一种。具体而言，比索洛尔、卡维地洛或缓释琥珀酸美托洛尔。ACE，血管紧张素转换酶；ARB，血管紧张素受体阻滞剂；CAD，冠状动脉疾病；EF，射血分数；HF，心力衰竭；LVEF，左心室射血分数；MI，心肌梗死

20. 你将如何管理失代偿性心力衰竭的患者？

通常失代偿性心力衰竭患者无法接受任何择期手术。急诊手术时，应进行有创监测（动脉导管，肺动脉导管，中心静脉导管），以指导液体治疗和评估患者对麻醉药物和正性肌力或扩血管药物的治疗反应。通过肺动脉导管测量混合静脉血氧饱和度和心排血量，有助于指导正性肌力药物使用。需要注意的是，常规肺动脉导管插入术通常弊大于利，此技术只能用于特定患者（即心源性休克或混合性休克状态，例如严重心力衰竭患者的感染性休克）。使用 TEE 监测对于评估收缩和舒张功能、评价液体疗法对心脏的影响、测量和监测 SV 和心排血量都非常有效。

21. 失代偿性心力衰竭的患者可以应用什么麻醉药物？

避免心肌抑制仍然是麻醉管理的目标。丙泊酚会产生严重的心功能抑制和血压下降，尽管依托咪酯可造成低血压，但其对心血管的影响仍很小。应用氯胺酮时，由于交感神经兴奋性增高，导致心排血量和血压升高。然而，失代偿性心力衰竭患者由于交感神经过度激活，氯胺酮则表现为负性肌力作用，可导致严重的低血压和心衰竭。

所有的挥发性麻醉药均为心肌抑制剂，但在低剂量情况下通常耐受良好。对于心肌功能严重受损的患者，复合或不复合低剂量吸入性麻醉药的基础麻醉都是有效的。瑞芬太尼作为短效阿片类药物尤其适用于短小的外科手术。

22. 心力衰竭是区域麻醉的禁忌证吗？

不是。在谨慎的麻醉管理下，区域麻醉是一种可以接受的麻醉方式。事实上，使用椎管内麻醉技术时，可以适度地降低前负荷和后负荷（动脉静脉血管扩张）可能会增加心排血量。但是，建议采用低剂量连续滴定的硬膜外给药给药方式，因为交感神经张力是逐步减低的，可以通过血管活性药物治疗以维持"正常"的血管张力。

23. 在麻醉过程中，你将如何对失代偿性心力衰竭患者给予支持？

心力衰竭患者在术中及术后通常需要循环支持。在前负荷和后负荷优化后，正性肌力药物如多巴酚丁胺已被证明在低心排血量时是有效的。磷酸二酯酶Ⅲ抑制剂，例如米力农，具有增强收缩力和舒张血管功能，可改善血流动力学状态。注意这些治疗措施都是血管扩张药，而不是血管收缩药。心室衰竭时，SV 与后负荷是负相关的，应用血管扩张药物，如硝普钠，降低左心室后负荷，接受麻醉的患者，由于麻醉药物的作用会发生血管扩张。肾上腺素和多巴胺具有正性肌力和血管收缩特性，可以单独使用或与血管扩张剂（即硝普钠）联合使用。多巴酚丁胺和米力农引起血管舒张，在低血压的情况下应与血管收缩如血管升压素、肾上腺素或去甲肾上腺素联合使用。

24. 为什么去氧肾上腺素不应该应用于严重心力衰竭患者？

血管升压药，例如去氧肾上腺素，通过作用于 a_1 受体收缩静脉血管（增加前负荷）和收缩动脉血管（增加后负荷）。心脏收缩力正常的健康患者通常可以耐受后负荷的增加，根据情况，静脉收缩可能会改善前负荷和心排血量。对于大部分在手术中的患者，无论全身麻醉或者椎管内麻醉，去氧肾上腺素都是治疗麻醉引起的血管舒张的良好选择。然而，在收缩力下降的患者中，同时增加前负荷和后负荷都会引起心脏的过负荷。导致心排血量减少，因此，应谨慎给药以达到适当的平衡。

25. 什么是经皮左心室辅助装置？

对于严重心力衰竭或心源性休克的患者，经皮左心室辅助装置在恢复期有助于维持患者状态稳定。装置仅供短期使用（数周）。了解安装此装置患者的血流动力学状态，对于制订麻醉管理计划及准备额外的正性肌力药物支持很重要。需要知晓的是，尽管这些设备可以支持左心室功能，但维持理想的右心室功能，以匹配器械产生的心排血量非常重要。

26. 为什么不能长期应用正性肌力药物治疗心力衰竭?

心力衰竭患者的长期治疗方案包括 β 受体阻滞剂、ACE 抑制剂以及利尿剂。这些药物与我们在手术室常用的 $β_1$ 和 $α_1$ 受体激动剂的作用相互拮抗。预后研究显示，心力衰竭患者使用 β 受体阻滞剂和 ACE 抑制剂，可有较理想的远期生存率，而应用正性肌力药物的患者死亡率升高。这是因为 β 受体阻滞剂和 ACE 抑制剂可以对抗心肌重构。从根本上讲，门诊患者的治疗以长期生存为目标，然而急诊患者（重症监护室和手术室）的目标是短期生存。在危及生命时，可能需要使用 $β_1$ 和 $α_1$ 受体阻滞剂。此外，总体上来说，治疗目标应该是对患者最长期有利，这意味着在围手术期继续他们的门诊药物治疗。

要点：心力衰竭

1. 收缩功能异常所导致的 EF 值降低和舒张功能异常所导致的心室充盈障碍，均可引起心力衰竭症状。

2. 舒张功能障碍可以导致 HFpEF，且始终存在于收缩性心力衰竭中。如前所述，不同类型的舒张功能障碍需要不同类型的液体及血流动力学管理。

3. 失代偿性心力衰竭患者不适合接受择期手术。需要几天的治疗以优化心脏功能。在紧急情况下，可以考虑应用持续静脉输注正性肌力药物或放置经皮左心室辅助装置以保障麻醉和手术的进行。

4. 在紧急情况下，应实施有创监测（动脉导管、肺动脉导管和 TEE），以指导液体治疗和评估患者对麻醉药物和正性肌力或扩血管药物的治疗反应。

5. 心肌储备功能下降的患者，对于麻醉药物的心血管抑制作用更为敏感，但缓慢输注同时严密监测血流动力学变化，大部分药物仍可以使用。

6. 装有左心室辅助装置的患者在接受非心脏手术时，需要了解装置对血流动力学的影响以及为维持患者稳定所需的监测手段。需要知晓的是，需要维持理想的右心室功能，使之与由装置产生的心排血量相匹配。

推荐阅读

Falk S. Anesthetic considerations for the patient undergoing therapy for advanced heart failure. Curr Opin Anesthesiol. 2011;243:314–319.

Fleisher LA, Fleischmann KE, Auerbach AD, et al. American College of Cardiology; American Heart Association. 2014 ACC/AHA guideline on perioperative cardiovascular evaluation and management of patients undergoing noncardiac surgery: a report of the American College of Cardiology/American Heart Association Task Force on Practice Guidelines. J Am Coll Cardiol. 2014;64(22):e77–e137.

Yancy CW, Januzzi JL Jr, Allen LA, et al. 2017 ACC Expert Consensus Decision Pathway for Optimization of Heart Failure Treatment: Answers to 10 Pivotal Issues About Heart Failure With Reduced Ejection Fraction: A Report of the American College of Cardiology Task Force on Expert Consensus Decision Pathways. J Am Coll Cardiol. 2018;71(2):201–230.

Yancy CW, Jessup M, Bozkurt B, et al. Colvin MM, et al. 2017 ACC/AHA/HFSA Focused Update of the 2013 ACCF/AHA Guideline for the Management of Heart Failure: A Report of the American College of Cardiology/American Heart Association Task Force on Clinical Practice Guidelines and the Heart Failure Society of America. J Am Coll Cardiol. 2017;70(6):776–803.

Yancy CW, Jessup M, Bozkurt B, et al. American College of Cardiology Foundation; American Heart Association Task Force on Practice Guidelines. 2013 ACCF/AHA guideline for the management of heart failure: a report of the American College of Cardiology Foundation/American Heart Association Task Force on Practice Guidelines. J Am Coll Cardiol. 2013;62(16):e147–e239.

心脏瓣膜病

Stephen Spindel, MD

谷洁 译 田雪 校

1. 简述心脏瓣膜病的病理生理机制。

心脏瓣膜病引起慢性容量或压力超负荷,继而引起特征性的心室改变,称之为心室肥厚。心室肥厚指左心室(left ventricular, LV)的质量增加。压力过负荷会导致向心性心室肥厚,表现为心室壁厚度增加而心腔大小相对正常。然而,容量过负荷会导致偏心性肥厚,其特征为室壁厚度正常而心腔扩大。

2. 简述心脏瓣膜疾病患者常见的病史和体格检查的特征。

大多数收缩期心脏杂音并不具病理意义,这是由生理性的血流速度增加所致。然而,舒张期和连续性心脏杂音通常意味着病理改变,需要进一步的心脏评估。

既往患有风湿热、静脉药物滥用、多脏器栓塞、遗传性疾病如马方综合征、儿童期心脏手术史以及已知心脏杂音提示可能存在心脏瓣膜病。患者运动耐量降低,可能出现心力衰竭的症状和体征,包括呼吸困难、端坐呼吸、疲劳、肺部啰音、颈静脉怒张、肝淤血和体位性水肿。左心室扩张或肥厚的患者可能发生心绞痛,而心房扩大可能引起心房颤动。

3. 哪些检查对评估心脏瓣膜疾病是有意义的?

多普勒超声心动图是诊断心脏瓣膜疾病的基本方法。可以测量和评估心腔的大小、功能,并计算心脏瓣膜的跨瓣压差以及瓣膜面积,帮助确定病情的严重程度。

超声心动图推荐用于:

- 无症状的患者但有舒张期心脏杂音、连续性杂音、全收缩期杂音、收缩期中期杂音、收缩期晚期杂音、与射血期相关的杂音或传导至颈部或背部的杂音。
- 患者有心脏杂音并伴有心力衰竭的症状或体征,心肌缺血,晕厥,血栓栓塞,感染性心内膜炎,或有其他器质性心脏疾病的临床证据。

对于可能存在心肌缺血、心律失常、心房扩大和心室肥厚的患者应行标准 12 导联心电图检查。胸部 X 线摄影也有价值,可以显示心腔扩大,提示肺动脉高压,或发现肺水肿和胸腔积液。心导管检查常被用于此类患者的术前评估,主要用于诊断冠状动脉疾病以确定是否存在冠状动脉旁路移植术的指征。这种方法还允许直接测量不同心腔内的压力,可直接计算各瓣膜的跨瓣压力梯度。

4. 超声心动图对麻醉管理有何益处？

经食管超声心动图（transesophageal echocardiography，TEE）可在心脏瓣膜手术中应用。TEE 可重新评估心脏瓣膜疾病的严重程度和并存的器质性或功能性改变。瓣膜修复和人工瓣膜功能的评价是体外循环后评估的重要部分。瓣膜修复情况和人工瓣膜的功能是患者管理的重要部分。体外循环前后左、右心室的收缩和舒张功能的评价可以更好地指导正性肌力药物的应用和容量复苏策略。

5. 哪些监测技术能够在围手术期辅助麻醉科医师？

除了美国麻醉科医师协会的标准监测外，动脉导管还可提供实时血压测量和连续抽取血液标本以进行实验室检查（例如动脉血气分析、电解质检测）。肺动脉导管技术可用于测量心排血量、混合静脉血氧饱和度、中心静脉压、肺动脉压及肺毛细血管楔压。这些参数是衡量左侧两个心室功能和充盈（即前负荷）的重要指标，能够指导临床液体治疗和正性肌力药物的使用。

6. 什么是压力–容积环？

压力–容积环描述的是在一个完整的心动周期中左心室压力与左心室容积的变化关系。每种瓣膜病变都有其特征性的压力–容积环，提示左心室代偿性生理改变。

7. 正常的压力–容量环是如何产生的？环下面积有何意义？

参见图 37.1 查看正常心脏压力–容量环。压力–容量环下的面积代表心脏在一个心动周期内完成的"作功"量。物理学中作功的方程式：

$$作功（J）＝力（N）×距离（m）$$

计算心脏作功时公式如下：

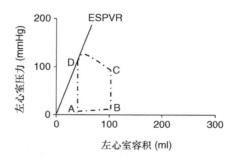

图 37.1　正常心脏的压力–容积环。AB，心室舒张期充盈；BC，等容收缩期；CD，射血期；DA，等容舒张期。A，二尖瓣开放；B，二尖瓣闭合；C，主动脉瓣开放；D，主动脉瓣关闭。通过主动脉瓣的每搏输出量是 CD 两点之间的距离，收缩末期容积可在 D 点测量，舒张末期容积可在 B 点测量。收缩末期压力–容积关系（end-systolic pressure-volume relationship，ESPVR）曲线是评估心肌收缩力的独立指标。若心肌收缩力增强，ESPVR 曲线将逆时针移动。压力–容积环是衡量心脏在不同病理状态下心脏功能的良好指标

$$心脏作功（J）＝压力（N/m^2）\times 每搏输出量（m^3）$$

请注意，上述公式是简化公式。真实方程涉及计算曲线下面积的积分，需要减去心脏舒张期作功（即前负荷）。

其临床意义在于引起压力（瓣膜狭窄）或容积（瓣膜关闭不全）增加的任何瓣膜疾病均会增加一个心动周期内受累心腔的作功量。这意味着心脏需要消耗更多的能量（焦耳）来作更多的功（焦耳），这使得心脏容易受到氧供需不平衡（即需求缺血）和其他病理生理变化的影响（即离心性和向心性左心室肥厚）。

8. "前负荷"和"后负荷"在心脏瓣膜疾病的管理中有何意义？针对这些参数有哪些注意事项？

前负荷和后负荷可分别视为舒张期和收缩期特定心腔上的室壁张力。虽然血压通常被认为是后负荷的主要决定因素，但心脏瓣膜疾病也会影响后负荷。例如，主动脉瓣狭窄（aortic stenosis，AS）增加了 LV 后负荷，而二尖瓣反流（mitral regurgitation，MR）降低了 LV 后负荷。然而，通过使用血管活性药物增加或降低全身血管阻力从而改变后负荷则更为常见。

在针对心脏瓣膜疾病患者的生理终点时（表 37.1），强调个体化治疗是非常重要的。例如，二尖瓣狭窄的患者可能需要"增加"前负荷；然而，过量的液体可能促发肺水肿和右心衰竭。"增加"或"正常"的前负荷的概念有点用词不当，反映了使用压力和体积评估前负荷之间的差异。理想情况下，适当的前负荷应反映最佳的肌球蛋白-肌动蛋白重叠，使患者处于 Frank-Starling 曲线的最佳位置。心室顺应性差（如 AS）的患者可能需要"更高"的压力来实现这一点。然而，过度的前负荷可能适得其反，并可能通过将患者置于 Frank-Starling 曲线的下降段而降低收缩力，并引起其他并发症，如肺水肿和右心衰竭。

9. 概述主动脉瓣狭窄的病理生理学。

主动脉瓣狭窄包括左心室流出道的瓣膜性狭窄、瓣下狭窄和瓣上狭窄。为了维持前向血流，左心室内压力和室壁张力增大，从而导致左心室代偿性向心性肥厚（心室壁增厚而心室腔大小正常）。心室舒张功能降低，引起舒

表 37.1 心脏瓣膜病管理的血流动力学目标			
	前负荷	后负荷	心率
主动脉瓣狭窄	↑	↑	↓
主动脉瓣关闭不全	—	↓	↑
二尖瓣狭窄	↑	— / ↑	↓
二尖瓣反流	—	↓	↑

张功能紊乱。左心室顺应性降低伴左心室舒张末期压力增加。心肌收缩力和左心室射血分数通常能够维持正常直至疾病的终末期。心房收缩可占到心室充盈量的 40%（正常是 20%）。在发展中国家，风湿性瓣膜疾病仍是 AS 的最常见病因。在北美和欧洲，AS 的主要病因是先天性主动脉瓣三叶钙化或先天性主动脉瓣二叶畸形。患者的主要临床表现为心绞痛、晕厥或充血性心力衰竭。没有冠状动脉病变的情况下亦会发生劳力型心绞痛，因为增厚的心肌对局部缺血敏感，以及左心室舒张末期压增加会使冠状动脉灌注压降低。有心绞痛症状的患者预期寿命是 5 年。一旦发生晕厥，平均生存期为 3～4 年。一旦出现充血性心力衰竭的症状，平均的生存期为 1～2 年。为帮助记忆，AS 的症状可缩写为 "SAD"，其中 "S" 代表晕厥（syncope），"A" 代表心绞痛（angina），"D" 代表呼吸困难（dyspnea）或心力衰竭。

10. 主动脉瓣狭窄行主动脉瓣置换术的适应证有哪些？

根据 2014 年和 2017 年（重点更新）美国心脏协会（American Heart Association，AHA）/ 美国心脏病学会（American College of Cardiology，ACC）指南，主动脉瓣置换术（aortic valve replacement，AVR）治疗 AS 的适应证如下：

- 有症状的重度 AS 患者。
- 无症状的重度 AS 患者且射血分数（ejection fraction，EF）< 50%。
- 重度 AS 患者拟接受其他心脏手术。
- AVR 也可以考虑应用于：
  - 中度 AS 接受其他心脏手术的患者。
  - 无症状的极重度 AS 患者。

11. 左心室的代偿性改变反映在压力-容积环上是什么表现？

由于主动脉瓣狭窄，为了维持正常的每搏输出量，左心室内压力增大。较高的收缩期室壁张力导致心肌增厚和左心室肥大（见第 36 章心力衰竭的拉普拉斯定律）。肥大的左心室增加了心肌收缩、产生必要的压力从而维持心排血量（图 37.2）。随着主动脉瓣狭窄加重，左心室心肌收缩期压力增加

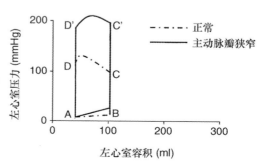

图 37.2　主动脉瓣狭窄的压力-容积环与正常压力-容积环的比较。为了维持正常的每搏输出量，由于主动脉瓣狭窄产生的阻力，导致心室内压力增加。当左心室肥厚时，左心室的顺应性改变，心室舒张末期压高于正常。心肌收缩力也高于正常

到一定程度，肥厚的左心室不再能够降低室壁张力时，开始出现心脏扩大。此时，因为收缩和舒张功能障碍引起充血性心力衰竭症状，心排血量相应减少。因此，在出现充血性心力衰竭症状后，预期寿命降至 1～2 年。

12. 主动脉瓣狭窄患者麻醉管理的血流动力学目标是什么？

主动脉瓣狭窄的患者必须靠足够的血容量来满足肥厚的心室灌注，靠适当的心肌收缩力来克服主动脉瓣的跨瓣压差。由于主动脉瓣狭窄依然造成后负荷的增加，此时降低血压或者外周血管阻力对降低左心室后负荷的作用甚微。此外，由于左心室舒张末期压升高，需要正常甚至较高的血压才能满足冠状动脉的灌注。若麻醉诱导时出现低血压未立即纠正，可导致心肌缺血和心脏停搏。

此外，应避免心动过缓和心动过速。心动过缓导致每搏输出量相对固定的患者心排血量减少。心动过速时舒张期缩短，冠状动脉的灌注时间受限，可导致心肌缺血。与心房颤动相反，维持较低的正常窦性心律对于确保有足够的心室充盈时间是必要的，因为心房收缩对 LV 充盈十分重要，可为重度 AS 患者提供高达 40% 的 LV 充盈。当心律失常严重影响血流动力学时，应紧急行电复律治疗。重度 AS 患者在接受任何可能导致全身血管阻力降低（即大多数麻醉诱导剂）或心律失常（中心静脉导管或肺动脉导管置入期间的导丝）的操作时，都应连接体外除颤器电极板（表 37.1）。

13. 概述主动脉瓣狭窄患者行主动脉瓣置换术后的管理。

主动脉瓣置换术后，左心室舒张末期压降低，每搏输出量增加，然而肥厚的左心室仍需要较高的前负荷来维持正常功能。由于肥厚的左心室灌注困难，术后心功能降低提示术中心肌保护不当，在这种情况下，正性肌力药物（米力农、多巴酚丁胺、肾上腺素）可以改善左心室功能。

14. 概述经导管主动脉瓣置换术在治疗重度主动脉瓣狭窄中的作用。

尽管外科 AVR 一直是治疗 AS 的金标准，但经导管主动脉瓣置换术（transcatheter aortic valve replacement，TAVR）作为一种相对较新的术式，在高风险人群有症状的重度 AS 的治疗中具有重要作用。该手术将一个完全可折叠的带支架主动脉瓣，通过导管技术经股动脉（最常见）、锁骨下动脉、LV 心尖或直接经升主动脉输送至狭窄的瓣膜处。这些可折叠瓣膜可通过自膨胀的方式或需要球囊将支架扩张到自体主动脉瓣环内。根据 2017 ACC/AHA 指南，采用 TAVR 治疗高危患者的症状性重度 AS 具有 Ⅰ 类适应证（"应进行手术"），中危患者具有 Ⅱ 类适应证（"合理进行手术"）。两种适应证均取决于患者特定风险和偏好，并由心脏病专家和心脏外科医生组成的心脏瓣膜团队进行讨论。通过胸外科医师协会风险模型（STS 评分）计算每例患者的手术风险，该模型使用患者统计学资料和临床变量来计算发病率和死亡率。STS 评分用于预测心脏手术的死亡风险。与外科 AVR 相比，TAVR 的风险如下：重大血管并发症发生率较高（6.0% vs. 1.1%），瓣周漏发生率较高（5.3% vs. 0.6%），永久性起搏器植入的需求显著增高（8.5%～25.9% vs. 6.6%～6.9%）。此外，经导管主动脉瓣的寿命存在疑问，而对于外科主动脉瓣，大量研究显示 15 年时无再次手术的比例为 77%～88%。因此，在应用 TAVR 替代传统外科 AVR 手术时患者的选择至关重要。

15. 概述经导管主动脉瓣置换术的麻醉管理特点。

　　经导管主动脉瓣置换术主要应用于重度主动脉狭窄伴严重并存疾病的老年患者。需要开放两条大口径静脉通路，一根带静脉起搏导管的中心静脉导管和一根动脉导管。该手术可使用气管插管全身麻醉或监护麻醉（monitored anesthesia care，MAC），高风险患者通常接受前者。术中经食管超声心动图或经胸超声心动图对于评价瓣膜狭窄程度和植入的瓣膜情况，以及监测心室功能和评估心脏穿孔（即心包压塞）至关重要。麻醉管理基于使用对血流动力学影响最小的药物（如依托咪酯）。通过谨慎滴定输注去氧肾上腺素、血管升压素、去甲肾上腺素或肾上腺素可维持血流动力学稳定。目标是使血压维持在正常范围内，为快速心室起搏期做好准备。在快速心室起搏期间，经静脉起搏器产生的心率为 160～180 bpm。在这样心率水平下，平均动脉压将较低，心脏搏动也最弱，因此可以在心脏移位前将新的主动脉瓣膜固定在主动脉瓣环上以完成瓣膜的置入。置入完成后，评价新的瓣膜功能，并分析 ECG。如果没有迹象表明需要植入永久性起搏器，则可以拔除经静脉起搏器和中心静脉导管。

16. 经导管主动脉瓣置换术在手术过程中可能存在哪些并发症？

- 瓣环破裂（< 1%）：致死的并发症，尤其是主动脉瓣环严重钙化的患者。需要紧急主动脉根部置换术。
- 心源性休克（1.1%）：尤其是射血分数低的患者，因快速心室起搏期导致一过性心肌缺血所致。
- 心脏穿孔（1.7%）：通常由导丝操作引起，可导致心脏压塞，需行心包穿刺术或开放性手术治疗。
- 卒中（5.5%）：早期的 TAVR 术卒中的发生率高于行外科 AVR 的患者，但最近的研究显示其发生率相似。
- 血管并发症（6%）：通常是因为瓣膜输送过程中进入的血管破裂或夹层，主要是股动脉、髂动脉和锁骨下动脉，以及主动脉。
- 永久起搏器植入（8.5%～25.9%）：高危患者包括术前束支传导阻滞和 I 度或 II 度房室传导阻滞。
- 瓣周漏：一种常见的并发症，22.5% 的患者有轻度反流，3.7% 的患者有中度或重度反流。轻度以上主动脉瓣反流与晚期死亡风险增加相关。

17. 主动脉瓣关闭不全的病理生理学。

　　在发达国家，急性主动脉瓣关闭不全（aortic insufficiency，AI）最常见的原因是主动脉夹层和心内膜炎，而慢性 AI 最常见的原因是主动脉根部或升主动脉扩张和先天性主动脉瓣二叶畸形。慢性 AI 与 LV 舒张期容量过负荷相关，因为每搏输出量的部分血流在舒张期经关闭不全的主动脉瓣反流回左心室。患者心室舒张末期容积和每搏输出量增加。容量超负荷在舒张期产生较高的室壁张力，导致偏心性肥厚（左心室扩张，室壁正常或略厚）。增加瓣膜反流面积（瓣膜功能不全区域），降低心率（舒张期相对延长），和增加外周血管阻力都会加大主动脉瓣反流量。慢性主动脉瓣关闭不全会使左心室顺应性和每搏输出量显著增加，而心肌收缩力逐渐降低（图 37.3），应在出现不可逆心肌损害前进行瓣膜置换手术。急性 AI 时左心室经受快速、大量的容量超负荷，舒张末期压力增高，可导致急性心力衰竭和心源性休克。通常需要紧急行 AVR 治疗。

18. 主动脉瓣关闭不全的手术指征有哪些？

根据 2014 年和 2017 年（重点更新）AHA/ACC 指南，AI 患者行 AVR 的适应证如下：

- 有症状的重度 AI 患者；
- 无症状的重度 AI 患者且射血分数＜ 50%；
- 接受其他心脏手术的重度 AI 患者；
- AVR 应可以考虑应用于：
  - 接受其他心脏手术的中度 AI 患者；
  - 无症状的重度 AI 合并重度 LV 扩张的患者。

由于 TAVR 忌用于主动脉瓣环扩张（即主动脉根部动脉瘤）、瓣环呈椭圆形（即主动脉瓣二叶畸形）或非钙化瓣环（即心内膜炎、主动脉夹层）AI 患者的治疗。外科 AVR 或主动脉瓣修复术（较少见）仍然是治疗的金标准。

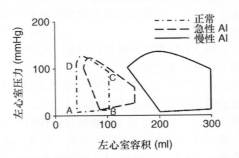

图 37.3　主动脉瓣关闭不全的压力-容积环与正常压力-容积环比较。对于急性主动脉瓣关闭不全（AI），心室舒张末期和收缩末期容积增加。每搏输出量可以增加、正常或者降低，这主要取决于主动脉瓣关闭不全的严重程度。在等容舒张期（DA 段），由于通过主动脉瓣的反流，左心室（LV）容积增加。舒张末期压力（AB 段，B 点）增加。由于心肌过度拉长，心肌收缩力降低。慢性主动脉瓣关闭不全时舒张末期、收缩末期每搏输出量增加。由于每搏输出量增加和收缩力降低，心排血量正常。在等容舒张期（DA 段）左心室容量增加，但是舒张末期（AB 段，B 点）压力正常，这是因为心室重构，使心室顺应性增加（即离心性肥厚）

19. 急慢性主动脉瓣关闭不全的压力-容量环是什么样子?

参见图 37.3。

20. 主动脉瓣关闭不全患者麻醉管理的血流动力学目标是什么?

适当的前负荷对维持前向血流是必要的。适当的增快心率可降低心室容积同时减少主动脉瓣的反流时间。如有必要,可以使用 β 受体激动剂来维持心肌收缩力。多巴酚丁胺不增加后负荷,是理想的药物。后负荷降低可增加前向血流,但是必须保持足够的血容量来维持前负荷。后负荷增加导致左心室舒张末期压力增加和肺动脉高压。对于急性主动脉瓣关闭不全,麻醉管理的主要目标是尽可能地降低体循环血压来增加每搏输出量和心排血量(表 37.1)。

21. 讨论主动脉瓣关闭不全患者在主动脉瓣置换术后的血流动力学变化。

手术后,左心室舒张末期容积和压力降低。这时需补充容量以增加前负荷,维持扩大的左心室的灌注。另外,心肌收缩力下降可能需要正性肌力药物支持。

22. 二尖瓣狭窄的病理生理学是什么?

二尖瓣狭窄通常继发于风湿性疾病(80% ~ 90%)、感染性心内膜炎(3.3%)和二尖瓣瓣环钙化(2.7%)。当出现心排血量增加时的情况,如怀孕、生病、贫血和运动,二尖瓣狭窄的临床表现(疲劳、劳力性呼吸困难、咯血)可能会加重。瓣膜的严重狭窄发生在初次风湿性疾病后 10 ~ 20 年。随着二尖瓣口变窄,左心房出现压力超负荷并增大。左心房增大导致心房颤动和淤血,并可导致血栓形成和全身血管栓塞。与其他瓣膜病变相反,二尖瓣狭窄患者由于左心房前向血流受阻而表现为左心室相对容量负荷不足。心房压力升高可能传递至肺循环,从而导致肺水肿、肺动脉高压和右心衰竭。左心房过度扩大,容易发生心房颤动,使心房收缩力消失,导致左心室充盈量和心排血量降低。

23. 二尖瓣狭窄的二尖瓣手术适应证有哪些?

根据 2014 和 2017(重点更新)AHA/ACC 指南,二尖瓣狭窄患者行二尖瓣修复术或二尖瓣置换术的适应证如下:

- 有症状的重度二尖瓣狭窄患者合并以下情况:
  - 中度或重度 MR;
  - 或存在左心房血栓;
  - 或经皮二尖瓣球囊成形术的瓣膜形态不良。
- 接受其他心脏手术的无症状重度二尖瓣狭窄患者。
- 二尖瓣修复术或置换术可以考虑应用于:
  - 接受其他心脏手术的中度二尖瓣狭窄患者。

一般而言,由于瓣膜病进展缓慢,经皮二尖瓣球囊成形术是症状性中度或重度二尖瓣狭窄患者(早期除外)的首选治疗方法。

在接受二尖瓣手术治疗的患者中,瓣膜修复术通常优于瓣膜置换术;但是,许多狭窄的二尖瓣在解剖学上并不适合进行修复。此外,当需要先进和

（或）广泛的修复技术来固定解剖结构不利的瓣膜时，长期结果仍存在疑问，二尖瓣置换术可能能够改善远期寿命。

24. 二尖瓣狭窄的压力–容积环是什么样子的？

参见图 37.4。

25. 二尖瓣狭窄的患者麻醉管理的要点是什么？

为了保证通过狭窄瓣膜的血流量，必须维持足够的血容量。换言之，左心房的压力必须足够高来克服二尖瓣狭窄的阻力，以确保充分的心室充盈。但液体过量可能导致肺水肿、肺动脉压增高、右心室后负荷增加。较慢的心率有利于使血液有更多的时间流经二尖瓣进入心室。由于心房收缩占每搏输出量的 40%，应维持窦性心律以充分充盈左心室。左心室慢性充盈不足导致心室肌收缩力下降，即使在恢复正常充盈后也是如此。应避免使用负性肌力药物。应避免因低氧血症、高碳酸血症和酸中毒导致的肺血管阻力增加。这是因为"脆弱"的右心可能无法耐受肺动脉压的进一步升高，可能导致右心衰竭。因此，术前用药（如咪达唑仑、芬太尼）的呼吸抑制作用可能特别有害（表 37.1）。

26. 讨论二尖瓣狭窄患者行二尖瓣置换术或经皮二尖瓣球囊扩张术的术后管理。

左心房压力下降可降低肺动脉压力，从而降低右心后负荷，导致心排血量增加。然而，由于左心室的慢性充盈不足，LV 功能可能受到抑制，尤其是在心肺转流后。增加前负荷和降低 LV 后负荷可能有助于改善前向血流。可能需要正性肌力药物支持来改善左心室的收缩功能。

球囊瓣膜成形术后，应对二尖瓣跨瓣压差以及二尖瓣反流进行评价。重度急性二尖瓣反流应立即行手术治疗。

27. 描述二尖瓣关闭不全的病理生理学。

急性 MR 最常见的原因是心内膜炎、缺血（心肌梗死引起的乳头肌断裂）或创伤（较少见）。慢性 MR 可以是原发性的，也可以是继发性的，瓣膜功能障碍可以是正常的瓣叶运动、瓣叶过度运动或瓣叶运动受限，均可引起 MR。瓣叶运动正常的慢性 MR 可由瓣环扩张（如慢性房颤和扩张性心肌病）或瓣叶

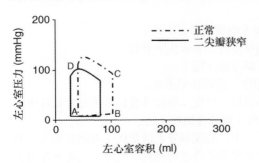

图 37.4　二尖瓣狭窄（mitral stenosis, MS）的压力–容积环与正常压力–容积环比较。二尖瓣狭窄时，由于进入左心室的血流受限，舒张末期容积、收缩末期容积和每搏输出量较低。左心室存在充盈不足的风险（即前负荷降低），导致收缩力和每搏输出量降低，从而产生较低的血压

穿孔（如心内膜炎）引起。腱索或瓣叶细长或破裂可引起伴有瓣叶过度活动的慢性 MR（如退行性瓣膜病，包括纤维弹性不足、Barlow 病和 Marfan 综合征）。伴有瓣叶活动受限的慢性 MR 可由收缩期和舒张期运动受限（如风湿性心脏病和类癌性心脏病）或单纯收缩期运动受限（如缺血性或扩张性心肌病）引起。

急性 MR，左心房较小且顺应性差，二尖瓣急性反流会导致容量突然显著增加。这种左心房压力的突然升高反映在肺循环中，导致肺动脉压和右心室压力突然升高。这可能促发急性肺动脉高压、肺水肿和右心室衰竭。此外，急性 MR 降低了左心室的后负荷，导致未扩张左心室产生的大部分"每搏输出量"被射回左心房，随后输送至主动脉的 LV 射血分数比例降低。这导致心排血量减少并可能出现心源性休克。

在慢性 MR，左心室和心房容量超负荷，导致 LV 舒张末期容积增加而舒张末压正常。LV 收缩末期容积正常，因此每搏输出量较高，但部分每搏输出量通过功能不全的瓣膜逸入左心房。射血分数通常较高，因为通过二尖瓣的阻力较低。射血分数 ≤ 50% 可能提示显著的 LV 功能不全。尽管反流量较大，但左心房较高的顺应性可维持接近正常的左心房压力。与 AI 相似，慢性 MR 的反流量取决于反流口面积、反流时间（即心动过缓）和跨瓣压差。

28. 二尖瓣关闭不全行手术治疗的适应证是什么？

根据 2014 年和 2017 年（重点更新）AHA/ACC 指南，MR 中二尖瓣手术的适应证如下：

- 症状性严重 MR 且射血分数大于 30%。
- 无症状的重度 MR 且射血分数低于 60%。
- 接受其他心脏手术的重度 MR 患者。
- 二尖瓣手术也可考虑应用于：
  - 射血分数 ≤ 30% 的有症状的重度 MR 患者。
  - 伴有新发心房颤动或肺动脉高压的无症状重度 MR 患者。
  - 接受其他心脏手术的中度 MR 患者。
  - 重度 MR 且 LV 功能保留的无症状患者，成功修复的可能性大于 95%，预期死亡率低于 1%。
- 对于符合上述适应证的原发性重度慢性 MR 患者，推荐实施二尖瓣修复术而不是二尖瓣置换术。
  - 然而，对于重度慢性缺血性 MR 患者，应用二尖瓣置换术替代二尖瓣修复术是合理的。

29. 二尖瓣关闭不全的压力-容积环有怎样的改变？

参见图 37.5。

30. 二尖瓣关闭不全患者麻醉管理的血流动力学目标是什么？

血管内容量需要足以充盈扩张的左心室。应避免心动过缓，因其增加了

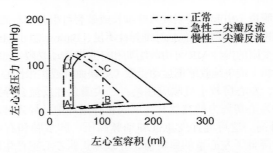

图 37.5　二尖瓣反流的压力–容积环与正常压力–容积环的比较。急性二尖瓣反流，舒张末期容积随着舒张末期压力的升高而增加。总每搏输出量（stroke volume，SV）增加，但射入主动脉的实际 SV 降低，这是因为在等容收缩期间（BC 段）一部分左心室容积反流到左心房。慢性二尖瓣反流时，由于慢性心肌重构过程，舒张末期容积较大，舒张末压正常，导致 LV 顺应性更高。收缩末期容积大于正常。尽管存在显著的反流，但 SV 显著增加保留了前向心排血量。心肌收缩力降低

反流量并减少了射入主动脉的血流量。正常或轻微升高的心率有助于减少反流量。后负荷降低有助于增加前向流并减少反流量。正性肌力药物，如多巴酚丁胺或米力农，有助于维持心肌收缩力和降低后负荷以维持前向流。与二尖瓣狭窄相同，应避免使用增加肺血管阻力的药物和操作（表 37.1）。

31. 讨论二尖瓣反流患者行二尖瓣手术后的管理。

一旦瓣膜开始正常工作（修复或置换），左心室必须将完整的每搏输出量射入主动脉。这种即刻的压力负荷增加了 LV 张力，并可能损害射血分数。因此，在左心室能够适应新的血流动力学状态之前，可能需要正性肌力药物支持。应增加前负荷，以充盈扩张的左心室。

32. 描述经导管二尖瓣手术在治疗二尖瓣反流中的作用。

目前，美国食品与药品管理局唯一批准的经导管治疗二尖瓣疾病的方式是二尖瓣夹（MitraClip）。该手术通过股静脉导管进行，穿刺房间隔并放置一个或多个夹子，将二尖瓣前叶的一部分固定在后叶上，从而降低反流程度。对 MitraClip 的研究结果显示，大多数患者的二尖瓣反流量急性减少；但是，这些患者中有很大一部分在术后 30 天因中重度或重度反流再次就诊。与主动脉瓣疾病相比，经导管治疗二尖瓣疾病的主要困难是二尖瓣装置的复杂性更高。因此，目前许多经导管的器械和治疗策略正在试验中，但尚不清楚这些器械和策略是否会像 TAVR 那样取得成功。

根据 2014 年和 2017 年（重点更新）AHA/ACC 指南，MR 中经导管二尖瓣修复的适应证如下：

- 症状严重的重度 MR 患者，具有合理的预期寿命，但由于严重的合并症，行外科手术治疗风险极高。

33. 讨论主动脉瓣和二尖瓣疾病行瓣膜置换术时假体类型的选择。

对于主动脉瓣疾病和二尖瓣疾病，机械假体和牛或猪支架假体是最常用的瓣膜类型。传统意义上，年轻患者（＜ 60 岁）使用机械瓣膜较多，老年患者（＞ 70 岁）使用生物瓣膜较多，但每种瓣膜都有其优缺点。置入机械瓣膜的患者需要抗凝治疗，且出血和血栓栓塞事件的风险较高；但是，接受另一种瓣膜置换术的可能性低于置入生物瓣膜的患者。总体而言，两种瓣膜置换的远期生存率相似，假体选择由患者决定。

要点：心脏瓣膜病

1. AS 的血流动力学目标包括维持血容量、心肌收缩力、全身血管阻力、正常窦性心律和略低的心率。与低血压相关的心律失常，如心房颤动，需要紧急电复律。

2. AI 的血流动力学目标包括增加前负荷，维持收缩力，维持正常或较快的心率，降低后负荷。

3. MS 的血流动力学目标包括维持血容量、后负荷、窦性心律和较慢的心率。避免低氧血症、高碳酸血症和酸中毒，因为它们可能增加肺血管阻力。这包括避免术前使用抑制呼吸的药物（例如，阿片类药物、苯二氮䓬类药物）。

4. MR 的血流动力学目标包括维持血容量、收缩力和较快的心率，同时降低后负荷。与二尖瓣狭窄一样，避免增加肺血管阻力的情况。

5. TAVR 患者的麻醉管理与主动脉瓣手术患者相似。TAVR 术中比较独特部分是快速心室起搏期，可为瓣膜置入创造一个低心排血量的条件。

网址

Online STS risk calculator: http://riskcalc.sts.org

推荐阅读

Nishimura RA, Otto CM, Bonow RO, et al. AHA/ACC focused update of the 2014 AHA/ACC guideline for the management of patients with valvular heart disease: a report of the American College of Cardiology/American Heart Association Task Force on Clinical Practice Guidelines. Circulation 2017;135(25):e1159–e1195.

Nishimura RA, Otto CM, Bonow RO, et al. AHA/ACC guideline for the management of patients with valvular heart disease: a report of the American College of Cardiology/American Heart Association Task Force on Practice Guidelines. J Thorac Cardiovasc Surg. 2014;148(1):e1–e132.

Leon MB, Smith CR, Mack MJ, et al. Transcatheter or surgical aortic-valve replacement in intermediate-risk patients. N Engl J Med. 2016;374(17):1609–1620.

David TE, Armstrong S, Maganti M. Hancock II bioprosthesis for aortic valve replacement: the gold standard of bioprosthetic valves durability? Ann Thorac Surg. 2010;90(3):775–781.

Reardon MJ, Van Mieghem NM, Popma JJ, et al. Surgical or transcatheter aortic-valve replacement in intermediate-risk patients. N Engl J Med. 2017;376(14):1321–1331.

Whitlow PL, Feldman T, Pedersen WR, et al. Acute and 12-month results with catheter-based mitral valve leaflet repair: the EVEREST II (Endovascular Valve Edge-to-Edge Repair) High Risk Study. J Am Coll Cardiol. 2012;59(2):130–139.

第38章 肺高压

Samuel Gilliland, MD, Nathaen Weitzel, MD

叶博 译 郭英 校

1. 肺高压及肺动脉高压的定义。

- 肺高压（pulmonary hypertension，PH）是指任何原因造成的平均肺动脉压升高（> 25 mmHg）。

- 既往世界卫生组织（WHO）定义的肺动脉高压是指**原发性肺动脉高压**。目前肺动脉高压（pulmonary artery hypertension，PAH）指静息时平均肺动脉压力（pulmonary artery pressure，PAP）大于 25 mmHg，而肺毛细血管楔压（pulmonary capillary wedge pressure，PCWP）小于或等于 15 mmHg，同时肺血管阻力（pulmonary vascular resistance，PVR）超过 3 个伍德单位（Wood units）。

2. 列出 WHO 对肺高压的分类。

见表 38.1。

3. 如何计算肺血管阻力（PVR）？其正常值是多少？

$$PVR = (mPAP - PCWP)/CO$$

PCWP 反映左心房压，即左心室舒张末期压。在上述公式中，心排量

表 38.1	WHO 肺高压分类
I	特发性肺动脉高压（IPAH）——原发性肺动脉高压 家族性肺动脉高压（FPAH） 继发性肺动脉高压（APAH）：继发于结缔组织病、先天性系统性肺动脉分流、门静脉高压、HIV 感染、药物、毒素、代谢性紊乱（包括甲状腺功能异常）、糖原贮积症、戈谢病（Gaucher 病）、遗传性出血性毛细血管扩张症、血红蛋白病、慢性骨髓增生性疾病、脾切除、慢性溶血性贫血等 继发于大静脉或毛细血管受累的病变 新生儿持续性肺动脉高压
II	与左心疾病相关的 PH——左心房、左心室收缩或舒张功能障碍、主动脉瓣或二尖瓣疾病、限制型心肌病、缩窄性心包炎、左心房黏液瘤
III	与肺疾患相关的 PH——慢性阻塞性肺疾病（COPD）、间质性肺疾病、阻塞性睡眠呼吸暂停、肺泡低通气、慢性高原病
IV	慢性血栓性疾病引起的 PH——血栓性肺栓塞疾病、肿瘤、感染
V	其他——骨髓增生性疾病、结节病、组织细胞增多症 X、淋巴管瘤病、肺外压迫、镰状细胞疾病

（cardiac output，CO）代表肺血流量。注，平均 PAP（mPAP）用于计算 PVR。PVR 大于 3 个 Wood 单位（或 > 240 dyn · sec/cm^5）为异常，符合 PAH 的诊断（WHO Ⅰ类）。肺和全身血管阻力通常以 dyn · sec/cm^5 为单位，其中 1 个 Wood 单位等于 80 dyn · sec/cm^5。

4. 什么是肺源性心脏病？

肺源性心脏病是指 PAP 升高导致的右心室衰竭。

5. 什么是艾森门格（Elsenmenger）综合征？

艾森门格综合征指慢性左向右分流引起肺动脉高压（PAH）继而导致心脏重塑并出现反向分流（右向左）。常见于房间隔或室间隔缺损、动脉导管未闭和共同动脉干。艾森门格综合征意味着 PVR 固定。

6. 什么是缺氧性肺血管收缩？

缺氧性肺血管收缩（hypoxic pulmonary vasoconstriction，HPV）是指氧合较差的肺组织血管收缩后，血液将分流到氧合较好的区域，从而改善通气/血流。这与机体其他部位发生低氧时血管扩张的情况完全相反。HPV 减少肺内分流，增加了回流至左心房的肺血氧含量。当发生 HPV 的肺段增加时，PAP 增高，此为低氧血症增加 PVR 的机制。

7. 讨论肺高压的病理生理机制及自然转归。

内皮细胞损伤引起血管舒张因子和血管收缩因子的失衡。表现为内源性血管扩张因子一氧化氮（NO）和前列环素（prostacyclin，PGI$_2$）明显减少，而血管收缩因子血栓素和内皮素增加。但血管收缩只是肺高压的部分原因，血栓、炎症、自由基的产生和平滑肌的增生在 PH 中也很常见，血管重塑是 PH 的显著特征。

肺循环的特点是高排低阻。因此心排血量（CO）、气道压及重力改变对肺循环的影响要远大于其对体循环的影响。右心室是薄壁器官，应对容量改变的能力强于其应对压力改变的能力。比如，为了适应运动引起的容量增加，原本非开放的血管开放，已开放的血管扩张，因此 PVR 下降。调节机制正常时可以在保持 PAP 无显著增加的情况下，允许 3～5 倍流量的增加。

PH 发展的早期，压力负荷引起右心室肥大，而对 CO 或右心室充盈压没有显著的影响。随着疾病的发展，血管壁增厚，平滑肌细胞增生，血管弹性下降，肺循环横截面实际面积减少。尽管右心室舒张末期压（RV end-diastolic pressure，RVEDP）轻度升高，但 CO 是下降的。其机制是右心室顺应性好易于扩张，而其收缩力增加有限，心脏扩大后右心室实际作功反而下降，进入 Frank-Starling 曲线的下降支，加重右心衰竭，即使在静息状态下患者也会出现心力衰竭症状；右心室心肌供血不足。继发于右心室的扩张和心力衰竭的加重，出现三尖瓣反流。另外，由于室间隔过度向左侧突出，左心室充盈受限，引起 CO 下降。

8. 肺高压有哪些症状？

- 呼吸困难。
- 心绞痛（50% 的患者出现）。
- 疲劳（20% 的患者出现）。
- 虚弱。
- 晕厥。

9. 肺高压有哪些体征？

发绀、杵状指、周围静脉功能不全、水肿、苍白、肝大、腹水、第二心音 S2（肺动脉瓣关闭音）、右心室（RV）S3 或 S4（RV 肥大）亢进、吸气时全收缩期杂音增强（三尖瓣反流）、RV 抬高、出现颈静脉 V 波（三尖瓣反流）和颈静脉 A 波（RV 顺应性下降）。

10. 肺高压的心电图及影像学特征？

心电图表现：电轴右偏，右心室肥大（V1 ～ V3 导联高 R 波）、右心室应变（V1 ～ V3 导联 T 波倒置）、V6 导联出现 S 波，Ⅱ、Ⅲ 和 aVF 导联 P 波高尖。由于右心室失去心房的射血有可能出现严重的心律失常，如心房颤动。

胸部 X 线片及影像学异常包括：右心室和右心房扩大、右心影增强、肺门肺动脉主干突出、血管影快速变细、外周肺过度透光、周围血管稀疏和胸骨后充气影减少。

11. 评估肺高压的金标准是什么？

右心穿刺置管如放置 PA 导管是诊断 PH 的金标准，因为置管后可以直接测肺内压、肺楔压和 CO，这些都是测量肺血管阻力（PVR）必需的指标。肺毛细血管楔压升高提示需行进一步的检查以排除左心病变引起的 PH。右心置管时可进行血管反应性测试以确定药物治疗的有效性。

12. 肺高压经食管超声心动图有哪些表现？

PH 超声心动图包括右心室扩大和（或）室壁运动障碍，左心室缩小，间隔运动异常，室间隔增厚，右心室压力超负荷（室间隔反向膨胀 / 突入左心室，右心室肥大），右心房扩张，以及继发于右心室的扩张的三尖瓣反流（tricuspid regurgitation，TR）。

13. 经食管超声心动图如何计算 PAP ？

见图 38.1 和图 38.2。

- 右心室收缩压（right ventricular systolic pressure，RVSP）是计算出来的，基本上相当于肺动脉收缩压（sPAP）。
- RVSP 可如下计算：$RVSP = 4 \times TRV^2 + RA$。
- 此公式由 Bernoulli 公式推导而来，压力梯度等于速度的平方乘以 4：$\triangle P = 4V^2$。

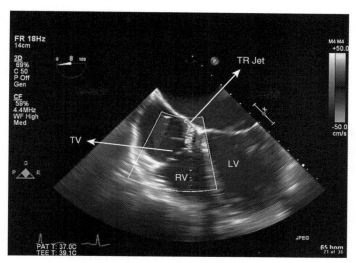

图 38.1　食管中段四腔心切面视图。三尖瓣区为彩色多普勒。LV，左心室；RV，右心室；TR Jet，三尖瓣反流；TR，三尖瓣

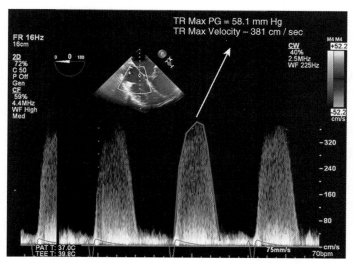

图 38.2　连续的三尖瓣反流（TR jet）多普勒波形计算三尖瓣反流喷射速率（TRV）。为计算右心室收缩压（RVSP），使用 Bernoulli 方程（RVSP = 4×TRV$_2$ + RAP）。将 381 cm/s 转化为 3.81 m/s 作为流速。假设右心房压（RAP）正常值为 10 mmHg，计算的 RVSP（sPAP）为 68 mmHg

- TRV ＝三尖瓣反流喷射速率。
- RAP ＝右心房压（通过超声估算下腔静脉直径，或测量颈静脉压，或直接血流动力学测量获得）。

- RVSP 超过 40 意味着可能有 PH，根据情况需要进一步评估（如右心导管置入术）。
- RVSP 是间接测量值而非直接测量，易出现误差（例如，RAP 评估不准确，多普勒投射波束角未准确对准三尖瓣反流，测量的 TRV 小误差在平方时产生较大误差，假设 sPAP = RVSP）。
- 如果没有反流喷射的话，此方法不适用。

14. PH 治疗方案有哪些（WHO 分类 1 ～ 5）？

应根据 PH 病因制订治疗方案。对特发性 PAH（WHO 1 类）的治疗有别于对 PH 的处理。下面是 WHO 各类 PH 处理方案。

- 对于 PH 抗凝始终存在争议，取决于其潜在的病因。抗凝措施更常用于药物引起的 PH 或血栓性 PH（WHO 4 类）。注，这些数据也支持其在特发性 PAH（WHO 1 类）中的应用。
- 利尿剂可有效控制 PH 患者的右心室衰竭、肝充血和外周水肿症状（WHO 1 ～ 5 类）。但过度利尿可降低右心室的前负荷和 CO。
- 当出现右心室衰竭体征和出现房性心律失常（多源性房性心动过速、心房扑动、心房颤动）时使用强心苷（地高辛）。对于已经使用利尿剂的患者使用地高辛时要严密监测血浆电解质的情况。

15. 讨论 PAH（WHO 1 类）患者的治疗方案？

对 PAH（WHO 1 类）的处理并非对因治疗，治疗的重点是扩张肺血管以降低 PVR。患者通常行右心置管，利用血管反应性测试评估疗效。尝试性治疗药物包括钙通道阻滞剂、依前列醇和 NO。若患者对这些血管反应性试验无反应，可尝试性使用内皮素受体拮抗剂（波生坦或安立生坦），或使用磷酸二酯酶 -5 抑制剂（西地那非、他达拉非或伐地那非）。

16. 讨论对 WHO 2 ～ 5 类 PH 患者的治疗方案？

对 PH（WHO 2 ～ 5 类）患者进行对因治疗，以防止 PH 的进展。

改善 PAH（WHO 1 类）的治疗对已知病因的 PH 患者不一定有效。比如对 WHO 1 类患者可提高生存率的依前列醇却增加 2 类和 3 类患者的死亡率，其原因是导致 $\dot{V}/\dot{Q}$ 失衡，加重左心室衰竭、低氧血症或肺水肿。

- WHO 2 类：对潜在的左心疾病进行内外科治疗有助于防止 PH 的恶化（如二尖瓣修补术）。
- WHO 3 类：对于严重 COPD 导致的 PH 的患者，用氧疗增加其 PaO_2，提高生存率；氧疗维持氧合大于 90%。
- WHO 4 类：治疗措施包括抗凝和外科血栓内膜剥脱术。
- WHO 5 类：处理潜在病因。

17. 对于肺高压有哪些外科治疗手段？

- 动脉血栓内膜剥脱术。

- 心房内间隔切开术，形成右向左分流缓解右心充盈压。建立分流会降低体循环动脉氧饱和度，但可增加 CO。对于危重症 PAH 患者此方法谨慎使用，仅作为移植前的过渡手段，此方法有较高的发病率和死亡率。
- 右心室辅助装置：右心室衰竭时可使用多种辅助装置作为肺移植的过渡。目前没有批准任何一项机械辅助装置是右心衰竭最终的治疗手段。
- 体外膜肺氧合（extracorporeal membrane oxygenation，ECMO）：肺移植的过渡措施。
- 对某些筛选出来的 PH 患者可进行双肺或心-肺移植术，3 年的生存率约为 50%。

18. 讨论钙通道阻滞剂（calcium channel blocker，CCB）用于治疗 PAH。

CCB 代表性药物有硝苯地平、地尔硫䓬和氨氯地平。有些 PAH 患者右心置管行血管反应性测试时，使用 CCB，PA 扩张。在观察性研究中 CCB 治疗有效的患者长期用药可改善功能，并提高生存率。CCB 显著的副作用是全身低血压、因抑制 HPV 而加重低氧血症和 $\dot{V}/\dot{Q}$ 不匹配。

19. 什么是内皮素受体拮抗剂？

内皮素 -1（endothelin-1，ET-1）是一种血管收缩剂，可引起肺动脉收缩。常用的内皮素受体拮抗剂有波生坦和安立生坦。此类药物可以改善 PH 的症状，但无证据表明可以降低死亡率。副作用有肝毒性和外周水肿。

20. 什么是前列腺素类及其有治疗作用的衍生物？

PAH 患者前列环素合成酶和前列环素的水平较低。前列环素是强效血管舒张剂，其水平下降导致血管扩张作用相应减弱。前列环素还有抗增殖作用。

前列腺素类（合成的前列环素类似物）作用与前列环素相似，可扩张肺动脉并防止血小板聚集。前列腺素类代表性药物有依前列醇、曲前列尼尔、贝前列素、伊洛前列素。它们均可降低 PAP 并增加 CO。前列腺素类可以吸入、静脉、皮下或直肠给药。静脉给药比吸入给药更容易引起全身的血管扩张和 $\dot{V}/\dot{Q}$ 不匹配，因此在手术室和重症监护室（ICU）通常建议使用吸入给药方式。

依前列醇是研究最多也是最常使用的前列腺素类，静脉持续输注，依前列醇（epoprostenol，PGI$_2$）半衰期为 2 ～ 3 min。静脉使用前列腺素类缺乏肺选择性，可引起全身低血压，并降低右心室的冠状动脉供血。依前列醇可延长 PAH（WHO 1 类）患者生存率，改善功能状况。而对 WHO 2 类和 3 类患者，依前列醇增加 PH 死亡率。

21. 讨论一氧化氮（NO）的特点。

NO 是血管内皮产生的一种小分子物质，可激活鸟苷酸环化酶，鸟苷酸环化酶是一种催化鸟苷 -5′- 三磷酸转化为环鸟苷酸（cyclic guanosine monophosphate，cGMP）的酶。cGMP 水平升高，激活蛋白激酶 G，降低细胞内钙，引起平滑肌松弛和血管舒张。

NO 吸入机体后，经过肺泡膜到血管内皮并引起平滑肌松弛。进入血管内后迅速与血红蛋白结合（与血红蛋白的亲合力是 NO 的 1500 倍）而失活，因此无全身血管舒张作用。因为 NO 只能输送到有通气功能的肺泡，因此增加该区域的血流，从而改善 $\dot{V}/\dot{Q}$。

22. 什么是磷酸二酯酶-5（phosphodiesterase-5，PDE-5）抑制剂？

因为 PDE-5 可降解 cGMP，抑制 PDE-5 可使 cGMP 增加，从而引起血管舒张（见上一个问题）。PDE-5 抑制剂是口服的血管扩张药，可增强 NO 的作用。目前 PDE 抑制剂有西地那非、他达拉非和伐地那非，均为合成制剂，与 NO 或前列腺素类联合使用。PDE-5 抑制剂对 PAH 患者的功能状态确实有改善作用，但对死亡率没有影响。

23. 关于 PDE-5 抑制剂（如西地那非）和硝基血管扩张剂（如硝化甘油和硝普钠）的使用，须考虑哪些问题？

服用 PDE-5 抑制剂如西地那非（Viagra）、他达拉非（Cialis）和伐地那非（Levitra）的患者，应避免使用硝普钠或硝酸甘油，因为这可能导致严重低血压。这被认为是因为硝基血管扩张剂和 PDE-5 抑制剂通过不同的机制经由同一通路使 cGMP 增加，cGMP 是促进血管扩张重要的第二信使。

24. 对 PH 患者术中如何监测？

中到重度 PH 患者术中常行动脉内测压。随时监测血压，进行血气分析。尽管对 PH 患者，动脉收缩压或脉搏压力变异（也称为 delta down）的有效性没有被证实，仍可以用于评估容量状态。

肺动脉导管可直接测量 PAP 和右心房压，通过测量肺楔压间接评价左心室充盈压（前负荷）。PH 时 PA 导管有助于鉴别全身低血压的原因。PH 患者行 PA 导管时 PA 破裂的风险增加，艾森门格综合征患者 PA 破裂的风险更大。许多学者认为艾森门格综合征是 PA 置管的禁忌证。

经食管超声心动图（transesophageal echocardiography，TEE）有助于评估容量状态、左心室和右心室功能、瓣膜反流以及心肌缺血引起的节段性室壁运动障碍的早期诊断。

25. 如何利用 PA 导管处理肺高压时的全身性低血压？

- SVR 下降（高 CO，正常 CVP，正常或低 PCWP，正常或高 PAP）：处理引起 SVR 降低的因素，使用升压类药物以及容量治疗。
- 右心室前负荷下降（低 CO，低 CVP，低 PCWP，低 PAP，正常或高 SVR）：容量治疗。
- PVR 升高（低 CO，高 CVP，低 PCWP，正常或高 PAP）：处理引起 PVR 升高的因素（比如，酸中毒、高碳酸血症、低氧血症），使用肺血管扩张剂。

- 右心室收缩力下降（低 CO，高 CVP，正常 PCWP，高 SVR）：处理引起收缩力下降的原因，使用正性肌力药物。

26. RV 后负荷和前负荷过大会引起什么问题？是否是导致右心衰竭的原因？

RVEDP 升高可使室间隔向左心室移位，导致左心室每搏输出量下降。但与左心室不同的是，右心室在收缩期和舒张期均有冠状动脉灌注。如果 RV 压力在收缩期或舒张期增加，冠状动脉灌注的减少会降低 RV 的收缩力，从而引起 RV 舒张压升高并降低 CO，诱发低血压，然后进一步减少右心室的冠状动脉灌注。这样就形成了一个恶性循环。此外，RVEDP 增加使右心室过度扩张，反向进入 Frank-Starling 曲线的下降侧作功，收缩力进一步降低。因此，过多的前负荷令"脆弱"的右心室难以承受，尤其是在 PH 即高后负荷状态下。

27. PH 患者行非心脏手术发病率和死亡率是多少？

- 死亡率（1%～10%）。
- 发病率（15%～42%）。
- 术后呼吸衰竭（7%～28%）。
- 心力衰竭（10%～13%）。
- 血流动力学不稳定（8%）。
- 心律失常（12%）。
- 肾功能不全（7%）。
- 脓毒症（7%～10%）。
- 缺血性 / 心肌梗死（4%）。
- 延迟气管拔管（8%～21%）。
- ICU/ 住院时间延长。

28. 术中有哪些降低 PH 的措施？

- 慢性 PH 患者服用的降低 PH 药物应一直使用至手术当日。前列腺素在术中持续输注。
- 避免缺氧、高碳酸血症和酸中毒。与体循环血管不同，肺血管在缺氧、高碳酸血症和酸中毒时是收缩的。实质上，体循环的作用是输送氧气和接收二氧化碳，而肺循环则正相反。HPV，在低氧血症、高碳酸血症和酸中毒的情况下，有利于改善肺内的通气和血流，但是增加了 PAP。
- 评价心肌功能；左心室衰竭后出现继发性 PA 压力增高。左心室衰竭时应采取改善心肌氧供和氧耗的措施，如降低心率和升高舒张压，怀疑有缺血应扩张冠状血管。
- 正性肌力药物如米力农或多巴酚丁胺可增加心肌收缩力，适当扩张肺血管，提高 CO。低氧血症加重酸中毒的影响，使 PVR 增加，因此建议采用适当的过度通气（$PaCO_2$ 30 mmHg）以降低 PVR。

- 保证充足的前负荷。PAH 患者后负荷相对固定，因此更依赖于前负荷。然而右心室容量超负荷又可引起室间隔左移至左心室，减少 CO，引起右心室过度扩张，减弱其收缩力。
- 避免椎管内麻醉，因为会引起 SVR 和前负荷的突然下降。
- 儿茶酚胺的释放可增加 PA 压力，因此需要保证一定的麻醉深度。
- 当冠状动脉灌注和全身性低血压问题严重时，考虑使用加压素。因为与去氧肾上腺素不同，加压素不会增加 PVR。去甲肾上腺素增加 SVR 超过 PVR 的增加，可以改善右心室冠状动脉灌注，并且由于其半衰期短（～ 90 s），与加压素相比易于滴定式给药。
- 对 PAH，可考虑使用直接起作用的肺血管扩张剂，如 NO 和依前列醇。最近的证据表明，这些药物药效相同。

29. 呼气末正压（positive end-expiratory pressure，PEEP）对 PH 影响?

肺复张措施减少肺不张，改善 $\dot{V}/\dot{Q}$ 比值。然而高水平 PEEP 使通气良好区域的肺血管收缩，引起分流增加，降低 PaO_2。较高的 PEEP 增加了胸膜腔内压，减少了静脉回流，从而降低右心室前负荷。但增加了右心室的后负荷，使 PH 恶化。因此，对这些患者慎重使用 PEEP。对于 PAH 患者，为了提高 PaO_2，增加吸入氧浓度（fraction of inspired oxygen，FiO_2）要优于增加 PEEP。

30. 讨论吸入麻醉药和 NO 对肺动脉压力的影响。

吸入麻醉药（异氟烷、地氟烷、七氟烷）有血管舒张作用，降低 PAP。高浓度的吸入麻醉药则抑制 HPV，导致 $\dot{V}/\dot{Q}$ 不匹配，诱发低氧血症。由于右心室功能受损，高浓度的吸入麻醉药风险较大，因此需要滴定式给药。使用 NO，因加重低氧血症而增加 PVR，也称为**弥散性缺氧**。

31. 静脉麻醉药对 PAP 的影响?

- 依托咪酯对 SVR、PVR 或心肌收缩力没有影响，因此适用于 PH 患者。依托咪酯有肾上腺功能抑制作用，使用时应注意，尤其是重症患者。
- 输注丙泊酚可以降低 SVR、PVR 和心肌收缩力。
- 阿片类药物没有直接的血管舒张作用，但可缓解伤害性刺激引起的血管收缩，防止 PAP 的增加。对于自主呼吸者，阿片类药物因呼吸抑制引起高碳酸血症，从而升高 PAP。
- 氯胺酮增加 PVR，对于 PH 并不是理想药物。对于存在心内分流的患儿，氯胺酮增加全身血管阻力的作用大于增加肺血管阻力，因此可防止右向左分流。

32. 是否可选择椎管内麻醉?

硬膜外麻醉可安全用于 PH 患者。蛛网膜下腔麻醉（腰麻）可导致 SVR

急剧变化，因此硬膜外麻醉优于腰麻，仍建议行有创监测。椎管内麻醉阻断了使心率增快的 T1 ～ T4 纤维，会出现异常的心动过缓，因此实施椎管内麻醉前要有足够的前负荷，同时备好处理 SVR 或心率的迅速下降的药物。

　　许多 PH 患者长期使用抗凝药。局部麻醉常用于辅助术后镇痛，以避免毒麻药的使用，因此对 PH 患者行局部麻醉时应注意抗凝药的使用情况。

33. 列举增加肺高压风险的手术。

- 肝移植：微栓及大量液体输注增加右心负担，增加 PH。
- 髋关节置换术：在假体植入时，肺内出现许多由水泥、骨质和空气形成的小栓子，即骨水泥植入综合征。
- 腹腔镜手术：CO_2 气腹可引起高碳酸血症，以及 RV 前负荷的迅速下降。

34. 升压药和正性肌力药物对肺高压的影响？

　　使用升压药和正性肌力药物的目的是维持体循环压力高于肺循环压力，以确保冠状动脉对右心室的灌注。右冠状血管在收缩期和舒张期均供应右心室血液。因此，增加前负荷或后负荷都会损害右心灌注。若冠状动脉和右心室之间正常的压力差消失可引起右心室缺血，RVEDP 增高，形成恶性循环（表 38.2）。

35. 为什么建议 PH 患者避免妊娠？

　　PH 患者妊娠期死亡率为 30% ～ 50%。因此建议 PH 患者尽量避免妊娠。

表 38.2　血管活性药物与肺高压

药物	作用机制	要点
去甲肾上腺素	$\alpha_1 > \beta_1$ 激动剂	在右心室衰竭时有效升压，增加 SVR 大于 PVR，因此在增加心排血量的同时有利于右心室灌注 在动物实验中，剂量 > 0.5 μg/（kg·min），可显著增加 PVR
去氧肾上腺素	α_1 激动剂	增加 PVR 引起右心室后负荷增加
加压素	V_1 激动剂	增加 SVR，对 PVR 无影响，降低 PVR/SVR 比值 加压素对于 PH 血管扩张性休克有效
多巴胺	D1，D2，β_1，α_1 激动剂	增加 CO 而不增加 PVR。副作用是心动过速和心律失常，从而限制其在心源性休克中的应用
多巴酚丁胺	$\beta_1 > \beta_2$ 激动剂	增加 CO 和心肌收缩力，同时降低 SVR 和 PVR。增快心率的作用弱于多巴胺
米力农	PDE Ⅲ 抑制剂	增加 CO，降低 PVR 和 SVR
肾上腺素	$\beta_1 \geqslant \beta_2 \geqslant \alpha_1$	增加 CO，降低 PVR/SVR 比例
异丙肾上腺素	$\beta_1 = \beta_2$ 激动剂	用于去神经支配心脏（心脏移植）增快心率，也会引起心律失常

CO，心排血量；PDE，磷酸二酯酶；PH，肺高压；PVR，肺血管阻力；RV，右心室；SVR，全身血管阻力

妊娠时循环容量和 CO 显著增加，PH 患者将难以耐受，尤其是在围生期，包括分娩后的几个月时间内。

要点：肺高压

1. 米力农有效降低 PVR，增加 CO。
2. 依前列醇和 NO 在术中有效降低 PVR。
3. 缺氧、高碳酸血症和酸中毒加重 PVR。
4. 加压素增加 SVR 而不影响 PVR。去甲肾上腺素增加 SVR > PVR，可用于 PAH。
5. 非选择性血管扩张剂（如钙通道阻滞剂、硝酸甘油、硝普盐、吸入麻醉药）因抑制 HPV，而引起低氧血症。
6. 与左心室不同，右心室在收缩期和舒张期均有冠状动脉灌注。当 RVEDP 升高时，舒张期冠状动脉供血下降，引起右心室衰竭加重。因此，右心室前负荷和后负荷增加，都会减少冠脉灌注，从而导致缺血和右心衰竭。

推荐阅读

Gille J, Seyfarth HJ, Gerlach S, et al. Perioperative anesthesiological management of patients with pulmonary hypertension. Anesthesiol Res Pract. 2012(2012):356982.

McLaughlin VV, Archer SL, Badesch DB, et al. Accf/Aha 2009 Expert Consensus Document on Pulmonary Hypertension: a report of the American College of Cardiology Foundation Task Force on Expert Consensus Documents and the American Heart Association: Developed in Collaboration with the American College of Chest Physicians, American Thoracic Society, Inc., and the Pulmonary Hypertension Association. Circulation. 2009;119(16):2250–2294.

Minai OA, Yared JP, Kaw R, et al. Perioperative risk and management in patients with pulmonary hypertension. Chest. 2013;144(1):329–340.

Pilkington SA, Taboada D, Martinez G. Pulmonary hypertension and its management in patients undergoing non-cardiac surgery. Anaesthesia. 2015;70(1):56–70.

Westerhof BE, Saouti N, van der Laarse WJ, et al. Treatment strategies for the right heart in pulmonary hypertension. Cardiovasc Res. 2017;113(12):1465–1473.

哮喘和慢性阻塞性肺疾病

Alma N. Juels, MD, Howard J. Miller, MD

李会芳 译 田雪 校

第39章

1. 反应性气道疾病的定义。

反应性气道疾病（reactive airway disease，RAD）指的是一类对物理学、化学性或药物来源的刺激有关的气道敏感性疾病。这类敏感性具体表现为贯穿整个气管支气管树的高反应性，如哮喘、慢性阻塞性肺疾病（chronic obstructive pulmonary disease，COPD）、肺气肿、病毒性上呼吸疾病以及其他呼吸系统疾病等。

2. 什么是哮喘？哮喘有哪些类型？

哮喘是气道高反应性和炎症。可分为两组类型：过敏性哮喘和异质性哮喘。用支气管扩张剂治疗反应良好。过敏性哮喘被认为与免疫球蛋白 E 介导的与灰尘或花粉等相关的抗原抗体反应有关。其释放的相关介质包括组胺、白三烯、前列腺素、缓激肽、血栓素和嗜酸性粒细胞趋化因子，从而导致炎症反应、气道毛细血管内液渗漏、分泌物增多以及支气管平滑肌收缩。

异质性哮喘由非抗原性刺激介导，包括运动、寒冷、污染和感染。支气管痉挛是由副交感神经（迷走神经）张力增加引起的。虽然主要刺激不同，但释放出与过敏性哮喘相同的介质（另请注意：部分过敏性哮喘患者具备高迷走神经张力）。

哮喘性支气管炎可由哮喘或慢性支气管炎的进展而来，患者总是有一定程度的气道阻塞并且对支气管扩张剂治疗反应较差。

3. 哮喘患者有哪些病史值得注意？
- 疾病时间。
- 发病频率、诱发因素以及发作持续时间。
- 患者夜里是否咳嗽？
- 患者既往是否住院治疗？是否进入 ICU 治疗或接受插管治疗？
- 患者的常用药物包括哪些？包括日常或按需服用药物，非处方用药以及激素类用药。

4. 与哮喘有关的症状及体征有哪些？

基本症状包括：咳嗽、气促和胸闷。最常见的体征包括呼气喘鸣。呼气喘鸣与气道阻塞有关，尤其与被动延长的呼气有关。随着哮喘的加重，患者需要调动更多的辅助呼吸肌。部分症状严重的患者听诊阴性可能预示其呼吸衰竭的发生，这是因为充足空气的极度缺乏导致呼气喘鸣的消失。患者亦可表现为呼吸过速，脱水，他们更习惯直立坐位，表现为吹笛式呼吸（缩唇呼吸）。发绀出现较晚，且预示着不良预后。

5. 描述哮喘的主要治疗方案（表 39.1）。

　　主要治疗方案包括吸入型 β 肾上腺素能受体激动剂。高选择性 β_2 肾上腺素能受体激动剂如沙丁胺醇以及特布他林提供有效的 β_2 受体介导的支气管扩张效应，且副作用较少（如 β_1 受体相关性心动过速和震颤）。沙丁胺醇可通过雾化、口服或定量吸入器（metered-dose inhaler，MDI）给药。特布他林则可通过雾化、皮下或持续静脉输注的方法给药。但静脉给药容易引起低钾血症、乳酸性酸中毒以及心动过速等不良反应。冠状动脉狭窄患者不能耐受心动过速，需采取 β_2 特异性激动剂。通常优先采用吸入剂型。

表 39.1　气道反应性疾病患者可用的药物		
分类及举例	剂量	作用机制
β 肾上腺素能受体激动剂：沙丁胺醇、奥西那林、非诺特罗、特布他林、肾上腺素	2.5 mg 溶于 3 ml 生理盐水供雾化或 MDI 2 喷 特布他林 0.3 ～ 0.4 mg 皮下注射 肾上腺素 0.3 mg 皮下注射，5 ～ 10 mg IV	增加腺苷酸环化酶、cAMP 和降低平滑肌张力（支气管扩张）；急性发作时优选短效 β 肾上腺素能受体激动剂（如沙丁胺醇、特布他林和肾上腺素）
茶碱类：氨茶碱，茶碱	5 mg/kg 作为负荷剂量，IV 至少 30 min	抑制磷酸二酯酶活性，促进 cAMP 生成，增强内源性儿茶酚胺，改善膈肌收缩力，兴奋呼吸中枢
糖皮质激素：甲泼尼龙、地塞米松、泼尼松、氢化可的松	甲泼尼龙，60 ～ 125 IV，每 6 h 一次；或泼尼松每天口服 30 ～ 50 mg	抗炎和膜稳定效应；抑制组胺释放；增强 β 受体激动剂作用
抗胆碱能药：阿托品、格隆溴铵、异丙托溴铵	异丙托溴铵，0.5 mg 雾化或 MDI 4 ～ 6 喷；阿托品，每份 1 ～ 2 mg 雾化	阻断神经节后胆碱能受体，降低 cGMP 生成，松弛气道平滑肌
色甘酸钠		也是一种膜稳定剂，可防止肥大细胞脱颗粒，但必须预防性给药
抗白三烯类：齐留通、孟鲁司特		合用扎鲁司特或单用，抑制白三烯产生，拮抗白三烯作用；消炎；除糖皮质激素之外用药；对于皮质类固醇有禁忌证或者不愿意使用的患者，可考虑用于一线抗炎治疗

cAMP，环磷酸腺苷；cGMP，环鸟甘酸，IV，静脉注射；MDI，计量吸入器

长效 β_2 受体激动剂如沙美特罗和福莫特罗则配合糖皮质激素用于长期治疗。最后，肾上腺素则可通过皮下给药用于严重哮喘患者。

6. 哮喘的药物治疗种类及治疗方法还有哪些（表 39.1）？

- **糖皮质激素**：改善气道炎症，减少分泌物产生，加强 β 受体激动剂介导的呼吸道松弛作用。患有中重度哮喘或者既往接受过至少 6 个月糖皮质激素治疗的患者强烈推荐继续使用糖皮质激素。给药后至少需要 1 ~ 2 h 起效。泼尼松由于其显著的抗炎效应且微弱的盐皮质激素作用较多应用于临床。副作用主要包括高血糖、高血压、低血钾以及情绪波动如精神错乱。长效糖皮质激素长期使用可能导致肌病的发生。糖皮质激素可通过口服、MDI 或者静脉使用。

- **抗胆碱能药物**：由于作用于气道内的毒蕈碱型乙酰胆碱受体而产生气道扩张作用，因此可用于吸入刺激物诱发的气道缩窄（偶尔还能减少 β 受体阻滞剂的不良反应）。对于 COPD 患者或者伴随严重气道狭窄患者［预计第 1 秒用力呼气容积（forced expiratory volume in 1 second，$FEV_1 < 25\%$）］具有重要意义。异丙托铵、格隆溴铵以及阿托品可通过雾化器给药，而异丙托溴铵亦可通过 MDI 给药。

- **白三烯受体拮抗剂**：该类药物通过对 5- 脂氧合酶通路的抑制或者半胱氨酸白三烯受体 I 型的拮抗产生效应，通常配合吸入性类固醇给药。

- **色甘酸钠**：该药物为肥大细胞稳定剂，通常应用于长效维持治疗。17 周岁及以下的患者或者中重度哮喘患者获益最多。色甘酸钠可通过 MDI 给药，副作用包括给药时的局部刺激，对于急性发作无效。

7. 应做哪些术前常规检查？

应根据患者的病史判断术前检查的必要性。接受系统治疗的轻症患者未必从术前检查中获益。而近期未接受评估的有症状的患者可能需要进一步的评估。

最常用的检查是肺功能检查，可简便迅速判断梗阻的程度及其可逆性。将检测值与预估值进行比较将有助于评价梗阻程度。最大呼气流速（peak expiratory flow rate，PEFR）或 FEV_1 低于预测值的 30% ~ 50% 表示情况恶化，对于大多数成年人而言代表 PEFR 小于 120 L/min，而 FEV_1 低于 1 L。同时应在接受支气管扩张剂的前提下重复该项检查以明确气道梗阻的可逆性以及对其治疗反应。

动脉血气分析通常意义不大。心电图、胸部 X 线片以及全血细胞计数很少用来评价哮喘的严重程度，除非患者描述的症状提示下述诊断（如发热和肺部啰音，提示肺炎）。

8. 哮喘患者适用哪些诱导剂？

用于哮喘患者的静脉麻醉诱导药物包括丙泊酚和氯胺酮。氯胺酮通过 β_2 受体激动效应促进内源性儿茶酚胺的释放，从而发挥支气管扩张作用。

氯胺酮同时可直接作用于气道平滑肌而产生微弱的松弛作用。而丙泊酚在给药后可降低气道阻力以及气道反应性。静脉给药利多卡因可在一定程度上减弱喉罩置入或气管插管的气道反应。

采用七氟烷吸入诱导可有效地降低气道反应性,且直接松弛气道平滑肌。且相较于异氟烷以及地氟烷存在优越性。

9. 哮喘患者气管插管的并发症有哪些?

插管的刺激(以及气管导管的存在)是导致气道阻力显著增加的重要因素,并且在严重哮喘患者中,可能会引发支气管痉挛危象。深麻醉下拔管(患者自主呼吸恢复,但仍处于全身麻醉状态下,拔除气管插管)是促进顺利苏醒的常用策略。然而对于困难气道、病态肥胖以及有误吸风险的患者则需要慎重考虑。

10. 慢性阻塞性肺疾病(COPD)的定义。

COPD 是一类包括肺气肿、慢性支气管炎以及喘息性支气管炎的疾病谱。其主要表现为不断进展的呼吸困难。气流限制可能来源于呼吸道弹性回缩力的下降或小气道(或大气道或两者并存)的阻塞。增强的阻力可能有不同程度的可逆性。主要症状包括咳嗽、呼吸困难以及喘息。

11. 慢性支气管炎和肺气肿的定义?

- **慢性支气管炎**:长达数月甚至数年的咳嗽、咳痰、反复感染以及气道阻塞。慢性支气管炎患者通常有黏液腺增生、黏液堵塞、炎症、水肿、支气管周围纤维化、气道狭窄以及支气管狭窄。黏液以及炎症导致气道管腔的狭窄最终导致气流阻力的增加。
- **肺气肿**:以进行性的呼吸困难以及变异性咳嗽为特征。肺泡壁弹性以及胶原纤维的破坏且不伴随纤维化的进展,从而导致气腔的异常扩大。此外,气道支架结构的损坏最终导致呼气相的气道狭窄以及塌陷。

12. 非发绀型肺疾病与发绀型肺疾病的区别?

非发绀型肺疾病(肺气肿)	发绀型肺疾病(慢性支气管炎)
通常年长(> 60 岁)	相对年轻
非发绀表现	发绀型表现
体重较轻	体重偏重
咳嗽症状较轻	慢性排痰性咳嗽;频繁喘息

13. 与 COPD 进展相关的因素。

- **吸烟**:吸烟导致纤毛功能受损,肺泡巨噬细胞抑制;导致黏液腺增生以及黏液分泌增多,增加肺部的炎症反应,导致蛋白水解酶释放增加,从而降低肺泡表面活性剂的完整性,增加气道反应性。

- **职业及环境暴露**：动物皮屑，甲苯及其他化学物质，各类谷物，棉花以及空气污染中的二氧化硫和二氧化氮。
- **反复感染**：细菌，非典型有机体（支原体），病毒（包括能产生肺气肿样改变的人类缺陷免疫病毒）。
- **家族遗传因素**：COPD 存在易感因素，其在男性中较女性更为常见。α_1 抗胰蛋白酶缺乏症是抗酶类对肺组织的自身消化的遗传性疾病，多见于肺部 X 线片可见肺基底大泡的年轻患者。吸烟可加速其发生发展。

14. 列出用于治疗 COPD 的常用药物及其作用机制。

见表 39.1。

15. COPD 患者术前应获取哪些病史资料？

- **吸烟史**：每天吸烟量和持续时间（以年为单位）。电子烟和大麻的使用也应被列入。吸食大麻由于通常没有过滤，往往比香烟更严重。
- **呼吸困难、喘息、咳嗽以及运动耐量。**
- **RAD 的住院治疗史**，包括是否需要静脉注射类固醇、插管和机械通气。
- **药物治疗史**：包括家庭氧疗史及类固醇类激素使用史（全身或吸入）。
- 近期肺部感染，急性发作或痰液性质改变。
- 可能由终末期肺部疾病或肺癌导致的体重减轻。
- 右心衰竭的症状，如外周水肿、肝大、黄疸以及继发于肝和内脏充血的食欲减退。

16. 哪些实验室检查比较有用？

- **白细胞计数和血细胞比容**：分别评估感染程度和慢性低氧血症。
- **电解质**：当患者发生慢性呼吸性酸中毒时，碳酸氢根离子浓度随之升高缓冲其过量的二氧化碳。重复使用 β 肾上腺素能受体激动剂时可导致低钾血症。
- **动脉血气**：低氧血症、高碳酸血症、酸碱平衡，以及是否代偿都可以得到评估。
- **胸部 X 线片**：可发现肺部过度通气、肺大泡或肺小泡、扁平膈、增大的胸骨后气腔、肺不张、心脏扩大、肺浸润、渗出、肿物或气胸。
- **心电图**：可发现电极幅度减小，右心房改变征象（II 导联与 V1 导联的 P 波峰值）或右心室改变征象（电轴右偏，V6 导联的 R/S ≤ 1，V1 和 V2 导联的 R 波增高，右束支传导阻滞）改变和心律失常。房性心律失常比较常见，特别是多源性房性心动过速和房颤。

17. COPD 患者常见哪些异常体征？

- 呼吸急促以及辅助呼吸肌参与呼吸运动。
- 遥远的或局部的呼吸音减弱、喘息、干啰音。
- 颈静脉怒张，肝颈静脉反流征以及外周水肿提示右心衰竭。

18. 慢性升高的二氧化碳分压（$PaCO_2$）是如何影响COPD患者的呼吸动力？

慢性增高的 $PaCO_2$ 浓度导致脑脊液内碳酸氢根浓度升高。髓质内的呼吸的化学感受器被调控到适应高浓度的 CO_2 水平。从而继发与 CO_2 相适应的低潮气量。在这类患者群体中，呼吸驱动力可能更依赖于氧分压（PO_2）。

19. COPD患者接受氧疗为何出现低氧血症？

100% 纯氧吸入可能通过抑制缺氧性肺血管收缩（hypoxic pulmonary vasoconstriction，HPV）从而导致通气/血流比例失调。HPV是降低肺部通气不良区域血流的自动调节机制，从而保证通气良好区域的血流量。HPV的抑制导致通气不良区域血流的增多，从而发生血氧不足或高碳酸血症。需要谨慎地给予最低限度的氧疗以达到所需的脉搏血氧饱和度。

20. COPD患者接受氧疗时为什么 CO_2 会升高？

- 呼吸动力减少，导致每分通气量减少。
- HPV受损，降低 CO_2 消除效率。
- 霍尔丹（Haldane）效应。脱氧血红蛋白（hemoglobin，Hb）比氧合Hb更能携带 CO_2。更具体地说，还原（脱氧）Hb与碳酸解离时产生的 H^+ 离子结合，从而促进 CO_2 和 H_2O 形成更多的碳酸。相反，氧疗使氧合Hb增加，从而产生更多的游离 H^+，后者又结合 HCO_3^-，产生 CO_2 和 H_2O。

21. 全身麻醉及手术如何影响肺力学？

在多次全身麻醉及手术后肺活量降低高达 25% ～ 50%，肺残气量也增加。上腹部手术及开胸手术较下腹部手术及胸骨切开术更为显著地影响肺力学。从而继发肺不张、肺换气不足、血氧不足和肺部感染。上述症状需要几周到几个月的时间才能恢复到基线水平。

22. 哪些因素与增高的围手术期发病率及死亡率相关？

术后低氧血症、通气不足、肺部感染以及长时间的插管和机械通气使得围手术期发病率增高。可根据手术类型和术前PFT对患者进行风险分层（表 39.2）。

23. 哪些治疗措施可降低围手术期肺部风险？

- 戒烟。
  - 术前停止吸烟 48 h 可降低血液碳氧血红蛋白水平。氧合解离曲线右移，使得组织的氧利用率增加。
  - 术前戒烟 8 周及以上，可以获得最大的益处。部分研究提示术前戒烟小于 8 周与术后并发症风险增加相关。这些益处源于肺功能和肺部纤毛清除功能改善，降低痰液生成。
- 优化药物治疗效果。手术当日继续治疗。

表 39.2　与增高的围手术期发病率 / 死亡率相关的肺功能值 *			
PFT	**腹部手术**	**开胸手术**	**肺叶切除术 / 全肺切除术**
FVC	< 70%	< 70%	< 50% 或< 2 L
FEV$_1$	< 70%	< 1 L	< 1 L
FEV$_1$/FVC	< 50%	< 50%	< 50%
FEF25-75	< 50%	< 50%	
RV/TLC	40%		
PaCO$_2$	> 45 ～ 55 mmHg	> 45 ～ 50 mmHg	

预测值的百分比
FEF25-75, 呼气中期相的用力呼气流量；FEV$_1$, 第 1 秒用力呼气容积；FVC, 用力肺活量；
PFT, 肺功能检查；RV, 残气量；TLC, 肺总量

- 识别并治疗潜在的肺部感染。
- 加强营养支持、补充水分以及肺部理疗。
- 提供有效的术后镇痛，促进患者尽早有效咳嗽，增大潮气量以及术后早期下床活动。

24. COPD 患者应用区域麻醉有优势吗？

是的。在某些手术中，区域麻醉就可满足手术要求。然而，腰麻或硬膜外阻滞平面在 T10 以上时会减弱排痰和肺不张。考虑到臂丛神经阻滞可能造成膈神经阻滞，导致半侧膈肌麻痹。据估计，单侧膈神经麻痹会减少15% ～ 20% 的 FVC。

25. COPD 患者全身麻醉期间可采用哪些药物诱导和维持？

所有的诱导药物都是安全的。氯胺酮可产生继发于直接拮抗支气管收缩的拟交感类支气管扩张效应，但分泌物的生成显著增多。同样存在具备支气管扩张效应的药物如丙泊酚。插管前静脉给予利多卡因可减弱气道反应。

所有吸入麻醉药均是支气管扩张剂。地氟烷已被证明会增加气道阻力和引起支气管收缩，最好避免在这些患者中使用。

氧化亚氮增加气体容积以及肺大泡及肺小泡的压力，从而增加了气压伤及气胸的风险。并且，肺静脉阻力以及肺动脉压力增高，从而导致合并肺动脉高压或肺心病患者的情况进一步恶化。因此，COPD 手术患者应禁止使用氧化亚氮。

26. 讨论 COPD 患者肌肉松弛药（及其拮抗剂）的使用要点。

阿曲库铵（但不是顺阿曲库铵）会导致组胺释放，应避免使用。琥珀胆碱亦可导致组胺释放，因此考虑使用前需权衡其快速起效和气管插管的利弊方作决定。

胆碱酯酶药（新斯的明和依酚氯铵）可由于作用于节后毒蕈碱受体导致

支气管痉挛或分泌物增多。然而，临床上由于同时使用抗胆碱能药物（阿托品或格隆溴铵）而很少见该药物导致的支气管痉挛。

27. 讨论 COPD 患者术后镇痛的药物选择。

阿片类药物减弱气道的反应性，可能有助于咳嗽。吗啡由于导致组胺释放，需小心使用。氢吗啡酮、芬太尼、舒芬太尼以及瑞芬太尼不会促进组胺释放。其他镇痛选择包括局部镇痛、非甾体抗炎药、对乙酰氨基酚、氯胺酮、加巴喷丁、普瑞巴林、利多卡因和口服麻醉药。

28. 什么是内源性呼气末正压（auto-positive end-expiratory pressure, 内源性 PEEP）？

内源性 PEEP 通常是呼气末正压状态下的气体潴留，通常由于完整的呼气不能完成所导致。这会通过降低前负荷和增加肺血管阻力导致氧合和通气受损，并最终导致血流动力学受损。由于 COPD 患者的肺部病理，其对内源性 PEEP 尤其敏感。

呼气时间延长降低内源性 PEEP 的可能性。增加呼气相的时间，降低呼吸频率可促进其发生。

29. 术中喘息的鉴别诊断。

- 支气管狭窄（记住：并非所有的喘息代表哮喘）；
- 由于分泌物或导管扭曲造成的气管导管机械性梗阻；
- 胃内容物或异物吸入（例如脱落的牙齿）；
- 支气管内插管（大多右主支气管插管）；
- 麻醉过浅；
- 肺水肿（心源性或非心源性）；
- 气胸；
- 肺栓塞。

30. 术中出现支气管痉挛如何处理？

- 吸入 100% 纯氧，手动通气，保证足够的呼气时间。识别并正确处理。
- 药物治疗。
  - 解除机械性阻塞。
  - 增加吸入麻醉药和（或）予以静脉麻醉药如利多卡因、氯胺酮或丙泊酚。
  - 给予 β 肾上腺素能受体激动剂：通过气管导管雾化（如沙丁胺醇），皮下注射（如特布他林），或静脉用药（如肾上腺素，特布他林）。
  - 给予抗胆碱能药物：通过气管导管雾化（如异丙托溴铵），或静脉用药（如阿托品、格隆溴铵）。
  - 推荐静脉给予氨茶碱以及糖皮质激素。

- 存在争议的是，拔除气管导管可能获益，因为其可能是支气管痉挛发生的刺激因素。

要点：慢性阻塞性肺疾病

1. 具有显著反应性（可逆性）肺疾病的患者需要充分的术前准备，包括吸入性 β 肾上腺素能受体激动剂或激素类用药。
2. 具有显著反应性的患者应考虑非全身麻醉。活动性的喘息患者则不适宜接受择期手术。
3. 并不是所有的喘息都是哮喘。需要考虑机械性气道阻塞，充血性心力衰竭、过敏反应、肺栓塞、气胸、误吸以及存在支气管导管的因素。
4. 慢性支气管炎的患者可能需要抗感染治疗，吸入 β 肾上腺素能受体激动剂，术前控痰治疗以获得术后更好的预后。戒烟对于该类患者是一个长期受益的手段。
5. 接受择期行全肺切除术的患者需要接受肺功能检查以确保维持生理功能所需的肺组织。盲目地切除可能会造成患者依赖机械通气。

推荐阅读

American Academy of Allergy, Asthma and Immunology: http://www.aaai.org

Qaseem S, Snow V. Risk assessment for and strategies to reduce perioperative pulmonary complications for patients undergoing noncardiothoracic surgery: a guideline from the American College of Physicians. Ann Intern Med 2006;144:575–580.

Rabe KF, Wedzicha JA. Controversies in treatment of chronic obstructive pulmonary disease. Lancet 2011;378:1038–1047.

Stoller JK. Clinical practice. Acute exacerbations of chronic obstructive pulmonary disease. N Engl J Med 2002;346:988–994.

Sutherland ER, Cherniack RM. Management of chronic obstructive pulmonary disease. N Engl J Med 2004;350:2689–2697.

Wedzicha JA, Seemungal TA. COPD exacerbations: defining their cause and prevention. Lancet 2007;370:786–796.

第40章 急性呼吸窘迫综合征

Deepa Ramadurai, MD, Mark Kearns, MD

刘鹏飞 译 郭英 校

1. 如何定义急性呼吸窘迫综合征（acute respiratory distress syndrome, ARDS）？

2012 年 Berlin 定义是目前急性呼吸窘迫综合征（ARDS）最常用的定义（表 40.1）。Berlin 定义 ARDS 为：① 1 周以内起病，或新发，或恶化的呼吸衰竭；②双肺模糊影，与胸部 X 线或计算机断层扫描（computed tomography, CT）显示的肺水肿相一致；③需要机械通气的低氧血症，最小呼气末正压（positive end expiratory pressure, PEEP）或持续气道正压（continuous positive airway pressure, CPAP）为 5 cm H_2O。心力衰竭或体液超负荷（如终末期肾病）不能完全解释呼吸衰竭。换言之，ARDS 导致的肺水肿是由毛细血管通透性增加（即非心源性肺水肿）引起的，也不是由静水压增加（即心源性肺水肿）所致。另外，Berlin 定义根据动脉氧分压（partial pressure of arterial oxygen, PaO_2）与吸入氧分数（fraction of inspired oxygen, FiO_2）在最小 PEEP（5 cmH_2O）下的比值（P/F 比），将疾病严重程度进一步分为轻度、中度和重度。

2. ARDS 的风险因素是什么？

ARDS 是各种损伤引起的肺实质急性弥漫性炎症反应，导致肺血管通透性增加（框 40.1）。通常，ARDS 的风险因素可根据是否直接引起肺损伤进行分类。值得注意的是，ARDS 仅在常见的多个危险因素（如肺炎和败血症）

表 40.1 急性呼吸窘迫综合征的 Berlin 标准定义

标准	
病程	相关临床损伤后 7 天内新发的呼吸衰竭
影像学表现	X 线或 CT 扫描出现不能以渗出、萎陷或结节来解释的双侧斑片影
水肿	非心脏衰竭或液体过量所致的肺水肿。如果未确定 ARDS 的临床危险因素，则需要对心功能进行客观评估
PEEP/CPAP	最小 PEEP 或 CPAP 值为 5 cmH_2O
严重程度分类	轻度：PaO_2：FiO_2 201 ～ 300 mmHg 中度：PaO_2：FiO_2 101 ～ 200 mmHg 重度：PaO_2：FiO_2 ≤ 100 mmHg

ARDS，急性呼吸窘迫综合征；CPAP，持续气道正压；CT，计算机断层扫描；FiO_2，吸入氧分数；PaO_2，动脉氧分压；PEEP，呼气末正压

378

框 40.1	与急性呼吸窘迫综合征相关的诱发事件
直接肺损伤	**间接肺损伤**
肺炎	脓毒症
细菌	外伤
真菌	大出血
病毒	输血相关
机会性感染	药物过量
胃内容物的误吸	烧伤
吸入性损伤	急性胰腺炎
溺水	心肺分流
肺挫裂伤	肺移植术后缺血-再灌注损伤

人群中的一小部分患者中发生。因而，虽然目前尚未明确特定的相关基因，但已经推断 ARDS 的发生存在一定遗传易感性。长期酒精滥用是一个已知的、可变引起 ARDS 发生的风险因素。

3. ARDS 最常见的原因及其死亡率？

肺炎、败血症和误吸是发生 ARDS 最常见的危险因素。在"肺安全性研究（LUNG SAFE）"中，发生 ARDS 的危险因素中肺炎占 59.4%，肺外脓毒症和误吸各占 15%。需要注意的是，患者人群、环境暴露和偶然因素会显著影响 ARDS 的发生。

肺安全性研究还评估了符合 ARDS Berlin 定义的患者的死亡率，发现轻度、中度和重度 ARDS 患者的住院死亡率分别为 34.9%、40.3% 和 46.1%。

4. ARDS 的发病机制是什么？

所有危险因素的共同点是最初的炎症损伤。炎症可以激活肺泡巨噬细胞，释放促炎因子，从而导致中性粒细胞聚集和血液循环巨噬细胞进入肺泡腔。这些募集的炎症细胞产生细胞因子、蛋白酶、活性氧、磷脂和类二十烷酸类，诱导肺泡上皮和内皮细胞的损伤和凋亡，进一步加剧炎症反应。肺泡腔充满含蛋白质和以中性粒细胞为主的渗出液。这导致通气-血流比例（$\dot{V}/\dot{Q}$）失调和分流，影响气体交换，导致功能性肺容积和顺应性的下降，并可致肺高压。另外，ARDS 发病机制还包括泛素蛋白酶体系统的激活，肺泡表面活性物质的失活和耗竭，以及中性粒细胞胞外杀菌网络的形成。

5. 描述 ARDS 的各个阶段？

根据临床表现、影像学和组织病理学异常，ARDS 通常分为 3 个阶段：急性或渗出期、增殖期，最后是纤维化期。虽然它们被认为是 3 个不同的阶段，但动物研究已经证明这 3 个阶段之间存在一定的重叠。

（1）早期，即渗出期，其临床特征是呼吸窘迫、低氧血症和双侧肺浸润。经典的组织学变化，称为**弥漫性肺泡损伤**（diffuse alveolar damage，DAD），其特征是肺泡内富含蛋白质的水肿液和炎症细胞、肺泡上皮细胞损伤和透明膜形成。值得注意的是，在对 ARDS 患者的尸检研究中发现，符合 Berlin 定义的 ARDS 患者只有 45% 出现 DAD。

（2）增殖期的特点是恢复组织结构与功能的细胞修复过程。在肺泡内，募集的巨噬细胞和凋亡的中性粒细胞被清除。气道祖细胞和Ⅱ型肺泡上皮细胞增殖，继而分化为新的Ⅰ型肺泡上皮细胞。成纤维细胞在间质中短暂增殖以形成临时基质。此外，多种机制可恢复肺泡上皮和血管内皮功能，进而修复屏障功能和清除肺泡间质水肿。

（3）第三阶段，为纤维化期。此阶段并不是在所有患者中发生，一旦发生表明预后不良。临床上，肺部模糊斑片影持续存在，肺顺应性持续显着下降，患者通常需要长时间的呼吸机支持治疗。组织病理学异常包括广泛的基底膜损伤，与成纤维细胞增殖有关的广泛胶原沉积，以及高度分化的成纤维细胞，导致毛细血管网络的破坏，间质和肺泡内纤维化。

6. ARDS 患者典型的临床表现？

ARDS 患者可出现呼吸窘迫、低氧血症和双侧肺混浊斑片影。大约 40% 的患者在各种损伤后的 24 h 内出现 ARDS。其余患者则在损伤后 48 ~ 72 h 内出现。根据定义，ARDS 患者出现低氧血症（常规吸氧治疗无法改善），需要高级呼吸支持治疗，包括经鼻高流量吸氧、CPAP 或有创机械通气呼吸支持。低氧血症的程度无法预测，但可能受患者基础肺功能、血管内容量水平、心排血量是否充足以及危险因素的严重程度等影响。除非合并肺炎，肺部听诊正常，分泌物通常很少。

7. 与 ARDS 表现相似的其他肺部疾病有哪些？

有许多非感染性疾病表现为急性弥漫性肺实质病变，伴有气体交换的异常（框 40.2）。这些类似于 ARDS 的疾病经常出现感染性疾病相关症状，包括发烧、咳嗽和白细胞增多。相当比例的感染性肺炎患者由于没有发现病原体，更易被误诊为 ARDS。对这类可疑 ARDS 的患者应进行支气管肺泡灌洗，有助于诊断。在某些疾病中，开胸肺活检有助于明确病因。正确诊断至关重要，很多类似于 ARDS 的疾病，早期恰当的治疗效果较好。

框 40.2　急性呼吸窘迫综合征疾病鉴别

急性间质性肺炎
急性嗜酸性肺炎
隐源性机化性肺炎
弥漫性肺泡出血
急性高敏性肺炎
药物相关肺炎
间质性肺病急性加重
胶原血管病相关肺炎
急性纤维素机化性肺炎

8. 治疗 ARDS 的药物有哪些？

尽管开展多项高质量的临床试验，但还没有能够提高 ARDS 生存率的有效药物。血栓烷合成酶抑制剂、一氧化氮（NO）、皮质类固醇、表面活性剂、N- 乙酰半胱氨酸、β 受体激动剂、他汀类药物、吸入前列环素、液体通气、活化蛋白 C 以及其他药物进行了试验，都没有明确的获益。唯一能提高 ARDS 生存期的治疗方法是通气支持治疗，包括在所有 ARDS 患者中实施小潮量（tidal volume，V_t）通气和中重度 ARDS 患者中的早期俯卧位通气。

9. 这是否意味着内科治疗对难治性 ARDS 患者没有作用？

没有明确的药物能够降低死亡率并不意味着 ARDS 患者对有针对性的治疗没有反应。例如，吸入性 NO，曾经被认为是一种很有前景的治疗方法。其能够选择性的舒张肺血管和改善通气-血流比例（$\dot{V}/\dot{Q}$）失调。虽然不能降低死亡率，但可以暂时改善氧合，为实施其他治疗策略，纠正潜在疾患提供了时间窗。如果 ARDS 的病因是类固醇反应性疾病，早期全身服用糖皮质激素治疗可能是有益的，但不推荐用于所有 ARDS 患者。既往已证明在 ARDS 晚期服用类固醇是有害的。神经肌肉阻断剂也是一类可选择的治疗药物，在适当条件下应用可改善预后（即严重的 ARDS）。鉴于 ARDS 患者存在显著的个体差异，必须对患者的病理生理学进行评估后选择合适的药物治疗。

10. 在 ARDS 中是否有最佳的液体治疗策略？

液体和置管治疗试验表明，保守的液体管理方案包括保守的液体复苏策略，随后早期应用利尿剂，能够有效缩短呼吸机治疗时间，减少重症监护室的住院时间，同时并没有增加肺以外的其他器官衰竭。关于液体的类型，在 ARDS 患者中，与晶体液相比，白蛋白没有明显的优势。

11. 机械通气是否对 ARDS 受累的肺区域产生一致的影响？

虽然 ARDS 是一个弥漫性病变，但局部通气肺组织存在明显的异质性。早期 ARDS 患者的 CT 扫描图像显示非重力依赖性肺区域（Ⅰ区）优先通气，因存在肺实变；而重力依赖性区域（Ⅲ区）缺乏通气。这一观察将 ARDS 中的肺系统概念性描述为**婴儿肺**，即 ARDS 成年患者肺通气容积与健康婴儿的肺容积大小相当。基于此，小潮气量通气的治疗很有意义，因为与正常患者相比，ARDS 患者通气过程中的分布容积显著降低。另外，输送的气体优先分布在顺应性最好的肺，这样导致健康通气的肺部区域局部过度扩张，发生呼吸机诱发的肺损伤（ventilator-induced lung injury，VILI）。除前面描述的肺部区域，还有一些部分充盈的肺泡区域，这些区域可以复张参与气体交换，但依赖于呼吸机的设置和患者的通气体位。

12. 机械通气是否损伤 ARDS 受累肺组织？

机械通气可以使已损伤的肺组织持续受损，并导致肺损伤肺组织发生损伤。这个过程，被称为 VILI。VILI 发生有多种机制，包括通气分布不良导致的肺泡过度充气（容积伤）、高肺泡压力导致的过度膨胀（气压伤）、肺泡循环开放和塌陷（肺不张伤）。VILI 可引起肺部炎症和损伤，以及全身炎症和多器官衰竭。

13. ARDS 患者如何通气？

ARDS 患者机械通气策略主要包括，V_t 设定为 6 ml/kg［按照理想体重（ideal body weight，IBW）］，目标平台压力小于 30 cmH$_2$O。研究表明，与既往传统的大潮气量通气（V_t 为 10 ～ 12 ml/kg，IBW）相比，6 ml/kg 小潮气量通气治疗能够显著降低 ARDS 患者肺部并发症以及死亡率。目前尚无明确的研究能够表明实施促进肺复张和最小化肺不张策略的重要性。许多医院使用 ARDS 网络定义的 FiO$_2$/PEEP 阶梯来指导 PEEP 的使用，建议应用至少 5 cmH$_2$O 的 PEEP 以防止肺不张。目前没有明确的最佳 PEEP，但是最近数据表明，使用"驱动压力"作为滴定 PEEP 的方法可能有助于降低死亡率和肺部并发症。肺复张策略，其中间歇性使用高水平的正压以增强肺复张，也被认为对 ARDS 有益。鉴于缺乏高 PEEP 和肺复张策略益处的明确证据，在急性呼吸窘迫综合征试验（Acute Respiratory Distress Syndrome Trial，ART）的肺泡复张临床试验中，评价了"开放肺方法"结合肺复张操作，以及应用更高水平的 PEEP 来优化肺复张。ART 试验证明接受"开放肺方法"的患者死亡率显著增加。

14. 什么是"驱动压力"？如何将其作为通气策略，以减少 ARDS 呼吸机引起的肺损伤？

为了明确潮气量（Vt）、平台压管理和最佳 PEEP 策略对 ARDS 的影响，一批研究人员假设并通过对多项 ARDS 试验的事后分析证实驱动压力（ΔDP），即 $\Delta DP = P_{平台压}（P_{pl}）- PEEP$，是对 ARDS 死亡风险进行分层的最佳通气变量。采用滴定式调整 PEEP 的方法使得 ΔDP 最小化，以达到最好的肺顺应性。顺应性＝容积变化（$\Delta Volume$）/压力变化（$\Delta Pressure$），其中 $\Delta Volume$ 为潮气量（Vt），$\Delta Pressure$（或驱动压力）$= P_{pl} - PEEP$。因此，滴定 PEEP 以使 ΔDP 最小化，保证肺在肺压力-容积曲线上处于最佳顺应性时进行通气。这与 ARDS 网络定义的传统的 FiO$_2$/PEEP 阶梯法用于指导 PEEP 形成对比。驱动压力概念相对较新，在普及推广前仍需要进一步明确。

15. 对 ARDS 患者高频振荡通气或体外膜氧合是否有益？

在 2009 年 H1N1 流感大流行期间，高频振荡通气（high-frequency oscillatory ventilation，HFOV）广泛应用于 ARDS 患者难治性低氧血症，但在随机对照试验中，发现 HFOV 治疗增加其死亡风险。

体外膜氧合（extracorporeal membrane oxygenation，ECMO）也已用于严重 ARDS 患者。与 HFOV 类似，在 2009 年 H1N1 流感大流行期间，ECMO 的使用越来越多，这既是由于存在大量伴有难治性低氧血症的重度 ARDS 患者，同时也与近年来 ECMO 静脉通路导管和回路等技术的不断完善有关。尽管在这种情况的临床经验证明了静脉 ECMO 的可行性，但其益处和风险仍无法量化。目前，ECMO 仍是重度 ARDS 患者难治性低氧血症的治疗策略，但并非是所有重度 ARDS 患者的标准疗法。

16. 什么是肺复张策略？如何实施？

肺复张策略（recruitment maneuver，RM）是一个以复张肺不张为目标而实施高水平 PEEP 的过程。尽管 RM 方法有很多，但最严格的研究方案是使用压力控制通气。在 ART 试验中，RM 开始时应用 25 cm H_2O 的 PEEP，在 PEEP 之上增加 15 cm H_2O 的吸气相 ΔDP，并逐渐增加到最大 PEEP 35 cm H_2O。然后每 3 min 恢复容量控制通气并逐步降低 PEEP，在每一步中测量呼吸系统静态顺应性。静态顺应性最大时，对应的 PEEP 则是最佳 PEEP。当 PEEP 的增加导致低血压或低氧血症加重时，终止 RM。虽然通常认为 RM 是 ARDS 开放肺策略的一部分，但是这一系列措施，包括与 PEEP 滴定相关的 RM 策略与中、重度 ARDS 患者的死亡率增加有关。因此，RM 最适合用于那些其他循证治疗方案难以改善的顽固性低氧血症患者，但不适合作为标准呼吸机治疗方案。

17. 俯卧位通气如何改善氧合？

由于肺不张和实变，ARDS 患者仰卧位的 CT 扫描显示肺的重力依赖性区域出现模糊斑片影。除了肺泡充盈之外，由横膈膜向头位移引起的机械力学失衡、胸腹腔顺应性降低、背侧肺区域胸膜压力增加以及心脏压迫左肺下叶，共同作用加重仰卧位下的肺不张及 $\dot{V}/\dot{Q}$ 失调。值得注意的是，重力在整个肺组织血流分布中只起次要作用。因此，背侧肺区域，无论仰卧位还是俯卧位，均会优先接受血流灌注。俯卧位可通过提高 $\dot{V}/\dot{Q}$ 比值，改善氧合功能。具体原因如下：

- 水肿重新分布到腹侧肺组织，使得塌陷的背侧肺组织复张；
- 增加膈肌运动；
- 消除心脏对左下叶的压迫作用。

18. 俯卧位通气能否改善 ARDS 患者的生存期？

Berlin 定义的重度 ARDS 患者早期开始俯卧位通气（特别是 P/F < 150 mmHg，$FiO_2 \geqslant 60\%$）可降低死亡率，现在已成为指南推荐方案。

19. 神经肌肉阻滞剂在 ARDS 中的作用是什么？

神经肌肉阻滞剂不应常规用于中、重度 ARDS 患者。大样本随机对照研究显示，与传统镇静策略相比，应用神经肌肉阻滞剂并未降低死亡率。

但是，由于以下原因进行气管插管（例如，重度 ARDS）的患者，可以考虑使用神经肌肉阻滞剂。包括：①降低因呼吸机不同步导致的 VILI 风险，而其他呼吸管理方式均不能有效解决呼吸机不同步问题；②治疗顽固性低氧血症；③纠正严重的酸碱紊乱。

> ## 要点：成人呼吸窘迫综合征
>
> 1. ARDS 中的肺水肿是由毛细血管渗透性增加（即非心源性肺水肿）引起的，而不是由静水压升高（即心源性肺水肿）所致。这一点非常重要，因为两者在影像学上相似（即双侧斑片影）。
> 2. 历史上，脓毒症已被认为是 ARDS 最常见的危险因素。
> 3. VILI 可由容积伤、气压伤和肺不张伤引起。
> 4. ARDS 患者机械通气设置模式：潮气量为理想体重的 6 ml/kg，平台压 < 30 cmH$_2$O。
> 5. 应调整 PEEP 以防止呼气末肺泡反复萎陷与复张。
> 6. 早期俯卧位通气可降低中、重度 ARDS 的死亡率。

推荐阅读

Bellani G, Laffey JG, Pham T, et al. Epidemiology, patterns of care, and mortality for patients with acute respiratory distress syndrome in intensive care units in 50 countries. JAMA. 2016;315:788–800.

Fan E, Brodie D, Slutsky AS. Acute respiratory distress syndrome: advances in diagnosis and treatment. JAMA. 2018;319:698–710.

Guerin C, Reignier J, Richard J-C, et al. Prone positioning in severe acute respiratory distress syndrome. N Engl J Med. 2013;368:2159–2168.

The ARDS Definition Task Force. Acute respiratory distress syndrome: the Berlin definition. JAMA. 2012;307:2526–2533.

Thompson BT, Chambers RC, Liu KD. Acute respiratory distress syndrome. N Engl J Med. 2017;377:562–572.

Schwarz MI, Albert RK. "Imitators" of the ARDS: implications for diagnosis and treatment. Chest. 2004;125:1530–1535.

Slutsky AS, Ranieri VM. Ventilator-induced lung injury. N Engl J Med. 2013;369:2126–2136.

肝功能障碍与肝移植

Natalie K. Smith, MD, Alan J. Sim, MD, Samuel
DeMaria, Jr, MD

刘鹏飞 译 郭英 校

第 41 章

1. 描述正常的肝解剖及其血液供应?

人体肝由 4 个解剖叶(左叶、右叶、尾状叶和方叶)和 8 个外科段(Ⅰ～Ⅷ)构成。肝血流占心排血量的 20% ～ 25%,并且肝能够存储机体总血量的 10% ～ 15%。门静脉和肝动脉分别提供 75% 和 25% 的肝血流,两条血管各提供 50% 的氧供。肝血流由肝动脉缓冲反应调节,后者由腺苷介导,并且受到低氧血症、高碳酸血症和酸中毒的影响。刺激交感神经可降低肝内的血液流量。

2. 肝正常的生理功能是什么?

血浆中几乎所有的蛋白都在肝中合成,包括白蛋白、α_1-酸性糖蛋白、假性胆碱酯酶、大多数凝血因子和抗凝血蛋白(即蛋白 C、蛋白 S 和抗凝血酶Ⅲ)。Ⅷ因子不是由肝合成的。肝还参与碳水化合物、脂质和胆固醇代谢、葡萄糖稳态和胆汁合成。机体内 20% 的亚铁血红素也在肝中产生。肝具有免疫功能,内部的库普弗细胞可以过滤内脏静脉血中的细菌。肝是药物代谢和解毒的主要器官。通过三个阶段肝反应(阶段Ⅰ、Ⅱ和Ⅲ)后,药物被代谢为水溶性更强的形式并经尿液和胆汁排泄。在肝中含氮化合物降解为尿素和氨。

3. 回顾实质性肝病的最常见原因?

肝病最常见的原因包括乙型肝炎病毒(hepatitis B virus,HBV)和丙型肝炎病毒(hepatitis C virus,HCV)引起的病毒性肝炎、酒精中毒和非酒精性脂肪性肝炎(nonalcoholic steatohepatitis,NASH)。随着病毒性肝炎治疗的发展,包括 HBV 疫苗出现和丙型肝炎抗病毒治疗,NASH 很可能成为美国肝移植最常见的病因。肝病的其他原因包括病毒,如 Epstein-Barr 病毒和巨细胞病毒、自身免疫性肝炎、血色素沉着病、原发性胆道胆管炎(primary biliary cholangitis,PBC)、原发性硬化性胆管炎(primary sclerosing cholangitis,PSC)和药物性肝损伤(drug-induced liver injury,DILI)。DILI 可以与急性病毒性肝炎相似,最常见原因是酒精、对乙酰氨基酚、抗生素和非甾体抗炎药引起的。

4. 什么是肝硬化?

肝硬化是慢性肝炎发展的严重后果,其特征是弥散性肝细胞死亡,导致纤维化和结节性肝细胞再生。肝内循环的紊乱使细胞损伤进一步加重,并导致肝细胞逐渐减少,最终表现为肝功能损伤。肝合成障碍表现为凝血酶原时间（prothrombin time，PT）延长，低蛋白血症，解毒功能受损导致肝性脑病，即**终末期肝病**（end-stage liver disease，ESLD）。

5. 描述肝硬化患者的神经功能紊乱？

一些神经系统并发症与肝硬化有关。肝性脑病，从神志不清到昏迷不等，是肝硬化常见的并发症。与脑病相关的因素包括氨、血脑屏障改变和中枢神经系统神经传递水平的变化。虽然氨浓度升高水平与肝性脑病严重程度不直接相关，但治疗措施包括乳果糖干预减少氨的吸收，应用利福昔明减少肠道中产生脲酶的细菌生成氨。

急性肝衰竭，以前称为暴发性肝衰竭，常引起严重脑水肿，导致颅内高压。必须警惕的是，急性肝衰竭中更常见的死亡原因之一是脑疝压迫脑干。相比之下，慢性肝病患者的脑水肿不太严重，一般不会引起颅内高压，除非他们出现急性或慢性肝衰竭。

6. 肝硬化是脓毒症的危险因素吗？

是的，脓毒症是肝硬化患者死亡的主要原因。肝硬化患者免疫功能低下，具体机制仍未明确，其先天性和适应性免疫系统都受到影响。具体来说，肝是补体系统和分泌型模式识别受体（toll 样受体等）的主要来源。肝硬化后，这些重要蛋白质的合成明显受损。肝还是第一个通过门静脉直接接触肠道细菌的器官，从而使其机制更为复杂。

注意，这类患者存在其他因素引起免疫功能受损，如更容易出现营养不良（酒精滥用，溃疡性结肠炎），因自身免疫性疾病使用免疫抑制剂（PBC，PSC，等）。

7. 描述肝硬化患者的心血管变化。为什么这些患者表现为"高动力"血液循环状态？

肝硬化增加了肝循环中的血管阻力，导致门静脉高压，引起一氧化氮（一种有效的血管扩张药）从内脏循环中释放出来。体循环中一氧化氮的增加，引起静脉和动脉血管扩张。由于静脉扩张，血液主要被滞留于内脏循环中，导致循环血量减少。循环血容量的减少（静脉扩张）和全身血管阻力（systemic vascular resistance，SVR）的减少（动脉扩张）激活交感神经系统、肾素-血管紧张素-醛固酮系统（renin-angiotensin-aldosterone system，RAAS），在严重情况下，促进抗利尿激素的释放。这种代偿反应通过水钠潴留增加总血容量，导致高容量血症、腹水，在严重病例中，出现低钠血症。SVR 下降减轻了心脏后负荷，出现代偿性的、交感神经介导的心排血量增加（即高动力循环）。注意，心排血量增加能够有效防止严重低血压和低灌注引起的器官衰竭。但是由于心排血量增加和血管扩张分流，在终末期肝病患者中混合静脉血氧饱和度明显高于正常水平。

8. 慢性肝病患者常伴发冠状动脉疾病吗？

冠状动脉疾病（coronary artery disease，CAD），伴有心肌功能受损（以

前认为在肝病患者中不常见）可能存在，尤其是当患者患有非酒精性脂肪性肝炎（NASH）时。50 岁以上肝移植患者的 CAD 发生率为 5% ～ 27%。收缩和舒张功能异常（肝硬化性心肌病）可能存在，并可能被心脏后负荷降低和高心排血量所掩盖。有酗酒史的患者尤其如此。

9. 什么是肝肺综合征？

伴有代偿性过度换气的低氧血症可能继发于腹水 / 胸水或肝肺综合征（hepatopulmonary syndrome，HPS）引起的肺不张。HPS 发生在门静脉高压的情况下，由于肺血管扩张，导致肺内动静脉分流（arteriovenous，AV）和低氧血症。HPS 的临床症状包括平卧呼吸（站立时呼吸急促）和直立低氧血症（直立时氧饱和度降低），发绀和杵状指。HPS 可以在经胸超声心动图（transthoracic echocardiography，TTE）进行盐水搅拌试验来诊断；3 ～ 6 个心动周期内在左心房出现盐水微泡考虑 HPS。HPS 唯一明确的治疗方法是肝移植。

10. 什么是门脉性肺高压？

门脉性肺高压（portopulmonary hypertension，PoPH），定义为平均肺动脉压（pulmonary artery pressure，PAP）大于 25 mmHg，并且肺血管阻力（pulmonary vascular resistance，PVR）超过 240 dyn · sec/cm^5，在 3% ～ 5% 的肝硬化患者中可以逆转。PoPH 是由肺动脉循环中的内膜增生、平滑肌肥大和纤维化，导致 PVR 的增加。PoPH 按严重程度分为（轻度：25 ～ 34 mmHg，中度：35 ～ 44 mmHg，重度：≥ 45 mmHg）。轻度至中度 PoPH 可通过肝移植逆转；然而，更为严重的 PoPH 可能是不可逆的，而且术中和术后死亡率较高，多继发于右心室衰竭。重度 PoPH 由于其高死亡率，是肝移植的禁忌证。

血管扩张剂可降低一些 PoPH 患者的 PAP 并延长其生存期。吸入前列环素（伊洛前列素）和吸入一氧化氮（iNO）可快速降低 PAP，因而更常用于手术室或重症监护室。磷酸二酯酶抑制剂，如西地那非或前列腺素 I2（依前列醇）的应用，为患者进行肝移植争取了机会。

11. 什么是肝肾综合征（hepatorenal syndrome，HRS）？ 它与 ESLD 患者的急性肾损伤（acute kidney injury，AKI）有什么区别？

HRS 和 AKI 均可发生在肝硬化患者中，其特征是少尿和血清肌酐升高。这两种情况的病因都是肾灌注不足。鉴别诊断重要，因为治疗和预后各不相同。

肝硬化合并门静脉高压和腹水的患者会出现 HRS。HRS 的定义是在排除其他肾病的情况下，急性或慢性肝病患者的血肌酐超过 1.5 mg/dl，补充血容量没有改善。其病因是由于外周血管阻力降低和内脏血液淤滞导致的肾低灌注。RAAS 和交感神经兴奋增加盐和水的潴留以维持血压，在严重的情况下，抗利尿激素的非渗透性分泌，导致低钠血症。

肝硬化的 AKI 常由肾前性因素引起。肾前性 AKI 是由低血容量所致的肾血流量减少所致，如出血（如静脉曲张破裂）、内脏血液淤滞、腹水形成或脱水。与 HRS 相反，恢复血容量通常可以纠正肾前性 AKI。

12. 肝硬化会出现哪些胃肠道紊乱？

胃肠道（gastrointestinal，GI）并发症通常由门静脉高压（> 10 mmHg）引起。门静脉高压导致门体静脉侧支循环的建立，包括食管胃静脉曲张。胃底静脉曲张破裂出血导致的死亡占此类患者死亡率的 1/3。腹水是由门静脉高压引起的腹腔内液体积聚。失代偿期肝硬化腹水患者，细菌容易从胃肠道转移，发生自发性细菌性腹膜炎。

13. 肝硬化会导致血液系统出现哪些异常？

血液系统紊乱包括贫血、血小板减少症和凝血障碍。贫血继发于胃肠道出血、营养不良和骨髓抑制。血小板减少症是由门静脉高压引起的内脏淤血、酗酒引起的骨髓抑制、营养不良，以及肝内促血小板生成素合成减少导致的血小板生成减少等原因引起的。凝血障碍是由促凝和抗凝蛋白合成紊乱、纤维蛋白溶解加速［肝代谢组织纤溶酶原激活剂（tissue plasminogen activator，tPA）］和血小板减少引起的。除Ⅷ因子外，大多数凝血因子都是在肝脏中产生的，在肝硬化时生成减少，导致国际标准化比值（international normalized ratio，INR）/PT 和部分凝血活酶时间（partial thromboplastin time，PTT）增加。天然抗凝剂，如蛋白质 C、S 和抗凝血酶Ⅲ，也是在肝中合成的，同样也会减少。需要注意的是，PT/INR 和 PTT 的延长与出血风险无关，因为这些试验不能反映天然的抗凝蛋白。事实上，肝硬化患者会因为抗凝蛋白水平降低而出现高凝状态。肝硬化患者有血栓并发症的风险，如深静脉血栓形成、肺栓塞和门静脉血栓形成。因此，肝硬化患者的凝血状态是复杂的，他们既有出血风险，也有血栓形成的风险。当评估该类患者的总体凝血状态时，推荐使用黏弹性测试，如血栓弹力图（thromboelastography，TEG）或旋转血栓弹力图（rotational thromboelastometry，ROTEM），而不是 INR/PTT。

14. 描述用于评估肝脏合成功能的实验室检查。

凝血因子合成减少可能延长 PT/INR 和 PTT。然而，这些指标仅反映促凝血因子功能，不能评估天然抗凝蛋白水平（即蛋白 C、S 和抗凝血酶Ⅲ）。因此，这些检查只能用于评估肝功能和帮助评估预后。它们不应用于评估肝硬化患者的凝血障碍。

白蛋白在肝合成，反映肝功能。然而，肾和胃肠道的损失、营养不良和血管通透性的改变也会影响白蛋白水平。由于白蛋白的血浆半衰期较长，肝病引起的白蛋白合成减少可能需要 20 天才会检测到。因此，血清白蛋白水平下降是慢性肝病更有用的指标。

15. 哪些肝功能检查用于检测肝细胞损伤？

由于膜通透性增加或细胞坏死，丙氨酸转氨酶（alanine aminotransferase，ALT）和天冬氨酸转氨酶（aspartate aminotransferase，AST）被释放到血液中。两种酶的上升和下降变化趋势较为一致。网状内皮系统能够较快地从循环中清除 AST。AST 和 ALT 水平不受肾功能或胆道功能变化的影响。ALT 主要在肝细胞中合成，而 AST 不同于 ALT，其存在于心脏、骨骼肌、胰腺、肾和红细胞中。因此 AST 作为单一诊断试验缺乏特异性。ALT 更具特异性，但检测肝病的灵敏度较差。

16. 肝硬化患者会有正常的肝功能检查结果吗？

是的，肝功能检查（liver function test，LFT）反映的是肝损伤而不是肝功能。肝硬化患者可能肝功能下降（即 INR 升高，白蛋白降低），但 LFT 正常；肝炎患者可能肝功能正常，但 LFT 升高。

17. 轻度 LFT 升高最常见的原因是什么？

轻度 LFT 最常见的原因是脂肪肝，要么是饮酒引起的，要么是非酒精性脂肪肝所致。

18. 哪些实验室检查用于诊断胆汁淤积性肝病？

碱性磷酸酶（alkaline phosphatase，ALP）、γ-谷氨酰转移酶（γ-glutamyltransferase，GGT）和 5′-核苷酸酶通常用于评估胆道功能。这些酶位于胆管上皮细胞膜中。ALP 存在于多种组织中，在骨骼疾病、妊娠等多种情况下也会升高。肝源性 ALP 升高通常伴有 GGT 和 5′-核苷酸酶的同时升高。

19. 哪些评分系统被用来预测肝硬化患者的短期死亡率？

Child-Pugh 评分和终末期肝病模型（Model for End-Stage Liver Disease，MELD）是慢性肝病患者常用的两种评分系统。这些评分系统用于预测短期死亡率和确定肝移植的优先级（即 MELD 评分）。Child-Pugh 评分系统结合了客观数据测量和主观临床检查结果。具体来说，除了临床检查发现的脑病和腹水的程度外，它还结合胆红素、白蛋白和 INR 值。对 Child-Pugh 评分系统的主要弊端是它过度依赖主观临床检查结果，这可能因临床医生和治疗措施而异（如应用利尿剂、乳果糖、利福昔明）。MELD 评分是一个更客观的评分系统，因为它只包括客观的实验室测量，不依赖于临床评估。MELD 评分在多项研究中证实其能较好地预测 90 天死亡率（表 41.1），并且可以容易地计算出来（框 41.1）。只有 MELD 评分，而非 Child-Pugh 评分，用于确定肝移植受体的优先顺序。

20. 通过病史和体格检查可以确定肝病哪些体征和危险因素？

见表 41.2。慢性肝病的标志包括腹水、肝脾大、蜘蛛痣、脐周静脉曲张、男性乳房发育症、扑翼样震颤和黄疸。

21. 什么是黄疸？

黄疸指肉眼可见的黄色或绿色，最初可发现巩膜黄染，源于血清胆红素的升高，当血清胆红素超过 2.5 mg/dl（正常值为 0.5～1 mg/dl）时出现黄疸。

表 41.1 终末期肝病评分模型：估计 90 天死亡率	
评分	**死亡率**
> 40	71.3%
30 ～ 39	52.6%
20 ～ 29	19.6%
10 ～ 19	6.0%
< 9	1.9%

框 41.1　终末期肝病方程式模型

首先，计算终末期肝病（MELD）评分的初始模型：

$$\text{MELD（i）} = 3.8 \times \ln[\text{Bili（mg/dl）}] + 11.2 \times \ln[\text{INR}] + 9.6 \times \ln[\text{Cr（mg/dl）}] + 6.43$$

Bili，总胆红素；INR，国际标准化比值；Cr、肌酐

如果初始的 MELD（i）> 11，则结合患者的钠（Na）水平重新计算 MELD：

$$\text{MELD} = \text{MELD（i）} + 1.32 \times (137 - \text{Na}) - [0.033 \times \text{MELD（i）} \times (137 - \text{Na})]$$

规则：

- 患者年龄 ≥ 12 岁
- 如果 Cr 或 INR < 1.0，则使用 1.0
- 如果 Cr > 4.0 或近期血液透析，则 Cr = 4.0
- 如果 Na < 125，则为 Na = 125；如果 Na > 137，则 Na = 137

表 41.2 肝病的危险因素	
危险因素	**示例**
病毒性肝炎	静脉药物滥用，输血，文身，接触感染者
药物	酒精，处方药（例如：对乙酰氨基酚，氟哌啶醇，四环素，异烟肼，肼屈嗪，卡托普利和胺碘酮）
自身免疫性疾病	系统性红斑狼疮，结节病，混合性结缔组织疾病
代谢性疾病	血红蛋白沉积症，Wilson 病，囊性纤维化，α_1 抗胰蛋白酶缺乏，糖原贮积症
炎症性肠病	克罗恩病和溃疡性结肠炎 / 原发性硬化性胆管炎

22. 讨论非结合及结合高胆红素血症的区别。

这种区别对于黄疸的鉴别诊断至关重要。非结合（间接）高胆红素血症是由于胆红素生成增加（表 41.3），病因学上通常为肝前性（例如溶血）。结合（直接）高胆红素血症在病因学上通常是肝后性（例如胆汁淤积），通常提示阻塞性病理改变（表 41.4）。

23. 肝细胞损伤的主要原因是什么？

见表 41.5。

表 41.3 非结合高胆红素血症的病因

病因	示例
溶血	不相容输血、动脉 / 静脉分流循环、先天或后天缺陷（例如，自身免疫和药物诱导的溶血性贫血，葡萄糖 -6- 磷酸酶缺乏症）
血肿吸收	腹膜后或盆腔血肿
酶缺陷	先天缺陷（Gilbert 综合征）和先天性葡萄糖醛酸转移酶缺乏症（Crigler-Najjar 综合征）

表 41.4 结合高胆红素血症的病因

肝外梗阻	肝内梗阻
肿瘤（胆管、胰腺、十二指肠）	原发性胆汁性胆管炎
胆囊炎	药物（雌激素、合成类固醇、四环素和丙戊酸）
胆道狭窄	完全肠外营养
逆行性胆管炎	怀孕
硬化性胆管炎	

表 41.5 肝细胞损伤的病因

病因	示例
感染	甲、乙、丙型肝炎，巨细胞病毒，Epstein-Barr 病毒
药物	对乙酰氨基酚，异烟肼，苯妥英，肼屈嗪，α- 甲基多巴，柳氮磺吡啶
脓毒症	肺炎
全胃肠外营养（TPN）	TPN 2 周以上的患者中 68% ～ 93% 出现肝功能异常
低氧血症	动脉血氧较低或因氰化物或一氧化碳中毒影响外周氧利用
缺血	静脉压升高（例如，充血性心力衰竭，肺栓塞和正压通气）动脉压下降（例如，低血容量，血管升压素和主动脉阻断）

24. 吸入麻醉药物会引起的肝功能损伤吗？

极少数情况下，吸入麻醉药的代谢产物可导致肝细胞的炎症或死亡。吸入麻醉药代谢产物的肝毒性由高到低依次为氟烷＞七氟烷＞异氟烷＞地氟烷，氟烷代谢物毒性最高，30% 以上的患者应用氟烷后可能出现轻度肝功能障碍，表现为一过性无症状的 AST 和 ALT 增高。目前吸入麻醉药包括异氟烷、七氟烷和地氟烷用于肝硬化患者是安全的。

25. 吸入麻醉药对肝血流有什么影响？

吸入麻醉药可扩张肝动脉和门脉前血管，降低平均肝动脉压力，增加内脏血液淤积，使门脉血流减少，总体表现为肝灌注不良。但是当小于 1 个最低肺泡有效浓度（minimum alveolar concentration，MAC）时，异氟烷、七氟烷和地氟烷对肝血流的影响极微。

26. 肝疾病患者如何调整静脉麻醉药物？

中枢神经系统功能障碍、代谢紊乱和分布容积增加可导致机体对麻醉剂的反应难以预测。丙泊酚、依托咪酯和氯胺酮肝摄取率较高，用于轻中度肝硬化患者，其药代动力学特征变化不大。虽然肝疾病患者的假性胆碱酯酶水平有所下降，但临床上琥珀胆碱药效延长的情况并不明显。肝硬化患者使用中效甾体类非去极化肌松药维库溴铵和罗库溴铵时，药效会明显延长。苄基喹啉神经肌肉阻滞剂，如阿曲库铵和顺阿曲库铵，通过独立的霍夫曼消除进行代谢，药效持续时间并不受肝疾病的影响。肝病患者应谨慎服用苯二氮䓬类药物；肝性脑病患者应避免使用苯二氮䓬类药物。

除瑞芬太尼外，所有阿片类药物均在肝中代谢。吗啡和哌替啶在肝病患者中的半衰期延长，增加肝性脑病的发生。芬太尼虽然完全由肝代谢，但在肝硬化患者中使用临床疗效并不会延长。因此芬太尼和瑞芬太尼是肝病患者首选的阿片类药物。

27. 肝病患者的术前管理目标是什么？

首先应明确肝疾病的类型及其严重程度。手术益处必须大于手术风险，失代偿期肝硬化（MELD > 14）的患者实施创伤大的外科手术术中发病率和死亡率风险很高。如果认为需要手术，则应行系统的器官功能检查与评估。尤其关注是否有肝性脑病、腹水、门静脉高压、静脉曲张和肾功能不全。还需进行包括转氨酶、胆红素、白蛋白、基本代谢情况、全血细胞和血小板计数、凝血功能等完整的实验室检测。TEG 或 ROTEM 可用于指导术前伴有凝血功能障碍的患者进行成分输血。

28. 肝病患者的术中管理目标是什么？

低氧血症、出血、低血压和交感神经兴奋都可能降低肝血流量，术中应避免出现。低血压发生在外周血管阻力降低和血容量不足的情况下，可以用血管收缩剂和合理的容量复苏。大量腹水或胃排空延迟患者应考虑快速序贯诱导。

29. 描述肝移植的适应证和禁忌证。

肝移植的适应证包括：

- ESLD（例如，病毒性肝炎、酒精性肝硬化和 NASH）；
- 胆汁淤积性疾病（例如 PBC、原发性硬化性胆管炎和胆道闭锁）；
- 代谢性疾病（例如，血色沉着病和 Wilson 病）；
- 肝恶性肿瘤（例如，肝细胞癌和神经内分泌肿瘤）；
- 急性肝功能衰竭（例如，对乙酰氨基酚中毒）。

随着时间的推移，肝移植的相对和绝对禁忌证已经有所变化（表41.6）。由于 MELD 能够预测 3 个月的生存率，分值高者死亡概率大，行肝移植可获得最佳风险收益比，因此这些器官优先提供给病情较重的患者（更高的 MELD 分数）。

表 41.6　肝移植的禁忌证	
绝对禁忌证	**相对禁忌证**
未经控制的脓毒血症 肝外恶性肿瘤 进展性心肺疾病 酗酒和药物滥用 AIDS 影响移植的解剖学异常 肝内胆管癌	高龄 重度肥胖和严重营养不良 重度肺高压 重度肝肺综合征 重度肝肾综合征 严重心肌病 HIV 病毒载量高 社会心理状况

AIDS，获得性免疫缺陷综合征；HIV，人类免疫缺陷病毒

Modified from Martin P, DiMartini A, Feng S, et al. Evaluation for liver transplantation in adults：2013 practice guidelines by the American Association for the Study of Liver Diseases and the American Society of Transplantation. Hepatology. 2014 Mar；59（3）：1147-1165.

30. 肝移植患者的麻醉注意事项是什么?

优化复杂、危重肝病患者的麻醉管理，需处理肝疾病所致的病理生理改变、合并症及手术相关的生理改变。既往腹部手术史、自发性细菌性腹膜炎发作史、脑病史，均需引起重视。凝血功能障碍可以通过 PT/INR、血小板计数和黏弹性试验来评估。而 PT/INR 升高，并不一定提示凝血功能障碍，因为这些测试不能反映固有抗凝血蛋白（即蛋白 C、S 和抗凝血酶Ⅲ）。由于 ESLD 引起的抗凝蛋白减少可能导致该类患者出现高凝状态。理想情况下，黏弹性试（即 TEG 或 ROTEM）应该开展，因为这些测试可以检测血凝块动力学变化（促凝和抗凝因子功能）、血凝块强度（血小板和纤维蛋白功能）以及血凝块持续时间（纤维蛋白溶解功能）。tPA 由肝代谢，ESLD 患者可能因凝血因子合成减少、血小板减少和纤维蛋白溶解增加而出现凝血障碍。

该类患者电解质紊乱较常见，应积极评估电解质水平。肝疾病早期会出现低钾血症，因为肝损伤会导致醛固酮增多症。而使用保钾利尿剂治疗腹水时也可引起高钾血症。而低钠血症可能与利尿剂使用，醛固酮增多症，以及肾低灌注导致的 ADH 非渗透性释放有关。

急性肝衰竭患者，细胞毒性脑水肿是常见的并发症，术前必须积极控制颅内压，以防止脑干脑疝导致患者死亡。对伴有脑水肿的患者应行颅内压监测。

所有可能行肝移植的患者都应进行心脏功能评估，包括心电图、TTE 和心脏应力试验。TTE 可以评估左右心室功能、瓣膜异常、肺动脉压力和肺内分流情况。如果经食管超声心动图（transesophageal echocardiography，TEE）显示肺动脉压升高或右心室功能降低，可能需要行右心导管置入术。其他术前检查应包括胸部 X 线检查基线肺状态和上消化道内窥镜检查以评估静脉曲张程度。

31. 肝移植需要使用哪些监测、血管通路和特殊设备?

监测应包括有创动脉压、中心静脉压和肺动脉压监测。在没有禁忌证的情况下，术中 TEE 用于监测容量状态和心脏功能。建立粗大的外周静脉通路和中

心静脉通路，准备好血液制品。在必要时，能够快速输液，实施大容量复苏。

32. 描述肝移植的三个阶段。

- **无肝前期（阶段一）**：包括手术切开、腹水引流、分离及肝的游离。外科医生要区分肝动脉、门静脉和下腔静脉（inferior vena cava，IVC）和胆管系统。也称为"**解剖阶段**"。
- **无肝期（阶段二）**：将肝与循环隔离，夹闭肝动脉、门静脉、肝上 IVC 和肝下 IVC。肝与循环分离后，切除肝，并移植供体肝，与患者的腔静脉、门静脉解剖吻合，重新建立循环。再灌注之前，冲洗掉供体中的保存剂，在无肝期后期去除血管阻断钳，使供体肝恢复再灌注。
- **再灌注期（阶段三）**：是从肝再灌注开始一直持续到手术结束，在此阶段进行肝动脉吻合术、胆道重建和新肝功能评估。

33. 肝移植的主要手术技术有哪些？

- 传统的腔静脉置换术是首例肝移植技术。它涉及全血管隔离，钳夹包括夹闭肝上和肝下 IVC 和肝门，然后吻合移植肝。完全的腔静脉阻断可致前负荷降低和血流动力学紊乱，这在很多患者中难以耐受。
- 背驮式技术旨在避免完全 IVC 钳夹。背驮式技术旨在肝静脉水平，在 IVC 上使用侧夹，允许部分血流在无肝阶段继续通过 IVC，避免血流动力学波动。背驮式技术是最常用的肝移植方法。
- 第三种技术涉及静脉分流术（venovenous bypass，VVB），允许静脉从下肢回流绕过 IVC 夹。在 VVB 期间，股静脉置管，引流来自下肢的血液。血液通过颈内静脉或锁骨下静脉返回上腔静脉。VVB 与很多并发症有关，包括血栓栓塞事件、气体栓塞、体温过低、凝血障碍和纤维蛋白溶解，并且仅在 IVC 钳夹初始期间，出现对容量、血管升压素和正性肌力药物没有反应的顽固性低血压时使用。

34. 列举肝移植手术第一阶段（无肝前期）的麻醉注意事项。

- 维持体温的正常非常重要，因为体温影响肝的代谢能力。早期发生低体温很难纠正，且会增加凝血功能紊乱的风险。
- 无肝前期，输注血液制品和（或）HRS 患者排泄功能受损可致高钾血症。如果没有及时处理，在再灌注期间可以导致高钾性心脏停搏。供体器官灌注液中含有 150 mmol/dl 的钾，再灌注期间大部分钾进入患者的血液循环中，因此在手术早期控制血钾水平至关重要，一般维持在 3.5 mmol/dl 左右。
- 肝病患者的低钠血症不宜迅速纠正，因为移植过程中血清钠的波动可导致脑桥脱髓鞘。
- 由于肝不能代谢枸橼酸，输注血液制品可出现枸橼酸中毒，引起低钙血症。
- 除了已有的凝血功能障碍，门静脉高压可导致大量出血，可以应用收缩内脏血管的药物，例如血管升压素，促使内脏淤积的血液返回体循环中。

35. 在肝移植的第二阶段即无肝期，麻醉的关注点有哪些？

在分离结束时，容量状态应足以耐受 IVC 钳夹。第二阶段血压维持需要血管加压药和正性肌力药物。钳夹 IVC 会导致前负荷突然下降。该阶段的处理措施主要是维持血流动力学的稳定并为再灌注做准备。

如前所述，必须积极降低血清钾水平，以防止再灌注期间高钾血症引起的心律失常和心搏停止。碳酸氢钠、钙和胰岛素是有效的干预措施。请注意，过度通气对高钾血症无效。

36. 再灌注损伤综合征的定义及其影响。

再灌注损伤综合征是指再灌注 5 min 内，平均动脉压较基础值降低 30% 以上、持续时间超过 1 min，或在相同条件下平均动脉压小于 60 mmHg。在第二阶段门静脉开放后，即使精心调控，仍有 30% 的患者在再灌注期间会出现严重的心血管衰竭。

再灌注期首先出现血钾快速增高、体温降低、急性酸中毒及移植肝释放血管活性类物质；接着可出现心动过缓、心肌抑制以及全身血管舒张等临床表现。高龄、供体器官体积较大、冷缺血时间过长、合并有肾疾病以及急性肝衰竭都是危险因素。

使用钙剂、阿托品和（或）肾上腺素可改善心血管功能。液体治疗应慎重，可能会进一步升高充盈压（继发于心肌抑制），使肝灌注受影响。当出现肺动脉高压、中心静脉压升高及持续性低血压时，给予正性肌力药物维持心排血量。应持续应用升压药如血管升压素，去甲肾上腺素，来纠正血管的持续扩张。

37. 描述再灌注期（第三阶段）麻醉管理的主要问题。

- 再灌注期极可能出现血压的剧烈波动及心律失常。腔静脉开放使大量的外周血液进入体循环可致高血压。门静脉开放后血液通过移植肝回流入心脏，坏死的细胞和残留的缓冲液可引起严重的低血压、心动过速、室上性和室性心律失常、电机械分离，甚至可致心脏停搏。如果需要高级心血管生命支持，应立即使用除颤器。低血压也可能与出血有关，吻合口首次开放时，静脉压的升高可导致吻合口处出血。
- 静脉恢复再灌注后，肝动脉吻合完成并恢复再灌注。在这个阶段应用类固醇药物可诱发免疫抑制。
- 在第三阶段通常会出现凝血障碍，因为新肝需要时间恢复其合成功能。黏弹性试验可指导治疗。
- 尿量明显改善，即使先前患有 HRS 的患者也是如此。
- 手术在胆道重建后完成。

38. 再灌注期（第三阶段）评估移植器官功能的指标是什么？

评估移植器官功能是新肝后期的重要工作之一。肝可以代谢枸橼酸，因而患者无须补充钙剂机体即可维持正常的血钙水平；升高的乳酸水平应降低，提示肝有效清除乳酸；体温可维持正常；胆汁生成；生成凝血因子、出血减少，表明肝合成凝血因子功能的恢复。

提示移植肝功能不良的征象包括无法解释的尿量急性恶化、需要升压药物支持的持续性低血压和乳酸水平增加。如果输注新鲜冰冻血浆和血小板后出血仍然存在，则应考虑输注凝血酶原复合物浓缩物（因子 II、VII、IX、X、C 和 S）。

要点：围手术期肝功能障碍与肝移植

1. 门静脉提供了肝总血液流量的 75%，但只提供 50% 的氧供。

2. 由于肝储备功能较大，在出现肝衰竭的临床症状和体征前，已经发生了严重的生理功能损害。

3. ESLD 患者的高动力循环特征是全身血管阻力降低和心排血量增加。

4. 肝合成功能可以用 INR/PT、PTT 和白蛋白进行评估，但这些实验室检查不能反映凝血功能障碍，因为天然抗凝因子（蛋白 C、S、抗凝血酶 III）也降低了。

5. 根据促凝蛋白和抗凝蛋白的比例，ESLD 患者可能出现凝血障碍或高凝状态。

6. 常见的合并症包括肝肾综合征、肝肺综合征和门脉高压。ESLD 患者因出血、静脉血栓栓塞、败血症和多器官衰竭而面临死亡风险。

7. 急性肝功能衰竭的患者也存在发生严重脑水肿和脑干脑疝的风险。

8. 终末期肝病模型（MELD）评分可预测 90 天死亡率，并用于确定器官移植受体的优先顺序。

9. 肝移植无肝前期需考虑的问题包括：积极复温；监测血清钾、钠和钙水平；弥补大量失血；治疗凝血障碍；并恢复有效动脉血容量。

10. 无肝期的问题包括纠正高钾血症、低钙血症和代谢性酸中毒，以及恢复血管内容量以应对血管开放和再灌注综合征。

11. 在新肝期可以预期出现血压的剧烈波动和心律失常。手术出血和凝血功能障碍较为常见。尿量通常会改善，胆道系统已重建，必须评估移植器官的相关功能。

网址

United Network for Organ Sharing: http://www.unos.org

建议阅读

Ge PS, Runyon BA. Treatment of patients with cirrhosis. N Engl J Med. 2016;375:767–777.

Hall TH, Dhir A. Anesthesia for liver transplantation. Semin Cardiothorac Vasc Anesth. 2013;17(3):180–194.

Kalra A, Wedd JP, Biggins SW. Changing prioritization for transplantation: MELD-Na, hepatocellular carcinoma exceptions, and more. Curr Opin Organ Transplant. 2016;21:120–126.

Martin P, DiMartini A, Feng S, Brown R, Fallon M. Evaluation for liver transplantation in adults: 2013 practice guideline by the American Association for the Study of Liver Diseases and the American Society of Transplantation. BMJ. 2013;59(3):1144–1165.

肾功能与麻醉

Khalil Chaibi，MD，Stephane Gaudry，MD，PhD

叶博　译　郭英　校

第 42 章

1. 描述肾的解剖结构。

肾是位于腹膜后的成对器官，紧贴腹后壁。尽管加起来的重量仅为 300 g（约占体重的 0.5%），但接收心排血量的 20% ～ 25%。这意味着机体全部的血容量在 5 min 内便通过了肾循环，远超骨骼肌的灌注。即使是剧烈运动，肾灌注仍是骨骼肌灌注量的 8 倍，因此，肾是体内灌注最充分的重要器官。肾动脉是主动脉的分支，起始于肠系膜上动脉下方；肾静脉汇入下腔静脉。肾的神经支配非常丰富，交感缩血管神经来自腹腔丛和肾丛。痛觉纤维主要来自肾盂和输尿管上段，经内脏神经传入脊髓。

肾可分为皮质和髓质两个区。髓质又分为外髓和内髓（图 42.1）。每个肾大约有 100 万个肾单位，分为短的皮质肾单位或长的髓质旁肾单位。绝大多数肾单位是前者，占肾所有肾单位的 85%。所有肾单位都起源于皮质，其髓袢位于髓质。

肾小球（血管球）和肾小囊（Bowman 囊）被统称为肾小体。每个 Bowman 囊都与肾皮质内的近曲小管相连，顾名思义，肾皮质呈"卷曲"结构，然后伸直并下降到外髓质，在那里形成髓袢（Henle 环）。皮质肾单位的髓袢只下行到内外髓交界处，而后发夹样回转，变粗上行回到皮质内；在靠近并接触肾小球处有一群特殊的细胞，称为**肾小球旁器**。远曲小管在皮质内合并形成集合小管。髓旁肾单位（占肾单位总量的 15%）与皮质肾单位不同，因为它们髓袢较长，下行直至髓质深处，且由于其较长的髓袢，使这些肾单位具有重要的保水功能。

大约 5000 个肾小管形成集合管，集合管融合形成肾小盏，肾小盏汇合形成肾大盏；肾大盏再汇合形成肾盂，是输尿管的起始部。

2. 列出肾的主要功能。

- 调节机体液体量和成分。
- 酸碱平衡。
- 非必要物质的解毒和排泄，包括药物。
- 肾素分泌（参与肾外调节机制）。
- 内分泌和代谢功能，如促红细胞生成素的分泌，维生素 D 的转化以及钙和磷的平衡。

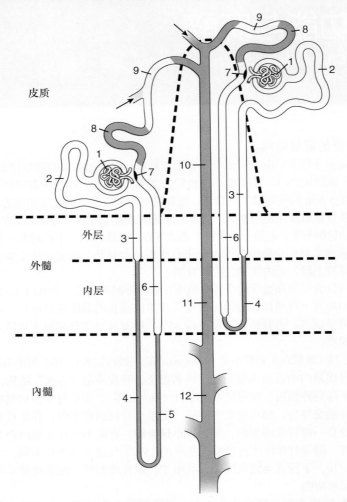

图 42.1 此图显示一个"长"的髓质肾单位和一个"短"的皮质肾单位及其集合系统（未按比例绘制）。在皮质内，虚线描绘的部分为髓射线。1，肾小体包括肾小囊和肾小球（肾小球丛）；2，近曲小管；3，近直小管；4，降支细段；5，升支细段；6，远直小管（髓袢升支粗段）；7，致密斑，位于髓袢升支粗段终末颈部；8，远曲小管；9，髓旁肾单位的连接管形成拱状结构；10，皮质集合管；11，外髓集合管；12，内髓集合管（From Kriz W，Bankir I. A standard nomenclature for structures of the kidney. Am J Physiol. 1988；254：F1，with permission.）

3. 讨论肾小球和肾小管的功能。

每天肾小球滤过产生约 180 L 滤液。滤过作用不会消耗代谢能量，由静水压力和胶体渗透压平衡来调节。肾小球滤过率（glomerular filtration rate，GFR）是反映肾功能最重要的指标，正常男性的 GFR 为 125 ml/min，女性略少。

正常肾小管通过主动转运和被动转运的方式改变滤液的成分，使 180 L/d 的滤液变成 1 L/d 并排出。被动转运是依靠物理学力量如电化学或浓度差进行；当转运是逆着电化学和浓度梯度时，需要消耗能量，即为主动转运。化学物质可在肾小管利用主动转运和被动转运方式进行重吸收和分泌双向运动。物质的重吸收，其转运方向是从肾小管到间质到血液；而物质的分泌是从血液到间质再到肾小管。分泌是肾代谢药物和毒素排出的主要途径，尤其是与血浆蛋白结合率高的物质。

4. 回顾常用利尿剂的作用部位和主要作用。

见表 42.1。

5. 描述肾血流量及其调节的特点。

平均动脉压在 80 ～ 180 mmHg 波动时，肾血流量（renal blood flow，RBF）通过自身调节作用能够很好地维持在 1200 ml/min。肾皮质需要大约 80% 的血流以完成其分泌和调节的功能，外髓需要 15% 的血流量，而内髓接收的血流较少，占总 RBF1%。内髓只需很少的血流量，因为血流量过高，将会冲洗带走维持内髓高渗透压（1200 mOsm/kg）的大量溶质。没有高渗透压，就不能完成尿液的浓缩。

RBF 自身调节的主要目的是维持正常的 GFR，RBF 的调控受入球和出球小动脉、交感神经张力和激素的影响。血容量正常、无应激状态时几乎没有交感张力。轻到中度应激，RBF 略有下降，但出球小动脉收缩，维持 GFR。在严重应激（如出血、缺氧、外科大手术），RBF 和 GFR 则因交感神经兴奋而下降。

肾素–血管紧张素–醛固酮系统对 RBF 也有影响。在球旁器，致密斑可

表 42.1　利尿剂 *

药物（举例）	作用部位	作用机制及副作用
碳酸酐酶抑制剂（乙酰唑胺）	近曲小管	抑制钠重吸收；干扰了 H^+ 分泌；高氯，低钾性酸中毒
噻嗪类利尿剂（氢氯噻嗪）	皮质稀释段（在髓袢升支粗段和醛固酮敏感的远曲小管之间）	抑制钠的重吸收；加快钠–钾交换（低钾血症）；在容量浓缩时，降低肾小球滤过率
保钾利尿剂（螺内酯，氨苯蝶啶）	在远曲小管，竞争性抑制醛固酮	抑制醛固酮的钠重吸收作用和钠–钾交换
袢利尿剂（呋塞米，布美他尼，依他尼酸）	抑制 Cl^- 在髓袢升支粗段的重吸收	强效利尿；作用于尿液浓缩的关键过程；肾血管扩张作用；低钾血症；产生低血容量
渗透性利尿剂（甘露醇，尿素）	在肾小球滤过而无重吸收；在肾小管形成渗透梯度；排出水和部分钠	高渗性降低细胞内水分，排钠能力有限；肾血管扩张

* 除渗透性利尿剂外，所有利尿剂均干扰钠的保留

感知氯化钠输送减少，促使球旁细胞释放肾素，肾素催化血管紧张素原转化为血管紧张素 I。主要存在于肺内的酶将血管紧张素 I 转化生成血管紧张素 II。血管紧张素 II 是一种强效的肾血管收缩剂（尤其是对出球小动脉），血管紧张素水平升高（伴随交感神经兴奋）可引起 RBF 下降。

6. 描述 RBF 减少的后果。

肾的高灌注质量比使其很容易因为 RBF 的下降而发生损伤。RBF 减少引起的最初反应是为了维持超滤作用而重新分配肾血流，选择性地使入球小动脉舒张，出球小动脉收缩。肾灌注不足引起髓袢升支主动吸收钠和被动吸收水。虽然入球血管扩张和出球血管收缩最初有助于维持肾小球滤过率，但这些代偿机制一旦耗竭，肾小球滤过率将下降，导致少尿。而肾尽力维持了血管内容量，从肾脏的角度来看，对于维持血管内容量这一过程，肾脏是成功的。

少尿并不能如实地反映肾功能，因为除了低血容量或急性肾损伤（acute kidney injury，AKI）外，其他因素也会引起少尿，比如手术或急性疾病引起的应激。应激时的生理反应之一是分泌抗利尿激素和交感神经张力增加，两者均可导致尿量减少，而此时血容量、RBF 和肾功能都是正常的。

7. 描述肾灌注压的公式是什么？

肾灌注压可以用下面的公式计算：

$$RPP = MAP - (CVP \text{ or } IAP)$$

RPP，肾灌注压；MAP，平均动脉压；CVP，中心静脉压；IAP，腹内压

请注意，只能使用 CVP 或 IAP 中数值较大者。此公式（和定义）类似于大脑和冠状动脉灌注压的方程，见其他章节。

8. 肾灌注压公式与临床有何相关性？

任何减少肾灌注的生理异常都可能导致 AKI。例如，平均动脉压（mean arterial pressure，MAP）降低便会降低肾灌注，导致氧输送减少和 AKI。肾血管系统具有与脑血管系统类似的自动调节功能。在患有未控制的慢性高血压的患者中，尽管血压正常，肾血管调节系统会向右移位，导致肾灌注不良。此外，在晚期心力衰竭或心源性休克的情况下，中心静脉压（central venous pressure，CVP）升高，导致肾灌注减少，存在低血压时则更为严重。对心力衰竭患者应用利尿剂可以降低 CVP（和肾淤血），改善肾灌注和氧输送。最后，腹内压升高也会影响肾灌注，造成尿量减少，进而导致 AKI，如腹腔间室综合征或腹腔镜手术期间腹内压过高。

9. 你如何定义 AKI？

急性肾衰竭一词已被急性肾损伤（acute kidney injury，AKI）所取代。"改善肾病的全球研究（the Kidney Disease Improving Global Outcome，KDIGO）"指南将 AKI 定义为：在血清肌酐（serum creatinine，Scr）升高或尿量减少基础上，肾功能在 7 天或更短时间内急剧下降。具体来说，AKI 的早期定

义为 Scr 增加 0.3 mg/dl 或 Scr 增加超过基线的 1.5 倍（48 h 内）或尿量小于 0.5 mL/（kg·h）超过 6 h。

请注意，**慢性肾病**（chronic kidney disease，CKD）一词的定义是 90 天后仍持续存在的肾功能不全。

10. 术前有哪些危险因素与术后肾损伤有关？

已知有一些因素可导致术后 AKI。CKD、糖尿病、高血压、心血管疾病、肝病、慢性阻塞性肺疾病和肥胖等疾病，都是导致患者术后 AKI 的危险因素。高龄也与术后 AKI 的发生密切相关。

接受心脏或主动脉手术的患者术后发生 AKI 的风险也较高，尤其是在手术中使用体外循环机时。

11. 讨论围手术期发生急性肾损伤（AKI）的主要原因。

传统上，AKI 按病因可分为肾前性、肾性和肾后性。但是，AKI 的病理生理学机制无法严格遵守这些定义。例如，如果病情迁延不愈，肾前性 AKI 最终会导致肾性 AKI。肾前性 AKI 通常是由肾血流减少引起的，约占总 AKI 的 60%。围手术期，血液和（或）容量丢失，引起灌注不足。而术中低血压引起的器官损害首当其冲的就是肾，即使轻度低血压（如 MAP 50～60 mmHg），持续时间（如＜5 min）即可引起 AKI。

肾性 AKI 占全部 AKI 病例的 30%。其中急性肾小管坏死（acute tubular necrosis，ATN）是主要原因，与缺血或毒素有关。肾毒素包括放射性造影剂、氨基糖苷类、他克莫司、环孢素、万古霉素、两性霉素、血管紧张素转换酶抑制剂、非甾体抗炎药（nonsteroidal antiinflammatory drugs，NSAIDs）和无血清血红蛋白或肌红蛋白。例如，自身免疫性溶血或输注陈旧浓缩红细胞释放的无血清血红蛋白，横纹肌溶解症释放的肌红蛋白。

肾后性 AKI 较少见，约占所有 AKI 病例的 10%。病因包括梗阻性肾病，如良性前列腺肥大或其他原因导致的输尿管梗阻，如盆腔恶性肿瘤。

12. AKI 患者实验室检查有何异常？

除了 Scr 增加（根据 KDIGO 指南定义 AKI）外，还可以观察到其他实验室检查的异常。血尿素氮（blood urea nitrogen，BUN）会增加，但在大多数情况下患者是可以耐受的。但当 BUN 过高时，可导致神经功能损害（即尿毒症脑病）或心包炎。在重症监护病房多器官衰竭患者中，AKI 合并高钾血症、低钠血症、高磷血症、低钙血症和代谢性酸中毒相关的症状较常见。患者也可能表现出贫血的症状，这在很大程度上是因为 CKD 患者有较高的 AKI 风险，并且可能存在 CKD 性贫血。尿毒症的其他并发症包括血小板和白细胞功能障碍，增加出血和感染的风险。

13. 讨论诊断 AKI 的各种实验室检查方法？

反映肾功能的指标可大致分为反映肾小球功能和肾小管功能。清除率的测定（如肌酐清除率）用于评价肾小球功能，尿液浓缩及保钠能力［例如，钠（fractional excretion of sodium，FENa）的排泄分数］则反映肾小管的功能。绝大多数肾功能检查在预测肾功能不全方面既不敏感，也无特异性，受围手术期常见的多种因素的影响。

肝氨基酸代谢产生的氨被转化为尿素（以 BUN 表示）。尿素在肾小球滤过时被快速清除，而在肾小管又被重吸收，因此 BUN 水平只能用于评价肾小管功能，而不能反映肾小球的滤过功能。肌酐是肌肉中肌酸磷酸代谢的终产物，在肌肉组织中产生，通过肾排出。受肌肉组织量和其他因素的影响，如体育运动、饮食（食品中的肉类是血肌酐的常见来源）和血液稀释。其他引起 BUN 和肌酐升高的非肾性因素有氮的重吸收增加、烧伤或外伤性肌肉损伤、代谢亢进、肝疾病、糖尿病酮症酸中毒、血肿吸收、胃肠道出血、营养过剩和许多药物（如合成的类固醇类）。

AKI 患者 Scr 升高，因为如果 GFR 降低，其半衰期可从 4 h 增加到 24 ～ 72 h，因此是肾损伤的延迟指标。回顾一下，指标达到稳定状态需要 4 ～ 5 个半衰期，所以肌酐水平稳定可能需要 15 天（72 h×5）。这本身就大大削弱了它作为 AKI 患者肾功能实时评估的准确性，因为对于合并 AKI 的急性患者，在给定的时间内 GFR 可能远比 Scr 提示的高得多（或低得多）。

Scr 和 GFR 是反比指数关系（图 42.2）。例如，肌酐从 4 mg/dl 增加到 8 mg/dl 时 GFR 并不会成倍减少，而 Scr 从 0.5 mg/dl 增加到 1 mg/dl 时 GFR 则大幅下降。

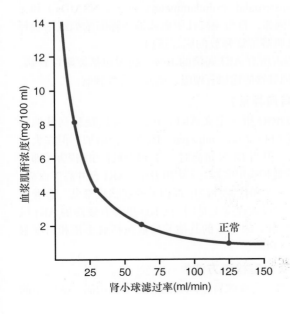

图 42.2　肾小球滤过率（GFR）和血清肌酐（Scr）之间的关系呈反比和指数关系。换言之，先前正常的 Scr（0.5 ～ 1 mg/dl）的小幅度增加可导致 GFR 的大幅度下降；然而，先前异常的 Scr（4 ～ 8 mg/dl）的大量增加则使 GFR 的减少较小（From John E. Hall. Renal Tubular Reabsorption and Secretion. Guyton and Hall Textbook of Medical Physiology. 13th ed. Philadelphia：Elsevier；2016：347-369.）

14. 如何使用血清肌酐来估计 GFR？

当肾功能稳定时，使用列线图，肌酐能很好地反映 GFR。但是重症患者肾功能是不稳定的。用 Scr 评价 GFR 的准确性下降。比如在疾病早期，患者 GFR 正常，Scr 不会异常升高；直至 GFR 下降超过 50%，Scr 才会显著升高。这也是前文提到的 Scr 升高需要时间，因此不能实时反映肾功能。肌酐的生成与肌肉量成正比，消瘦的患者（比如慢性疾病，高龄，残疾）尽管 GFR 显著下降，Scr 仍可能是正常水平。

肾小球滤过率也会随着年龄的增长而下降。例如，20 岁健康人的 GFR 约为 125 ml/min，60 岁健康人的 GFR 约为 60 ml/min。因为 Scr 和 GFR 的指数呈反比关系，直到 GFR 下降至约 50 ml/min，Scr 才开始显著增加。

GFR 可以使用人口学数据如患者的年龄、Scr、性别和体重进行计算。根据 Cockroft 和 Gault 方法计算肾小球滤过率，公式如下：GFR ＝（140 －年龄）× 体重（kg）/（Scr×72）。该公式适用于男性，女性则需乘以 0.85。很显然，肥胖患者如用实际体重而非理想体重进行计算时，会过高估算 GFR。此外，对肌酐生成较低的恶病质患者使用该公式进行计算也会高估 GFR。

15. 什么是肌酐清除率？

肌酐清除率（creatinine clearance，Ccr）是反映肾功能的敏感指标。肌酐在肾小球滤过而无重吸收，在肾小管还会有肌酐的部分分泌，这将导致高估肌酐清除率约 15%（事实上，菊粉——一种低聚果糖——的清除率是测量 GFR 的金标准。因为它在肾小球滤过，在肾小管既不重吸收，也不分泌）。由来已久的观点认为，测量 Ccr 需要收集 12 ～ 24 h 尿液。事实上在血肌酐迅速变化时，收集 24 h 尿液测量和单次测量 Ccr 都是不准确的。而且该方法需要精准的尿液收集，在实际临床工作中难以实现，导致存在实验误差。2 h 抽查法则更为合理，当肾功能发生急剧下降时连续的 2 h 测量法更有意义。表 42.2 描述了各种肾功能检查方法。

16. 如何测量肾小管功能？

与上述讨论的反映肾小球功能的指标（肌酐、GFR、Ccr）不同，肾小管功能的检测是反映肾浓缩尿和处理钠的能力。这些检查有助于鉴别肾前性 AKI（即脱水、肾灌注减少）和肾性 AKI（即 ATN）。

低血容量时，肾小管保钠、保水，导致相对的低钠性浓缩尿。相反，当发生急性肾小管坏死（ATN）时，尿液浓缩能力丧失，引起稀释性高钠性尿量增多。如前所述，出现 ATN 时，尿液浓缩能力丧失，在 BUN 或肌酐开始上升之前的 24 ～ 48 h 便可发现。其他肾小管功能检查指标包括尿-血浆渗透比值，自由水清除率、尿-血浆肌酐比、尿钠（U_{Na}）和钠排泄分数（FE_{Na}）。机体处于低血容量或脱水状态时，U_{Na} 小于 20 mmol/L。ATN 时，U_{Na} 则会超过 60 mmol/L。然而，在低血容量的情况下，利尿剂可能会增加 U_{Na}，在这种

表 42.2　各种肾功能检查方法

检查项目	正常值	异常值	注释
比重	1.010～1.030	肾前性 AKI＞1.030；丧失浓缩能力，＜1.010	非特异性，受葡萄糖、甘露醇、利尿剂、内分泌疾病、放射性造影剂的影响
血清 BUN	10～20	＞50 明确肾功能损害	非特异性，受多种因素的影响
血肌酐（mg/dl）	0.8～1.3（男性）0.6～1.0（女性）	＞1.3（男性）＞1.0（女性）	AKI 晚期指标；增龄和肌肉减少时，此值正常表明肾功能下降
尿钠（U_{Na}）（mmol/L）	$U_{Na} \approx 20$	ATN＞60～80；肾前性 AKI＜20	随复苏液体成分变化而变化；受醛固酮、ADH、利尿剂的影响
钠的排泄分数（FENa）	1%～3%	肾前性 AKI：FENa＜1%；ATN，FENa＞3%	在疾病发展的早期不准确（但更有意义）；也非特异性；受利尿剂影响
BUN/Scr 比值	10～20：1	肾前性 AKI，＞20：1；肾性 AKI，＜10：1	研究表明非常不准确；存在很大争议
肌酐清除率（ml/min）	100～125	肾储备下降 60～100；轻度肾功能损害 40～60；肾衰竭＜25 ml/min	较好地反映 GFR；需要收集 24 h 尿液，而 2 h 收集法更准确

ADH，抗利尿激素；AKI，急性肾损伤；ATN，急性肾小管坏死；BUN，血尿素氮；GFR，肾小球滤过率

情况下，应使用尿素的排泄分数（FEUrea）代替 FENa。

17. 讨论尿量在肾功能评估中的作用。

通过插入留置导尿管，很容易测量尿量。正常人每天需要有 400～500 ml 的尿液排泄含氮废物。成年人中，尿量低于 0.5 ml/（kg·h）时被认为尿量不足（少尿）。GFR 受交感神经活动、激素和灌注减少的影响而降低。少尿在手术中并不少见，因为许多因素会导致尿量减少，但并不一定意味着 AKI。例如，手术应激本身会增加交感神经张力和 ADH 的分泌，两者都会导致一过性的尿量减少，这并不一定意味着 AKI。相反，正常的尿量也不排除 AKI。

18. 术中肾保护的最佳方法有哪些？

目前并无预防围手术期 AKI 的特效措施。在术中保护肾功能最有效的方法就是确保血容量充足，维持心排血量，避免低血压，避免过大的腹内压（例如，在腹腔镜手术中），避免肾毒性药物（非甾体抗炎药，某些抗生素等）。

19. 多巴胺是否具有肾保护作用？

已有很多证据表明多巴胺对肾没有保护作用，不应用于预防或治疗 AKI。

20. 阐述挥发性麻醉药对肾功能的影响。

通过测量尿量、GFR、RBF、电解质排泄等指标发现，全身麻醉会暂时抑制肾功能，但肾损伤通常是短暂且完全可逆的。维持血压和术前水化可以减轻全身麻醉对肾功能影响。脊椎麻醉和硬膜外麻醉也抑制肾功能，但其程度不如全身麻醉。

化合物 A 是七氟烷和 CO_2 吸收剂相互作用的分解产物，理论上具有肾毒性，特别是在低流量（< 2 L/min）麻醉下。然而，肾毒性只在动物模型（即大鼠）中出现，在人类并没有观察到。此外，大量临床经验和一些研究表明七氟烷在临床使用剂量是没有肾毒性。然而，目前使用的所有吸入麻醉药都是温室气体，它们会破坏地球的臭氧层（对人类来说是一种真正的危险，而非理论上的）。与其他药物相比，七氟烷的大气寿命最低（约 1 年）：异氟烷（约 3 年）、地氟烷（10 ～ 14 年）、N_2O（110 ～ 150 年）。因此，使用七氟烷，特别是在低流量状态下（< 1 L/min），不仅安全而且有益于环境！

21. 肾功能损伤患者首选的神经肌肉阻滞剂是什么？琥珀胆碱在这类患者群体中安全吗？

肌松药大多通过肾排泄，会引起残余肌松问题。而阿曲库铵是例外，通过自然降解（霍夫曼降解）消除，因此对 AKI 或终末期肾病（end-stage renal disease，ESRD）患者是首选。血清钾浓度 < 5.5 mmol/L 时可使用琥珀胆碱。有趣的是，ESRD 患者适应较高的血清钾水平（即，细胞内钾水平和胞外钾水平都很高，胞外 / 胞内钾比值正常），可更好地耐受琥珀胆碱的应用，尽管基础钾含量比 AKI 患者高一些。这意味着细胞外钾的变化率或细胞外 / 细胞内钾的比值可能在高钾血症的病理学中起着重要作用，而非是钾的绝对值。

22. CKD 患者围手术期如何管理？

由于终末期肾病（ESRD）患者行急诊手术中，死亡率增加 20%，因此进行充分的术前准备非常必要。死亡的主要原因包括脓毒症、心律失常和心功能不全。循环不稳定很常见。肾功能不全可出现尿浓缩能力下降、调节细胞外液和钠的能力下降、处理酸负荷的能力下降、高钾血症和药物排泄能力下降。CKD 患者也会伴有贫血、尿毒症血小板功能异常、心律失常、心包积液、心肌功能不全、慢性高血压、神经病变、营养不良和容易感染等。应避免使用具有肾毒性的药物（例如两性霉素、非甾体抗炎药、氨基糖苷类，万古霉素）。应谨慎使用造影剂，如必须使用，患者应充分水化并使用最小需要量。

围手术期常用药物对慢性肾功能不全患者药效增强。此外，由于此类患者通常有低蛋白血症，与血浆蛋白结合率高的药物（如苯二氮䓬类），将出现药物血浆浓度升高。吗啡和哌替啶的代谢产物经肾排泄，应避免使用。琥珀胆碱增加细胞外钾（0.5 ～ 1 mmol/L），但当患者血清钾水平正常时可以使用。

术前，纠正患者的血容量、血压、血钠和血钾在正常范围，没有酸中毒、严重贫血和显著的血小板功能异常。手术前应该检测近期血钾水平，特别是对于 ESRD 患者。理想情况下，应在手术一天或隔天进行透析。尽管可以使用 1- 脱氨基 -8-D- 精氨酸加压素治疗尿毒症血小板功能障碍性出血，更常通过透析纠正尿毒症血小板功能障碍，透析最好在手术前 24 h 内进行。

23. ESRD 患者输注平衡盐溶液（即乳酸林格液、勃脉力 PlasmaLyte）安全吗？

传统上认为静脉输液只能用生理盐水，因为它不含钾；然而，研究表明，与常识性观念相反，输注生理盐水比输注含钾的平衡盐溶液（即乳酸林格液、勃脉力）发生高钾血症概率更高。可能的机制是生理盐水引起高氯性酸中毒，增加了细胞外钾。相反，平衡盐缓冲剂（如醋酸，葡萄糖盐，乳酸）形成更为中性的 pH。另外，平衡盐溶液中含钾量极低（4 ~ 5 mmol/L）。换言之，平衡液增加的钾浓度不会超过溶液中实际钾浓度。

24. 肾替代治疗 RRT（即血液透析）的适应证是什么？

简单地概括为 **AEIOU** 有助于记忆肾替代治疗（renal replacement therapy, RRT）的一般临床指征：

Acid-base：酸碱问题；

Electrolyte：电解质问题；

Intoxications：中毒（例如，服用过量的药物、毒素）；

Overload：超负荷（血容量过多）；

Uremic symptoms：尿毒症症状。

25. RRT 是如何工作的？

患者体内的血液流经面积为 1 ~ 1.8 m^2 的半透膜。膜的另一侧是电解质水平正常的透析液，电解质和代谢废物沿浓度梯度移动进入透析液中。另外透析液中的碱流入患者体内。透析液的负压导致大量液体流出。间断性 RRT（也称 aKa，间断性透析）持续时间取决于流率，通常持续 4 ~ 6 h。流速高，电解质和容量的变化也快，患者常难以耐受；通常 ESRD 患者往往采用每周 3 次的透析方式。ESRD 间断性透析患者相关的死亡率为 5%。

AKI 的危重患者的血流动力学不稳定，由于快速的液体转移，通常难以耐受间断性 RRT。在这类患者中，连续 RRT 往往是一个更好的选择，与间歇 RRT 相比，它以一个更缓慢的、持续的速度进行，可达到更少的液体转移和更好的血流动力学稳定。

26. AKI 患者应该什么时候开始 RRT？

更好的问题不是"什么时候开始血液透析"，而是"为什么开始血液透析"？当出现危及生命的情况时，应紧急启动 RRT。三种相对常见的危及生命的情况包括：①严重的高钾血症（尽管接受了药物治疗，钾 > 6 mmol/L，或尽管使用药物治疗仍＞ 5.5 mmol/L），②严重的酸中毒（pH ＜ 7.15），③由于体液过多引起的急性肺水肿（常引起严重低氧血症）。没有提示进行 RRT 的 BUN 浓度阈值。然而，极高水平的尿素氮可能与神经功能损害或出血并发症有关，这本身可能需要 RRT。其他情况下，没有证据表明早期启动 RRT 会产生更好的结果。此外，最近的研究表明，早期 RRT 还可能与肾功能恢复延迟有关。

要点：肾功能与麻醉

1. 术后 AKI 的危险因素包括 CKD 病史、左心室功能不全、高龄和糖尿病。
2. Scr 是肾损伤的延迟指标，可能需要数天或数周才能达到稳定状态。
3. GFR 与 Scr 呈指数反比关系。
4. 接受心脏或主动脉手术的患者术后发生 AKI 的风险较高。
5. 在评估围手术期肾功能不全方面，大多数肾功能检查既不敏感也不特异，并且受到围手术期常见多种因素的影响。
6. 化合物 A 是七氟烷和二氧化碳吸收剂的副产物，只对大鼠有肾毒性，对人类没有。
7. 低流量（＜ 1 L/min）七氟烷是对人体安全麻醉技术，对环境的影响明显优于其他吸入麻醉药。
8. 术中维持肾功能的最好方法是，保证充足的血管内容量，维持心排血量，避免低血压，避免使用肾毒性药物。
9. 紧急 RRT（透析）的常见适应证包括危及生命的情况，如高钾血症、严重酸中毒、血容量过多导致的低氧血症呼吸衰竭和（或）与尿毒症相关的并发症。危及生命的药物过量和中毒也考虑透析。

推荐阅读

Devabeye YA, Van den Berghe GH. Is there still a place for dopamine in the modern intensive care unit? Anesth Analg. 2004;98:461–468.

Khwaja A. KDIGO clinical practice guidelines for acute kidney injury. Nephron Clin Pract. 2012;120:c179–c184.

Meersch M, Schmidt C, Zarbock A. Perioperative acute kidney injury: an under-recognized problem. Anesth Analg. 2017;125:1223.

Motayagheni N, Phan S, Eshraghi C, et al. A review of anesthetic effects on renal function: potential organ protection. Am J Nephrol. 2017;46:380–389.

Park JT. Postoperative acute kidney injury. Korean J Anesthesiol. 2017;70:258–266.

颅内和脑血管疾病

Anthony M. Oliva, MD, PhD

窦豆 译 田雪 校

1. 正常脑血流量（cerebral blood flow，CBF）是多少？缺血的 CBF 是多少？

正常 CBF 为 40 ～ 60 ml/100 g/min（占心排血量的 15%）。成人脑氧代谢率为 3 ～ 4 ml/100 g/min（占全身氧耗量的 20%）。具有典型脑电图（electroencephalogram，EEG）表现的脑缺血患者脑血流量为 18 ～ 20 ml/100 g/min。脑缺血是否可逆取决于多种因素，最主要的影响因素是颅内缺血持续的时间。

2. 脑自主调节的定义是什么？颅内血管病变时，自主调节将发生哪些变化？

平均动脉压在 50 ～ 150 mmHg 时，脑血管可以通过自身调节维持脑灌注在正常范围，这就是脑的自主调节。颈动脉狭窄时，狭窄处血管远端的血压将大幅降低，此时颅内血管将扩张以维持脑血流。反之，在高血压控制不佳的患者中，颅内动脉将收缩以减少脑血流。值得注意的是，在上述情况中，一旦脑的自主调节能力达到上限，颅内血流将呈现被动改变，与收缩压的变化呈线性相关。颅内血管疾病时脑的自主调节能力受损，血压的调节至关重要。

3. 什么是脑血管功能不全？

脑血管功能不全是指可以导致脑血供不足的各类情况。最常见于部分或全部的动脉梗阻。必需氧气和营养供应的不足导致相应区域的组织缺血，最终导致脑血管意外（cerebrovascular accident，CVA）或短暂性脑缺血发作（transient ischemic attack，TIA），其严重程度取决于梗阻的范围和部位。

4. 脑缺血的症状有哪些？

脑缺血症状根本上取决于是全脑还是局部缺血。全脑缺血部位广泛且程度严重，通常伴有意识丧失和广泛神经功能障碍。心脏停搏是全脑缺血发作最常见原因，其他原因包括呼吸衰竭、心力衰竭和先天性心脏病。相反，局部缺血症状不一，神经损伤程度较轻，局部受损可致视野缺损、运动功能下降及理解表达能力降低。栓塞和血栓是局部缺血最常见原因，其他原因包括血肿、血管痉挛和创伤。

5. 增加脑缺血事件发生风险的因素有哪些？

CVA 最主要的病因是控制不佳的高血压。其他危险因素包括既往 CVA 或 TIA 史、糖尿病、高胆固醇血症、镰刀型细胞疾病、冠状动脉疾病、心房颤动和心脏瓣膜病。生活方式与远期 CVA 发生的风险息息相关。摄入过多脂肪和盐、缺乏运动、肥胖、酒精摄入过量及吸烟是重要的及可调控的危险因素。年龄、性别、种族和遗传是不可调控的危险因素。老年人、女性、非洲后代和拉美人群是 CVA 高危人群。

6. CVA 分为哪两种类型？

脑缺血发生于颅内供血受阻，是 CVA 的最常见类型，约占 CVA 的 90%。颅内动脉供血受阻通常是由于颅内动脉粥样硬化斑块处血栓形成或来源于心脏或颈动脉处的栓子脱落。

出血性 CVA 通常发生在相应血供处的血管破裂。动脉瘤处血管壁薄弱、动静脉畸形（arteriovenous malformations，AVM）和肿瘤均会导致血管破裂。动脉瘤破裂占出血性脑血管疾病的绝大部分。出血部位可位于脑实质（称为**颅内出血**）或脑组织周围间隙（称为**蛛网膜下腔出血**）。最常见的出血性脑血管疾病原因是控制不佳的高血压。

7. TIA 与 CVA 有什么区别？

TIA 或微小卒中、微小脑血管意外是由于神经系统功能的急性障碍。其区别在于，TIA 症状可在 1 h 内自主恢复且无脑梗死影像学证据。值得关注的是，TIA 将显著增加未来脑血管意外发生率，接近半数 TIA 患者之后将发生 CVA，发生 CVA 的患者中大多也曾有 TIA 发作史。随着年龄的增加和 TIA 恢复时间的延长，未来发生 CVA 的概率将增加。一项 **ABCD^2 在线评估**（年龄、血压、临床表现、TIA 持续时间和是否糖尿病）工具可以辅助医生划分患者的风险等级。

8. 颈动脉疾病的治疗措施有哪些？

狭窄程度＞ 70% 的严重颈动脉狭窄有两种治疗方案。颈动脉内膜剥脱术（carotid endarterectomy，CEA）可通过手术去除病变处的动脉斑块。血管成形或支架植入为血管内的治疗方案，与心血管疾病介入诊疗类似。上述两种治疗方案可采用的麻醉方式多种多样，但无论选择哪种方案，均应保证充足的脑灌注。患者神志清楚是判断脑灌注充足的最佳方法。局部麻醉和静脉靶控输注镇静均可保证患者围手术期的舒适及神经系统的全面评估。目前大多数手术采用全身麻醉，研究表明，保持患者清醒的局部麻醉加镇静方案与全身麻醉相比，二者间预后结局无显著组间差异。全身麻醉过程中将使用到包括脑电图和躯体感觉诱发电位在内的多种神经功能和脑灌注监测辅助装置。颅脑灌注可通过肢体压力、经颅多普勒超声和脑氧饱和度评估。无论使用哪种麻醉方法，围手术期卒中发生率均较低，各种麻醉方式没有显著优劣差别。CVA 通常发生在术后，由颅内过度灌注引起。

9. 什么是颅内过度灌注综合征？

颅内过度灌注综合征可发生在颈动脉内膜剥脱术或颈动脉支架置入术

后。在颈动脉狭窄改善后，脑血流可较之前增加高达 200%。控制不佳的高血压往往会诱发这一并发症。过度灌注综合征的症状和不良反应包括头痛、颜面及眼睛疼痛、颅内水肿、恶心呕吐、癫痫和颅内出血。这类患者术后应严格控制血压，使用不增加颅内压（intracerebral pressure，ICP）的血管舒张药，维持收缩压在 120 ～ 140 mmHg 以下。

10. 颅内动脉瘤患者的治疗措施有哪些？

颅内动脉瘤患者无论动脉瘤是否破裂均可采用外科手术或血管内治疗方案。无论采取何种治疗措施，其麻醉方案均采用全身麻醉。神经系统功能的评估和脑灌注的评估并非必须。外科手术通过放置钳夹阻断血流通过，这种治疗方式正逐步被血管内治疗方案所取代。血管内治疗是在动脉瘤处放置线圈，当软质线圈口被填充后其相应动脉的血流也将被封堵。最新的血管内治疗措施为血液分流，仅仅通过置入类似支架的装置便可将流经动脉瘤的血液分流至别处。动脉瘤破裂可导致再出血及血管痉挛，从而导致患者情况恶化和预后不良。再出血通常发生在首次破裂后的 1 ～ 2 天内，通常需要外科手术钳夹干预。

11. 蛛网膜下腔出血（subarachnoid hemorrhage，SAH）患者何时会发生颅内血管痉挛？应该如何治疗？

SAH 中 70% 会发生血管痉挛，尽管大部分患者没有相应临床症状，但血管痉挛将导致严重神经系统后遗症和近 50% 的 SAH 患者死亡。痉挛在动脉瘤破裂后 7 ～ 10 天内风险最高且在破裂后 3 ～ 21 天内可发生在颅内任何血管。为预防血管痉挛，可予患者尼莫地平药物治疗，同时应避免血容量过低。当血管痉挛发生时，治疗措施包括允许性高血压和血管干预，如扩血管药物和血管成形术。

容量超负荷作为血管痉挛"3H 治疗方案"（容量超负荷，高血压，血液稀释）的一部分，因其脑水肿和肺水肿等并发症已不再推荐。此外，血液稀释治疗也面临着稀释后氧供降低的问题，它所带来的 CBF 获益也会被抵消。

12. AVM 患者的治疗措施有哪些？

无论 AVM 是否破裂，均可行手术治疗或血管内治疗，也可同时联用以上两种治疗方式。放射治疗是 AVM 特有的一种治疗方式，通过放射治疗诱发血管纤维化进而使得血管闭塞。AVM 病变组织是一组复杂的血管网，可通过高流量低阻力的方式分流血液，随着时间累积，AVM 体积将越来越大。外科或血管内的治疗大部分采用全身麻醉。在全身麻醉过程中，神经功能或脑血流的监测不是必需的。为减少手术出血，在外科切开前通常先行病变血管处的介入栓塞术。AVM 破裂后可导致再出血和血管痉挛，加重患者病情和预后恶化，这一点与动脉瘤破裂类似。

13. 缺血性 CVA 患者可以采取哪些治疗措施？

美国心脏学会和美国卒中协会 2018 年更新的指南阐述了缺血性脑卒中

患者的管理。机化血栓和静脉注射组织纤溶酶原激活物（tissue plasminogen activator，tPA）是缺血性脑卒中患者的两种治疗方案。如血管闭塞范围较大、症状超过 6 h 或患者无法静脉给予 tPA 则采用血栓机化。否则，静注 tPA 促进血栓溶解是推荐使用的一线治疗方案。

其他治疗方法还包括在缺血性脑卒中发生后 24 ～ 48 h 内开始使用阿司匹林，体温＞ 38℃时降温治疗和高血糖控制（即 140 ～ 180 mg/dl），血糖过高可能与患者预后不良有关。

14. 出血性 CVA 时，可以采取哪些治疗措施？

出血性 CVA 患者需要多方面治疗。首先，控制血压十分重要。出血性脑卒中患者通常血压高，容易导致再出血和颅内血肿扩散。收缩压控制在 140 mmHg 之下可以减少出血风险。其次，高达 20% 出血性脑卒中患者服用过抗凝药。对于这些患者，应拮抗其有关药物的抗凝作用。再次，出血性脑卒中患者癫痫发病阈值降低，癫痫的预防和治疗十分必要。最后，血糖高与患者预后不良相关，当血糖在 140 ～ 180 mg/dl 应控制血糖至正常水平。其他治疗措施取决于症状的严重程度，症状轻时可保守观察，一旦发生进展，应使用药物降低 ICP，渗透性利尿剂如甘露醇和高张盐溶液是一线治疗药物，丙泊酚和巴比妥类麻醉药物可以在该类患者中使用。药物治疗无效的高 ICP 患者应当考虑行去骨瓣减压术，尽管这并非是一项最佳选择且延长患者的生命可能以降低生活质量为代价。

15. 如何评估 CVA 的严重程度？

在众多评价 CVA 的工具中，常用的有两类评分系统。美国国立卫生研究院卒中量表（National Institute of Health stroke scale，NIHSS）是临床应用中研究和应用最为广泛的评估系统。在脑血管意外发生后第一个 48 h 内使用该评分系统，其评分结果与 CVA 后 3 个月和 1 年的临床结局相关。NIHSS 评分系统可预测患者出院时间、是否需要医疗照护与康复治疗和日后自理的可能性。Hunt-Hess 等级广泛用于 SAH 发病率和死亡率的预测，是基于患者临床症状和神经系统受损检查结果所得的一类评分系统。

16. 影响 CVA 神经预后的因素有哪些？

CVA 患者死亡率较高，幸存者常常留有永久性神经功能受损。斑块或栓子的类型和大小、缺血部位、侧支循环程度、灌注不足的持续时间和大脑对损伤的反应均会影响患者神经预后。NIHSS 评分低的年轻患者获得从 CVA 完全恢复的可能性最大。

17. 在脑血管疾病时可以看到哪些局部 CBF 扰动？

脑缺血时动脉将最大限度地扩张以尽可能促进 CBF。在这种情况下，局部血管对动脉二氧化碳分压（arterial carbon dioxide，$PaCO_2$）变化的反应可能相反。高碳酸血症时，颅内缺血部位的血流反而将分流至其他组织，称为脑窃血综合征，$PaCO_2$ 升高时，颅内血管广泛扩张，缺血组织血供减少。另一方面，Robin Hood 效应描述了低二氧化碳血症如何导致颅内血管广泛收缩，从而引起缺血组织过度灌注。最后，长期局部低灌注（如 AVM）患者部分颅内动脉血管将丧失自主调节能力，AVM 溶栓或手术切除后局部组织血流迅速改善可能出现过度灌注、脑水肿和颅内出血。

要点：颅内和脑血管疾病

1. 脑血管疾病患者大脑自主调节功能受损，严格血压控制至关重要，任何操作都应该放置动脉置管。

2. 缺血性 CVA 最常见的病因是大脑动脉粥样硬化，治疗需要及时静脉给予 tPA 或人工取栓。

3. 控制不佳的高血压是出血性 CVA 的主要病因。治疗措施包括药物治疗和手术干预，基于患者症状严重程度和出血病因选择相应的治疗措施。

4. 颈动脉疾病的治疗方案包括 CEA 和支架置入的血管成形术。围手术期脑卒中较为罕见，各种麻醉方式间预后无显著差异。过度灌注导致的卒中通常发生在术后几天。

5. 颅内动脉瘤可以通过钳夹或圈闭动脉瘤治疗。血液分流是一种新型血管内干预方式。

6. AVM 治疗包括介入栓塞和手术切除。通常先行病变组织处的介入栓塞，然后再行手术切除。

7. 年轻（< 65 岁）、NIHSS 评分低的患者发生 CVA 后最可能完全恢复，不遗留神经系统后遗症状。

8. 许多经过验证的在线评估系统可进行风险分层，评估神经功能受损程度，并预测预后。

推荐阅读

Connolly ES, Rabinstein AA, Carhuapoma JR, et al. Guidelines for the management of aneurysmal subarachnoid hemorrhage: a guideline for healthcare professionals from the American Heart Association/American Stroke Association. Stroke. 2012;43(6):1711–1137.

Drummond JC, Patel PM, Lemkuil BP. Anesthesia for neurologic surgery. In: Miller's RD, ed. Miller's Anesthesia. 8th ed. Philadelphia, PA: Elsevier Saunders. 2015:2158–2199.

Hines, RL, Marschall, KE. Diseases affecting the brain. In: Handbook for Stoelting's Anesthesia and Coexisting Diseases. 4th Ed. Philadelphia, PA. Elsevier Saunders; 2013:122–146.

Kernan, WN, Ovbiagele, B, Black, HR, et al. Guidelines for the prevention of stroke in patients with stroke and transient ischemic attack: a guideline for healthcare professionals from the American Heart Association/American Stroke Association. Stroke. 2014;45(7):2160–2236.

Meschia, JF, Bushnell, C, Boden-Albala, B, et al. Guidelines for the primary prevention of stroke: a statement for healthcare professionals from the American Heart Association/American Stroke Association. Stroke. 2014;45(12):3754–3832.

Powers, WJ, Rabinstein, AA, Ackerson, T, et al. Guidelines for early management of patients with ischemic stroke: a guideline for healthcare professionals from the American Heart Association/American Stroke Association. Stroke. 2018;49(3):e138, e233, e234.

颅内高压及颅脑损伤

Charles J. Bengson，MD，Ross Martini，MD

武屹爽 译 刘艳红 校

第44章

1. 颅内高压的定义。

　　人体的颅内压（intracranial pressure，ICP）通常在 5 ～ 15 mmHg。颅内高压定义为颅内压持续大于 20 mmHg。

2. 颅内压的影响因素有哪些？

　　大脑实质、脑脊液（cerebrospinal fluid，CSF）和灌注脑组织的血液，都被包裹在容量固定的大脑穹窿内。根据 Monro-Kellie 学说对这些内容物之间关系的解释，其中任一内容物容量的增加都将会引起其他内容物容量的减少以维持稳定的颅内压。一旦代偿机制耗竭，包括脑脊液流向脊髓和脑血管床受压，任何容量的增加都会导致颅内压升高。

3. 总结可导致颅内高压的原因。

　　见表 44.1。

4. 颅内高压的症状有哪些？

　　与颅内高压相关的早期症状包括头痛，恶心呕吐和嗜睡。颅内高压的其他征象还包括视乳头水肿，局灶性神经功能缺损，颅神经麻痹，进行性去大脑/去皮质姿势，脑干反射异常，呼吸模式异常，最终导致血流动力学不稳定甚至崩溃。患者所表现出来的症状和体征与颅内高压的严重程度、局部或全脑受压的程度有关。

5. 如何监测颅内压？

　　颅内压监测分为无创性和有创性两种。常见的无创性监测方法包括影像学检查和体格检查。影像学检查中，由于颅内高压形成的不同病因和不同严重程度，可见脑池、脑沟或脑室受压变窄或闭塞、中线移位和脑疝。由于视神经外周的鞘膜间隙充满脑脊液，因此眼底镜检查可发现视乳头水肿。

表 44.1　颅内高压的常见原因

脑脊液容量增加	血容量增加	脑组织容量增加
交通性脑积水	脑出血（动脉瘤或动静脉畸形）	肿瘤
梗阻性或非交通性脑积水	硬膜外或硬膜下血肿	脑水肿（细胞毒性和血管源性）
	恶性高血压	囊肿

有创性监测须进行颅内压的直接测量，分为流体导管监测系统（如脑室外引流）和植入式微传感器（例如光纤传感器）。有创监测技术需要进入颅腔内，有发生脑组织损伤、血肿和感染的风险。脑室外引流（external ventricular drain，EVD）是一种常见的流体导管监测系统，需将一个小导管置入侧脑室。EVD方法便宜、可靠，并且可以进行治疗性脑脊液引流来治疗颅内压升高，被认为是颅内压监测的金标准。EVD的主要风险包括脑脊液过度引流、感染和出血。植入式微传感器通常放置在脑实质内，但也可以放置在硬膜外、硬膜下或蛛网膜下腔。与EVD相比，这些设备对脑组织创伤小，发生感染和出血等并发症较少。然而，这些设备容易产生测量"偏倚"，这是由于压力监测的准确性随着时间的推移而下降，在流体导管监测系统（如EVD）中，压力传感器位于患者体外，通常位于耳屏或内耳水平，可通过重新调零进行校准，但植入式微传感器在患者体内，无法通过"重新调零"校准传感器进行校正。

6. 讨论颅内高压的可能后果。

颅内高压可导致脑灌注压和脑血流量下降，甚至导致脑缺血。颅内压进一步升高可能导致脑膜和颅骨之间形成压力梯度而发生脑疝。单侧大脑水肿引起压力梯度可导致颞叶沟回疝、中脑受压、昏迷和同侧瞳孔散大/偏瘫。在全脑范围内，颅内压升高可通过枕骨大孔引起脑干和小脑向下压迫和突出。脊髓受压和随后发生的缺血会进一步导致全身交感系统激活从而引起**库欣反射**：全身性高血压、反射性心动过缓和不规则呼吸。脑疝可损害脊髓部位的心肺中枢，引起呼吸停止、心脏停搏和脑死亡。

7. 哪些因素决定脑灌注压？

脑灌注压（cerebral perfusion pressure，CPP）通过以下公式进行计算：

$$CPP = MAP - ICP（或者 CVP）$$

CPP，脑灌注压；MAP，平均动脉压；ICP，颅内压；CVP，中心静脉压

脑灌注压是平均动脉压和颅内压（或中心静脉压，以两者中较高者为准）两者之间的差值。在机体自动调节系统完整的情况下，脑灌注压增加时动脉收缩，脑灌注压减少时动脉扩张，因此，即使脑灌注压发生变化，脑血流量可维持在一个恒定的水平。慢性高血压、卒中、颅脑损伤（traumatic brain injury，TBI）和脑肿瘤可能会改变或减弱脑血流自动调节能力。

8. 什么是颅内弹性（intracranial elastance）？ 具有什么临床意义？

颅内弹性是指颅内容量的变化导致的颅内压变化的对应关系（弹性＝Δ压力/Δ容量）。虽然颅内弹性是顺应性的反比（顺应性＝1/弹性＝Δ容量/Δ压力），但弹性这个术语更好地定义了这种关系，因为颅内压的变化是封闭的颅腔内容量变化的结果。一开始，脑内容量在一定范围内变化时大脑可通过自身调节将脑脊液从颅内转移至脊髓间隙和颅外血管床来维持颅内压相对恒定。然而，当这些代偿机制耗尽时，颅内弹性增加（即顺应性降低），颅内压呈指数形式上

升，同时伴有轻微的脑内容量增加（图 44.1）。

9. 脑血流量是如何被调节的？

脑血流受多种因素影响，包括脑代谢率、动脉氧分压（PaO_2）和动脉二氧化碳分压（$PaCO_2$）、脑灌注压和颅内病理性改变。一般来说，脑氧代谢率（cerebral metabolic rate for oxygen，$CMRO_2$）的升高可导致脑血流量增多。$PaCO_2$ 升高就可强效扩张脑血管，$PaCO_2$ 每改变 1 mmHg，脑血流量可增加或减少 1 ～ 2 ml/（100 g·min）。PaO_2 低于 50 mmHg 时脑血流量可显著增加。但是由于脑血管的自身调节能力，当平均动脉压在较宽的范围变动时（50 ～ 150 mmHg）脑血流量可基本保持恒定。机体许多器官系统都存在这种调节反应。慢性高血压使自身调节曲线右移，使平均动脉压的基线上调以维持足够的脑灌注。此外，发生脑卒中或创伤等脑损伤后，脑血管的自身调节机制被破坏，脑血流量则完全依赖压力来调节（图 44.2）。

要点：脑血流量的影响因素

1. 大脑自动调节功能。
2. 脑灌注压（特别是当大脑自我调节功能受损时）。
3. PaO_2。
4. $PaCO_2$。
5. 脑氧代谢率。

---

10. 颅内高压患者麻醉管理的目标是什么？

在正常生理条件下，脑氧代谢率的变化直接影响脑血流量，这种现象称为脑血流量-脑氧代谢率耦联。麻醉管理的目标是在优化脑氧供与氧需之间平衡的同时，避免继发性损伤，如癫痫、脑缺血。这可通过降低脑氧代谢率，降低颅内容积，并避免由于麻醉和手术刺激而导致颅内压或脑氧代谢率升高来实现。

11. 哪些方法可以降低颅内压？

- 去骨瓣减压术；

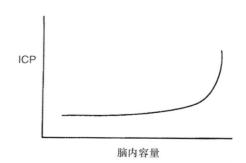

图 44.1 颅内弹性曲线。在曲线的陡峭部分，颅内容量的轻微变化也可导致灾难性的颅内压（ICP）升高

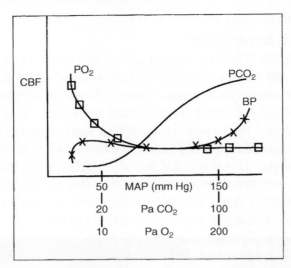

图 44.2 脑血流量的调节。BP，血压；MAP，平均动脉压；$PaCO_2$，动脉二氧化碳分压；PaO_2，动脉氧分压；PCO_2，二氧化碳分压；PO_2，氧气的分压

- 脑脊液引流（如 EVD）；
- 脱水疗法（甘露醇或高渗盐水）；
- 过度通气；
- 床头抬高大于 30°，以利于静脉回流；
- 皮质类固醇可减少肿瘤引起的血管源性水肿，但对缺血引起的细胞毒性水肿可能有害；
- 麻醉药物（如巴比妥类药物、丙泊酚）可降低脑血流量和脑氧代谢率；
- 低温可降低脑代谢率并减轻脑水肿。

12. 降低颅内压的干预措施有哪些局限性？

　　去骨瓣减压术虽然能有效降低颅内压和减少死亡率，但患者术后神经功能障碍和持续植物状态发生率增加。去骨瓣减压术的适应证主要包括难以纠正的颅内高压。应当针对患者预期的生活质量与患者家属进行探讨，因为这种干预措施可能以牺牲生活质量为代价而延长生命。高渗液体输注和过度通气的作用也是有限的，因为随着时间的推移，大脑对这两种干预措施（脑细胞通透性增加，脑脊液清除碳酸氢盐恢复正常 pH）产生适应。但突然停止这些处理措施可能导致颅内压的反跳性上升。过度通气尤其危险，因其降低颅内压是以减少脑血流为代价，可能加重缺血损伤，尤其是当 $PaCO_2$ 小于 25 mmHg 时。尽管肌肉松弛可能有助于促进呼吸机辅助通气患者的人机同步，但对评估预后和治疗非常重要的神经系统检查产生影响，从而不利于患者的治疗。低体温可增加感染、凝血功能障碍和心律失常的风险，因此也应慎重应用。目前为止的临床证据强调，应实行有针对性的温度管理，避免体温升高，保持正常的核心体温，并只在特定的情况下应用低温疗法。

13. 常用静脉诱导药如何影响颅内压？

丙泊酚和巴比妥酸盐（如硫喷妥钠）是血流动力学稳定患者首选的静脉诱导药物，因为这些药物可以降低脑血流量、脑血容量（cerebral blood volume，CBV）、颅内压和脑氧代谢率。依托咪酯同样能降低脑氧代谢率、颅内压和脑血流量，与丙泊酚相比，依托咪酯与低血压相关性更小。麻醉诱导中不经常使用依托咪酯，因为其可降低癫痫发作阈值，引起肌阵挛，并可能引起肾上腺功能不全，但需要强调的是，低血压与颅内压增高患者的死亡率相关。因此，依托咪酯降低血压所带来的益处可能超出对这些并发症的考虑，特别是在血流动力学不稳定的患者中。基于理论和相对薄弱的数据认为氯胺酮会增加脑氧代谢率和脑血流量，导致颅内压的增加，因此，氯胺酮曾禁止在颅内高压患者中使用。然而，最近的一项荟萃分析发现氯胺酮并不会增加颅内压，并且在一些患者中可能会降低颅内压。因此，在血流动力学不稳定的患者中可以考虑应用氯胺酮。保留自主呼吸的颅内压升高的患者应避免滥用阿片类药物，因其可能导致通气不足、高碳酸血症、脑血流量和颅内压升高。其他诱导的辅助措施包括静脉注射利多卡因（0.5～1 mg/kg）可抑制插管所致交感反应；然而，支持这一观点的证据很薄弱，而且好坏参半。短效 β 受体阻滞剂，如艾司洛尔，也可用于减少喉镜检查导致的血压升高。

14. 颅内压增高患者插管时如何选择神经肌肉阻滞剂？

琥珀胆碱是一种去极化神经肌肉阻滞剂，可引起颅内压一过性升高，但其临床意义尚不确定。非去极化神经肌肉阻滞剂（如罗库溴铵、维库溴铵、顺阿曲库铵）均对颅内压无影响，可安全使用。之前关于长时间使用肌松药物的担忧为高剂量的非去极化神经肌肉阻滞剂（即快速序列插管罗库溴铵剂量）会掩盖患者的神经检查结果，这可通过使用舒更葡糖钠逆转。舒更葡糖是一种可靠的选择性非去极化神经肌肉阻滞剂拮抗剂。然而，在快速序贯诱导中使用琥珀胆碱可能比罗库溴铵更快地达到插管条件。因此，对于误吸风险高或预计困难气道的颅脑损伤患者，可选择琥珀胆碱。在其他情况下，首选非去极化神经肌肉阻滞剂，以避免颅内压升高，并强烈建议在插管后给予舒更葡糖，以便于进行神经功能检查。

15. 挥发性麻醉药对脑血流量和脑氧代谢率的影响是什么？

所有常用的吸入挥发性麻醉药（异氟烷、七氟烷和地氟烷）均可降低脑氧代谢率。当给药浓度大于 0.5 倍最低肺泡有效浓度（minimum alveolar concentration，MAC）时，吸入麻醉药有直接的脑血管舒张作用，表现为剂量依赖的脑血流量增加。这可能导致脑血流量和颅内压升高。与其他挥发性麻醉药相比，N_2O 会增加脑氧代谢率和脑血流量，这可能是交感神经兴奋所致，同时也会导致颅内压升高。在大多数神经外科手术中，应避免长时间使用 N_2O，因为有颅腔积气和术后恶心呕吐的风险，以及潜在的神经毒性。

16. 麻醉维持期间如何处理颅内压？

大多数用于术中控制颅内压的方法依赖于脑脊液、脑血流量或总脑含水量的降低。通过脑室造瘘置管引流术（例如 EVD），脑脊液可减少 $10 \sim 20$ ml。过度通气使 $PaCO_2$ 降低（$30 \sim 35$ mmHg），可使脑血管暂时收缩，从而减少脑血容量。也可通过使用麻醉药物降低脑氧代谢率。氟烷类吸入麻醉药可降低脑氧代谢率，但为减少脑血管舒张并维持全身血流动力学，其浓度应小于 0.6 MAC。N_2O 可增加脑血流量和脑氧代谢率，有潜在的神经毒性并可能导致张力性颅腔积气，因此通常应避免使用。保持患者轻度倾斜的头低脚高位可促进静脉回流，减少颅内血容量。高渗液体，如甘露醇或高渗盐水，可使脑水含量急剧减少。使用呼气末正压（positive end-expiratory pressure，PEEP）可能会影响右心房静脉回流并导致中心静脉压（和颅内压）升高，因此应谨慎使用。

17. 过度通气是否是长期颅内压管理的合理策略？

过度通气诱导脑血管收缩，降低脑血容量，降低颅内压。这种效应是由大脑 pH 的升高介导的，在数小时内（即 < 6 h）有效。然而，随着时间的推移，由于各种代偿机制，脑脊液中的碳酸氢盐浓度逐渐下降，大脑 pH 恢复正常。此外，应避免 $PaCO_2$ 低于 25 mmHg 的过度通气，因为它会导致氧气输送减少（脑血管收缩）和血红蛋白耗氧量减少（碱中毒导致血红蛋白-氧解离曲线左移），从而加重脑缺血。过度通气仅在短期内有效（即 < 6 h），因此只能作为一种临时处理措施，如即将发生脑疝时。

18. 颅内高压首选静脉输液是什么？

应避免灌注低渗晶体液，如 0.45% 生理盐水，因为它们会增加脑含水量，并会增加颅内压。由于担心缺血和高血糖情况下对神经系统预后恶化的影响，应避免使用含糖液体。平衡盐溶液（乳酸林格液、勃脉力）和生理盐水（0.9%）常用于复苏和维持静脉输液。虽然平衡盐溶液和生理盐水（0.9%）都被归类为等渗，但生理盐水（0.9%）轻度高渗（308 mmol/L），乳酸林格液轻微低渗（273 mmol/L），勃脉力真正等渗（294 mmol/L）。这说明生理盐水（0.9%）是减轻脑水肿的首选维持液。然而，通过平衡使用乳酸林格液（或勃脉力）和生理盐水（每输注 1 L 液体后，交替输注生理盐水和平衡盐溶液），可以避免大量生理盐水复苏导致的酸中毒。高渗盐水（3% 或 7.5%）可使细胞内水分转移到细胞外，因此，有时也被用于液体复苏。但是，高渗盐水在增加血管内容量，降低颅内压的同时，可能导致电解质异常或其他高血容量引起的并发症，因此使用中须密切监测。

19. 颅脑损伤患者输注白蛋白安全吗？

胶体液，如白蛋白，也可以发挥与高渗盐水类似的急性血管内容量扩张作用。然而，白蛋白与颅脑损伤患者发病率和死亡率的增加有关。值得注意的是，被引率高的研究（生理盐水与白蛋白比较的临床试验）发现这种相关性与低渗（4%）白蛋白有关，尚不清楚等渗（5%）白蛋白或高渗（25%）白蛋白是否也存在这种相关性。

> **要点：颅内高压时应避免的药物**
>
> 1. 氧化亚氮；
> 2. 低渗液；
> 3. 含糖液；
> 4. 高浓度的吸入麻醉药（＞ 0.5 MAC）。

20. 高渗液在颅内高压治疗中发挥什么作用？

高渗液体（甘露醇和高渗盐水）可以通过选择性增加血浆渗透压来降低颅内压，因为这两种药物都不能穿透血脑屏障，从而产生浓度梯度，使包括大脑在内的组织中水分渗透出来。除了降低颅内压，甘露醇和高渗盐水在早期可以发挥降低血液黏度的作用，从而优化脑血液灌注。

甘露醇同时也是一种渗透性利尿剂，需要完整的血脑屏障才能发挥最大的作用。剂量在 0.25 ～ 1 g/kg 的甘露醇可在 30 min 内降低颅内压，降颅内压效果在 1 ～ 2 h 内达峰。高渗盐水可间段注射，浓度为 3% ～ 23.4%，剂量为 1 ～ 2 ml/kg。高渗盐水起效更快（～ 5 min），持续时间更长（多达 12 h），在降低颅内压方面可能比甘露醇更有效。然而，现有研究并没有显示这两种药物在神经系统预后方面存在差异。

21. 高渗液体的局限性有哪些？

甘露醇和高渗盐水均可导致急性高血容量，但同时甘露醇作为利尿剂也可导致低血容量、低血压以及其他相关并发症（包括电解质异常、急性肾损伤）。而高渗盐水可导致高血容量，并且脑桥中央髓鞘溶解可能与其相关。如果一开始血钠水平正常，在纠正低钠血症时比在治疗颅内高压时更应关注是否发生脑桥中央髓鞘溶解。

间断推注高渗剂比持续输注更为可取，因为大脑是通过增加细胞渗透压来适应慢性高渗状态的。这可能会有两个不利的影响：①随着时间的推移，高渗药物的有效性会降低，②当突然停止高渗液体输注时，会出现反跳性颅内压升高。

22. 甘露醇和高渗盐水的上限是多少？

一般来说，输注高渗盐水的上限是血钠水平达 155 mmol/L，输注甘露醇的上限是血浆渗透压达 320 mOsm/L。计算渗透压的公式如下：

血浆渗透压（mOsm/L）= 2×［Na］+ 血糖 /18 + 血尿素氮 /2.8

当血钠浓度为 155 mmol/L（高渗盐水上限），同时正常血糖水平 100 mg/dl，血尿素氮（blood urea nitrogen，BUN）为 15 mg/dl 时，渗透压为 320 mOsm/L（甘露醇上限）。值得注意的是，达到上述上限条件可能导致存活率下降的结论来源于比较早的研究，样本量较小，且可信度不高。所以，在某些情况下，考虑到现有上限值证据等级强度不高，可以根据患者的个体治疗需求，使用一个更高的上限值（例如，钠限值为 160 mmol/L）。

23. 讨论麻醉后的颅内压控制策略。

拔管前应仔细评估患者是否能维持气道通畅、进行充分的自主呼吸和维持氧合。在此期间应避免呛咳，因呛咳可导致颅内压增高。因大多数麻醉药物具有抗惊厥的特性，因此在紧急情况下停用麻醉药物会增加癫痫发作的风险。静脉注射阿片类药物和利多卡因可减少拔管期对咽喉部和气道的刺激。静脉滴定 β 受体阻滞剂，如艾司洛尔和拉贝洛尔，可减弱与麻醉苏醒相关的交感神经张力增加。其他措施包括抬高床头以促进静脉回流以及维持正常或稍低的低碳酸血症。

24. 如果以上干预措施无效，还有何种方法可以降低颅内压？

巴比妥类药物可用于其他方法无效的难治性颅内高压患者。戊巴比妥的经典用药剂量是在 30 min 内先给予 10 mg/kg，之后 3 h 内给予 5 mg/kg。该用药方案可使血清水平维持在 30 ～ 50 μg/ml。维持剂量通常为 1 ～ 2 mg/(kg·h)。围手术期也可临时使用丙泊酚，但由于长时间大剂量输注丙泊酚可引起丙泊酚输注综合征，限制了其在重症监护室作为一种治疗颅内压升高的使用。

要点：降低颅内高压的干预措施

1. 去骨瓣减压（药物治疗无效的难治性颅内高压）；
2. 脑脊液引流（如脑脊液引流）；
3. 高渗液体（甘露醇或高渗盐水）；
4. 过度通气（$PaCO_2$ 30 ～ 35 mmHg）；
5. 床头抬高 > 30° 以便静脉回流；
6. 皮质类固醇可减少对于肿瘤相关水肿；
7. 麻醉药物（如巴比妥类、丙泊酚）可降低脑血流量和脑氧代谢率；
8. 肌松可减少人机不同步（"痉挛"或咳嗽）；
9. 避免高热；
10. 避免高血容量；
11. 保持呼气末正压和呼吸机压力在可耐受的低水平。

---

25. 颅脑损伤的原发性和继发性脑损伤有什么区别？

头部创伤后的脑损伤包括创伤直接造成的原发性损伤和由颅内高压、低血压、缺氧及高血糖症等引起的继发性损伤。直接的原发性损伤（如钝器伤或穿透伤）可导致局部或广泛的神经损害。局部损伤主要由穿透伤、挫伤或颅内出血（intracranial hemorrhage，ICH）引起。广泛性损伤常常在大面积脑缺血后发生，或由弥漫性轴突损伤所致，后者多因突然减速和旋转导致新皮质大脑灰质和白质分离所致。原发性脑损伤治疗效果不佳，但是低灌注或缺氧引起的继发性脑损伤是可以避免的。

26. 颅脑损伤患者的麻醉目标是什么？

颅脑损伤患者麻醉管理的目标是避免继发性脑损伤。受累的脑组织对低灌注及缺氧非常敏感。如果患者无自我保护气道能力（即格拉斯哥昏迷评分＜8），应尽快建立气道，保证足够的通气和氧合。应密切监测脑灌注，但文献报道建议维持的脑灌注压或平均动脉压并不一致。颅脑损伤后脑自主调节功能受损，血压正常的情况下也可能发生脑灌注不足，血压过高时可能导致高灌注，加重颅内出血，使颅内压增加。研究表明，在监测颅内压的情况下，将脑灌注压目标值维持在为 50 ～ 70 mmHg 时患者预后最佳，同时，应避免低血压或高血压。

27. 接受颅内手术的患者通常需要哪种监测？

可靠的外周静脉通路非常重要，因为在开颅手术中可能有大出血和大量的体液蒸发。除了美国麻醉科医师协会提出的标准监护外，可建立动脉置管用于实时血压监测，并满足多次抽血以评估红细胞比容水平、凝血状态、电解质水平和动脉血气的需求。中心静脉置管适用于血管活性药物输注或高渗液体治疗（高渗盐水）。

28. 脑出血患者如何控制高血压？

急性脑出血患者的高血压控制至关重要，因为血压升高与血肿的扩大、死亡率和残疾有关。总体目标是维持足够的脑灌注，同时需要平衡再出血风险和缺血风险，并积极降压。目前治疗自发性脑出血高血压的指南推荐有创动脉压监测和静脉用药积极控制血压，使收缩压低于 140 mmHg。

29. 颅内压增高时应使用哪些药物来控制血压？

常用的抗高血压药物包括选择性的"动脉血管扩张剂"，如钙通道阻滞剂（即尼卡地平）、血管紧张素转换酶抑制剂（即依那普利）和肼屈嗪。也可使用 β 受体阻滞剂，特别是可拮抗 α_1 受体的拉贝洛尔。应避免使用硝普钠和硝酸甘油，因为它们会引起大脑"静脉血管舒张"，从而增加颅内压。尼卡地平是急性期首选药物，因为它可以静脉注射，同时选择性扩张动脉血管，并且不会损害心肌收缩力或心排血量，且不增加颅内压。

网址

Brain Trauma Foundation: http://www.braintrauma.org

推荐阅读

Brain Trauma Foundation. American Association of Neurologic Surgeons, Joint Section on Neurotrauma and Critical Care: Guidelines for the management of severe traumatic brain injury, 4th edition. Neurosurgery. 2017;80(1):6–15.

Hemphill JC, Greenberg SM, Anderson CS, et al. Guidelines for the management of spontaneous intracerebral hemorrhage. Stroke. 2015;46:1–29.

Maloney-Wilensky E, Gracias V, Itkin A, et al. Brain tissue oxygen and outcome after severe traumatic brain injury: a systematic review. Crit Care Med. 2009;37(6):2057–2063.

Martini R, Orfanakis A, Brambrink A. Intracranial pressure monitoring. In: Koht A, et al., ed. Monitoring the Nervous System for Anesthesiologists and Other Health Care Professionals. Cham, CH: Springer International Publishing; 2017:243–252.

Pasternak JJ, Lanier WL. Diseases affecting the brain. In: Hines, RL, Marschall KE. Stoelting's Anesthesia and Co-Existing Disease, 7th ed. Philadelphia: Elsevier; 2018:265–303.

Stocchetti N, Maas AIR. Traumatic intracranial hypertension. N Engl J Med. 2014;370:2121–2130.

恶性高热和其他运动疾病

Nicole Arboleda，MD

武屹爽　译　刘艳红　校

第 45 章

1. 什么是恶性高热？其产生原因是什么？

恶性高热（malignant hyperthermia，MH）是由诱发因素，如挥发性麻醉药和去极化神经肌肉阻滞剂，引起的一种急危重症。遗憾的是，目前尚未发现特异性的表型可以在患者暴露于诱发因素前诊断该症的易感性。恶性高热的特征是骨骼肌兴奋-收缩耦联的失调。发生恶性高热的患者其肌浆中的钙离子浓度不断升高，造成三磷酸腺苷（adenosine triphosphate，ATP）的需要量增加，从而产生大量热量，导致体温升高。恶性高热易感患者的骨骼肌RyR1（ryanodine 受体异构体）功能异常是恶性高热发生的原因之一。该受体基因可在 50% ～ 80% 的恶性高热易感患者的 19 号染色体上被找到。

2. 恶性高热是如何遗传的？哪些是其诱发因素？

一般认为，恶性高热为常染色体显性遗传，偶见例外。恶性高热易感者存在 210 余种 RyR1 基因突变，还有 4 种 Cav1（慢速失活钙离子通道）在 *CACNL1A3* 基因上的突变。诱发恶性高热的麻醉药包括挥发性麻醉药（乙醚、氟烷、七氟烷、异氟烷、地氟烷）和去极化神经肌肉松弛剂（琥珀胆碱）。提前应用镇静药物、丙泊酚和非去极化神经肌肉松弛剂有可能延缓恶性高热易感者恶性高热的发作。

3. 描述与恶性高热相关的细胞效应、表现及代谢异常。

作为 RyR1 受体异常的一种结果，恶性高热的特征是肌浆网中钙离子浓度不断升高。为降低肌浆钙离子浓度，细胞离子泵和离子交换通道的活动加强，并产生大量 ATP，导致过多热量的产生和耗氧量的增加。

恶性高热的典型表现为常规麻醉诱导后出现难以解释的心动过速，通气充分状况下的高碳酸血症、低血氧、代谢性酸中毒合并呼吸性酸中毒。晚期表现为核心体温超过 38.8℃。患者还可出现躯体僵硬、横纹肌溶解、高钾血症和急性肾衰竭。在北美洲，任何疑似发生恶性高热的患者都应通过热线电话（800-644-9737）向全天值守的美国恶性高热协会（Malignant Hyperthermia Association of the United States，MHAUS）报告。北美洲外的 MHAUS 电话为 001-209-417-3722。

4. 如何处理恶性高热？

- 求助，后续的治疗措施需要多人协作完成。

- 停用所有可能的诱发药物，给予患者流量大于 10 L/min 的 100% 纯氧过度通气。
- 麻醉药物更换为非诱发药物，如丙泊酚。
- 告知外科医生及手术室工作人员实际情况，哪怕无法完成手术也应尽快结束手术操作。
- 给予丹曲林 2.5 mg/kg；必要时每 5 min 重复给药一次，直至总剂量达到 10 mg/kg。丹曲林钠通过拮抗 RyR1 受体抑制钙释放，因此可抑制细胞过度代谢。注意使用灭菌水配制丹曲林。
- 监测血气；pH 低于 7.1 时给予碳酸氢钠 1 ～ 4 mmol/kg。
- 物理降温，如冰液体和冰毯，若患者体温降至 38℃ 左右后可适当减缓降温措施。
- 利尿［2 ml/（kg·h）］，主要依靠充足的液体治疗，也可使用甘露醇和呋塞米。给予碳酸氢钠碱化尿液从而保护肾，避免因肌红蛋白尿导致肾衰竭。
- 给予氯化钙、碳酸氢钠及胰岛素 / 葡萄糖，纠正高钾血症。
- 发生低血糖时给予葡萄糖，特别是应用胰岛素后。
- 检测凝血功能（纤维蛋白原、凝血酶原时间、部分凝血活酶时间、国际标准化比值）以监测凝血状态。

5. 丹曲林如何发挥作用？如何准备丹曲林？

丹曲林抑制依赖钙离子的肌肉收缩，快速终止代谢率的升高，继而使儿茶酚胺和钾离子降至正常水平。配置药液时将含有 3 g 甘露醇的丹曲林 20 mg 溶解于 60 ml 灭菌水。丹曲林的新制剂（Ryanodex）使其制备更容易，只需 20 s 即可完成溶解。该制剂提供了 250 mg 丹曲林钠和 125 mg 甘露醇的冻干粉以及 5 ml 灭菌水安瓿用于溶解药物。

6. 如何判断有家族阳性病史或既往有疑似恶性高热病史的患者发生恶性高热的易感性？

恶性高热的诊断非常困难。一些临床分级量表曾用于协助判断可疑病例是否为真实的恶性高热事件。诊断的金标准为咖啡因-氟烷收缩试验（caffeine-halothane contracture test，CHCT）。将患者的肌肉活检并暴露于浓度递增的氟烷和咖啡因中检测肌肉的收缩程度。提供该试验的只有美国的 5 个中心和加拿大的 2 个中心。该试验的特异性为 85% ～ 90%，敏感性为 99% ～ 100%。

目前美国或其他一些国家可以进行异常 RyR1 异构体的基因检测。基因检测的应用逐渐扩展。它比肌肉活检及 CHCT 试验便宜，可用于因年龄太小无法实施 CHCT 试验的儿童患者（年龄小于 10 岁或体重少于 40 kg）。基因检测在基因缺陷恒定的同质性患者群中非常有益。但是，当疑似患者的基因检测结果为阴性时，则必须进行 CHCT 试验。基因检测的局限性包括敏感性低和特异性低。

　　此外，以横纹肌溶解为特征的运动型热病患者也可能为恶性高热易感人群。

7. 肌肉活检和咖啡因-氟烷收缩试验的适应证有哪些？

- 绝对适应证：可疑的恶性高热临床病史、家族恶性高热病史、既往咬肌僵硬病史。
- 相对适应证：术中或术后发生无法解释的横纹肌溶解、围手术期高血钾导致心脏停搏、轻中度咬肌僵硬同时合并横纹肌溶解征象以及运动导致的高钾血症。
- 非适应证：用于诊断神经阻滞剂恶性综合征或麻醉过程中及术后早期突然发生的非横纹肌溶解性的心脏停搏。

8. 什么是咬肌僵硬？与恶性高热是什么关系？

　　咬肌僵硬（masseter muscle rigidity，MMR）为给予一次琥珀胆碱后出现的四肢肌肉松弛而下颌肌肉紧张。咬肌可发生一系列反应，包括下颌紧张、下颌僵硬、严重痉挛或牙关紧闭（也被称之为钢铁下颌）。使得口腔无法充分张开以进行气管插管。发生牙关紧闭时，恶性高热的可能性比较高。

　　MMR 患者的治疗比较复杂。患者应住院并密切观察 24 h，每 6 h 测定一次肌酸激酶水平。肌酸激酶水平高于 20 000 对可疑恶性高热的患者有 95% 的预测价值。

9. 对于已知的恶性高热易感者，如何准备麻醉机及麻醉药物。

　　清洁麻醉机，移除挥发罐；更换 CO_2 吸收剂、风箱及气体管道。10 L/min 的氧气预充麻醉机 10 ～ 20 min。将活性炭过滤器放在气体管道的呼气和吸气回路上。手术间准备恶性高热急救车。通知麻醉后恢复室准备充足的人员配备。应选择非触发药物实施麻醉，如持续静脉输注丙泊酚和（或）局部麻醉。患者术后应在麻醉后恢复室监测 6 ～ 8 h。

10. 恶性高热易感者是否应预防性使用丹曲林？

　　如果不使用可能诱发恶性高热的药物并配合以适当的监测，并且丹曲林存量充足，则没有必要预防性使用丹曲林。丹曲林预注可能导致正常患者出现轻度疲软，有肌肉疾病的患者则可能出现明显的乏力。恶性高热易感者手术过程中无异常情况也应在术后监测至少 6 h。

11. 哪些患者在丹曲林治疗后可能再次出现恶性高热症状？

　　北美洲恶性高热登记机构（North America Malignant Hyperthermia Registry，NAMHR）的数据发现大约有 50% 的患者再次出现症状，称之为"复发"，症状再次出现的时间平均为 6 ～ 7 h。考虑到这些数据的性质多为回顾性的，其准确性有限。被认为有较高复发风险的患者包括：比较健壮的患者（即肌肉组织量较多者）、恶性高热评分大于等于 35（意味着很可能发生恶性高热）、以及体温曾升高至 38.8 ℃的患者。"复发"与琥珀胆碱或任何一种吸入麻醉药之间无显著相关关系。发病严重的患者或许比较可能复发；这些发现提示对于发生恶性高热的患者须进行术后至少 24 h 的加强监护。

12. 哪些术中常用药物可安全地用于恶性高热易感者？

- 诱导药物：巴比妥类药物、丙泊酚、依托咪酯、氯胺酮；
- 苯二氮䓬类药物及阿片类药物；
- 酰胺类及酯类局麻药；
- 氧化亚氮；
- 非去极化肌肉松弛剂；
- 钙。

13. 先天性肌病中，哪些与恶性高热确切相关？

尽管许多先天性肌病最初被认为会引起恶性高热易感，但只有中央轴空病、多轴空病 / 微轴空病和 King-Denborough 综合征被发现与高热易感确切相关。

14. 比较神经阻滞剂恶性综合征与恶性高热。

神经阻滞剂恶性综合征（neuroleptic malignant syndrome，NMS）是一种以精神状态改变、广泛肌肉僵硬、发热与自主神经功能障碍为特征的临床综合征。它与使用多巴胺受体拮抗特性的抗精神病药物相关，如氟哌啶醇、吩噻嗪类和硫利达嗪。NMS 的致病机制尚不明确。NMS 的治疗选择丹曲林或溴隐亭（多巴胺受体激动剂），死亡率为 10%。发生 NMS 的患者并非恶性高热易感人群。

15. 哪种肌营养不良症最常见？有什么临床表现？

迪谢内肌营养不良（Duchenne muscular dystrophy，DMD）是最常见也是最严重的一种肌营养不良症，是一种 X 染色体隐性遗传的疾病。该病与维持肌肉完整性的抗肌萎缩蛋白有关。抗肌萎缩蛋白的功能障碍导致细胞内物质逐渐渗漏和肌酸激酶水平升高。细胞毒性 T 细胞进而破坏肌肉细胞，导致肌肉假性肥大并伴脂肪浸润。临床上，患者发病早期即可出现近端肌肉的无力和萎缩，并进行性发展。患者的死因通常为扩张型心肌病和呼吸衰竭所致的心肺功能障碍。疾病通常累及大脑（导致智力受损）并导致脊柱侧弯。

DMD 患者可能对具有心肌抑制作用的吸入麻醉药比较敏感。此类患者可存在呼吸肌乏力，呼吸功能测试表现为限制性通气障碍。DMD 患者的平滑肌也可能受累，可表现为胃肠道低动力、胃排空延迟以及吞咽功能下降，从而导致误吸风险增加。贝克肌肉营养不良具有相似的症状，不过一般较轻，且病程进展较缓慢。

16. 肌营养不良患者的麻醉要点有哪些？

考虑到心肺合并症发生的可能性，应该对肌营养不良患者进行彻底的术前状况评估。术前心电图、超声心动图以及既往麻醉史和呼吸功能测试是必需的。

肌营养不良患者可能会存在胃排空延迟和喉反射减弱，导致误吸风险增加。麻醉诱导时可能出现咬肌痉挛。由于其呼吸系统受损的风险增加，术后监测十分重要。存在高钾血症和横纹肌溶解症的风险，应避免使用琥珀胆碱。肌营养不良患者在出现高钾性心脏停搏后较难被成功复苏。可以使用非去极化肌肉松弛剂，但恢复时间可能会延长。有报告称使用挥发性麻醉药后，肌营养不良患者肌酸激酶水平显著升高，导致严重肌红蛋白尿和心脏停搏。尽管肌营养不良患者没有明显恶性高热的风险，但选用不诱发恶性高热的全身麻醉或区域麻醉可能更为稳妥。

17. 肌营养不良的患者是否具有发生恶性高热的风险？

尽管恶性高热和肌营养不良这两种疾病的病理机制不尽相同，但这两种疾病的患儿在接受琥珀胆碱后可能出现相似的临床症状，包括高钾血症、肌酸激酶升高及心脏停搏。也曾报道过肌营养不良患儿暴露于吸入麻醉药而非琥珀胆碱后出现可疑恶性高热症状。不过，一般并不认为肌营养不良的患儿为恶性高热高危患者。

18. 什么是强直性肌营养不良？

强直性肌营养不良是一种常染色体显性遗传性肌病，通常在十几至二十岁左右起病，是最常见的遗传性成人肌病之一。其特征为进行性的肌肉无力和萎缩、肌强直和心脏传导异常。临床上，在使用琥珀胆碱后，强直性肌营养不良患者骨骼肌会持续性地收缩。使用局麻药、非去极化肌松剂或深麻醉均不能缓解这一肌肉收缩，因而可发生面罩通气和气管插管困难。还应控制和避免其他诱发因素，如震颤、低血压和机械刺激。

19. 强直性肌营养不良如何影响心肺系统？

心力衰竭比较罕见，但心律失常和房室传导阻滞常见。20% 的患者存在二尖瓣脱垂。此类患者易患限制性肺疾病，吸空气下轻度缺氧和咳嗽，气道保护性反射减弱，可引发误吸和肺炎。这些患者对抑制呼吸的药物比较敏感，在术后需要密切监测。

20. 什么是重症肌无力？

重症肌无力是一种神经肌肉接头的自身免疫性疾病。乙酰胆碱受体的抗体通过直接破坏受体、阻断受体以及通过补体介导的破坏作用使乙酰胆碱功能受体数下降。

21. 描述重症肌无力的临床表现。

肌无力患者表现为全身疲乏虚弱，肌肉反复使用后症状加重，休息后症状减轻。眼外肌通常最先受累，患者诉复视及上睑下垂。应特别关注发生呼吸肌无力、控制吞咽及保护气道避免误吸的肌肉无力的患者。根据是否存在眼外肌、气道或呼吸肌受累，重症肌无力被分为眼肌型、延髓肌型或骨骼肌型。重症肌无力与胸腺肥大在临床上显著相关。

22. 如何治疗重症肌无力？哪些情况可导致症状恶化？

对许多患者来说，胸腺瘤切除术可大大缓解病情，胆碱酯酶抑制剂、皮质醇和其他免疫抑制剂与血浆置换也都有效。生理应激，如急性感染、妊娠或手术等可导致重症肌无力病情恶化。

23. 重症肌无力患者围手术期麻醉管理的要点有哪些？

关注的要点包括肺损伤程度、延髓受累程度（呼吸道误吸风险）以及长期应用类固醇激素导致的肾上腺功能减低。尽管与重症肌无力相关的心脏疾病并不常见，但也需在术前评估时予以考虑。由于主要的症状为心律失常，因此应进行心电图评估。

24. 肌无力患者对肌肉松弛剂的异常反应。

因乙酰胆碱受体数量的下降，重症肌无力患者需要更大剂量的琥珀胆碱（2 mg/kg）以达到气管插管条件。患者对非去极化肌肉松弛剂非常敏感，对药物的反应也难以预测。非去极化肌肉松弛剂应从推荐剂量的 1/10 开始给予起始剂量，降低剂量后的恢复时间差异较大，可能会明显延长。使用适当剂量的舒更葡糖可以成功解除神经肌肉阻滞状态。这些患者因肌肉无力，在手术时经常不需要给肌肉松弛剂；仅给予吸入麻醉药，就可以达到合适的肌肉松弛状态。

25. 什么是 Eaton-Lambert 肌无力综合征？描述其症状、合并症及治疗。

这是一种神经肌肉接头的免疫性疾病，经常与恶性肿瘤同时发病，小细胞肺癌常见。其他并发的恶性疾病包括淋巴瘤、白血病、前列腺及膀胱恶性肿瘤。自身抗体影响突触前连接的钙离子通道，引起乙酰胆碱释放减少。与重症肌无力不同，运动后肌无力症状可缓解，虽然通常这种缓解只是暂时的。近端肌肉较远端肌肉更容易受累，下肢较上肢更受累。与重症肌无力相比，较少累及颅神经。疲乏经常出现于恶性肿瘤确诊之前，虽然治疗的关键是潜在的恶性肿瘤。常有自主神经功能紊乱，表现为口干、体位性低血压、肠和膀胱功能障碍。血浆去除术、糖皮质激素、3,4-二氨基吡啶和其他免疫抑制剂可增强肌力。

26. Eaton-Lambert 肌无力综合征患者麻醉注意事项。

这些患者对去极化和非去极化类肌肉松弛剂都非常敏感，最好避免使用这些药物。一旦使用，肌松作用可持续几天，而且胆碱酯酶抑制剂无法逆转。吸入麻醉药是安全的，通常可提供满足气管插管的肌肉松弛程度。如果可行，鼓励应用区域麻醉技术。

要点：恶性高热和其他运动疾病

1. 恶性高热是围手术期患者暴露于吸入麻醉药或琥珀胆碱等触发药物后发生的高代谢紊乱。对恶性高热的早期识别至关重要，其救治复杂、需要多方面考虑，需要其他有经验的医护人员协助参与。

2. 恶性高热的典型表现为不明原因的心动过速同时无法解释的呼气末二氧化碳升高。体温升高为较晚期的特点。

3. 有恶性高热既往史或高危患者应接受不含触发剂的麻醉方案。麻醉科医师必须高度警惕恶性高热，准备麻醉机并将恶性高热急救车放在手术间。

4. 琥珀胆碱禁用于肌营养不良的儿童，应当尽量避免用于儿童，除非存在气道紧急情况。

5. 肌营养不良者易发生误吸及呼吸功能不全，还可能有心律失常、传导阻滞和心肌病。

6. 重症肌无力患者使用（如果需要）非去极化肌肉松弛剂时应为正常剂量的 1/10。

7. Eaton-Lambert 肌无力综合征患者对去极化和非去极化肌肉松弛剂均敏感，最好避免使用。

网址

Malignant Hyperthermia Association of the United States: http://www.mhaus.org
Myasthenia Gravis Foundation of America: http://www.myasthenia.org

推荐阅读

Berman B. Neuroleptic malignant syndrome: a review for neurohospitalists. Neurohospitalist. 2011;1(1):41–47.
Hirshey Dirksen SJ, Larach MG, Rosenberg H, et al. Future directions in malignant hyperthermia research and patient care. Anesth Analg. 2011;113:1108–1119.
Larach MG, Brandom BW, Allen GC, et al. Cardiac arrests and deaths associated with malignant hyperthermia in North America from 1987 to 2006. Anesthesiology. 2008;108:603–611.
Litman RS, Flood CD, Kaplan RF, et al. Postoperative malignant hyperthermia. An analysis of cases from the North American malignant hyperthermia registry. Anesthesiology. 2008;109:825–829.
Miller RD, Cohen NH, Eriksson LI, et al. Miller's Anesthesia. 8th ed. Philadelphia: Elsevier, 2015:1287–1314.

退行性神经疾病及神经病变

Daniel J. Janik，MD，FASA

郭永馨　译　刘艳红　校

1. 肌萎缩侧索硬化是什么？麻醉应考虑哪些问题？

肌萎缩侧索硬化，也被称为 **Lou Gehrig 病**，是一种由脑干和脊髓中的 α 运动神经元退化而产生的上下运动神经元疾病。通常累及 60 ～ 80 岁的男性。肌萎缩侧索硬化的患者可发生进行性的疲软、肌肉萎缩、痉挛和反射亢进直至死亡（原因为肺炎和肺衰竭），病程通常为 3 ～ 5 年。延髓肌会受到影响，使误吸风险增加。其发病机制尚不清楚，治疗方法的选择也是有限的。气管造口术、胃造口术、机械通气和其他支持治疗是常见的治疗方式。尚无证据表明局部麻醉或全身麻醉可使该疾病恶化。曾报道过琥珀胆碱导致高钾血症随后发生心脏停搏的事件。非去极化肌肉松弛剂作用时间延长。也应该考虑有不同程度的自主神经功能障碍。患者术后可能需要通气支持。患者对具有呼吸抑制作用的药物敏感性增加，应谨慎使用。

2. 简述 Guillain-Barré 综合征的临床特点。

Guillain-Barré 综合征（格林-巴利综合征，也称为**急性炎症性脱髓鞘性多发性神经根病**）通常表现为突然发生的疲软或麻痹。通常为下肢，可在几天之内扩展至躯干、上肢及延髓肌，面部肌肉受累可提示延髓受累，反射消失也为特征之一。20% ～ 30% 的患者会发生呼吸衰竭并需机械通气。约一半的患者会发生呼吸道或胃肠道感染。约一半的患者会发生呼吸道或胃肠道感染。病理机制被认为是自身免疫引起的，可能在数周内恢复。死因多为脓毒症、急性呼吸窘迫综合征、肺栓塞或心脏停搏。

3. Guillain-Barré 综合征时自主神经系统受到哪些影响？

自主神经功能紊乱是常见症状。患者可发生血压大幅度波动，大量出汗、外周血管收缩、心动过速及心动过缓、心脏传导系统异常及体位性低血压。猝死也曾被报道。

4. Guillain-Barré 综合征患者的麻醉主要注意什么？

患者可能由于咽喉肌麻痹而无法控制口腔内分泌物，也可因肋间肌的麻痹产生呼吸功能不全，具有误吸的风险。心血管代偿反应弱，可能在少量出血或正压通气时出现低血压。喉镜检查可能会造成明显的血压升高。对间接作用的血管活性药物可能会比较敏感。建议进行动脉内血压监测。

应禁用琥珀胆碱，因其可能导致钾离子的大量释放，即使症状缓解后这种状态仍会持续存在。非去极化神经肌肉阻滞剂可能导致长期虚弱。术后可能需要呼吸支持。

5. 总结帕金森病的病理生理特点。

帕金森病是成人锥体外系的一种退行性疾病，特征为基底节多巴胺能神经元数量减少。多巴胺神经元减少后，对锥体外运动系统的抑制和对乙酰胆碱作用的拮抗均减弱。

6. 描述帕金森病的临床特征。

帕金森病患者表现为肢体肌强直、面部表情僵硬、运动迟缓、慌张步态、有节奏的静止性震颤、痴呆、抑郁、膈肌痉挛及动眼危象（即眼睛偏离至某一固定位置的一种肌张力障碍）。

7. 左旋多巴治疗有什么作用，对血管内容量状态有什么特别影响？

左旋多巴是多巴胺的直接前体，通过血脑屏障后在脱羧酶作用下转变为多巴胺。左旋多巴治疗可同时提高中枢神经系统和外周的多巴胺水平。多巴胺水平升高可增加心肌收缩力和心率。肾血流量增加，同时肾小球滤过率及钠排出量增加。血管内容量减少，肾素-血管紧张素-醛固酮系统受抑制，常出现直立性低血压。高浓度的多巴胺可负反馈调节去甲肾上腺素的生成，从而导致直立性低血压。

8. 总结帕金森病患者的麻醉要点。

- 突然停止左旋多巴可能引起骨骼肌僵硬，从而导致通气不足；左旋多巴应在手术当日继续服用。
- 可能发生极端异常的血压波动和心律失常。
- 患者可能正在服用 B 型单胺氧化酶抑制剂司来吉兰。
- 吩噻嗪类药物（如氯丙嗪、异丙嗪、氟奋乃静、丙氯拉嗪）和丁酰苯类药物（如氟哌利多、氟哌啶醇）可拮抗多巴胺在基底节的作用。甲氧氯普胺可抑制脑内的多巴胺受体。应避免使用这些药物。
- 患者可能存在血管内容量不足，因此发生低血压时可能需要积极补充晶体液或胶体液。

9. 阿尔茨海默病的临床症状和体征是什么？

阿尔茨海默病在美国是导致严重痴呆症的主要原因，可导致记忆力进行性恶化，自我照顾和日常活动能力的进行性下降。可出现失用症、失语症和失认症。

10. 与阿尔茨海默病最相关的麻醉问题是什么？

患者无法理解其所处环境或无法配合医务人员是一个重要问题。镇静药物可能加重患者意识混乱，在围手术期应尽量避免使用。行区域阻滞操作时应考虑到患者可能不配合的情况。降低挥发性麻醉药或阿片类药物的用量，以及使用短效药物加速认知功能的恢复可能对患者有益。用胆碱酯酶抑制剂治疗的患者可表现出琥珀胆碱的作用持续时间延长和对非去极化神经肌肉阻滞剂的抗药性。

11. 多发性硬化的特征是什么？

大脑和脊髓的皮质脊髓束神经元发生随机的多发脱髓鞘变性，使得神经传导速度减慢，出现视力障碍、步态异常、肢体麻痹疲软以及尿失禁。越来越多的证据表明外周神经也可发生脱髓鞘变性。发病年龄通常为 20～40 岁。原因可能与自身免疫相关。多发性硬化的特点是早期会有症状间歇性地加重和缓解，但最终将发展为持续性症状。女性患者妊娠期间症状常可缓解。

12. 激素是否有益于多发性硬化的治疗？

激素可使疾病发作时间缩短，严重程度下降，但无法阻止疾病的进展。其他治疗方法，如免疫抑制剂、干扰素和血浆置换等，有时也对患者有益。常使用巴氯芬、苯二氮䓬类药物、抗惊厥药物、β受体阻滞剂和选择性 5-羟色胺再摄取抑制剂等进行对症治疗。

13. 哪些因素与多发性硬化病情恶化有关？

情绪和身体应激、疲劳、感染、发热、创伤及手术均可加重症状。一般认为体温升高可引起脱髓鞘神经元传导功能的完全性阻断。

14. 多发性硬化患者的麻醉注意事项。全身麻醉常用的药物是否安全？

手术应激很可能使多发性硬化症状加重。即使体温轻度的升高（ > 1℃ ）也应避免。因多发性硬化症可能与自主神经功能障碍有关，所以要密切注意维持前负荷和后负荷。尚未发现多发性硬化患者的全身麻醉药物选择有明显禁忌。然而，严重病例常有不同程度的痴呆。痴呆患者对麻醉药物的镇静作用比较敏感，应选用短效药物。控制现有可能加重多发性硬化的相关因素比全身麻醉药物的选择更为重要。

15. 局麻药对多发性硬化患者有特殊毒性吗？

超过阈值浓度的局麻药具有神经毒性。多发性硬化破坏了髓鞘的保护作用，可导致脊髓和神经暴露于较高浓度的局麻药，使神经毒性的潜在风险增加。

16. 硬膜外麻醉和腰麻对多发性硬化患者是否安全？

区域麻醉可降低手术的应激反应，对多发性硬化患者可能是有益。多数专家认为硬膜外麻醉是安全的。但外周神经阻滞可能存在风险，曾有报道 1 例多发性硬化患者行肌间沟阻滞后发生了持续的严重臂丛神经损伤（见 Koff et al，2008 ）。也曾有报道多发性硬化患者腰麻后症状加重。与腰麻相比，硬膜外麻醉时脊髓部位局麻药物浓度明显降低，这可能是使用两种麻醉方法患者预后不同的原因。实施硬膜外麻醉或产科镇痛时，推荐使用最低剂量并选择作用时间较短的药物。硬膜外辅以阿片类药物也可减少局麻药的用量。

17. 多发性硬化患者使用肌肉松弛剂是否安全?

多发性硬化患者（尤其是病情严重者）可存在明显的运动能力下降和肌肉萎缩，为了防止可能发生的高钾血症，应避免使用琥珀胆碱。存在肌肉无力症状的患者应使用小剂量的非去极化肌肉松弛剂。作用时间较短的非去极化肌肉松弛剂在这种情况下具有优势。

18. 描述脊髓灰质炎后综合征。

脊髓灰质炎后综合征是指严重脊髓灰质炎发作数年后出现炎症曾累及肌肉的进行性无力现象。脊髓灰质炎未累及的肌肉很少受到影响。一般的症状和体征包括乏力、畏寒、关节退化、肌肉疼痛、萎缩、呼吸功能不全、吞咽困难及睡眠呼吸暂停。诉吞咽困难的脊髓灰质炎后综合征患者可能存在一定程度的声带麻痹。有些患者肺功能下降，也可能存在比较明显的心肺功能不全。

19. 脊髓灰质炎后综合征患者麻醉须注意的要点有哪些?

应告知患者术后进行机械通气的可能性。有睡眠暂停的患者可能合并肺动脉高压。吞咽困难和声带麻痹可增加患者误吸的风险。如果存在进行性的骨骼肌疲软，应避免使用琥珀胆碱，因为后者可能导致钾离子过度释放。这些患者也表现出对非去极化神经肌肉阻滞剂、疼痛以及麻醉药物镇静作用的敏感性。

20. 简述危重病性多发性神经病以及易患人群。

在重症监护病房住院超过 2 周的脓毒症、多器官功能障碍或全身炎症反应综合征患者中，多达 50% ～ 70% 的患者出现全身无力，并伴有感觉丧失和其他神经症状，这是由运动神经元和感觉神经元的弥漫性轴索变性引起的。这一综合征被称作**危重症多发性神经病**（critical illness polyneuropathy，CIP）。基础疾病持续时间越长，乏力症状越严重。危重症程度为轻、中度的患者在原发疾病被控制后可能恢复肌力，而严重感染的病例最终死亡的情况并不少见（通常与原发疾病相关）。其他与危重病性多发性神经病相关的因素包括长时间应用肌肉松弛剂、激素、营养不良和高血糖。

21. 描述危重症多发性神经病的临床特点。

最常见的表现为脱机失败，但并存的脑病常影响临床判断。严重者可出现无反射性四肢瘫痪。其他临床特点包括明显的远端肢体肌无力及肌萎缩、深反射减退或消失、各种感觉缺失，通常为袜套手套状分布。不影响脑神经。肌酸激酶水平正常或轻度升高。脑脊液正常。神经活检可见纤维减少，轴突退行性改变，而肌肉活检则表现为去神经性萎缩。电生理学检查可提示轴突多发性神经变性。

22. 危重症多发性神经病患者的麻醉要点。

    对非去极化肌肉松弛剂的反应无法预测。由于琥珀胆碱可引起高钾血症，同时考虑到长期制动的副作用以及患者对非去极化神经肌肉阻滞剂的不敏感性，应避免使用。危重症多发性神经病最大的风险或许是其相关的一些医学问题。

要点：退行性神经疾病

1. 神经病变的患者常因为存在延髓肌肉的乏力而存在误吸的风险。
2. 直立性低血压是常见症状。
3. 此类患者多需要术后机械通气。
4. 因为存在去神经性萎缩，琥珀胆碱可能因为诱发严重的高钾血症而导致心脏停搏。因此应避免使用琥珀胆碱。
5. 难以预测非去极化肌肉松弛剂使用后的反应，但多数患者可能对这些药物敏感。
6. 多发性硬化患者应避免实施腰麻。
7. 除腰麻可能对多发性硬化产生不良影响外，全身麻醉或局部麻醉都不会加重上述神经病理性疾病。

推荐阅读

Arora SS, Gooch JL, Garcia PS. Postoperative cognitive dysfunction, Alzheimer's disease, and anesthesia. Int J Neurosci. 2014; 124(4):236–242.

Brambrink AM, Kirsch JR. Perioperative care of patients with neuromuscular disease and dysfunction. Anesthesiol Clin. 2007;25:483–509.

Fleisher LA, Mythen M. Anesthetic implications of concurrent diseases. In: Miller RD, ed. Miller's Anesthesia. 8th ed. Philadelphia: Elsevier; 2015:1156–1225.

Koff MD, Cohen JA, McIntyre JJ, et al. Severe brachial plexopathy after an ultrasound-guided single-injection nerve block for total shoulder arthroplasty in a patient with multiple sclerosis. Anesthesiology. 2008;108:325–328.

Lambert DA, Giannouli E, Schmidt BJ. Postpolio syndrome and anesthesia. Anesthesiology. 2005;103(3):638–644.

Pasternak JJ, Lanier WL. Diseases affecting the brain. In: Hines RL, Marschall KE, eds. Stoelting's Anesthesia and Co-Existing Disease. 7th ed. Philadelphia: Elsevier; 2018:265–304.

Pasternalk JJ, Lanier WL. Diseases of the autonomic and peripheral nervous systems. In: Hines RL, Marschall KE, eds. Stoelting's Anesthesia and Co-Existing Disease. 7th ed. Philadelphia: Elsevier; 2018:315–326.

Pasternak JJ, Lanier WL. Spinal cord disorders. In: Hines RL, Marschall KE, eds. Stoelting's Anesthesia and Co-Existing Disease. 7th ed. Philadelphia: Elsevier; 2018:305–314.

Perlas A, Chan VW. Neuraxial anesthesia and multiple sclerosis. Can J Anaesth. 2005;52:454–458.

Wijeysundera DN, Sweitzer B. Preoperative evaluation. In: Miller RD, ed. Miller's Anesthesia. 8th ed. Philadelphia: Elsevier; 2015:1085–1155.

糖尿病

Robin Slover，MD，Robert H. Slover，MD

郭永馨 译 刘艳红 校

第 47 章

1. 描述糖尿病的主要分类。

- **1 型糖尿病**：一种胰岛中产生胰岛素的胰岛 β 细胞受到破坏导致胰岛素无法生成的自身免疫性疾病。儿童及 35 岁以下的青壮年常见。

- **2 型糖尿病**：机体使用胰岛素障碍（胰岛素抵抗）。疾病初期患者或可产生足够的胰岛素，但细胞受体减少，即使胰岛素水平正常或较高，也会发生高血糖。2 型糖尿病常见于 60 岁以上年龄较大的成年人。2 型糖尿病随着肥胖人群增多也随之增多。2 型糖尿病也常见于肥胖和较少运动的青少年和青年人群。

- **妊娠期糖尿病**：见于 2% ～ 5% 的孕期女性，其中有 40% ～ 60% 将发展为 2 型糖尿病。

2. 血糖控制的理想水平是什么？

《美国糖尿病协会（ADA）2018 临床诊疗推荐意见》中建议非孕期成人糖化血红蛋白（A_1C）应控制低于 7%（非糖尿病患者为 < 6%）。可接受的餐前血糖为 80 ～ 130 mg/dl，餐后血糖低于 180 mg/dl。儿童、有严重低血糖病史及有其他合并症的患者可使用较宽松的血糖控制标准。儿童人群的目标糖化血红蛋白为不超过 7.5%。

3. 概述糖尿病患者常见的合并症及其意义。

- 高血压见于 40% 的糖尿病控制不理想的手术患者。高血压是冠状动脉疾病的危险因素。这些患者如果服用排钾型利尿剂治疗，机体整体上常存在严重的钾丢失。

- 冠状动脉疾病很常见，可发生于比较年轻的患者，可能无症状或症状不典型。

- 自主神经病变可使心血管及胃肠道功能的神经反射调节受到影响，表现为直立性低血压、胃轻瘫（增加误吸风险）、肠梗阻及尿潴留。常发生外周神经病变。

- 常发生肾功能异常，包括血尿素氮（blood urea nitrogen，BUN）和肌酐升高、蛋白丢失、低蛋白血症、酸中毒及电解质失衡。

- 17% 的糖尿病患者存在潜在的感染。

- 视网膜出血可见于 80% 病史 15 年以上的糖尿病患者，可导致视网膜

　　脱落和视觉缺损。

4. 目前 2 型糖尿病常用口服药物有哪些?

　　治疗 2 型糖尿病的药物分两类:增强胰岛素作用的药物和增加细胞胰岛素供应的药物。详见于表 47.1。

5. 目前使用的胰岛素有哪些?

　　现在的胰岛素强化治疗依赖于新合成的胰岛素类似物。胰岛素治疗由基础量与负荷剂量组成:长效胰岛素用来维持稳定的基础水平,负荷剂量的短效胰岛素用于饮食或加餐中摄入碳水化合物时,也用于纠正升高的血糖。每天至少需要注射 4 次胰岛素或使用胰岛素泵。详见于表 47.2。

6. 描述胰岛素在葡萄糖代谢中的作用及手术对其影响。

　　胰岛素促进葡萄糖吸收、糖原储存、蛋白质合成、氨基酸转运及脂肪生

表 47.1　2 型糖尿病口服药物

作用	通用名	商品名	剂量	剂量间隔时间	副作用
增强胰岛素作用					
双胍类	二甲双胍	Glucophage	1000 mg	bid 或 tid	暂时性的胃肠道症状:乳酸酸中毒 *
噻唑烷二酮"格列酮类"	罗格列酮 吡格列酮	Avandia Actos	每日剂量不超过 600 mg 与其他药物合用	每日 1 次或 bid	体重增加,贫血,水肿,充血性心力衰竭 *,肝细胞性疾病 *
α - 葡萄糖苷酶抑制剂	阿卡波糖 米格列醇	Precose Glyset	50 mg tid 25 mg tid	bid ～ qid	胀气,肠疾病 *
增加胰岛素供应					
磺脲类药物	甲苯磺丁脲	Orinase	2.5 ～ 5 mg(格列本脲)	每日 1 次至 tid	低血糖、体重增加、过敏 *
	氯磺丙脲	Diabinese			
	妥拉磺脲	Tolinase			
	格列吡嗪	Glucotrol			
	格列本脲	DiaBeta, Micronase, Glynase			
	格列美脲	Amaryl			
非磺脲类药物	瑞格列奈	Prandin	2 mg tid	bid ～ qid	低血糖

bid,每日 2 次;tid,每日 3 次;qid,每日 4 次。
* 表示罕见的严重并发症

表 47.2　胰岛素治疗指南	起效时间	峰值	作用时长
长效（基础）			
Lantus（甘精胰岛素）	2～3 h	无	24 h
Levemir（地特胰岛素）	2～3 h	无	24 h
Tresiba	连续	无	72 h
Tujeo	连续	无	72 h
中效			
普通[a]	30～60 min	2～4 h	6～9 h
NPH（混悬液）[a]	4 h	4～8 h	8～13 h
短效			
Humalog（赖脯胰岛素）	10～30 min	30～90 min	3～4 h
NovoLog（门冬胰岛素）	10～30 min	30～90 min	3～4 h
Apidra（赖谷胰岛素）	10～30 min	30～90 min	3～4 h
快速起效			
Fiasp	15 min	60 min	2 h

目前不推荐或不常用

成。基础胰岛素分泌是必不可少的，即使在空腹状态下，对维持葡萄糖代谢平衡也十分重要。

外科手术导致应激增加、反调节激素活性升高，同时胰岛素分泌减少。反调节激素包括肾上腺素、皮质醇、胰高血糖素及生长激素，可促进糖原分解、糖异生、蛋白水解和脂质分解。因此，糖尿病手术患者如未获得足够的胰岛素替代治疗，由于同时存在胰岛素缺乏和过量的反调节激素，可引起严重的高血糖和糖尿病酮症酸中毒，导致高渗透压、蛋白质分解代谢增加体液丢失和脂肪分解。

7. 严格的血糖控制有益于危重患者吗？

最近有观点认为胰岛素强化治疗将血糖维持于 110 mg/dl 或更低水平可降低外科重症监护病房（intensive care unit，ICU）危重病患者的发病率和死亡率。也有证据表明外科和内科 ICU 使用严格的血糖控制方案可显著增加低血糖的风险，而并未降低住院死亡率。不过严格的血糖控制确实可显著减少败血症并可促进创面愈合。目前的建议是保持血糖在 90～180 mg/dl。

8. 围手术期高血糖的并发症是什么？

- 中性粒细胞吞噬功能受损，感染风险增加，住院时间延长。

- 渗透性利尿、脱水和高渗。
- 生酮作用和糖尿病酮症酸中毒。
- 蛋白水解和氨基酸转运减少，导致伤口愈合延迟。
- 高黏血症、血栓形成和脑水肿（导致精神状态的改变）。

9. 术前评估中应重点注意什么？

应重点关注的问题包括糖尿病类型、病程、口服降糖药或胰岛素治疗及相关并发症，如高血压、肾疾病、冠状动脉疾病（可能无症状或症状不典型）和神经病变（早饱和反流，提示胃轻瘫）。如果患者有终末期肾病或需要透析，则可能需要限制液体。

10. 自主神经病变有什么影响？如何评估？

自主神经病变可影响心血管系统（无症状型心肌缺血）、胃肠道系统（胃轻瘫使误吸风险增加）、体温调节系统（调节血管内血流以维持体温的能力下降）和神经内分泌系统（应激刺激下儿茶酚胺分泌量减少）。自主神经病变可以通过以下测试进行评估：

- 评估交感神经系统完整性：正常情况下舒张压从卧位到站立位的改变至少为 16 mmHg；交感神经受累的患者变化小于 10 mmHg。从卧位到站立位时收缩压的大幅度变化也是自主神经病变一个表现。正常情况下收缩压降低幅度小于 10 mmHg；病变患者降低幅度至少 30 mmHg。
- 判断副交感神经系统完整性可以观察心率随呼吸运动的变化（即心率变异性）。正常患者心率至少增加 15 次 / 分。病变患者心率增幅为 10 次 / 分或更少。最后，心电图（electrocardiogram，ECG）同步监测可测量 Valsalva 动作过程中 R-R 间期比值，正常比值大于 1∶2，异常反应为小于 1。

自主神经病变的患者术前应预防误吸，如使用 H_2 受体阻断剂、促进胃动力的药物以减轻胃轻瘫，和（或）使用非颗粒性抑酸剂。

11. 哪些术前实验室检查适用于糖尿病患者？

检查电解质、磷、镁、BUN、肌酐、血糖、酮体、尿液分析和心电图。蛋白尿是糖尿病肾病的早期表现。久坐不动的患者合并心脏风险因素时应进行心脏负荷试验。测量糖化血红蛋白可提供关于血糖控制水平的有价值的信息。糖化血红蛋白 > 9% 的患者通常依从性不佳，脱水风险较高。

12. 有没有任何迹象表明经口气管插管可能有困难？

糖尿病患者寰枕关节活动度降低，即使其他气道检查都正常也可能出现经口插管困难。这一点可通过影像学检查进行评估。患者还可能存有关节僵硬综合征，出现喉向前固定。如果患者手指掌侧关节无法接近（即**祈祷手势**，患者手掌合拢时手指关节掌侧不能相互触碰）则提示存在关节僵硬综合征。掌纹是评估关节僵硬的另一种方式。

13. 糖尿病患者手术前应做哪些准备？所有糖尿病患者手术期间都应接受胰岛素治疗吗？

接受全身麻醉的患者应入院进行夜间血糖检测。他们应该被安排为当天的第一个病例且需要建立静脉输液（IV）通路。接受大手术的患者（＞2 h）须滴注胰岛素以避免酮症酸中毒。术前每小时检测一次，手术中每 30 min 检测一次血糖，以监测和预防低血糖和高血糖。如果血糖升至 250 mg/dl 以上，检查酮类。

14. 进行大手术时还需要做些什么呢？

拟行较长或较大手术的患者反调节激素水平升高，严格控制血糖可能对这些患者有益。此外，感染、肝病、肥胖、类固醇、心血管手术和疼痛均可增加胰岛素的需要量。可考虑注射胰岛素严格控制血糖。高血糖、体液和电解质失衡以及酮症应在术前予以纠正。肾衰竭患者应在手术前一天进行血液透析。

手术当日患者的血糖水平最好低于 200 mg/dl，需确保足够的糖原储备和充足的胰岛素。手术前一天应在床旁监测餐前、睡前及晨起的血糖。血糖控制目标为 90 ～ 180 mg/dl。在手术前一晚，夜间长效胰岛素剂量正常给予。取消日常早晨胰岛素（短效和长效）。手术前至少 2 h 开始静脉注射胰岛素。稀释 50 单位常规胰岛素在 50 ml 的 0.9% 生理盐水，所以 1 单位 ＝ 1 ml。还提供生理盐水中含 5% 葡萄糖的静脉维持液。在手术过程中，旨在通过调整静脉注射胰岛素剂量或葡萄糖输液的速率，维持血糖在 90 ～ 180 mg/dl。如果葡萄糖低于 70 mg/dl，给予静脉 10% 葡萄糖 1 ～ 2 ml/kg，15 min 内重新检查，必要时重复（2018 年指南）。

15. 描述糖尿病患者的术后管理。

在恢复期较长的手术患者，其术后血糖管理更为简便，即继续输注胰岛素和葡萄糖最长可至术后 48 h，根据胰岛素需求调控输注速度和浓度。持续床旁监测葡萄糖、电解质和液体。维持血糖在 90 ～ 180 mg/dl。如果采用全肠外营养，胰岛素可能需要加量，应根据监测的血糖值进行调整。

恢复进食后，可根据患者术前的治疗方案皮下注射胰岛素。如果存在明显的疼痛或应激，可增加 20% 的剂量。餐前、睡前和清晨监测血糖，必要时调整剂量。

16. 埋置皮下胰岛素泵的患者应如何管理？

目前常见的胰岛素泵可很好地控制血糖。该泵使用新型的胰岛素类似物（Humalog，Novolog 和 Apidra），可提供基础剂量和负荷剂量的胰岛素。由于基础速率可满足空腹状态的胰岛素需求，因此该泵可继续以原有基础速率在围手术期和术中输注胰岛素。术前和术后每小时以及术中每 30 min 测定血糖，将患者血糖维持在 90 ～ 180 mg/dl。如果较长时间的手术应激使葡萄糖水平升高，基础速率可以安全地以 0.1 单位 / 小时的增幅进行调整。如果血糖水平下降，输注速度可以安全地以 0.1 单位 / 小时的幅度减少，或停止该泵直至血糖水平上升。对于 2 h 以下的小手术，使用日常基础泵速。对于较长或大手术，将基础泵速降低 20%。

17. 哪些胰岛素更适用于胰岛素泵？

短效胰岛素类似物（NovoLog，Humalog 和 Apidra）可用于胰岛素泵。当静脉输注时，这些类似物与普通人胰岛素相比并无优势。因此静脉输注常选用较便宜的胰岛素。

18. 应该如何为患有 2 型糖尿病的手术患者做准备？

使用二甲双胍与乳酸酸中毒有关，并且肾功能不全的风险会增加。对于有其他危险因素（急性或慢性肾功能不全、脱水）的大手术，应该在手术前 24 h 停用二甲双胍。对于小手术，需在手术当天停用二甲双胍。所有情况下，二甲双胍都应停用至术后 48 h，直到确认肾功能正常。磺脲类药物、噻唑烷酸二酮、二肽酰肽酶 IV 抑制剂、胰高血糖素样肽 -1 类似物和钠–葡萄糖转运蛋白 -2 抑制剂，需在手术当天停止用药（表 47.1）

19. 描述糖尿病患者急诊手术的管理。

应在手术前尽可能纠正电解质和葡萄糖失衡。4 ～ 6 h 内可完成补液、补充电解质及胰岛素治疗，改善高血糖、酮症和酸中毒。补液应从生理盐水 0 ～ 20 ml/kg 开始。胰岛素使用 0.45% 的盐水稀释后以 0.1 unit/（kg·h）输注。（血糖低于 150 mg/dl 时可在 0.45% 生理盐水中加入 10% 葡萄糖）。患者酮症酸中毒须行急诊手术时可根据表 47.2 的指南进行胰岛素治疗。需要注意的是酮症酸中毒可能会出现急腹症症状！

20. 局麻药对胰岛素依赖型糖尿病患者有益吗？局麻药中能否添加肾上腺素？

区域麻醉技术可以降低应激反应，并有助于维持血糖稳定，降低心血管系统的风险。外周神经阻滞（例如，踝关节阻滞）时应避免使用肾上腺素，因其可能使微循环已经受损的部位血流量进一步减少。全身吸收较快的神经阻滞，如臂丛神经或肋间神经阻滞，可使用小剂量的肾上腺素。

21. 在手术室和围手术期，是否有可能实现血糖持续监测？

已有市售的用于术前、术中和术后连续监测血糖的仪器。目前有 2 种连续血糖监测仪（continuous glucose-monitoring，CGM）获得了美国食品药品管理局（Food and Drug Administration，FDA）的批准。另外，还有一种瞬时血糖监测系统。CGM 系统（Dexcom 和美敦力监护仪）每隔几分钟取一次细胞间隙液体获得血糖值。瞬时血糖监测系统使用了植入的传感器，传感器棒置于传感器上方即可获得血糖值。这类系统在手术中可能会出现故障，目前的建议是只有在研究且有其他血糖监测方法下才能使用这些监测手段。

要点：糖尿病

1. 术前、术中及术后对血糖的精心调控对降低感染风险、促进伤口快速愈合、避免代谢并发症及缩短住院时间都非常重要。

2. 术中胰岛素管理的目标是维持血糖 90 ～ 180 mg/dl。

3. 除极短小手术外，术中血糖最好通过静脉输注胰岛素和葡萄糖或使用胰岛素泵进行调控。

4. 糖尿病患者发生无症状或症状不典型的冠状动脉疾病的概率很高。维持灌注压、控制心率、连续监测心电图并在难治性低血压时保持高度警觉是关键。

5. 手掌相碰时（祈祷手势）两示指掌侧面无法触碰提示患者存在经口插管困难。

网址

American Diabetes Association: http://www.diabetes.org
Children's Diabetes Foundation: http://www.childrensdiabetesfoundation.org
Juvenile Diabetes Research Foundation: http://www.jdrf.org

推荐阅读

Burant CF, Young LA, eds. Medical Management of Type 2 Diabetes, 7th ed. Alexandria: American Diabetes Association; 2012:101–103.

Davidson MB. Standards of medical care in diabetes. Diabetes Care. 2005;28(Suppl):S4–S36.

Dronge AS, Perkal MF, Kancir S, et al. Long-term glycemic control and postoperative infectious complications. Arch Surg. 2006;141(4):375–380.

Ferrari LR. New insulin analogues and insulin delivery devices for the perioperative management of diabetic patients. Curr Opin Anaesthesiol. 2008;21(3):401–405.

Jefferies C, Rhodes E, Rachmiel M, et al. ISPAD Clinical Practice Consensus Guidelines 2018: Management of children and adolescents with diabetes requiring surgery. Pediatr Diabetes. 2018;19(Suppl) 27:227–236.

Macrae D, Grieve R, Allen E, et al. A randomized trial of hyperglycemic control in pediatric intensive care. N Engl J Med. 2014;370(2):107–118.

Rhodes ET, et al. Perioperative management of pediatric surgical patients with diabetes mellitus. Anesth Analg. 2005;101(4):986–999.

Riddle MC. Standards of medical care in diabetes—2018. Diabetes Care. 2018;41(Suppl 1):S12–S155.

van den Berghe G, Wouters P, Weekers F, et al. Intensive insulin therapy in the critically ill patients. N Engl J Med. 2001;345:1359–1367.

Wiener RS, Wiener DC, Larson RJ. Benefits and risks of tight glucose control in critically ill adults: a meta-analysis. JAMA. 2008;300(8):933–944.

第48章

非糖尿病内分泌疾病

Peiman Lahsaei, MD

郭永馨　译　刘艳红　校

1. 概述甲状腺激素。

甲状腺激素测定包括：

- 总甲状腺素（total thyroxine，T_4）水平。
- 总三碘甲状腺原氨酸（total triiodothyronine，T_3）水平——由 T_4 在外周转化而成。
- 促甲状腺激素（thyroid-stimulating hormone，TSH）水平——由垂体前叶产生。
- T_3 树脂摄取率（Resin T_3 uptake，T_3RU）——T_3RU 在甲状腺结合球蛋白水平变化时有用，后者可影响总 T_4 水平（表 48.1）。
- 甲状腺激素释放激素（thyrotropin-releasing hormone，TRH）——由下丘脑产生。

2. 甲状腺功能减退（甲减）的常见症状和体征有哪些?

- 症状包括乏力、畏寒、便秘、皮肤干燥、脱发和体重增加。
- 体征包括心动过缓、低体温、肌腱反射减弱、声音嘶哑及眶周水肿。
- 甲状腺功能减退若长期未得到治疗，可发展为黏液性水肿昏迷，导致死亡。黏液性水肿昏迷特征性表现为低通气量、低体温、低血压、低钠血症和低血糖（"五低"），以及反应迟钝和肾上腺皮质功能不全。注意，艾迪生病危象与甲减有相似的表现。

3. 概述甲状腺功能减退的病因。

手术或放射性碘治疗甲状腺功能亢进和更为常见的 Graves 病引起的甲状腺组织减少是甲减最常见的病因。其他病因包括慢性甲状腺炎（Hashimoto 甲状

表 48.1　甲状腺功能检查在诊断甲状腺功能减退或亢进中的作用				
疾病	T4	T3	TSH	T3RU
原发性甲状腺功能减退	−	−	+	−
继发性甲状腺功能减退	−	−	−	−
甲状腺功能亢进	+	+	0	+
妊娠	+	0	0	+

T4，甲状腺素；T3，三碘甲状腺原氨酸；TSH，促甲状腺激素；T3RU，T3 树脂摄取率；+，增加；−，减少；0，无变化

腺炎）、药物作用如胺碘酮和锂、碘缺乏以及垂体或下丘脑功能障碍。它也可能由浸润性疾病引起，例如淀粉样变性、结节病、血色素沉着病和硬皮病。

4. 甲状腺功能减退对麻醉的影响是什么？

甲减可抑制心肌功能。心率减慢和每搏输出量减少可导致心排血量下降。甲减还可伴发血容量下降、压力感受器功能障碍和心包积液。因此甲减患者对麻醉药物的降压作用非常敏感。严重甲减也可能出现传导延迟、症状性心动过缓和 QT 间期延长，导致多形性室性心动过速。麻醉药物对甲减患者的降压作用更为显著。

低通气是甲减的一个特征。甲减患者对低氧和高碳酸血症的呼吸调节反应下降，因此对药物的呼吸抑制作用很敏感。甲减还可降低肝和肾清除药物的能力。此外，由于代谢率降低及热量产生相应的减少，患者易发生低体温。

5. 甲状腺功能减退对麻醉药物的最低肺泡有效浓度影响如何？

动物实验表明甲减不影响最低肺泡有效浓度（minimum alveolar concentration，MAC）。但临床实践中发现甲减患者对麻醉药物的敏感性有所增加。这与患者的低代谢状态有关，而非 MAC 下降所致。

6. 甲状腺功能减退患者是否需要延期进行择期手术？

轻、中度甲减不增加患者择期手术的风险。一些专家建议有症状的患者可待甲状腺功能正常后再行择期手术。严重的甲减患者应推迟择期手术直至甲状腺功能正常。心肺功能完全恢复可能需要 2 ~ 4 个月的替代治疗。TSH 恢复正常水平表明患者甲状腺功能减退的影响得到了纠正。在紧急手术和严重甲状腺功能减退的情况下，静脉注射（IV）T_3/T_4 是适当的措施。考虑到肾上腺功能不全的可能性很高，还应考虑使用类固醇。在使用 T_3/T_4 时，必须监测心电图 ST 段变化和心肌缺血。

7. 甲状腺功能减退症中最常见的电解质缺乏是什么？

低钠血症是甲减中最常见的电解质异常。它是由肾损伤和加压素分泌过多导致的游离水排泄受损引起的。极端低钠血症会影响精神状态，纠正血钠时需谨慎，因为快速纠正可导致中枢渗透性脱髓鞘综合征。

8. 列出甲状腺功能亢进（甲亢）的常见症状与体征。

- 症状包括焦虑、震颤、怕热和疲劳。
- 体征包括甲状腺肿大、心动过速、心房颤动、眼球突出、体重减轻和乏力。
- 病因包括 Graves 病、甲状腺炎、毒性多结节性甲状腺肿和过量碘摄入。

9. 甲状腺功能亢进如何治疗？

- 抗甲状腺药物如丙硫氧嘧啶（propylthiouracil，PTU）可抑制甲状腺的碘化和偶联反应，减少 T_3 和 T_4 的生成。PTU 还可抑制 T_4 在外周转化为 T_3。大剂量碘剂不仅可阻断激素的生成，还可减少甲状腺的血流和体积，因此行甲状腺手术的甲亢患者术前准备使用碘剂是有效的。

- 放射碘，^{131}I 可聚集于甲状腺，破坏甲状腺细胞并减少激素的分泌。
- 甲状腺次全切除术。

10. 总结甲状腺功能亢进对麻醉的影响。

代谢率增加可影响心血管系统，影响程度与甲状腺功能异常的严重程度相关。由于耗氧量增加，心血管系统处于高动力状态。可发生心动过速和心排血量增加，可能发展为快速性心律失常、心房颤动、左心室肥厚及充血性心力衰竭。眼球突出的甲亢患者可存在眼睑闭合困难，术中易发生眼球损伤。

11. 甲状腺功能亢进对 MAC 有何影响？

尽管临床实践中甲亢的患者似乎对麻醉药物有耐受性，但甲亢与甲减一样不影响 MAC。由于心排血量增加，吸入麻醉诱导较慢起效。对药物的耐受性是由药物代谢增加引起的。

12. 总结甲状腺危象及其治疗。

甲状腺危象也被称为"**甲状腺风暴**"，是指手术或感染等应激诱发的甲亢急性发作。其特征为严重的心动过速、体温升高，还可发生严重的低血压。在围手术期最常见于术后 6 ～ 18 h，也可发生于术中而被误诊为恶性高热。在产科人群中，葡萄胎妊娠可能会发生甲状腺危象。

治疗包括合理应用 β 肾上腺素受体阻断剂和静脉输注液体，如存在高热须控制体温。因为甲亢患者可能存在皮质醇相对不足，出现顽固性低血压时应考虑给予糖皮质激素。术后应给予抗甲状腺药物。

13. 甲状腺切除术后可能发生哪些并发症？

气管和咽喉紧邻甲状腺，颈部血肿可导致气道梗阻，气管长期受压比如甲状腺肿压迫，可发生气管软化，须谨防拔管后气管塌陷的可能。误切甲状旁腺可导致低钙血症，并可导致喉痉挛。喉返神经损伤可影响声带功能并导致气道梗阻。双侧部分喉返神经损伤可导致声带麻痹和气道梗阻，两侧喉返神经完全损伤后声带处于中线位置，罕见情况下可导致完全性气道梗阻。

14. 描述甲状旁腺激素的功能。

甲状旁腺激素（parathyroid hormone，PTH；parathormone）可显著影响血清钙水平。甲状旁腺激素不足通常伴有低钙血症，常出现抽搐等强直性反应。甲亢和甲减分别与高钙血症和低钙血症相关。

15. 哪些情况下会切除甲状旁腺？

甲状旁腺腺瘤可导致甲状旁腺亢进，是切除术最常见的原因。粗略估计，甲状腺切除术中意外切除甲状旁腺的概率为 0.5% ～ 5%。有时一侧的甲状旁腺被重新放回以维持甲状旁腺的功能。一般认为单侧的甲状旁腺就足以维持血清甲状旁腺激素和钙离子正常水平。

16. 描述甲状旁腺切除术的并发症。

继发的低钙血症可引起喉痉挛；血肿可压迫气道；可能损伤喉返神经，影响声带功能，导致气道梗阻。与其他激素不同，目前没有可替代甲状旁腺激素的类似物。

17. 描述肾上腺的解剖和生理功能。

肾上腺根据功能可分为肾上腺皮质和肾上腺髓质。肾上腺皮质主要产生类固醇激素皮质醇（主要的糖皮质激素）和醛固酮（主要的盐皮质激素）。醛固酮由肾上腺皮质分泌，并受肾素-血管紧张素系统调节（在第 30 章讨论）。皮质醇的分泌由垂体前叶产生的促肾上腺皮质激素（adrenocorticotropic hormone，ACTH）调节。ACTH 的释放受下丘脑分泌的促肾上腺皮质激素释放激素（corticotropin-releasing hormone，CRH）调节，由此构成了下丘脑-垂体-肾上腺（hypothalamic-pituitary-adrenal，HPA）轴。皮质醇可抑制 CRH 和 ACTH 的释放，构成负反馈调控机制。一些肿瘤如小细胞肺癌可产生异位 ACTH。

肾上腺髓质还分泌肾上腺素和去甲肾上腺素，其释放由交感神经系统调控，在第 4 章中已讨论。

18. 肾上腺皮质可产生多少皮质醇？

肾上腺皮质通常每天可产生 20 ～ 30 mg 皮质醇。在应激状态下，如感染或手术，产生量可显著增加。应激状态下每天可产生 75 ～ 150 mg 皮质醇。皮质醇产量的增加与应激强度成正比。

19. 比较外源性类固醇和皮质醇。

见表 48.2。

20. HPA 轴紊乱最常见的病因是什么？

HPA 轴紊乱的原因包括中枢神经系统的病变（肿瘤或脓肿）、颅脑损伤、蛛网膜下腔出血、肺结核、血管损伤、肾上腺的原因（依托咪酯、酮康唑、出血、感染、自身免疫性肾上腺炎症、肾上腺出血、双侧肾上腺转移瘤）、

表 48.2　皮质醇和外源性类固醇激素的相对效价

类固醇	糖皮质激素	盐皮质激素	半衰期（h）
氢化可的松	1	1	8 ～ 12
可的松	0.8	0.8	8 ～ 12
泼尼松	4	0.25	12 ～ 36
甲泼尼龙	5	0.25	12 ～ 36
曲安西龙	5	0.25	12 ～ 36
地塞米松	20 ～ 30	—	26 ～ 54
氟氢可的松	5	200	12 ～ 36

感染性休克及其他急性疾病。

21. 使用类固醇有哪些影响？

外源性类固醇（糖皮质激素）可抑制 HPA 轴。短期使用类固醇（不超过 7～10 天）可抑制 CRH 和 ACTH 的释放，通常在停用类固醇治疗后 5 天左右恢复正常。长期使用外源性类固醇可因 ACTH 缺乏导致继发性肾上腺皮质萎缩，并导致长期的肾上腺皮质功能不全，即使停用类固醇后也会持续 1 年或更长时间。因此长期接受类固醇治疗者不能突然停药，应在 1～4 周之内逐渐减量。

22. 什么是艾迪生病危象（肾上腺皮质危象）？

艾迪生病危象也被称为**急性肾上腺皮质功能不全症**，是由皮质醇或其他糖皮质激素相对缺乏引起的，是一种以顽固性低血压、低血容量及电解质紊乱为特征的休克状态。

23. 接受长期类固醇治疗的患者在围手术期的应激状态下是否需要补充类固醇？

围手术期急性肾上腺功能不全（即艾迪生病危象）曾见于一些个案报道。研究表明少有长期接受类固醇治疗的患者进行大手术时因糖皮质激素缺乏而发生低血压。低血压通常是低血容量或心脏功能异常的表现。围手术期补充类固醇可能的副作用包括以下方面：

- 高血糖；
- 胃溃疡；
- 液体潴留；
- 影响伤口愈合；
- 加重高血压；
- 免疫抑制。

处理方法之一是仅当患者出现常规治疗不敏感的顽固性低血压时才给予补充糖皮质激素。少有证据表明围手术期短期补充激素会导致严重后果。急性肾上腺皮质功能不全罕见但致死率较高。由于围手术期补充激素本身风险较低，而急性肾上腺皮质功能不全则可能导致死亡，因此目前大多数专家支持术中应补充激素。

24. 围手术期补充糖皮质激素的用量？

这是个尚存争议的问题，与过去的建议不同，最新指南推荐的剂量小、时间短。日常服用泼尼松 ≤ 5 mg/d 的患者给予日常替代剂量即可，无须额外补充。小手术时可不予补充或少量补充，如氢化可的松 25 mg。中等手术可在手术当天给予 50～75 mg 氢化可的松，并在术后 1～2 天内尽快逐渐减量。对于大手术有多种推荐剂量，尚无证据表明哪种剂量有明显优势。推荐方案之一是手术当天给予氢化可的松 100～150 mg 并在术后 1～2 天内尽快逐渐减量。推荐方案的目标是在补充足够激素的基础上使用最低剂量，避免潜在的副作用。

25. 类固醇激素对危重患者的重要性。

危重患者有时会有 HPA 轴抑制和皮质醇合成减少，通常情况下这种血清皮质醇水平变化可能难以解释。此时应考虑每 6 h 静脉注射 50 mg 氢化可的松。

26. 促蛋白合成类固醇在麻醉前可否使用？

可以。促蛋白合成类固醇可以提高体育成绩。服用此类药物的患者随着肌肉组织的增加其需氧量也有所增加，心肌病变和动脉粥样硬化较常见，可发生高血压和舒张性心功能障碍，也有肝功能障碍和高凝状态的风险。有报道此类患者对非去极化肌松药可产生耐药。摄取促蛋白合成类固醇的运动员可存在易激惹或其他行为异常。手术前突然停止服用促蛋白合成类固醇可能出现艾迪生现象。

27. 什么是嗜铬细胞瘤？

嗜铬细胞瘤是一种产生过多儿茶酚胺的肿瘤，其与多种综合征有关，包括内分泌肿瘤 ⅡA/B 和神经纤维瘤病。该病可明显增加围手术期发病率和死亡率。在联合服用多种降压药的患者中，如果出现不可控制的高血压，应考虑患该病的可能性。其他体征/症状包括阵发性出汗、头痛和心动过速。尿液中肾上腺素升高通常可用来诊断。这些患者可能因过多的内源性儿茶酚胺而造成心肌炎。

28. 嗜铬细胞瘤的麻醉注意事项是什么？

患者应该服用 α 受体阻滞剂，如酚苄明，持续 10～14 天，直到症状和血压得到控制，然后再进行择期手术。值得注意的是，患者不应在开始使用 α 受体阻滞剂之前使用 β 受体阻滞剂。

麻醉团队需要对术中血流动力学的波动做好准备，应使用短效药物控制血压。肿瘤切除后，患者可能出现低血压，需要血管活性药物和容量支持。因此，对于此类患者，建议围手术期管理中使用有创监测并建立中心静脉通路。

要点：非糖尿病内分泌疾病

1. 围手术期轻中度甲减对于择期手术影响不大。严重的和有症状的甲减患者应在术前进行治疗。
2. 甲减和甲亢不会改变吸入麻醉药的 MAC。
3. 甲状腺危象（"甲状腺风暴"）与恶性高热相似。可通过检测发现血清 T_4 水平增加得以诊断，治疗首选 β 受体阻滞剂，其后给予抗甲状腺治疗。
4. 接受外源性类固醇治疗的患者应考虑在围手术期补充糖皮质激素。
5. 不能突然终止长期外源性糖皮质激素的治疗。否则可引起急性肾上腺皮质功能不全。

推荐阅读

Axelrod L. Perioperative management of patients treated with glucocorticoids. Endocrinol Metab Clin North Am. 2003;32:367–383.

Bouillon R. Acute adrenal insufficiency. Endocrinol Metab Clin North Am. 2006;35:767–775.

Connery LE, Coursin DB. Assessment and therapy of selected endocrine disorders. Anesthesiol Clin North Am. 2004;22:93–123.

Cooper MS, Stewart PM. Adrenal insufficiency in critical illness. J Intensive Care Med. 2007;22:348–362.

Jonklaas J, Bianco AC, Bauer AJ, et al. Guidelines for the treatment of hypothyroidism: prepared by the American thyroid association task force on thyroid hormone replacement. Thyroid. 2014;24:1670–1751.

Kam PC, Yarrow M. Anabolic steroids abuse: physiological and anaesthetic considerations. Anaesthesia. 2005;60:685–692.

Moskovitz JB, Bond MC. Molar pregnancy-induced thyroid storm. J Emerg Med. 2010;38(5):e-71–e-76.

Neuman HPH. Pheochromcytoma. In: Fauci AS, ed. Harrison's Principles of Internal Medicine. 17th ed. New York: McGraw-Hill; 2008:2269.

Shoback D. Hypoparathyroidism. N Engl J Med. 2008;359:391–403.

Wald DA. ECG manifestations of selected metabolic and endocrine disorders. Emerg Med Clin North Am. 2006;24:145–157.

Yasumasa I, Yutaka O, Kazuyuki Y, et al. Osmoregulation of plasma vasopressin in myxedema. J Clin Endocrinol Metabol. 1990;70(2):534–539.

肥胖和阻塞性睡眠呼吸暂停

Brian M. Keech，MD

李扬 译 王晨 米卫东 校

第 49 章

1. 肥胖的定义。

肥胖可用体重指数（body mass index，BMI）来定义（表 49.1）。

$$BMI = 体重（kg）/ 身高平方（m^2）$$

2. 描述肥胖对麻醉管理的影响。

- 麻醉方案——通常能在镇静和（或）监护麻醉下进行的手术在肥胖患者中可能不安全或不可行。
- 麻醉诱导——由于体型肥胖使肺容量［如功能残气量（functional residual capacity，FRC）］减少、耗氧量增加，加上肥短的颈部和肺顺应性降低，导致面罩通气和气管插管困难。
- 肌松药——在那些通常无须使用肌松药的手术，对于肥胖患者可能不给不行。
- 肺——肺顺应性降低导致肺通气不足和肺不张，这分别增加高碳酸血症和低氧血症的风险。
- 气道——阻塞性睡眠呼吸暂停（obstructive sleep apnea，OSA）和肺部并发症的发生率较高，而麻醉和阿片类药物的呼吸抑制作用使其加剧。
- 体位——需要 Trendelenburg 位或侧卧位的手术可能会给患者的安全和（或）手术室设备的稳定性带来挑战。
- 监测——无创血压监测对于肥胖患者可能不准确或测不出，因而必须进行有创血压监测。

3. 讨论肥胖患者的心血管问题。

肥胖患者中可见体循环和肺循环压力增高，以及左、右心衰竭和冠状动

表 49.1 肥胖的定义	
BMI	**分类**
≤ 18.5	低体重
18.5 ～ 25	正常范围
26 ～ 30	超重
31 ～ 35	I 型肥胖
35 ～ 40	II 型肥胖
≥ 40	病态肥胖

脉病变。随着体重的增加，氧耗量也随之增加，导致循环血量和心排血量代偿性增加，以满足增加的需求。慢性体循环高血压，在代偿性心排血量增加的情况下，可导致左心室肥厚和左心衰竭。慢性高碳酸血症和低氧血症通常与阻塞性睡眠呼吸暂停相关，可增加肺动脉压（如缺氧性肺血管收缩）。慢性高碳酸血症和缺氧通常与 OSA 相关，可增加肺动脉压力（如肺血管缺氧性收缩），导致右心室肥厚和右心衰竭。

4. 与肥胖相关的主要肺部异常指标有哪些？

- 肺顺应性降低（$\Delta V/\Delta P$）；
- FRC 降低；
- 耗氧量增加（VO_2）。

5. 归纳在护理肥胖患者时需要考虑的肺和呼吸系统因素。

考虑因素包括：可能有困难气道、哮喘发生率增加、阻塞性睡眠呼吸暂停（OSA）、肥胖低通气综合征（obesity hypoventilation syndrome，OHS）和肺动脉高压。肥胖是围手术期低氧血症的主要危险因素。

6. 肥胖是如何影响肺动力学使患者易患低氧血症的？

- 功能残气量（FRC）降低——肥胖患者因为胸壁和肺本身的顺应性下降会引起"限制性肺疾病"。回顾一下，FRC 是在扩张的胸壁形成的反作用力和肺的回缩力相等时测定的。肥胖患者胸壁增厚会降低胸壁顺应性，从而降低了胸部的向外力。腹部体积的增加使膈肌向头侧移位并降低胸壁的顺应性。它们一起导致了 FRC 减少。FRC 减少会导致肺不张，而肺不张导致：①低氧血症（如分流），和②肺顺应性降低（如塌陷的肺泡顺应性低于膨胀的肺泡）。

- 耗氧量（$\dot{V}O_2$）增加——体重增加，导致全身耗氧量增加。回顾一下，FRC 是当患者尤其在其呼吸暂停时氧合血液的肺容积。在 FRC 降低的情况下，增加耗氧量会大大增加低氧血症的风险。

7. 改善肥胖患者肺功能的最佳方法？

通过斜坡体位可以显著改善肥胖患者的肺功能（图 49.1）。通过堆叠毯子、使用成品楔形泡沫或将手术台置于反 Trendelenburg 位头低脚高位可形成斜坡。斜坡体位有以下好处：①增加 FRC，②增加胸壁顺应性。斜坡定位使膈肌移向尾侧并减少胸壁组织直接压迫肺的重力效应，从而改善肺功能。在麻醉诱导前置于斜坡位，可增加胸壁顺应性，使面罩通气变得更容易，并产生更大的 FRC，为在低氧血症发生之前行喉镜操作提供更多时间。

8. 肥胖患者常见合并症。

- 代谢综合征；
- OSA；
- OHS；

图 49.1　合适的斜坡位。（**A**）当耳朵和胸骨切迹的连线与仰卧患者的地面平行时，为嗅探体位（通过弯曲颈部和伸展头部来对齐气道轴线以促进喉镜检查和气管插管成功）。（**B**）斜坡位应避免颈部过度伸展，如果耳朵到胸骨切迹连线在斜坡位与地面平行，就会发生过度伸展。颈部过度伸展会使喉镜检查和气管插管更加困难。虽然这个位置可能会改善肺功能，但它可能会使气管插管更加困难。（**C**）理想的坡道体位还应包括嗅探位置（颈部屈曲和头部伸展），这意味着耳朵到胸骨切迹连线与坡道本身平行（如果坡道被移除，则与地板平行）。这个位置将改善肺功能并促进气道轴线的对齐，提高喉镜检查和气管插管成功率

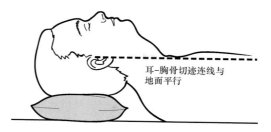

A　仰卧位时正确的嗅探体位

耳-胸骨切迹连线与地面平行

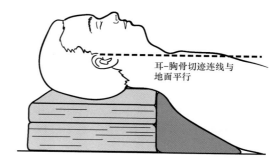

B　斜坡位时错误的嗅探体位

耳-胸骨切迹连线与地面平行

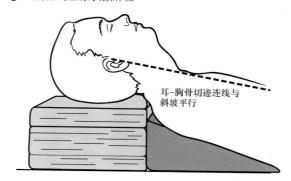

C　斜坡位时正确的嗅探体位

耳-胸骨切迹连线与斜坡平行

- 系统性和肺动脉高压；
- 心血管疾病（如：冠状动脉疾病、充血性心力衰竭和心房颤动）；
- 血脂异常；
- 2 型糖尿病；
- 肾疾病。

9. 什么是代谢综合征？

代谢综合征是一系列与腹部肥胖相关的合并症。其核心特征是腹部肥胖、血脂异常、糖尿病或胰岛素抵抗以及高血压。内脏组织脂肪增加或腹围增加是代谢综合征的核心因素，与 BMI 相比，这些核心因素与肥胖综合征的相关性更好。

10. 什么是 OSA？

OSA 的特征是睡眠过程中反复出现呼吸暂停或吸气气流减少，主要由气流阻塞引起。症状包括打鼾、白天嗜睡、注意力不集中和疲劳。危险因素包括高龄、男性、肥胖、高血压、鼻塞、颅面畸形和上呼吸道软组织异常。

11. 什么是 OHS？

OHS 是由肥胖、日间低通气和睡眠呼吸障碍组成的三联征。此类患者常同时伴有 OSA、限制性肺疾患和肺高压。日间高碳酸血症非常常见，较之单纯 OSA 发生率更高。

12. 如何对 OSA 进行筛查？

当怀疑 OSA 时，实验室多导睡眠图可给出确定性的诊断；然而关于具体的正式诊断标准则超出了本文的讨论范围。术前，在没有明确诊断的情况下，对 OSA 进行筛查是有利的。这个过程从询问病史开始，进而行体格检查。OSA 患者的体格检查中常可发现：

- 肥胖——即使是轻度肥胖也与 OSA 相关。
- 气道狭窄——与此相关的情况包括颌后缩、小下颌、舌体大、扁桃体肥大和 Mallampati 评分高。
- 脖颈粗大——OSA 在衬衫领子尺寸大于 17 英寸的男性（女性为 16 英寸）中尤为突出。
- 血压升高——几乎一半的 OSA 患者有高血压。

常见的筛查工具包括 STOP-Bang、Berlin 和睡眠呼吸暂停临床评分问卷。这些工具一般都有较高的假阳性率，这意味着当分值较高时，患者常常并未发生这种情况。而当分数较低时，他们发生的可能性几乎没有。因此，这些问卷灵敏度较高而特异度较低。通常只有结果为阴性时才有意义。

13. 如何进行病态肥胖患者的麻醉诱导？哪些方法可以减少诱导时低氧血症的问题？

为病态肥胖患者行麻醉诱导会面临一些挑战，例如插管困难、面罩通气困难和较短时间内出现低氧血症。最重要的干预手段是合理进行病史询问和体格检查，对确定高风险的患者进行清醒纤维支气管镜插管。对于接受麻醉药物诱导下插管（所谓的入睡插管）的患者，最重要的干预措施是置于适合的斜坡位。其他可考虑的辅助措施如下：

- 快速顺序诱导后不行面罩通气，直接置入喉镜。肥胖患者可能行面罩通气困难，但插管较容易。
- 首选可视喉镜或至少有一个备用。
- 使用麻醉机上可调节限压阀，以 5 ～ 10 cm H_2O 的持续气道正压进行预充氧。
- 使用 60 L/min 的高流量鼻氧管（理想情况下）或大于 10 L/min 的常规鼻氧管，以延长喉镜插管期间出现低氧血症（即无呼吸下氧合）时间。

14. 病态肥胖患者的潮气量应设置为多少？还有哪些其他的呼吸机策略可用于优化氧合？

所有插管患者的麻醉管理都应采用肺保护策略，使用理想体重（ideal body weight，IBW）下 5 ～ 8 ml/kg 的潮气量。对于肥胖患者，强调使用 IBW 而不是实际或总体重（total body weight，TBW），因为患者的肺与其体型不成比例。其他策略包括使用更高的呼气末正压通气（如 8 ～ 10 cm H_2O）和每 30 min 进行一次肺泡复张操作（持续 10 ～ 20 s，保持 40 cm H_2O 的平台压）。

15. 对肥胖患者行区域麻醉的优缺点是什么？

优点
- 减少心肺功能的抑制。
- 改善术后镇痛从而减少麻醉性镇痛药的使用。
- 减少术后恶心呕吐。
- 降低麻醉恢复室停留时间。

缺点
- 由于体型导致穿刺时技术难度增加。
- 外周神经或神经轴索阻滞失败时可能需要在不利的条件下行气管插管。
- 体位摆放困难且可能不耐受。

16. 描述治疗肥胖的减肥手术。哪些是麻醉需考虑的？

肥胖治疗手术大致包括几项外科减重术用于治疗肥胖。减重手术可分为限制性手术、致吸收不良手术或两者的组合。肥胖治疗术的适应证包括：BMI > 40 kg/m^2 或 BMI 在 30 ～ 40 kg/m^2 伴有肥胖相关合并症经非手术治疗失败的患者。最常见的限制性手术是袖状胃切除术，其中 Roux-en-Y 胃旁路术是最常见的同时具有限制性和致吸收不良特点的手术。减重术非常有效，研究显示 95% 以上病例中代谢综合征得以缓解，5 年后相对死亡风险降低 90%。肥胖治疗术通常在腹腔镜下进行。病态肥胖所致的腹内压增高加上气腹可导致静脉血流淤滞、术中门静脉血流减少、尿量减少、呼吸顺应性降低、气道压升高、心功能损害和高碳酸血症。此外与非肥胖患者相比，二氧化碳清除效率降低，动脉二氧化碳分压增加。术后并发症包括深静脉血栓形成、吻合口瘘、伤口感染、出血、疝和小肠梗阻。

17. 探讨肥胖患者的药代动力学改变，药物再分布及清除率变化以及按何种体重给药。

大多数静脉药物的负荷剂量取决于分布容积和维持剂量或几个消除剂量之间的时间间隔。例如，患有肝肾疾病的患者通常仍需要相同的负荷剂量，但是给药的间隔时间须延长。肥胖用药剂量变得复杂，与亲水性药物相比，亲脂性药物的分布容积增加了。此外，还有一些药物部分亲水或部分亲脂。换句话说，某些亲水性药物比其他的更具亲水性，某些亲脂性药物也一样。一般而言，有以下几种药物剂量体重：

- TBW——患者的总体重。
- IBW——基于性别和身高的体重。IBW 计算如下：
  男性：IBW = 50 kg + 2.3 kg/inch（超过 5 英尺）。
  女性：IBW = 45 kg + 2.3 kg/inch（超过 5 英尺）。
- LBW——通过从 TBW 中减去体脂重量来计算。虽然肥胖主要是因为体脂成分增加，但他们 TBW 的 20% ~ 30% 是因为 LBW 的增加。在确定亲水性药物或再分配前快速起效药物的负荷剂量（例如丙泊酚的诱导剂量）时，LBW 可能是肥胖患者最准确的体重。它的计算如下：
$$LBW \approx IBW + (20\% \sim 30\%)(IBW)$$

大多数药物可以安全地使用 LBW 计算给药剂量并滴定至起效，但要注意到会存在一些药物比其他药物更亲水或更亲脂。然而，琥珀胆碱是应该使用 TBW 计算给药剂量的药物之一。

要点：肥胖和睡眠呼吸暂停

1. 肥胖患者常有多种合并症，如 OSA、高血压、心脏病、糖尿病、肾病。
2. 肥胖会降低肺顺应性，导致 FRC 降低，并且由于体型较大而增加耗氧量。
3. 低氧血症（和高碳酸血症）是该患者群体中的常见问题，许多患者还有其他合并症，例如 OSA，由于阿片类药物和麻醉药物可致上呼吸道阻塞而增加低氧血症的风险。
4. 麻醉诱导前将患者置于斜坡体位可改善肺功能，降低诱导时低氧血症的发生率。
5. 肥胖患者大多数药物的负荷剂量应以 LBW 为基础。

推荐阅读

American Society of Anesthesiologists Task Force on Perioperative Management of patients with obstructive sleep apnea: Practice guidelines for the perioperative management of patients with obstructive sleep apnea: an updated report by the American Society of Anesthesiologists Task Force on Perioperative Management of patients with obstructive sleep apnea, Anesthesiology. 2014;120:268–286.
Nightingale CE, Margarson MP, Shearer E, et al. Peri-operative management of the obese surgical patient 2015. Association of Anaesthetists of Great Britain and Ireland Society for Obesity and Bariatric Anaesthesia. Anaesthesia. 2015;70(7):859–876.

酒精及毒品滥用

Dominique Schiffer, MD

武屹爽　译　刘艳红　米卫东　校

第 50 章

1. 酒精是如何被吸收和代谢的？

　　酒精通过胃肠道黏膜被吸收，经小肠吸收为主，比经胃吸收的多。吸收后经门静脉进入肝，并在肝代谢。

　　大部分被吸收的酒精在乙醇脱氢酶作用下被转变成为乙醛，当体内酒精浓度进一步升高后，可被细胞色素 P450 2E1 转化。酒精的代谢遵循 Michaelis-Menten 零级代谢动力学，一旦乙醇脱氢酶被乙醇饱和后，酒精的浓度即使进一步升高，其代谢率相对恒定，不会相应升高。吸收的酒精中有 5% ～ 10% 通过呼吸或尿液以原型排出。酒精易于透过血脑屏障。血液中的酒精水平与肺泡内浓度密切相关，这也是执法人员进行呼吸气体测试的理论基础。

2. 酒精对神经系统有哪些短期和长期影响？

　　短期内，酒精通过抑制多突触功能抑制神经系统，特征性表现为全身反应迟钝，高级运动、感觉及认知能力的最终丧失。尽管在饮酒者或旁观者看来喝酒具有兴奋或刺激行为的作用，但该表现可能是因为抑制性通路被抑制造成的（去抑制状态）。

　　长期摄入酒精与外周神经紊乱和神经精神性失调相关联，其中很多疾病（如 Wernicke 脑病和 Korsakoff 精神错乱）可能与营养缺失有关（如硫胺素B-1 缺乏）。酒精相关性神经病变有可能出现在下肢，通常伴有足部固有肌的无力。这是一种对称的双侧感觉和运动混合性周围神经病变，常表现为足部疼痛和麻木。近端肢体肌肉系统的广泛无力也可能出现于慢性酒精性肌病中。

3. 酒精对心血管系统有何影响？

　　尽管争议尚存，一些证据表明少量酒精可能具有心脏保护作用；但长期酒精摄入，即使不过量，也可引起心房颤动、高血压、左心室肥厚和心肌病。酗酒后出现的"假日心脏综合征"的显著特点是心房颤动的急性发作。快速摄入中等量的酒精不会对血压或心肌收缩力产生显著影响，通常只引起皮肤血管扩张，心率增快。在快速大量摄入时，中枢血管调节能力下降，会导致呼吸和心脏抑制。

　　长期饮酒者最主要的死因是心脏衰竭。每个月摄入 60 盎司乙醇（8 品脱威士忌酒或 55 听啤酒）可能引起酒精性高血压。持续 10 年，每个月摄入量大于90 盎司者，可能发展为充血性心肌病合并肺动脉高压、右心衰竭以及心律失常，亦有发生室性心动过速、心室颤动和猝死的风险。

4. 酒精对呼吸系统有何影响？

快速饮酒可通过呼吸调节中枢去抑制作用和增加无效腔通气而导致过度通气。除过度通气外，酒精还可抑制呼吸对二氧化碳的反应性。长期饮酒者因气道菌落较多（通常为葡萄球菌或革兰氏阴性细菌）而更易发生肺部感染，而这与频繁误吸入胃内容物有关。肺的各项功能亦全面下降（肺活量、功能残气量和吸气容积）。

5. 酒精对胃肠道及肝有何影响？

急性饮酒可能引起食管炎、胃炎和胰腺炎。长期饮酒可引起胃排空延迟及食管下括约肌松弛，使误吸风险增加。急性饮酒后肝发生暂时性的可逆性脂肪浸润。尽管戒酒后这样的改变可以得到恢复，但持续长期饮酒可导致慢性脂肪浸润，随时间推移，可进展成为肝组织的坏死和纤维化。脂肪肝的最初表现为肝增大。当肝的坏死、纤维化和硬化进展后，肝体积缩小。长期大量饮酒可导致不可逆的肝硬化和酒精性肝炎，影响肝的合成功能。白蛋白和凝血因子 II、V、VII、X 及 XIII 的生成减少。白蛋白减少可引起血管内胶体渗透压降低，可出现组织水肿。血液循环中凝血因子的减少可导致出血倾向，表现为凝血酶原时间延长。

6. 长期酗酒者可以有哪些营养障碍？

长期酗酒会损害肠道对必需氨基酸和维生素的吸收，尤其是硫胺素和叶酸。硫胺素缺乏可导致 Wernicke 脑病、多发性神经病变和以高心排量、低外周血管阻力和血管紧张度降低为特征的心力衰竭。叶酸缺乏可导致骨髓抑制和血小板减少、白细胞减少和贫血。

7. 酒精对吸入麻醉药有什么影响？

非酒精成瘾的急性酒精中毒者，吸入麻醉药的最低肺泡有效浓度（minimal alveolar concentration，MAC）降低。长期酗酒者吸入麻醉药的 MAC 升高。急性中毒的患者对巴比妥类、苯二氮䓬类和阿片类药物比较敏感。长期酗酒的患者对静脉麻醉药可产生交叉耐药。

8. 酒精对肌肉松弛剂有何影响？

肝病患者的血浆胆碱酯酶水平可能较低，琥珀胆碱的作用时间可能延长。肝功能差的肝硬化患者药物分布容积（V_D）增加，因此需要较大剂量的非去极化肌松剂。通过肝降解的松弛剂作用时间可能延长。不依赖肝代谢的肌松剂（如顺阿曲库铵）对肝疾病患者而言是不错的选择。不管选用何种种类的非去极化肌松剂，都推荐密切的肌松监测。

9. 描述酗酒患者围手术期评估的要点。

应特别关注长期酗酒患者的心血管系统。心动过速、心律失常或心脏增大可能提示酒精性心功能不全，应进行 12 导联心电图检查。酒精性心脏病患者对内源性或静脉注射的儿茶酚胺不敏感。这些患者通常存在容量不足，需要进行液体复苏，低钾血症和低血糖症也较为常见。可见贫血、血小板减少及凝血异常，提示严重肝病。因肝病患者有发生食管曲张静脉破裂的可能，对患者进行食管器械检查时应谨慎进行。

10. 酒精戒断有哪些症状和体征？

酒精戒断可表现出厌食、失眠、乏力、好斗、震颤、瞳孔扩大、意识不清、幻视幻听及惊厥。症状通常在戒断后 10～30 h 出现，可持续 40～50 h。戒断时间较长可能导致震颤性谵妄或自主神经过度兴奋（心动过速、出汗、发热、焦虑及困惑）。酒精戒断综合征可能在麻醉状态下发生，表现为难治性心动过速、出汗和体温升高。可给予苯二氮䓬类药物治疗。

要点：对于长期酗酒者应关注以下问题

1. 可能有心肌病和心律失常。
2. 有误吸倾向，肺功能受损。
3. 门静脉高压和静脉曲张（避免经口和经鼻胃管）。
4. 肝合成功能受损（白蛋白和凝血酶原时间为重要的筛查试验）。
5. 酒精戒断可能引起惊厥。

---

11. 根据美国疼痛学会的定义，成瘾、依赖与耐受有何区别？

- 依赖是指"对某种药物的依赖，突然停药、快速减少剂量、血药浓度下降和（或）使用拮抗剂等情况，可诱发药物特异性的戒断症状"。
- 阿片耐受是"随着使用药物的时间延长，药物的一种或多种作用逐渐减弱的适应状态"。
- 成瘾"是一种原发的慢性神经生物学疾病，遗传、心理和环境因素可影响其发展及表现。可出现一个或多个以下特征行为：对药物的使用失去控制能力，强迫性使用，尽管产生伤害仍持续使用及渴求药物行为"。

12. 列出长期滥用阿片药物的并发症。

口服（处方使用与非法使用）：

- 耐药性；
- 阿片药物诱导的痛觉过敏；
- 免疫抑制；
- 心血管疾病死亡风险；
- 睾酮耗竭；
- 意外服用过量；
- 睡眠呼吸障碍；
- 肺不张。

静脉内（IV）/肌内注射（通常为非法使用）：

- 蜂窝织炎；
- 脓肿形成；
- 亚急性细菌性心内膜炎；
- 血栓性静脉炎；
- 肝炎、人类免疫缺陷病毒；
- 肺炎；
- 急性肺水肿；
- 败血症；
- 体循环和肺循环栓塞。

13. 讨论与阿片类药物长期滥用相关的围手术期问题。

须了解患者日常阿片的需要量以避免药量不足。考虑到相关的行为和精神问题，相比区域或局部麻醉，全身麻醉可能是更好的选择。这些患者可能处于急性戒断期而不配合。建立静脉通路可能存在困难，因此可能须放置中心静脉导管。通常须要给予较大剂量的阿片类药物才能达到所需效果。与疼痛管理团队的会诊将有助于制订切实可行的术后疼痛管理方案。需要着重强调的是，围手术期不适合尝试进行阿片戒断。

14. 描述阿片戒断的时间范围和分期。

戒断症状的出现和时长根据毒品的种类而不同。举例来说，海洛因戒断症状高峰出现在戒断后 36 ～ 72 h 内，可持续 7 ～ 14 天。戒断症状包括躁动、出汗、恶心、流涕、鼻塞、腹部绞痛、流泪、瞳孔散大，以及渴求药物的表现。突然戒断可引起竖毛、呕吐、腹泻、肌肉痉挛［因此有"**踢掉毒瘾（kicking the habit）**"一说］、发热、寒战、心动过速及高血压。

15. 哪些药物可用于阿片戒断患者的治疗？

可使用长效药物（如美沙酮和缓释吗啡），因其起效较慢，与快速起效的药物相比所引起的兴奋感觉不太显著。自主神经过度兴奋和其他急性阿片戒断症状可应用 β 肾上腺素能受体拮抗剂和 α_2 激动剂如可乐定治疗。

16. 美沙酮治疗的患者易发生哪种心律失常？

曾有报道此类患者发生过 QT 间期延长、尖端扭转型室性心动过速以及猝死。美沙酮的特点包括不影响癫痫发作、没有活性代谢产物、对肾衰竭患者相对安全以及无肝毒性。

17. 什么是 Suboxone（丁丙诺啡纳洛酮舌下片）及其围手术期使用？

Suboxone 是一种丁丙诺啡与纳洛酮的复方制剂，能够有效治疗阿片成瘾。其中丁丙诺啡被用来治疗慢性疼痛，是一种 mu- 受体的部分激动剂，它有很高的受体亲和性，其半衰期为 24 ～ 60 h。因其高受体亲和性和长半衰期的特征，丁丙诺啡可以在数天内阻断其他阿片药物结合到 mu- 受体上。纳洛酮无法通过口服有效吸收，因此被用于防止滥用。

本质上讲，Suboxone 与丁丙诺啡阻断所有常规的 mu- 阿片受体止痛剂的起效（如芬太尼、吗啡），因此会造成患者的止痛剂使用困难。对于择期进行的重大手术，建议让患者在手术前 3 天停止服用 Suboxone（或丁丙诺啡）。在此期间，患者的 Suboxone（丁丙诺啡）用药可由 mu- 受体的完全激动剂疗法替代。对于疼痛较少，或者疼痛可以通过区域麻醉 / 镇痛和（或）多模式镇痛控制的手术，Suboxone（丁丙诺啡）的停用可能是非必需的。理想情况下，Suboxone / 丁丙诺啡的停用应该告知 Suboxone / 丁丙诺啡的处方医师并在其协助下进行。

18. 急性大麻中毒有哪些症状和体征？

急性发作时，患者可能出现心率增快、收缩压上升、结膜充血、口干、直立性低血压和嗜睡症状。焦虑、惊恐发作、短期记忆丧失和幻觉亦可能发生。

19. 吸食大麻人群患肺部并发症的风险是否更高？

尽管未见吸食大麻与慢性肺病综合征关联，但长期吸食大麻的人的确经常出现慢性咳嗽、咳痰增多、呼吸困难和胸闷，并且经常出现呼吸道感染。然而，最近的长周期研究出乎意料地发现，吸食大麻可增加用力肺活量。

20. 吸食大麻者在围手术期需要更多还是更少的阿片类药物？

与这一话题相关的研究数量有限，尚无明确结论。有数据表明，在颁布医用大麻法的州，阿片类药物处方率和阿片类药物相关的死亡率有所降低。

21. 概述对吸食大麻者实施麻醉的要点。

自主神经功能亢进、胃排空减慢、气道反应性增加以及同时使用其他物质的情况可能都能存在。考虑到这一点，建议采用区域麻醉或快速序贯诱导的全身麻醉。术后疼痛控制可能会出现问题，因此应考虑多模式镇痛。

22. 可卡因有哪些不同形式，如何使用？

盐酸可卡因是一种白色、透明、可溶于水的粉末状物质，可鼻嗅或注射使用，并可由黏膜吸收。脂溶性的可卡因称作霹雳可卡因（crack）或游离碱可卡因，可通过将盐酸盐和碱混合的方式廉价地制得。霹雳的热稳定性较高，易气化，雾化吸入时有较高生物利用度。

23. 可卡因如何被代谢并排出体外？

可卡因血浆峰值浓度出现在经鼻吸食后的 15 ～ 60 min；生物半衰期为 45 ～ 90 min。血浆（假性胆碱酯酶）和肝酯酶将可卡因水解为芽子碱甲酯（ecgonine methyl ester，EME）和苯甲酰芽子碱（benzoylecgonine）。EME 和苯甲酰芽子碱占可卡因代谢产物的 80%，使用可卡因后 14 ～ 60 h 可在尿液中检测到其代谢产物。只有 1% ～ 5% 通过尿液以原型排出。

24. 可卡因的作用机制和生理作用是什么?

可卡因具有抑制去甲肾上腺素、多巴胺和血清素转运蛋白的作用。但其生理作用主要与升高去甲肾上腺素水平有关。可卡因可抑制肾上腺素能神经元末端再摄取去甲肾上腺素。血清去甲肾上腺素水平升高后可导致收缩压、舒张压、平均动脉压、心率及体温升高。

25. 列出急性可卡因中毒的常见症状与体征。

- 恶心呕吐;
- 头痛;
- 心跳快或不规律;
- 高血压或低血压;
- 幻觉;
- 胸痛;
- 抽搐和卒中;
- 瞳孔散大。

26. 最严重的可致死性中毒反应及其治疗方法是什么?

在可卡因使用后胸痛的住院患者中约有 6% 存在心肌缺血和急性心肌梗死。可卡因可通过 α 肾上腺素能刺激造成心率加快和血压升高,从而造成心肌氧耗增加。同时,因冠状动脉血管收缩会造成氧供减少。可卡因可引起收缩压与舒张压异常,心律失常和动脉粥样硬化。可卡因还通过多种机制促进血栓形成。研究表明,使用可卡因的 60 min 内,发生心肌梗死的风险会增加 24 倍。可卡因引起的胸痛可使用 β_1 肾上腺素能阻断剂、硝酸盐、钙通道阻滞剂和 α 肾上腺素能阻断剂进行治疗。一般应避免使用选择性 β_2 阻断剂,因其不能拮抗 α_1 受体,从而导致冠状动脉血管和外周血管收缩。

27. 列出可卡因的戒断症状和体征。

- 激动;
- 焦虑和轻度抑郁症状;
- 疲劳,难以集中注意力;
- 食量增加;
- 睡眠增多;
- 震颤;
- 肌痛。

28. 急性可卡因中毒患者的麻醉要点有哪些?

可卡因可能会延长 QT 间期,因此应进行术前心电图评估。术前镇静及深度全身麻醉可抑制肾上腺释放儿茶酚胺,可能减轻可卡因所致的心律失常。应在充分的麻醉深度下建立人工气道,以避免严重的心动过速和高血压。可卡因可增加心血管系统对内源性儿茶酚胺的敏感性,因此应注意在整个手术期间维持足够的麻醉深度。氯胺酮可增加可卡因的心血管毒性，应避免使用。急性中毒患者吸入麻醉药的 MAC 增加。因为这些患者可能存在儿茶酚胺耗竭，当发生低血压须使用升压药时，去氧肾上腺素可能更为适宜。

> **要点：对吸食可卡因患者的关注要点**
>
> 1. 吸食可卡因会普遍增加心血管疾病的风险。滥用可卡因的患者常存在心肌缺血，选择性 β₂ 阻断剂可能引起血管收缩而使缺血加重因此须避免使用，应使用 α 肾上腺素能阻断剂。
> 2. 气道操作过程中如果患者不处于深麻醉状态，则有可能发生严重的高血压和心动过速。
> 3. 可卡因使心血管系统对内源性儿茶酚胺敏感。氯胺酮可增加可卡因的心血管毒性，应予以避免。

29. 什么是甲基苯丙胺？有什么特性？

甲基苯丙胺外观上像玻璃状碎片或晶亮的蓝白色块状物，因此得名冰毒。冰毒是一种兴奋剂，类似于用于治疗注意力缺陷多动障碍和嗜睡症的药物安非他明（商品名 Vyvanse、Desoxyn）。吸食冰毒可使患者快速兴奋，产生欣快感，注意力及体力增强，增加去甲肾上腺素、多巴胺及 5- 羟色胺释放。冰毒的效果与可卡因非常相似，但前者效果持续时间更长（4～8 h）。

对滥用冰毒的患者实施麻醉的建议与可卡因滥用者相似。急性中毒者应避免实施择期手术。对非急性中毒的长期吸食者实施麻醉可能是安全的。由于该类患者龋齿非常常见，所以发生牙齿损伤的概率较高。

30. 甲基苯丙胺中毒及戒断时有哪些症状和体征？

中毒症状包括食欲缺乏、出汗、高血压、心动过速、体温升高、激动及紧张不安。患者还可能发生心肌梗死、抽搐、卒中、横纹肌溶解及肾衰竭。戒断症状包括乏力、易激惹、失眠、焦虑及精神病性反应。龋齿是长期吸食冰毒者的一个常见体征，被称为"**冰毒牙**"。

31. 迷幻药（ecstasy）是什么？如何发挥作用和使用？

迷幻药，即 3,4- 亚甲二氧基甲基苯丙胺，是一种类似于兴奋剂甲基苯丙胺和致幻剂麦斯卡林的化学合成类精神药物。它可增强多种神经递质的作用，包括 5- 羟色胺、多巴胺和去甲肾上腺素。通常为胶囊或片剂形式口服。作用时间 3～6 h。增加剂量可减缓酶降解速度，导致作用时间延长，同时中毒的风险增加。

32. 迷幻剂对认知、生理和心理可产生什么影响？

滥用者可产生幸福感，焦虑减轻。可能出现记忆力下降。不良反应包括恶心、寒战、不自主的牙关紧闭、肌肉僵硬和视物模糊。更严重的副作用如：

高血压、意识丧失和抽搐较为少见。发热罕见，一旦发生可能导致心血管系统崩溃及多脏器功能衰竭。戒断症状包括渴求药物、抑郁、迷惑及严重的焦虑。非人类灵长动物接触该毒品 4 天时间即可发生情绪、思维及判断相关神经元的损伤。

33. 苯环己哌啶（phencyclidine，PCP）及其作用机制是什么？

PCP 是在 20 世纪 50 年代被当作麻醉药物而制成的一种环己胺，随后因该药物易引起幻觉而停止销售。PCP 的作用机制尚不明确，一般认为是兴奋边缘系统的同时抑制皮层和丘脑功能。PCP 可能阻断痛觉情绪体验相关的传出冲动，抑制脊髓活动。PCP 也可以抑制假性胆碱酯酶。值得一提的是，静脉麻醉药氯胺酮是对 PCP 进行化学修饰后制成的。

网址

https://painmed.org/
World Health Organization: Management of substance abuse: http://www.who.int/substance_abuse

推荐阅读

Bachi K, Mani V, Jeyachandran D, et al. Vascular disease in cocaine addiction. Atherosclerosis. 2017;262:154–162.

Beaulieu P. Anesthetic implications of recreational drug use. Can J Anesth. 2017;64(12):1236–1264.

Courtney KE, Ray LA. Methamphetamine: an update on epidemiology, pharmacology, clinical phenomenology, and treatment literature. Drug Alcohol Depend. 2014;143:11–21.

Hassan SF, Wearne TA, Cornish JL, et al. Effects of acute and chronic systemic methamphetamine on respiratory, cardiovascular and metabolic function, and cardiorespiratory reflexes. J Physiol. 2016;594(3):763–780.

Havakuk O, Rezkalla SH, Kloner RA. The cardiovascular effects of cocaine. J Am Coll Cardiol. 2017;70(1):101–113.

Maguire DR, France CP. Impact of efficacy at the μ-opioid receptor on antinociceptive effects of combinations of μ-opioid receptor agonists and cannabinoid receptor agonists. J Pharmacol Exp Ther. 2014;351(2):383–389.

Mirijello A, Tarli C, Vassalo GA, et al. Alcoholic cardiomyopathy: what is known and what is not known. Eur J Intern Med. 2017;43:1–5.

Molina PE, Gardner JD, Souza-Smith FM, et al. Alcohol abuse: critical pathophysiological processes and contribution to disease burden. Physiology (Bethesda, Md.). 2014;29(3):203–215.

Ribeiro LI, Ind PW. Effect of cannabis smoking on lung function and respiratory symptoms: a structured literature review. NPJ Primary Care Respir Med. 2014;26(1):16071.

Singh A, Saluja S, Kumar A, et al. Cardiovascular complications of marijuana and related substances: a review. Cardiol Ther. 2018;7:45.

新生儿麻醉

Lee D. Stein, MD

李扬　译　王晨　米卫东　校

1. 新生儿和早产儿的麻醉风险为何会增高？

- 肺的因素。新生儿呼吸道的特点包括：较大的舌体和枕骨、会厌下垂、张口较小以及颈部较短，容易发生上呼吸道梗阻。婴儿越不成熟，发生气道梗阻的风险越大。相对于成人，新生儿二氧化碳反应曲线向右移位更多（即婴儿对于高碳酸血症的代偿性通气反应减弱）。新生儿肺活量大约为成人肺活量的一半，呼吸频率是成人的2倍，氧耗量较成人高2～3倍。因此，当新生儿应用能够降低其呼吸动力的药物时，他们的饱和度会比成人降的快得多。新生儿也更容易产生呼吸疲劳，因为他们膈肌的1型肌纤维比成人少。

- 心血管因素。新生儿心室顺应性差，以接近最大收缩力作功。心排血量依赖于心率。新生儿对许多麻醉药物的心肌抑制作用非常敏感，尤其是那些能导致心动过缓的药物。吸入麻醉药和巴比妥类需谨慎使用。

- 体温调节。中枢体温调节功能弱，脂肪层薄，体表面积/体重增加，每分通气量高。这些因素使其在手术室内易发生低体温。由于婴儿的肌肉量有限，寒战产热效率低下。使用棕色脂肪非寒战产热，但是这样不能有效储存体温，且严重增加氧耗。寒冷应激的婴儿可发生心血管抑制和低灌注性酸中毒。

- 药物因素。相对于较大儿童和成人，新生儿分布容积更大，用于结合药物的组织和蛋白更少。他们的肝和肾不成熟，对于药物的清除效力更低。心排血量更多分配给富血管组织。对于吸入麻醉药的摄取和清除较成人更迅速。

2. 新生儿肾功能正常吗？

肾小球功能不成熟，浓缩功能受影响。肾药物清除可能延迟，多余的盐和水不能很好地处理。新生儿不能和成人一样有效地代偿低血容量，仍会发生心动过速和尿量减少。

3. 为何给予婴儿外源性葡萄糖很重要？

新生儿的肝糖原储备低，糖异生机制不成熟。婴儿禁食后可能引发低血糖。低血糖的症状包括呼吸暂停、面色苍白、呼吸困难、癫痫、高调啼哭、昏睡、体温不稳和出汗。低血糖可能会伴有长时间的神经系统并发症。出于这个原因，新生儿在手术过程中通常给予含葡萄糖的液体（例如，D10NS）。

4. 新生儿胃肠道或肝功能有何差异？

胃排空延迟、食管下段括约肌无力，新生儿经常处于仰卧位，所以增加了反流的发生。

新生儿胆红素水平增高很常见。核黄疸是胆红素水平增高导致的并发症，可致神经系统功能障碍，在极端病例中甚至导致死亡。常用的药物如呋塞米和磺胺类药物能置换白蛋白上的胆红素，从而增加核黄疸的风险。地西泮含有防腐剂苯甲醇，也可置换胆红素。肝代谢功能不成熟，肝血流较年长儿童或成人少，药物代谢和药效可能延长。

5. 什么是早产儿视网膜病变？

早产儿视网膜病变发生在早产儿，偶然发生在有高浓度氧吸入史的足月婴儿。可能导致视网膜血管增生、视网膜出血、纤维增生、瘢痕形成以及视网膜剥离，使视敏度下降甚至失明。除非有缺氧的风险，早产儿和足月婴儿应限制吸入高浓度氧，氧饱和度应维持在 92% ～ 95%。使用氧混合器控制吸入氧浓度（FiO_2）非常有用。

6. 新生儿容量状态怎样评估？

新生儿低血容量表现为心动过速、前囟凹陷、皮肤弹性降低、毛细血管再充盈延迟、体重减轻、哭泣无泪和尿量减少。低血压出现较晚。按压大脚趾毛细血管再充盈应小于 3 s。四肢温度不应比身体其余部位的温度低太多。最后一点，皮肤应为粉色、灌注良好的，而非苍白、斑驳或青紫。

7. 早产儿常见问题是什么？

见表 51.1。

8. 为新生儿实施麻醉前需要进行哪些特殊准备？

在手术开始前应给手术间加温，以最大限度地减少辐射散热。然而在紧急开始手术之前几乎没有什么时间，如果有时间的话，可使用手术室的紧急加温设备。加温毯、头巾和加温灯也能有助于减少热量损失。给婴儿盖塑料膜可减少蒸发散热。充气加温毯在保持婴儿体温中很有效。应仔细监测体温，小婴儿易出现加热过度。

- 应提供各种小型号的常规监测设施。至少需要两个脉搏氧饱和度探头来监测动脉导管前和动脉导管后的饱和度。
- 计算估计的血容量、维持量和最大可接受失血量。
- 可将 25 ～ 50 ml 平衡盐溶液注入 buretrol 中，以避免无意中输入大量液体。液体中应加入葡萄糖。
- 确保有 5% 白蛋白和血液可用。

表 51.1　早产儿常见问题

问题	严重性
呼吸窘迫综合征	肺泡上皮细胞产生的表面活性剂覆盖在肺泡内表面，减少表面张力。表面活性剂缺乏导致肺泡萎陷。约 20% 的病例发生 BPD
支气管肺发育不良（bronchopulmonary dysplasia，BPD）	伴随着 BPD 的肺间质纤维化、囊肿和肺萎陷都会损害通气和气体交换
呼吸暂停（apnea）和心动过缓（bradycardia）（A 和 B）	这是导致术后并发症的最常见原因。化学受体对高碳酸血症和低氧血症的敏感性下降；上呼吸道肌肉组织不成熟、协调性差也是原因之一。若呼吸暂停＞15 s 可能导致心动过缓，加重缺氧
动脉导管未闭（patent ductus arteriosus，PDA）	对血流动力学有严重影响的 PDA，其发生率随早产程度不同有所差异，但是通常会较高。通过 PDA 发生左向右分流可导致液体超载、心衰和呼吸窘迫
脑室内出血（intraventricular hemorrhage，IVH）	IVH 可导致脑积水。避免血压和颅内压波动可减少 IVH 风险
早产儿视网膜病	见问题 5
坏死性小肠结肠炎	婴儿出现腹部膨隆、血便和呕吐。可表现出休克，需手术切除缺血肠道

9. 为什么要监测动脉导管前和动脉导管后氧饱和度？

动脉导管前氧饱和度在右手测量，动脉导管后氧饱和度在足部测量。两者都监测会有助于发现心脏右向左分流，因为来自心脏右侧的低氧血液会降低导管后氧饱和度，使其低于导管前氧饱和度。这种情况会发生在动脉导管未闭（patent ductus arteriosus，PDA）同时伴有肺动脉高压的时候。

10. 小婴儿术中常见问题有哪些？

见表 51.2。

11. 最常见的新生儿手术有哪些？

- 气管食管瘘（tracheoesophageal fistula，TEF）；
- 腹裂；
- 脐彭出；
- 先天性膈疝（congenital diaphragmatic hernia，CDH）；
- 动脉导管未闭（patent ductus arteriosus，PDA）；
- 肠梗阻；
- 幽门梗阻（与新生儿相比在小婴儿身上更易出现）。

12. 讨论先天性膈疝的发生率和麻醉的特殊性。

- 发生率为（1 ～ 2）/5000 存活新生儿。

表 51.2 婴儿术中常见问题

问题	可能原因	解决方法
低氧血症	从声门到隆嵴距离短可导致低氧血症。而且 ETT 容易移位或误入主支气管 手术医生按压腹部或胸部可降低 FRC 和肺活量	在插管时将 ETT 置入右主支气管，仔细听诊呼吸音，退管直到双侧出现呼吸音。固定 ETT 距隆嵴 1 ~ 2 cm 水平 当外科医生干扰通气时及时告知。手动通气以弥补峰压的改变
心动过缓	低氧血症 挥发性麻醉药 琥珀胆碱	插管或拔管前预给氧。所有的气道操作都应快速进行 使用最小剂量的挥发性麻醉药 给予琥珀胆碱前先给阿托品以减弱迷走反应并保证氧合
低体温	见问题 1	手术室配置加温毯、加温灯、加温液体和加湿器，任何时候都要给婴儿盖好
低血压	心动过缓容量不足	处理心动过缓可使用抗胆碱能药、保证氧合 许多新生儿手术有大量液体丢失。应认真评估容量状态，合理补充丢失量

ETT，气管插管；FRC，功能残气量

- 膈肌未能完全关闭，令腹腔内容物疝出至胸腔。在疝的一侧（或双侧）常见肺发育畸形和发育不全。
- 绝大多数疝发生在左侧的膈裂。
- 23% 的患者有相关的心血管畸形，28% 的患者存在相关的中枢神经系统异常。
- 患者伴有肺发育不全的症状。症状的严重程度和预后取决于已有的肺发育不全的严重程度。肺高压非常常见。
- 面罩通气可能导致腹腔内疝入物增加，从而加重氧合障碍。婴儿应行慢诱导插管。必须使用低压力通气来防止气压伤。高压力通气时，可能导致健侧肺（通气侧肺）出现气胸。一些患者可能需要高频通气或体外膜肺氧合。
- 需放置胃管用于胃减压。
- 可经腹进行修补术。
- 必须有好的静脉通路。如婴儿有严重肺或心脏畸形，则须动脉置管。
- 肺高压破坏氧合，减少心排血量，使麻醉管理变得复杂。大多数患者需在术后保留气管插管。
- 应首选阿片类药物和肌松剂，如可耐受，吸入麻醉药可作为复合成分。

13. TEF 同时还伴有哪些先天性畸形？

TEF 可能单独发生或是某个综合征的一部分。两个最常见的综合征是 VATER 和 VACTERL 综合征。VATER 综合征患者有脊椎畸形、肛门闭锁、气管食管瘘和肾或桡骨畸形。VACTERL 综合征患者具有上述全部体征外加心脏和四肢的畸形。

14. TEF 患者的怎样进行麻醉管理？

- 患者常有分泌物过多、鼻胃管置入困难和食物反流。呼吸系统症状不常见。
- 正压通气可能导致胃膨胀。对于自主呼吸的患者，可行清醒插管或吸入诱导。
- 术前超声能确定主动脉弓的侧向方位，以确定外科医生开胸的位置。外科医生可在插管前行支气管镜检查来评估瘘的位置。
- 气管导管（endotracheal tube，ETT）应先置入右主支气管然后慢慢退出直到可听见双侧呼吸音。或者，可以使用纤维支气管镜来确保 ETT 顺利通过瘘管。应对胃进行听诊确保没有过度膨胀。如婴儿因胃过度膨胀而有严重的呼吸窘迫时，可能需要在麻醉前行胃造口术。
- 对于其他方面都健康的、无其他先天性畸形的婴儿，动脉置管有时是非必需的。在有适应证的患者对监测血气有帮助。
- 脉搏氧非常有价值。探头位置于动脉导管前（右手或手指）和动脉导管后（左手或脚）。
- 一旦气道被固定好，婴儿左侧卧位。在左胸心前区位置放置一个诊器有助于发现 ETT 移位。
- 手术修补分开胸或电视胸腔镜下修补，将瘘分离出。可能的话重建食管，否则放置一根胃造瘘管。维持足够的通气和氧合是一个很大的挑战。
- 理想的情况是：婴儿一满足条件就拔管，防止缝合口产生张力。然而，这必须权衡重新插管的可能性，其也可能破坏敏感的手术部位。

15. 脐膨出和腹裂的区别是什么？

脐膨出是含有脐带的疝，是由于肠道未从卵黄囊迁移入腹腔所致。肠道完全被绒毛膜覆盖，其他都正常。脐膨出患者经常伴有心脏、泌尿系统和代谢系统的异常。

腹裂患者肠未被绒毛膜覆盖。通常有炎性分泌物，肠解剖结构可能异常。腹裂确切的原因未知，可能由于腹壁供应血流切断或胎儿期脐膨出破裂所致。这通常不与其他畸形相关联。

16. 脐膨出和腹裂患者应怎样进行围手术期管理？

- 防止暴露的内容物水分蒸发和热量损失很重要。暴露的肠道应覆盖以温热的湿盐水纱垫和塑料包裹膜直至手术开始。手术室应在婴儿入室之前进行加温。加温灯和加温毯能帮助减少传导散热和辐射散热。头部和四肢覆盖以塑料膜能防止蒸发失水。将婴儿置于充气毯上可充分减少热量损失。
- 当脐膨出与肺动脉高压伴随时，可能会出现呼吸窘迫；然而，儿童通常在进入手术室时是自主呼吸状态。用快速顺序诱导来迅速控制气道。

- 使用肌松剂行控制通气有利于肠道回到腹腔。
- 如未放置鼻胃管，插管后应放置。
- 患者需要好的静脉通路来补充第三间隙和蒸发失水。动脉置管有帮助。
- 一旦手术医生开始将内容物还纳入腹腔，腹内压和胸膜腔内压增加，通气需求发生改变。在此阶段手动通气可帮助麻醉科医师感觉气道峰压值和气道压变化。
- 如果气道峰压超过 40 cm H_2O 须告知手术医生。因为不可能进行初次闭合了。外科医生会选择关闭筋膜或放置一个人工合成材料的网筒在缺口上。这两种方法都需重回手术室行最终的修补手术。
- 腹腔体积对于内容物可能太小。从下肢回流的静脉血和入下肢血流会发生相应调节。将脉搏氧饱和度置于脚上可帮助探测到这些改变。肾灌注可能减少，表现为少尿。
- 患者通常在术后保留气管插管。
- 越来越多的外科医生选择在新生儿重症监护室行床旁手术放置网筒，后期去手术室行最终修补术。

17. 幽门狭窄的表现是什么？

幽门狭窄是常见的外科问题，发生在 1/500 ～ 1/1000 存活初生儿。首胎男孩更常见，通常在 3 ～ 5 周表现出来。患者表现为持续的呕吐、可出现脱水、低氯血症和代谢性碱中毒。上腹部可能感觉有卵圆形包块，但通常触诊不能摸到。现在大多用腹部超声代替上消化道检查来确诊。外科医生可能选择腹腔镜下或开腹行幽门修复术。

18. 讨论幽门狭窄患者围手术期管理要点。

- 这是医疗紧急情况，但不是外科紧急手术。术前应纠正电解质和容量失衡。
- 应放置胃管并持续吸引。口服 X 线显影剂可显示增大的胃体积。
- 患者有误吸风险，所以应行快速顺序插管或改良快速顺序插管。这种情况下清醒插管可能伴有氧饱和度下降更多，插管时间更长。
- 阿片类药物通常不是必需的，应在术中避免使用。此手术疼痛刺激极小，且患者的呼吸敏感性可予以保留。
- 患者须在术后密切监护防止呼吸暂停的发生。

19. 新生儿特殊通气策略有何优点？

有证据强烈支持在处理新生儿呼吸窘迫综合征（respiratory distress syndrome, RDS）、胎粪吸入综合征或先天性膈疝时使用肺保护性通气（4 ～ 6 ml/kg）。由于肺总容积过小、胸壁顺应性高，特别是肺的不均匀膨胀可能导致肺过度牵张。在新生儿，由于胸壁顺应性和腹腔压力之间的差异，大潮气量和高气道压可导致更严重的局部过度牵张。高气道压可导致气压伤，此外，与肺泡重复性充气和塌陷相关的低容量损伤，也被认为会对 RDS 高危患者造成潜在伤害。

20. 早产儿术后到达多少月龄才允许出院回家？

早产儿术后，即使是相对较小的手术后，呼吸暂停发生风险也是增加的。有报道早产儿即使已达到 60 周龄（postconceptual age，PCA）仍有可能发生术后呼吸暂停。Côté 等显示在胎龄 32 周出生的早产儿接受腹股沟疝修补术，术后直至 56 周 PCA 时，呼吸暂停的风险不小于 1%。术后呼吸暂停的其他危险因素包括有呼吸暂停病史、出生后机械通气、脑室内出血、慢性肺病、PDA、坏死性小肠结肠炎和贫血。足月新生儿在 45 周 PCA 后处于低风险。

要点：新生儿麻醉

1. 新生儿麻醉风险增加因为：
   - 可迅速出现脱水。
   - 容易呼吸道梗阻。
   - 心室顺应性差依赖足够的心率来维持心排血量。
   - 可迅速导致低体温。
   - 肾和肝功能不成熟影响药物的药理作用。
2. 常见新生儿手术包括：
   - 气管食管瘘。
   - 腹裂。
   - 脐膨出。
   - 先天性膈疝。
   - 动脉导管未闭。
   - 肠梗阻。
   - 幽门狭窄。
3. 行新生儿麻醉时，应遵循以下程序：
   - 给手术室加温，准备加温灯、毯子、头巾和对流充气加温毯来维持体温。
   - 准备多种型号气管导管。
   - 在术前估计液体维持量、缺失量、血容量和可接受的失血量。
   - 避免意外的过多输液，可将液体预装入 buretrol 以限制输入量。

---

21. 区域麻醉可否减少术后呼吸抑制？

不附加镇静的脊椎麻醉与全身麻醉相比，早期呼吸暂停（术后 0 ~ 30 min）更少，尽管延迟的呼吸暂停（术后 30 min ~ 12 h）没有发现差异；也可选用骶麻。附加使用镇静药可能增加术后呼吸暂停的发生率。

推荐阅读

Bachiller PR, Chou JH, Romanelli TM, et al. Neonatal emergencies. In: Côté CJ, Lerman J, Anderson BJ, eds. A Practice of Anesthesia for Infants and Children. 5th ed. Philadelphia: Saunders; 2013:746–765.

Côté CJ, Zaslavsky A, Downes JJ, et al. Postoperative apnea in former preterm infants after inguinal herniorrhaphy: a combined analysis. Anesthesiology. 1995;82:809–822.

Davidson AJ, Morton NS, Arnup SJ, et al. Apnea after awake regional and general anesthesia in infants: The General Anesthesia Compared to Spinal Anesthesia Study—Comparing Apnea and Neurodevelopmental Outcomes, a Randomized Controlled Trial. Anesthesiology. 2015;123:38–54.

Feldman JM, Davis PJ. Do new anesthesia ventilators deliver small tidal volumes accurately during volume-controlled ventilation? Anesth Analg. 2008;106:1392–1400.

Gregory G, Andropoulos DA. Pediatric Anesthesia. 5th ed. Oxford: Wiley-Blackwell; 2011.

Schultz MJ, Haitsma JJ, Slutsky AS, et al. What tidal volumes should be used in patients without acute lung injury? Anesthesiology. 2007;106:1226–1231.

Vitali SH, Arnold JH. Bench-to-bedside review: ventilator strategies to reduce lung injury—lessons from pediatric and neonatal intensive care. Crit Care. 2005;9:177–183.

儿科麻醉

Nicole Arboleda, MD, Brian M. Keech, MD

楚睿通 译 时文珠 米卫东 校

第 52 章

1. 对比成人和小儿气道。

与成年人相比，小儿的头部更大，颈部更短，鼻腔更狭窄，舌体更大。婴儿和新生儿仅能经鼻呼吸，较大的舌体会阻塞气道，使喉镜检查及插管更加困难。枕部较大，仰卧位时使颈部弯曲，通过肩下垫枕摆"嗅花位"可有助于插管定位。小儿声门位于颈部 C3 ～ C4 水平，而成年人位于 C5 水平，且小儿喉部更靠前。小儿气道最狭窄的部分是声门下-环状软骨的水平，这可能增加他们在气管导管拔管后喘鸣发生的风险。气管导管（endotracheal tube，ETT）的漏气压应 < 30 cm H_2O，以避免气管黏膜因压力高而受损。声门前倾，使得声门的可视化和气管插管更加困难。最后，会厌细长，呈 ω 形，与气管的长轴成锐角，使得喉镜检查时挑起会厌更加困难。

2. 列出成人及小儿呼吸系统的差别。

与成人相比，新生儿、婴儿和幼儿：

- 肺和胸壁顺应性增加，导致潮气量呼吸时非软骨气道关闭。
- 肺泡较小，在青春期达到成人水平。
- 由于气道直径小，气道阻力增加，呼吸功（work of breathing，WOB）增加。
- 胸壁力学效率低，仅次于更水平、更柔韧的肋骨和软骨。
- 1 型高氧化肌纤维较少，更容易疲劳。
- 呼吸暂停期间缺氧更快，因为功能残气量（functional residual capacity，FRC）更小，耗氧量增加。

3. 列出成人和小儿心血管系统的差异。

与成人相比，新生儿、婴儿和幼儿：

- 顺应性较差的心室，通过增加收缩力来增加心排血量（cardiac output，CO）的能力有限；他们仅能通过增加心率来增加心排血量，也更依赖细胞外钙离子来维持心脏收缩性。
- 婴幼儿压力感受器反射尚未发育成熟，通过增加心率来代偿低血压的能力较弱，因此心脏对吸入麻醉药及大多数静脉麻醉药的抑制作用更敏感。

4. 小儿正常的生命体征是什么？

见表 52.1。

表 52.1 儿童正常生命体征参数				
年龄（岁）	HR（次 / 分）	RR（次 / 分）	SBP（mmHg）	DBP（mmHg）
< 1	100 ～ 160	30 ～ 60	60 ～ 95	35 ～ 69
1 ～ 3	90 ～ 140	24 ～ 40	70 ～ 105	50 ～ 65
3 ～ 5	75 ～ 110	18 ～ 30	80 ～ 110	50 ～ 65
6 ～ 12	75 ～ 100	18 ～ 30	80 ～ 110	57 ～ 71
12 ～ 16	60 ～ 90	12 ～ 16	100 ～ 130	60 ～ 80

DBP，舒张压；HR，心率；RR，呼吸频率；SBP，收缩压；计算正常血压的公式：70 mmHg ＋ 2× 年龄

5. 何时需给儿童患者术前用药？常用的药物有哪些？

儿童常在与父母分离准备接受手术时感觉恐惧及焦虑。这些儿童出现谵妄的风险增加，以后也有可能会产生术后行为学不良改变。一般来说，2 ～ 6 岁的小儿患者，若有既往手术史，没有进行术前宣教，或无法与医护人员正面接触，均需术前用药。

术前使用咪达唑仑可降低术后不良行为改变的发生率。小儿治疗师使用图像游戏或活跃的节目分散患儿注意力的技术，越来越多地用于降低患儿围手术期的焦虑，并可能在某些情况下可避免术前用药的需要。

6. 可否允许家长麻醉诱导时陪同患儿进入手术室（operation room，OR）？

对于一些患儿，若让父母陪同进入手术室可能有利于麻醉诱导。术前应对患儿及父母进行宣教，如了解可能会经历的状况，并在麻醉科医师认为适当的时机遵嘱离开。焦虑的父母可能会干扰护理，并给护理团队带来问题。虽然父母通常希望在麻醉诱导期间在场，但术前使用咪达唑仑和（或）分散注意力的方法可降低患儿的焦虑水平。麻醉期间父母陪同与辅助术前用药并没有体现出协同作用。

7. 有哪些药物可用于术前用药？

见表 52.2。

8. 描述常用于小儿患者的麻醉诱导技术。

吸入诱导是 10 岁以内术前无静脉通路（intravenous，IV）患儿最常用的诱导方法。患儿吸入 70% 氧化亚氮（nitrous oxide，N_2O）及 30% 氧气约 1 min，然后再吸入七氟烷。七氟烷浓度可缓慢或快速增加。

对不合作的患儿应用快速吸入诱导。按住患儿，用面罩吸入 70% N_2O、30% O_2、6% ～ 8% 七氟烷（应尽量避免这种令人不快的诱导技术）。

对已入睡的患儿，可"偷偷"进行诱导，即在患儿脸部放置面罩逐渐增加七氟烷浓度实施吸入诱导，目的是为了在不唤醒患儿的前提下平稳麻醉患儿。

表 52.2　小儿术前用药

药物	给药途径	优点	缺点
咪达唑仑	PO, PR, IN, IV, SL	起效快，副作用小，半衰期短	口服时口感差，灼伤鼻黏膜
氯胺酮	PO, PR, IN, IV, SL	起效快，镇痛作用好	减缓苏醒，口感差，灼伤鼻黏膜
地西泮	PO, PR, IM	廉价，副作用小	起效时间长（1 h 内达到镇静峰值），延迟苏醒
右美托咪定	IN, IV, IM	不灼伤鼻黏膜	起效时间长，延迟苏醒，心动过缓

IM，肌内注射；IN，鼻内用药；IV，静脉用药；OTFC，口腔黏膜枸橼酸芬太尼；PO，经口；PR，经直肠；SL，舌下

对术前有静脉通路的患儿可应用静脉诱导。10 岁以上的儿童通常更适合术前建立静脉通路。利多卡因局麻或皮下注射利多卡因（J-Tip）可用于减少静脉通路操作过程中的疼痛。常用的麻醉诱导药物为丙泊酚 2 ～ 3 mg/kg，氯胺酮 2 ～ 5 mg/kg。

使用咪达唑仑、氯胺酮和阿托品进行肌内注射（intramuscular，IM）诱导也是可靠的，但可能会引起疼痛。

9. 左向右分流如何影响吸入及静脉麻醉诱导？

心脏内左向右的分流（例如，房间隔缺损、卵圆孔未闭、室间隔缺损、动脉导管未闭）使动脉血与静脉血混合，这会使右心及肺循环容量过负荷，导致充血性心力衰竭，肺顺应性降低。吸入麻醉药的摄取及再分布受此影响甚微，但静脉麻醉药的起效时间稍延长。

10. 右向左分流如何影响吸入和静脉麻醉诱导？

右向左的分流（如共同动脉干、法洛四联症、三尖瓣闭锁、Eisenmenger 综合征）使来自右心的脱氧血液绕过肺部，直接与全身动脉血液混合。这会导致低氧血症及左心室过负荷，患者常通过增加血容量及血细胞比容来代偿。维持较高的体循环阻力（systemic vascular resistance，SVR）对防止右向左分流增加至关重要。右向左分流可轻微延长吸入诱导，缩短静脉麻醉药的起效时间。

11. 简单讨论先天性心脏病儿童需要考虑的特殊预防措施。

- 需明确心脏病损部位的解剖及血流方向，并了解其生理含义。
- 如果可能，肺循环阻力（pulmonary vascular resistance，PVR）需要维持在正常值水平。若 PVR 增加，则右向左分流增加进而影响氧合，而对于左向右分流并伴 PVR 增高的患者（如艾森曼格综合征），血流方向可能会因此改变。若患者存在左向右分流，PVR 降低可增加肺血流量导致肺循环过量和肺水肿。降低右向左分流患者的 PVR 可改善血流动力学，增加分流的各影响因素见表 52.3。

表 52.3　增加分流的影响因素

左向右分流	右向左分流
血细胞比容降低	SVR 降低
SVR 增加	PVR 增加
PVR 降低	低氧血症
过度通气	高碳酸血症
低温	酸中毒

PVR，肺循环阻力；SVR，体循环阻力

- 输液时应格外注意避免空气气泡。有时需要在静脉注射管的远端使用静脉注射管过滤器。对于左右心有异常通道的患者（如室间隔缺损、房间隔缺损、卵圆孔未闭），静脉注入的空气可能会进入动脉系统，若空气阻断了心脏、大脑或脊髓的血供，则可导致心血管和 / 或中枢神经系统症状（反常空气栓塞）。
- 需预防性应用抗生素以预防感染性心内膜炎。药物及剂量可参照美国心脏协会 2017 年指南。
- 避免心动过缓。
- 识别并能治疗 "tet spell"。法洛四联症的患儿有右心室流出道梗阻（肺动脉狭窄或闭锁）、主动脉骑跨、室间隔缺损及右心室肥大。在静息时可伴 / 不伴发绀，但随着年龄增长可能发展为重度发绀，主要发生于右心室流出道梗阻加重的情况下，如低血容量、心肌收缩力增加、因应激或受刺激时心动过速。患者常接受 β 受体阻滞剂治疗，围手术期需继续服用。应避免低血容量、酸中毒、大哭、过分焦虑、气道压增加。维持适当的 SVR。若围手术期出现重度发绀，治疗措施包括保障气道、输液、加深麻醉及减少手术刺激。去氧肾上腺素可增加 SVR，额外辅助 β 受体阻滞剂也有利，同时必须纠正代谢性酸中毒。

12. 如何选择适当的小儿 ETT 型号？

麻醉诱导前，应准备好一系列不同型号的气管导管。它们的尺寸应在表 52.4 的估计尺寸型号的上下半号。一般来说，可以使用以下等式来估计适当的 ETT 型号：

适当的 ETT 型号，不带套囊 =［年龄 /4］+ 4。

适当的 ETT 型号，带套囊 =［年龄 /4］+ 3.5。

ETT 漏气压力需维持 < 30 cm H_2O，导管置入深度约为其内径的 3 倍长度。例如，插入一根 4.0 mm 无套囊的 ETT，深度应为距门齿 12 cm。

见表 52.4。

表 52.4　ETT 型号选择指南

年龄	大小——内径（mm）
早产儿（＜1250 g）	2.5～3.0 不带套囊
新生儿	3.0 带套囊～3.5 不带套囊
新生儿～12 个月	3.5～4.0 带套囊
12～18 个月	4.0 带套囊
2 岁	4.0～4.5 带套囊
＞2 岁	ETT 型号＝（16＋年龄）/4

ETT，气管导管

13. 有关小儿患者应用带套囊的气管导管的讨论。

常用教材上不建议对于 8 岁以下的小儿应用带套囊的气管导管，理由为：

Ⅰ. 不带套囊的 ETT 避免了传统上被认为是小儿气道最狭窄部分（环状软骨）的潜在创伤和随后的黏膜炎症。既往对尸体研究显示，气道为圆锥形，尖端为环状软骨。近期一项研究对麻醉后未用肌肉松弛剂，保留自主呼吸的儿童进行磁共振成像检查，测量其喉及气管参数，发现虽然气管为圆锥形，但尖端及最窄部位在声门。气管黏膜的炎症及损伤与以下几个因素有关：插管的时间，插管的次数。近期有几项研究发现应用带套囊的 ETT 可减少插管次数，减少漏气（降低手术室污染，可应用低流量麻醉）并更好地保护气道防止误吸。

Ⅱ. 不带套囊的 ETT 允许使用更大型号的 ETT，从而降低气流阻力。许多气管插管的患者（在手术室或重症监护病房）需机械通气，因此不必过多考虑 WOB 方面的问题。新型的麻醉机及呼吸环路在设计上也考虑了尽可能减少 WOB。

总之，儿童及新生儿都可应用带套囊的 ETT，但套囊占据空间，影响了 ETT 型号的选择，应用带套囊的 ETT 的优势为：避免反复喉镜检查，可应用低流量麻醉。

微气囊 ETT 是带套囊的 ETT 的新版本，充气后压力仅为传统带套囊导管的一半。套囊短，呈圆柱形，在导管尖端。这将套囊定位在气道中较低处，不太可能在环状软骨水平产生压迫。

14. 有关小儿患者应用喉罩的讨论。

喉罩（laryngeal mask airway，LMA）同样适宜于儿科。单孔或插管型喉罩均可用于保障困难气道，且对困难面罩通气也有一定的帮助。现 LMA 已逐渐成为短小手术气道处理的常用方法，并被列为新生儿复苏气道处理的方法之一。

见表 52.5。

表 52.5　儿童喉罩应用	
儿童大小	喉罩大小
5 kg 以上新生儿	0.5 ～ 1
婴儿 5 ～ 10 kg	1½
儿童 10 ～ 20 kg	2
儿童 20 ～ 30 kg	2½
儿童 / 体型较小的成人 > 30 kg	3
儿童 / 成人 > 70 kg	4
儿童 / 成人 > 80 kg	5

15. 小儿常用麻醉药物的药理有何不同之处?

- 儿童吸入麻醉药最低肺泡有效浓度(minimal alveolar concentration,MAC)较成人高。1 ～ 6 个月的婴儿 MAC 最高,早产儿及新生儿 MAC 较低。
- 儿童在接受吸入全身麻醉时,对肾上腺素的节律失调作用耐受性较高。
- 通常儿童因其分布容量更大(体内脂肪水分更多),药物用量更大(mg/kg)。
- 1 岁以内的小儿慎用阿片类药物,因其呼吸抑制作用较年长儿与成人更敏感。

16. 小儿围手术期如何进行液体管理?

- 液体维持量应用以下方法计算:
  - 婴儿 < 10 kg:4 ml/(kg · h)。
  - 10 ～ 20 kg:40 ml/h,10 kg 以上每增加 1 kg,再额外增加 2 ml/(kg · h)。
  - 儿童 > 20 kg:60 ml/h,20 kg 以上每增加 1 kg,再额外增加 1 ml/(kg · h)。
- 估计液体丢失量(estimated fluid deficit,EFD)需按以下方法计算及补充:
  - EFD =维持量 × 时间(自末次进食起算)。
  - 1/2 EFD +维持量,麻醉后第一个小时给入。
  - 1/4 EFD +维持量,麻醉后第二个小时给入。
  - 1/4 EFD +维持量,麻醉后第三个小时给入。
- 对于大手术,必须充分补充 EFD,对于小手术,需补充 10 ～ 20 ml/kg 平衡盐液(balanced salt solution,BSS),辅加 / 不辅加葡萄糖即可。

17. 小儿补液最常用的液体种类有哪些? 为什么?

对于婴儿和幼儿,建议使用含或不含葡萄糖的乳酸林格液或生理盐水。健康的大龄儿童在接受微创手术时很少发生低血糖,使用含 5% 葡萄糖的溶液通常会导致高血糖。无论含葡萄糖的溶液是否用于维持静脉输注（intravenous fluid，IVF），都应始终使用不含葡萄糖的等渗液体来补充第三间隙和（或）失血量。对于大手术，须不断监测血糖水平。

18. 儿童估计血容量如何计算？

见表 52.6。

19. 如何计算术中最大允许失血量？

最大允许失血量（maximum allowable blood loss，MABL）通过以下等式计算：

$$MABL = EBV \times （初始 Hct - 目标 Hct）$$

EBV，估计血量；Hct，红细胞压积。

可接受的最低血细胞比容随环境而变化。血细胞比容低于 21% ～ 25% 时，视情况而定，通常考虑输血。

举例：

一个 6 kg、4 个月大的婴儿拟行颅面部重建术。除此之外，身体状况良好，术前 6 h 禁食。术前 Hct 33%，最低可接受的 Hct 为 25%。

- 维持液体 = 体重（kg）× 4 ml/h = 24 ml/h；
- EFD = 维持量 × 6 h = 144 ml；
- EBV = 体重（kg）× 80 ml/kg = 480 ml；
- MABL = ［EBV ×（初始 Hct - 最低允许 Hct）］/ 平均 Hct = ［480 ×（33 - 25）］/29 = 132 ml

因此，假设该患儿的液体缺乏和持续的损失一直保持不变，手术期间 132 ml 的失血量将使 Hct 从 33% 下降到 25%。

20. 儿童低血容量的表现与成人相比有何不同？

健康儿童在血压波动前，可代偿 30% ～ 40% 的急性失血。儿童代偿性低血容量休克早期（即急性容量损失 < 30% ～ 40%）最可信的指标为持续心动过速，皮下血管收缩，脉压差减小。

21. 有关儿童失血后生理反应的讨论。

见表 52.7。

表 52.6　儿童估计血容量指南

年龄	EBV（ml/kg）
早产儿	100
新生儿	90
1 岁以内婴儿	80
1 岁以上婴儿	70

EBV，估计血容量

表 52.7 儿童对失血的生理反应

器官系统	失血量＜25%	失血量 25%～40%	失血量＞40%
心脏	脉搏快且弱，细脉	心动过速	低血压，心动过速；心动过缓提示大量失血，循环即将衰竭
中枢神经系统	昏睡，迷糊	迟钝，对疼痛反应不敏感	昏迷
皮肤	湿冷	发绀，毛细血管再充盈降低，肢体寒冷	苍白，冰冷
肾	少尿	尿量极少	尿量极少

UOP，尿量

22. 小儿患者最常用的区域麻醉方法是什么？常用哪种局麻药及其剂量如何？

常用的区域麻醉方法为骶麻，常用于已处麻醉状态的患儿，提供术中及术后镇痛，最常用于下肢、会阴及下腹部手术。

最常用的局麻药是布比卡因（0.125%～0.25%）或罗哌卡因（0.2%）。0.25%布比卡因可保障术中完善的镇痛，减少吸入麻醉药的用量，但可能会影响运动。儿童布比卡因的中毒剂量为 2.5 mg/kg，新生儿为 1.5 mg/kg，常用剂量列于表 52.8。

23. 小儿常见的术后并发症有哪些？

- 术后恶心呕吐（postoperative nausea and vomiting，PONV）是最常见的延迟出院及再次入院的原因。PONV 的相关诱因为：年龄＞6 岁、手术时间＞20 min、既往 PONV 病史、眼科手术、内耳手术、晕动症、扁桃体/腺样体摘除术、术前恶心及焦虑、低血糖症、应用阿片类药物及氧化亚氮。

  PONV 最佳治疗方案为预防。对 PONV 高危患者需预防性应用止吐药，在控制疼痛（如应用骶麻）前提下避免阿片类药物的应用可减少 PONV 的发生。治疗措施包括给予足量静脉输液、地塞米松、昂丹司琼和使用丙泊酚维持麻醉（代替吸入麻醉药）。

- 儿童患者**喉痉挛**及喘鸣较成人更为常见。喉痉挛的治疗方法包括：吸

表 52.8 骶麻常用的局麻药剂量

剂量（ml/kg）	阻滞程度	手术部位
0.5	骶/腰段	阴茎，下肢
1	腰/胸段	下腹部
1.2	上胸段	上腹部

常用剂量为 0.25% 布比卡因或 0.2% 罗哌卡因

氧、正压通气、抬下颌、静脉注射琥珀胆碱、丙泊酚以及必要时再次插管。喘鸣常用治疗方法为湿化氧气，应用激素及外消旋肾上腺素。

- **术后躁动**（emergence agitation，EA），随着短效挥发性药物（七氟烷和地氟烷）的应用，术后躁动的发生率有所增加。术后躁动的发生可能会对患者造成伤害，并导致父母不满意。危险因素包括学龄早期、术前焦虑、疼痛、基线行为异常和麻醉的方法。EA 可以用阿片类药物（如果存在疼痛）、右美托咪定、咪达唑仑和丙泊酚来预防和（或）控制。

24. 麻醉诱导期间咬肌强直的重要意义是什么？

在应用琥珀胆碱（以及历史上的氟烷）的患儿中咬肌强直的发生率为1%。咬肌强直（masseter muscle rigidity，MMR）可能是恶性高热（malignant hyperthermia，MH）的早期症状，但也可发生于非 MH 的患者中。

一旦出现 MMR，首先应考虑是否继续手术，而不是推迟手术和苏醒孩子。除非伴发其他 MH 症状或严重咬肌痉挛影响插管的状况需停止手术，其他临床状况更换可能诱发 MMR 的麻醉药后，可继续手术。

术后需观察患儿有无 MH 相关症状（心动过速、高碳酸血症、酸中毒、血压不稳定、肌肉僵直、高热、肌红蛋白尿）。高热通常为后期的表现。若肌酸磷酸激酶（creatine phosphokinase，CPK）> 20 000，则考虑患者发生了 MH。若 CPK < 20 000，但仍有上升趋势，则需考虑应用 MH 相关检查方案，包括肌肉活检。若 CPK 正常或仅轻微升高，则患儿发生 MH 的风险不大。

25. 伴上呼吸道感染的患儿能进行全身麻醉吗？

上呼吸道感染（upper respiratory infection，URI）会增加围手术期呼吸系统不良反应事件发生的风险。这种风险持续长达 6 周，并继发于气道反应性增加。与 URI 相关的潜在对呼吸功能的影响包括：氧气弥散力降低、肺顺应性下降、气道阻力增加、通气-灌注失调增加、低氧血症、气道高反应性。

围手术期的不良事件包括喉痉挛、支气管痉挛、拔管后喘鸣、肺不张、黏液堵塞和氧合受损。能预测围手术期气道并发症增加的相关因素有：气道内操作、高热、排痰性咳嗽、下呼吸道受干扰、哮喘和（或）打鼾史、被动吸烟、大量分泌物、鼻塞。

对伴轻度上呼吸道感染患儿的建议为：

- 与外科团队及家长讨论风险增加的相关事宜。
- 尽量避免气管内插管（应用 LMA 或面罩可使风险降低）。
- 术前沙丁胺醇治疗可用于预防围手术期支气管痉挛。
- 吸入气体湿化可降低气道干燥度，维持气道纤毛的清除功能。
- 出现喘息、咳嗽有痰鸣音、胸部 X 线片异常、白细胞计数升高或活动量受限的发热儿童应重新安排择期手术。

- 不发热、无伴随症状、分泌物清亮的上呼吸道感染患儿，一般都能安全地耐受麻醉。

26. 有关儿童睡眠呼吸紊乱的含义的讨论。

睡眠呼吸紊乱（sleep-disordered breathing，SDB）包括由正常呼吸氧合至慢性间断性缺氧及阻塞性睡眠呼吸暂停（obstructive sleep apnea，OSA）的一组呼吸模式。OSA 与二氧化碳通气反应降低和围手术期呼吸并发症发生增高有关，包括缺氧、阻塞、呼吸暂停和阿片类药物敏感性升高。在诱导麻醉前，确定 SDB 的严重程度以及伴随症状非常重要。

SDB 由上呼吸道梗阻所致，可继发于扁桃体肥大、肥胖、神经肌肉疾病及颅面部畸形。患有 SDB 的儿童也可能表现出严重的行为和学校表现问题。扁桃体切除术和腺样体切除术已被证明可消除 85% ～ 95% 的健康 OSA 患儿的呼吸道梗阻问题，并显著改善其临床症状。

值得注意的是，患有 SDB 和（或）阻塞性睡眠呼吸暂停的儿童可以表现出对阿片类药物呼吸抑制作用敏感性显著增加。阿片类药物在该患者群体中的使用应始终保守给药，并且，患有严重 OSA 的儿童接受麻醉后应予以特别关注。

要点：儿科麻醉

1. 新生儿、婴儿和幼儿气管插管较困难，因其喉部靠前，舌体相对较大，会厌长且松软。喉部最狭窄的部位位于声门下方环状软骨处。
2. 与成人相比，新生儿、婴儿和幼儿因耗氧量增加、FRC 下降，去氧合速度更快。
3. 与安慰剂组及有父母陪伴组的麻醉诱导相比，术前使用咪达唑仑和（或）分散注意力的方法在减少患儿的焦虑方面更有效。
4. 在患儿有 URI 的情况下拟行择期手术时，需要综合考虑患儿的病史、合并症、手术类型和适合的麻醉技术。
5. 患有 SDB/OSA 的儿童术后需要严密监测，谨慎使用阿片类药物。

推荐阅读

Francis A, Eltaki K, Bash T, et al. The safety of preoperative sedation in children with sleep-disordered breathing. Int J Pediatr Otorhinolaryngol. 2006;70:1517–1521.

Gregory GA, Andropoulos DA. Pediatric Anesthesia. 5th ed. Oxford: Wiley-Blackwell; 2011.

Miller RD, Cohen NH, Eriksson LI, et al. Miller's Anesthesia. 8th ed. Philadelphia: Elsevier; 2015:2757–2798.

先天性心脏病

Lawrence I. Schwartz, MD, Megan L. Albertz, MD

楚睿通 译 时文珠 米卫东 校

第 53 章

1. 先天性心脏病（congenital heart disease，CHD）的发病率如何？

CHD 是最常见的出生缺陷疾病，文献对其发病率说法不一，较可信的数据是在出生活婴中占 1/250。室间隔缺损是最常见的一种 CHD，占所有心脏缺损疾病的 25%。

2. 新生儿心脏有哪些独有的特征？

新生儿出生时心肌未发育完全，其心脏特征使这类患儿的麻醉管理非常有挑战性：

- 新生儿心肌发育不成熟，心肌纤维肌节数量少，收缩力弱，使心脏张力降低。
- 钙循环和兴奋-收缩耦联发育不全，可导致细胞内钙依赖性。
- 交感神经不完善而副交感神经完善，使迷走张力高，易发生心动过缓。
- CHD 患儿对 β 肾上腺素能受体敏感性差，甚至被下调。

这些细胞内的差异使新生儿的心脏较发育成熟的心脏顺应性差、收缩力弱、对正性肌力支持反应弱。这也是 CHD 新生儿心脏修补术前后心功能不全的重要原因。心肌常在出生后 6 ～ 12 个月完全发育成熟。

3. 胎儿循环的三个分流是什么？

胎儿循环是一个平行循环，包含三个分流，其功能是从胎盘向发育中的心脏和大脑提供最高度氧合的胎儿血液。静脉导管将脐静脉中氧合良好、营养丰富的血液从肝分流到右心房。这些血液通过卵圆孔分流到心脏的左侧，最终通过主动脉流出。在肺萎陷、羊水充满肺和高肺血管阻力（pulmonary vascular resistance，PVR）的情况下，返回右心室的脱氧血液从主肺动脉经动脉导管分流至降主动脉。然后，它可以通过较低的全身血管阻力（systemic vascular resistance，SVR）途径，经脐动脉流回胎盘进行再氧化。

4. 不同类型的先天性心脏病是如何分类的？

CHD 分类方法较多，如解剖学、生理学及分段分类法。麻醉科医师通常采用生理学分类法。生理上，CHD 可分为发绀型心脏病及非发绀型心脏病。非发绀型心脏缺损可进一步区分为伴 / 不伴左向右分流。而发绀型心脏病可分为"导管依赖型"肺循环血流，"导管依赖型"体循环血流及无"导管依赖型"血流的混合型病损。见表 53.1。

表 53.1

先天性心脏病（CHD）分类	举例
伴左向右分流的非发绀型 CHD	房间隔缺损，室间隔缺损，部分肺静脉回流异常
不伴左向右分流的非发绀型 CHD	主动脉缩窄，心肌病，主动脉瓣膜疾病
"导管依赖型"肺循环血流发绀型 CHD	Ebstein 畸形，法洛四联症＋肺动脉闭锁，三尖瓣闭锁
"导管依赖型"体循环血流发绀型 CHD	左心发育不全综合征，主动脉弓断离，重度主动脉狭窄
无"导管依赖型"血流的混合型病损	大动脉房室间隔移位，右室双流出道

5. 在描述心脏病变时，"导管依赖型"是什么意思？

在某些类型的 CHD 中，肺或全身血流会完全阻塞。动脉导管是一种胎儿血管，它将缺氧的血液从右心室分流到降主动脉，使血液返回胎盘进行再氧合。在某些病变中，如肺动脉闭锁或左心发育不全综合征，动脉导管未闭是供应肺或全身血流的唯一方法。然而，动脉导管通常在出生后出现较高的动脉氧分压（pressure of oxygen，PaO_2）时关闭。因此，前列腺素 E_1 的输注对维持导管通畅和支持生命至关重要，直到患儿可以进行姑息性或矫正性手术。

6. 与 CHD 相关的常见遗传病有哪些？

大约 15% 的 CHD 与遗传疾病有关。建议被诊断为这些遗传疾病之一的儿童在接受麻醉前进行经胸超声心动图检查。见表 53.2。

7. 分流分数（shunt fractions）是如何计算的？

应用心导管的数据，体循环及肺循环的循环流量可用 Fick 公式计算（血流与氧摄取呈负相关）：

$$Qp/Qs = (SaO_2 - SvO_2) / (SpvO_2 - SpaO_2)$$

Qp，肺循环血流；Qs，体循环血流；SaO_2，体循环动脉血氧分压；SvO_2，

表 53.2　遗传疾病及其相关表型

遗传疾病类型	常见的非心脏病变特征	常见的心脏病变
唐氏综合征（21 三体综合征）	巨舌症、寰枕关节不稳、发育迟缓、张力减退、阻塞性睡眠呼吸暂停	房间隔缺损、室间隔缺损、房室隔缺损、法洛四联症
DiGeorge 综合征	胸腺发育不良、低钙血症、低位耳、言语和学习障碍	主动脉弓、动脉干中断，法洛四联症
Turner 综合征	短蹼颈，身材矮小，手足淋巴水肿	主动脉狭窄，二叶主动脉瓣，左心发育不良综合征
Williams 综合征	婴儿高钙血症，精灵相，社会人格	瓣膜上主动脉狭窄，瓣膜上肺动脉狭窄，冠状动脉狭窄

体循环混合静脉血氧分压；$SpvO_2$，肺静脉血氧分压；$SpaO_2$，肺动脉血氧分压。

8. 左向右分流患儿麻醉时的注意事项有哪些？

左向右分流最终可使左、右心室容量超负荷，导致充血性心力衰竭。儿科患者表现为喂食困难、不发育、心动过速和灌注差等。过量的血液经分流口（房间隔缺损及室间隔缺损）流经正在发育的肺血管床，进一步导致肺循环阻力（pulmonary vascular resistance，PVR）增加、肺动脉高压（又称为**动脉化**）。对这些患者的麻醉管理可能包括：

- 慎用氧，尤其对于充血性心力衰竭患者，以避免增加心脏左向右分流，减少心排血量。
- 应用正性肌力药物治疗充血性心力衰竭，如应用米力农、多巴胺及肾上腺素。
- 应用肺血管扩张剂如吸入 NO 治疗肺动脉高压。
- 处理心脏修复手术时发生的心律失常：完全性房室传导阻滞，交界性异位心动过速。

请注意，对于有从左向右分流病变的患儿，吸入麻醉或静脉麻醉诱导的速度几乎没有影响。

9. 右向左分流患儿麻醉时的注意事项有哪些？

当存在房间隔缺损、室间隔缺损或动脉导管未闭，并且右侧心脏压力超过左侧时，就会发生从右向左分流。这些可能是由肺动脉高压（大多先天性的）或长期的左向右分流引起的肺动脉压力升高引起的，导致 Eisenmenger 综合征。生理状态下，若肺血流有阻塞或限制，在 CHD 患者中也可发生右向左分流。对于该类患者的麻醉管理可能包括：

- 有关肺动脉高压的管理；
- 仔细检查静脉注射液，以免注入任何气泡。无意中注射到静脉中的气泡会进入心脏的左侧，进入全身动脉循环，并可导致卒中或心肌缺血。

请注意，对于有从右向左分流病变的患儿，吸入麻醉诱导的速度会更慢，并且更容易受到不溶性麻醉剂的影响。静脉麻醉诱导实际上可能更快，因为麻醉剂会绕过肺部，更快地进入大脑。

10. 什么是肺动脉高压危象？如何治疗？

伴有肺动脉高压的患者，肺脉管系统通常对引起肺血管收缩的各种刺激都表现为高反应性。这些刺激包括低氧血症、酸中毒、高碳酸血症、体温过低和疼痛。当 PVR 增加到右心室压力等于或超过左心室压力时，可能会导致肺动脉高压危象。这是一种潜在的致命情况，可能继发右心室衰竭，肺血流量及随后的心排血量减少，冠状动脉灌注减少。肺血流量和随后的心排血量减少，并减少冠状动脉灌注。以下表格概述了肺动脉高压的治疗方法。见表 53.3。

表 53.3   肺动脉高压的治疗

目标	方法
增加氧分压	增加 FiO_2，治疗肺不张，控制通气
碱中毒	过度通气，治疗代谢性酸中毒
控制压力反应	适当的麻醉深度
扩张肺血管	吸入 NO，静脉应用前列环素（PGI_2）
维持冠状动脉灌注压	通过静脉注射加压素、去甲肾上腺素或肾上腺素维持全身血管阻力

11. 法洛四联症是什么?

法洛四联症的解剖描述为：室间隔缺损、主动脉骑跨、右心室流出道（right ventricular outflow tract，RVOT）梗阻、左心室肥厚。根据肺部血管梗阻的程度，患者可表现为氧合正常或低氧血症。该类患者行手术修补时，麻醉科医师需特别关注患者急性重度发绀，即 "tet spell"。

12. 何为 "tet spell"，如何治疗?

法洛四联症患者的 RVOT 梗阻可产生动力影响。瓣膜下 RVOT 为肌性结构，对正性肌力刺激如儿茶酚胺释放可产生收缩反应。一旦出现收缩增强或体循环阻力（systemic vascular resistance，SVR）显著下降时，流经肺动脉的血流减少，未经氧合的血经室间隔缺损由右向左分流至左心室，并进入体循环，随后因低氧血症及酸中毒增加 PVR，进一步加重右向左分流。这一急性的重度发绀可导致心肺衰竭。

"tet spell" 的治疗包括增加 SVR，降低 PVR，缓解高动力状态 RVOT，增加右心室射血量。见表 53.4。

13. 单心室的生理学是什么?

单心室患者仅依靠单一心室提供肺及体循环血流。若不进行手术治疗，可导致慢性发绀，容量过负荷充血性心力衰竭。根据定义，各类 CHD 患者的单心室生理改变需经 Fontan 术纠正。

14. 如何修补单心室先天性心脏缺损?

单心室修补术的最终目标是在无心内分流或梗阻的前提下提供几条循环

表 53.4   重度发绀的治疗

目标	方法
缓解 RVOT	β 受体阻滞剂，加深麻醉（过深可能进一步降低 SVR）
增加 SVR	去氧肾上腺素 $5 \sim 10\ \mu g/kg$（或剂量更大）
降低 PVR	增加 FiO_2，过度通气，碳酸氢钠
增加每搏输出量	静脉液体调控

通路。常在患儿 2～3 岁时分期进行，一般通过 3 步手术达到目标。

Ⅰ阶段：常在新生儿阶段施行，以保障肺血流。常用的术式为改良的 Blalock-Taussing 分流。在右肺动脉至锁骨下动脉上缝制 Gore-Tex 移植物。对左心功能发育不全综合征患者，采用重建主动脉的方法，以稳定体循环血流，该手术方式称为 **Norwood 术式**。

Ⅱ阶段：常在出生后几个月施行。腔静脉肺动脉吻合术即从右心房取上腔静脉与肺动脉分支吻合，这种术式常称为**改良的双向 Glenn 手术**，可减少单心室容量过负荷，术后，患者的肺血流依赖静脉血直接灌注肺部。

Ⅲ阶段：常在 2 岁左右施行，是较为完整的 Fontan 术并包括下腔静脉肺动脉吻合术。通过手术建立多种循环，单心室仅需满足进入肺部的血流。

该类手术的麻醉处理非常复杂，需密切关注并平衡肺循环及体循环阻力及血流量，此外，这些患者经常需要术中治疗心功能不全及心律失常。

15. 先天性心脏病患儿术后预后如何？

近 50 年，随着手术、麻醉及术后治疗技术的显著改善，在一些大的 CHD 中心，复杂 CHD 术后生存率已达 90% 以上。但长期生存率仍然与发病率和死亡率相关。因出生缺陷死亡的新生儿及婴幼儿中，CHD 患儿高达 50%。

16. 有伴 CHD 的成人吗？

随着 CHD 患者诊疗手段的进步，许多儿童可存活到成年。目前在美国，患有 CHD 的成年人比儿童多，成人 CHD 患者约占所有 CHD 患者群的 2/3。虽然现在 CHD 患者寿命有所延长，但许多患者伴发多种长期后遗症，需要终身接受医学监护及治疗。

17. CHD 的长期心脏并发症有哪些？

接受手术或姑息性治疗的 CHD 患者常伴有多种并发症，残留的分流、梗阻、心脏瓣膜异常、手术创伤、炎症反应、异物植入、心肌损伤均可导致许多长期不良后果，包括心室衰竭、心律失常、需用起搏器干预的心脏阻滞、肺动脉高压、亚急性心内膜炎及慢性发绀。

18. 与 CHD 相关的长期非心脏并发症与 CHD 相关的长期非心脏并发症有哪些？

随着 CHD 患者寿命的延长，他们也面临着罹患可导致发病率和死亡率的慢性多器官疾病的风险。患有 CHD 的成年患者可能更容易因心室衰竭和神经功能受损而导致器官脏器的损伤。见表 53.5。

19. 描述与发绀型 CHD 相关的临床问题。

作为对慢性缺氧的反应，患者渐发展为红细胞增多症。当血细胞比容超过 65% 时，血液黏滞度增加，导致血管内血栓形成、卒中、凝血病、微循环血流减少的风险增大。缺氧加之血流受阻将导致组织缺血及器官衰竭。心肌慢性缺血可导致心室功能障碍。因心室流出道梗阻，如肺动脉狭窄而致的心

表 53.5	与 CHD 相关的非心脏并发症
肾	慢性肾病
肺	限制性肺病、肺动脉高压、plastic 支气管炎（特别是在 Fontan 患者中）
胃肠 / 肝	充血性肝病、肝硬化、肠病
神经系统	脑血管疾病、抑郁、焦虑
血液系统	贫血、红细胞增多症、血栓形成

室肥厚可进一步加重心室功能不全。

要点：发绀型心脏病的病理生理影响

1. 红细胞增多症；
2. 血液黏滞度增高；
3. 凝血病；
4. 组织灌注降低；
5. 末梢器官缺血。

20. 有哪些神经监测和神经保护策略可用于改善儿童心脏手术后的预后？

接受心肺转流术（cardiopulmonary bypass，CPB）的 CHD 儿童，因有血栓形成、低心排血量和血流动力学不稳定的风险，可能会发生神经功能损伤。近红外光谱监测常用于小儿心脏手术。传感器被放置在病人的前额，以评估大脑的局部氧合，用作评价氧输送的效果。脑电图和经颅多普勒是其他可用于监测神经功能和灌注的方法，但在手术室中使用通常不切实际。

除了卒中的风险，还要关注神经发育的预后，如行为和学习能力。在CPB 期间，试图通过维持适当的平均动脉血压和低温来进行神经保护，以最大限度地减少代谢需求。许多在心脏手术中用于镇痛镇静的麻醉药物已经在动物模型中被证明会导致细胞凋亡和脑损伤。右美托咪定作为一种相对较新的麻醉药，当与其他麻醉剂联合使用时，可以提供神经保护作用，并与心脏手术患者发病率和死亡率的改善有关。

21. 什么是亚急性心内膜炎，如何预防？

先天性心脏缺陷患者心脏内紊乱或快速的血流可损伤心脏内膜及瓣膜。在有菌血症或败血症时，损伤的心脏内膜可成为感染的病灶。牙科或外科手术时发生的菌血症可发展为细菌性心内膜炎。在这些手术时预防性应用抗生素可防止心内膜炎的发生，但手术整体带来的风险是比较低的，美国心脏协会最新的建议仅对极高危患者预防性应用抗生素。牙科及口腔科感染的风险最大。框 53.1 "心内膜炎风险最高的心脏疾病"概述了目前抗生素预防治疗的建议。除此之外，其他 CHD 患者不推荐预防性应用抗生素。

框 53.1　心内膜炎发生风险极高，牙科手术前需预防性应用抗生素的心脏疾患患者

人工瓣膜或应用人工材料修补瓣膜
既往心内膜感染
先天性心脏病（CHD）
未矫正的发绀型 CHD，包括姑息性分流及导管成型术
应用人工材料或设备行根治性 CHD 矫正术，经手术或导管内治疗，术后头 6 个月内在人
　工材料、设备处或附近进行 CHD 残留病损的修补
心脏移植术后伴发心脏瓣膜病的患者

　　若患者对青霉素过敏，高危患者可选用阿莫西林、氨苄西林、头孢唑啉或克林霉素等。对一些有预防性应用抗生素指征的手术，在选择抗生素种类时，应尽可能考虑应用同时可预防亚急性心内膜炎的抗生素。

推荐阅读

Andropoulos DB. Anesthesia for Congenital Heart Disease. 3rd Edition. John Wiley & Sons, Inc: New Jersey; 2015.

Marelli AJ, Mackie AS, Ionescu-Ittu R, Rahme E, Pilote L. Congenital heart disease in the general population: changing prevalence and age distribution. Circulation. 2007;115:163–172.

Fischer LG, Van Aken H, Burkle H. Management of pulmonary hypertension: Physiological and pharmacological considerations for anesthesiologists. Anesth Analg. 2003;96:1603–1616.

Garson A Jr, Bricker JT, Fisher DJ, Neish SR (eds). The Science and Practice of Pediatric Cardiology. 2nd ed. Baltimore, Lippincott, Williams & Wilkins, 1998.

Gilboa SM, Salemi JL, Nembhard WN, Fixler DE, Correa A. Mortality resulting from congenital heart disease among children and adults in the United States, 1999 to 2006. Circulation. 2010;122:2254–2263.

Laird TH, Stayer SA, Rivenes SM, et al. Pulmonary-to-systemic blood flow ratio effects of sevoflurane, isoflurane, halothane, and fentanyl/midazolarn with 100% oxygen in children with congenital heart disease. Anesth Analg. 2002;95:1200–1206.

Lui GK, Saidi A, Bhatt AB, et al. Diagnosis and management of noncardiac complications in adults with congenital heart disease: a scientific statement from the American Heart Association. Circulation. 2017;136.

Perez-Zoghbi JF, Zhu W, Grafe MR, et al. Dexmedetomidine-mediated neuroprotection against sevoflurane-induced neurotoxicity extends to several brain regions in neonatal rates. Br J Anaesth. 2017;119:506–516.

Rivenes SM, Lewin MB, Stayer SA, et al. Cardiovascular effects of sevoflurane, isoflurane, halothane, and fentanyl-midazolam in children with congenital heart disease: An echocardiographic study of myocardial contractility and hemodynamics. Anesth Analg. 2001;94:223–229.

Schwartz LI, Twite M, Gulack B, et al. The perioperative use of dexmedetomidine in pediatric patients with congenital heart disease: an analysis from the congenital cardiac anesthesia society-society of thoracic surgeons congenital heart disease database. Anesth Analg. 2016;123:715–721.

Tabbutt S, Ramamoorthy C, Montenegro LM, et al. Impact of inspired gas mixtures on preoperative infants with hypoplastic left heart syndrome during controlled ventilation. Circulation. 2001;104(Suppl 11):1159–1164.

Williams W. Surgical outcomes in congenital heart disease: expectations and realities. Eur J of Cardiothoracic Surg. 2005;27:937–944.

Williams GD, Ramamoorthy C. Brain monitoring and protection during pediatric cardiac surgery. Semin Cardiothorac Vasc Anesth. 2007; 11(1):23–33.

Wilson W. Prevention of infective endocarditis: guidelines from the American Heart Association: a guideline from the American Heart Association Rheumatic Fever, Endocarditis, and Kawasaki Disease Committee, Council on Cardiovascular Disease in the Young, and the Council on Clinical Cardiology, Council on Cardiovascular Surgery and Anesthesia, and the Quality of Care and Outcomes Research Interdisciplinary Working Group. Circulation. 2007;116(15):1736–1754.

产科麻醉基础

Thomas R. Gruffi, MD, Mahesh Vaidyanathan, MD, MBA

张法强 译 时文珠 米卫东 校

1. 妊娠引起的心血管系统改变是什么?

孕期黄体酮水平升高可增加体内一氧化氮及前列环素水平,同时机体对儿茶酚胺及血管紧张素反应性降低,使外周血管扩张,体循环血管阻力(systemic vascular resistance,SVR)降低,表现为孕妇血压降低。此外,体内与组织弹性相关的松弛素水平增加,可导致动脉扩张,在结缔组织病患者中表现更明显。产妇血浆容量增加部分因素是由于肾素水平增高致水钠潴留所致。表54.1 总结了主要的心血管系统变化。

2. 产妇何时心排血量(cardiac output,CO)增幅最大?

产后因子宫收缩时自体输血使 CO 增幅最大(表 54.1),这一生理改变对伴肺动脉高压及狭窄性瓣膜病变的产妇尤为重要,严重时导致产妇死亡。在解剖学上,血容量增加可导致心脏肥大,可表现为胸部 X 线片检查时心影增大,此外体检时常能闻及新的 Ⅰ ~ Ⅱ 级收缩期杂音。在孕中期,心脏听诊时常可闻及第三心音,在 16% 孕妇中可闻及第四心音。

3. 孕期血液系统有哪些变化?

表 54.2 总结了孕期血液系统变化的情况。妊娠后,血浆容量增加 55%,

表 54.1	孕期心血管变化
心排血量	增加 50%(28 周达峰值)
分娩时	额外增加 30% ~ 40%
分娩后即刻	较产前增加 75%
分娩后 48 h	恢复至产前或低于产前水平
分娩后 2 周	较孕前水平增加 10%(产后 12 ~ 14 周恢复至正常状态)
每搏输出量	增加 25%(5 ~ 8 周)
心率	增加 25%(在孕早期末增加 15%)
平均动脉压	降低 15 mmHg(至孕中期常正常)
体循环阻力	降低 21%
肺循环阻力	降低 34%
中心静脉压	无变化
子宫血流量	占母体心排血量 10%(足月时 600 ~ 700 ml/min)

表 54.2	孕期血液系统的变化
血浆容量	孕期增加 55%（孕早期末增加 15%）
红细胞容量	增加 30%
血容量	增加 45%
血红蛋白	妊娠中期降低 15%（≈ 11.6 g/dl）
血小板数量	无变化或降低
PT 及 PTT	降低
纤维蛋白原	增加
纤维蛋白溶解	增加
Ⅰ、Ⅶ、Ⅷ、Ⅸ、Ⅹ、Ⅻ因子	增加

PT，血浆凝血酶原时间；PTT，部分凝血活酶时间

血容量增加 45%（1000 ～ 1500 ml）。红细胞数量增加 30%，但受血浆容量增加的影响，最终导致稀释性贫血。平均血红蛋白和红细胞比容分别为 11.6 g/dl 和 35.5%。孕妇因缺铁可致贫血，尤其当血红蛋白低于 10 g/dl 或红细胞比容 < 30% 时。孕妇也可出现非感染性白细胞增多症伴发细胞介导的免疫力降低。众所周知，孕妇发生病毒感染的风险增加，这可能是由于怀孕后免疫力改变所致。

4. 孕期何种血液系统并发症发生风险增加？

因孕期凝血因子如Ⅰ、Ⅶ、Ⅷ、Ⅸ、Ⅹ、Ⅻ因子的活性增加，同时如 S 蛋白、获得性激活蛋白 C 等抗凝因子活性降低，孕妇常处于高凝状态，血栓形成的风险较高（如深静脉血栓、肺栓塞）。体内通过降低抗纤溶因子如Ⅺ、Ⅷ水平来增加纤溶作用，借以平衡高凝状态。血小板消耗增加与血小板生成增加大致相抵。因此血小板数量可保持正常，虽然 7.6% 女性会出现血小板减少症（血小板计数小于 150 000/mm³），0.9% 孕妇血小板计数小于 100 000/mm³。一些病理情况也可引起血小板减少症，比较突出的为先兆子痫及以溶血、肝酶增高和低血小板症为表现的 HELLP 综合征。

5. 孕期肺及呼吸系统的变化？

孕期孕妇胸廓前后径增大，膈肌向头侧移位。这些解剖学改变降低了功能残气量（functional residual capacity，FRC）。同时由于孕妇氧耗增加，使每分通气量明显增加（表 54.3）。孕期血容量增加，上呼吸道黏膜更易水肿，同时伴有严重的毛细血管充血。

功能残气量的减少和氧耗的增加，使氧储备减少，因此在呼吸停止时很快表现出氧饱和度下降。孕期气道水肿使得气道管理更加复杂，孕妇插管困难 / 失败的概率是非孕期妇女的 8 倍。因此，由于困难气管插管和氧储备下

表 54.3   足月孕妇呼吸系统的变化

每分通气量	增加 50%（无医学干预的第一产程增加 140%，第二产程增加 200%）
肺泡通气量	增加 70%
潮气量	增加 40%
耗氧量	增加 20%
呼吸频率	增加 15%
无效腔	无变化
肺顺应性	无变化
残气量	降低 29%
肺活量	无变化
总肺容量	降低 5%
功能残气量	降低 15%～20%
第一秒用力呼气量	无变化

降，需确保麻醉诱导前充分有效的预给氧，采用适当的斜坡位（见第 49 章"肥胖和睡眠呼吸暂停"），并准备其他气道管理工具（如软气管镜）。

6. 孕妇正常的血气结果是什么？

孕妇每分通气量增加，易引起呼吸性碱中毒（表 54.4）。在分娩时过度通气可加重先前的代谢性紊乱，这也是生产分娩时最重要的生理改变之一，可导致子宫血管收缩，胎盘灌注降低，低氧血症及胎儿窘迫。

7. 孕期消化系统发生什么变化？

孕期增大的子宫使胃上抬，导致胃食管括约肌下段关闭不全，同时也使胃内压增加。孕酮水平的增加进一步降低了胃食管括约肌的张力，以上变化使孕妇在诱导及苏醒时发生反流、误吸的风险非常高。因此所有孕妇均应按饱胃患者处理（例如，快速序贯诱导插管和环状软骨压迫）。

8. 孕妇泌尿系统的改变是什么？

妊娠后第 4 个月起，肾血流量、肾小球滤过率（glomerular filtration rate，

表 54.4   孕妇及非孕妇正常动脉血气值

	pH	PaO_2	PaO_2	HCO_3^-
孕妇	7.41～7.44	85～109 mmHg	27～33 mmHg	21～27 mmol/L
非孕妇	7.35～7.45	60～100 mmHg	35～45 mmHg	24 mmol/L

HCO_3，碳酸氢钠；$PaCO_2$，动脉血二氧化碳分压；PaO_2，动脉血氧分压

GFR）、肌酐清除率均增加。血尿素氮和肌酐水平降低，孕期正常值分别为 6～9 mg/dl 及 0.4～0.6 mg/dl。孕期尿糖 10 g/dl 及尿蛋白 300 mg/dl 也是正常的。孕妇由于尿潴留，易致尿路感染。

9. 孕妇中枢神经系统发生哪些变化？

孕后期，血浆及脑脊液内孕酮水平增加了 10～20 倍。孕酮有镇静作用，可增强吸入麻醉药的作用。孕妇对局麻药也较敏感，临床用药时需减量 30%。多项研究证实孕期前 3 个月吸入麻醉药最低肺泡有效浓度降低了 28%。增大的子宫压迫下腔静脉，使硬膜外静脉丛扩张，硬膜外血流量增加，进行神经阻滞麻醉前需充分考虑这一点，因硬膜外腔隙变小，压力增加，穿破硬脊膜及血管内置管的风险增加。

10. 妊娠时肝发生什么变化？

孕期肝大小、血流及形态并无变化，而乳酸脱氢酶、血清胆红素、丙氨酸转氨酶、门冬氨酸转氨酶、碱性磷酸酶水平（来自胎盘）均增加。孕酮水平增加抑制了胆囊收缩素的释放，使胆囊不能完全排空，加之胆汁酸形成的改变，孕妇胆石症风险增高。孕期由于血浆容量增高、体内总蛋白、血浆白蛋白水平及渗透压降低，导致与蛋白结合药物的游离部分增加。血浆胆碱酯酶浓度在分娩前可降低 75%，导致轻度假性胆碱酯酶缺乏症，琥珀胆碱持续时间轻度延长，但这些表现在临床可能并不明显。

11. 妊娠时子宫血流如何？

孕前子宫血流量为 50～190 ml/min，妊娠足月后约达母体心排血量的 10%（600～700 ml/min）。因此孕妇子宫破裂、子宫收缩乏力、前置胎盘及胎盘撕裂均可致围产期大出血的风险显著增大。

12. 分娩后孕期的生理改变能快速恢复正常吗？

- **心血管**：分娩后 2～4 周，心排血量恢复至稍高于孕期状态。
- **呼吸**：FRC 及 RV 快速恢复至正常状态。肺泡通气量在分娩后 4 周恢复至基础状态，母体 PCO_2 缓慢上升。
- **血液学**：因产后利尿，在产后 4 周稀释性贫血改善，血细胞比容恢复至正常状态。
- **肾**：产后 3 周内，血清尿素、GFR 和 BUN 回复至正常水平。
- **消化道**：妊娠子宫对消化道的机械作用在产后 2～3 天缓解。

13. 产程三阶段具体指什么？

- **第一产程**：子宫开始规律阵痛性宫缩，宫颈管扩张并消失，直至宫口完全开放（或达 10 cm）。潜伏期指宫颈缓慢扩张至消失，活跃期指宫口开到 4～5 cm 至宫口完全开全。
- **第二产程**：以娩出胎儿为界。

● **第三产程**：以娩出胎盘为界。

14. 分娩痛是怎么产生的？在第一、二产程脊髓哪个节段传导分娩痛？

分娩时第一产程的疼痛主要由子宫收缩，宫颈扩张所致，通过交感纤维传入 T10～L1 脊髓背角。随着产程进展及胎头下降至盆腔（第二产程），疼痛主要来自骨盆底、下阴道及会阴，经阴部神经传至脊髓 S2～S4 节段。

15. 什么是动脉下腔静脉或下腔静脉压迫综合征，如何治疗？

动脉及下腔静脉受妊娠子宫的压迫，导致心动过速及低血压，称为动脉下腔静脉压迫综合征。因动脉受压，子宫及胎盘血流减少，可表现为胎心不稳。然而，最近一项核磁共振成像研究发现，下腔静脉较主动脉更易受压。下腔静脉受压减少了母体的静脉回流，进而导致母体心排血量和胎儿血液灌注减少。通过改变子宫位置（侧卧位或在右臀垫楔形物）可防止动静脉受压，增加静脉回流。对有症状的孕妇可经摆子宫左倾位、静脉输液、吸氧，甚至应用血管升压素来治疗。

16. 描述胎盘及脐带的解剖？

胎盘的母体部分主要由底蜕膜组成，内有来自子宫动静脉分支的螺旋动脉。胎盘的胎儿部分由绒毛膜构成，由绒毛膜包裹绒毛组成。两层膜之间称为绒毛间隙。绒毛内富含两支脐动脉的血管分支，向胎盘输送血液，而绒毛内脐静脉分支可携带营养丰富的血液至胎儿循环。

17. 什么因素影响子宫胎盘灌注？

动脉及下腔静脉受压、母体低血压使子宫胎盘灌注降低。此外子宫收缩、先兆子痫、胎盘撕裂、某些药物如氯胺酮及缩宫素均可显著增加子宫血管阻力，从而降低子宫血流量。最后，母体儿茶酚胺水平增加（如分娩时）、母体低氧血症、高碳酸血症及低碳酸血症均可降低子宫胎盘灌注。

18. 如何处理剖宫产及分娩患者因腰麻所致的低血压？

既往治疗腰麻下低血压是以维持子宫胎盘血流灌注为目标。麻黄碱是最理想的血管加压药，因其他药物（例如去氧肾上腺素）均不同程度降低子宫胎盘血流量，而麻黄碱没有此作用。但近期的研究表明，大剂量麻黄碱对胎儿有害（剂量依赖性胎儿代谢性酸中毒、心动过速、异常的胎心波动），而输注或大剂量应用去氧肾上腺素不降低胎儿 pH。虽然 α 肾上腺素能受体激动剂去氧肾上腺素可致外周血管收缩，使子宫的血管阻力高于 SVR，但尚无临床证据证实它可减少子宫胎盘血流量。应用麻黄碱带来的临床问题可能因其对胎儿代谢的直接 β 受体激动相关，而与继发于子宫胎盘灌注减少的关系不大。但必须提出的是所有这些研究是在健康足月行剖宫产的孕妇中进行。一些临床医生提倡常规预防性使用麻黄碱，防止脊椎麻醉后产妇的低血压。尽管预防性给药可以预防低血压，但目前并没有证据可以证实可以改善新生儿的结局。

19. 剖宫产患者区域麻醉前预充液体的作用如何？

对区域阻滞前输液增加前负荷以预防低血压，尚存在争议。2017 年一项荟萃分析表明，与预输入晶体液（椎管内麻醉前输液）相比，按需输注晶体液（椎管内麻醉后输液）的女性低血压、血管升压药的使用以及恶心呕吐的发生率均降低了。然而，与预防性使用麻黄碱类似，新生儿的结局并没有明显差异。多项研究还表明，使用晶体液和胶体液的影响也没有明显差异。

20. 药物及其他物质如何通过胎盘传输？什么药物能通过胎盘？

胎盘传输主要通过简单扩散、主动转运、整体流动、易化扩散以及黏附在绒毛膜上。麻醉药主要通过简单扩散穿过胎盘。分子量低、空间结构小、低电离、脂溶性的复合物穿过胎盘的速度更快。大多数麻醉药是高脂溶性，低分子量，易于通过胎盘。易于通过胎盘的药物有：阿托品、东莨菪碱、β肾上腺素能受体拮抗剂、硝酸甘油、地西泮、丙泊酚、异氟烷、氧化亚氮、局麻药、阿片类药、新斯的明及麻黄碱。基本原则是分子量小、非解离形式的物质较分子量大、解离的物质更易穿透胎盘。然而，值得注意的是给定分子在体内 pH 的改变会影响其解离程度，从而以"离子捕获"状态进入胎儿循环。在胎儿酸中毒情况下，神经阻滞时注入的未解离形式的局麻药可穿过胎盘导致离子聚集，从而以"离子捕获"形式进入胎儿循环。

HIGNS（不能通过胎盘的几种药物首字母缩写词）：肝素（Heparin）、胰岛素（Insulin）、格隆溴铵（Glycopyrrolate）、非去极化肌松药（Nond- epolarizing muscle relaxants）、琥珀胆碱。

21. 分娩时通过什么方法评估胎儿的健康状态？

分娩时需应用体内或体外监测仪，常规监测胎心数值及变化趋势，并结合监测及记录子宫活动度。基础胎心是在宫缩间期测得的，一般为 110 ～ 160/min，胎儿心动过速（＞160）常提示高热、低氧血症、应用 β - 拟交感类药、母亲甲状腺功能亢进及胎儿容量过低等。胎儿心动过缓（＜110）可能因低氧血症、完全性心脏阻滞、β 受体阻滞剂、局部麻醉药、低温所致。每搏变异性代表胎儿神经通路完整，变异性增加多见于母体活动或子宫收缩时，变异性降低多见于中枢神经系统抑制、低氧血症、酸中毒、入睡、应用镇痛药、迷走神经阻滞及应用硫酸镁治疗先兆子痫。若缺乏每搏变异性，尤其在胎心减速或心动过缓时，需考虑胎儿酸中毒（表 54.5）。

22. 胎心减速的意义是什么？

- **早期减速**：由胎头受压所致（迷走刺激）。通常其形态规则，在开始宫缩时出现，最低点位于宫缩高峰期，随后缓解（图 54.1）。
- **变异性减速**：由脐带受压导致。形态常不规则，突然出现，持续时间不等（持续长于 15 s，但短于 2 min）。虽然变异性减速并不能反映胎儿酸中毒，但若反复出现可导致胎儿低氧血症及酸中毒。

表 54.5 胎心分类

分类	特点
1—正常	基础心率 110 ~ 160 次 / 分 基础变异性：中度 后期或变异性减速：无 早期减速：有 / 无
2—不确定型	描记的结果既不为 1 也不为 3，如： 基础变异：最小或显著 缺乏变异性，无反复减速 减速延长 胎儿受刺激后无诱导的加速
3—异常	基础变异：缺乏、反复出现后期或变异性减速 心动过缓

Modified from Macones GA，Hankins GD，Spong CY，et al. The 2008 National Institute of Child Health and Human Development workshop report on electronic fetal monitoring：update on definitions，interpretation and research guidelines. Obstet Gynecol. 2008；112：661-666.

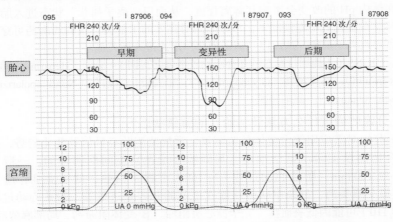

图 54.1 产程中早期、变异性、后期胎心率（FHR）

- 后期减速：由子宫胎盘功能不全所致。其形态规则，逐渐出现（常始于宫缩开始后）并回复至基础状态，最低点出现在宫缩高峰后的恢复期。与母体低血压、高血压、糖尿病、先兆子痫、宫内发育迟缓相关，也提示胎儿在血流量降低的情况下不能维持正常氧合和 pH。

治疗这些胎心变化的措施有：孕妇吸氧、维持孕妇血压，将孕产妇置于子宫左倾位。

23. 什么是 Apgar 评分？

Virginia Apgar 博士是位麻醉科医师，是哥伦比亚大学内外科医生中首位女性终身教授，她提出了一个简单易行可反复应用的方法来评估新生儿出生后 $1 \sim 5$ min 的状况。这是现今最为广泛接受的新生儿评分系统，根据结果可决定新生儿是否需复苏，并预测其复苏成功率（表 54.6）。Apgar 评分包括心率、呼吸、肌张力、肤色、对刺激的反射五项评分标准（分值 $0 \sim 2$），总分为 10 分。在复苏过程中如出生后 10 min、20 min，可反复应用 Apgar 评分进行评估。$0 \sim 3$ 分提示新生儿抑制严重，而 $7 \sim 10$ 分则考虑新生儿正常。

表 54.6	Apgar 评分				
评分	心率	呼吸	肌张力	对刺激的反射	肤色
0	无	窒息	松软	无反应	苍白或蓝色
1	< 100	不规律浅或微弱的哭	四肢有一些张力	面部痛苦或微弱的哭	手足发绀
2	> 100	好，大哭	主动活动	喷嚏、咳嗽或哭	粉色

24. 描述孕妇行非产科手术的处理方法。

受孕后第 5 周胎儿器官形成，这是胎儿发育中最关键的时期，在此期应尽量避免非急诊手术。选择中期妊娠时手术最为安全，早产宫缩及自然流产发生率最低。常见的手术有阑尾炎、胆囊炎、胰腺炎、肠梗阻、卵巢扭转、卵巢囊肿破裂、出血及创伤。在一些紧急状态，若手术无法避免，则以保障母亲安全为首要目标。

现无证据表明在维持母体氧合及灌注的前提下，哪种麻醉技术或药物更有优势，也没有证据表明现常用的麻醉药物在标准推荐剂量内有致畸作用。但氧化亚氮与抑制脱氧核糖核苷酸生成有关，在孕早期尽可能避免使用。虽然麻醉方式并不影响预后，但建议尽可能选择区域麻醉。若需行孕期手术，尤其在胎儿能存活的前提下（24 w），围手术期需监测胎儿状况，以帮助决定一些紧急状况下是否需即刻娩出胎儿，术前术后均需监测胎心。手术时产科医生及儿科医生也需参与进来。

若选择全身麻醉，孕妇需口服枸橼酸钠并实施快速序贯诱导以预防误吸。维持母体及子宫胎盘的灌注及血流动力学稳定至关重要，酌情使用血管升压素或静脉输液。此外患者需摆放为子宫左倾位以避免下腔静脉受压。

要点：产科麻醉基础

1. 麻醉科医师需了解的产科生理改变有：心排血量、心率、血浆容量、每分通气量、氧耗增加，体循环阻力降低、稀释性贫血、功能残气量降低，以及高凝状态。

2. 孕妇可能会面临气道处理问题：气道水肿、胸部变大使喉镜检查困难、饱胃使其易于误吸、功能残气量降低及氧耗增加并易快速去氧合。

3. 孕妇对吸入麻醉药及局麻药均较敏感。

4. 孕期应尽量避免非急诊手术，若必须手术尽可能安排在孕中期，并进行适当的胎心监测。

推荐阅读

American College of Obstetricians and Gynecologists. Obstetric analgesia and anesthesia. ACOG Practice Bulletin No. 177. Obstet Gynecol. 2017;129(4):e73–e89.

American Society of Anesthesiologists Task Force on Obstetric Anesthesia. Practice guidelines for obstetric anesthesia an updated report by the American Society of Anesthesiologists Task Force on Obstetric Anesthesia and the Society for Obstetric Anesthesia and Perinatology. Anesthesiology. 2016;124(2):270–300.

Conklin KA, Chang AB. Physiologic changes in pregnancy. In: Chestnut DH, Wong CA, Tsen LC, et al., eds. Obstetric Anesthesia: Principles and Practice. 5th ed. Philadelphia: Saunders; 2014.

Eisenach JC, Weiner CP. Uteroplacental blood flow. In: Chestnut DH, Wong CA, Tsen LC, et al., eds. Obstetric Anesthesia: Principles and Practice. 5th ed. Philadelphia: Saunders; 2014.

Lee JE, George RB, Habib AS. Spinal-induced hypotension: incidence, mechanisms, prophylaxis, and management: summarizing 20 years of research. Best Pract Res Clin Anaesthesiol. 2017;31(1):57–68.

Ni HF, Liu HY, Zhang J, et al. Crystalloid coload reduced the incidence of hypotension in spinal anesthesia for cesarean delivery, when compared to crystalloid preload: a meta-analysis. Biomed Res Int. 2017;2017:3462529.

产科麻醉与镇痛

Thomas R. Gruffi, MD, Mahesh Vaidyanathan, MD, MBA

张法强 译 时文珠 米卫东 校

第55章

1. 产妇可使用什么镇痛方式?

根据产妇是否伴发并存病、产程时间、临床状况及个人选择,可选择胃肠外应用阿片类药物、吸入氧化亚氮、硬膜外麻醉、腰麻或腰硬联合镇痛方式。

2. 分娩镇痛最常用的胃肠外阿片类药物是什么?对产妇的副作用有哪些?

静脉用药虽可缓解产妇分娩痛的强度,提高产妇耐受性,但却不能完全镇痛,且可致产妇镇静、恶心。胃肠外应用阿片类药物极易通过胎盘,降低胎心变异性。若在新生儿即将出生前应用阿片类药物,可致新生儿呼吸抑制。表 55.1 总结了常用的胃肠外阿片类药物及其副作用。

瑞芬太尼,因为起效快、半衰期极短(3 ~ 4 min),越来越受到欢迎,其有效性已经在多项临床试验中被证实。患者自控镇痛(patient-controlled analgesia,PCA)也常被应用。尽管瑞芬太尼半衰期极短,但它可能会导致母体严重的呼吸抑制,包括呼吸暂停,因此应用于产妇时需要密切监测。

表 55.1	分娩时静脉用镇痛药			
药物	**常用剂量**	**起效**	**持续时间**	**PCA 剂量**
芬太尼	0.5 ~ 1 μg/kg IV (1 μg/kg IM)	3 ~ 4 min	45 min	10 ~ 25 μg q 5 ~ 12 min
备注:起效快,代谢物无活性,对孕妇有潜在呼吸抑制作用,镇静及恶心反应小。随着输注时间延长,时-量半衰期延长				
瑞芬太尼	0.5 ~ 1 μ/kg IV	1 min	5 ~ 10 min	0.25 ~ 0.5 μg/kg q 2 ~ 3 min
备注:与芬太尼类似,起效快,持续时间短,时-量半衰期短且恒定(3 ~ 4 min),不依赖肝肾代谢,需密切监测母体呼吸抑制				
布托啡诺	1 ~ 2 mg IV	5 min	2 ~ 3 h	N/A
备注:使产妇镇静,呼吸抑制及镇痛均有封顶效应,阿片依赖患者中可出现烦躁反应或戒断症状				
纳布啡	10 mg IV	5 min	2 ~ 3 h	N/A
备注:与布托啡诺特性类似				

IM,肌内注射;IV,静脉用药;N/A,不适用;PCA,患者自控镇痛

3. 患者自控镇痛（PCA）较传统的单次给药相比优势是什么？

应用 PCA，虽然使用的药物剂量较小，但可使患者满意度更高、产妇呼吸抑制风险低、较少应用止吐剂且镇痛完善。PCA 是一种静脉应用阿片类药物的给药模式，尤其适用于硬膜外麻醉禁忌或无硬膜外麻醉的孕产妇。芬太尼和瑞芬太尼是目前最常用的用于分娩镇痛的 PCA 药物。

4. 分娩过程中应用硬膜外镇痛的益处？

子宫收缩及分娩阵痛，可增加孕妇体内儿茶酚胺水平。高水平儿茶酚胺如肾上腺素及去甲肾上腺素可通过增强 β 受体活性而降低子宫收缩性，从而延长产程，降低胎盘灌注，引起胎儿酸中毒。产妇因过度通气导致呼吸性碱中毒，使氧离曲线左移，减少胎儿氧传输，最终导致胎儿酸中毒。硬膜外镇痛是缓解大多数产妇疼痛的最有效方式，同时可减少产妇体内儿茶酚胺水平，改善子宫胎盘灌注。对有剖宫产指征的产妇，硬膜外镇痛可随时变为硬膜外麻醉，从而避免气管插管的全身麻醉。

5. 分娩时硬膜外镇痛的适应证及禁忌证是什么？

硬膜外镇痛的适应证首先是患者要求，且通过增加局麻药浓度可转换为硬膜外麻醉。硬膜外麻醉的绝对禁忌证为：

- 患者拒绝；
- 凝血病；
- 未控制的出血；
- 颅内压增高（elevated intracranial pressure，ICP）；
- 对局麻药过敏；
- 穿刺针部感染。

相对禁忌证为：

- 严重的狭窄性瓣膜疾病；
- 产妇菌血症；
- 脊柱内有金属固定物；
- 某些神经疾病。

6. 讨论硬膜外试验剂量、推荐试验剂量用药配方的重要性。何时用及为什么用该配方？

试验剂量的目的是防止硬膜外导管置入蛛网膜下腔及血管，从而避免全脊椎麻醉及局麻药中毒。试验量常用 3 ml 1.5% 利多卡因（45 mg）加 1：200 000 肾上腺素（15 μg）。若试验量局麻药注入蛛网膜下腔，3 ～ 5 min 后即可出现运动及感觉阻滞；若注入静脉，则因肾上腺素的作用，45 s 内即出现心动过速。若操作者对硬膜外导管的确切位置有任何疑问，均应拔出导管，重新置管。

7. 用于产科理想的局麻药是什么？肾上腺素如何影响局麻药发挥作用？

用于产科的理想局麻药应起效快、毒性最小、感觉阻滞完善而运动阻滞最小、对子宫活性及胎盘灌注影响最小、不影响产妇在子宫收缩时"屏气用力"。布比卡因及罗哌卡因是产科硬膜外镇痛常用的局麻药，利多卡因及氯普鲁卡因是产科手术最常用的局麻药。辅以肾上腺素（1 : 200 000）可通过减少血管吸收局麻药，而加速药物起效并延长作用时间，但同时也增强了感觉及运动阻滞的强度（在产妇中运动阻滞应尽量避免）。局麻药中辅以肾上腺素并不影响子宫血流，且降低产妇局麻药中毒的风险。

8. 产科麻醉最常用的局麻药有哪些？优缺点分别是什么？

见表 55.2。

9. 硬膜外麻醉常见的并发症及其治疗方法是什么？

硬膜外麻醉 / 镇痛最常见的并发症是低血压，表现为收缩压下降至基础值的 20% ～ 30%。可导致子宫胎盘灌注下降，胎儿缺氧及酸中毒，需尽量避免以降低胎儿窘迫的风险。交感神经阻滞、外周血管扩张、静脉回心血流量减少均可导致低血压。治疗措施包括：扩容，将产妇置于左侧卧位，应用血管活性药（例如，去氧肾上腺素）。

硬脊膜穿破的发生率约为 1.5%。在约 50% 患者中，硬脊膜穿破会导致严重的头痛，称为硬脊膜穿破后头痛（postdural puncture headache，PDPH）。若行硬脊膜穿刺时，有脑脊液流出，有两种处理方法：①拔出穿刺针，选择其他间隙进行硬膜外穿刺；②直接置入蛛网膜下腔。将硬膜外导管置入其他间隙带来的风险为，局麻药可能经穿破的孔洞进入蛛网膜下腔，使阻滞程度及平面意外升高。另外，也可选择将硬膜外导管留置于蛛网膜下腔，可以有效地"堵住孔洞"，减少 PDPH 发生，但操作者可能会无意中将蛛网膜下腔导管误认为是硬膜外导管给药，从而导致麻醉平面过高。

表 55.2　产科麻醉与镇痛常用的局部麻醉药			
药物	**分类**	**优点**	**缺点**
布比卡因（0.125% ～ 0.5%）	酰胺类	胎盘转运少（蛋白结合高）起效时间中等（15 ～ 20 min 达峰）镇痛作用持续约 2 h	中度运动阻滞心血管毒性（使解离通道迟钝）
罗哌卡因（0.1% ～ 0.2%）	酰胺类	起效、持续时间及感觉阻滞与布比卡因类似运动阻滞作用弱，心脏毒性小	作用强度弱于布比卡因价格更贵
利多卡因（0.75% ～ 1.5%）	酰胺类	起效快（10 min）	易通过胎盘屏障，运动阻滞作用强，镇痛持续时间短（45 ～ 90 min）
2-氯普鲁卡因（3%）	酯类	起效迅速（6 ～ 12 min）代谢快而半衰期短，对 PABA 过敏的患者安全性提高	起效迅速（6 ～ 12 min）半衰期短

PABA，对氨基苯甲

其他常见的并发症或已知的不良反应包括：瘙痒、恶心/呕吐、寒战。寒战可以用阿片类药物（如杜冷丁）和止吐药物（如昂丹司琼）治疗。瘙痒通常是由于鞘内或硬膜外使用阿片药物导致，治疗药物包括：5-HT$_3$ 拮抗剂（如昂丹司琼）和阿片受体混合激动-拮抗剂（如纳布啡、布托啡诺）。预防瘙痒最好的方法是控制鞘内/硬膜外阿片类药物的用量（如鞘内注射 100 µg 吗啡或硬膜外注射 3 mg 吗啡），更高剂量的阿片类药物副作用已经大于它的镇痛获益。需注意，苯海拉明对阿片类药物引起的瘙痒是无效的。

10. 什么是局麻药中毒？如何治疗？

静脉注射局麻药可能会导致头晕、躁动、耳鸣、惊厥和意识丧失。心血管毒性作用常滞后于神经毒性。心血管系统毒性反应涵盖心律失常至心脏停搏。特别要注意，与其他局麻药相比，布比卡因的心脏毒性是最高的。局麻药中毒通常在注射局麻药、静脉注射后立即发生，神经症状早于心脏症状。然而，多达一半的局麻药中毒发生在局麻药给药后 30 min，注射过程没有明显的静脉注射，患者中枢神经系统症状也不明显。

局麻药中毒治疗如下：

- 支持治疗（例如，气管插管，血管活性药物，苯二氮䓬类药物以控制惊厥）和心脏停搏时高级生命支持。需注意，应减少肾上腺素的剂量（＜1 mg/kg）、避免血管升压素的使用，因为动物实验的数据表明使用大剂量的肾上腺素和血管升压素预后更差。胺碘酮是心律失常的一线用药，很明显，局麻药（如利多卡因）不能用于治疗局麻药中毒引起的心律失常。
- 严重的局麻药中毒需立即给予脂肪乳剂及早预防心脏停搏。脂肪乳剂通过脂质"沉降"以及结合局麻药的方式，将局麻药从母体循环中清除。脂肪乳剂在挽救生命的同时，也存在一些不良反应，最主要的副作用是胰腺炎。同理，脂肪乳剂也可以治疗其他的临床疾病以逆转脂溶性药物的毒性（例如，血清素综合征）
- 如果预计产妇自主循环不能快速恢复或产妇心脏停搏，尽早取出胎儿（＜5 min）。胎儿的娩出有助于更加高效的心肺复苏（例如，静脉回流更加充分）。

11. 什么是"麻醉平面过高"？如何治疗？

当局麻药向头部扩散时，可能会引起高位脊椎麻醉（脊麻），导致大范围的交感神经阻断，其症状类似脊髓损伤引起的神经源性休克。硬膜外麻醉用于分娩镇痛时，麻醉平面过高或全脊麻的发生率约为 1/4500。全脊麻的症状和体征包括低血压、心动过缓、呼吸困难、无法言语、意识丧失和心脏停搏。硬膜外导管给药前需注意回抽，置管后立即给予单次试验剂量，避免腰麻失败后反复多次鞘内给药，以上措施可以最大限度降低全脊麻的发生危险。主要治疗包括：气管插管、给氧、机械通气、使用血管活性药物维持母体循环稳定。值得注意的是直接血管活性药物（肾上腺素、去甲肾上腺素等）在治疗因麻醉平面过高而致循环不稳时其效果优于间接血管活性药物（麻黄碱）。

12. 硬膜外或蛛网膜下腔应用阿片类药物的作用机制，及其对痛觉、交感张力、感觉及运动的影响是什么？

蛛网膜下腔或硬膜外应用阿片类药物可提供满意的镇痛，而对交感张力、感觉、随意运动影响不大。阿片类药物通过与脊髓后角的突触前及突触后受体部位结合（Rexed 层 Ⅰ、Ⅱ、Ⅴ），改变疼痛性刺激的传输而发挥作用。一些脂溶性阿片类药物（芬太尼）也可通过全身吸收发挥作用。

13. 分娩时蛛网膜下腔及硬膜外镇痛最常用阿片类药物有哪些？其最常见的副作用是什么？

最常用的蛛网膜下腔及硬膜外阿片药物为芬太尼（12.5 ～ 25 μg 蛛网膜 /100 ～ 200 μg 硬膜外）和吗啡（0.1 ～ 0.25 mg 蛛网膜 /3 ～ 4 mg 硬膜外）。最常见的副作用为瘙痒、恶心及呕吐。虽然临床上少见，但硬膜外应用吗啡可以引起延迟性呼吸抑制。硬膜外或蛛网膜下腔单独应用阿片类药物可在产程早期提供满意的镇痛，但在产程活跃期却不能保证完善的镇痛。因此在宫颈扩张后期及分娩新生儿时必须加用局麻药。最后，可乐定（虽不属麻醉性镇痛药），中枢 α_2 受体激动剂可辅助用于蛛网膜下腔（15 ～ 30 μg）或硬膜外（75 μg）镇痛 / 麻醉，不仅可延长镇痛时间，且可加强感觉及运动阻滞的程度。

14. 硬膜外镇痛会延长产程或增加阴道助产的风险吗？

否。关于这个问题一直存在争议，有报道称硬膜外镇痛可延长产程，增加阴道助产，但近期的研究并不支持这一结论。这可能与麻醉科医师及产科医生强烈建议有阴道助产指征的产妇实施神经阻滞镇痛有关（如病态肥胖、产程早期伴明显的分娩痛的产妇）。虽然硬膜外镇痛可使第 2 产程延长约 30 min，但对母体及胎儿并无伤害。美国妇产科协会（American College of Obstetricians and Gynecologists，ACOG）建议对于实施硬膜外镇痛的产妇，产程推进过程可适当延长 1 h。ACOG 声明：神经阻滞镇痛是治疗分娩痛最有效且对产程抑制最小的镇痛方式。近期研究也表明，硬膜外镇痛并不增加剖宫产的风险。在一项研究中，某机构发现硬膜外镇痛作为首要分娩镇痛方式前后的剖宫产率并无显著差异。

15. 剖宫产时应用腰麻的优缺点，常用的麻醉药物有哪些？

腰麻阻滞完全、操作简单、起效快、无局麻药中毒的风险。使用小号空心的穿刺针使穿刺后头痛的发生率降至 1% 或更低。麻醉过程中低血压较常见，出现很快，需通过快速静脉输液，摆放左侧垫高体位避免动脉、腔静脉压迫，应用去氧肾上腺素（100 ～ 200 μg）或麻黄碱（5 ～ 10 mg IV）来治疗。常用的药物列于表 55.3。

表 55.3　剖宫产腰麻时常用的药物		
药物	**剂量**	**持续时间（min）**
布比卡因	10 ～ 12 mg	60 ～ 120
利多卡因	75 mg	45 ～ 75
辅助药 肾上腺素	100 ～ 200 µg	
吗啡	100 ～ 150 µg	
芬太尼	10 ～ 25 µg	

16. 剖宫产时应用硬膜外麻醉较腰麻相比，有什么优势及不足？

若在分娩时应用硬膜外镇痛，则剖宫产时通过增加局麻药浓度即可满足手术麻醉的需要。滴定式增加局麻药给药量使感觉阻滞平面达 T4。滴定式硬膜外给药可使交感阻滞平面更可控，低血压及子宫胎盘血流量减少的风险随之降低。硬膜外麻醉较腰麻相比，感觉及运动阻滞的程度均稍弱。

硬膜外麻醉的不足包括起效慢，所需局麻药剂量大，偶有片状阻滞无法满足手术需要，硬膜外导管误入蛛网膜下腔或血管可致全脊髓麻醉或全身中毒。此外，硬膜外穿刺可能会发生意外穿破硬膜（～ 1.5%），其中有50% ～ 85% 患者可出现穿刺后头痛症状。

17. 如何实施腰麻–硬膜外（腰硬）联合麻醉？优势是什么？

腰硬联合麻醉技术可通过腰硬联合穿刺针实施，也可通过分别行硬膜外及蛛网膜下腔穿刺来实现。应用腰硬联合穿刺针时，首先使 Tuohy 针经阻力消失技术到达硬膜外腔，然后置入一长（120 mm）、细（24 ～ 27 G）空心的腰麻针，穿破硬脊膜，直至看见清亮的脑脊液流出。随后向蛛网膜下腔注入腰麻剂量的局麻药（必要时辅助麻醉性镇痛药），将腰麻针拔出。最后置入硬膜外导管。这种复合技术的优点为起效快和麻醉效果确切（腰麻作用），而置硬膜外导管前确认在硬膜外隙，可以降低硬膜外麻醉失败的发生率。

最近出现一种新的**硬脊膜穿刺技术**。它本质上也是腰硬联合阻滞，只不过不通过腰麻针进行蛛网膜下腔给药。硬膜外导管注入的局麻药通过蛛网膜穿刺形成的通路，缓慢、持续进入脑脊液。研究显示，这项新技术在起效速度、阻滞效果以及阻滞平面结合了硬膜外麻醉和腰硬联合麻醉优点，且减少了低血压、瘙痒和子宫肌张力过高等副作用较少。

18. 列举剖宫产全身麻醉的适应证。

- 胎儿极端窘迫（产妇无有效的硬膜外导管）；
- 明显的凝血病；
- 区域阻滞不全；

- 产妇急性低血容量 / 出血；
- 患者拒绝区域阻滞麻醉。

19. 麻醉科医师在实施剖宫产全身麻醉时需考虑什么？如何实施？

孕产妇困难插管、快速去氧合及误吸胃内容物发生的风险均增加。实施麻醉时的目标为使产妇风险及新生儿抑制的风险降至最低，具体实施为：监测产妇，产妇预给氧时，消毒腹部皮肤。当产科医生准备就绪，准备切皮时，麻醉科医师实施快速序贯诱导并辅以环状软骨压迫，确保气管导管到位后开始切皮。丙泊酚常用于麻醉诱导，但如果患者血流动力学不稳时，推荐使用氯胺酮或依托咪酯。肌松剂大多数患者选用琥珀胆碱（1 ～ 1.5 mg/kg）。为避免胎儿取出前产妇术中知晓，在气管插管后、新生儿取出前可以使用约 1 MAC（最低肺泡有效浓度）吸入麻醉药。胎儿取出后，吸入麻醉药浓度可以降至 0.5 ～ 0.75 MAC，可复合吸入 50% 氧化亚氮，减少子宫收缩乏力和出血的风险。在使用催产素时，常加用阿片类药物以促进子宫收缩。

要点：产科麻醉与镇痛

1. 产妇静脉应用阿片类药物极易通过胎盘，减弱胎心变异度。
2. 患者静脉自控镇痛应用小剂量药物能更好地缓解疼痛、使产妇满意度增高、产妇呼吸抑制风险小、止吐药需求小。
3. 对于大多数产妇，硬膜外镇痛较有效，可减少母体内儿茶酚胺水平，从而改善子宫胎盘灌注，促进子宫收缩。
4. 硬膜外麻醉的禁忌证包括：患者拒绝、凝血病、未控制的出血、颅内压增高、穿刺部位感染。相对禁忌证为：产妇全身感染、后背部手术置入金属器械、严重主动脉狭窄、某些神经系统疾病。
5. 布比卡因、罗哌卡因、利多卡因及氯普鲁卡因是产科麻醉常用的局麻药。
6. 剖宫产时应用腰麻可提供完全的感觉及运动阻滞，操作相对容易，起效快，没有局麻药中毒的顾虑。

推荐阅读

American College of Obstetricians and Gynecologists. Obstetric analgesia and anesthesia. ACOG Pract Bull. 2017;177.

American Society of Anesthesiologists Task Force on Obstetric Anesthesia: Practice guidelines for obstetric anesthesia: an updated report by the American Society of Anesthesiologists Task Force on Obstetric Anesthesia and the Society for Obstetric Anesthesia and Perinatology. Anesthesiology. 2016;124(2):270–300.

Tsen, LC. Anesthesia for cesarean delivery. In: Chestnut DH, Wong CA, Tsen LC, et al, eds. Obstetric Anesthesia: Principles and Practice. 5th ed. Philadelphia: Saunders; 2014.

高危产科

Thomas R. Gruffi，MD，Mahesh Vaidyanathan，MD，MBA

吴婧 译 仝黎 米卫东 校

1. 高危妊娠的定义。

高危妊娠是指该次妊娠可能会增加母体或胎儿发病和（或）死亡的可能性，占总妊娠的 6% ~ 18%（表 56.1），但是实际上高危妊娠发病率和并发症发生率主要取决于人口、社会经济地位和地理位置。此外，高危妊娠也与年龄（< 15 岁或 > 35 岁）、较低的社会经济地位、农村地区和较低的教育程度有关。

2. 每天有多少女性死于怀孕？怀孕后最常见的死亡原因是什么？

世界卫生组织报告（2017 年数据）显示，每天约有 810 名（每年 300 000名）妇女死于怀孕相关原因，其中 94% 的孕产妇死亡发生在低收入国家（如非洲撒哈拉以南和南亚）。妊娠相关死亡的常见原因包括出血、感染、卒中、肺栓塞和心脏病。低收入国家最常见的死因是出血，而心脏病是高收入国家最常见的死亡原因。低收入国家的妊娠相关死亡风险为 1：45，而高收入国家为 1：5400。

表 56.1 妊娠期的高危因素	
高危因素	**发生率**
肥胖	6% ~ 38%
早产	5% ~ 10%
精神障碍	10%
高血压（慢性、妊娠、先兆子痫、子痫）	10%
糖尿病（包括妊娠期糖尿病）	6% ~ 8%
哮喘	3% ~ 8%
药物滥用	4% ~ 5%
甲状腺功能减退症	2% ~ 3%
绒毛膜羊膜炎	1%
心脏病	1%
肾病	1%
甲状腺功能亢进症	0.2% ~ 0.4%

以上数据为近似值，患者群体之间存在显著差异

3. 妊娠期高血压疾病有哪些？

高血压疾病使多达 10% 的妊娠复杂化，并且是全球孕产妇发病率和死亡率的主要原因之一。慢性高血压通常在孕前就存在，但往往到第一次产检才确诊。妊娠合并慢性高血压定义为妊娠 20 周之前的高血压（＞ 140/90 mmHg）且产后未消退。妊娠期高血压定义为妊娠 20 周后出现高血压并在产后消退。两者均无蛋白尿。先兆子痫定义为妊娠 20 周后，出现高血压的同时伴有蛋白尿（300 mg/24 h，蛋白−肌酐比值 ≥ 0.3，或尿试纸上的 2 ＋）或其他严重症状，包括：

    a. 血小板减少；

    b. 新发头痛或视力障碍；

    c. 肝功能损伤；

    d. 血清肌酐＞ 1.1 mg/dl 或＞ 2 倍基础值；

    e. 肺水肿。

先兆子痫最初表现为妊娠期高血压，多达 50% 的妊娠期高血压后期会出现蛋白尿或其他先兆子痫相关临床症状。如果先兆子痫未经治疗，会逐渐发展为子痫。表 56.2 总结了妊娠患者出现高血压疾病的类型。

4. 描述先兆子痫的临床特征及相关危险因素。

先兆子痫是妊娠期高血压疾病的一种类型，以蛋白尿和其他症状（例如血小板减少、急性肾功能不全、肝功能损伤）为特点。虽然患有先兆子痫的孕妇可能出现外周水肿，提示容量过多，但是实际临床上是由于蛋白尿和全身炎症导致渗透压降低，血管通透性增加，最终致血管内血容量过低。框 56.1 列出了先兆子痫的相关危险因素。但是女性吸烟史可降低先兆子痫的发生风险。有先兆子痫病史或有多种危险因素的患者，在妊娠早期（≤ 16 周）可预防性给予低剂量阿司匹林，以减少妊娠早期先兆子痫的发生率和严重程度。

5. 什么是 HELLP 综合征？

大约有 20% 的先兆子痫患者会出现 HELLP 综合征（hemolysis，elevated liver enzymes and low platelet count，溶血、肝酶升高和血小板减少）。它是一

表 56.2　妊娠期高血压疾病			
类型	**血压**	**发病**	**蛋白尿**
妊娠合并慢性高血压	≥ 140/90 mmHg	怀孕 20 周前	无蛋白尿，高血压持续到产后
妊娠期高血压	≥ 140/90 mmHg	怀孕 20 周后	无蛋白尿，产后无高血压
先兆子痫	≥ 140/90 mmHg	怀孕 20 周后	≤ 300 mg/24 h，蛋白质/肌酐≤ 0.3，或尿液试纸上的 2 ＋
重度子痫前期	≥ 160/110 mmHg	怀孕 20 周后	与早期一样或终末器官损伤

Modified from the ACOG Practice Bulletin No. 202. Gestational hypertension and preeclampsia. Obstet Gynecol. 2019；133（1）：e1-e25.

种微血管病的溶血性贫血，伴有血小板减少和肝酶升高。病理生理机制较为复杂，可能是由于凝血级联反应的激活导致消耗性凝血障碍（血小板减少）、溶血和肝缺血。症状包括头痛、恶心呕吐和继发于肝缺血或出血引起的右上腹疼痛，其中大约 12% 的 HELLP 综合征患者血压正常。患有 HELLP 综合征的产妇在怀孕 34 周后，当出现弥散性血管内凝血（disseminated intravascular coagulation，DIC）的相关症状，无论孕周大小都需要立即分娩。

部分患有 HELLP 综合征的女性会接受治疗，采用全身皮质类固醇激素治疗促进胎儿肺成熟。

6. 如何区分 HELLP 综合征与血小板减少性紫癜（thrombocytopenic purpura，TTP）和溶血性尿毒症综合征（hemolytic uremic syndrome，HUS）？

HELLP 综合征的病理生理和临床表现与 TTP 和 HUS 类似，都可表现为溶血、转氨酶改变、肾损伤和血小板减少，其区别在于 HELLP 综合征主要影响肝代谢并导致转氨酶升高，但是后两者的主要临床表现是神经系统异常和肾衰竭。

区分 HELLP 综合征与其他血栓性微血管病非常必要，因为 HELLP 综合征的血小板减少通常不严重，主要治疗原则也不同：HELLP 综合征为胎儿娩出，TTP/HUS 为血浆置换。

7. 先兆子痫患者最常见的死亡原因是什么？

先兆子痫死亡的主要原因是出血性卒中，其次是心脏病。先兆子痫患者卒中可能与全身炎症、凝血功能障碍（例如 HELLP 综合征）和高血压相关。因此，除了采用镁剂治疗（减少脑水肿并具有神经保护作用）之外，还应使用降压药控制血压（收缩压 < 160 mmHg）对降低患者死亡率至关重要。先兆子痫的其他死亡原因如下（按死亡风险排序）：心血管疾病、弥散性血管内凝血障碍、急性呼吸窘迫综合征、肾衰竭、败血症和肝出血。

8. 先兆子痫的病因是什么？

先兆子痫的病因尚不清楚，胎盘发育异常可能是致病因素之一。滋养细胞侵入螺旋动脉失败导致胎盘异常，螺旋动脉血管异常导致胎盘循环阻力增加。随后缩血管物质释放减少，胎盘灌注降低，最终导致胚胎发育受限，增加了早产和并发症的风险（例如呼吸窘迫综合征和脑室内出血）。第一阶段通常无临床表现，第二阶段则可出现由于全身血管内皮功能障碍和炎症导致的血管收缩和血栓形成。

9. 先兆子痫如何治疗？

治疗原则为是镁剂疗法和控制血压。硫酸镁用于预防癫痫发作，但其作用机制尚不清楚。镁剂是钙离子和 NMDA 受体的拮抗剂，其部分副作用与钙受体的拮抗作用有关。由于镁剂具有 N- 甲基 -D- 天冬氨酸（N-methyl-D-aspartate，NMDA）受体拮抗作用，类似于氯胺酮和一氧化二氮，因此镁剂还有镇痛作用，其可能机制包括阻滞钙通道可以减轻脑水肿，以及拮抗 NMDA 受体具有抗癫痫的作用。此外，镁剂作为类似于钙通道阻滞剂的一种血管扩张药，可减弱血管对内源性或外源性血管收缩药的反应。硫酸镁对胎儿神经也有保护作用，已有研究证实可降低早产新生儿神经损伤的发生率，这可能与 NMDA 受体拮抗作用有关。

一线静脉抗高血压药物是拉贝洛尔和肼屈嗪。先兆子痫使大脑自动调节功能消失，虽然血压正常但脑血流不稳定。因此，需要使用降压药控制血压（目标收缩压 < 160 mmHg），并不用调节到标准范围，过度降压可能导致脑灌注不足。

10. 使用硫酸镁的副作用是什么？

硫酸镁的安全治疗范围是血药浓度 4 ～ 8 mmol/L。若血药浓度进一步增加，患者则会出现 QRS 波群变宽，QT 间期延长等心电图变化；当血药浓度达到 10 mmol/L 时深部腱反射消失；达到 15 mmol/L 时可出现窦房传导阻滞、房室传导阻滞和呼吸肌麻痹；血药浓度达到 25 mmol/L 时，会发生心脏停搏。治疗剂量的硫酸镁会增加患者对肌松剂尤其是非去极化肌松剂的敏感性。由于硫酸镁可以通过胎盘，因此新生儿可能出现肌张力下降、呼吸抑制和呼吸暂停。

11. 如何治疗镁中毒？

主要治疗方法是静脉注射钙剂，还应考虑静脉给予利尿剂。

12. 先兆子痫患者的麻醉注意事项有哪些？

必须进行完善的术前评估，包括既往病史、气道评估和凝血状态。由于先兆子痫患者可能存在多处黏膜水肿，尤其是口咽部，因此气道评估至关重要。由于分娩会加重水肿，在拟行插管和机械通气时这些患者往往属于困难气道，因此应在分娩过程中需要反复评估气道状况（Mallampati 评分）。

由于多达 20% 的先兆子痫患者可能伴有 HELLP 综合征，在行椎管内麻醉前需检查患者的凝血状况（凝血酶原时间和部分凝血活酶时间）和血小板计数，以减少发生硬膜外血肿的风险。最新研究表明，当血小板计数大于 70 000/mm³时，硬膜外血肿发生率很低，但是需要考虑到由于血小板减少、药物治疗或其他血小板功能障碍而导致的凝血功能障碍所致合并症。

椎管内麻醉后交感神经阻滞，应密切监护患者是否出现急性低血压，虽然急性低血压时有发生，但研究证实椎管内麻醉下行剖宫产术是安全的。全身麻醉还有可能出现例如插管和通气困难等风险，置入喉镜时可使交感神经兴奋并加重妊娠高血压，进而导致中枢神经系统并发症如脑出血等，这也是导致先兆子痫产妇死亡的最主要原因，因此要谨防急性高血压反应。不仅如此，由于这类患者血管通透性高易出现肺水肿，因此需要特别关注液体管理。

13. 什么是子痫？

惊厥通常由先兆子痫诱发，可导致围产期子痫或昏迷，并非神经疾病所致。惊厥发作前，患者通常会出现头痛、视物模糊、上腹部疼痛等症状。产妇可能会发生脑水肿和局灶性脑出血、出血性卒中、ARDS 和 HELLP 综合征等其他并发症，如肝梗死、肝衰竭、急性肾损伤、DIC 和凝血障碍。

14. 如何处理惊厥发作？

大多数惊厥发作是自限性的，但是产妇气道管理和宫内复苏才是需要关注的主要问题。如果惊厥发作未控制，或影响正常通气，则可能需要对患者进行插管。硫酸镁是治疗惊厥发作的一线抗惊厥药（antiepileptic drug，AED），应快速推注（4～6 g 静脉注射）作为负荷剂量，之后给予（2～4 g/h 静脉滴注）。可考虑使用用于治疗惊厥所致癫痫发作的其他 AED 药物包括丙泊酚、劳拉西泮、咪达唑仑和左乙拉西坦，也可选择立即终止妊娠。

15. 如何处理早产？

早产是指在妊娠 37 周前出现频繁的宫缩并伴有进展性的子宫颈外口扩张或宫颈管消失，导致提前分娩。早产与胎盘早剥、子宫异常、宫颈乏力、多次妊娠、胎膜早破以及尿道、全身和妇科感染有关（框 56.2）。虽然仅有 5%～10% 的孕妇会出现早产，但是它是造成新生儿肺发育不全和死亡的主要原因。孕周≤ 25 周的早产儿存活率约为 50%，孕周≥ 28 周后的存活率可以增加至 90%。

使用宫缩抑制剂可以抑制早产，如钙通道阻滞剂、硫酸镁、环氧合酶抑制剂和 β 受体激动剂（表 56.3），如果患者合并非甾体抗炎药（nonsteroidal antiinflammatory drug，NSAIDs）相关的过敏性哮喘、活动性胃溃疡或凝血障碍，则应慎用非甾体类药物。硫酸镁在临床上并不能抑制早产，但可改善胎儿的神经学预后。

框 56.2　早产的危险因素	
黑色人种	羊水过多（子宫扩张）
早产史	创伤
药物 / 烟草滥用史	妊娠期腹部手术
急性或慢性全身性疾病	多胎妊娠
孕前低体重指数	社会经济地位低

表 56.3　常见宫缩抑制剂及其副作用

种类	药物	孕妇的副作用	胎儿的副作用
环氧合酶抑制剂（非甾体抗炎药）	吲哚美辛	恶心 胃灼热	动脉导管未闭 肺动脉高压 肾功能障碍（可逆） 羊水过少 脑室内出血
硫酸镁	硫酸镁	潮红 嗜睡 肌肉无力 脱钙 低钙血症 肺水肿 心脏停搏	肌张力低下 呼吸抑制
β 受体激动剂	特布他林 利托君	心律失常 肺水肿 低血压 高血糖 低钾血症 恶心 / 呕吐 发热	心动过速 高血糖 巨大儿 （新生儿低钙血症，低血压）
钙通道阻滞剂	硝苯地平 尼卡地平	短暂性低血压 潮红 头痛 头晕	无

16. 产前出血的原因有哪些？

前置胎盘、胎盘早剥和子宫破裂都是导致产前出血的主要原因。

前置胎盘是指靠近或完全覆盖宫颈内口的异常胎盘，其典型表现是无痛性阴道出血，危险因素包括子宫手术史、剖宫产史、反复流产和高龄产妇。

胎盘早剥是由于胎儿在分娩前胎盘过早分离造成的，急性胎盘早剥通常表现为阴道出血、子宫压痛和宫缩增加；慢性胎盘早剥也可能更加危险，危险因素包括早产、创伤、高血压、吸烟和使用可卡因。

子宫破裂是指子宫壁在分娩或妊娠期出现的损伤，会导致胎儿窘迫或孕妇出血，临床症状变化较大，可以从轻微的子宫压痛、胎心异常发展成严重腹痛和失血性休克。其危险因素包括外伤、既往子宫手术史、剖宫产史、缩宫素、难产和胎盘异常。

17. 产后出血最常见的原因是什么？ 如何管理？

产后出血最常见原因是子宫不能收缩导致的严重出血。多次妊娠、巨大胎儿和羊水过多会使子宫过度舒张，导致子宫收缩乏力。其他导致子宫收缩乏力的原因包括多次分娩、产程延长、绒毛膜羊膜炎、急性产程和应用宫缩抑制剂。

产科处理包括双手按压、按摩子宫和缩宫素。缩宫素是一种与血管升压素结构类似的合成激素，静脉给药（20～50单位/1000 ml晶体液）起效迅速，是处理子宫收缩乏力的一线治疗药物。如果病情严重，首次可给予1～2个单位静脉注射，总剂量可达5～10个单位。应注意缩宫素可使血管扩张导致低血压。甲麦角新碱是一种麦角生物碱衍生物，通常0.2 mg肌内注射，可导致高血压，因此该药禁用于合并有高血压、周围血管病、缺血性心脏病的患者。甲基前列腺素 $F_{2\alpha}$（Hemabate®）250 µg可直接注射于子宫平滑肌或骨骼肌，用于治疗难治性子宫收缩乏力，其副作用包括支气管痉挛、通气/血流比值变化、肺内分流、低氧血症，哮喘患者禁用。处理措施还包括可用 Bakri 球囊填塞出血部位来压迫出血，根据子宫收缩乏力和出血程度调节球囊压力。对所有药物治疗无效的子宫收缩乏力可考虑结扎、栓塞子宫动脉或子宫切除术。

18. 糖尿病（diabetes mellitus，DM）和肥胖症患者需要关注哪些麻醉问题？

肥胖和糖尿病患者会增加自然流产、死产、先兆子痫、羊水过多、巨大胎儿、胎儿畸形和剖宫产的风险。妊娠期糖尿病会导致早产。肥胖会导致肺容量减少（即功能残气量减少）并增加基础耗氧量，在妊娠期间影响更大。肥胖会降低胸壁顺应性，使面罩通气困难，患者在麻醉诱导时易发生气道并发症（即低氧血症和面罩通气困难）。因此对于这类患者首选椎管内镇痛/麻醉。

19. 产科患者发生 DIC 的原因是什么？

DIC 是异常激活的凝血级联反应，包括大量的凝血酶、凝血因子耗尽、纤溶系统激活和出血。产科发生 DIC 最常见的原因包括先兆子痫、败血症、胎儿死亡、胎盘早剥、脓毒血症和羊水栓塞。

20. 导致怀孕风险增加的最常见的心脏病是什么？

先天性心脏病是美国孕妇最常见的心脏病，占孕妇心脏病的60%～80%。

21. 怀孕期间如何治疗先天性心脏病？

先天性心脏病患者大多数不需要肺动脉置管，当患者难以耐受全身全管阻力降低和静脉回流减少时，可通过硬膜外注射阿片类药物进行分娩镇痛。硬膜外麻醉并非此类患者的禁忌证，其麻醉诱导平稳，血流动力学变化较小，可用于各种先天性心脏病患者，但是先天性心脏病是实施蛛网膜下腔麻醉的禁忌证。椎管内麻醉/镇痛可抑制分娩疼痛引起的交感反应，有利于先心病患者更好地耐受分娩过程中的血流动力学波动和产后心血管负荷的变化，降低围生期心肌病和心力衰竭的风险。

关键点：高危产科

1. 影响妊娠期高血压产妇的发病率和死亡率最常见的因素是心脑血管并发症。

2. 当血小板计数大于 **70 000/mm³** 时，椎管内麻醉后出现硬膜外血肿的发生率极低，但是需要考虑由于血小板减少、药物治疗或其他血小板异常而导致的凝血功能障碍。

3. 镁中毒会引起以下症状：镇静、恶心、呕吐、潮红、尿潴留、肠梗阻、反射减弱、骨骼肌无力、血管舒张、心动过缓、心肌抑制、昏迷和心脏停搏。

4. 镁中毒可用钙剂和利尿剂治疗。

5. 产前出血的常见原因包括：前置胎盘（无痛性阴道流血）、胎盘早剥（阴道痛性流血）、子宫破裂（从轻微症状到疼痛、严重的阴道流血等症状不同）。

6. 子宫收缩乏力是产后出血的最常见原因，通常会导致大量出血。

7. 肥胖和糖尿病可增加产妇发生先兆子痫的风险，易导致早产、分娩疼痛增加、巨大胎儿并影响分娩手术的进程，首选椎管内麻醉，可增加安全分娩的成功率并避免潜在的麻醉风险。

推荐阅读

American Society of Anesthesiologists Task Force on Obstetric Anesthesia. Practice guidelines for obstetric anesthesia: an updated report by the American Society of Anesthesiologists Task Force on Obstetric Anesthesia and the Society for Obstetric Anesthesia and Perinatology. Anesthesiology. 2016;124(2):270–300.

American Society of Anesthesiologists Task Force on Pulmonary Artery Catheterization. Practice guidelines for pulmonary artery catheterization: an updated report. Anesthesiology. 2003;99:988–1014.

Bateman BT, Polley LS. Hypertensive disorders. In: Chestnut DH, Wong CA, Tsen LC, et al., eds. Obstetric Anesthesia: Principles and Practice. 5th ed. Philadelphia: Saunders; 2014.

Mayer DC, Spielman FJ, Bell EA, et al. Antepartum and postpartum hemorrhage. In: Chestnut DH, Wong CA, Tsen LC, et al., eds. Obstetric Anesthesia: Principles and Practice. 5th ed. Philadelphia: Saunders; 2014.

Reid RW, Chestnut DH. Renal disease. In: Chestnut DH, Wong CA, Tsen LC, et al., eds. Obstetric Anesthesia: Principles and Practice. 5th ed. Philadelphia: Saunders; 2014.

Sibai BM. Preeclampsia and hypertensive disorders. In: Gabbe SG, Niebyl JR, Simpson JL, et al., eds. Obstetrics: Normal and Problem Pregnancies. 7th ed. Philadelphia: Elsevier; 2017:661–705.

Thornhill ML, Camann WR, Harnett M, et al. Cardiovascular disease. In: Chestnut DH, Wong CA, Tsen LC, et al., eds. Obstetric Anesthesia: Principles and Practice. 5th ed. Philadelphia: Saunders; 2014.

第 57 章

创伤麻醉

Bethany Benish, MD

吴猛　译　王晨　米卫东　校

1. 列出创伤患者的初步评估和处理的优先顺序。

美国外科医师学会创伤委员会制定了一套系统而简明的创伤病人管理指南，作为高级创伤生命支持（advanced trauma life support，ATLS）进行教学。初始评估包括：

- 首要检查（ABCDE）；
- 复苏；
- 二次检查；
- 持续的复苏后监测和再评估；
- 确定性护理。

初始检查的目标是立即识别和处理危及生命的情况。

初始检查按以下顺序进行：

气道（**A**irway）——如果需要，使用侵入性气道管理方式（如气管插管、环甲软骨切开或气管切开术）建立并维持通畅的气道

呼吸（**B**reathing）——确保充足的气体交换，需要时辅以机械通气

循环（**C**irculation）——控制外部出血和行血管内容量替代

活动异常（**D**isability）——进行快速的神经学评估

暴露/环境控制（**E**xposure/Environmental control）——脱掉衣物以评估是否有其他损伤，然后盖好以避免体温过低

二次检查在 ABC 稳定后开始，包括对创伤患者进行从头到脚的评估，以及行可指导诊断的检验检查（X 线片、有重点的超声、实验室测试和侵入性诊断操作）。

2. 使用上述指南，具体描述一名无意识、血流动力学不稳定的创伤患者进入手术室时的评估和处理。

首先要做的总是 ABC（气道、呼吸和循环）。一个无意识的创伤患者需要及时保护气道，最佳方法为快速顺序诱导（rapid-sequence induction，RSI）和气管插管。RSI 可以最大限度地缩短从失去意识到建立安全的气管内气道之间的时间。实施 RSI 可将胃内容物误吸入肺的风险降至最低。琥珀酰胆碱由于起效快，是首选的肌松剂。Sellick 手法（紧压环状软骨环）可以防止麻醉诱导期间胃内容物的反流。

下个要务应该是建立充分的静脉通路，使用短的、大口径（14 或 16 号）的外周导管、快速输液导管（rapid infusion catheters，RICS）或用 9 F 引导器建立中心通路（颈内静脉、锁骨下静脉或股静脉）。然后进行动脉插管，以进行持续的血压监测和高频次的血液分析（动脉血气、血球压积、血小板计数、凝血功能和血生化）。

3. 描述已知或疑似颈椎损伤的创伤患者在气道处理过程中的具体注意事项。

颈椎损伤在创伤患者中的发生率为 2% ～ 5%，而在有严重头部损伤的情况下，这一比例增加到 10%。这种情况下的气道管理，必须保持颈椎不过度活动。遗憾的是，目前还没有一种气道管理技术可使颈椎完全不动，但是已有一些方法试图尽量减少颈部活动。下颌推挤手法可在避免颈部过度伸展的情况下建立通畅的气道。在喉镜检查过程中，应该使用人工同轴稳定法（manual in-line stabilization，MILS）来稳定颈部。MILS 法是由助手将双手放在患者头部和颈部的两侧以固定颈椎。使用视频喉镜或纤维支气管镜可以提高这些患者的插管成功率。

在已知颈髓损伤的情况下，采用局部麻醉和仔细滴定式镇静下的清醒光纤插管可能最安全的气道保护方法，并且可以在插管后麻醉诱导前行神经状态评估。然而，若气道内有血液和（或）患者不配合则会降低该技术在初始气道管理过程中的效用。

4. 美国麻醉科医师协会的困难气道策略针对创伤患者做出哪些变更？

见图 57.1。

5. 何时需要建立紧急有创气道通路？它是如何操作的？

当通气不足且插管尝试不成功时，需要建立有创气道。在创伤、口咽出血、颈部血肿、会厌水肿或喉部损伤的情况下，常规的气管插管方法可能无效，需要建立紧急有创气道通路。

可供选择的有创气道通路包括：粗针环甲膜穿刺术和外科环甲膜切开术。环甲膜切开术比气管切开术更可取，因为它操作更快且不需要伸展颈部。

粗针环甲穿刺术的方法是将一个大号（14 G）的塑料套管插入环甲膜，越过梗阻区域。然后通过喷射通气供氧，直到可以建立一个确切的气道。

环甲膜切开术可采用经皮或开放技术。

经皮环甲膜切开术可使用成品套装，其中使用 Seldinger 技术可通过钢丝和扩张器将粗针环甲膜切开转换为 6.0 带套囊的气管导管。

开放式环甲膜切开术是在触诊、辨认后，在甲状软骨隆起下方中线先垂直皮肤做一个 4 cm 的切口，然后水平切开环甲膜。可以插入一个弯止血钳扩大开口，再将一个细的气管导管或气管造口管（5 ～ 7 mm）插入气道。

这种开放的技术可能比经皮穿刺更快、更易成功，但这取决于操作者的

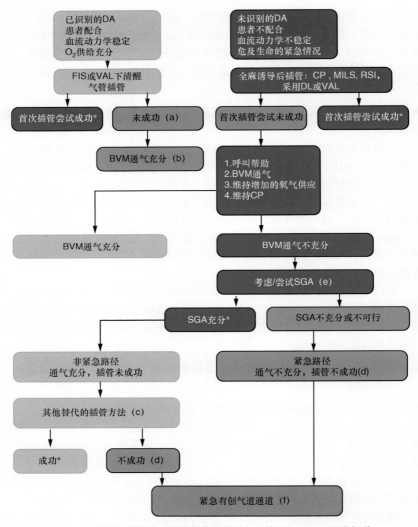

图 57.1 困难气道策略（针对创伤患者进行了修订）。DA，困难气道

技能和培训。

6. 哪种麻醉诱导药物对创伤患者最好？

在低血容量的情况下，选择一种对心血管抑制最小的诱导药物至关重要。比选择某种药物更重要的是减少剂量，以最大限度地减少因交感神经张力丧失导致的低血压。

氯胺酮是低血容量患者的首选诱导剂，因为它通常能通过直接刺激交感神经系统来维持血压。它是唯一能增加外周血管阻力的药物。然而，在肾上腺储备耗尽的重症患者中，氯胺酮有直接心肌抑制作用，可能导致低血压。

依托咪酯因对血流动力学影响很小，是另一种常用于创伤患者的诱导剂。低血容量患者的剂量应减少 25% ～ 50%，对依赖交感神经张力来维持心排血量的患者应谨慎使用。此外，依托咪酯抑制肾上腺皮质醇的合成，导致肾上腺抑制，即使在单次诱导剂量后也是如此。这种短期肾上腺抑制的临床意义尚不清楚。

7. 总结 ATLS 的失血性休克（Ⅰ～Ⅳ级）分级。

见表 57.1。

8. 除表 57.1 所列生命体征外，是否还有其他临床指标表明失血性休克的严重程度？

器官灌注的标志物，如血清乳酸和碱缺失，可表明休克的严重程度，用于早期处理过程中验证复苏是否充分。动脉血气中的碱缺失指示低灌注状态下氧供的改变。在预测输血和死亡率方面，碱缺失优于 ATLS 的失血性休克分级。入院时碱剩余大于 6 mmol/L 提示中度休克，并预示死亡率增加。碱剩余大于 6 mmol/L 也预示着可能存在创伤后凝血障碍（trauma-induced coagulopathy，TIC）和低纤维蛋白原血症，两者都可导致出血不止。

与碱缺失相比，血清乳酸对器官低灌注和组织缺氧的特异性较低。除创伤外，在酒精中毒等一些临床情况下也可出现升高。然而，创伤时升高的乳酸未能清除是另一个预测死亡率增加的因素。

9. 什么是损伤控制性手术？什么是损伤控制性复苏？

损伤控制性手术指的是只提供即刻必需的干预措施，目的是控制出血、

表 57.1　高级创伤生命支持（ATLS）的失血性休克分级

	失血性休克分级			
	Ⅰ	Ⅱ	Ⅲ	Ⅳ
失血量（ml）	≤ 750	750 ～ 1500	1500 ～ 2000	> 2000
失血量（血容量占比 %）	≤ 15	15 ～ 30	30 ～ 40	> 40
脉率（每分钟）	< 100	100 ～ 120	120 ～ 140	> 140
血压	正常	正常	降低	降低
脉压（mmHg）	正常或升高	降低	降低	降低
呼吸频率（每分钟）	14 ～ 20	20 ～ 30	30 ～ 40	> 35
尿量（ml/h）	> 30	20 ～ 30	5 ～ 15	微量
中枢神经系统 / 精神状态	轻微焦虑	轻度焦虑	焦虑，混乱	混乱，嗜睡

污染和保护，免受进一步伤害，将确定性修复术留到以后的时间。

损伤控制性复苏结合了低血压复苏、立即控制出血、用输血代替静脉输液进行血液置换、成分输血以早期纠正凝血障碍的原则。

10. 创伤的"出血恶性循环"是什么？

"出血恶性循环"也称创伤出血患者的**致命三联征**，由酸中毒、体温过低和凝血障碍组成。酸中毒和低温通过干扰血小板和凝血因子功能而显著加重凝血障碍。仅用浓缩红细胞（packed red blood cell，PRBC）和晶体液进行复苏会进一步稀释血小板和凝血因子。失控的出血会进一步消耗凝血因子和血小板，从而加重凝血障碍，导致更多出血。此外，创伤患者由于需要暴露和大容量液体复苏等，常出现体温过低，它会通过损害凝血因子功能加剧凝血障碍。

11. 探讨低血容量性休克的早期处理。

过去，失血的早期替代采用平衡液盐溶液，用量通常是估计失血量的3到4倍。然而，大量使用晶体液会导致稀释性凝血障碍，并引发常可致命的创伤后凝血障碍。相反，现代的创伤止血复苏方案则限制晶体液的使用，同时鼓励早期输注血浆和血小板。在严重创伤时，建议使用1：1：1固定比例的PRBC、新鲜冰冻血浆和血小板进行早期复苏。除此固定比例，黏弹性止血试验［血栓弹力描记术（thromboelastography，TEG）或旋转血栓弹力检测（rotational thromboelastometry，ROTEM）］可提供对体内血凝块形成、强度和分解的快速、全面的评估，并可指导有针对性的、目标导向的凝血因子替代。

12. 什么是创伤后凝血障碍（TIC）？

TIC的特点是不同程度的纤维蛋白原血症、纤溶功能亢进、内皮功能障碍和血小板功能受损。在组织创伤和失血性休克后迅速起病。

1/3的创伤患者在到达急诊科时已经出现凝血障碍，这是输血、多器官衰竭和死亡率的独立预测因子。具有相似的损伤严重程度评分（Injury Severity Scores，ISS）的患者，并存凝血障碍的其死亡率几乎增加一倍。

纠正这种凝血障碍是创伤处理的首要目标之一。

13. 如何评估TIC？

如前所述，黏弹性止血试验（TEG或ROTEM）以及传统的凝血试验［凝血酶原时间（prothrombin time，PT）/部分凝血活酶时间（partial thromboplastin time，PTT）、国际标准化比值（international normalized ratio，INR）、纤维蛋白原］被用于诊断和治疗TIC（图57.2）。

14. 传统凝血试验的局限性是什么？

传统的凝血检查，如PT/PTT/INR，往往需要太长的处理时间，因而不能在创伤复苏中发挥作用。而且，PTT和PT/INR是单独对血浆（乏血小板）

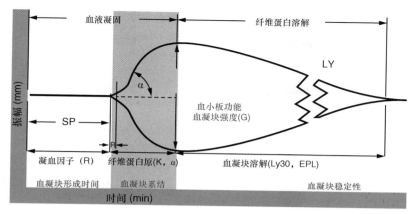

图 57.2　血栓弹性描记法

进行凝血因子缺乏评估，不包括细胞凝血部分。最后，当第一条纤维蛋白链形成时 PTT 和 PT/INR 试验就终止了，此时生成的凝血酶仅有总量的 5%。

15. 纤溶亢进在创伤中的重要意义是什么？怎样诊断？

纤维蛋白溶解（纤溶）是血凝块形成分解平衡的重要组成部分。病理性纤溶即为**纤溶亢进**，是已形成的血凝块过早地分解，可导致非手术性出血。

在创伤文献中，纤溶亢进的发生率差异很大，在到达急诊室的创伤患者中发生率为 2% ～ 15%，且 1/3 的创伤患者需要大量输血。纤溶亢进可独立的预测死亡率。

纤溶亢进可用黏弹性止血试验（TEG 或 ROTEM）来诊断。在快速 TEG 上，其定义为第 30 分钟裂解（lysis at 30 min，LY30）大于 7.5% 或估计裂解百分比（estimated percent lysis，EPL）大于 15%。

纤溶在创伤中是复杂的，因为严重创伤患者同时具有纤溶促进物和纤溶抑制物。

16. 氨甲环酸是什么？它在创伤中起什么作用？

氨甲环酸（tranexamic acid，TXA）是一种人工合成的赖氨酸衍生物，不可逆地抑制纤溶酶对纤维蛋白血凝块和血小板受体的蛋白水解作用，从而抑制纤溶。TXA 已经显示出可减少各类择期手术中红细胞的输注。

2011 年的一项大型随机安慰剂对照试验，暨一种抗纤溶剂在大量出血中的临床随机试验（the Clinical Randomisation of an Antifibrinolytic in Significant Haemorrhage 2，CRASH-2）评估了 20 000 多名创伤患者早期使用 TXA 的效果。结果显示，当在受伤后 3 h 内给予 TXA 时，全因死亡率显著降低。其他军事研究［氨甲环酸在创伤紧急复苏中的军事应用（Military Application of Tranexamic Acid in Trauma Emergency Resuscitation，MATTERs）试验］和较小的民间研究初步证实了这一早期死亡率的降低。然而最近美国大型创伤中心的研究表明，给予 TXA 增加了创伤程度最高患者的死亡率。此外，对于 CRASH-2 试验本身及是否可应用于美国的创伤患者尚有很多争议。

目前，TXA 在创伤中的应用仍存在争议。如果条件允许，应该使用黏弹性止血试验（TEG 或 ROTEM）来指导用药，但还需要更多的研究去预测能从 TXA 受益的创伤患者。

17. 还有其他用于止血复苏的药物吗？

浓缩凝血酶原复合物（prothrombin complex concentrate，PCC）将混合捐献血浆进行浓缩，含有凝血因子 Ⅱ、Ⅶ、Ⅸ 和 Ⅹ 以及蛋白 C 和 S。可快速逆转华法林和某些 Xa 因子抑制剂的作用，且造成输血相关性急性肺损伤或容量超载的风险最小。PCC 在凝血障碍的创伤患者中的作用仍在评估中。

浓缩纤维蛋白原是另一种血浆来源的止血浓缩物，未来可能会应用于创伤。初步研究证明它是安全的，未增加血栓栓塞事件，但也需要更高质量的试验来验证。

18. 为什么创伤患者会发生低体温？低体温对预后有何影响？

在所有外科患者中低体温都较常见，是由于下丘脑调节功能丧失、外周血管扩张和暴露在冷的手术室环境所致。创伤患者常在入院时就有低体温，是因为院前环境暴露，以及输注未加温的液体和血液造成的。

低温通过干扰凝血因子和血小板功能直接导致凝血障碍。应采取措施减少可能导致创伤患者低体温的因素，可以给房间加温，给所有液体和血液制品（血小板除外）加温，使用充气加温装置。

19. 心包压塞的表现是怎样的？ Beck 三联征是什么？对心包压塞患者怎样行麻醉管理？

心包压塞是通过心包中液体（通常是血液）的积聚来压迫心脏。它可以发生在胸部钝性和穿透性创伤的情况下。Beck 三联症包括低血压、心音遥远和颈静脉怒张，这些都是典型心包压塞的体征。因为心脏在心包内积聚的液体/血液中自由漂浮，所以在心电图上可以看到电交替，即不断变化的心电轴。

心包压塞患者依赖前负荷，在麻醉诱导过程中可发生心血管崩溃。为了避免这种情况，在诱导前可能需要在局麻下通过剑突下心包开窗行心包引流。如果必须在引流前诱导，可选择氯胺酮作为诱导药物，而且维持自主呼吸是关键，因为正压通气会减少静脉回流、大量减少心排血量。

20. 描述张力性气胸的临床表现和治疗。

张力性气胸是空气在胸膜腔内不断积聚，常由肺损伤（如肋骨骨折、穿透伤或中心静脉置管）引起。如果胸腔不与周围环境相通，正压通气会使这个气腔迅速扩大。张力性气胸的症状包括不明原因的心动过速、低血压和气道压力升高，可能有气管扩张和颈静脉怒张（正常血容量）。

治疗方法包括紧急胸腔穿刺减压，即在锁骨中线的第二肋间将一根大口径的针穿透胸壁，有一股气体冲出可以明确诊断。张力性气胸是一种临床诊断且威胁生命，不需要放射确诊以免耽误治疗。注意创伤患者避免使用氧化亚氮，因为它可以迅速弥散到气腔内使气胸扩大。

21. 描述创伤下钝性心脏损伤的表现。

钝性心脏损伤包括一系列损伤，从心肌挫伤到心壁破裂。钝性心脏损伤可表现为心律失常或传导阻滞，以及瓣膜或乳头肌损伤和冠状动脉（最常见的右冠状动脉）血栓形成/夹层。右心由于位置靠前而最常受伤。

如果怀疑心脏钝性损伤，应进行超声心动图检查，以评估节段性室壁运动异常，以及瓣膜或间隔损伤。对于需要干预的损伤，经食管超声心动图比经胸超声心动图的识别敏感度高得多。

22. 如何诊断和处理空气栓塞？

胸部创伤，特别是穿透性肺损伤，可导致体循环空气栓塞，继发于肺血管和气道之间形成交通（支气管静脉瘘或肺泡毛细血管瘘）。在高危患者中，肺血管空气栓塞通常表现为插管和正压通气后的心血管瘫痪。

这是一种罕见且常未被发现的并发症，对有胸部创伤史的患者需要高度怀疑。为将风险降至最低，须使用小潮气量和低吸气压力并避免使用过高的呼气末正压。可能需要隔离双肺，此法也有助于外科评估和修复。伤侧紧急开胸、肺门交叉夹闭可挽救生命。

23. 探讨急性脊髓损伤的麻醉注意事项。

之前简要讨论过气道管理，重点在于颈椎制动和维持 MILS 位使用直接或间接喉镜（视频辅助）。根据患者的紧急情况和配合情况，可以考虑清醒的光纤插管，尽管它还未被证明优于入睡诱导技术。

琥珀胆碱仍然是首选的急性脊髓损伤患者行紧急插管的肌松剂，但应在伤后 48 h 至 12 个月期间避免使用，以免神经去极化引起危及生命的高钾血症。

创伤性脊髓损伤，尤其是胸中水平以上的损伤，与一定程度的神经源性休克有关。对于所有创伤患者，其他导致全身低血压的原因，包括出血、张力性气胸、心包压塞、心肌损伤和脓毒症，也必须评估和处理。伴有脊髓损伤的低血压必须及时处理，因为脊髓灌注压（spinal cord perfusion pressure，SCPP）的降低可能导致继发性神经损伤。对于脊髓损伤的血流动力学目标，通常建议将平均动脉压（mean arterial pressure，MAP）维持在 90 mmHg 以上。有人认为积极的血流动力学管理可能改善轴突功能，并可能改善神经预后。充足的液体复苏是控制低血压的首要一步，但常须输注血管收缩药，如去氧肾上腺素，使血流动力学得到充分改善。T6 以上的脊髓损伤会中断交感心脏加速纤维，导致心动过缓。这些损伤除了需要血管收缩剂外，通常还需要变时性药物支持。去甲肾上腺素或肾上腺素等药物可以做到这一点。应该仔细地滴定式给予麻醉剂，因为这些患者无法通过增加交感神经张力来补偿血压下降。除了处理神经源性休克外，在脊髓手术期间还可能发生大量失血。常需输注红细胞、凝血因子和血小板。在这种情况下，黏弹性止血试验（TEG或ROTEM）可综合评估体内凝血情况，并有助于进行目标导向输血。

24. 成人创伤性脑损伤的麻醉注意事项有哪些？格拉斯哥昏迷评分为 8 分或以下有什么意义？

中、重度颅脑损伤（traumatic brain injury，TBI）患者通常需要紧急外科干预。与所有创伤患者一样，首要处理应集中在气道、呼吸和循环。此外患者的神经学评估使用格拉斯哥昏迷评分（Glasgow Coma Scale，GCS）（表 57.2）。

GCS 评分在 8 分或以下的 TBI 归类为重度并提示气管内插管。在 TBI患者，缺氧和高碳酸血症可导致继发性神经损伤，安全的气道和充足的通气是预防的关键。术中麻醉管理包括维持脑灌注压（cerebral perfusion pressure，CPP）在 $60 \sim 70$ mmHg［CPP ＝颅内压（intracranial pressure，ICP）－ MAP］，纠正贫血／凝血障碍并采取措施降低颅内压，包括：

- 床头抬高超过 $15°$；
- 保持中立位避免颈静脉充血；
- 维持动脉二氧化碳分压 $35 \sim 40$ mmHg，除非怀疑有小脑幕疝；
- 静脉注射甘露醇（$0.25 \sim 1$ g/kg）以急降颅内压；
- 考虑将高渗盐水作为高渗治疗的补充药物。

严格的血糖控制和避免体温过高也是 TBI 患者麻醉管理的重要考虑因素。

25. 描述对妊娠创伤患者的处理方法。

孕妇的创伤向我们提出了特殊挑战，它涉及的不仅是妊娠的解剖和生理变化，还有胎儿的健康。首要的处理，还是要集中在 ABC 复苏流程。由于声门及声门上水肿，呼吸暂停时储备减少以及肺吸入风险增加使气道管理变

表 57.2　格拉斯哥昏迷评分 *

分数	运动	语言	睁眼
6	可按指令动作	无特殊	无特殊
5	能确定刺激部位	有条理	无特殊
4	对刺激有退缩反应	答非所问	自主睁眼
3	上肢屈曲	单个字词	呼唤会睁眼
2	上肢过伸	可发声	对刺激睁眼
1	无反应	无反应	保持闭眼

分值从 $3 \sim 15$ 分

得复杂。因此在充分预给氧行快速顺序插管时，应备好较细的气管导管（6.0或 6.5 号），必要时准备紧急气道手术。

维持血流动力学稳定和进行积极的液体血液复苏对无论母体还是婴儿的结局都很重要。可能会出现大量失血（1.5 ～ 2 L）时母体生命体征却变化很小的情况。健康母亲出现胎儿窘迫可能就是复苏不充分的早期甚至常是唯一的征象。妊娠子宫压迫下腔静脉（＞ 20 周）可能导致低血压。将患者置于子宫移左倾位可减轻这种反应。

如果怀孕超过 20 周，应该通知产科医生进行胎儿监护，应具备立即行紧急剖宫产的条件。

在母体心脏停搏的情况下应进行高级心血管生命支持。如果患者对初步的心肺复苏没有反应则应进行紧急剖宫产，因为胎儿娩出可以改善复苏效果。

26. 回顾老年创伤患者的麻醉问题。

随着人口老龄化，老年人在创伤患者中所占的比例越来越大。程度低的致伤机制常对老年患者造成严重的致命损伤，使伤情分类难度加大。老年患者存在老年性生理储备下降，伴发器官功能障碍和并存慢性病，可能无法代偿创伤应激。除了并存疾病外，老年患者经常服用多种药物，可能会影响复苏效果（β 受体阻滞剂和血管扩张剂）或增加出血风险（抗血小板药物和抗凝血剂）。总体而言，与较年轻队列人群相比老年创伤患者的死亡率更高。

要点：创伤麻醉

1. 创伤患者的初始治疗集中在 ABC：气道（A）、呼吸（B）和循环（C）。一旦气道安全，即刻置入多个大口径静脉导管行低血容量复苏。
2. TIC 是输血、多器官衰竭和死亡率的独立预测因子。纠正凝血障碍是处理急性创伤的首要目标之一。早期按照 1∶1∶1 比例的 RBC：血浆：血小板进行输血，一旦有条件行黏弹性止血试验（TEG/ROTEM），即行目标导向止血复苏。
3. 在钝性或穿透性胸部创伤中启动正压通气后发生急性心血管崩溃可能的原因是心包压塞、张力性气胸或静脉空气栓塞。
4. 在 TBI 和脊髓损伤中，麻醉的目标旨在维持脑和脊髓的充分灌注，以减少二次缺血打击，改善神经预后。

推荐阅读

Hagberg CA, Kaslow O. Difficult airway management algorithm in trauma updated by COTEP. ASA Monitor. 2014;78:56–60.
Tobin JM, Varon AJ. Update in trauma anesthesiology: perioperative resuscitation management. Anesth Analg. 2012;11(6):1326–1333.
Varon A, Smith C, eds. Essentials of Trauma Anesthesia. Cambridge: Cambridge University Press; 2017.

第 58 章

烧伤麻醉

Thomas Phillips，MD，Marshall Lee，MD

吴猛 译 王晨 校

1. 谁会被烧伤？

在美国，每年有超过 45 万起烧伤，致使 40 000 人住院，约 3400 人死亡。大部分烧伤是热力损伤。电烧伤通常通过热力和与之相关的损伤导致组织破坏；在化学烧伤中，伤害程度取决于特定的化学物质、浓度和暴露时间。大多数烧伤患者是男性，70% 发生在住宅。

2. 皮肤损坏的后果是什么？

皮肤是人体最大的器官，有 3 个主要功能，这些功能都可在烧伤中被破坏：

- **感觉器官**——烧伤患者可能有痛觉缺失，尤其是较深的烧伤。
- **体温调节**——烧伤患者有大量蒸发性的热量和水分丢失，导致体温过低。
- **感染**——皮肤作为屏障保护身体免受环境中微生物的入侵，烧伤患者感染和脓毒症的风险极大。

3. 烧伤如何分类？

- **表浅（Ⅰ度）**：损伤仅限于表皮层。烧伤部位发红、疼痛，但通常会痊愈不留后遗症，通常不需要手术干预。
- **表层（浅Ⅱ度）**：乳头状真皮受损。常有剧烈疼痛并出现肿胀伴水泡，这类损伤通常需要清洁和无菌包扎适当愈合。
- **深层（深Ⅱ度）**：网状真皮受损，触痛减弱。需要清洁和无菌包扎，可能需要切除和植皮。
- **全层（Ⅲ度）**：损伤扩展到表皮、真皮和皮下组织。烧伤部位呈白色或焦黑，表面接触没有痛感，治疗方法除如前所述外还需早期植皮。
- **Ⅳ度烧伤**：损伤包括了深层组织，包括骨骼、肌肉和肌腱。通常需要手术干预充分愈合。

4. 烧伤会影响哪些系统？

大面积烧伤会导致大规模的组织破坏，激活细胞因子介导的炎症反应，影响几乎所有的器官系统。包括心血管和呼吸系统，肝、肾和内分泌系统，胃肠道，造血系统，凝血系统以及免疫系统。严重烧伤的病理生理过程有两个特征性阶段：早期阶段（伤后＜ 48 h）和高代谢阶段（伤后＞ 48 h）。第一阶段的显著特征是由于血管通透性增加而导致的低血容量，第二阶段的特征是由于液体重吸收而导致的高血容量。水肿，尤其喉部水肿，在这两个阶段都是主要问题。

5. 心血管系统受到怎样的影响?

烧伤早期阶段（< 48 h）的特点是血管通透性增加，导致血管内液体进入"第三间隙"，造成组织水肿和低血容量。这会使心排血量减少，全身血管阻力（systemic vascular resistance，SVR）增加。这与烧伤的第二阶段（即高代谢阶段）形成对比，后者的特征是耗氧量、二氧化碳产量和心排血量增加而 SVR 下降。第二阶段的体液转移与第一阶段相反，组织间隙的液体重新聚集到血管内部，导致一些问题诸如肺水肿。许多患者在早期接受了积极的液体复苏因而加剧了这种情况。脓毒症的发生使第二阶段的情况更加复杂，它也能增加心排血量和降低 SVR。

6. 呼吸系统受到怎样的影响?

烧伤和烟雾吸入引起的肺部并发症常易被忽视。胸部 X 线片通常要到伤后的几天才会显示出异常。嘴巴或鼻子周围的烟尘或碳化物质可以提示谁是损害呼吸系统的元凶。根据临床特征和与烧伤的时间关系，肺部并发症可明显分为三个综合征：①早期并发症，发生在烧伤后 24 h 内，包括一氧化碳（carbon monoxide，CO）、氰化物中毒和气道、肺部的直接吸入性损伤，这可能会导致上呼吸道梗阻和肺水肿。②迟发性损伤，发生在伤后 2 ~ 5 天，包括成人呼吸窘迫综合征（adult respiratory distress syndrome，ARDS）和肺炎。黏液纤毛传送系统受损增加了肺部感染的风险。③晚期肺部并发症，发生在损伤后数天至数周，包括肺炎、肺不张和肺栓塞（pulmonary embolism，PE）。

需要认识到，烧伤患者常需积极的容量复苏。烧伤初期"早期阶段"的积极容量复苏和（或）烧伤后期（即高代谢阶段）的液体重吸收会加重这些肺部并发症：①肺水肿；②因水肿造成的上呼吸道阻塞。

7. 什么是吸入性损伤?

当热的气体，有毒物质和活性烟雾颗粒到达气管支气管树并破坏组织时，可发生吸入性损伤。这些物质导致气喘、支气管痉挛、腐蚀和气道水肿。吸入性损伤可对上呼吸道造成损害（如气道狭窄、鼻部梗阻和急性喉炎伴有不同程度的喉水肿），气管的损害（如气管炎和支气管炎）和下呼吸道的损害（如肺炎、肺水肿和 ARDS）。纤支镜对诊断吸入性损伤很有帮助，而胸部 X 线片常低估损伤范围。

8. 吸入性损伤的最佳治疗方法是什么?

方法是全身性支持，必要时应提供氧气以确保充足的氧合。对支气管痉挛应使用 β 受体激动剂。这些患者肺部会有过量的碳质物，所以肺部卫生很重要。一些患者可能因喉水肿或呼吸衰竭而需要插管。

9. 烧伤患者的气道应该如何管理?

对于面部和口咽部烧伤或损伤的患者，应将插管的适应证放宽。热力和烟雾烧伤患者同时存在大面积的面部和颈部烧伤通常全都需要插管。紧随而来的气道水肿会迅速产生，导致上气道阻塞和可能的呼吸通路缺失。在行喉镜检查时应仔细检查气道，可能的话检查气道损伤的范围。口腔烧伤但无烟雾烧伤的患者也应考虑早期插管，因为气道水肿会紧接着出现，使插管变得尤其困难。

10. 一氧化碳中毒有哪些特点？

一氧化碳（carbon monoxide，CO）中毒是火灾中死亡的主要原因之一。CO 的产生与火焰、内燃机废气、烹调炉灶和木炭炉灶的不完全燃烧相关。它对血红蛋白的亲和力是氧的 200 倍。CO 与血红蛋白结合形成碳氧血红蛋白（carboxyhemoglobin，COHb），而标准的脉搏血氧仪无法区分 COHb 和氧合血红蛋白，导致测量的氧饱和度值偏高。由于 COHb 使得携氧能力下降（血红蛋白优先与 CO 结合），且可使氧-血红蛋白解离曲线左移影响氧向组织的输送，从而导致组织缺氧。

11. 如何治疗一氧化碳中毒？

治疗 CO 中毒主要靠 100% 氧气，它可使 COHb 的血浆半衰期从 4～5 h 减少到 80～100 min。高压氧（2～3 ATM）可更快置换 CO，使 COHb 半衰期减少至 20 min。在将不稳定烧伤患者后勤转运至别的高压氧治疗中心时，只要时间较短，高压氧退去的这段时间使得患者的安全性不受影响而可能从中获益。因为它带来的益处（20 min COHb 半衰期），而 100% 氧气（80～100 min COHb 半衰期），仍可能会在运送患者的时间中丧失，所以绝大多数病例仍需在 100% 氧气中成功转运。

12. 氰化物中毒有哪些特征？

有烟雾吸入史的患者在供给足够的氧气后仍出现持续性阴离子间隙代谢性酸中毒，应将氰化物中毒作为其鉴别诊断之一。氰化物是含氮物质燃烧时产生的气体，它与细胞色素氧化酶结合，使有氧代谢过程无法产生三磷酸腺苷，导致"组织中毒性缺氧"和乳酸酸中毒。它还可以刺激神经递质释放导致神经毒性和癫痫发作。氰化物中毒患者的混合静脉血氧饱和度常明显升高。如怀疑氰化物中毒，早期应给予支持性治疗。解毒剂包括羟钴胺、硫代硫酸钠和硝酸戊酯 / 硝酸钠。

13. 烧伤对肾功能有何影响？

早期肾血流量和肾小球滤过量迅速减少，激活肾素-血管紧张素-醛固酮系统释放抗利尿激素。电解质异常很常见，包括低钾、低钙和低镁。烧伤患者急性肾衰竭的发生率从 0.5% 到 38% 不等，主要取决于烧伤的严重程度。与此相关的死亡率非常高（77%～100%）。溶血引起的血红蛋白尿和继发于肌肉坏死的肌红蛋白尿，可导致急性肾小管坏死和急性肾衰竭。一般来说，早期急性肾病（acute kidney disease，AKI）是低血容量和心脏抑制导致肾灌注严重不良所致。晚期 AKI 通常继发于脓毒症、多器官衰竭和肾毒性药物的使用。

14. 肌红蛋白尿症如何治疗？

肌红蛋白尿症的治疗方法是使用等渗晶体进行充分的液体复苏，目标是令尿量超过 2 ml/（kg·h）的目标值。没有证据支持使用碳酸氢盐和（或）甘露醇。

15. 烧伤后的内分泌反应是什么？

热烧伤的内分泌反应包括体内大量释放儿茶酚胺、胰高血糖素、促肾上腺皮质激素、抗利尿激素、肾素、血管紧张素和醛固酮。血糖水平可能升高，使患者易出现非酮症高渗性昏迷。烧伤面积较大的患者发生肾上腺功能不全的风险更高。

16. 烧伤患者会出现哪些血液系统并发症？

由于血管内液体流入组织间隙，患者最初常出现血液浓缩。然而由于红细胞生成减少（即危重症性贫血）常导致红细胞的产量出现下降。此外持续感染可导致亚急性凝血级联激活，从而导致消耗性凝血障碍。血小板功能在质和量上都受到抑制。

17. 烧伤后会出现哪些免疫系统并发症？

感染是导致烧伤患者发病和死亡的主要原因，也一直是烧伤团队首要关注的问题之一。起初，伤口常被革兰氏阳性和革兰氏阴性细菌定植。随后，尤其在伤后几周内，出现真菌定植，通常为白色念珠菌。感染的危险因素包括烧伤初始创面大小和创面操作（例如，更换敷料），这可能会导致菌血症。全身性抗菌药仅用于治疗已存在的感染，如肺炎、菌血症、伤口感染和尿路感染。只有必须在手术室中切除或移植的烧伤创面，才推荐预防性使用抗菌药，并且再次给药仅限于术后即刻。

18. 烧伤患者如何复苏？

液体复苏的目的是纠正低血容量，改善器官灌注。充足的液体供给是预防"烧伤性休克"和其他热损伤并发症的关键。烧伤导致全身毛细血管通透性增加，液体和蛋白质流失到组织间隙，这种损失在第一个 48 h（即早期阶段）最大。应认识到水肿主要是由全身炎症引起的，多达 50% 的水肿可能发生在烧伤部位的远端。目前最常用的补液公式是派克兰（Parkland）公式，按每千克体重及烧伤占总体表面积（total body surface area，TBSA）百分比给予 4 ml 乳酸林格液（lactated Ringer，LR）（4 ml/kg/%TBSA）。计算出的输液量中的一半在前 8 h 内补给，剩余部分在接下来的 16 h 内补给，此外还要加上每日需要量。大多数烧伤中心使用晶体（如 LR）作为复苏的主要液体，但也可以考虑早期使用胶体（如白蛋白）。

19. TBSA 烧伤百分比是如何计算的？

烧伤的严重程度取决于深层烧伤、全层烧伤和皮下烧伤的表面积。可用九分法进行合理估算（表 58.1）。由于儿童身体状态的差异（尤其头和颈部），九分法在儿童身上须做出改变（表 58.2）。

21. 麻醉科医师在术前体检时应该关注什么？

除了对所有手术患者都必需的常规关注点外，烧伤患者的气道状态是首要的。必须行全气道检查。过度的咳痰、气喘和呼吸音减弱可能提示肺的吸入性损伤。心血管系统也应进行评估，注意脉率和心律、血压、心脏充盈压（有条件时）及尿量。尤其应注意行神经功能检查，评估意识水平和定向能力。

22. 诱导前需做哪些术前检查？

应特别重视纠正损伤早期的酸碱和电解质失衡。因此，建议采用动脉血气（arterial blood gas，ABG）分析和生化检查。如有 CO 中毒，脉搏血氧仪可能会高估血氧饱和度。须知道许多 ABG 分析仪是无法测量 COHb 的，只有当 ABG 分析仪装有碳氧计的情况下才能测量。凝血测试也很有帮助，因为这些患者有凝血障碍风险。对于有电烧伤史或色素尿的患者应做尿肌红蛋白检查。

23. 什么监护设施是保证麻醉安全所必需的？

做监护可能有困难，可能需要在患者身上固定针状电极或心电图（electrocardiogram，ECG）垫以便行 ECG 监测和神经刺激。血压计袖带也许可以被置于烧伤区域，但通常不用这么做而选用动脉置管，应非常小心避开任何烧伤部位。手指或脚趾烧伤时，可能需要将脉搏血氧饱和度探头换至别

表 58.1　成人九分法	
头和颈	9%
双上肢	各 9%
胸部（前和后）	各 9%
腹部	9%
下背部	9%
双下肢	各 18%
会阴	1%

表 58.2　儿童九分法：根据年龄的体表面积百分比			
身体部分	新生儿	3 岁	6 岁
头	18	15	12
躯干	40	40	40
双手臂	16	16	16
双腿	26	29	32

的部位，如耳朵、鼻子或前额。准确的体温监测是必需的，因为这个患者群体体温下降非常严重。

24. 琥珀胆碱用于烧伤患者安全吗？其他神经肌肉阻滞剂对这一患者群体有何影响？

琥珀胆碱在烧伤后 24 h 内使用是安全的；但是在受伤后 24 ～ 48 h 内应该避免使用琥珀胆碱。由于神经肌肉接头的受体增生，可导致高钾血症和心脏停搏，且认为患者直到烧伤后 1 年内都有发生此并发症的风险。相反烧伤患者往往对非去极化肌肉松弛剂（如罗库溴铵）的作用产生抵抗，可能需要正常剂量的 2 ～ 5 倍。

25. 烧伤患者围手术期应如何管理体温？

烧伤患者术中体温过低的风险很高，因为他们散热比正常情况更快。解决这一问题的方法包括提高室温、使用充气加温系统、给静脉输液加温，以及最大限度地减少体表暴露。应避免术中低体温，其与死亡率、手术部位感染和凝血障碍发生增加相关。

26. 应该如何满足烧伤患者的营养需求？

烧伤患者除了严重代谢紊乱外，营养对他们来说也是大问题。烧伤会导致持续的高代谢状态，可能会持续到伤后近 1 年时间。早期肠内营养被证明是有益的，在维持所需卡路里的目标值和避免过度进食之间起到了平衡作用。在碳水化合物、脂质和蛋白质中，应优先给予并实现碳水化合物达标，因为已证明其对促进伤口愈合和避免肌肉退化有效。

27. 描述电烧伤的特点。

电烧伤的注意事项与热烧伤相似，不同之处在于其损伤范围可能被误判。由于骨骼的电阻较高，骨骼附近的组织（如肌肉）极易受到热损伤并坏死。这可能会导致大面积坏死组织形成，但由于组织损伤位于完整的皮肤之下，所以与肉眼观察到的情况不相称。此时使用 Parkland 公式可能导致液体复苏不足。肌红蛋白尿很常见，必须保持高尿量以避免肾损伤。电烧伤后的神经系统并发症很常见，包括周围神经病变或脊髓功能缺陷。呼吸暂停可能也是由于呼吸肌剧烈收缩或大脑髓质损伤造成的。心脏节律失常，包括心脏停搏，可能在伤后 48 h 发生。

要点：烧伤麻醉

1. 烧伤患者复苏的初始目标是纠正低血容量。烧伤导致广泛的毛细血管通透性增加伴有大量液体和蛋白丢失流入组织间隙。
2. Parkland 公式包括给予（4 ml/kg/%TBSA）晶体液，是指导初始液体复苏的常用方法。计算所得输液量的一半在第一个 8 h 内给予，其余部分在接下来的 16 h 内给予。

3. 在复苏容量和心排血量足够的患者中，持续的代谢性酸中毒表明氧输送（如碳氧血红蛋白）和（或）线粒体对氧的利用（如氰化物中毒）存在问题。

4. 对有烧伤的患者选择是否行气管插管应该放宽指证，因为弥漫性水肿，包括喉部水肿，是很常见的。

5. 琥珀酰胆碱如果在伤后 24～48 h 给药可能会因为神经肌肉接头的受体增生导致高钾血症和心脏停搏。

6. 烧伤患者往往对非去极化肌肉松弛剂的作用有抵抗，可能需要正常剂量的 2～5 倍。

7. 由于电烧伤造成骨骼附近的组织损伤，位于完整皮肤之下，所以在检查时实际的组织损伤可能比肉眼所见的要大得多。

8. 早期肠内营养对烧伤第二阶段（即高代谢）患者非常重要。

9. 感染是发病和死亡的常见原因。

推荐阅读

Bittner EA, Shank E, Woodson L, et al. Acute and perioperative care of the burn-injured patient. Anesthesiology. 2015;122(2):448–464.

Clark A, Imran J, Madni T, et al. Nutrition and metabolism in burn patients. Burns Trauma. 2017 Apr 17;5:11.

老年麻醉

Paul Garcia, MD, Sona S. Arora, MD, Andrew Bowman, MD, Brian M. Keech, MD

吴婧 译 仝黎 校

第59章

1. 从麻醉的角度来看，如何定义老年患者的年龄？

通常将65岁以上定义为老年人，但实际上并没有所谓老年人的确切年龄，也有人认为采用生理年龄定义老龄比实际年龄更为合适。总之，老年患者的功能储备下降，使手术和麻醉并发症的风险更高。

2. 什么是虚弱？

虚弱代表多个身体系统的衰退，通常与其他老年综合征有关，包括跌倒和骨折、谵妄和痴呆，以及围手术期并发症的可能性增加。与虚弱相关的因素包括高龄、教育水平低、抑郁、吸烟、智力障碍、家庭营养支持不良和社会经济地位较低。虚弱的表现包括体重减轻、肌肉无力、活动水平下降以及日常活动导致的主观疲劳。

3. 老年患者最常接受哪些类型的手术？

相对于年轻患者，老年人群接受骨科（骨折或慢性退行性关节炎）、心血管和泌尿系统的手术频率更高。老年患者也比年轻患者更频繁地接受急诊手术，并且发生与急诊手术相关的并发症的风险更大。

4. 与年龄相关的主要生理变化是什么？

在老龄化过程中，大多数脏器本身生理功能变化不大，但其功能储备和应激反应能力明显降低。鉴于老龄群体的复杂化，很难预测年龄相关性的生理功能变化。

5. 与年龄相关的心血管系统改变是什么？

- 老龄化导致血管壁增厚、大动脉硬化使血管顺应性降低，导致心脏后负荷增加。动脉粥样硬化或高血压也可以导致产生变化，这些都是死亡率增加的独立风险因素。
- 对于左心室肥厚致舒张功能障碍和心室充盈受限的患者，心房收缩对于维持足够的前负荷很有必要，心房传导问题（例如心房扑动/颤动、交界性节律）可导致心排血量明显改变。
- 无论冠状动脉粥样硬化程度如何，左心室肥厚都会导致左心室舒张末期压力升高，使冠状动脉血流量下降，左心室心肌肥厚的缺血风险增加。
- 静脉顺应性降低导致血管容量的缓冲能力受到影响，使围手术期容量控制难度增大。静脉输液过快可能导致容量超负荷和肺水肿，而容量不足会导致低血压和心肌缺血。

- 老年患者的肾上腺素能受体下调，从而影响交感神经调节血压变化的能力减弱。使用 β 受体阻滞剂，心排血量受每搏输出量影响出现显著下降，同时前负荷和后负荷也发生明显改变。
- 压力感受器功能随年龄的增长而下降，导致血压不稳定和体位性低血压。

6. 与年龄相关的呼吸系统改变是什么？

- 胸壁顺应性下降，为维持分钟通气量表现为呼吸作功增加。
- 随着老龄化进程，老年人闭合容量大于功能残气量会增加肺不张和低氧血症的风险，从而对氧气的需求增加。
- 解剖和生理无效腔都随着年龄的增长而增加。
- 阻塞性睡眠呼吸暂停（obstructive sleep apnea，OSA）的发病率随年龄的增长而增加。
- 颈动脉体功能随年龄的增长而下降，尤其是镇静状态下，导致对低氧血症和高碳酸血症的代偿能力减弱。
- 吞咽功能障碍（吞咽困难）和肺纤毛清除率降低会增加误吸的风险，合并肌张力下降（咳嗽），导致围手术期肺炎发生率增加。

7. 与年龄相关的肾改变是什么？

- 随着年龄的增长，肾血流量下降，导致肾小球滤过率（glomerular filtration rate，GFR）下降，但血清肌酐并不会相应增加（机体肌肉含量下降）。
- 肾小管功能下降，使其浓缩和稀释尿液的能力减弱，从而导致脱水或容量负荷。
- 影响电解质和药物的代谢与排出，肾代谢药物的能力也降低。
- 围手术期因肾血流量减少和肾自动调节功能受损，患者易发生急性肾衰竭，术中补液应谨慎。

8. 与年龄相关的内分泌系统改变是什么？

- 老年患者胰岛素生成减少，靶器官对胰岛素的反应降低，导致围手术期血糖增加，从而使围手术期感染风险增加、伤口愈合缓慢、精神状态改变和容量 / 电解质异常。
- 由于受体下调和抗肾上腺素能药物使交感神经对压力的调节能力减弱。

9. 与年龄相关的消化系统改变是什么？

- 胃排空延迟和吞咽困难较为常见，但很少确诊，如果合并糖尿病导致的自主神经系统功能紊乱，会增加吸入性肺炎的发生风险。
- 肝功能、血流量和血红蛋白生成减少，这些生理变化会改变药物代谢、蛋白质结合和凝血功能，从而影响患者围手术期康复。

10. 与年龄相关的神经系统改变是什么？

- 老年患者对麻醉药物的敏感性增加，最低肺泡有效浓度（minimum alveolar concentration，MAC）和清醒浓度减少，从而延长苏醒时间。
- 出现脑萎缩，神经递质合成减少，γ-氨基丁酸、阿片类药物、血清素、乙酰胆碱和多巴胺受体表达降低。
- 老年患者围手术期认知功能障碍的发生风险增加，包括术后谵妄（postoperative delirium，POD）和（或）认知能力下降。认知能力下降可在术后 30 天（神经认知恢复延迟）或长达 12 个月（术后认知功能障碍）出现。

11. 什么是术后谵妄（POD）？

POD 是指围手术期精神状态的改变，以注意力不集中、思维混乱和意识水平波动（躁动或淡漠）为特征。谵妄的常见原因包括疼痛、缺氧、高碳酸血症、药物治疗、代谢紊乱、电解质或血糖失调、尿潴留、酒精戒断和感染。

12. 所有的谵妄都一样吗？

不，谵妄的特征是多样化的，包括感知、记忆、语言、推理和视觉空间的变化。从运动的角度来看，患者可能表现为躁动、淡漠或两者都有。

术前进行标准化的认知评估［例如简易精神状态检查量表（mini-mental state examination，MMSE）］，可以通过患者的基础水平评估术后是否有发生谵妄的风险。

13. 麻醉苏醒期躁动的患者是否认为是谵妄？

并不是，术后谵妄通常与苏醒期谵妄相混淆，后者也称为**苏醒期躁动**。麻醉苏醒期的躁动/谵妄通常持续不到 30 min，在儿童和年轻人中最为常见，但可能与年龄无关而与手术疼痛增加有关。术后谵妄与认知能力下降之间存在相关性。

14. 如何描述围手术期以外的术后认知功能障碍？

术后认知功能障碍用于描述与手术和全身麻醉相关的认知功能异常，有人提出将术后 30 天内的认知下降称为**认知功能恢复延迟**，术后 12 个月内发生的认知功能下降称为**术后认知功能障碍**。无论哪种类型，术后认知功能障碍的发病原因类似，包括老龄、教育水平和社会经济地位低、手术时间延长（＞ 2 h）、大手术或急诊手术、手术并发症和既往脑卒中病史。在术前或围手术期很难预测患者是否会出现术后认知功能障碍。

15. 哪些方法可以预防围手术期认知功能障碍的发展？

- 避免高血糖，血糖与认知功能恢复延迟和术后持续认知功能障碍的发生有关。
- 避免麻醉过深，这与术后谵妄和围手术期持续性认知功能障碍有关。

- 避免使用某些与围手术期认知功能障碍相关的药物，包括苯二氮䓬类、长效麻醉药物和透过血脑屏障的抗胆碱能药物，以及预防恶心呕吐的药物，如东莨菪碱、异丙嗪、甲氧氯普胺、氟哌啶醇和丙氯拉嗪。
- 尽快归还患者辅助设备，例如眼镜、助听器和义齿。
- 老年患者通常每天服用多种药物，其相互之间的作用可能导致围手术期认知功能障碍。
- 预防其他已知的谵妄因素，如围手术期药物或酒精戒断。
- 没有药物证实对围手术期认知功能障碍的预防或治疗有效，了解危险因素、麻醉期间对脑功能监测和术后评估可以降低其发生率和严重程度。

16. 区域麻醉是否会降低术后精神状态变化的发生率？

区域麻醉如果作为基础或辅助麻醉方式时，可以减少老年患者的麻醉药物用量，但是其优点仍然存在争议。数据表明老年患者采用区域麻醉可以降低并发症发病率，尤其适用于骨科手术，并且可降低髋关节置换术后的 30 天死亡率。区域麻醉还可以降低围手术期静脉血栓栓塞（venous thromboembolism, VTE）的风险。

17. 如何管理老年患者围手术期药物剂量？

- 一般来说，老年患者应减少药物剂量。
- 体内总含水量减少，导致血药浓度增加，所需负荷剂量较低。此外，肾和（或）肝清除率降低导致药物半衰期延长。
- 老年患者的循环较慢，导致药物作用时间延迟，挥发性麻醉药除外。挥发性吸入麻醉药的肺泡浓度升高更快，使麻醉诱导时间缩短。
- 体内脂肪含量相对于肌肉组织增加，脂肪组织会残留药物，从而延长了脂溶性药物的代谢时间。
- 尽管肌肉含量较少，但老年患者对肌松剂并不敏感，可能是因为神经肌肉接头处的受体较少。
- 超过 40 岁，每 10 年 MAC 值下降 6%。
- 老年患者的镇痛管理比较复杂，由于疼痛和对阿片药物镇静作用的高敏感性都会导致谵妄和呼吸抑制。尽管如此，老年患者不应禁用止痛药，可以采用多模式镇痛。如果在老年患者中选择减少镇静药或阿片类药物，应首先考虑减少镇静药用量。

18. 年龄如何影响腰麻的药代动力学？

老年患者蛛网膜下腔的血流量减少，药物吸收变慢，与年轻患者相比，老年患者的脑脊液容量小、比重高。因此相同剂量的药物在老年患者体内可导致药物浓度增加，从而影响麻醉药物的扩散。老年患者腰椎前凸和胸椎后凸明显，可导致蛛网膜下腔内的药物易向头侧扩散并在胸段堆积，从而出现麻醉平面过高、药物起效快和作用时间延长等现象。与年轻患者相比，老年患者硬膜穿破后的头痛发生率低。

19. 硬膜外阻滞麻醉效果如何随年龄而改变。

老年患者由于脊柱韧带钙化、骨关节炎和脊椎病，从麻醉角度来看，椎管内麻醉在老年患者中通常更加困难，此外穿刺点定位也具有一定难度。由于老年患者的椎间隙变窄，因此与年轻患者相比，老年患者使用较少的局麻药物便可达到相同的麻醉平面。

20. 老年患者的气道管理是否更困难？

是的，老年患者肥胖、牙齿脱落和阻塞性睡眠呼吸暂停较为常见，增加了面罩通气的困难性。此外，寰枕关节活动度降低和既往颈椎病史也会限制颈部活动度。

21. 老年患者围手术期护理需要注意哪些问题？

- 建立血管通路具有一定难度。肿瘤病史、频繁抽血或其他慢性病使建立血管通路有一定难度，结缔组织病使静脉通路置管难度增加，动脉钙化的患者动脉置管难度较大。
- 皮肤更加脆弱，应合理使用手术胶带。
- 由于椎间孔狭窄和韧带钙化，椎管内麻醉难度增加。
- 听力障碍、谵妄或痴呆症的情况下，手术和麻醉很难配合。

22. 老年患者为何更容易出现低体温？

老年患者基础代谢率低，产热少，皮肤血管收缩反应能力减弱，热量更易流失，从而导致低体温。老年患者 β 肾上腺素能受体数量的减少容易导致体温失调。

23. 老年患者发生 VTE 的风险更高吗？

可能存在多种危险因素使老年患者易出现 VTE，包括血液高凝、吸烟和既往 VTE 史。静脉血栓的危险因素包括制动、充血性心力衰竭、肥胖、静脉曲张和静脉受压。

24. 是否所有老年患者都需要更高级别的监测，即动脉或中心静脉监测？

年龄并不是有创监测的指征，应根据每个患者可能存在的并发症和手术过程进行个体化评估。由于对 POD 或 PND 的易感性增加，可以使用脑电监测以减少麻醉药物的用量。

要点：老年麻醉

1. 定义老年患者一般是指 65 岁以上，但并没有确切的定义老年人的通用年龄。
2. 与年龄相关的生理变化包括左心室肥厚、心排血量对前负荷的依赖增加、静脉顺应性降低、闭合容量增加、肾小球滤过率降低、肝功能下降以及围手术期认知功能障碍发生风险增加。

3. 老年患者对麻醉药的镇静作用更敏感。

4. 老年患者对麻醉药物的需求量减少。

推荐阅读

Chow WB, Rosenthal RA, Merkow RP, et al. Optimal preoperative assessment of the geriatric surgical patient: a best practices guideline from the American College of Surgeons National Surgical Quality Improvement Program and the American Geriatrics Society. J Am Coll Surg. 2012;215:453–466.

Deiner S, Silverstein JH. Postoperative delirium and cognitive dysfunction. Br J Anaesth. 2009;103(suppl 1):i41–i46.

Evered L, Silbert B, Knopman DS, et al. Recommendations for the nomenclature of cognitive change associated with anaesthesia and surgery—2018. J Alzheimer Dis. 2018;66(1):1–10.

Fried LP, Tangen CM, Walston J, et al. Frailty in older adults: evidence for a phenotype. J Gerontol A. 2001;56(3):M146–M157.

Inouye SK, Studenski S, Tinetti ME, et al. Geriatric syndromes: clinical, research, and policy implications of a core geriatric concept (editorial comments by Dr. William Hazzard on pp 794–796). J Am Geriatr Soc. 2007;55(5):780–791.

Monk TG, Weldon BC, Garvan CW, et al. Predictors of cognitive dysfunction after major noncardiac surgery. Anesthesiology. 2008;108:18–30.

腹腔镜手术

Katelyn O'Connor, MD, Raj Parekh, MD

马晓婧　译　仝黎　校

1. 微创手术的优势是什么？

腹腔镜手术的发展实现了更小的手术切口、更快的术后康复、术后疼痛和镇痛需求减少，改善术后呼吸功能恢复、创面更小、伤口感染率更少、术后肠梗阻的发生率减少，住院时间缩短，更迅速地回归日常生活。

2. 目前都有哪些微创手术？

- **普通外科**：胃切除术、结肠切除术、胆囊切除术、阑尾切除术、胰腺切除术、脾切除术、肝切除术、肾上腺切除术、疝修补术、腹腔镜探查术、胃旁道术、胃束带术、尼森胃底折叠术、饲管放置术。
- **妇科手术**：子宫切除术、输卵管结扎、盆腔淋巴结清扫、宫腔镜、子宫肌瘤切除术、卵巢切除术、子宫内膜异位症激光消融术。
- **胸腔镜手术 / 胸腔镜辅助胸外科手术**：肺叶切除术、全肺切除术、楔形切除术、胸腔积液引流及胸膜融合术、肺外伤探查术、孤立肺结节切除术、肿瘤分期术、食管穿孔修补术、胸膜活检、纵隔肿块切除、经胸交感神经切除术、心包穿刺、心包切除术。
- **心脏外科**：冠状动脉搭桥术，瓣膜修复术。
- **骨科**：各种关节手术。
- **泌尿外科手术**：腹腔镜肾切除术、肾盂成形术、睾丸固定术、膀胱镜 / 输尿管镜、前列腺切除术。
- **神经外科**：脑室镜、显微内镜椎间盘切除术、脊柱融合术，以及在图像技术引导下切除肿物 / 肿瘤。

本章的重点是与腹腔镜相关生理问题，以及这些常见手术对生理功能的影响。

3. 腹腔镜手术有什么禁忌证吗？

腹腔镜的相对禁忌证包括颅内压升高、脑室-腹腔或腹膜-颈静脉分流、低血容量、充血性心力衰竭、严重的心肺疾病或凝血功能障碍。

4. 为什么二氧化碳气体成为了腹腔镜手术充气的首选？

理想气体应该是生理上惰性的、无色、不可燃，能够经肺排出（表60.1）。建立气腹或气胸的气体选择是由气体的血液溶解度、组织渗透性、可燃性、价格，以及潜在副作用的风险等因素决定的。二氧化碳（CO_2）气体

表 60.1　腔镜充气气体对比

	优势	劣势
二氧化碳（CO_2）	无色 无味 廉价 血液溶解度高，空气栓塞风险相对较低	高碳酸血症 呼吸性酸中毒 心律失常，极少数情况下会导致猝死 刺激膈肌引起术后颈肩疼痛（与其他气体相比）
氧化亚氮（N_2O）	腹膜刺激小 心律失常发生率低（与 CO_2 相比）	可燃，氢或甲烷存在时可爆炸 血压和心指数下降幅度大（与 CO_2 相比）
空气		可燃 空气栓塞风险高（与 CO_2 相比）
氧气（O_2）		高度可燃
氩气	惰性气体 不经腹吸收	栓塞风险极高

由于完美地平衡了这些优势和劣势，使得它成为了腔镜手术的首选。

5. CO_2 充气是如何影响二氧化碳分压的？

CO_2 充气会增加二氧化碳分压（$PaCO_2$）。$PaCO_2$ 升高的程度取决于腹腔内压（intraabdominal pressure，IAP）、患者年龄、既往疾病、体位、通气模式。在健康患者中，$PaCO_2$ 增加的主要机制是腹膜吸收。CO_2 充气后 5 ～ 10 min $PaCO_2$ 开始升高，20 ～ 25 min 达到稳定。

6. 什么是安全的 IAP？

对于外科手术来说，15 mmHg 以下的 IAP 一般认为是安全的。IAP 高于 12 mmHg 被称为腹腔内高压，腹腔内高压会影响重要脏器的灌注、降低肺顺应性、降低心排血量。由于腹腔镜手术的 IAP 一般为 12 ～ 15 mmHg，因此也会出现上述病理生理改变，相对程度较轻，被称为腹腔间室综合征（abdominal compartment syndrome，ACS）。ACS 一般由过度输液引起的水肿所致，如肝移植术后或败血症同时需要维持 IAP 高于 20 mmHg，并有器官功能受损表现（如肾衰竭）。为了尽量减少医源性腹腔内高压，一般将气腹机压力报警设为 15 mmHg。

7. 腹腔内高压是如何影响心肺功能的？

CO_2 充气会增加 IAP，导致膈肌上移，功能残气量（Functional residual capacity，FRC）减少和肺顺应性减低，同时导致气道峰压升高。FRC 降低会引起肺不张，增加肺内分流，导致低氧血症（表 60.2）。头低脚高位进一步加重这些影响。腹腔内高压引起的血管收缩会增加外周血管阻力（增加后负荷），减少静脉回流（减少前负荷），共同可降低心排出量，这些影响对心力衰竭病史的患者或 IAP 严重升高的病例中可能会有明显表现。

表 60.2	腹腔镜相关肺部改变
增加	**降低**
气道峰压	功能残气量
胸膜腔内压	呼吸系统顺应性
PaCO$_2$	pH
肺不张及分流	PaO$_2$/FiO$_2$

FiO$_2$，吸入氧浓度；PaCO$_2$，二氧化碳分压；PaO$_2$，氧分压

8. 如何计算腹腔灌注压？腹腔灌注压降低如何影响内脏器官？

$$APP = MAP - IAP$$

APP，腹腔灌注压（abdominal perfusion pressure）；MAP，平均动脉压（mean arterial pressure）；IAP，腹内压（intraabdominal pressure）

　　IAP 会导致腹腔灌注压降低，当心排血量不足时会进一步加重，导致平均动脉压降低。肾是对低灌注最敏感的器官之一，低灌注时肾最初反应为尿量减少，严重时甚至可出现急性肾损伤。上述血流动力学改变也会引起儿茶酚胺释放，肾素-血管紧张素系统激活。APP 降低也可引起肝门动静脉血流减少，在一些长时间腔镜手术中甚至会引起肝酶升高。APP 降低也会引起脾微循环水平降低。

9. 进入腹腔时会产生什么血流动力学影响？

　　穿刺器 Trocar（用于将器械引入腹膜腔的套管）进入腹腔或气腹针 Veress 针（用于制造气腹的弹簧气腹针）可能引起迷走反射，如心动过缓、房室分离、结性心律、甚至心脏停搏。建立气腹充气牵拉腹腔也可引起迷走反射。

10. 微创手术的麻醉方式有哪些？

　　微创手术的麻醉方式可为局麻加静脉镇静药（即监护麻醉）、区域麻醉（如脊椎麻醉）或最常用的全身麻醉（general anesthesia，GA）。在选择腔镜手术的麻醉方式时，中转开腹的可能性必须要考虑到。全身麻醉的优势包括充足的肌松、能够按需改变体位、控制通气、防止反流、同时能提供安静的术野。在腹腔镜手术中常规放置尿管和胃管，可减少穿刺操作风险，同时改善腹腔镜术野。

11. 腹腔镜手术麻醉是否应该辅助应用氧化亚氮（N$_2$O）？

　　应避免应用 N$_2$O，N$_2$O 会导致肠管扩张，并增加术后恶心呕吐风险。

12. 腹腔镜手术能否应用于儿童或孕妇？

　　腹腔镜手术可广泛应用于儿童。在腹腔镜手术的病理生理改变及收益等方面，儿童与成人相似。婴儿由于其腹膜面积/体重比成人更大，对 CO$_2$ 的吸收速度更快，影响更大。

妊娠过去被认为是腹腔镜手术的禁忌，因为气腹可能导致子宫血流减少、子宫内压增高、胎儿低氧血症及酸中毒。但多项研究证明腹腔镜手术在妊娠期是安全的，不会增加胎儿发病率及死亡率。手术应尽量在妊娠中期进行。避免可能会压迫到下腔静脉的体位（即子宫左侧移位）。孕妇应尽量降低气腹压，以减少其对灌注和静脉回流的生理影响。

13. 腹腔镜手术和 CO_2 气腹有哪些并发症？

并发症是最容易发生在放置 trocar 或 Veress 针穿刺腹壁时及 CO_2 充气时。

- **术中并发症**：大血管损伤、出血、器官穿孔、膀胱和输尿管损伤、烧伤、心律失常（房室分离、结性心律、心动过缓、心搏骤停）、高碳酸血症、低氧血症、CO_2 皮下气肿、气胸、气体栓塞、气管插管移位至支气管、颅内压增高、误吸，及其他特定手术的相关并发症。
- **术后并发症**：术后恶心呕吐、疼痛、膈肌刺激引起肩颈部疼痛、深静脉血栓形成、迟发性出血、腹膜炎、伤口感染、肺功能障碍和切口疝。

14. 什么是机器人腹腔镜手术？

最近达·芬奇系统等机器人手术的应用在外科领域得到了爆炸性的发展。虽然在充气方面与腹腔镜手术非常相似，但由于机器人的大小，必须在手术室空间和患者体位摆放等方面额外的注意。由于能接触到患者尤其是气道的机会非常有限，因此在手术开始前应该进行周密的检查。

推荐阅读

Hayden P, Cowman P. Anaesthesia for laparoscopic surgery. Cont Educ Anaesth Crit Care Pain. 2011;11(5):177–180.

Antoniou SA, Antoniou GA, Antoniou AI, et al. Past, present, and future of minimally invasive abdominal surgery. J Soc Laparoendosc Surg. 2015 Jul-Sep;19(3).

Galaal K, Donkers H, Bryant A, et al. Laparoscopy versus laparotomy for the management of early stage endometrial cancer. Cochrane Database Syst Rev. 2018 Oct 31;10:CD006655.

Miller RD. Miller's Anesthesia. 8th ed. Philadelphia, PA: Elsevier Saunders; 2015.

Barash PG, Cahalan MK, Cullen BF, et al. Clinical Anesthesia. 8th ed. Philadelphia, PA: Wolters Kluwer/Lippincott Williams & Wilkins; 2017.

大血管手术

Sama Ansari，MD，Raj Parekh，MD

陈燕 译 杨静 米卫东 校

第 61 章

1. 列举大血管手术。

- **动脉瘤腔内修复术**（endovascular aneurysm repair，EVAR）：支架通过动脉（通常是股动脉）经荧光透视引导送入主动脉内，无需直接在主动脉上操作。
- **开放主动脉手术**：经腹部或腹膜后切口直接修复主动脉。
- **颈动脉内膜切除术**：去除颈动脉内粥样硬化斑块，以纠正血管狭窄和减少卒中风险。
- **血管转流术**：通过重新连接血管，对有病变的动脉从旁路引流血液的手术（如股动脉-股动脉、股动脉-胫腓动脉、主髂动脉转流术）。
- **动静脉瘘成形术**：动脉和静脉之间的手术连接，以提供血液透析的血管通路。
- **静脉剥脱术**：曲张静脉的手术切除。
- **血管成形术**：扩张狭窄动脉和静脉的血管内手术。

2. 主髂动脉闭塞性疾病的定义。

主髂动脉闭塞性疾病属外周动脉疾病，以主动脉（通常是腹主动脉）内动脉硬化性改变为特征，硬化可扩展至髂动脉和股动脉，导致重要器官和下肢低灌注。通常累及髂动脉分岔处和肾动脉，也可见动脉瘤改变。

3. 腹主动脉瘤的定义。

腹主动脉瘤（abdominal aortic aneurysm，AAA）指动脉局部扩大达正常直径的 1.5 倍，是导致老年人猝死的常见原因之一（约占猝死的 5%）。正常的主动脉直径大约为 2 cm，而 AAA 的直径可达正常值的 1.5 倍或 3 cm。多数 AAA 是无症状的，但有些患者可表现为腹痛和血栓等其他并发症。仅有约 50% AAA 破裂的患者到达医院时仍存活。瘤体大小是破裂最主要的预测因素，直径大于 5.5 cm 时，破裂风险明显增加。有较长吸烟史的老年男性患者（如 65 ～ 75 岁）应用超声筛查 AAA。直径大于 5.5 cm 或在近 6 个月直径增加速度大于 0.5 cm 的 AAA，无论直径大小都需要手术修复。

4. 患主髂动脉闭塞性疾病或腹主动脉瘤的患者有哪些常见的危险因素和合并疾病？

危险因素包括吸烟、家族史、肥胖、其他部位动脉硬化性疾病、年龄增长和男性。常见合并疾病包括高血压、缺血性心脏病、心力衰竭、慢性阻塞性肺疾病（chronic obstructive pulmonary disease，COPD）、糖尿病、慢性肾病和颈动脉疾病。AAA 患者的危险特征相似，但吸烟史是危险等级最高的因素。

5. 描述血管手术患者并存心血管疾病的表现以及术前如何优化。

冠状动脉疾病是围手术期死亡和并发症的主要原因。心肌梗死发生在 4% ～ 5% 的患者，30% 动脉瘤修复术后的患者出现心力衰竭。根据美国心脏病学会（ACC）/ 美国心脏协会（AHA）指南，行大血管手术前，患有脑血管疾病、糖尿病、心力衰竭病史和（或）心肺储备有限的患者，如代谢当量（metabolic equivalents，METS）小于 4，应进行全面的心脏检查（如负荷超声心动图）。

6. 列出大血管手术中合理的监测项目。

- 标准的 ASA 监测项目应包括 V5 导联心电图，以增加检测心肌缺血的敏感性。
- 有创动脉血压监测可快速检测血压的波动，且便于作实验室分析。
- 留置 Foley 导管监测尿量。
- 当存在严重心力衰竭、瓣膜疾病或肺动脉高压时，应考虑使用中心静脉压监测、肺动脉导管置入和（或）经食管超声心动图监测。
- 如果有明显脊髓缺血风险，可监测体感和运动诱发电位。

7. 主动脉阻断和开放对机体生理的影响。

主动脉阻断会增加全身血管阻力和左心室后负荷，对心脏会造成明显的应激，对于有明显冠状动脉疾病和缺血性心肌病风险因素的患者群体影响更甚。降低主动脉阻断诱发的生理效应的方法包括增加麻醉深度，使用硝酸甘油或硝普钠以及利用 α 受体阻滞剂或钙通道阻滞剂的扩血管治疗。肾上的动脉阻断会明显增加发生术后急性肾损伤（acute kidney injury，AKI）的风险。临床上前脊髓动脉血流显著下降多见于胸主动脉手术，行腰穿引流部分脑脊液也许可改善脊髓的灌注。

低血压和全身血管阻力的下降常发生在主动脉开放后，这是由于含有缺血性代谢产物、乳酸和钾离子的酸性血液回流入了静脉。

8. 总结大血管手术的麻醉管理目标。

- 维持心排血量和冠状动脉灌注，同时通过控制心率和后负荷减小心肌工作负荷，特别是在主动脉阻断期间。
- 必要时积极地用晶体液、胶体液和血制品补充血容量。这部分患者可采用更灵活的输血界值。
- 在血气分析指导下，维持氧合与通气。过大的通气压力可以降低前负荷。
- 保护肾功能最好的方法是维持正常的血管内容量、心排血量和氧合。
- 无论患者是否明确诊断有糖尿病，均监测和控制血糖，因为很多患者实际患有糖尿病或患病风险很高但并未就诊。严重的情况是，未控制的高血糖可引起低血容量、电解质异常、手术部位感染风险增加和酮症酸中毒。

- 主动脉阻断期间脊髓前动脉的低灌注或更大范围的低灌注增加了患者的偏瘫风险，尤其是行胸主动脉手术者。
- 可在主动脉开放前经静脉补充液体。考虑通过再次阻断主动脉或行部分钳闭允许患者有时间去平衡和稳定。

9. 术中保护肾功能有哪些措施？

影响术后肾功能的主要因素包括术前肾功能、主动脉疾病程度、阻断时间和造影检查期间给予对比剂的量，因此，术前优化肾功能，维持充足的血容量和肾灌注，以及尽可能缩短阻断时间是最重要的。肾毒性药物（如庆大霉素、万古霉素）或减少肾血流的药物（如非甾体抗炎药物）应避免使用。手术期间的尿量不一定与肾功能相关（如抗利尿激素是一种应激激素），给予利尿剂（如呋塞米和甘露醇）增加尿量并不能降低术后 AKI 的发生率。利尿剂可能导致电解质异常，比如低钾血症，会增加心律失常的风险。亦无证据支持多巴胺能预防 AKI。

10. 术后硬膜外镇痛的好处有哪些？

硬膜外麻醉可以抑制交感神经张力和应激反应，同时提供良好的镇痛。对存在心肌缺血可能的患者，可通过避免心动过速和血压波动减轻心脏的工作负荷。它也提供了滴定式的术后镇痛而没有过度镇静。然而，血管手术经常使用肝素抗凝，进行如硬膜外穿刺之类在脊髓周围的有创操作时应警惕因血肿诱发的急性马尾综合征。总之，神经阻滞是较安全的，假若在椎管内或硬膜外置管至少 1 h 后应给予肝素。

11. 描述主动脉腔内修复相比于开放修复手术的好处。

EVAR 将支架通过动脉（通常是股动脉）在荧光透视引导下放入主动脉内，无需直接在主动脉上操作。它最常用于 AAA 修复，也可以用于治疗胸主动脉疾病（如 Thoracic EVAR，TEVAR）。EVAR 可在全麻、神经阻滞或局麻下完成。与开放手术相比，腔内修复的方法麻醉时间更短，液体和血流动力学支持更少，失血减少，与腹部大手术相关的疼痛和创伤更少，住院时间缩短，心、肺和肾并发症的风险也减小。总体而言，EVAR 较开放手术的优势是围手术期死亡率更低（0.5% ～ 2% vs. 3% ～ 5%）。研究提示开放修复手术的效果更为确切，但两种方法的远期预后相似，但随着支架技术的改进，情况可能会有所改变。

12. 主动脉夹层有哪些类型？

主动脉夹层是发生于主动脉最内层的损伤，血液流入受损破裂处引起内层和中层的分离。按照破裂部位不同，主动脉夹层有两种主要类型：Stanford A 型和 B 型。A 型夹层起源于升主动脉，可向下发展至下肢动脉，可以累及主动脉瓣，导致主动脉瓣功能不全。B 型夹层是起源于左锁骨下动脉远端的破裂。风险因素包括创伤、结缔组织病、二叶主动脉瓣、高血压和违禁药物，如甲基苯丙胺或可卡因。

13. 讨论主动脉夹层的内科治疗。

主动脉夹层的处理取决于夹层的类型。A 型夹层通常考虑行急诊手术，因为这些患者发生瘤体破裂、累及主动脉瓣、卒中、心肌梗死和心脏压塞风险较高，需要立即外科治疗。没有并发症的 B 型夹层首选内科处理，更复杂的病例再考虑外科治疗。内科治疗的主要目标是严格控制血压，将平均动脉压稳定于 60 ~ 70 mmHg，β 受体阻滞剂作为一线治疗药物（如静脉输注艾司洛尔）尽可能减小主动脉壁上的剪切力。扩血管药物（如尼卡地平、硝普钠）用于顽固性病例。

14. 怎样管理腹主动脉瘤破裂的患者？

大多数患者应立即送至手术室，同时开始液体复苏，并进行快速的外科干预以避免死亡。建立多个大静脉通路便于容量复苏，同时行有创动脉血压监测。必要时应备取 10 个单位的红细胞，实验室检查可提示患者是否需要大量输血。利用血栓弹力图评估凝血功能。虽然与血流动力学目标的沟通应包括手术团队，为尽可能减少出血，更低的收缩压（如 < 100 mmHg）是合理的。

要点：大血管手术

1. 血管手术患者常合并的疾病包括冠状动脉疾病、高血压、COPD、慢性肾病和糖尿病。
2. 对有合并疾病和（或）心肺储备功能差（如 METS < 4）的患者，应考虑根据 ACC/AHA 指南进行术前检查和评估。
3. 围手术期死亡最常见的原因是心脏病。术后肾衰竭也是预测死亡的一个重要独立因素。
4. 主动脉阻断时可增加全身血管阻力、血压和后负荷，但主动脉开放后由于含有缺血性代谢产物、乳酸和钾离子的酸性血液回流，会引起血管扩张。
5. Stanford A 型夹层累及升主动脉，属于外科急症，而 B 型夹层病变在左锁骨下远端，可选择内科治疗。
6. 有 AAA 破裂表现的患者死亡率高，应尽早送至手术室行急诊手术干预和液体复苏。

推荐阅读

Barash PG, Cahalan MK, Cullen BF, et al. Clinical anesthesia. 8th Ed. Philadelphia, PA: Wolters Kluwer/Lippincott Williams & Wilkins; 2017.
Fann JI, Mitchell RS, Kaiser C, et al. Vascular surgery. In: Jaffe RA, Golianu B, Schmiesing CA, editors: Anesthesiologist's Manual of Surgical Procedures, 5th ed. Philadelphia: Lippincott Williams & Wilkins; 2014:405–458.
Fleisher LA, Fleischmann KE, Auerbach AD, et al. DN: 2014 ACC/AHA guideline on perioperative cardiovascular evaluation and management of patients undergoing noncardiac surgery: a report of the American College of Cardiology/American Heart Association Task Force on practice guidelines. J Am Coll Cardiol. 2014 Dec 9;64(22):e77–e137.
Mackey DC, Wasnick JD, Butterworth J. Morgan & Mikhail's Clinical Anesthesiology. 5th ed. New York: McGraw-Hill Education LLC; 2013.
Toshihiro F. Management of acute aortic dissection and thoracic aortic rupture. J Intensive Care. 2018;6:15.

心脏手术：心肺转流术

Barbara Wilkey, MD, Nathaen Weitzel, MD

李鹏 译 李皓 米卫东 校

第 62 章

1. 心肺转流术（cardiopulmonary bypass，CPB）的主要作用是什么？

CPB 是一系列人工装置，可临时替代机体心血管系统以及呼吸系统功能。CPB 在实施心内直视手术时保证重要器官的灌注，保证输氧以及清除代谢产生的二氧化碳。心肺系统与机体相隔离，心脏停搏以及心腔内无血为心脏以及大血管手术提供良好的手术视野。

2. CPB 回路主要有哪些组成部分？

CPB 回路通过静脉引流管将血液从中心静脉，一般通过重力或者真空负压引至体外储血槽，然后经过氧合器并将二氧化碳清除后再输注回患者的动脉循环。将血液泵回至动脉的压力主要来自于滚压泵或者离心泵，虽然有一部分滚头可以传递脉动性的动脉血流，但是一般而言回输的血流是没有搏动的。设备中还包含有输注心脏停搏液的滚头泵，一个用于术中排空心脏的心室插管，以及一个可以从术野吸血的吸引器泵。同时，设备还有用于过滤微血栓或者微气栓的滤器，因为这两者如果回输入动脉会引起严重的中枢神经系统损伤。设备中的热交换器用于在心肺转流时降温以及在转流即将结束时复温。心肺转流时必须保证储血槽不能流空，因为储血槽流空会导致致命的空气栓塞。

3. 什么是低体温的程度分级以及典型的 CPB 温度范围？

- 浅低温：32～35℃；
- 中低温：26～31℃；
- 深低温：20～25℃；
- 极深低温：14～19℃。

典型的 CPB 温度范围为 28～34℃，极深低温（14～19℃）用于机体彻底停止循环，然而这种程度的低温不是所有停循环病例所必需的。

4. 低体温有哪些副作用？

低体温的副作用包括血小板功能障碍、柠檬酸活性增强所致血清离子钙浓度降低、凝血障碍、心律失常、增加感染风险、红细胞携氧能力下降、神经肌肉阻滞增强以及心脏收缩障碍等。

5. 为什么低体温用于 CPB？

机体温度每降低 1℃ 则机体需氧量减少 9%。低体温可以在降低心脏泵血量的同时保证重要器官的氧气供应。CPB 主要用于心脏、中枢神经系统以及肝肾功能的保护。

6. CPB 期间发生急性肾损伤（acute kidney injury，AKI）的危险因素有哪些？

AKI 是 CPB 术后常见的并发症，发生率为 20% ～ 30%。危险因素包括高龄、女性、术前肾功能不全、射血分数低于 40%、糖尿病、CPB 血液稀释、使用主动脉内球囊反搏、CPB 持续时间长和复杂的心胸外科手术。在这些危险因素中，既往肾功能不全是术后 AKI 的最高危险因素。

7. 哪些干预措施可以降低术后 AKI 的风险？

目前尚无明确的方法预防 CPB 后 AKI。建议识别高风险患者、优化肾灌注（如目标导向灌注）、避免 CPB 时间过长和肾毒性药物。

8. 什么是目标导向灌注（goal-directed perfusion，GDP）？

GDP 的理论基础是维持足够的平均动脉压（mean arterial pressure，MAP），但这无法保证将足够的氧气输送至末梢器官。GDP 需要评估多种代谢参数，其中最常见的是氧供（oxygen delivery，DO_2）和二氧化碳释放（carbon dioxide production，VCO_2）。DO_2 可以通过改变泵的流量（即心排血量）和血红蛋白浓度来改变。机体在低氧血症的情况下会发生酸中毒，从而出现 VCO_2 增加。DO_2 小于 270 ml/（min·m^2）和 DO_2/VCO_2 小于 5 与 CPB 后 AKI 有关。

9. 讨论建立 CPB 插管的经典部位。

静脉血通常是通过右心房的双级管引流上、下腔静脉获得。对于心内直视手术而言，也可直接插入两根引流管分别从上、下腔静脉吸引静脉血。动脉血经无名动脉近端的升主动脉回到患者体内。插管位置也可选择股动脉和股静脉。但其缺点包括股动脉插管部位远端下肢缺血，静脉回流不充分，动脉插管较细而导致全身灌注不足，以及由于动脉粥样硬化斑块导致的插管困难。二次开胸手术时可以使用腋动脉插管，通常在开胸手术前进行，以便在必要情况下在劈开胸骨前建立有效的 CPB。循环停止的情况下可使用头臂动脉或腋动脉插管。

10. 微创瓣膜手术与常规开胸手术的插管部位有何区别？

静脉血通常通过在右心房放置一个单级导管或经股静脉插管至上腔静脉来实现引流（图 62.1）。导管上的引流孔需要一直保持在右心房内。静脉血回流可以通过心肺转流机上的负压吸引装置来增强。如果需要的话，可以在颈内静脉增加一个静脉引流插管。如果手术部位为左心房，肺静脉插管引流可以替代颈内静脉插管。动脉插管可以通过外周动脉（一般为股动脉）或者直接插管（通过胸骨劈开）。心脏停搏液顺灌系统主要有 3 种：在主动脉根部放置球囊封闭动脉然后灌注停搏液；在胸骨劈开后直接横跨夹闭主动脉后在主动脉根部直接开口灌注；或者在行主动脉瓣置换手术时切开主动脉根部

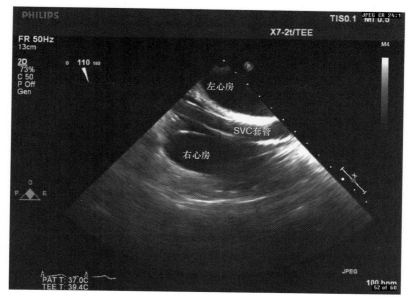

图 62.1　上腔静脉的引流插管

后直接向冠状动脉内灌注停搏液。逆行灌注停搏液则可以通过开胸后直接于冠状静脉窦插管或者经皮穿刺插管。

11. 涉及 CPB 的心脏外科手术的基本麻醉策略是什么？

麻醉的选择需要考虑患者心脏收缩功能不全的程度、冠状动脉疾病的程度、瓣膜病变的程度和整体的运动耐量。CPB 是术中知晓发生的高危因素，因而大剂量阿片类药物的应用极为常见。现在心脏麻醉已经不常应用大剂量阿片类药物和长效神经肌肉阻滞剂，因为它们与重症监护室拔管时间延长和活动延迟有关。解决这些问题和促进快速拔管（即术后＜ 4 h）以及早期下地活动的技术称为**快通道技术**。这些技术包括使用短效和保守剂量的神经肌肉阻滞剂和阿片类药物。此外，对乙酰氨基酚、酮咯酸、右美托咪定和氯胺酮等药物的使用，以及局部神经阻滞（如外科医生实施胸椎旁阻滞），可减少阿片类药物的使用。

12. 在行传统套管插入术时，麻醉科医师应怎样做？

在行胸骨切开术时，呼吸应停止，高血压患者应控制收缩压在 120 mmHg 或以下，尽量减少主动脉夹层发生的风险。在静脉插管时，应使用小潮气量通气，使肺部远离手术区域便于外科手术的顺利进行，避免意外损伤。经食管超声心动图（transesophageal echocardiography，TEE）通常可用于指导冠状动脉窦导管放置。通常，麻醉科医师应该关注胸骨切开到套管插入术的过程，因为在此期间最有可能发生大量失血和血流动力学剧烈变化。

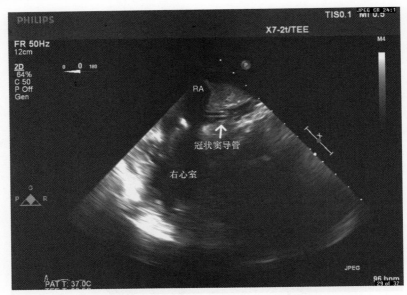

图 62.2 冠状静脉窦导管逆行灌注心脏停搏液

13. 何时以及如何实施循环停止？

循环停止这一技术**常用于**某些解剖因素或手术所需等条件下无法实施心肺转流时。常见于主动脉弓手术。通常在主动脉弓手术时，需建立 CPB 直至①患者降至所需的温度和②外科医生准备好主动脉移植物。此时，可通过停止心肺转流使机体处于停循环状态。低体温可减少身体代谢水平，但体温降低的程度取决于外科医生的临床操作。循环停止可伴随着独立的脑灌注。这种灌注可能是顺行的或是逆行的，顺行脑灌注通过颈动脉导管输送血流，而逆行脑灌注则通过上腔静脉导管输送血流。

14. 与循环停止相关的其他麻醉注意事项是什么？

患者在接受深低温循环停止时，发生凝血障碍、神经系统后遗症、肾衰竭和肺功能障碍的风险增加。CPB 期间除了常规生命体征监测以外，还需行神经功能监测，如脑电图（electroencephalogram，EEG）或脑电双频指数（bispectral index，BIS）。从理论上讲，在循环停止前获得等电 EGG 将减少低流量到无流量状态下的脑氧需求，然而，目前尚缺乏强有力的证据。将头部放入冰块中并给予利多卡因和类固醇也具有神经保护作用。

15. CPB 中使用哪些不同的氧合器？

氧合器允许气体交换的设计类似于人的肺。氧合器有多种类型，例如：

（1）**直接接触式氧合器**：包括气泡、筛网、旋转圆盘和鼓式氧合器。所有直接接触式氧合器的工作原理是：①产生氧气泡作为气体交换的界面，②使血液与气泡直接接触。从概念上讲，该装置很简单，但是这种设计存在缺陷。常见的问题是氧合器表面气泡堆积可直接接触红细胞并对其产生损害。

（2）**膜式氧合器**：使用允许 O_2 和 CO_2 扩散的半透膜。与直接接触式氧合器相比，膜式氧合器的优点是能独立控制 O_2 和 CO_2，减少细胞损伤。但是，这需要很大的表面积，因而需要更大的并且可以吸收药物的启动容量。

（3）**微孔氧合器**：由聚丙烯纤维或片材制成，利用逆流血流系统。与膜氧发生器相比，这种设计允许低表面积和小的启动量。虽然血浆渗漏可能会随着时间的推移而发生，但在大多数心脏手术的时间范围内，这通常不是问题，如果长期使用这种类型的氧合器（如 ICU 病房）则可能成为问题。

（4）**密封中空纤维氧合器**：由聚甲基戊烯制成。它们类似于微孔氧合器，只需要较低的启动容量，而且不会出现血浆渗漏。这一特点使这种氧合器成为ICU 中需要长期机械支持的患者的理想选择。

16. 预充是什么意思？心肺转流初期常见的血流动力学反应是什么？

预充液（晶体液、胶体液或者血液）被用来充填心肺转流机的管道。在心肺转流初期，管道内必须有液体灌注回动脉循环，直到患者血液从静脉吸引出来后充满管道回路。以往的预充量一般为 1.5 ～ 2 L，然而最新的心肺转流机仅用低至 650 ～ 800 ml 预充液即可满足一个开路循环的需求，而对于所谓的闭路循环或者称之为微型循环甚至可以使用得更少。减少预充量可以减少炎性反应的发生并且可以减少输血量。人体循环血液中由于注入了预充液所引起的急性血液稀释可以导致患者的平均动脉压以及血红蛋白浓度降低。

17. 为何必须全身抗凝？

当非肝素化的血液接触到心肺转流机的人造管道表面的时候即激活凝血系统，导致广泛的血栓形成，氧合器失效，进而导致患者死亡。在心肺转流开始之前需要至少 300 U/kg 的肝素注入中心血管。在心肺转流结束之后，需使用鱼精蛋白中和肝素以消除其抗凝作用。

18. 如何在转流前和转流期间测量抗凝的充分性？

肝素给药后 3 ～ 4 min 测量活化凝血时间（activated clotting time，ACT），CBP 时每 30 min 测量一次。正常值为 400 s 或更长。需经常测量肝素水平，但只有 ACT 是抗凝血活性的衡量指标。对于肝素抵抗（见于术前肝素输注）和抗凝血酶Ⅲ缺乏的患者尤其重要。

19. 患者行心肺转流术之前必须要确认的事项有哪些？

- 合适的含氧血流所产生的动脉灌注压。
- 足够的静脉回流血量。
- ACT 至少达到 400 s 以上。
- 如果采用心脏停搏液逆行灌注时需选择合适的插管位置。

- 平均动脉压监测。
- 中心温度监测。
- 足够的麻醉深度。

20. 为何要使用左心室引流？

在心肺转流过程中主动脉瓣反流或者来自支气管静脉和心最小静脉的血流可能导致左心室膨胀。左心室膨胀会导致心室壁的张力增加，从而导致心脏停搏液无法在心内膜下充分灌注并且增加心肌的耗氧量，进而引起严重的心肌缺血。通过右上肺静脉行左心室引流可以减轻左心系统的压力，并将这部分血回流至心肺转流机中。

21. 心脏停搏液的特点是什么？

心脏停搏液可以是晶体液或血液，可间歇或连续使用。心脏停搏液通过冠状动脉灌注，使跨膜电位保持在静息状态，从而减少维持心肌细胞所需的氧气和能量需求。心脏停搏液的机制包括（但不限于）高钾停跳、低钙血症、高剂量腺苷 / 利多卡因 / 镁，以及三磷酸腺苷钾通道开放。心脏停搏液可通过主动脉根部的冠脉开口顺行灌注，也可通过右心房的冠状静脉窦逆行灌注。

22. 讨论心肺转流时的心肌保护。应该注意哪些要素以达到最佳的心肌保护？

心肺转流过程中必须维持细胞完整性以确保术后的心脏功能。预防细胞损伤的关键因素是术中的心肌保护。保持心肌耗氧量和供给量的平衡是必需的，以下几点为保持平衡的关键因素：

- 合适的心脏停搏液。
- 降温，将心肌温度降至 12 ～ 15℃以下。
- 使用生理盐水冰泥行心脏局部降温。
- 左心室引流以预防左心室膨胀。
- 在心脏的背面垫隔热垫以防止纵隔血管内血流传递热量。
- 尽量减少支气管旁血管的血流（其可以帮助停跳的心脏复温）。如果心肌保护不佳的话在心肺转流术后会表现为心排血量减少，心电图缺血性表现，TEE 显示室壁运动异常，心律失常，以及需使用强心剂药物。

23. 主动脉阻断的作用是什么？

阻断近心端主动脉以与心脏和冠脉循环隔绝。动脉血流灌注入阻断钳的远心端。心脏停搏液注入主动脉瓣与阻断钳中间的部位，从而进入冠脉循环。将心脏与体循环隔绝是为了延长心脏停搏液的活性，使心脏舒张，并达到有效的心肌降温。

24. 总结 CPB 时的生理学改变。

- 应激激素包括儿茶酚胺、皮质醇、血管紧张素和加压素升高，原因是由于这些物质的代谢降低。

- 血液进入 CPB 后导致补体激活，凝血级联反应启动以及血小板激活。系统性炎症反应也被激活。
- CPB 可能导致血小板功能障碍，与 CPB 后出血有关。
- CPB 开始时，血液即被稀释致使大多数药物的血清浓度降低，但肝和肾灌注在 CPB 时也会降低，从而也会因为连续输注而导致血清药物浓度增加。

25. 血气分析的 pH-stat 法和 α-stat 法是什么？

因为气体的溶解度随体温降低发生改变，CPB 期间的血气分析是否该根据温度进行校正尚存在争议。所有血气分析是在 37℃ 的环境下进行分析的。pH-stat 法分析所得数值经列线图校正，且报告数值参考了低温时气体分压的改变。然后将 CO_2 加入到系统中进行酸碱状态校正。然而更常见的 α-stat 法血气分析并未校正温度。两种血气分析方法的结果往往出现矛盾，主要原因是大脑血管张力的改变由 CO_2 压力决定。在成人中，α-stat 法血气分析更有利于改善神经系统的预后故而常用。而对于新生儿来说，似乎 pH-stat 法更利于神经功能改善。因此 pH-stat 法和 α-stat 法适用于不同人群的血气分析。

26. 终止心肺转流的合适条件。

- 检查酸碱平衡，保持中性的 pH，碱剩余、$PaCO_2$、血红蛋白、血细胞比容和电解质基本在正常范围内。
- 确定合适的系统性复温，通常为 37℃。
- 重新校准所有压力传感器（即"归零"）。
- 确保足够的心率和心律（可能需要起搏器）。
- 重新检查心电图，节律是否正常和是否存在缺血。
- TEE 评估是否存在缺血区域（室壁运动异常的迹象），同时评估瓣膜功能。
- 去除心脏内或主动脉内的空气，评估主动脉或心腔内是否存在开放（TEE 的应用对于此评估非常有用）。
- 实施机械通气。

27. 如何逆转肝素的效果？潜在的并发症是什么？

鱼精蛋白是带正电荷的蛋白质分子，可与带负电荷的肝素结合，复合物经网状内皮系统清除。虽然有不同的方法确定鱼精蛋白用量，但最简单易行的方法是基于肝素使用量估算鱼精蛋白用量（每 100 U 肝素需要约 1 mg 鱼精蛋白）。肝素逆转的疗效通常用 ACT 评估。鱼精蛋白可引起过敏样反应或过敏反应导致全身性低血压、严重的肺部感染；同时由于过敏样血栓素释放导致难治性肺动脉高压。危险因素包括先前存在肺动脉高压，糖尿病患者应用 NPH 胰岛素和快速推注鱼精蛋白。

28. 为什么心肺转流后常用起搏器起搏心脏？

由于心肺转流导致的缺血性损伤、心脏停搏液的残余作用以及体温过低均可影响心脏的传导功能及造成心室壁运动异常。应用心脏起搏器，控制心率 80 ～ 100 次 / 分，可以明显地改善心排血量。需注意的是，心排血量等于心率乘以每搏输出量。

29. 如果患者不能停止 CPB 转机，有什么因素需要考虑？

从手术的角度来看，应该重新考虑手术操作是否成功（无论是冠状动脉旁路移植、瓣膜置换或其他）。TEE 可以评估是否存在室壁运动异常与瓣膜问题。通过 TEE 和有创监测评估右心室和左心室充盈度。还应监测其他血流动力学参数如心指数、混合静脉血氧浓度、肺动脉压力、肺动脉楔压、全身血管阻力。

30. 心脏功能受损患者以及不能停止 CPB 转机患者有哪些治疗方法？

停止 CPB 过程中经常遇到血管阻力减小（即所谓血管麻痹）和心脏收缩力下降。在难治性病例中，血管升压药和亚甲蓝可以用于纠正血管麻痹，而心脏收缩力下降则用正性肌力药物治疗。另外，可能还需要主动脉内球囊泵。右心功能障碍和（或）肺动脉高压也可能导致无法停止心肺转流转机。在这种情况下一氧化氮或肺血管舒张药治疗可能有用。TEE 在指导治疗决策以及引导肺动脉导管方面都十分重要。如果按照前述方法无法脱离心肺转流，应考虑体外膜肺氧合（extracorporeal membranous oxygenation，ECMO）。

31. 什么是 ECMO？

ECMO 是一种在手术室外提供氧合（静脉-静脉 ECMO）和（或）循环支持［静脉-动脉（V-A）ECMO］的机械方法。本章不具体讨论 ECMO，但简述一些基础知识。为了促进心肺转流脱机，几乎需要用到 V-A ECMO。心肺转流时，静脉插管将血液引流至氧合器，然后将氧合血液通过动脉插管输送至身体其他部位。ECMO 的插管位置可以是中心或外周。外周 ECMO 常选择股动脉和股静脉。如果使用外周 ECMO，应在右侧桡动脉置管监测上半身和下半身之间潜在的氧合不匹配。外周 ECMO 可能出现的问题是上下半身之间的氧气输送不匹配，称为 **ECMO 南北（Harlequin）综合征**。这是由于心脏功能正常，但肺功能不好引起的。未充分氧合的血液返回左心，随后被射入主动脉。未充分氧合的血液流向上半身，而下半身则接受来自下半身通过外周 ECMO 管路充分氧合的血液。

32. 总结 CPB 的中枢神经系统并发症。

CPB 后有 1% ～ 3% 新发的中枢神经系统事件，例如卒中（包括视力丧失）、短暂性脑缺血发作或昏迷。还有约 3% 发生智力功能退化、记忆缺陷或癫痫发作。进一步的神经认知测试揭示术后 1 ～ 6 个月内，认知功能障碍的发生率更高（20% ～ 60%）。大多数的认知功能障碍在数月后自动恢复。脑部微栓塞，尤其是血小板微栓塞被认为是重要因素之一。

33. 哪些措施可以减少此类并发症的发生率？

- 可逆因素需在心脏手术前包括CPB前得以确认。例如，患者有明显的颈动脉狭窄，术前应解决这一问题（可能在同一手术中）。严重的主动脉动脉粥样硬化是卒中的独立危险因素。因此避免主动脉钳夹是重要的，可以采用非心肺转流的手术策略。或者使用主动脉探针寻找没有主动脉动脉粥样硬化斑块的区域进行钳夹。

- 起初认为非心肺转流的冠状动脉旁路移植术（coronary artery bypass grafting，CABG）的患者术后神经系统并发症与患者接受CPB下CABG相比，发生率较低。虽然研究结果不尽相同，但现在多数的研究数据并不支持非心肺转流的CABG患者神经认知较CPB下CABG患者得以改善。

- 通过降低体温减少脑耗氧量。维持脑血流灌注压力（在正常颅内压和中心静脉压的前提下维持MAP > 60 mmHg）和混合静脉氧含量可优化大脑氧气的供给和需求。

- TEE可以确定卵圆孔未闭、明显的主动脉动脉粥样硬化、左心房血栓、心脏内的空气，所有这些发现的结果均可影响后续的麻醉管理。

- 避免低血糖，高血糖可能是有益的。

要点：心肺转流术

1. 开始CPB前，患者必须完全抗凝；否则，可能会出现严重的血栓并发症。
2. 在CPB期间，CPB储液罐不得流空；否则，空气栓塞可能会导致严重的并发症。
3. 影响心肌保护的因素包括停搏液、心肌低温和心室引流。
4. 心肌保护不足的后果包括心排血量减少、缺血、心律失常和CPB不能脱机。
5. 当患者未能从CPB中脱离时，应考虑手术原因（如移植物扭结、瓣膜衰竭）。
6. CPB术后神经系统并发症，特别是神经认知功能障碍是常见并发症。

推荐阅读

Gravlee G. Cardiopulmonary Bypass and Mechanical Support: Principles and Practice. 4th ed. Philadelphia: Wolters and Kluwer; 2016.
Kumar A, Suneja M. Cardiopulmonary bypass-associated acute kidney injury. Anesthesiology. 2011;114:964–970.
Ranucci M. Anaesthesia and cardiopulmonary bypass aspects of fast track. Eur Heart J Suppl. 2017;19:A15–A17.
Rupprecht L, Kunz D, Phillip A, et al. Pitfalls in percutaneous ECMO cannulation. Heart Lung Vessel. 2015;7(4):320–326.
Uyasl S, Reich D. Neurocognitive outcomes of cardiac surgery. J Cardiothorac Vasc Anesth. 2013;27:958–971.
Vernick W, Woo J. Anesthetic considerations during noninvasive mitral valve surgery. Semin Cardiothorac Vasc Anesth. 2012;16(1):11–24.
Wilkey BJ, Weitzel NS. Anesthetic considerations for surgery on the aortic arch. Semin Cardiothorac Vasc Anesth. 2016;20(4):266–272.
Welsby IJ, Um J, Milano CA, et al. Plasmapheresis and heparin reexposure as a management strategy in cardiac surgical patients with heparin-induced thrombocytopenia. Anesth Analg. 2010;110:30–35.

第 63 章

胸科手术：肺隔离技术

Lawrence I. Schwartz，MD，Mark D. Twite，MB，BChir，FRCP，Monica Hoagland，MD

李鹏 译 李皓 米卫东 校

1. 肺隔离技术的适应证是什么？

肺隔离的绝对适应证包括：

（1）保护健侧肺不受患侧肺的污染（如出血、肺部感染、支气管肺灌洗）

（2）在单侧肺部疾病（即支气管肺瘘或大肺囊肿或大疱）的情况下提供差异性肺通气。

相对而言，在胸腔内进行手术时，肺隔离有助于改善手术暴露。在困难气道或严重合并症的情况下，应在手术前和外科医生讨论肺隔离的安全性和必要性。对于小儿来说，手术暴露通常是通过二氧化碳来实现气胸或手法压缩肺，而不是肺隔离技术。

2. 什么类型的外科手术通常需要肺隔离？

可能需要肺隔离的胸部外科手术包括：

（1）肺、支气管或胸膜手术；

（2）心脏、大血管或心包手术；

（3）食管手术；

（4）前路胸椎手术。

3. 肺隔离技术的方法有哪些？

共有 3 种肺隔离的基本技术：

（1）左或右侧双腔气管导管（double-lumen endotracheal tube，DLT）；

（2）单腔气管导管（endotracheal tube，ETT）配合支气管封堵器（bronchial blocker，BB）；

（3）置于一侧支气管内单腔 ETT（MSB）。

4. 描述双腔气管导管（DLT）。

DLT 由两个长度不等的气管导管和位于尖端的高容量低压套囊模制而成，两个管腔开口分别通向气管内和支气管内。每个管腔可用于隔离、选择性通气，或单独对右肺或左肺放气，并且在两支通气导管腔标明不同的颜色标记（气管为白色，支气管为蓝色）。主气管套囊放置于主气道内，气管隆凸上方；较小的蓝色支气管套囊位于支气管内，左侧和右侧 DLT 被设计成将各自的支气管腔置于对应边的支气管。DLT 的远端是分叉的，每个分叉都有一个颜色对应的通气管并连接到通气管路接头。

5. 右支气管与左支气管有何不同？如何影响右侧 DLT 设计？

右支气管的管腔比左支气管宽且直。右支气管有三个分支（右肺上、中、下叶支气管），而左支气管只有两个分支（左肺上、下叶支气管）。左肺上叶支气管比右肺上叶支气管长，左肺上、下叶支气管开口离隆突约 5 cm，右肺上叶支气管距离隆凸 1.5～2 cm，右肺支气管继续向远端分为中、下叶支气管。值得注意的是，右肺上叶支气管易变异，有时可以从隆凸水平甚至气管内发出（又称气管性支气管）。

左右 DLT 的尖端角度以及支气管套囊稍有不同，右侧 DLT 的支气管腔角度较小以适应右支气管走形，同时右支气管套囊内多一侧孔供右肺上叶通气。右肺上叶支气管的相对较短和解剖变异导致右侧 DLT 放置较为困难。

6. 描述 DLT 的放置和定位。

在直接喉镜下，DLT 尖端向前弯曲。当导管尖端通过声门后取出管芯，同时将导管向要插管的支气管一侧旋转 90°。最终定位可以通过听诊或纤维支气管镜（fiberoptic bronchoscopy，FOB）来实现。

通过听诊，DLT 缓慢推进，直到进入支气管时感觉到阻力。旋转回来，给支气管内和气管套囊充气，管腔固定，同时双侧听诊胸部。正确定位，气管内管腔被夹闭时，左侧 DLT 将在左侧产生呼吸音，当支气管内管腔被夹闭时，右侧 DLT 将在右侧产生呼吸音。右侧 DLT 则相反。注意，单独听诊对于 DLT 的正确放置通常是不可靠的，因此需要使用 FOB 进行支气管镜检查。

使用 FOB 时，支气管镜通过 DLT 的支气管腔内进入气管和相应的侧支气管，然后使用支气管镜作为导管，DLT 通过支气管镜进入支气管。最后，将支气管镜从支气管内腔抽出，穿过气管腔，确定支气管套囊的位置，确保对侧支气管通畅。值得注意的是，DLT 在患者体位改变（如转向侧位、移动头部）时可能会移位，需要在这些操作后再次确认导管位置。最后，当使用右侧 DLT 时，必须确保支气管内套囊不会阻塞右肺上叶支气管口，这往往较为困难，许多临床医生即使在需要右肺隔离的情况下，也几乎完全使用左侧 DLT（图 63.1）。

7. 右侧 DLT 的适应证是什么？

当有左支气管病变（即腔内肿瘤、支气管内压迫、创伤），或气管支气管破裂，或当外科手术涉及左支气管（即袖状切除术、肺移植或支气管胸膜瘘修补术）时，使用右侧 DLT。右 DLT 的唯一禁忌证是右肺上叶支气管在隆凸处或隆凸上方。

8. 如何选择合适的 DLT 型号？

最佳的 DLT 尺寸是可以无损伤地通过声门和气管进入支气管最大的尺寸，当套囊放气时，只能有少量漏气。使用尽可能大的 DLT 可以更好地通

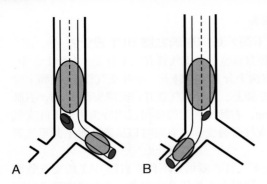

图 63.1　**A**. 左侧双腔气管导管位于左支气管内，位置正确。**B**. 右侧双腔气管导管位于右支气管内，但是支气管套囊将右上肺开口堵住，导致右上肺通气

气和清除分泌物，降低通气压力，加快手术肺塌陷以及手术结束后自主呼吸的恢复。然而，较大的 DLT 可能更难放置和（或）引起气道损伤。较小的 DLT 可能更容易放置，但支气管套囊需要更大的容量来形成足够的密封，从而增加了支气管损伤或导致套囊挤压在气管隆嵴处形成疝。在手术过程中，他们也更容易移位。然而，没有可靠的标准来选择正确的 DLT 尺寸。支气管直径与性别、身高或体重没有明确的相关性。最好的估计（在可行的情况下）来自于用放射成像测量气道直径。许多麻醉科医师会选择 39 ～ 41 French（［Fr］；1 Fr ＝ 0.33 mm）的 DLT 用于成年男性，35 ～ 39 Fr（上限身高177.8 cm）的 DLT 用于成年女性（165.1 ～ 177.8 cm）。最小的 DLT 是 26 Fr，可用于 8 岁以下的儿童。

9. 描述支气管封堵器（bronchial blocker，BB）。

　　BB 通过（或沿着）一个常规的 ETT，并使用 FOB 引导进入任一支气管以实现肺分离（与肺隔离相反）。也可用于选择性的肺叶阻滞。BB 末端有一个球囊用于阻塞同侧支气管，并且可能有一个中空的中心通道，可以用来提供连续气道正压通气（continuous positive airway pressure，CPAP）或协助手术侧肺的吸痰。

　　当使用 BB 时，必须通知外科医生，因为它可能需要重新定位，以避免在涉及支气管的手术操作中被卡入钉线。

10. 如何放置 BB？

　　BB 通常与标准的经口 ETT 结合使用，但也可与鼻气管插管、气管造口管，甚至喉罩（laryngeal masks airway，LMA）配合使用。BB 和纤维支气管镜最好一起通过气管导管，但这需要一个最小内径为 4.5 mm 的导管。当使用较小的 ETT 时，封堵器沿着气管外边通过。每种类型的 BB 都有相应的放置方法，但都需要 FOB 引导。

　　（1）Arndt 支气管内封堵器 ™（Cook Medical）：远端有一个尼龙线环，支气管镜穿过钢丝环，然后用于引导封堵器就位。定位移除金属丝，以便对手术侧肺进行抽吸和 CPAP。请注意，尼龙线不能重新插入，如果 BB 移位，则很难重新定位。Arndt 支气管封堵器是儿科患者最常用的 BB，最小可用尺寸为 5 Fr。

（2）Cohen 支气管内封堵器 ™（Cook Medical）：这个封堵器的近端包含一个轮子，它控制着远端的尖端。在 FOB 显示下，轮子用于引导封堵器进入正确的支气管。

（3）Univent 管 ™（Fuji Systems Corporation）：这是一个带有外部通道的单腔 ETT，内置支气管封堵器。BB 由可延展性材料组成，允许在 FOB 引导下将预成形尖端定位到任一支气管中。Univent 封堵器也可作为 Uniblocker 单独使用。Univent 管具有更高稳定性的优点（当封堵器固定在 ETT 上时，移位的可能性较小）。然而，堵塞通道的存在减少了通风管腔可用的横截面积，导致气流阻力过高，尤其是在较小尺寸的管道中。在较大的导管中，CPAP 和吸痰可通过 BB 管腔进行。

（4）Rüsch EZ 封堵器 ™（Teleflex）：有一个独特的"Y"形，分叉位于隆突的远端，每个远端的尖端可以延伸到相应支气管。这些 BB 易于放置，允许右肺或左肺分离，无须任何重新定位。

（5）血管球囊导管：血管导管，如 Fogarty 动脉取栓导管（Edwards Lifesciences），已成功用作说明书外 BB。这些一般是小尺寸（2～3 Fr），主要用于儿童患者。然而，气囊容量小，压力高，可能增加支气管黏膜损伤的风险。此外，缺乏一个中央通道的持续气道正压通气或吸痰。

对于大多数 BB 来说，手术侧肺不张是由吸收性肺不张引起的，这可能会增加手术所需的时间。

11. 单腔气管导管能否实现肺隔离？

可以。标准的单腔 ETT 可以选择性地进入非手术肺的支气管。手术侧肺将逐渐变为肺不张和塌陷。这是一个简单而快速的技巧，在紧急情况下非常有用，对于那些太小而不能使用 DLT 或 BB 的儿童来说也很有用。

将 ETT 置入右支气管比较容易，因为它与气管长轴的夹角小于左侧支气管。将患者头部转向右侧可能会更好地对齐气管和左支气管，从而提高尝试左侧放置时成功的可能性。

当使用带套囊的 ETT 时，从近端套囊到远端尖端的距离必须小于支气管的长度，以允许所有肺叶通气。小儿微套囊 ETT 可能不适用于右支气管插管，因为它们缺乏 Murphy 孔，因此可能损害右上叶通气。使用带有 Murphy 孔的 ETT 可以避免这个潜在的问题。

12. 讨论每种肺隔离和（或）肺分离技术的相对优缺点。

DLT 和支气管封堵器是成人实现单肺通气（one-lung ventilation，OLV）最常用的技术。无须支气管镜即可放置 DLT，并且比 BB 更容易保持正确的位置。一旦到位，他们提供真正的肺隔离，而不仅仅是肺分离。另一个重要的优点是能够在低氧血症期间为非手术肺提供 CPAP。缺点是增加了发生并发症的可能性，如喉咙痛、声音嘶哑和气道损伤。DLT 插管可能比放置一个单腔 ETT 更困难，术后不建议使用 DLT 进行通气。

BB 更难定位，需要 FOB 引导。然而，对于气道困难的患者或可能需要术后通气的患者，它们是有利的。两种技术在肺塌陷的时间或质量上没有显著差异。

放置主支气管单腔 ETT 是一种简单的技术，但通常用于紧急情况和儿科患者（表 63.1）。

13. 单肺通气（OLV）的并发症有哪些？

（1）错位：正确的定位应允许非手术侧的所有肺叶通气，同时手术侧的所有肺叶完全不通气。由于气管支气管树的解剖结构，放置在右支气管的导管可能会阻塞右肺上叶支气管，阻碍通气或肺叶塌陷。此外，由于手术操作

表 63.1 单肺通气 / 肺隔离技术优缺点

技术方法	优点	缺点
单腔气管导管插至非手术肺侧支气管内	简单快速 不需要特殊设备 适用于小儿	不能对手术肺进行 CPAP、抽吸或支气管镜检查 手术肺塌陷时间长（吸收性肺不张） 难以获得足够的封堵（尤其是没有套囊的导管） 右支气管放置可能会阻塞右肺上叶开口 左支气管的放置可能很困难
球囊术侧支气管封堵器	可用于多个不同的人工气道（经口或经鼻 ETT、气管造口术、LMA） 可在放置期间提供持续通气 可为手术肺提供 CPAP 允许选择性肺叶隔离 如果术后需要，可轻松恢复双肺通气 气道困难患者的最佳设备	放置所需时间 经常需要重新定位 放置时需要进行支气管镜检查 吸痰通道小 在手术过程中经常移位和失去密封
DLT	定位迅速 不需支气管镜即可定位（尽管推荐使用） 双肺均可吸痰 可以对两个肺进行通气、负压吸引和支气管镜检查 术侧肺可行 CPAP 完全性肺隔离的最佳设备 双肺-单肺通气转换简单易行	难以选择合适的尺寸（不适用于幼儿） 右侧 DLT 可能难以正确定位 喉镜检查困难患者放置困难 气道损伤风险 不适合术后通气

CPAP，持续气道正压通气；DLT，双腔气管导管；ETT，气管导管；FOB，纤维支气管镜；LMA，喉罩气道

或患者体位的改变，正确放置的导管可能在术中发生移动。支气管封堵器一旦移位可能特别难以复位。这可能导致手术暴露不足，污染健侧肺，或支气管套囊移动到主气道的情况下，造成通气完全阻塞和急性低氧血症。

（2）**气道损伤**：DLT 较 BB 有更高的气道损伤发生率。这些损伤包括喉咙痛、声音嘶哑和潜在的严重气管损伤。当支气管套囊过度膨胀时，DLT 和 BB 均可见到支气管损伤。当使用大小不合适的小型 DLT 时，这种情况更为常见。为防止过度充气，应使用直接 FOB 可视化，以确保套囊充气刚好足以密封支气管（很少 > 2 ml 空气）。当不再需要 OLV 时，应立即给套囊放气。

（3）**低氧血症和呼吸性酸中毒**：在后面讨论。

（4）**手术并发症**：BB 或 DLT 的支气管内腔可能意外地被缝入穿过支气管的手术缝合线。为了预防这种并发症，必须与外科医生沟通。

14. 描述气道困难患者的 OLV 技术。

对于气道困难且需要 OLV 的患者，最安全的方法是首先建立一个单腔 ETT。OLV 可通过使用 BB 或通过放置 DLT、使用气道导管交换技术来实现。支气管封堵器特别适用于这类患者，因为它们可以用于经口或经鼻 ETT、气管造口管，甚至 LMA。

15. 描述儿童患者的 OLV 技术。

由于儿童气道的尺寸较小，肺隔离技术在儿童患者中的应用受到限制。2 岁以下的儿童通常不需要 OLV，因为通过 CO_2 气胸或手法压缩手术侧肺可以获得足够的手术暴露。在需要 OLV 的情况下，对于婴儿和幼儿来说，主要放置 ETT 是首选的技术。BB 可用于 6 个月大的婴儿。最小可用的 DLT（26 Fr）可用于 8 岁以下的儿童（表 63.2）。

16. 描述 OLV 的生理学。

在正常生理条件下，通气和灌注是成比例的，由于重力对血流和肺顺应性的影响，肺的重力依赖部分接受更大的灌注和更大的通气。OLV 的启动停止了相应肺的所有通气，理论上，如果肺灌注保持不变，将产生 50% 左右分流和相对低氧血症。然而，由于以下原因，实际分流分数通常仅为 25% 左右：

（1）肺不张和手术操作不通气的肺会阻碍血管流入该肺。

（2）缺氧性肺血管收缩（hypoxic pulmonary vasoconstriction，HPV）减少了流向非通气性肺的血流量，使其重新流向通气的肺。值得注意的是，麻醉药物的选择和通气策略都会损害代偿性 HPV，导致低氧血症。

（3）患者侧卧位增加通气侧肺的灌注。

17. 患者体位如何影响 OLV 生理学？对儿童有什么不同？

对于接受 OLV 的成人和年龄较大的儿童，如手术所需，通气/灌注（$\dot{V}/\dot{Q}$）匹配最好的是在侧卧位时使手术（或病变）肺在非重力依赖位置。然而，婴儿和幼儿并非如此。将婴儿和幼儿的通气肺放置在重力依赖侧的位置会加

表 63.2 用于小儿肺隔离的气道装置

年龄（岁）	气管导管型号（ID）	支气管封堵器（Fr）	UNIVENT 导管（ID）	双腔导管（Fr）
0～0.5	3.5			
0.5～2	4.0	5		
2～4	4.5	5		
4～6	5.0	5		
6～8	5.5	5	3.5	
8～10	6.0（套囊）	5～7	3.5	26
10～12	6.5（套囊）	5～7	4.5	26～28
12～14	6.5～7.0（套囊）	5～7	4.5～6	32
14～16	7.0（套囊）	7～9	6.0～7	35～37
16～18	7～7.5（套囊）	7～9	7.0～7.5	35～39

DLT，双腔气管导管；ETT，气管导管

重 $\dot{V}/\dot{Q}$ 失衡，原因如下：

（1）婴儿的胸腔容易压缩，无法完全支撑依赖的肺。因此，在依赖体位时，通气肺容易发生肺不张。

（2）在成人中，相对于非依赖侧肺，重力增加了依赖侧肺的灌注。这有助于 $\dot{V}/\dot{Q}$ 在 OLV 期间匹配。然而，由于婴儿体型小，其静水压力梯度降低，在侧卧位时不会受益于这些重力效应。

（3）在成人中，依赖侧腹部静水压升高导致该侧膈肌负荷增加，因此，在自主通气时具有机械优势。这种梯度在婴儿身上也减少了，减少了他们侧卧位的任何功能优势。

（4）婴幼儿功能残气量降低，导致潮气量呼吸时气道和肺泡关闭。

这些因素，再加上幼儿耗氧量的增加，导致侧卧位低氧血症的发生率增加。

18. 讨论缺氧性肺血管收缩（HPV）。

HPV 是肺循环中血管平滑肌对局部低氧张力的反射性收缩。它将血液从通气不良的肺段转移到通气良好的肺段，从而改善肺静脉 $\dot{V}/\dot{Q}$ 匹配和减少低氧血症。在 OLV 期间，HPV 效应最大可以使非通气肺的血流量减少 40%～50%。这种反应是双相的，包括初始（几分钟）灌注的快速减少，然后是后面持续（小时）更有力的减少，进行缓慢的补偿。这种反应导致动脉血氧水平通常在开始 OLV 后 20～30 min 降至最低点，然后在接下来的 1～2 h 内逐渐升高。

慢补偿具有重要的临床意义。在手术过程中，OLV 在同侧肺上的重复循环将导致较低程度的低氧血症，因为 HPV 反应在随后的循环开始时已经是活跃的。然而，当患者接受双侧肺手术时，他们对侧肺的 OLV 加重低氧，因为 HPV 反射仍存在，先前塌陷的肺叶虽然已经通气，但是灌注血流仍在持续转出。

19. 哪些因素影响 HPV？

HPV 可通过多种药物和生理因素（包括酸碱状态、温度和血流动力学状态）增强（导致分流减少 / 氧合改善）或减弱（导致分流增加 / 氧合恶化）。OLV 期间麻醉管理的目标包括尽可能管理这些因素，以尽量减少它们对人 HPV 的影响（表 63.3）。

20. OLV 期间应使用哪些麻醉药物？

所有挥发性麻醉药在体内均以剂量依赖的方式抑制 HPV，理论上会加重低氧血症。然而，这种影响往往没有临床意义。一篇综述发现，没有证据表明吸入或静脉麻醉药的选择会影响患者的预后，另一项研究发现挥发性药物与静脉注射药物相比，炎症介质、肺并发症和在体内停留的时间都少于静脉药物。基于这些数据，在 OLV 期间使用全静脉麻醉的经典建议可能不再有效。同样值得注意的是，在 OLV 期间，硬膜外局部麻醉常用的浓度并不影响氧合。

21. OLV 期间什么通气策略是合适的？

OLV 可导致低氧血症，V/Q 失衡，以及由于使用非生理潮气量、失去正常功能残气量和通气肺灌注过多而导致的肺损伤。这些变化增加了术后肺部并发症的风险，这是肺部手术后并发症 / 死亡的主要原因之一。

* 肺保护性通气策略，包括低潮气量（4～6 ml/kg）、使用 5 cm H_2O 或更高的呼气末正压（positive end-expiratory pressure，PEEP）、允许性高碳酸血症和手法复张操作，与减少术后肺部并发症和保护气体交换有关。当低潮气量通气用于预防肺不张和低氧血症时，在通气肺中使用 PEEP 和肺泡复张操作尤为重要。
* 吸入的氧气浓度应降低至维持充足氧合所需的最低水平。持续暴露于

表 63.3　HPV 的影响因素

HPV 增加（分流更少、改善氧合）	HPV 减少（分流增多、氧合变差）
酸中毒（代谢或呼吸）	碱中毒（代谢性或呼吸性碱中毒）
发热	低体温
混合静脉氧减少（降低 CO）	血管扩张药
血管收缩药	挥发性麻醉药（最小临床效应）

HPV，缺氧性肺血管收缩

100% 氧气可导致吸收性肺不张，并降低复张操作的有效性。

- 增加吸呼比，有助于避免自发性 PEEP 和肺过度膨胀。
- 尽管压力控制通气比容量控制通气具有理论上的优势，包括较低的气道压力和较少的血流动力学影响，但研究并未发现 OLV 期间压力控制通气一直都是有优势的。

22. OLV 期间低氧血症的原因是什么？

约 5% 的 OLV 患者出现低氧血症［氧饱和度＜ 85% ～ 90% 或动脉氧分压（PaO_2）＜ 60 mmHg］。原因包括：

（1）**患者因素**：肥胖、术前低基线 PaO_2 和（或）手术肺的正常灌注（病变肺经常减少灌注）的患者在 OLV 期间低氧血症的发生率较高。小儿易发生肺不张和肺 $\dot{V}/\dot{Q}$ 比值失衡，在 OLV 期间，侧卧位出现继发性缺氧。

（2）**手术因素**：右侧手术（即需要左侧 OLV）和仰卧位手术与低氧血症的发生率较高有关。

（3）**通气策略不当**：通气肺不张（潮气量低，无 PEEP 或复张手法）导致低氧血症。此外，通气肺内的气道高压可将血流转移到非通气肺，从而增加分流和低氧血症。

（4）**肺隔离不足**：位置不当的肺隔离装置可能导致通气障碍和引发低氧血症。

23. OLV 期间应如何处理低氧血症？

（1）增加吸入氧气浓度至 100%。而在低氧事件解决后，尽可能将其恢复到以前的水平。

（2）用 FOB 检查肺隔离装置的位置，排除装置位移。

（3）吸除血液或分泌物。

（4）优化依赖侧肺的通气，使用复张手法和 PEEP 防止肺不张，限制吸气压力防止血流转移到非通气侧肺。

（5）通过窒息性氧合或 CPAP 为手术肺供氧。这将使残留的肺血充氧，这些血不会被 HPV 从手术肺分流出去。

（6）通知外科医生，治疗低氧血症可能需要恢复双肺通气和（或）在手术侧肺动脉放置夹钳。

24. 对于不同的肺分离装置，如何恢复术中双肺通气？

对于支气管内单腔 ETT 患者，通过将气管插管退至主气管位置，可以很容易地恢复双肺通气。简单地去除 BB，通过原位气道装置（ETT、气管造口术或 LMA）继续通气。使用 DLT 时，支气管套囊放气，通过 DLT 的两个管腔恢复通气。

如果术后需要通气，理想情况下，DLT 应改为单腔 ETT，以降低持续气道损伤的可能性。值得注意的是，在长期的胸部手术后，如果出现出血、分泌物增多和气道水肿，这将会变得非常麻烦。如果术后必须保留 DLT，则接收人员必须熟悉其原理和功能。

要点：肺隔离技术

1. OLV 可通过 DLT、BB 和标准单腔 ETT 实现，各有优缺点。
2. 选择合适的 OLV 装置取决于手术要求、患者特征和操作人员的舒适性。DLT 更可靠，BB 可能对气道困难患者有利。
3. 装置位置偏移是 OLV 手术中常见的并发症。当气道压力变化和（或）患者缺氧时，应使用 FOB 重新评估定位。
4. 麻醉药物的选择（吸入剂与静脉注射剂，联合使用或不联合，有或无硬膜外麻醉）对 OLV 期间氧合没有显著的临床差异。
5. OLV 期间的保护性通气策略包括低潮气量通气（4 ～ 6 ml/kg）、PEEP（5 cm H_2O）、限制峰值气道压力和允许的高碳酸血症。
6. 改善 OLV 期间氧合的方法包括增加氧浓度、确定肺隔离装置的位置、清除气道分泌物、对非通气肺应用 CPAP、对通气肺进行 PEEP、要求外科医生手动限制肺血流至非通气肺，如果都无效最后可恢复双肺通气。

网址

Thoracic Anesthesia: www.thoracic-anesthesia.com. Excellent site with many articles and an online bronchoscopy simulator.

推荐阅读

Brodsky JB. Lung separation and the difficult airway. Br J Anaesth. 2009;103:i66–i75.

Campos JH. Hypoxia during one-lung ventilation: a review and update. J Cardiothorac Vasc Anesth. 2018;32(5):2330–2338.

Clayton-Smith A. A comparison of the efficacy and adverse effects of double-lumen endobronchial tubes and bronchial blockers in thoracic surgery: a systematic review and meta-analysis of randomized controlled trials. J Cardiothorac Vasc Anesth. 2015;29:955–966.

El Tahan MR. Impact of low tidal volumes during one-lung ventilation. A meta-analysis of randomized controlled trials. J Cardiothorac Vasc Anesth. 2017;31:1767–1773.

Fitzgerald J. Techniques for single lung ventilation in infants and children. Anesthesia Tutorial of the Week. Oct 23, 2015. www.wfsahq.org/resources/anaesthesia-tutorial-of-the-week.

Letal M. Paediatric lung isolation. BJA Educ. 2017;17:57–62.

Lumb AB. Hypoxic pulmonary vasoconstriction. Anesthesiology. 2015;122:932–946.

Pedoto A. How to choose the double-lumen tube size and side: the eternal debate. Anesthesiol Clin. 2012;30:671–681.

Senturk M. Intraoperative mechanical ventilation strategies for one-lung ventilation. Best Pract Res Clin Anesthesiol. 2015;29:357–369.

脊柱手术

Anthony M. Oliva，MD，PhD

于瑶 译 李皓 米卫东 校

1. 脊柱手术的适应证有哪些?

　　脊柱手术最常见的原因是脊柱畸形。导致脊柱畸形的原因主要是发育性因素，如脊柱侧凸或退行性病变。脊柱手术的其他原因包括创伤、肿瘤切除、骨髓炎和神经系统功能障碍。这些手术通常是择期手术，但某些情况下需要急诊手术。

2. 脊柱手术要考虑的麻醉因素有哪些?

　　手术部位（即腰椎、颈椎和胸椎）和拟施行的手术方案（融合术、椎间盘摘除术和手术节段等）是制订麻醉计划的主要考虑因素。外科医生根据患者的病情选择前路、侧路或后路的手术方式。

- **气道**：由于颈部活动范围的限制，颈椎手术可能面临气道管理上的挑战。颈椎前路手术通常需要使用监测声带活动的专用气管导管，以避免喉返神经损伤。在颈椎损伤的情况下，需要采取妥善的插管技术。直接喉镜在这种情况下很少用于引导下气管导管置入，而常用可视喉镜和纤维支气管镜以尽量减少插管暴露期间过多的颈部活动。在某些情况下，甚至需要保持患者清醒状态，纤维支气管镜引导下行气管插管。颈椎手术、长时间手术和大量输液易导致气道水肿，术后麻醉科医师需要谨慎地拔除气管导管。

- **体位**：患者体位取决于手术方式，而麻醉科医师应确保患者的正确体位。最常见的手术方式是患者处于俯卧位的后路法。这种情况下，必须保证在压力点摆放体位垫、关节处于中立位以及避免患者面部受压。视觉丧失是脊柱手术罕见却严重的并发症，正确的俯卧位摆放是预防的关键。前路手术要求患者仰卧位，体位摆放通常比较简单。在颈椎手术中，前路手术方式可能需要麻醉科医师和外科医生之间沟通协调头部和颈部的位置。侧路手术方式需要患者处于侧卧位，这种体位需要在受压侧的腋下垫卷枕，以避免臂丛神经损伤，同时仔细确认颈部和手臂处于中立位。

- **失血**：脊柱手术中失血量可能很大，麻醉科医师要保持警惕，密切关注失血情况。当输血风险较低时，应进行术前血型筛查，当输血风险中等或较高时，应进行血型检测和交叉配血。大多数情况下需要开放至少 2 条外周静脉通路。预计失血量较大时，应考虑放置中心静脉导管。当手术过程中患者手臂无法外展（颈椎和胸椎手术），或预计失血量很大，或手术时间很长，或患者存在合并症时，应考虑放置动脉导管进行连续动脉血压监测。一方面，为了减轻脊髓或脊神经根的压迫，脊柱手术应该限定在一至两个节段，手术失血一般不超过 250 ml。另一方面，手术范围也可以从头部至骨盆的整个脊柱。这种手术一般需要截骨术，以完成整个脊柱畸形的修复。截骨手术创伤较大、失血较多，有的手术失血量可达数升。

- **麻醉药物**：脊柱手术需要实施全身麻醉。麻醉药物的选择取决于外科医生是否需要术中神经监测（intraoperative neuromonitoring，IONM）。如果不需要 IONM，那么挥发性麻醉药复合肌松药可用于麻醉维持，然而当需要术中 IONM 时，通常采用全凭静脉麻醉，患者不能使用肌肉松弛剂。
- **特别注意**：胸椎手术，尤其是侧路方式，需要单肺通气。使用双腔气管导管或支气管封堵管以便于暴露手术区。

3. 与其他手术相比，脊柱手术后常见的不良事件有哪些？

脊柱手术后可发生术后视力丧失（postoperative visual loss，POVL）伴或不伴明显的眼外伤。视力受损的程度从模糊到完全失明。视力丧失的四种类型包括视网膜中央动脉阻塞、视网膜中央静脉阻塞、皮质盲和缺血性视神经病变（ischemic optic neuropathy，ION）。ION 是脊柱手术后视力丧失的最常见类型。

4. POVL 的病因是什么？

中央视网膜动脉或静脉阻塞最常见的原因是对眼球的直接损伤（直接压迫眼球），其次是与栓塞有关。正确摆放患者体位和眼睛保护对于防止 POVL 至关重要。皮质盲较罕见，主要由大脑视皮质或颅内视神经束缺血引起。ION 的确切病因尚不清楚，但此时眼眶内和巩膜筛板处视神经处于血供不足的风险。血液供应存在个体差异，沿神经正中，在颈动脉较后方的垂体支和睫状后动脉的灌注区之间存在一个分水岭。当视神经灌注压降低到自我调节范围以下时会引起神经损伤，缺血的严重程度和持续时间会影响损伤程度。尽管其他手术后也可能发生 ION，但最常见于俯卧位脊柱手术后，脊柱手术后 ION 的发生率为 0.01% ~ 0.2%。

5. POVL 的危险因素有哪些？

在美国麻醉科医师协会 POVL 登记的 80 名患者中，对俯卧位脊柱手术的患者进行分析后发现 POVL 的独立危险因素包括手术时间延长、男性、使用 Wilson 框架固定体位、肥胖和晶胶比过大。贫血、术中血压、慢性高血压、动脉粥样硬化、吸烟或糖尿病不增加 POVL 的风险。POVL 目前尚无有效治疗。

6. 脊柱手术中使用 IONM 的适应证有哪些？

IONM 适用于任何有可能造成周围神经、椎管内、脑干或大脑皮质内感觉和（或）运动通路机械性或血管性损伤的情况。一般来说，大多数脊柱手术可能需要 IONM。不需要减压或置入植入物的腰骶部手术一般不需要 IONM。

7. 什么是 IONM？脊柱手术中使用哪些方式？

IONM 能够在术中连续监测患者的神经功能状态和评估神经功能障碍。IONM 获取的信息可以实时指导外科医生进行手术决策，并影响麻醉科医师关于麻醉药物和血压调控的决策。脊柱手术通常使用 3 种 IONM：躯体感觉诱发电位（somatosensory-evoked potentials，SSEP）、运动诱发电位（motor-evoked potentials，MEP）和肌电图（electromyography，EMG）。

SSEP 提供从外周到皮质的上行感觉通路的信息。在外周神经给予一个电刺激，信号沿脊髓向上传导，通过脑干到达皮质感觉区。然后通过头皮上的电极测量这一电信号，该信号反映了特定感觉神经通路将电信号从外周传导到大脑皮质的能力。在大多数情况下选择上肢的正中神经和下肢的胫后神经。

MEP 提供从大脑皮质到外周的下行运动通路的信息。在大脑皮质特别是中央前回给予一个电刺激，信号通过脑干和脊髓向下传递至外周的肌肉。然后肌肉中的电极测量这一信号，该信号反映了特定运动神经通路将电信号从大脑皮质传导到外周的能力，可同时监测不同部位的肌肉。最常选择手部的拇短收肌和小腿的胫骨前肌和足部的拇收肌。如果预计手术节段低于 L2 水平时可能不需要使用 MEP，因为大多数人此节段对应脊髓末端（脊髓圆锥）。

EMG 试验有两种类型，都能提供有关脊髓或特定神经及其相关肌肉的信息。第一种类型为**自发 EMG**，是连续记录。在基线时无任何活动，当观察到特定的肌肉活动时，相应的神经可能受损，外科医生需要警惕。通常是由于外科医生紧邻神经根或脊髓操作，以及植入物放置错误所引发。第二种类型为**诱发 EMG**，能够记录外科医生刺激手术区域中的脊髓或特定神经所引发的 EMG 反应。有助于识别功能区域和明确正常的神经功能。监测手术区域相应的肌肉功能十分重要。例如，在颈椎手术中监测上肢肌肉，如入三角肌、肱二头肌、肱三头肌和拇短收肌。

8. 外周神经至大脑皮质的感觉通途是什么？

外周感觉神经的轴突经过脊神经后根进入脊髓。这些一级神经元走行在同侧脊髓后索，直至颈髓延髓交界处的神经核团中继。这些核团发出的二级神经元立即交叉至对侧脑干，通过中脑的内侧丘系继续上行至丘脑中继。然后，三级神经元通过内囊中继于中央后回，是主要的躯体感觉皮质。

9. 大脑皮质至肌肉的运动通路是什么？

运动冲动起源于中央前回上运动神经元，这些神经元的轴突穿过脑干后大部分交叉到对侧。轴突继续延皮质脊髓束下行，至脊髓的下运动神经元中继。这些信号通过下运动神经元传导至骨骼肌的运动终板，产生肌肉收缩。

10. 描述诱发电位波形的特征。

SSEP 和 MEP 波形均以电压与时间的关系绘制，其特点为：

- **波幅**：从波峰到波谷的微伏数。
- **潜伏期**：从刺激开始到第一个峰值出现的毫秒数。
- **形态**：描述波形的整体形状。皮质中的 SSEP 波形类似正弦波的形状。另外，MEP 波形是多个波峰和波谷组成的复杂形状。

11. 诱发电位波形变化时考虑哪些因素？

在麻醉诱导后和手术开始前，采集诱发电位的基线值。这些基线波形用于比较整个手术过程中的诱发电位变化，以监测神经损伤或功能障碍的发生。SSEP 波形下降幅度超过 50% 或潜伏期延长超过 10% 作为警报标准，提示感觉传导通路的中断。MEP 波幅的警戒阈值存在争议，因为不同的试验中得到结果的不同；然而，下降幅度超过 90% 通常作为警报的阈值。

12. 麻醉药物如何影响诱发电位的波形？

一般来说，绝大多数麻醉药物对诱发电位的影响呈剂量和时间依赖性。这些药物能够延长诱发电位潜伏期，降低诱发电位波幅至警戒阈值。与连续静脉麻醉药相比，挥发性麻醉药对波形的影响更大。因此，当需要使用 IONM 时，需要避免使用挥发性麻醉药，或以很低的浓度［0.5 最低肺泡有效浓度（minimum alveolar concentration，MAC）］与静脉麻醉药联合使用。但氯胺酮例外，因为它可以增强诱发电位波幅，是除了镇痛效应外，在术中使用氯胺酮的常见原因。

13. 其他非麻醉因素对诱发电位波形的影响有哪些？

- **手术**：脊柱手术中的损伤机制包括直接的脊髓损伤（拉钩，钢丝和椎弓根螺钉）、硬膜外血肿、内固定矫正导致的脊髓牵拉或压迫，以及血管的张力过大导致的缺血。
- **温度**：体温过低是手术室中引起不良事件的常见原因。当温度低于 36℃时，出现潜伏期延长，而波幅降低或保持不变。高温（> 40℃）很少出现，一旦发生可能导致波幅下降。
- **低血压**：随着平均动脉血压降低，波幅出现进行性下降。MEP 波形对低血压更敏感，可以立刻发现缺血。然而，SSEP 波形变化可能在缺血发生后 10 ～ 20 min 出现。

14. 如果诱发电位发生显著变化，麻醉科医师和外科医生该如何处理减轻该神经或神经通路的损伤？

麻醉科医师可以：

- 提高平均动脉压（mean arterial pressure，MAP），特别是如果使用控制性低血压。提高的程度取决于多种因素；然而，通常将 MAP > 85 mmHg 作为目标。

- 与外科医生沟通后给予静脉糖皮质激素，常用地塞米松。
- 纠正贫血。
- 纠正低钙血症。
- 提高氧含量。
- 纠正低体温。

外科医生可以：
- 减少牵拉张力。
- 减少受累区域的手术剥离。
- 如果有必要，去除哈氏棒的支撑。
- 检查相关仪器的位置（如螺钉、拉钩）。

如果采取了纠正措施后，诱发电位的变化持续存在，可以进行唤醒试验。但较少采取这种办法，而是外科医生根据可能发生的神经损伤来权衡继续手术的风险和获益。

15. 尽管诱发电位正常，患者术后是否会出现神经功能障碍？

虽然 IONM 在脊柱手术中能够有效预防神经损伤，但并非万无一失。一项大样本病例研究（> 50 000）结果显示，该监测的假阴性发生率为 0.06%（1/1500）。使用多种 IONM 监测方式可以更全面地评估神经通路的完整性。

要点：脊柱手术

1. 颈椎手术麻醉需注意困难气道的发生，尤其在合并损伤的情况下。可视喉镜和纤维支气管镜是建立人工气道的首选插管设备。
2. 患者的体位取决于外科医生的手术方式。前路手术需要患者仰卧位，后路需要俯卧位，侧路则需要侧卧位。
3. 脊柱手术中的失血量可能很大。当预计失血量为中等或大量时，根据需要开放足够的静脉通路并放置动脉导管用于连续的血流动力学监测。
4. 脊柱手术后视力丧失较为罕见，其最常见的原因是缺血性视神经病变，继发于某些脆弱部位视神经的供血不足。
5. 缺血性视神经病变的独立危险因素包括手术时间延长、男性、使用 Wilson 框架固定体位、肥胖和晶胶比过大。避免俯卧位患者的眼部直接受压，并使头部位置高于心脏水平。
6. 当脊柱手术中使用神经监测时，应尽量减少挥发性麻醉药的使用，以减小对诱发电位波形的影响。最好选择全凭静脉麻醉。
7. 脊柱手术中的神经监测方式包括 SSEP、MEP 和 EMG，以监测手术期间的神经损伤。
8. 当手术期间发生需要警惕的神经监测变化时，麻醉科医师和外科医生共同确认发生改变的原因，并决定是否实施特殊的干预措施。

推荐阅读

Drummond JC, Patel PM, Lemkuil BP. Anesthesia for neurologic surgery. In: Miller RD, ed. Miller's Anesthesia. 8th ed. Philadelphia, PA: Elsevier Saunders; 2015:2158–2199.

Epstein NE. Perioperative visual loss following prone spinal surgery: a review. Surg Neurol Int. 2016;7(Suppl 13):S347–S360.

Jameson LC, Sloan TB. Neurophysiologic monitoring in neurosurgery. Anesthesiol Clin. 2012;30:311–331.

Pasternak JJ, Lanier WL. Neuroanesthesiology update. J Neurosurg Anesth. 2018;30:106–145.

Roth S. Postoperative visual loss. In: Miller RD, ed. Miller's Anesthesia. 8th ed. Philadelphia, PA: Elsevier Saunders; 2015:3011–3032.

Seubert CN, Mahla ME. Neurologic monitoring. In: Miller RD, ed. Miller's Anesthesia. 8th ed. Philadelphia, PA: Elsevier Saunders; 2015:1487–1523.

Sloan TB, Burger E, Klech CJ, et al. Neurophysiologic monitoring in thoracic spine surgery. In: Koht A, Sloan T, Toleikis R, eds. Monitoring the Nervous System for Anesthesiologists and other Health Care Professionals. 2nd ed. New York: Springer; 2017.

Urban MK. Anesthesia for orthopedic surgery. In: Miller RD, ed. Miller's Anesthesia. 8th ed. Philadelphia, PA: Elsevier Saunders; 2015:2386–2406.

开颅手术

Anthony M. Oliva, MD, PhD

孙淼 译 杨静 米卫东 校

1. 开颅手术中不同时间段的麻醉要求有何不同?

开颅手术的特点是手术过程中伤害性刺激的程度不均衡,差异大,需要深度麻醉的手术步骤多在手术初期。喉镜置入(和气管插管)时,需要深麻醉来阻断心率、血压和脑代谢的有害性增高,这些有害性增高可导致颅内压(intracranial pressure,ICP)升高。插管后常会在颅骨上放置头针以固定头部,这个过程也需要较深程度的麻醉。一旦这些手术步骤完成,在相当长的时间内手术操作带来的伤害性刺激都会比较小。病变定位和手术准备所需时间长,这个阶段需要维持必要的麻醉深度,但同时也可能需要血管活性药来维持血流动力学的稳定。如果麻醉深度在此期间"较浅",在进行切皮、开颅和诱发硬脑膜反射等手术刺激之前,需要刻意增加麻醉深度。而当外科医生大脑组织内进行手术操作时,疼痛刺激是最小的,因为这些结构基本上没有痛觉感受神经纤维。

2. 讨论在开颅手术中使用的各种监护设备。

除了美国麻醉科医师协会规定的标准监护设备外,患者可能还需要有创监测、中心静脉通路和神经监测。有创监测通常包括建立用来评估血流动力学变化和血容量状态的动脉通路。如发生静脉气栓的风险较高,术中需要使用血管活性药;当使用高渗盐水治疗颅内高压时,应考虑留置中心静脉导管。神经监测包括连续脑电图(electroencephalogram,EEG)、躯体感觉/运动/脑干听觉诱发电位,是否使用 ICP 监测取决于手术性质和外科医生的偏好。可监测全脑氧供和代谢的颈静脉球氧饱和度以及经颅血氧饱和度尚未成为术中常规的监测手段。

3. 开颅手术中的液体管理意味着什么?

患者的血容量水平会显著影响外科医生的视野及解剖和(或)切除组织的精准度。在打开硬脑膜之前,血容量的突然增加可能导致 ICP 呈指数级升高,特别是在颅内高压或 ICP 已经升高到临界值的情况下。但是低容量血症引起的低血压可能需要容量复苏,以恢复正常的脑灌注。因此,应合理地使用液体以避免低容量血症和高容量血症。

4. 哪种液体可以安全使用? 哪些应该避免使用?

只能使用等渗或高渗的液体。避免使用低渗液体以防止加剧脑水肿。提醒，液体张力是根据正常的患者血浆渗透压计算而来，因此高渗液体的渗透压是高于正常血清渗透压（275 ～ 295 mOsm/L）的。除了治疗低糖血症，应避免使用含葡萄糖的溶液，因为高糖血症会对神经系统的预后产生负面影响。给予等渗液体如生理盐水（0.9%）和平衡盐溶液是安全的；尽管生理盐水（0.9%）的渗透压略高于平衡盐溶液（如血浆、乳酸林格液）。输注胶体溶液如 5% 等渗白蛋白或 3% 高渗生理盐水，是急性容量置换的等效措施。当患者出现全身水肿但血管内"干涸"的情况时可考虑使用 25% 高渗白蛋白，例如低蛋白血症（如肝硬化、营养不良、肾病综合征）。医疗届确实担心使用白蛋白与颅脑损伤（traumatic brain injury，TBI）的不良预后有相关性。但有高引用文献（生理盐水与白蛋白评价试验）发现 4% **低渗**白蛋白与 TBI 有一定关联，但无法确定等渗（5%）或高渗（25%）白蛋白也有类似的具有相关性。

5. 脑"保护"的目标是什么？

脑保护是指维持物质输送及脑代谢平衡的同时防止缺血脑区继发性损伤的策略。在脑外伤、卒中和各种神经手术中均需采用脑保护措施。最重要的是维持理想的血氧饱和度以及脑血流量，以此保证氧和能量物质的足量输送。

6. 如何进行脑"保护"？

长效巴比妥类药物可通过抑制脑代谢而用于处理难治性颅内高压，但往往仅在重症监护室使用，而且缺乏其能改善神经系统预后的临床证据。巴比妥类药物治疗昏迷通常需要连续监测脑电图来测定药物对脑电活动的"爆发性抑制"。脉冲抑制模式的特征是大量等电活动伴随周期性的"爆发"（例如每 10 s 1 次"爆发"）。虽然丙泊酚也有类似作用，但对于丙泊酚输注综合征的担忧限制了其在这种情况下的使用。

在开颅手术中术者为了处理动脉瘤往往需要夹闭某条主要动脉，此时便需要降低脑代谢，相应的脑电图呈现为"爆发性抑制"。可以通过快速输注硫喷妥钠、丙泊酚或依托咪酯来实现。体温能降低脑代谢、CBF、脑水肿和ICP。但临床研究表明，轻度至中度低温（32 ～ 34℃）并不能改善神经系统的预后。然而，控制温度以避免体温过高在重症监护中是有益的，在术中亦可能如此。

脑保护的其他目标包括减少缺血、脑水肿、血肿扩张和脑疝造成的继发性损伤。预防这些并发症的方法包括：控制血糖（140 ～ 180 mg/dl）、维持正常脑灌注压（50 ～ 70 mmHg）、避免高血压（例如目标收缩压 < 140 mmHg）、避免使用低渗液体，以及适当使用其他方式治疗 ICP（见第 44 章"颅内高血压和创伤性脑损伤"）。

7. 有用于开颅手术的理想麻醉药物吗？

对麻醉药物的选择基于对镇静药物、吸入麻醉药、阿片类药物和肌肉松弛剂等药物性质的掌握和理解，最终目的是追求利弊平衡。重要的是，术中的目标是保持患者无体动和血流动力学稳定，并可确保患者术后意识清醒且能配合进行神经功能评估。无论选择何种药物，应使用短效药物来确保麻醉的快速苏醒和拔管后能顺利进行神经系统检查。患者术后镇静过度可能影响对其临床状态的评估，导致不必要的影像学检查或手术。

- **镇静药物**：硫喷妥钠可以有效阻断意识觉醒，降低 ICP、CBF 和大脑代谢。丙泊酚具有类似功效且在小剂量时代谢速度更快，但由于静脉输注即时半衰期在持续输注时增加，其作用的持续时间可以显著延长。依托咪酯和咪达唑仑除了抑制脑代谢的作用略弱外，与前两者作用相似。
- **吸入麻醉药**：异氟烷、地氟烷和七氟烷抑制脑代谢、CBF 和 ICP 的作用差别不大，均可在保留甚至增加脑血流的同时抑制脑代谢。在选用时可综合考虑其性价比和代谢速度。一氧化氮可增加颅内压和脑血流，联合使用其他镇静药、镇痛药和麻醉药可矫正该作用。
- **阿片类药物**：所有的阿片类药物都有轻微的减少脑血流和降低脑代谢的作用。它们可阻断增加脑活动的肾上腺素能刺激。吗啡和氢吗啡酮代谢较慢，可引起术后的呼吸抑制。阿片类药物诱导通气不足引起高碳酸血症会导致脑血管扩张，从而增加 CBF、脑血容量和 ICP，在开颅手术中是必须避免的。应优先考虑短效合成药物（即瑞芬太尼和舒芬太尼），以加快麻醉苏醒，确保拔管后可进行神经系统检查，并尽量减少与术后 ICP 升高相关的问题。
- **肌肉松弛剂**：除非出现需紧急插管的情况，去极化肌肉松弛剂（如琥珀胆碱）由于会引起 ICP 的短暂升高而很少被用于开颅手术。非去极化肌肉松弛剂由于半衰期较长可能干扰神经系统检查结果。

8. 全凭静脉麻醉或吸入麻醉哪个更好？哪个对 CBF 或 ICP 的影响是更大？

理想的麻醉药物可降低大脑氧耗代谢率、脑血流和 ICP。CBF 因与脑血容量有线性相关而常被作为其替代指标。但从技术角度上讲两者是不同的，影响 ICP 的是脑血容量而不是 CBF。此外，大部分脑血容量存在于静脉系统而非动脉系统，因此，血管扩张药（如硝酸甘油）对 ICP 的影响最大。

丙泊酚能够保持大脑对 CBF 的自调节能力，而吸入麻醉药，特别是在高剂量［即 > 1 最低肺泡有效浓度（MAC）］时会降低大脑自调节能力。然而，当吸入麻醉药在常规临床剂量（约 1 MAC）内使用时，特别是使用现代吸入麻醉药（即七氟烷），对大脑自身调节的影响很小。研究表明，与吸入性麻醉药相比，丙泊酚的全凭静脉麻醉（total intravenous anesthesia，TIVA）产生较低的 ICP 和较高的脑灌注压。然而到目前为止，尽管有证据表明 TIVA 和丙泊酚有理论上的好处，但这两种麻醉药物在有临床意义的神经学检查结果上并无有差异。

9. 开颅手术是否有特殊的麻醉问题？

颅内占位性病变会导致邻近组织的自身调节紊乱。血管畸形和动脉瘤伴有血管反应性的改变（特别是在蛛网膜下腔出血之前）。发生失血性休克的创伤性脑损伤患者的容量复苏目标存在某些矛盾。例如，多发外伤患者发生创伤性脑损伤和失血性休克需要补充容量来治疗低血压（并恢复足够的脑灌注），但过度容量补充可能会导致脑水肿，导致 ICP 的增加并损害脑灌注。术中需要关注的问题包括控制 CBF 和大脑体积、对手术的生理影响预期、ICP 的管理以及维持足够的脑灌注压。

10. 开颅手术中患者的体位应注意什么？

由于手术时间较长，保护脆弱的外周神经和受压-俯卧区域免受损伤非常重要。摆放患者体位时必须考虑避免消毒液如氯己定等流入患者的眼睛导致眼睛损伤和失明。开颅手术通常利用在颅骨上放置头钉固定头部，因为头颅被固定，患者的任何自主动作都会对其颈椎造成压力。除非有禁忌证如某些特异性神经监测方式，包括运动诱发电位和肌电图神经监测，在头部固定期间内必须保持患者肌肉松弛。

在所有开颅手术中，必须警惕并防止形成静脉内气栓。每当手术部位位于右心房上方时，手术部位和中央静脉系统之间就存在一个潜在的"负"压。吸入中央静脉系统的空气可能会聚集到右心中，通过影响前负荷和（或）显著增加右心后负荷而导致右心劳损。注意其病理生理表现类似于肺栓塞。大量的空气吸入可导致严重的低血压和急性右心衰竭。如果患者有卵圆孔未闭，空气可能穿过房间隔，成为一个反常的气栓进入体循环。在坐位的开颅手术中此种风险系数更高。呼气末二氧化碳、呼气末氮气、经食管超声心动图和心前区多普勒检查都是对静脉空气比较敏感的检查手段。在高危情况下，需要放置中心静脉导管到右心房来去除气体。幸运的是神经外科医生经常使用其他体位，如俯卧位或侧卧位以避免这些情况。

11. 为什么一些患者在开颅手术后会发生苏醒延迟？

在长时间的手术中持续注射阿片类药物和（或）丙泊酚可导致药物的再分布和患者的持续镇静，因为这些药物的静脉输注即时半衰期（context sensitive half time）较长。残留的吸入麻醉药也可能会导致苏醒延迟，但发生率较低。使用没有长静脉输注即时半衰期（即不在脂肪中积累的药物）的短效药物是有益的。适时等待和呼吸支持可以克服所有残留麻醉药物的作用。残留麻醉药物所导致的苏醒延迟很少超过 2 h。患者如果在开颅手术后数小时后仍无反应，便需要评估是否存在 ICP 增高、血栓形成、脑干缺血或颅内占位等。评估需要神经外科医生与麻醉医生协同进行。来的麻醉技术应当向快速起效、快速苏醒发展，便于尽早进行神经功能评分。

12. 与蛛网膜下腔出血（subarachnoid hemorrhage，SAH）动脉瘤手术相关的特殊麻醉问题有哪些？

- **SAH**：SAH 多见于颅内动脉瘤。SAH 后的神经功能损伤导致头痛、颈僵（Hunt-Hess Ⅰ级）及深昏迷（Hunt-Hess Ⅴ级）等多种表现。早期复苏措施包括观察、精细血压调控（如收缩压＜ 140 mmHg）和容量支持。利用外科手段夹闭动脉瘤的最佳时机在脑出血后最早的数天内。发生 SAH 的 1 周后，再出血的风险较高，而且由于陈旧性出血的干扰与破坏，动脉瘤的滋养血管发生痉挛的概率也明显增高。有必要建立有创动脉血压和中心静脉压力监测，以便于维持稳定的血流动力学状态和指导液体输注。脑保护至少要维持脑组织获得正常氧供。暂时夹闭血管使产生的脑电爆发性抑制虽然可以降低脑代谢，但也可能因为伴随的低血压导致不良后果。

- **再次出血**：如果不予治疗，大约有 30% 曾破裂的颅内动脉瘤会再次出血。根据拉普拉斯定律，跨壁压力和半径都会增加管壁张力。因此，较大的动脉瘤会有较大的壁张力，容易导致破裂和再出血，特别是在高血压控制不良的情况下。手术前的动脉瘤再出血（例如，喉镜置入引起的高血压会导致动脉瘤破裂和再出血）是灾难性的。这要求术者在无显微镜辅助下处理出血的血管，可能需要暂时夹闭主要的滋养血管。

- **血管痉挛**：血管痉挛是 SAH 发生后的一种经常被低估的常见并发症，是导致神经损伤和死亡的常见原因。血管痉挛会导致动脉瘤性动脉分布区域的缺血性卒中。血管痉挛的风险在 SAH 发生后的 7 ～ 10 天内达到最高水平，但是在第 3 ～ 21 天的任何时间都有可能发生。通常因患者出现神经系统状态的变化或新的神经系统缺陷而利用血管造影术进行诊断。然而，血管痉挛发生期间经常没有明显的神经系统检查变化。每日经颅多普勒研究有助于监测血管痉挛。在 SAH 后 21 天内避免低容量血症并且预防性给予钙通道阻断剂尼莫地平可以显著降低血管痉挛的发生率，改善神经预后。应注意此疗效是尼莫地平特有的，替换成其他钙通道阻滞剂并不能获得相同疗效，原因尚不明了。

13. 与脑肿瘤相关的特殊麻醉问题是什么？

颅内肿瘤病变的有害影响与其大小和位置有关。额部肿瘤可在不引起临床症状或 ICP 升高的情况下长为巨大肿瘤。在运动或感觉皮层存有幕上肿瘤的患者可出现癫痫，伴有神经病变体征以及 ICP 增高。成人的颅后窝占位可影响步态、平衡、本体感觉，侵犯脑神经。在颅内肿瘤的周围都有半病变带，多为丧失自主调节功能的毗连脑组织。因此在诱导期，这些区域的局部脑血流会因为积极的液体输注或收缩压增高而有所增加。肿瘤切除后，这些半病变区会因为再灌注而水肿，导致颅内高压。颅后窝的肿瘤比较特殊。这类肿瘤一般瘤体较小，但周围结构复杂，常常被复杂的基底、后交通支以及小脑动脉的血管网所包绕。如果神经根受到牵拉，单纯脑干肿瘤的切除也会引起心率、心律和血压的紊乱。后颅窝手术的体位比较复杂多变，包括坐位、侧卧位、俯卧位和侧俯卧位（即公园长凳位）。这些体位需要时刻关注气管导管的位置，避免导管的脱出。实施麻醉时必须能够进行术中听觉诱发电位、躯体感觉诱发电位和运动诱发电位的监测。

14. 在什么情况下对清醒患者行开颅手术？

清醒开颅手术最常见的适应证是放置用于治疗帕金森病和其他运动障碍的深部脑刺激器（deep brain stimulator，DBS）。DBS 手术的适应证正在拓宽，可能会包括一些精神疾病如强迫症。其他情况例如需要切除的肿瘤靠近或位于重要的脑功能区。运动和语言中枢附近区域的肿瘤很难切除。神经外科医生可能需要根据神经系统的实时监测来切除组织。清醒开颅手术允许最大限度地切除肿瘤，同时最小限度地减少永久性的神经功能障碍。

15. 清醒开颅手术需要考虑哪些因素？

麻醉方案应与神经外科医生提前进行讨论。一旦制订了计划，必须提前告知患者手术将如何进行及术中应如何配合，提供这些信息往往可以缓解患者的极度焦虑。根据实际情况和外科医生的偏好，清醒开颅手术中既可以让患者完全清醒，也可以给予麻醉药物让患者保持无需其主动参与的深度镇静状态，例如可应用镇静药使患者舒适地放置尿导管和动脉导管。如果实施麻醉，应优先使用短效药物以确保患者能够参与神经系统测试。一旦肿瘤切除并且神经系统测试完成，即可重新镇静直到手术结束。清醒患者的血压控制很困难，所以短效和长效的降压药是必备的。

16. 开颅手术有什么其他问题？

- 经蝶骨的手术虽然从严格意义上讲并非开颅手术，但需要调控机械通气增加 $PaCO_2$ 和 ICP 以便使垂体前叶位于最佳的可视位置。

- 开颅减压术是治疗难治性颅内高压的常见外科手段。在接受紧急开颅手术的患者中，应最大限度地使用医疗措施降低颅内压（控制收缩压、使用高渗药物等），必要时处理凝血障碍，如果即将出现脑疝可以应用过度通气策略。颅内高压可能进展为包括脑干压迫和继发性缺血。这种情况，特别是涉及髓质时，被称为**库欣反射**，出现以高血压、心动过缓和呼吸不规则为典型表现的三联征。高血压在这种情况下被认为是一种维持脑灌注的保护性反射，不应给予降压治疗。研究发现在脑灌注减少时常发生心动过速，而不一定是心动过缓。因此，高血压伴随心动过缓或心动过速可提示患者发生了脑灌注的下降。

儿童的颅骨切开术比较少见。儿童最常见的病变是后颅窝肿瘤，特别是小脑星形细胞瘤。手术体位、脑神经根刺激和静脉气栓都是儿童后颅窝肿瘤切除术中应当考虑的问题。

要点：颅骨切开术的麻醉

1. 维持平均动脉压至少 60 mmHg，在 ICP 正常的情况下最好能维持到 70 mmHg 及以上水平，以确保有足够的 CBF。

2. 如果患者的意识状态波动剧烈变化明显，麻醉诱导前只需少量或不给予镇静药物。

3. 虽然在理论上讲，全 TIVA 在脑灌注方面优于吸入麻醉药，如前者对脑血管自调节能力影响较小，但至今尚未获得有临床价值的可靠数据表明 TIVA 比吸入麻醉药有更好的效果。

4. 临床剂量（约 1 MAC）的新型麻醉药物（如七氟烷）不会显著削弱大脑的自身调节功能。

5. 在喉镜置入和头钉放置前确保足够的麻醉深度，以避免 ICP 突然增加。

6. 麻醉的快速苏醒有益于神经功能的早期评估。

7. 合理使用等渗晶体可避免发生脑水肿和 ICP 波动。

8. 插管前必须保证足够的麻醉深度以避免脑血流突然增加。

9. 在放置动脉夹前避免血压的突然上升

10. 术中低血压可加重已有的血管痉挛。

11. 血管痉挛的处理措施包括避免低容量血症、容许性高血压和使用尼莫地平。

12. 如果患者处于头高位，发生静脉气栓的风险增加，可考虑使用右心房空气抽取导管。

13. 库欣反射是高血压、心动过缓和呼吸不规则为典型表现的三联征。常见原因是脑疝压迫脑干致髓质缺血。

14. 脑灌注障碍常发生高血压伴随心动过缓或心动过速。并非所有脑灌注受损患者都会出现经典的库欣反射。

推荐阅读

Avitsian R, Schubert A. Anesthetic considerations for intraoperative management of cerebrovascular disease in neurovascular surgical procedures. Anesthesiol Clin. 2007;25:441–463.

Drummond JC, Patel PM, Lemkuil BP. Anesthesia for neurologic surgery. In: Miller RD, ed. Miller's Anesthesia. 8th ed. Philadelphia, PA: Elsevier Saunders; 2015.

Pasternak JJ, Lanier WL. Neuroanesthesiology update. J Neurosurg Anesth. 2018;30:106–145.

Rozet I, Vavilala MS. Risks and benefits of patient positioning during neurosurgical care. Anesthesiol Clin. 2007;25:631–653.

肩部手术

Mitchell Fingerman, MD, Joseph Schoenfeldt, MD

马晓婧 译 仝黎 校

第66章

1. 什么类型的骨科手术是在肩部进行的?

常见的肩关节手术包括:关节镜肩关节清创、撞击综合征、SLAP 修复(前、后上唇)、肩关节脱位、冻结肩、肩袖修复、肩锁关节修复和肩关节置换。

2. 描述肩关节的神经支配。

肩关节,又称**盂肱关节**,是一个有多种神经支配的杵臼关节。关节的大部分神经是由臂丛神经支配,关节上方的皮肤由颈浅丛支配。肩盂肱关节主要由下方的腋窝神经和上方的肩胛上神经支配。除了肩盂肱关节外,肩胛上神经也为肩锁关节提供感觉神经。肌皮神经和肩胛下神经也为肩关节提供神经支配,但它们的作用要小得多,而且个体间有很大的变异性。肩关节周围的大部分皮肤接受腋窝神经分支的感觉神经支配。

3. 肌间沟神经阻滞是怎么完成的?在哪两块肌肉间注射局部麻醉药?

肌间沟神经阻滞是肩关节手术最常用的区域神经阻滞。历史上,肌间沟神经阻滞是通过解剖定位或神经刺激仪定位来完成的。然而,随着新技术的出现,超声引导下神经阻滞已成为标准操作。这不仅将血管及神经密集分布部位的损伤风险降到最低,而且还有助于在靠近臂丛的地方确认局部麻醉药注射量。

在超声引导下,将探头横向放置在颈部环状软骨水平附近。胸锁乳突肌的深外侧是前斜角肌,更外侧的是中斜角肌。前斜角肌和中斜角肌之间是臂丛神经。此时在超声下可见臂丛神经呈现为三个圆,但根据患者的解剖结构和医生的操作技术可能有不同的成像。无论超声下表现如何,目标都是相同的:C5、C6 和 C7 神经根,以及它们移行的上干及中干。如果难以识别前中斜角肌之间的臂丛神经,可将超声探头移至锁骨上窝臂丛分支的水平。在此处可找到锁骨下动脉外侧的臂丛神经,再向头侧追溯即可到达神经干水平。一旦确定注射部位,从探头外侧进针,平面内法将针引导至臂丛附近。通常可在神经干周围注射 20 ~ 30 ml 局部麻醉药,并超声检查证实其扩散。

4. 伴有严重呼吸系统疾病的患者应谨慎使用肌间沟阻滞,为什么?

由于局部麻醉药的扩散,几乎所有肌间沟阻滞都会阻断同侧膈神经,这会导致半侧膈肌麻痹,降低呼吸功能。在健康患者中,这通常不会引起临床症状。然而,如果患者基础呼吸功能已然受损,丧失膈肌运动可能导致呼吸窘迫。在对有严重呼吸系统疾病的患者进行阻滞时,应评估肌间沟入路的收益与风险，并应考虑更远端的臂丛入路。

5. 什么是霍纳综合征（Horner syndrome）？

霍纳综合征是由颈部交感干抑制引起的一系列体征。显著的体征包括同侧上睑下垂、瞳孔缩小和无汗症（出汗减少）。霍纳综合征有多种出现因素，其中之一是局部麻醉药对颈交感干的抑制。在肌间沟阻滞和锁骨上阻滞后，局部麻醉药可从臂丛向内侧转移至颈神经节，意外导致霍纳综合征出现。如果阻滞后出现上述表现，应安慰患者这是常见并发症，并对患者进行随访。

6. 为什么肌间沟神经阻滞后患者的声音会变得嘶哑？

肌间沟神经阻滞需要在 C5、C6 和 C7 神经根附近注射局部麻醉药。这种局部麻醉药可向喉返神经内侧扩散。这会导致 10% ～ 20% 的患者在肌间沟阻滞后出现声音嘶哑，右侧阻滞的发生率高于左侧。对已存在对侧喉返神经损伤的患者中，患侧阻滞导致的双侧声带麻痹可能是一种罕见且严重的并发症。

7. 肌间沟入路臂丛神经阻滞有哪些严重的风险？

如前所述，肌间沟入路阻滞常伴有膈神经阻滞，会导致某些基础呼吸储备受限患者的呼吸窘迫。如果穿刺位置太深，导致气胸也会引起呼吸困难，但比较罕见。由于臂丛位于颈内静脉和颈动脉外侧，位于椎动脉的浅层，也可能出现血管内注药。这就是为什么注射前回抽和逐渐递增剂量是至关重要的。动脉内注药可能导致癫痫发作。虽然非常罕见，但如果超声下注射针不完全可见，且尖端插入过深，可能导致向椎管内（硬膜外、硬膜下或蛛网膜下）注射局部麻醉药。同时，与所有周围神经阻滞一样，臂丛神经阻滞有很小的概率出现局部麻醉毒性或直接神经损伤。

8. 如果肩关节手术的患者对于肌间沟神经阻滞是禁忌的，术后镇痛还可应用什么其他阻滞？

由于对于有严重呼吸系统疾病或有呼吸窘迫风险的患者，肌间沟神经阻滞可能是禁忌的。在这些病例中，可通过肩胛上神经阻滞来麻醉肩部，同时消除膈神经抑制的风险。虽然肩胛上神经阻滞不会像肌间沟臂丛神经阻滞的麻醉范围大，但它会阻滞对支配肩关节神经中最主要的神经支。此外，一些研究指出肩胛上神经阻滞在肩关节手术中具有相同的镇痛效果，同时降低了发生半侧膈肌麻痹的风险。

9. 肩胛上神经阻滞是如何进行的？

肩胛上神经沿臂丛向下延伸，沿着肩胛骨的上侧面走行，后支配肩关节。它是肩关节后侧和上侧（包括肩盂肱关节和肩锁关节）的主要感觉器官，并为肩关节外旋提供运动功能。为了阻滞肩胛上神经，我们可以沿着肩胛骨画一条线，将它平分，然后在此点偏头侧和外侧 1 cm 处做标记。然后在此处斜向尾侧进针，直到接触肩胛冈。应用超声引导可沿肩胛上切迹方向定位，阻滞点位于冈上肌深处。一旦穿刺针到位，可单次注射 10 ml 局部麻醉药进行阻滞。

10. 如果在远端手臂进行手术，肌间沟阻滞可能导致哪条神经阻滞不足？

　　肌间沟神经阻滞一般会避开尺神经，而尺神经支配肘关节远端的内侧臂。对于肌间沟阻滞，局部麻醉药一般注射在 C5、C6 和 C7 的上、中干附近。尺神经是内侧束的一个分支，由 C8 根和 T1 根（下干）支配。因此，大多数肌间沟阻滞不能充分阻滞尺神经。一种更简洁和可靠的方法是在远端前臂中段水平（尺动脉内侧）阻滞尺神经。

11. 患者在肌间沟阻滞下行全肩置换术。术后在麻醉后恢复室（postanesthesia care unit）患者诉腋窝疼痛。可能的原因是什么？

　　这是由于肋间臂神经覆盖的区域产生的疼痛。肋间臂神经的分支包含前臂近端内侧和腋窝前的皮神经。它是由第二肋间神经的外侧皮支分出的。同时，对于预防上肢远端手术的止血带疼痛，此神经也是重要的需要阻滞的神经。

12. 肋间臂神经阻滞是如何实施的？

　　肋间臂神经由 T2 的脊髓前支发出，在腋中线穿过前锯肌，支配腋前皮肤和上臂内侧。因为神经支配皮肤感觉，因此它在手臂内侧走行非常表浅。阻滞肋间臂神经时，可将患者的上肢外展，腋窝消毒，沿腋窝皱襞皮下注射局部麻醉药。将 2 英寸的注射针头沿皮下扎入腋窝中心，一边退针一边注入 5 ～ 10 ml 的局部麻醉药。此法可最大限度地减少足量药物所需的注射次数，同时降低了血管神经损伤的风险。

13. 描述沙滩椅位。

　　沙滩椅位是坐姿的变体，是肩部手术的常见体位。要摆沙滩椅位，首先将患者放置于仰卧位，将手术台调整为轻微头低脚高位。然后抬起背部，使臀部角度呈 30°～ 90°，然后向下弯双腿使膝盖弯曲，消除坐骨神经的张力。用一个带衬垫的面罩或用固定带固定前额，使头部固定在正中。最后，将非术侧手臂放置于支臂板上轻微抬高，术侧肩部移至手术台边缘，以便手术操作。这样的体位就像是在沙滩上或理发椅上的放松姿势（此体位又称为理发椅位）。

14. 描述沙滩椅位下行肩关节镜手术的优点。

　　沙滩椅位的主要优点是改善了肩关节的手术入路，同时便于必要时中转为开放手术。由于患侧肩已超出手术台边缘之外，因此可从前侧或后侧处理关节。上半身直立的体位也降低了肩部的动静脉压力，因此可减少出血，改善术野。

15. 沙滩椅位有哪些缺点？

　　沙滩椅位上半身抬高会导致患者的头部高于心脏水平。可能导致头部动脉压和脑灌注降低。重力使心脏上方每 10 cm 动脉压降低 7.7 mmHg，沙滩椅位一旦摆好，Willis 环可位于心脏以上 30 cm。下肢血液淤积会导致前负荷降低，全身麻醉也会影响脑灌注的自我调节，这些因素使得术中脑灌注不足成为一个严重的问题。

预防脑灌注不足的措施包括：适当预输液，控制颅内压保持在基础值的 20% 以内，高危患者进行动脉置管，同时要意识到四肢无创血压读数可能与大脑水平的血压不一致。

由于手术部位位于心脏以上，静脉压会降低，可能会导致空气潴留。虽然在健康患者中，大量空气才会引起右心心肌紧张，但如果卵圆孔未闭，使空气栓塞可通过左心进入大脑，此时少量空气也可能导致严重的神经损伤。如果怀疑静脉空气栓塞，应立即要求外科医生在术野注水，同时将患者体位放平，并可考虑用经食管超声心动图评估上腔静脉、心脏和肺动脉中的空气的情况。

16. 除了检测体循环血压外，还有什么方法可以监测患者的脑灌注？

脑氧测量是可检测大脑特定区域组织供氧的一种技术。通过在患者头部放置可同时发射和接收红外光的无创监测，可测量这些区域的氧合。根据组织对不同光谱的吸收，脑氧测量可算出组织氧供的近似值。脑血氧计也可连续监测脑灌注，同时在低于低限时及时报警。

17. 沙滩椅位时摆放头部需注意什么？

必须特别注意头部处于中立的位置，以预防相关并发症。旋转或侧屈颈部可牵拉颈丛或臂丛神经，导致神经机能性麻痹。施与面部压力也可能造成神经损伤。为避免颈部过屈，下巴应始终抬至距离胸部 2 cm 以上。颈部过伸会压迫大静脉，影响头部静脉回流，甚至会压迫脊髓微血管系统，导致神经损伤。

18. 肩部手术还有什么替代的体位？

肩部手术的另一体位是侧卧位。患者侧卧，手术肩在上。然后将患侧臂牵引，牵引接于牵引架上。这种体位也可提供很好的肩关节手术入路，同时降低了沙滩椅位相关的脑灌注不足或静脉空气栓塞的风险。

19. 阐述甲基丙烯酸甲酯骨水泥的全身反应。

骨科手术有时会应用甲基丙烯酸甲酯骨水泥（methyl methacrylate cement，MMC）来固定骨头或在术区内制造可存留抗生素的缝隙。MMC 可造成低血压、缺氧和支气管痉挛。因此，在填充 MMC 前应保证容量充足并提高吸入氧浓度。理论上 MMC 颗粒入血可直接造成血管扩张，但更值得关注的是栓塞的发生。骨水泥本身即可造成栓塞，同时填充骨水泥时可将骨头成分（骨髓、脂肪或空气）挤压入血。这可能引起罕见且极为严重的并发症，如右心心肌劳损、血流动力学衰竭，甚至死亡。值得注意的是，经过常规处理的

MMC 也可造成危害。如果预计骨水泥暴露时间超过 8 h，建议将骨水泥暴露在空气中的平均浓度降至 1/10 000 以下。

要点：肩部手术

1. 肩关节主要由下方的腋神经和上方的肩胛上神经支配，二者的麻醉都可通过肌间沟神经阻滞实现。
2. 肌间沟阻滞的并发症包括：同侧膈神经阻滞导致的半侧膈肌麻痹、霍纳综合征、单侧喉返神经麻痹、气胸、椎管内注药和局部麻醉药入血。
3. 单独肩胛上神经阻滞也可用于肩部麻醉，同时可消除膈神经阻滞的风险。
4. 沙滩椅位的优点包括改善手术入路，减少出血改善术野。缺点包括脑灌注不足、静脉空气栓塞以及头部摆放不正引起的神经损伤等风险。

推荐阅读

Auyong D, Hanson N, Joseph R, et al. Comparison of anterior suprascapular, supraclavicular, and interscalene nerve block approaches for major outpatient arthroscopic shoulder surgery: a randomized, double-blind, noninferiority trial. Anesthesiology. 2018;129(1):47–57.

Barash P. Clinical Anesthesia. 7th ed. Philadelphia, PA: Wolters Kluwer Health/Lippincott Williams & Wilkins; 2013.

Hadzic A. Hadzic's Textbook of Regional Anesthesia and Acute Pain Management. McGraw-Hill Education; 2017.

Laflam A, Joshi B, Brady K, et al. Shoulder surgery in the beach chair position is associated with diminished cerebral autoregulation but no differences in postoperative cognition or brain injury biomarker levels compared with supine positioning: The Anesthesia Patient Safety Foundation Beach Chair Study. Anesth Analg. 2015;120(1):176–185.

Miller R, Pardo M. Basics of Anesthesia: Expert Consult. Elsevier Health Sciences, 2011.

Peebles DJ, Ellis RH, Stride SDK. Cardiovascular effects of methylmethacrylate cement. Br Med J. 1972;1(5796):349–351.

Picton P, Dering A, Alexander A, et al. Influence of ventilation strategies and anesthetic techniques on regional cerebral oximetry in the beach chair position: a prospective interventional study with a randomized comparison of two anesthetics. Anesthesiology. 2015;123(4):765–774.

电休克疗法

Alma N. Juels，MD，Aaron Murray，MD

杨静　孙淼　译　米卫东　校

1. 电休克疗法（electroconvulsive therapy，ECT）主要的应用领域。

在美国，ECT 主要用于重度抑郁症患者的治疗，一般为二线治疗措施，当多种精神类药物无效时予以实施。当临床表现提示有明显疗效时 ECT 也可以作为一线措施。一些研究显示，ECT 治疗精神病亚型的抑郁症比单独使用抗抑郁类药物有效。比起美国，很多国家更为普遍地利用 ECT 治疗精神分裂症。有研究证实 ECT 也有助于治疗其他精神疾患，如严重的躁狂症、躁动症、痴呆症和疑似帕金森症患者的躁狂和攻击性行为。

2. 抗抑郁的精神类药物的缺点是什么？

尽管抗抑郁药对于很多患者都有效，但首次药物治疗后的有效率低于50%。老年人可能因为无法耐受众多药物相关的副作用而无法服用抗抑郁药。此外，老年人一些特定的神经学变化也降低了药物疗效。

3. ECT 可能的效应机制是什么？

在 ECT 过程中，少量电流通过大脑，造成癫痫发作以及后续相关的神经递质变化。尽管 ECT 缓解严重抑郁和其他精神障碍的机制还不清楚，但有 4 个主要理论：

（1）**单胺类神经递质理论**：单胺类神经递质理论认为 ECT 通过提高多巴胺、5- 羟色胺、肾上腺素的水平或增加 γ - 氨基丁酸（gamma-aminobutyric acid，GABA）或谷氨酸性神经传递。

（2）**神经内分泌理论**：神经内分泌理论提出 ECT 诱发了包括催乳素、促甲状腺激素、促肾上腺皮质素和内啡肽类等下丘脑或脑垂体激素的释放。这些激素的释放产生了抗抑郁效应。

（3）**抗惊厥药物理论**：抗惊厥药物理论认为 ECT 凭借其自身的抗惊厥性发挥作用。其依据是在一个疗程的 ECT 治疗后出现了惊厥阈值的上升和抽搐持续时间的缩短。

（4）**神经营养理论**：神经营养理论提出 ECT 通过促进大脑神经再生和神经营养信号通路的传递产生效应。

4. ECT 是治疗抑郁症的有效措施吗？

ECT 于 1930 年首次用于治疗精神疾病。但是骨折和认知损伤等并发症让人们开始对这种治疗进行深刻反思。这种治疗方式虽然并不危险（使用胰岛素诱发低血糖性惊厥比较危险），但是比较粗暴（并未使用麻醉药物和肌肉松弛药）。当出现抗抑郁药后 ECT 的使用率曾出现下降。近年来，深入的研究和技术进步使 ECT 重新进入了人们的视野。

5. ECT 安全吗？

ECT 每年大约用于 100 000 例患者。有趣的是 ECT 导致的致残率和致死率低于很多抗抑郁药。鉴于这种安全性上的优势，ECT 被推荐用于有严重合并症的患者。

6. ECT 引起的生理反应是什么？

ECT 对血压和心率的影响非常大。从刺激到开始痉挛，由于迷走张力增高，心动过缓、房早或室早、无收缩可能会持续出现长达几秒钟。在痉挛之后，会因儿茶酚胺的大量释放而出现心动过速和高血压。脑电图（electroencephalography，EEG）监测提示心动过缓持续的时间与发作持续的长短有关，而高血压经常出现且往往需要处理。

在发作期间，脑血流会有急剧的上升，颅内压（intracranial pressure，ICP）也会随即增加。此外，促肾上腺皮质激素、皮质醇、肾上腺素、加压素和生长激素也可能增加。眼内压和胃内压也可能上升。

7. 哪些患者 ECT 后出现并发症的风险较高？

ECT 没有绝对的禁忌证。如果它对脑血流、颅内压、心率和血压的作用会因患者的合并症对其导致不良影响，那么 ECT 应当谨慎使用。有颅内占位或者脑血管疾病的患者使用该技术的风险增加。但是在近期的一些病例报道中，神经功能检查无异常的颅内病变以及神经影像学提示极小或无水肿无占位效应的颅内损伤患者可以安全使用 ECT。对于有颅内占位或血管病变的患者，建议在使用 ECT 的问题上请神经内外科医生会诊。同样，有不稳定型心脏病，包括失代偿的充血性心力衰竭、严重血管疾病、瓣膜病、近期心肌梗死和控制不佳的高血压患者发生并发症的风险都较高。嗜铬细胞瘤患者不应使用 ECT，因为大量的肾上腺素和去甲肾上腺素会释放入血。近期发生脑梗死的患者应当将 ECT 推迟到至少发病后 1 个月进行。ECT 曾安全地在心脏起搏器或除颤器植入的患者以及孕妇中使用。

8. ECT 治疗前需要进行哪些术前评估？

必须进行规范的麻醉前病史采集，包括药物史、过敏史和曾有的麻醉相关不良事件。必须明确有无问题 7 中提到的严重并发症，并对疾病的稳定性进行评估。患者以前对 ECT 的反应（从症状改善角度和生理变化角度）很有价值。体格检查也非常重要。评估患者的牙齿和口腔状况，因为 ECT 刺激可能造成短暂强烈的咬肌收缩。没有必须要做的实验室检查，应依照患者并发症状态、药物史等进行相应的检查。孕龄女性应做妊娠试验。

根据 2014 年由美国心脏病学会和美国心脏协会（ACC-AHA）制定的非

心脏手术患者的术前评估标准，ECT 相当于低风险手术（麻醉持续时间短，没有明显的液体转移，严重的心血管并发症发生率相对较低）。对于无活动性心脏疾病的患者（如失代偿性充血性心力衰竭、不稳定型心绞痛、严重心律失常和瓣膜疾病），无须进行非介入性心脏检查，专科医生进行风险评估即可。对于有活动性心脏疾病的患者，若状态稳定则可以接受完整疗程的ECT 治疗。理想的 ECT 术前准备的目的是减小术中和术后风险，尽管患者的精神状态可能并不允许进行这样的术前准备。一般而言，患者的药物治疗应当持续进行。

9. ECT 期间最常用的麻醉药物有哪些？

麻醉诱导期可给予抗胆碱能类药物以减少最初副交感神经放电产生的效应。此外还可减少唾液分泌。最常用的药物是格隆溴铵（胃长宁），0.2 ～ 0.4 mg静脉输注。此外，如果患者正在服用苯二氮䓬类药物，应在手术前即可给予氟马西尼，以拮抗苯二氮䓬类药物的影响，将癫痫发作阈值调整到正常范围。

美索比妥是最常用的麻醉诱导药物，其优势包括起效迅速、持续时间短、心血管毒性低，最重要的是其抗惊厥作用最小。副作用包括低血压、肌阵挛和注射痛。其常用剂量是 0.75 ～ 1 mg/kg。

依托咪酯是左心衰竭患者的最佳诱导药物，因其对心肌收缩和心排血量的影响很小。对于曾接受过 ECT 但其发作持续时间不足以取得疗效的患者，可用依托咪酯延长发作持续时间。其副作用包括注射痛、恶心、呕吐和意识功能恢复延迟。其常用剂量是 0.15 ～ 0.3 mg/kg。

丙泊酚起效快，作用时间短，且意识功能恢复迅速。尽管使用丙泊酚可能与发作持续时间短有关，但是近期研究提出与美索比妥相比，两者的疗效没有明显差异。其常用剂量是 0.75 ～ 1 mg/kg。

尽管氯胺酮也曾用于 ECT 的麻醉，但其 EEG 的惊厥时间较美索比妥麻醉短；氯胺酮还有升高 ICP 和增加心肌氧耗的副作用。尽管氯胺酮目前尚未列入 ECT 的适合药物，但多项研究表明氯胺酮和 ECT 之间具有潜在的协同作用，可快速缓解抑郁状态。

短效的阿片类药物瑞芬太尼可减少麻醉用药量，可在不影响发作持续时间的情况下在血压和心率发生波动时用于 ECT 的麻醉。与静脉麻醉药相比，吸入麻醉药没有太多优势可言，除了在妊娠晚期当 ECT 可能诱发孕妇强烈的子宫收缩时。静脉给予利多卡因可提高癫痫发作阈值，应在 ECT 前避免使用。

10. 描述 ECT 的关键技术流程，包括恰当监测等。

一般由一名精神科医生、麻醉科医师和护士共同执行 ECT。建立静脉通道并进行心电图、无创血压和脉搏氧饱和度的常规监测。在特殊情况下，如果预计患者可能发生某些并发症，则需要置入动脉导管进行持续血压监测。精神科医生放置 EEG 电极来监测皮质的脑电变化。还有一个额外的血压带放置在患者的一侧下肢上。在给予肌肉松弛剂之前将此血压带充气，从而将该下肢肌肉的循环阻断，ECT 刺激后可测量运动发作的持续时间。麻醉诱导之前，患者使用鼻导管、面罩或氧气袋吸氧数分钟使氧饱和度达到 100%。

麻醉诱导后，开启患者下肢的压力带作为止血带。利用人工呼吸气囊使患者过度通气以降低发作阈值。一般选用短效肌松剂琥珀胆碱（0.5 ～ 1.5 mg/kg）。罗库溴铵是一种中效非去极化肌松药，可被环糊精拮抗，亦可作为琥珀胆碱的替代品使用，已被证明可用于更长持续时间的癫痫发作状态。

在给予电休克刺激前，使用可压缩的口腔保护器保护患者的唇齿和舌头，避免在强烈的咬肌痉挛时受伤。在特殊情况下才给患者进行气管内插管。

在惊厥发作期间，给予患者 100% 氧的正压通气，直至患者的自主呼吸恢复并苏醒。患者稳定后进入麻醉恢复室进行持续监护，直到患者恢复良好且达到出院标准。

患者经常头脑混乱或者诉头痛；可给予苯二氮䓬类药物或阿片类药物缓解症状。

但 ECT 治疗前不可给予苯二氮䓬类药物，因其可提高惊厥阈值。最后，在一个疗程治疗后调整药物用量是比较常见的；通常都需要增加药物用量。进行药量调整时必须阅读用药记录，并明确患者是否在治疗期间发生过惊厥。

11. 处理高血压和心动过速的其他药物有哪些？

可单次注射或连续输注具有心脏选择性的 β 肾上腺素能阻滞剂艾司洛尔来控制 ECT 引起的交感反应。需要注意的是 β 受体阻滞剂可减少惊厥持续时间。硝酸甘油（3 μg/kg）降压和扩张冠状动脉效果更佳，一般在 ECT 前 2 min 静脉输注，或在 ECT 前 45 min 给予 2% 的硝酸甘油外用膏。对于持续性高血压，可选用 α 和 β 受体阻滞剂拉贝洛尔或肼屈嗪。

12. 何为最佳惊厥持续时间？

ECT 诱发的惊厥发作在持续 25 ～ 50 s 时可达最佳效应。研究发现最初惊厥发作时间短于 15 s 或大于 180 s 的患者对 ECT 的反应不佳。

13. 如何延长持续过短或中断持续过长的惊厥发作？

依托咪酯可用于惊厥持续时间不足的患者的麻醉诱导。

惊厥药前体咖啡因（500 mg）常用于上次电惊厥治疗诱发惊厥持续时间不理想的患者。氨茶碱也可用于调整不理想的惊厥持续时间。可用苯二氮䓬类药物或 40 ～ 80 mg 的丙泊酚终止 ECT 诱发的过长的惊厥。

14. 通常需要多少次 ECT 治疗？

ECT 通常按疗程进行治疗。所需要的治疗次数因患者精神障碍的恢复情况有较大的个体差异。抑郁症一般需要 6 ～ 12 次治疗。成功的案例通常在 3 ～ 5 次治疗后便会有明显的临床好转征象。在美国，ECT 通常每周进行 3 次。在其他国家，每周 2 次的治疗计划比较常见。近期研究显示这两种治疗方案的疗效类似，一周 3 次的方案起效较快，但其导致的认知功能损害也较明显。

15. ECT 的副作用有哪些？

比较常见的副作用包括头痛（包括丛集性头痛和偏头痛）、肌肉骨骼痛、下颌关节痛、颞下颌关节及其周围组织痛、恶心、疲乏以及口腔保护器放置不当可能导致的牙齿和舌头损伤等。酮咯酸可以在治疗前应用以缓解肌肉疼痛、头痛和下巴疼痛。偶尔也可给予麻醉药物。偶发但严重的并发症包括心血管意外和突发的谵妄。在合并心脏疾病的患者中，ECT 可诱发心律失常和心脏缺血。急性谵妄以坐卧不安的激动或焦虑、无目的的重复动作、抓握物体凝视或不停地挪动监护仪器或静脉管道为主要表现。这种急性的谵妄一般持续至 ECT 后 10 ～ 45 min 或更久，苯二氮䓬类药物处理有效。

发作持续时间大于 2 ～ 3 min 的 ECT 诱发惊厥可导致认知功能不全。

ECT 后 5 min 仍未恢复自主呼吸被定义为延迟性呼吸暂停，可能与拟胆碱酯酶不足导致琥珀胆碱作用时间延长有关。

ECT 之后可能会立即出现顺行性遗忘，但是常能在 1 h 内恢复。另一方面逆行性遗忘使人更虚弱，它是 ECT 后最常见的持续存在的副作用。这种情况在老年患者以及之前存在认知功能受损的患者中更为常见。使用单极 ECT 已被证明比双极 ECT 造成更少的记忆损伤。

患者可能发生对过去数月或数年事件的记忆缺失。存在逆行性遗忘的患者通常会在 ECT 之后最初的几个月改善，但是通常患者不能完全恢复正常。建议通过对患者施加一些刺激以帮助其改善记忆力，例如让其阅读，向其提问，了解其最新情况，甚至玩激发思维的游戏。由于 ECT 后存在急性记忆丢失的风险，建议患者在 ECT 治疗的 2 周后再对重大问题进行决策。此外，在此恢复期间，不得驾驶或操作任何大型机械。

16. ECT 疗效如何？

大于 70% 的抑郁症患者对 ECT 的治疗反应良好，ECT 已成为治疗严重抑郁症最有效的治疗方法之一。然而，能产生永久疗效的治疗方法是极其罕见的。间期性的持续 ECT 治疗（每周或每月治疗一次）联合抗抑郁药物可降低抑郁症的发作频率，但对于情绪障碍性疾病的防治还需要研究更有效的治疗措施。

要点：电休克疗法

1. 电休克疗法（ECT）适用于有严重抑郁状态、抑郁症的精神疾病亚型、精神分裂症或抗拒抗抑郁药物或无法耐受其副作用的患者。
2. ECT 诱发的典型生理反应包括短暂性副交感神经活跃导致的心动过缓，以及随后出现的交感神经兴奋造成的高血压和心动过速、脑血流和颅内压上升。

3. 美索比妥是进行 ECT 时最常用的麻醉诱导药物，因为其抗惊厥性小、起效快、作用持续时间短，而且心脏毒性小。
4. 琥珀胆碱因为作用时间短成为实施 ECT 时最常用的肌肉松弛药。

推荐阅读

American Psychiatric Association Work Group on Major Depressive Disorder. Practice Guideline for the Treatment of Patients With Major Depressive Disorder. 3rd ed. Available at: http://psychiatryonline.org/guidelines.aspx. 2010.
Dawkins K. Refinement in ECT Techniques. Psychiatric Times. Available at: http://www.psychiatrictimes.com/electroconvulsive-therapy/refinements-ect-techniques. 2013.
Goodman WK. Electroconvulsive therapy in the spotlight. N Engl J Med. 2011;364(19):1785–1787.
Keller CH, Greenberg RM, Murrough JW, et al. ECT in treatment-resistant depression. Am J Psychiatry. 2012;169:1238–1244.
Narayan VB, Kumar JM. Review of anaesthetic management for electroconvulsive therapy. Anaesth Clin Pharmacol. 2008;24:259–276.
Tess AV, Smetana GW. Medical evaluation of patients undergoing electroconvulsive therapy. N Engl J Med. 2009;360(14):1437–1444.
Weiner RD, Prudic J. Electroconvulsive therapy in the United States: how often is it used? Biol. Psychiatry. 2013;73(2):105–106.

第八部分　区域麻醉与疼痛管理

第
68
章

区域麻醉的基础知识

Katie Yang，MD，Erin Gibbons，MD

欧阳春磊　译　仝黎　米卫东　校

1. 区域麻醉的适应证和禁忌证有哪些？

　　周围神经阻滞可为上下肢、胸、腹、乳房和头颈部手术提供手术麻醉以及术中、术后镇痛，神经阻滞的适应证手术包括各种整形外科手术、截肢、开胸手术、腹部手术、动静脉瘘修复和乳房切除术。周围神经阻滞的禁忌证包括患者拒绝、败血症／菌血症、注射部位感染、神经病变和凝血病史。

2. 周围神经阻滞和全身麻醉作为主要麻醉技术的优点和缺点？

　　区域麻醉在不适合全身麻醉的情况下适用，困难气道或严重心肺疾病的患者可通过区域阻滞麻醉进行手术，避免肺部并发症或血流动力学不稳定。此外，对于有阻塞性睡眠呼吸暂停、术后严重恶心呕吐、慢性阿片类药物治疗、阿片滥用史或对镇痛药过敏的患者，神经阻滞对于控制围手术期疼痛更为有效。局部麻醉药注射也可引起阻滞部位的血管扩张，有助于灌注不足的皮瓣或四肢更好的灌注。

　　在区域阻滞下进行手术需要患者的配合，因此这种麻醉方式可能不适用于儿童或高度焦虑、发育迟缓、精神状态异常或痴呆的患者。患者可能在手术切皮前主诉部分感觉消失，这可能是由于神经阻滞不完全或从阻滞到手术开始的时间不够。在区域麻醉下进行手术的另一个缺点是，如果术中需要改变手术方式，手术范围涉及没有被神经阻滞覆盖的区域，那么区域阻滞可能会有局限性。由于这些原因，神经阻滞通常与全身麻醉同时进行，而并非作为主要的麻醉方式。

3. 区域麻醉有哪些不同的方法？

　　周围神经阻滞可单次注射或通过留置导管持续给药，椎管内麻醉可以通过注射到蛛网膜下腔或硬膜外腔连续输注达到效果。另一种麻醉方法是静脉局部区域麻醉（也称 **Bier 阻滞**），在肢体近端上止血带，由远端静脉注入局部麻醉药以阻滞止血带以下部位肢体的麻醉方法。

4. 描述 Bier 阻滞技术的麻醉方法。

　　在 Bier 阻滞前，将静脉留置针置入手术肢体端，肢体抬高使远端肢体血流减少（近端使用加压绷带），给止血带充气，并在肢体远端静脉给予利多卡因（≤ 3 mg/kg），然后四肢放平并取出静脉留置针，进行手术，同时患者可以保留自主呼吸。由于加压止血带的疼痛会限制手术时长，因此 Bier 阻滞技术通常用于 30 ~ 45 min 的手术。

5. 周围神经阻滞有哪些其他操作？

在超声引导下可直接观察到局部麻醉药在神经周围或肌肉、筋膜层之间的扩散，因此目前大多数周围神经阻滞是在超声引导下进行的，但是如果在超声难以识别解剖结构的情况下，神经阻滞技术作为传统的麻醉方式可以单独操作。此外其他一些神经阻滞可以通过解剖标志或皮下浸润进行，达到术野阻滞。

6. 描述超声引导下神经阻滞技术及其优缺点。

我们经常通过超声图像判断穿刺针进针方向和神经结构周围局部麻醉药的注射，可采用平面内（in-plane，IP）或平面外（out-of-plane，OP）进针方法。采用平面内进针，穿刺针在超声波的平面内前进，从而可以看到整个针轴。相比之下，采用平面外进针方法时，穿刺针是垂直于超声波束，这种方法仍然可以观察到局部麻醉药扩散，但只能看到针的横截面（图 68.1）。由于平面内进针显示穿刺针全部进针轨迹，可以更容易避开重要解剖结构，如血管、胸膜、神经等，因此一般首选平面内进针，但是平面外进针法到达神经的路径更为直接，在某些情况下更为适用。

超声引导下可以更清楚地观察神经解剖结构，因此可以降低神经穿刺并发症的发生率。超声图像可以看到血管和进针轨迹，从而降低出血和血肿的

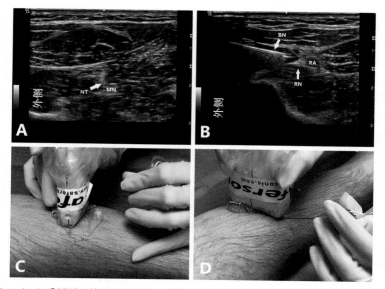

图 68.1 （**A**）采用平面外进针入路的正中神经超声图像。（**B**）采用平面内进针入路的桡神经超声图像。（**C**）平面外进针法。（**D**）平面内进针法。BN，神经阻滞针；MN，正中神经；NT，针尖；RA，桡动脉；RN，桡神经

发生风险。超声图像可以显示胸膜，从而降低锁骨上神经阻滞发生气胸的风险。在神经解剖结构变异的情况下，采用超声引导下进行神经阻滞可能更为有用。例如某些肌肉或血管会将目的区域的神经丛分开，导致局部麻醉药不能完全扩散。超声图像可以辨别神经丛，确保所有神经解剖结构都被局部麻醉药浸润，不遗漏小分支。其缺点是超声设备比较专业并且昂贵，并非所有医院都具备。

7. 描述神经刺激仪及其优缺点。

神经刺激仪通过绝缘阻滞针发射电刺激，一般采用刺激宽度（0.05～1 ms）和刺激频率（1～2 Hz），将穿刺针进针直到引起目标神经区域的肌肉收缩和（或）感觉异常，然后刺激强度随之降低，直到收缩或感觉异常消失。在低振幅刺激下肌肉持续收缩表明刺激针靠近神经，如果在 0.3 mA 的强度下仍然引起肌肉反应，说明穿刺针可能进入神经，应在注射局部麻醉药前稍微退针。值得注意的是，即使注射少量局部麻醉药，肌肉收缩也会消失，而某些患者即使穿刺针位置准确，也可能无法引出刺激。

采用神经刺激仪可通过引出肌肉收缩确定穿刺针位置，但由于无法可视化会导致神经损伤或无法识别神经解剖结构的变异，使穿刺有一定难度。并且直接刺激肌肉也会引起收缩，被误认为是神经刺激，因此通常将神经刺激仪与超声配合使用，尤其是在超声图像显示不清的情况下两者结合更为重要。

8. 超声分辨率有哪些不同类型？

超声成像中存在三种类型的分辨率：轴向、横向和时间。轴向分辨率是指沿超声波束轴线方向的分辨率，并取决于脉冲波长和每个脉冲的循环次数。横向分辨率是指与声轴相交且垂直于扫描平面的直线方向上两点间的最小距离，横向分辨率随着波频率的增加和超声波束宽度的减小而提高。时间分辨率与动态结构有关，例如搏动血管，该类型的分辨率随着超声帧速率的增加而提高。

9. 哪些方法可以改善超声图像？

选择合适频率的超声探头以提高神经观察的分辨率。例如踝神经等浅表组织，最好采用高频探头（10～13 MHz）；腘窝坐骨神经等中等深度的组织，最好选用中频探头（6～10 MHz）；臀部坐骨神经等位置最好采用低频探头（2～5 MHz），并为超声图像设置合适的深度以定位目标神经。确认探头方向并保证足够的凝胶，调整增益可以改变屏幕亮度，而时间增益的调整可以通过减少伪影（仅次于超声衰减）来提高图像质量。多普勒超声可用于识别搏动血管或明确注射过程中局麻药的扩散。

为提高平面内穿刺针头在超声下的清晰度，确保针头与超声波束平行。如果仅看到部分针轴，说明穿刺针可能未与超声波束平行。未清楚地看到针尖前不要进针，改变超声探头的角度可有助于显示针头。进针角度越大，超声越难以观察，因此超声引导下穿刺深部组织更为有效，穿刺针的超声影像也更容易被观察到。

10. 椎旁间隙的边界是什么结构？

椎旁间隙后壁为肋横突韧带，前外侧壁由壁层胸膜构成，椎体和椎间盘为内侧壁，椎旁间隙内包含胸椎神经和交感神经干。

11. 腹部前外侧从浅到深的肌肉是什么？它们的神经支配是什么？何种阻滞方式支配该区域？

腹部的肌肉层由浅到深分别为腹外斜肌、腹内斜肌和腹横肌，它们由T7-L1的前支支配，腹横肌平面阻滞、髂腹股沟阻滞、髂腹下肌阻滞和腰方肌阻滞可用于该区域。

12. 什么水平的脊髓形成臂丛神经？它有哪些不同的分支？哪些阻滞方式可用于这个区域？

臂丛神经由C5—T1神经根形成，臂丛神经的分支包括：神经根（C5—T1）、神经干（上、中、下）、神经股（前和后）、神经束（后侧、内侧和外侧）和神经分支（正中、尺骨、桡神经、肌皮神经和腋神经）。针对该区域的阻滞包括肌间沟、锁骨上和锁骨下臂丛神经阻滞，以及腋神经和各种前臂神经阻滞。

13. 腰丛是由哪些神经根发出？它的分支是什么？哪些阻滞可用于这个区域？

腰丛由T12—L4神经根形成，分支为髂腹股沟神经、髂腹下神经、生殖股神经、股外侧皮神经、股神经和闭孔神经，针对该区域的阻滞包括腰丛阻滞、股神经阻滞和髂筋膜阻滞。

14. 除了腰丛，还有哪些神经支配下肢？它的神经根和分支是什么？可以使用哪些方法来定位该神经？

坐骨神经支配大部分下肢区域，不包括大腿前侧和小腿内侧，后者受腰丛支配。坐骨神经起源于L4—S3神经根并分支到胫神经和腓总神经，可选择在近端（前、臀、臀下）或胭窝处进行神经阻滞，也可以在脚踝处对其分支进行阻滞。

15. 描述踝关节的皮肤神经支配。

踝关节由5种神经支配：胫神经、隐神经、腓深神经、腓浅神经和腓肠神经。其中，只有隐神经起自股神经，其他四个均起自坐骨神经，胫神经（分支、跟骨神经以及足底内侧和外侧神经）支配足跟和足底的大部分区域，隐神经支配小腿和踝关节内侧，腓浅神经支配足背的大部分，腓深神经支配第一趾和第二趾间隙背面的区域，腓肠神经支配外侧踝关节。

16. 区域麻醉会导致哪些并发症？

区域麻醉的并发症包括出血、感染、血管内或神经内注射，可导致局麻药中毒或神经损伤、过敏反应、邻近结构损伤和阻滞失败。肌间沟和锁骨上臂丛神经阻滞易累及膈神经，导致同侧膈肌麻痹，累及交感神经则导致同侧霍纳综合征，累及喉返神经导致声音嘶哑。神经阻滞其他并发症包括蛛网膜下腔注射、硬膜外注射以及气胸。

17. 哪些方法可降低并发症风险？

为防止并发症出现，对患者需要进行监测，在无菌条件下先注射少量局麻药（≤ 5 ml，速度不超过 1 ml/s），每次注射前要回抽。之后每注射 10 ml 后观察一定时间（15 ~ 30 s），以评估是否有全身毒性反应的症状。如果患者描述疼痛剧烈或感觉异常，需停止给药并拔出针头。在超声引导下进行神经阻滞，需在超声图像上确认针尖之后再进针。如果使用神经刺激仪，刺激小于 0.3 mA 依然存在肌肉收缩，说明针尖还在神经内，不可以推药。需要密切监测患者的血流动力学以及精神状况的变化。

18. 常用的局部麻醉药有哪些？

局部麻醉药可按作用持续时间分为：短效、中效和长效。氯普鲁卡因是一种广泛使用的短效局部麻醉药，作用持续时间为 1.5 ~ 2 h，它可以被血浆胆碱酯酶快速水解，因此可以高浓度（2% ~ 3%）给药，毒性风险很小。

常用的中效局麻药包括利多卡因（1 ~ 3 h）和甲哌卡因（3 ~ 5 h），虽然这两种药物是中效局麻药，但许多医生发现它们比长效药物更为有效。可以加入肾上腺素以延长利多卡因的阻滞持续时间。

对于长时间手术，可以采用罗哌卡因和布比卡因进行神经阻滞，这些药物起效较慢（15 ~ 30 min），但可以提供更长时间的镇痛效果（6 ~ 30 h），布比卡因比罗哌卡因心脏毒性作用大，运动阻滞效果强，但持续作用时间更长。

19. 局部麻醉过程中哪些常用药物被加到局部麻醉药中？它们的作用是什么？

区域麻醉有时需要采用一些辅助药物，例如血管收缩药肾上腺素，加入局部麻醉药中以延长阻滞时间并减少全身吸收，肾上腺素可出现心动过速和高血压，提示局麻药入血。另一种常用药物为碳酸氢钠，它可以使局麻药溶液的 pH 值碱化，并缩短阻滞作用时间。可乐定是一种 α2 受体激动剂，被证实具有镇痛作用，当与局麻药联合使用时，可延长阻滞时间。其他延长阻滞效果的药物还包括地塞米松和右美托咪定，但是以上这些药物的效果还需要更多的研究证实。

20. 局部麻醉药的哪些特征会影响起效时间和阻滞效果？哪些因素会影响作用的持续时间？

局部麻醉药的起效取决于 pKa——越接近组织的 pH，起效时间越快（表 68.1）。局部麻醉药以非解离形式穿过脂质膜，然后以解离状态结合钠通道，因此可以选择将碳酸氢钠加入局部麻醉药中，以增加非离子形式的量并缩短

表 68.1　常用局麻药

局麻药	pKa	起效时间（min）	作用时间（h）
3% 2- 氯普鲁卡因	8.7	10 ～ 15	1 ～ 2
2% 利多卡因	7.8	10 ～ 20	3 ～ 5
1.5% 甲哌卡因	7.6	10 ～ 20	3 ～ 5
0.5% 罗哌卡因	8.1	15 ～ 30	6 ～ 24
0.5% 布比卡因	8.1	15 ～ 30	6 ～ 30

起效时间。

　　局部麻醉药药效与脂溶性相关，较低浓度的脂溶性局部麻醉药就可以达到与非脂溶性局部麻醉药相同的效果。

　　决定阻滞作用持续时间的因素包括局部麻醉药的类型和是否使用血管收缩药，脂溶性越大、蛋白质结合越强可以使作用持续时间越长。某些局麻药的作用时间较短（45 ～ 90 min），而其他局部麻醉药的作用时间中效（90 ～ 180 min）或更长（4 ～ 30 h）（表 68.1）。血管收缩剂如肾上腺素，可加入局麻药（其本身具有血管舒张特性）中，使麻醉药物作用于目标神经的周围组织。

21. 什么是局麻药全身毒性反应？描述其体征和症状。

　　局麻药全身毒性反应是由于神经周围注射大量局麻药，使药物误入血管内、鞘内或硬膜外引起，中枢神经系统和心血管系统受局麻药全身毒性反应影响最大。中枢神经系统症状通常先于心血管体征，但是在快速注射布比卡因的情况下，这种顺序可能会改变。中枢神经系统紊乱通常由兴奋期和抑制期组成，兴奋期的特征是耳鸣、口周麻木、头晕、精神状态改变、震颤和强直阵挛发作，随后的抑制期表现为呼吸抑制、昏迷和呼吸停止。局麻药全身毒性反应对心血管的影响包括低血压（血管舒张引起）、传导障碍、室性心律失常和心肌抑制，甚至会出现心脏停搏。通常认为利多卡因全身毒性反应的发生概率要低于布比卡因或罗哌卡因，但仍有不少病例报告显示局麻药全身毒性反应是由利多卡因引起。

22. 如何治疗局麻药全身毒性反应？

　　局麻药全身毒性反应所致心脏停搏与其他原因引起的心脏停搏的处理方式不同，美国区域麻醉和疼痛医学学会（American Society of Regional Anesthesia，ASRA）根据 2017 年更新的指南推荐以下治疗措施：

- 立即停止使用所有局麻药。
- 寻求帮助并采用局麻药全身毒性反应急救套装，通知体外循环相关医生。
- 采用 100% 氧气进行通气，必要时进行气管插管。

- 用苯二氮䓬类药物治疗癫痫发作，在出现严重局麻药全身毒性反应事件时立即考虑脂肪乳剂治疗。丙泊酚不能替代脂肪乳剂治疗，并且会出现血流动力学不稳定的患者发生严重低血压。
- 积极治疗低血压和心动过缓，若患者无脉搏，立刻开始心肺复苏。
- 心血管事件后需要持续监测 4 ～ 6 h；中枢神经系统事件后需监测至少 2 h。
- 肾上腺素推注量应降至 1 μg/kg（或更低）。
- 避免使用利多卡因、加压素、钙通道阻滞剂和 β 受体阻滞剂。

23. 局麻药全身毒性反应静脉注射脂肪乳剂的剂量是多少？

体重超过 70 kg 的患者应在 2 ～ 3 min 内给予 100 ml 20% 的脂肪乳剂，然后在 15 ～ 20 min 内输注 200 ～ 250 ml 脂肪乳剂。体重低于 70 kg 的患者给药剂量为 1.5 ml/kg，然后以 0.25 mL/（kg·min）的速度持续给予脂肪乳剂。

进行上述治疗后的患者若情况仍不稳定，则需按照上述剂量再次给药 1 ～ 2 次，给药时间缩短一倍。按照 ASRA 指南，给药剂量不需要太精确，但最大剂量不应超过 12 ml/kg。

要点：区域麻醉的基础知识

- 区域麻醉主要用于不适合全身麻醉或疼痛难以控制的患者，包括严重心肺疾病、阻塞性睡眠呼吸暂停、术后恶心呕吐、慢性疼痛和药物滥用的患者。
- 区域麻醉的方法包括外周神经阻滞单次注射或置管持续给药、静脉（Ⅳ）局部区域阻滞或椎管内麻醉。
- 周围神经定位方法包括超声、神经刺激仪、诱发的感觉异常和体表标志。
- 神经阻滞的并发症包括出血、感染、血管内或神经内注射、过敏反应、局麻药全身毒性反应（local anesthetic systemic toxicity，LAST）和邻近结构损伤。

推荐阅读

Gauss A, Tugtekin I, Georgieff M, et al. Incidence of clinically symptomatic pneumothorax in ultrasound-guided infraclavicular and supraclavicular brachial plexus block. Anaesthesia. 2014;69:327–336.

Hadzic A, ed. Hadzic's Textbook of Regional Anesthesia and Acute Pain Management. 2nd ed. New York: McGraw-Hill, 2017:81–335.

Neal J, Woodward C, Harrison K. The American Society of Regional Anesthesia and Pain Medicine checklist for managing local anesthetic systemic toxicity: 2017 version. Reg Anesth Pain Med. 2018;43:150–153.

NYSORA. The New York School of Regional Anesthesia. Available at: https://www.nysora.com.

USRA. Ultrasound for Regional Anesthesia. Available at: https://www.usra.ca

周围神经和躯干神经阻滞

Christopher P. Davis，MD，Ryan Guffey，MD

于瑶　译　李皓　米卫东　校

第 69 章

1. 为什么要进行周围神经阻滞？

实施周围神经阻滞主要用于局部麻醉或镇痛。麻醉性神经阻滞可以使患者避免全身麻醉以及围手术期镇痛药物的使用，尤其适用于高危患者，如困难气道或不能耐受全身麻醉患者。镇痛性神经阻滞与此类似，但强度或范围不足以避免全身麻醉。镇痛性神经阻滞的主要作用是避免术后阿片类药物及其相关副作用，从而改善术后疼痛评分，提高患者满意度，减少恶心呕吐，并且减少患者与术后疼痛相关的住院时间。

2. 哪些患者不宜接受周围神经阻滞？

神经阻滞可能导致术后神经损伤。仅对术后并发症低风险患者施行神经阻滞以降低风险这一点非常重要。抗凝治疗是神经阻滞无法实施最常见原因。如果患者存在先天性或病理性的凝血异常，则血肿形成而造成神经损伤的风险增加。2018 年 4 月美国局部麻醉协会更新的抗血栓治疗指南有助于决定患者是否适合实施神经阻滞。此外，周围神经病变，如有症状的椎管狭窄或 Guillain-Barré 也会增加并发症风险。外伤后的神经阻滞可能掩盖筋膜室综合征的症状，延误治疗。如果患者存在全身感染，放置神经阻滞导管可能导致导管周围脓肿。

3. 上肢最常用哪些神经阻滞？

大多数上肢神经阻滞即为不同解剖部位的臂丛神经阻滞。上肢神经阻滞由穿刺针与解剖位置的关系而得名。最常用的臂丛神经阻滞有肌间沟、锁骨上、锁骨下和腋路法。随着超声的应用，锁骨上臂丛阻滞已成为肩关节以下部位手术的主要方法。超声引导下的桡神经、正中神经和尺神经分别阻滞，也可以提供手和手指部位的镇痛，而不影响手部的大运动功能。

4. 如何决定哪种臂丛阻滞适合上肢的各种手术？

肌间沟臂丛阻滞最适合肩部、锁骨远端和肱骨近端手术。这部分讨论见第 66 章。表 69.1 详述了锁骨上、锁骨下和腋路臂丛阻滞。

5. 锁骨上、锁骨下和腋路臂丛阻滞的解剖标志和基本操作有哪些？

锁骨上臂丛阻滞通常取半坐位，头转向对侧。将手臂伸向同侧下肢，肩关节外旋，有助于压低锁骨，增加超声探头的空间。从外向内进针，将局部麻醉药注射在臂丛分支的周围，锁骨下动脉外侧。由于锁骨下动脉区域解剖

表 69.1 上肢手术的臂丛神经阻滞		
臂丛阻滞	**神经分布**	**局限性**
锁骨上入路	麻醉范围从三角肌下缘至手指根据手术方式能够有效用于肩部手术	膈神经阻滞发生率为 50%增加气胸的风险建议在超声引导下进行
锁骨下入路	麻醉范围从肱骨中段至手指	由于进针角度陡直因而存在技术上的挑战
腋路	麻醉范围从肱骨中段至手指	肌皮神经阻滞不全,需要单独阻滞。患者手臂需要外展

变异较大,穿刺时注意避免穿过动脉。

锁骨下臂丛阻滞是深部阻滞,有避免膈神经麻痹和可留置外周神经导管等优点。患者取仰卧位,手臂放在身体同侧或头部上方,以抬高锁骨增加超声探头的空间。在喙突水平从头侧向尾侧进针。进针至腋动脉的 6 点钟方向,然后注射局部麻醉药。这种方法能够一次注射覆盖臂丛的三个分支。需要注意的是,要保证局部麻醉药在腋动脉两侧呈 U 形扩张,以避免内侧束和外侧束阻滞不全。

腋路臂丛阻滞时患者手臂外展 90°。探头在腋窝沿手臂内侧放置,从头侧向尾侧进针到腋动脉的 6 点钟位置。一般需要多次注射以形成圆形扩散,以麻醉正中神经、尺神经和桡神经。还需要单独阻滞肌皮神经,以确保麻醉范围覆盖前臂远端。

6. 锁骨上、锁骨下和腋路臂丛阻滞有哪些操作风险?

与锁骨下和腋路相比,锁骨上神经阻滞增加气胸风险,因为阻滞部位靠近胸膜。但超声可以清楚地显示针尖位置,因而气胸发生率仍然很低。也必须注意避免误入血管,不仅是锁骨下动脉,还有周围的肩胛背和肩胛上动脉。锁骨下神经阻滞误入血管的风险高。穿刺部位的深度和进针角度陡直导致穿刺针显影困难,每次注药前都要回抽以确保针尖不在腋动脉或相邻静脉内。注意,在较深的位置下可能更难显示小动脉和小静脉。与其他臂丛神经阻滞相比,腋神经阻滞的风险最小。由于腋动脉位置表浅,一旦发生误入血管可以进行压迫止血,以防止血肿形成。

7. 当锁骨上神经阻滞致使手臂的运动功能阻滞,但患者的一个手指仍然感到疼痛时该如何处理?

最合适的处理是进行神经系统检查,评估正中神经、桡神经和尺神经的运动和感觉功能。这种情况通常是由于臂丛神经下干和尺神经阻滞不充分。最常见的原因是下干位于第一肋和锁骨下动脉之间,这一"死角"位置局部麻醉药不充足。补救措施是对该区域进行麻醉,但理论上穿刺针经过已经麻醉的神经可能增加神经损伤的风险。另一种方法是在稍远端阻滞尺神经。

8. 下肢最常用哪些神经阻滞？

　　与上肢不同，下肢需要多部位注射以满足麻醉范围。下肢神经起源于腰丛（L1—L5）和骶丛（L4—S3）。由于这种重叠，下肢神经支配通常称为腰骶丛。腰丛分为髂腹下神经、髂腹股沟神经、生殖股神经、股外侧皮神经、股神经和闭孔神经。其中最常用的是腰丛、股神经和隐神经阻滞。骶丛分为坐骨神经、臀上和臀下神经、阴部神经和股后皮神经。其中最常用的是经臀坐骨神经阻滞、臀下坐骨神经阻滞、腘窝坐骨神经阻滞和踝关节阻滞。

9. 如何确定各种下肢手术最适宜神经阻滞方式？

　　要考虑手术部位，是否应用止血带，以及术后运动功能。为了满足下肢手术的麻醉要求，要进行坐骨神经和股神经联合阻滞。例如，为了满足踝关节修复手术的麻醉要求，需要同时进行腘窝坐骨神经和隐神经阻滞。但是，这种特殊的方式无法满足大腿的止血带疼痛。因此，有必要的话还需要在更近端，如臀下坐骨神经和腰丛进行阻滞。踝关节阻滞对脚前部和脚趾手术有效，但对后足手术无效。

10. 下肢阻滞的解剖标志和基本操作有哪些？

　　腰丛阻滞是深部阻滞。进针点位于 L4—L5 间隙旁开 4 ~ 5 cm，大致与髂嵴上缘平齐。该阻滞主要在神经刺激仪引导下进行，直至引起股四头肌收缩。腰丛位于腰大肌深部，一般在腰椎横突下 2 cm。根据个体差异，进针深度通常在 6 ~ 8 cm。

　　股神经阻滞是对大腿前外侧和小腿内侧皮肤常用的神经阻滞。在超声引导下，该神经在髂筋膜深处、髂腰肌浅层、股动脉外侧 1 cm 可清晰显示。隐神经是股神经最大的皮支，位于股动脉外侧，下行入收肌管，走行于缝匠肌深处的下肢远端。

　　近端坐骨神经位于臀大肌深处，坐骨结节和股骨大转子之间。如前所述，有很多不同的方法可以阻滞该神经，但臀下入路操作最简单，而且超声引导下最容易定位。在腘窝区，坐骨神经分为腓总神经和胫神经。在超声引导下，坐骨神经位于股骨后侧和腘动脉后外侧，支配内侧的半腱肌和半膜肌，以及外侧的股二头肌。

11. 神经阻滞对下肢的具体风险有哪些？

　　神经阻滞对下肢的风险包括神经损伤、血管内注射、感染和周围组织损伤。神经损伤罕见但发病机制尚未完全阐明。既往存在的神经病变在下肢更为常见，使神经内注射、缺血或局部麻醉药毒性导致的神经损伤风险增加。此外，腰丛阻滞由于阻滞深度以及临床易损伤组织，因此风险更高。有报道腰丛阻滞还可导致发生主动脉穿孔合并腹膜后血肿，鞘内注射甚至肠穿孔等并发症。

12. 平面阻滞和周围神经阻滞有何区别?

与标准的外周神经阻滞相比,平面阻滞的部位不需要识别特定的神经。随着超声的普及,出现了一些新的局部麻醉药浸润阻滞技术,特别是筋膜平面,在此处有许多神经穿过。这些新的阻滞方法可以为腹部、胸部和躯干提供镇痛。与标准外周神经阻滞相比,这些阻滞通常需要更高剂量的局部麻醉药才能有效。由于这些部位的神经很小或注射部位没有神经,因而减少了穿刺针造成直接的神经损伤。

13. 哪些躯干神经阻滞适合胸部、乳腺和腹部手术?

胸椎旁阻滞是在胸段脊神经和交感干所在的椎旁间隙注射局部麻醉药。在此处注射导致单侧胸壁或腹壁 3～7 个皮肤节段感觉消失,为胸部、腹部或乳腺小手术提供良好的麻醉条件。

腹横肌平面(transversus abdominis plane,TAP)阻滞适用于下腹部手术,如子宫切除术疝修补术。将局部麻醉药注射在腹内斜肌和腹横肌之间筋膜平面内。T10—L1 前支、髂腹下神经和髂腹股沟神经在此平面内存在一定的解剖变异。TAP 阻滞可以麻醉单侧下腹壁,包括腹股沟。上腹部也可以进行肋缘下 TAP 阻滞。双侧阻滞可用于中线手术,切记局部麻醉药的最大用量以避免毒性反应。

14. 竖脊肌、胸大肌、前锯肌和腰方肌阻滞时哪些神经被阻滞?

随着超声的应用出现了许多新的躯干神经阻滞,成为局部麻醉的最前沿(表 69.2)。

15. 常见躯干神经阻滞的具体风险有哪些?

与周围神经阻滞相比,椎旁阻滞有一些其他的风险。由于椎旁间隙和胸膜之间紧密相连,可能发生刺破胸膜导致气胸。椎旁阻滞甚至可以扩散至硬膜外腔,导致非预料的对侧脊神经阻滞和血流动力学波动。

迷走神经反应也很常见。自超声应用以来,TAP 阻滞已经越来越安全。但罕见的严重并发症仍然有可能发生,如腹膜内注射和可能的腹腔脏器损伤。

表 69.2　躯干神经阻滞			
筋膜平面阻滞	**注射平面**	**阻滞的神经**	**手术适应证**
竖脊肌	脊柱横突和竖脊肌之间	胸/腰段脊神经	乳腺,胸部,上和下腹部手术
胸大肌 I	胸大肌和胸小肌之间	胸外侧和胸内侧神经	部分乳房手术
胸大肌 II	胸小肌和前锯肌之间	胸肋间神经和胸长神经	乳腺手术,包括腋窝清扫
前锯肌	前锯肌上方	胸肋间神经,胸背神经和胸长神经	一侧胸部手术,包括乳腺和胸腔手术
腰方肌	腰方肌前外侧缘	胸/腰段脊神经	上腹或下腹部手术

16. 躯干神经阻滞的优点和缺点有哪些？

椎旁阻滞的用途非常广泛，可用于几乎任何躯干手术。它还可以提供很强的镇痛效果，可以满足手术麻醉需要。然而，由于阻滞位置，其风险高于其他的躯干阻滞。对于乳房手术，胸大肌或前锯肌阻滞操作简便，能提供同样的镇痛效果，且潜在风险较低。胸大肌阻滞还有阻滞胸神经的优点；其他方法则没有。

TAP 阻滞和腰方肌阻滞比椎旁阻滞操作更简单，风险更低。与 TAP 阻滞相比，腰方肌的优点是每个注射部位覆盖的皮肤范围更广。腰方肌阻滞的缺点是不能在仰卧位进行，操作比 TAP 阻滞更难。

竖脊肌阻滞是一种新的阻滞方法，与椎旁阻滞具有相同的适应证。由于其阻滞部位离脊椎等敏感部位更远，因而发生直接损伤或损伤神经的血肿的风险较低。竖脊肌阻滞的缺点是目前的研究文献中没有很好地描述它的优点。它的镇痛效果可能不如椎旁阻滞有效。

要点：周围神经和躯干神经阻滞

1. 神经阻滞主要适用于麻醉或镇痛。麻醉性的神经阻滞可以使患者避免全身麻醉和围手术期镇痛药物的使用。

2. 大多数上肢神经阻滞为不同解剖部位的臂丛阻滞，由穿刺针与解剖位置的关系而得名。

3. 下肢神经起源于腰丛（L1—L5）和骶丛（L4—S3）。

4. 腰丛分为髂腹下神经、髂腹股沟神经、生殖股神经、股外侧皮神经、股神经和闭孔神经。其中最常用的是腰丛、股神经和隐神经阻滞。

5. 骶丛分为坐骨神经、臀上和臀下神经、阴部神经和股后皮神经。其中最常用的是经臀坐骨神经阻滞、臀下坐骨神经阻滞、腘窝坐骨神经阻滞和踝关节阻滞。

6. 随着超声的应用出现了许多新的躯干神经阻滞，成为局部麻醉的最前沿。

推荐阅读

Abrahams MS, Horn J, Noles LM, Aziz MF. Evidence-based medicine. Reg Anesth Pain Med. 2010;35(1).

Blanco R, Parras T, Mcdonnell JG, Prats-Galino A. Serratus plane block: a novel ultrasound-guided thoracic wall nerve block. Anaesthesia. 2013;68(11):1107–1113.

Chelly JE. Peripheral Nerve Blocks A Color Atlas, 3rd ed. Philadelphia: Wolters Kluwer Health, 2009.

Horlocker TT, Vandermeuelen E, Kopp SL, Gogarten W, Leffert LR, Benzon HT. Regional anesthesia in the patient receiving antithrombotic or thrombolytic therapy: American Society of Regional Anesthesia and Pain Medicine Evidence-Based Guidelines (Fourth Edition) Reg Anesth Pain Med. 2018;43(3):263–309.

Deschner B, Robards C, Xu D, Hadzic A. Lower extremity peripheral nerve blocks. In: Raj's Practical Management of Pain, 4th ed. Philadelphia, PA: Mosby Elsevier; 2008: p. 889–903.

Forero M, Adhikary SD, Lopez H, Tsui C, Chin KJ. The erector spinae plane block. Reg Anesth Pain Med. 2016;41(5):621–627.

Hadzic A. Hadzic's Peripheral Nerve Blocks and Anatomy for Ultrasound-Guided Regional Anesthesia, 2nd ed. McGraw-Hill Companies; 2004.

Macfarlane A, Brull R. Ultrasound guided supraclavicular block. NYSORA. 2009;12:6–10.

McDonnell JG, Finnerty O. Transversus abdominis plane block. Curr Opin Anaesthesiol. 2012;25(5):610–614.

Ultrasound-Guided Axillary Brachial Plexus Block. (2017, May 04). Retrieved from https://www.nysora.com/ultrasound-guided-axillary-brachial-plexus-block

Ultrasound-Guided Infraclavicular Brachial Plexus Block. (2017, May 04). Retrieved from https://www.nysora.com/ultrasound-guided-infraclavicular-brachial-plexus-block

头颈部神经阻滞

第70章

Chang H. Park，MD，Samuel DeMaria，Jr，MD，Adam I. Levine，MD

陈燕 译 杨静 校

1. 头颈部手术行区域麻醉的适应证是什么？

头颈部神经支配丰富，骨性标志简单易识，区域麻醉是该区域手术的麻醉方式之一。根据患者情况和手术类型，区域麻醉可作为主要麻醉，也可与全身麻醉或基础/强化麻醉联用进行平衡麻醉。神经阻滞提供术中和术后的镇痛，可减少围手术期阿片类药物的用量。术后加速康复（enhanced recovery after surgery，ERAS）方案被逐渐推广，区域阻滞技术作为 ERAS 方案的组成部分之一，可通过减少围手术期阿片类药物的用量加速康复。除了提供镇痛，区域阻滞也可以通过减少术中出血而让术野更清晰，尤其是在局部麻醉药中加入肾上腺素的时候。区域神经阻滞也可在清醒插管时通过增强局部麻醉来提高患者的舒适度，优化插管条件。最后，如突发术后出血需要通过紧急的床旁手术进行探查和止血，镇痛剂量的区域阻滞便可独立为其提供麻醉。

2. 头颈部区域麻醉与其他区域麻醉技术相比有哪些特有的注意事项？

由于手术部位靠近气道，必须通过降低氧气供应和提供气道支持来降低气道火灾的风险。因此，如果计划完全通过区域麻醉提供麻醉，须和手术团队密切沟通该计划的合理性。另外，应对患者详细解释区域麻醉技术，让其对麻醉预期和如何配合手术有清楚的理解。在这种情况下不建议对患者进行深度镇静，因而区域阻滞必须提供完善的有效镇痛，患者的合作也至关重要。

3. 头颈部神经阻滞的禁忌证是什么？

头颈部神经阻滞的禁忌证与其他部位基本相同。绝对禁忌证包括患者拒绝、注射部位局部感染或肿瘤以及对局部麻醉药的过敏反应。相对禁忌证包括凝血系统疾病和其他出血性疾病、血液感染和已存在的神经病变。头颈部的肿瘤和动静脉畸形手术通常都避免实施区域麻醉。因此，术前必须深刻了解手术目标的病理性质。

4. 实施头颈部区域麻醉的风险有哪些？

除了如局部麻醉药毒性反应和神经损伤等常见风险，区域麻醉还有可能损伤阻滞靶点临近的结构，这取决于实施阻滞部位的不同，包括对眼睛甚或脑的损伤。由于头颈区域血管丰富，须绝对避免血管内注射。因此注射前回抽是必需的。头颈部解剖和局部麻醉药药理学的综合知识对尽可能减少并发症是很关键的。

5. 哪些局部麻醉药常用于头颈部区域麻醉？

常用于头颈部神经阻滞的局部麻醉药包括利多卡因（1.5%～2%）、甲哌卡因（1.5%～2%）、布比卡因（0.25%～0.5%）和罗哌卡因（0.25%～0.5%）。头颈部区域麻醉一般不需要大容量局部麻醉药。虽然术后镇痛常选用低浓度的局部麻醉药以避免明显的运动阻滞，但头颈部手术并无此类顾虑。相反，高浓度小容量的局部麻醉药可增强效果和延长作用时间。

6. 描述头颈部区域麻醉的相关解剖。

三叉神经（颅神经 V）和颈丛（脊神经 C1～C4）负责头、面和颈的大部分感觉神经支配。

三叉神经提供面部的感觉和运动神经支配，三叉神经的半月神经节有三个主要分支：眼支（V1）、上颌支（V2）和下颌支（V3）。这些分支的远端分支常被作为神经阻滞的靶点。眼支的分支中的额神经常作为神经阻滞靶点，它又分为眶上神经和滑车上神经。上颌支进入眶下神经管后成为眶下神经，其蝶腭分支还包括蝶腭神经节的感觉支。下颌支分为前部和后部，后部又分出下牙槽神经，然后是舌神经和颏神经。耳颞神经也起源于下颌神经（图 70.1）。

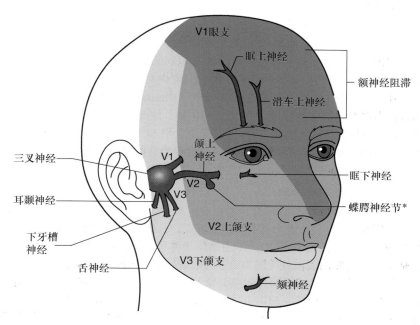

图 70.1　作为区域阻滞靶点的三叉神经分支。* 经口内实施的区域阻滞

颈丛是一个神经网络，起源于上四个颈神经（C1～C4）前支。源自该神经丛的神经分支支配下颌骨到锁骨之间的区域，为这些区域组织提供感觉，如颈前部和侧部、下颌线、头后部和耳后区。神经丛位于颈后三角，颈神经的分支离开椎管，从胸锁乳突肌（sternocleidomastoid muscle，SCM）下方钻出。四个皮支受C2～C4神经根支配。肌支由支配颈前部肌肉的颈袢（C1～C3）和支配后外侧颈部肌肉的单个分支组成。

7. 描述靶向三叉神经不同分支的阻滞方法。

见表70.1。

8. 颈丛阻滞的适应证是什么？

由于颈丛支配颈部和头后部的感觉，颈丛阻滞不但可用于围手术期镇痛，还可作为某些手术的主要麻醉方式，如甲状腺切除术、甲状旁腺切除术、颈动脉内膜切除术、颈清扫术、淋巴结活检、鼓室乳突手术、耳成形术和人工耳蜗植入术。颈浅丛阻滞和颈深丛阻滞均可阻滞颈丛神经。颈浅丛阻滞是在胸锁乳突肌后方神经途径处进行阻滞，颈深丛阻滞是在靠近颈神经根经椎间孔离开椎管的部位进行阻滞。切口靠近中线的手术（甲状腺切除术和甲状旁腺切除术）需双侧颈丛阻滞，而仅在单侧实施的手术（颈动脉内膜切除术）仅需单侧颈丛阻滞。

本章不讨论颈深丛阻滞，它在技术上更具挑战性，相比颈浅丛阻滞风险更高，而颈浅丛阻滞能够为大多数手术提供满意的术后镇痛。

9. 如何利用解剖标志实施颈浅丛阻滞？

利用解剖标志实施颈浅丛神经阻滞需识别标记SCM的后缘。可要求清醒患者收缩SCM协助显示其后缘，如让患者向对侧转脸微抬头迎向操作者放在其前额的手。然后确定乳突和C6横突（Chassaignac结节），这两个标志连线的中点即为颈丛沿SCM后缘发出的位置。注意C6横突位于环状软骨水平，后者可作为参考。接着，从上述中点起，沿SCM后缘向尾侧和头侧方向"扇形"注射10～15 ml局部麻醉药。注射要始终保持在SCM下方的水平表浅位置，并多次回抽以避免血管内注射。

10. 如何利用超声实施颈浅丛阻滞？

颈浅丛阻滞也可在超声引导下完成。患者体位与利用解剖标志阻滞相同。识别SCM的后缘作为超声扫描的起点，长轴或短轴扫描均可。超声探头从前向后移动直到SCM的锥形边缘位于屏幕中间。颈丛位于SCM后方，紧贴于椎前筋膜的表浅处（图70.2）。颈浅丛在超声下为呈蜂窝状表现的低回声结节。经平面内或平面外超声引导下进针，到达靶点后回抽无血后给予10～15 ml局部麻醉药。超声引导下颈浅丛注射可提高阻滞的精准度，但并非必须，有时颈浅丛本身显示并不清楚。即使神经显示不理想，只要超声下看到局部麻醉药在SCM下方顺利扩散，通常都能获得满意的阻滞效果。

表 70.1 三叉神经分支：区域神经阻滞的靶点和适应证

主要分支	分支	支配区域	阻滞适应证	方法
眼支（V1）	额神经→眶上神经和滑车上神经	上眼睑，前额，头皮，鼻梁	眼科手术 开颅手术 额窦手术 鼻整形手术	额神经阻滞：触诊眶上切迹，进针指向内侧眉毛，注射 2～4 ml LA，将手指放在眶上以避免注射入眼眶球
上颌支（V2）	眶下神经 蝶腭神经节	脸颊，上唇，眼睑，侧鼻，硬/软腭，扁桃体，后鼻中隔，黏膜，鼻窦，泪腺	功能性手术 内窥镜鼻窦手术，涉及上唇，鼻子，上颌骨，牙齿的手术	眶下神经阻滞：触诊眶缘下方沟中的眶下孔，距面部中线 3 cm，在孔下 0.5～1 cm 进针指向神经，防止注入孔内，注射 1～3 ml LA 蝶腭神经节阻滞（经口方法）：识别在硬腭后部第二或第三磨牙牙龈线内侧的大腭孔，用针头穿过孔，针向硬腭注入 1.5～2 ml LA（可含有上腺素）上颌神经阻滞：将针刺入颧弓下方，下颌冠状窦和髁突之间，直至到达翼板，退针重新定向，向前朝眼睛方向进入翼腭窝，注射 5 ml LA
下颌支（V3）	耳颞神经，舌神经，下牙槽神经，切牙神经和颏神经	磨牙/前磨牙，下颌，口底，下唇，下巴	涉及以下部位手术 下颌骨，下颌牙，口底，下唇，下巴	下牙槽神经阻滞：张开嘴，缩回脸颊，从对侧前磨牙进针的方法。下颌缝之间进针，直到触及下颌骨，将针头稍向后定向，在冠状切迹的时候再注射 1 ml LA 耳颞神经阻滞：在神经穿过颧弓时触诊颞动脉，用 25 G 针头在此区域浸润 2～4 ml LA 颏神经阻滞：触诊下颌骨下缘中间的颏孔，孔的侧上方，用 25 G 针刺入 0.5 cm 深，注射 2～3 ml LA

LA, 局部麻醉药

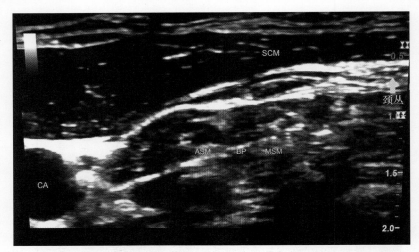

图 70.2　颈浅丛阻滞的超声图像。ASM，前斜角肌；BP，臂丛；CA，颈动脉；MSM，中斜角肌；SCM，胸锁乳突肌

　　超声的优势在于可动态观察药物在阻滞靶点周围扩散，而且可以避免损伤血管和膈神经等重要结构或入针过深。但目前尚无研究证实解剖结构定位和超声引导这两种技术在镇痛效果上有显著差异。

11. 颈丛阻滞有哪些并发症？

　　尽管沿 SCM 边缘作表浅注射的颈浅丛阻滞风险很小，但也存在发生包括感染、血肿和局部麻醉药毒性反应等并发症的可能。颈深丛阻滞的潜在并发症更多，包括脊髓动脉损伤和动脉内药物注射、神经根损伤、局部麻醉药全身毒性反应、全脊髓麻醉、膈神经阻滞、臂丛损伤和气胸。颈深丛阻滞有可能导致膈神经阻滞，因此应避免行双侧颈深丛阻滞的，尤其对有肺疾病的患者。对大多数手术而言，颈浅丛阻滞可达到与颈深丛阻滞同等的麻醉效果，因此一些医疗机构提出避免行颈深丛阻滞以减少严重并发症带来的风险。

12. 除了注射，局部麻醉药还能通过其他途径给药吗？

　　在头颈部手术中，局部麻醉药并不仅限于经注射途径给药，还可通过局部给药提供麻醉和镇痛，以减少患者不适感，降低其交感反应。喷雾或黏稠液体状态的局部麻醉药可用于胃肠镜检查时协助内镜插入，还可用于清醒插管。气管内插管前可利用喉麻管进行喉气管表面麻醉（laryngotracheal topical anesthesia，LTA；简称喉麻）降低插管诱发的交感反应，避免麻醉期间发生咳嗽。在清醒插管等特定情况下，可用小号针头行环甲膜穿刺替代喉麻管，将局部麻醉药喷洒于喉和气管内（见下文喉返神经阻滞）。

13. 区域麻醉如何用于困难气道情况？

用局部麻醉药行气道表面麻醉是清醒插管前的必要步骤。但气道表面麻醉是否有效取决于患者能否配合及其病理状态能否适应局部麻醉。区域阻滞能提供可靠的镇痛和麻醉以增强局部麻醉的作用。

喉上神经是迷走神经的一个分支，支配舌根、杓状肌和会厌后表面。喉上神经阻滞可减少咳嗽和呕吐反射，增加患者舒适感，改善插管条件。可在甲状舌骨水平阻滞其内侧支。触诊舌骨并识别舌骨角，回抽无血后紧贴舌骨角下方进行注射，双侧可共给予 2 ～ 3 ml 局部麻醉药。

喉返神经是迷走神经的另一个分支，支配声带和气管，将其阻滞可使气管导管更易被放入气道。经喉阻滞喉返神经的方法是用连接注射器的小号针头行环甲膜穿刺，一旦回抽有空气即确认针尖位于气管内，随后立即注射 4 ～ 5 ml 局部麻醉药，药液随患者注射时的咳嗽得以扩散。另一种方法是利用纤维支气管镜插管时"随走随喷"，即可阻滞喉返神经。经支气管镜放入一根硬膜外导管，即可在支气管镜前进过程中经导管间歇性地不断在气道中喷洒局部麻醉药。

要点：头颈部神经阻滞

1. 头颈部的区域麻醉可以作为主要麻醉方案和（或）用于术后镇痛。
2. 与神经轴和外周神经阻滞相比，头颈部的区域麻醉不必担心影响运动功能，可使用高浓度局部麻醉药以增强麻醉效果，延长作用时间。
3. 由于头颈部手术时存在气道火灾风险，当麻醉方案确定为区域神经阻滞联合最小化镇静时，应提前与术者和患者进行深入交流。
4. 熟练掌握头颈部解剖和局部麻醉药的药理学知识对于安全有效地实施神经阻滞极为关键。
5. 头颈部血管丰富且靠近脑组织等重要结构，其区域麻醉技术具有一定难度和挑战。

推荐阅读

Hadzic A, ed. Hadzic's Peripheral Nerve Blocks and Anatomy for Ultrasound-Guided Regional Anesthesia. 2nd ed. New York: McGraw-Hill; 2012.
Jourdy DN, Kacker A. Regional anesthesia for office-based procedures in otorhinolaryngology. Anesthesiol Clin. 2010;28:457–468.
Kanakaraj M, Shanmugasundaram N, Chandramohan M, et al. Regional anesthesia in faciomaxillary and oral surgery. J Pharm Bioallied Sci. 2012;4:S264–S269.
Levine AI, DeMaria Jr S. Regional anesthesia. In: Taub et al., editors. Ferraro's Fundamentals of Maxillofacial Surgery. 2nd ed. New York: Springer; 2015:77–90.
Levine AI, Govindaraj S, DeMaria S, eds. Anesthesiology and Otolaryngology. 1st ed. New York: Springer; 2013.

椎管内麻醉和镇痛

Rachel Kacmar，MD，Jason Papazian，MD

欧阳春磊　译　仝黎　校

1. 椎管内麻醉有哪些不同类型？

- 硬膜外麻醉是指在腰椎或胸椎水平向硬膜外腔注射麻醉药或镇痛药。
- 骶管阻滞麻醉是经骶裂孔将局麻药注入骶管腔内（见问题 11）。
- 腰麻也称蛛网膜下腔麻醉。

2. 椎管内镇痛和椎管内麻醉的区别是什么？什么时候可以首选镇痛？

　　椎管内麻醉意味着感觉神经消失和运动神经阻滞，这也是进行外科手术所必需的，一般需要采用高浓度局麻药（如 2% 利多卡因或 3% 氯普鲁卡因）。椎管内镇痛说明感觉神经阻滞，通常用于术后镇痛或分娩镇痛，可采用较低浓度的局麻药、阿片类药物或两者结合使用。

3. 相比全身麻醉，请列出椎管内（硬膜外或蛛网膜下腔）麻醉的优势？

- 减少对手术和麻醉的代谢应激反应。
- 与某些手术的全身麻醉相比，例如剖宫产或下肢手术，椎管内麻醉的手术出血量明显减少。
- 降低静脉血栓栓塞并发症的发生率。
- 减少肺损伤。
- 减少对气道的操作和损伤，对于可能出现的困难气道、严重气道反应和有误吸风险的患者更为安全。
- 术中可以保持清醒。
- 减少麻醉药物的剂量。
- 椎管内麻醉可以减少术中对肌松药的需求，不需要给予药物拮抗。
- 显著降低全身麻醉后引起的术后恶心呕吐的发生率（排除低血压的可能）。
- 在腰椎或胸椎区域采用单次腰麻或硬膜外置管，注射低剂量吗啡可显著改善疼痛，有时甚至不需要静脉给予阿片类药物。

4. 区分腰麻和硬膜外麻醉。

　　腰麻是通过刺穿硬脑膜将少量局麻药直接注入脑脊液（cerebrospinal fluid，CSF）以发挥作用，从而产生快速有效的神经阻滞。硬膜外麻醉则需要 10 倍剂量的局麻药才能充满硬膜外腔并穿透神经被膜，起效缓慢，产生的麻醉往往是节段性的（从注射部位向上和向下延伸），扩散程度很大程度上取决于注射局麻药的剂量。例如，5 ml 的药量仅能阻滞 3 ～ 5 个节段，而 20 ml 药量可以达到从上胸骨到骶骨范围的麻醉效果。硬膜外麻醉需要较粗的穿刺针，通常包括连续置管技术，也可进行单次注射。硬膜外腔的定位主要是根据韧带的感觉，穿刺针穿透韧带后阻力消失，而蛛网膜下腔是通过刺破硬膜后沿针道流出 CSF 来确定位置的。

5. 相对于硬膜外麻醉，腰麻的优势是什么？

- 腰麻起效时间更快，从麻醉到手术开始阻滞效果更完善。
- 腰麻阻滞效果更确定，特别是对于运动神经的阻滞。
- 腰麻较少出现阻滞不完善和（或）单边阻滞。
- 腰麻可以观察到 CSF 的流出，硬膜外麻醉没有明确的进针指征。
- 腰麻所需局麻药较少，局麻药全身毒性反应发生风险小。

6. 与硬膜外置管麻醉相比，单次腰麻有哪些缺点？

- 腰麻血流动力学变化明显。
- 腰麻不易缓慢泵注。
- 大多数腰麻患者无法进行持续的椎管内镇痛（很少进行蛛网膜下腔置管）。
- 腰麻阻滞若不充分，无法增加阻滞强度或持续时间。
- 除非进行置管，否则一旦给药，单次腰麻阻滞平面则无法改变。

7. 描述椎管内麻醉的术前评估。

椎管内麻醉前除常规的术前评估外，还应评估以下具体项目。

- 既往史：
  - 曾有背部受伤或手术史。
  - 神经系统症状或病史（例如糖尿病导致神经性病变、多发性硬化症）。
  - 凝血功能障碍或相关疾病（例如先兆子痫）。
  - 近期使用抗凝或抗血小板药物（包括阿司匹林）。
  - 之前做过椎管内麻醉。
- 体格检查：
  - 肌力和感觉的神经学检查。
  - 检查背部是否存在解剖学异常（脊柱侧弯）或病变（穿刺部位感染）。
  - 心血管检查，是否有杂音、左右心衰竭等指征。
- 手术相关问题：
  - 手术预计时长。
  - 预计出血量。
  - 术区位置。
  - 是否需要肌松。
  - 外科医生偏好（与外科医生分析不同麻醉方式的相关风险和优势）。
- 一般信息：
  - 向患者充分告知麻醉方式及其风险（包括阻滞失败有可能改变麻

醉或镇痛方式）。
- 询问患者是否需要镇静。
- 实验室检查：
  - 有凝血功能障碍或相关疾病，否则不需要全面检查。
- 影像检查：
  - 对于颅内或脊柱病变的患者需要进行磁共振成像或 CT 检查。

8. 描述硬膜外腔位置及其解剖结构。

- 硬膜囊包裹脊髓和 CSF，其外侧就是硬膜外腔，腰椎穿刺针通过棘突间隙正中入路，解剖结构从浅到深依次为：皮肤、皮下脂肪、棘上韧带、棘间韧带、黄韧带、硬膜外间隙。
- 硬膜外腔深处是硬脊膜和脑脊液，L2 是硬膜外腔的最宽点（5 mm），除了穿过神经根外，还含有脂肪、淋巴管和广泛的静脉丛（Batson 丛），硬膜外腔 360° 包裹硬膜。硬膜外腔头侧延伸到枕骨大孔，硬脑膜与颅底在此处续连，尾侧到达骶骨裂孔处。硬膜外腔前侧是后纵韧带，位于椎体后表面，可以在颈椎、胸椎、腰椎或骶管进行硬膜外腔阻滞麻醉，骶管阻滞是儿科常用的硬膜外麻醉方法。

9. 描述腰椎硬膜外麻醉方法。

- 备好急救设备：氧气、正压通气装置、气管插管设备以及血管活性药。
- 监测患者的脉搏氧和血压。
- 建立血管静脉通路，在交感神经阻滞后需适当补液以维持血压。
- 采取坐位或侧卧位，脊椎与地面垂直或平行并保证最大限度地弯曲，视情况给予镇静药物。
- 选择腰椎穿刺部位，首先观察髂嵴连线定位 L4 棘突，在 L2—L3、L3—L4 和 L4—L5 之间选择间隙最宽的部位，或根据阻滞范围选择间隙。若进行胸腹部手术，穿刺部位应根据手术部位决定。
- 麻醉科医师必须戴手术帽、口罩和无菌手套，不可以戴包括手表在内的首饰。患者应戴手术帽，所有进入手术室的人员都应戴手术帽和口罩，麻醉前确定手术部位。
- 在穿刺部位皮下注射局麻药形成皮丘，硬膜外穿刺针从正中入路进针，遇到韧带则感受到阻力，取下针芯连接装有 3～4 ml 空气或盐水的注射器，轻推注射器若感觉有轻回弹感，则穿刺针针尖在韧带内。
- 每次可进针几毫米，间断轻推注射器，凭感觉确定韧带的层次。硬膜外腔的最后一层为黄韧带，其质地较为粗糙坚韧，因此进针阻力较大。
- 穿刺针针尖穿过黄韧带进入硬膜外腔时，阻力消失，注射器内的空气或液体随之进入硬膜外腔。
- 一只手抵住穿刺针针尾，另一只手将导管送入硬膜外腔约 5 cm（导管

过针尖 5 cm）

- 拔出硬膜外穿刺针，避免拔出导管，将导管与注射器连接，回抽观察是否有血液或 CSF，如果没有则可给予局麻药试验量，固定导管。

10. 硬膜外穿刺的旁正中入路如何操作？什么时候采用？

- 旁正中入路的硬膜外麻醉首先需确定棘突的位置，在该点外侧 1 ～ 2 指宽处注射局麻药形成皮丘。
- 将硬膜外穿刺针垂直于患者皮肤穿过皮丘，直到遇到椎骨的横突。
- 将硬膜外针从横突上移开，向上和向内移动（约 15 ～ 30°，不要越过中线），持续进针直到针尖接触到黄韧带。
- 连接无阻力注射器并继续进针，直到阻力消失。
- 这种方法适用于高节段胸椎（高于 T9—T10），此时棘突呈锐角向下，当棘突间的空间较小时，例如对于行动不便的患者，不能将穿刺间隙"打开"（需要腰椎或胸椎相对的后凸弯曲），这种入路方法较为适用。

11. 骶管阻滞与硬膜外阻滞有何关系？什么时候适用？

骶管阻滞是一种硬膜外麻醉，在骶骨裂孔（S5）处进行注射。由于硬脑膜囊通常在 S2 处结束，因此很少出现全脊麻的风险。通过硬膜外腔的骶部入路进行骶管阻滞，可以提供腰部以下水平的阻滞，但应用于成人会受到以下限制：

- 骶骨解剖结构的高度变异性。
- 骶骨韧带钙化 / 骨化。
- 注射到静脉丛的风险。
- 如果需要置管，很难保持无菌状态。

骶管麻醉主要用于儿童（解剖结构变异度不大）的疝修补术、会阴部手术及术后镇痛，并且可以进行置管以长期使用。

12. 什么是腰硬联合麻醉或硬脊膜穿刺技术？各有哪些优缺点？

硬脊膜穿破硬膜外技术（dural-puncture epidural，DPE）是进行硬膜外穿刺后，用蛛网膜下腔麻醉针穿过硬膜外穿刺针刺破硬脊膜，但并不直接在蛛网膜下腔注射药物。腰硬联合麻醉（combined spinal-epidural，CSE）与 DPE 操作方法相同，但是会通过蛛网膜下腔穿刺针注射局麻药（也可加入小剂量阿片类药物），这种方法阻滞效果更快。这两种方法都会在取出蛛网膜下腔穿刺针后，在硬膜外腔放置导管，也都结合了蛛网膜下腔麻醉和硬膜外麻醉的优点。但是需要注意的是，由于高平面可能存在全脊麻的风险，因此这两种方法只能在腰椎区域进行操作（成人低于 L1—L2，儿童低于 L3）。

13. 硬膜外麻醉后会出现哪些生理变化？

- 血压降低：在问题 22 中进行详细讨论。
- 心率改变：全身血管阻力下降使心排血量增加，可能出现心动过速或心动过缓，在问题 23 中详细讨论。

- 通气变化：一般在膈肌（膈神经：C3—C5）正常的情况下可以保持自主呼吸，但麻醉后的患者由于无法感觉到肋间肌，因此可能会出现呼吸困难。即使在通气充足的情况下，呼吸功能不全的患者可能出现咳嗽和气道的反射性保护功能消失，在镇静状态下也可能出现严重的呼吸窘迫。高平面阻滞和通气失败则表现为上肢无力和语言功能改变。
- 膀胱扩张：交感神经阻滞和感觉丧失可能导致膀胱乏力则需要导尿。通常 T9 以上节段的硬膜外置管发生尿潴留概率较低，但应监测患者是否有尿潴留。
- 体温调节的变化：见问题 28。
- 神经内分泌变化：T8 以上神经阻滞会阻断肾上腺髓质的交感神经传入，从而抑制神经应激反应，这对于维持糖尿病患者的血糖水平更为有利。

14. 硬膜外麻醉中局部麻醉药的常用剂量是多少？

- 见表 71.1。

15. 椎管内穿刺所遇到的解剖结构？

从浅到深解剖结构依次为：皮肤、皮下 / 脂肪组织、棘上韧带、棘间韧带、黄韧带、硬脑膜和蛛网膜。正常硬膜外麻醉时不会刺破硬脑膜和蛛网膜。

16. 椎管内穿刺可能会遇到哪些骨性结构？

浅层骨组织可能是棘突，可以改变针尖方向，向上或向下调整后进入蛛网膜下腔。深层骨组织一般是椎板，说明穿刺针偏离中线并需要重新定位。

17. 腰麻局麻药的主要作用部位在哪里？

主要作用部位是脊神经根和脊髓本身的钠通道，由于神经根的解剖变异影响注射药物在脑脊液中的扩散，通常在运动和感觉阻滞水平上有细微差异。

表 71.1 腰麻的局麻药剂量

常规浓度	推荐剂量（mg）			效果持续时间（min）	
	下肢和会阴	下腹部	上腹部	有肾上腺素	无肾上腺素
5% 利多卡因葡萄糖溶液	25～50	50～75	75～100	60～75	75～90
0.75% 布比卡因葡萄糖溶液	5～10	12～14	12～18	90～120	100～150
0.25%～1% 罗哌卡因	8～12	12～16	16～18	90～120	90～120
1% 丁卡因葡萄糖溶液	4～8	8～12	10～16	90～120	120～240
0.5% 罗哌卡因葡萄糖溶液	8～12	12～16	16～18	80～110	—
0.5% 左布比卡因	8～10	10～15	12～20	90～120	100～150

18. 哪些因素决定了腰麻效果的持续时间？

局麻药持续时间受神经上钠离子通道的影响以及药物从脑脊液到体循环再吸收的时间影响。

19. 描述与椎管内麻醉分布（和范围）有关的因素。

- 身高、体位、腹内压、椎管解剖结构和妊娠等因素都会影响椎管内的麻醉效果。腰骶 CSF 体积存在较大个体差异，磁共振成像显示体积从 28 ml 到 81 ml 不等，腰椎 CSF 体积与阻滞平面和持续时间密切相关。腰椎 CSF 体积与体重成反比，且很难用物理方法测量。值得注意的是，怀孕期间 CSF 体积会减少。
- 局麻药的总注射量（体积和浓度）都很重要。
- 局麻药溶液的比重很重要，比重的定义为局麻药溶液与 CSF 的密度之比。比值大于 1 为重比重溶液，在 CSF 中会随着重力下沉；等比重溶液密度比为 1，局麻药往往会停留在注射区域；小于 1 的为轻比重液，局麻药在 CSF 中升高。蛛网膜下腔注射局麻药的分布情况取决于局麻药注射时和给药之后患者体位变化情况以及患者脊柱曲度（特别是脊柱前凸和后凸）。

20. 腰麻应该在哪个腰椎水平进行？

腰麻穿刺水平成人应低于 L1，儿童应低于 L3，以免穿刺针损伤脊髓。一般情况下选择髂嵴连线作为 L3—L4 棘突间隙的解剖标志，但实际上，穿刺时可能存在一定误差，一般会相差 1 ～ 2 个节段。

21. 腰麻的常用剂量和给药方案是什么？

- 见表 71.2。

表 71.2　用于外科手术硬膜外麻醉的局麻药

局麻药	种类	浓度（%）	起效时间	持续时间	合并肾上腺素的最大剂量	评价
氯普鲁卡因	酯类	3	迅速	45 min	15 mg/kg	代谢迅速 毒性最小 感觉和运动阻滞明显
利多卡因	酰胺类	2	立即	60 ～ 90 min	7 mg/kg	感觉和运动神经阻滞明显
布比卡因	酰胺类	0.75[a]、0.5、0.25[b]	较慢	2 ～ 3 h	3 mg/kg	心脏毒性最大； 感觉神经比运动神经阻滞明显
罗哌卡因	酰胺类	0.75	较慢	2 ～ 3 h	3 mg/kg	心脏毒性比布比卡因少； 价格最贵

[a] 不适用于产科。
[b] 并不完全适用于手术麻醉

22. 椎管内麻醉最常见的并发症有哪些？

常见的并发症包括低血压、瘙痒（主要是腰麻）、恶心呕吐（通常继发于低血压）和硬脊膜穿破后头痛（postdural puncture headache，PDPH），罕见且严重并发症包括神经损伤、马尾综合征、脑膜炎、高位 / 全脊麻和硬膜外血肿 / 脓肿形成，随后将具体讨论这些相关并发症。

局麻药全身毒性反应可能是由于大量局麻药入血导致，可以通过吸入或静脉给予肾上腺素（血管内注射有可能出现心动过速）预防。由于腰麻所需局麻药用量很小，因此这种并发症在腰麻中很少见到。

23. 椎管内麻醉出现低血压的病因、注意事项、治疗方法和安全措施是什么？

交感神经阻滞后会出现动脉压降低和静脉血容量增加，对于患者心排血量和每搏输出量的影响取决于总容量、心脏功能及其体位变化，心率受多种因素影响。

许多情况下会发生低血压（尤其是椎管内麻醉水平较高时），可以通过给予血管活性药（例如去氧肾上腺素）来升高血压，但是容量预负荷不能预防腰麻引起的低血压，并且对于心肺功能较差的高风险患者应慎用。然而，对于心血管功能较差的低血容量患者在腰麻前应先补液，可以提前给予胶体或晶体液。低血容量、年龄大于 40 岁、阻滞平面超过 T5、基础收缩压低于 120 mmHg 的患者，穿刺水平在 L3—L4 或以上都会增加低血压的发生率。

腰麻后低血压（脑血流量减少）可能是导致恶心呕吐的主要原因。头低脚高位进行腰麻，采用重比重局麻药会提高阻滞平面，因此重比重局麻药应慎用。

实际上，注射药物的比重和起效时间都应考虑体位变化。如果采用重比重药物进行单侧阻滞，应让患者术侧朝下，可以降低椎管内麻醉相关低血压的发生风险。

24. 椎管内麻醉相关性心动过缓的病因和危险因素是什么？

迷走神经张力的变化会引起心动过缓，一般继发于高位交感神经切除术、心脏加速纤维（T1—T4）或 Bezold-Jarisch 反射被阻滞，以及 Bainbridge 反射逆转（静脉回流减少导致心率减慢）。诊断有迷走神经张力增加的患者（静息心率 < 60 bpm 的儿童和成人）心动过缓发生风险增加。心动过缓一般可耐受，可根据需要使用抗胆碱能药物（格隆溴铵或阿托品）或 β 肾上腺素能受体激动剂（如麻黄碱）治疗，除非合并心脏病史，否则很少采用肾上腺素治疗。

25. 探讨高平面阻滞和全脊麻的临床特征。

急性发作的恶心呕吐或躁动可能与严重低血压有关，提示患者可能出现高平面阻滞或全脊麻。高平面阻滞的其他临床表现包括心动过缓、发声困难、呼吸困难、进行性上肢麻木和无力。

全脊麻是由于局麻药抑制颈段脊髓和脑干引起，出现脑干呼吸中枢灌注不足，导致呼吸暂停和意识丧失。在这种情况下，准备好气管插管和血管活性药防止更严重的并发症（心脏停搏）。即使患者血流动力学稳定，也应立刻进行气管插管，但是在全脊麻的情况下不一定需要麻醉镇静药（有可能出现严重低血压）。根据局麻药的作用时间，全脊麻的影响会逐渐消退，除非有特殊禁忌，一旦患者恢复正常就可以拔管。

26. 如果患者在使用椎管内麻醉药后心脏停搏，与高级心脏生命支持方案相比，急救方式是否有所不同？

蛛网膜下腔麻醉和硬膜外麻醉导致的心脏停搏发生率很低，如果出现意识消失和呼吸暂停，通气、氧合和气道保护是当务之急，医护人员应根据患者情况，遵循高级心脏生命支持方案进行救治。

27. 硬脊膜穿破后头痛有哪些治疗方法？

硬脊膜穿破后头痛是一种较为常见的重度头痛，发生在硬脊膜穿破后，由于 CSF 通过硬脊膜破损处流出导致颅内压降低，从而牵拉脑膜、颅内血管和颅神经，并伴有一定程度脑充血。头痛发作时间差异很大（数分钟到数天），影响因素也很多。

硬脊膜穿破后头痛的特点是直立位加重，卧位改善。除了与体位相关，头痛强度的差别也因人而异，一般局限于额部或枕部区域，通常也伴有颈部疼痛，颈部疼痛有时也会单独出现。如有颅神经牵拉的症状（例如复视）可能需要通过硬膜外自体血补片（epidural blood patch，EBP）进行治疗。

硬脊膜穿破后头痛更为严重的并发症包括颅神经病变（如复视、听力受损）、硬膜下血肿、硬脊膜静脉血栓和慢性持续性头痛。如有颅神经病变应尽快考虑早期 EBP。

硬脊膜穿破后头痛的危险因素包括硬脊膜穿破后头痛病史、女性、年龄较小（< 40 岁）、非肥胖、怀孕、分娩、既往多次硬脑膜穿刺史、穿刺针头过粗（> 24 G）和尖端针头（Quincke）的使用。

硬膜外置管期间意外刺破硬脊膜，为防止头痛发生，可服用替可克肽（Cosyntropin）或在原位留置导管。口服镇痛药和脑血管收缩药只能缓解部分症状，EBP 是最佳治疗方案。EBP 的禁忌证与其他椎管内给药（稍后讨论）的禁忌证相似。关于蝶腭神经节阻滞治疗硬脊膜穿破后头痛的有效性还在研究当中。

对于产后头痛患者，在诊断硬脊膜穿破后头痛之前，需要先排除先兆子痫、重度高血压和中枢神经系统疾病。自体血补片治疗失败（超过两次）的患者需要仔细检查，并需要影像学和神经内科 / 外科专家会诊。

28. 讨论椎管内麻醉后神经损伤的风险。

出现感觉异常说明有可能发生神经纤维损伤，应改变穿刺针位置。如果注射药物时出现疼痛，应立即停止给药并拔针或重新定位针头方向。

硬膜外腔的静脉丛出血（外伤或凝血功能障碍）或脓肿引起的椎管内血肿，可能导致持续的局部神经功能损伤、麻醉持续时间延长或严重的背部疼痛。在这些情况下，早期诊断和治疗对于避免永久性神经系统后遗症至关重要，接受抗凝治疗的患者如果进行椎管内麻醉则更需加强监测。

研究显示粘连性蛛网膜炎可能是由于将某些异物（如 EBP 时的血液）注射到蛛网膜下腔引起的。

29. 椎管内麻醉对体温调节有什么影响？

由于患者感觉神经阻滞平面以下的躯干会出现血管扩张，并且不会因体温降低而寒战，因此存在体温过低的风险。但是患者可能由于四肢血管扩张感到体温升高，因此不会感觉到寒冷，此外，临床上对于接受局麻的患者并未广泛开展体温监测，所以有时无法检测到低体温。如有需要可以采用耳温枪进行监测。椎管内麻醉的患者应进行加温，采用暖风机或液体加温仪，防止热量流失。如果阻滞平面以上出现寒战，则有可能增加耗氧量。

30. 椎管内麻醉有哪些禁忌证？

- 绝对禁忌证：穿刺部位感染、未经治疗或治疗不充分的败血症、伴有血流动力学不稳定的严重低血压以及患者拒绝配合。
- 相对禁忌证：凝血功能障碍、严重狭窄性瓣膜病、颅内高压、神经系统疾病（退行性或脱髓鞘神经病变，如多发性硬化症）和败血症。根据患者情况对椎管内麻醉方法和其他麻醉方法比对优劣进行判断。

31. 总结药物引起凝血功能改变的患者，若进行椎管内麻醉的建议。

美国区域麻醉和疼痛医学学会（The American Society of Regional Anesthesia and Pain Medicine，ASRA）和产科麻醉围产期学会（Society of Obstetric Anesthesia and Perinatology，SOAP）已经指出，使用抗凝剂和抗血小板药物的患者进行椎管内麻醉的风险包括：

- 除特殊情况，接受溶栓/纤溶治疗的患者不应进行椎管内麻醉，在进行椎管内麻醉前应反复进行神经系统检查。
- 应在计划手术前 4～5 天停用华法林，并在手术前检查凝血酶原时间/国际标准化比值。
- 进行椎管内麻醉前，口服抗凝药（例如，达比加群、阿哌沙班和利伐沙班）需要至少停药 72 h。
- 口服抗凝药期间，可以桥接普通肝素（unfractionated heparin，UFH）或低分子量肝素（ow-molecular-weight heparin，LMWH）。可根据 ASRA 和 SOAP 指南（参见建议阅读），了解相关药物用法的详细信息。
- 同时使用不同种类药物（如抗血小板药物、阿司匹林、肝素）的患者进行椎管内麻醉的情况比较复杂，因此需因人而异。仅服用非甾体抗炎药（nonsteroidal antiinflammatory drugs，NSAIDs）的患者可以进行椎管内单次或置管给药。

- 血小板减少和凝血功能障碍是椎管内麻醉的禁忌证。

32. 使用普通肝素后是否可以进行腰麻或硬膜外麻醉？

普通肝素皮下给药用于预防血栓（如 5000 单位皮下注射 2～3 次 / 日）并不是禁忌证，最新指南建议在给药后 4～6 h，在进行椎管内穿刺前检查凝血状态［部分凝血活酶时间（partial thromboplastic time，PTT）］是否正常，在椎管内麻醉后 1 h 再进行下一次肝素注射。当使用较大剂量的普通肝素（7500～10 000 单位 2 次 / 日）时，建议 12 h 后检查 PTT。

对于治疗剂量的肝素（每日总剂量＞ 20 000 单位），建议停药 24 h 后再检查凝血状态（PTT）。静脉注射肝素需要在 4～6 h 后再检测 PTT。无论给药剂量多少，PTT 是判断椎管内麻醉的标准，如果 PTT 的结果未达到标准，则需停药更长时间。

ASRA 最近发布了关于抗凝治疗中椎管内麻醉的新建议。但是如果出现椎管内出血或创伤，PPT 则不能作为穿刺标准。

33. 服用普通肝素后是否可以进行腰麻或硬膜外麻醉？

椎管内麻醉穿刺时间和低分子量肝素剂量相关。椎管内穿刺应在给予低分子肝素预防剂量（普通肝素 40 mg/ 日）后至少 12 h 进行，如果患者接受其他低分子肝素剂量方案时应停药至少 24 h。

在老年患者或肾功能损伤的患者中，可以通过评估抗 X a 水平来判断椎管内穿刺时间。但如果抗 X a 活性依然存在，现有研究还无法根据抗 X a 的水平来判断椎管内穿刺时间。

34. 讨论椎管内阿片类药物的使用方法。

阿片类药物具有强烈的内脏镇痛作用，并能延长感觉神经阻滞时间，而不影响运动或交感神经的功能。主要作用部位是脊髓背角胶质层的阿片受体。芬太尼和舒芬太尼等阿片类亲脂性药物比亲水性药物（如吗啡）局部作用更强。芬太尼和舒芬太尼起效快，有效持续时间超过 6 h；吗啡起效缓慢，可持续 6～24 h。椎管内阿片类药物的副作用包括呼吸抑制（主要由亲水性药物产生）、恶心、呕吐、瘙痒和尿潴留。但是与静脉给予阿片类药物相比，椎管内给药作用温和。阿片类拮抗剂可减轻不良反应，但是由于其可以逆转阿片类药物镇痛作用，因此大剂量用药请谨慎使用。

如果要达到同样的镇痛效果，阿片类药物的椎管内用药总剂量显著低于全身给药。与硬膜外镇痛相比，蛛网膜下腔用药剂量更少。对于无法耐受椎管内给予局麻药的患者，椎管内（尤其蛛网膜下腔）给予阿片类药物可能是镇痛的最佳选择。

35. 讨论暂时性神经综合征。

暂时性神经综合征（transient neurological syndrome，TNS）的常见表现

包括臀部疼痛或感觉迟钝，放射至大腿和小腿的背外侧。疼痛感觉描述为尖锐刺痛、钝痛、痉挛或灼烧痛。症状一般会随着活动有所改善，夜晚症状加重，NSAIDs 治疗有一定效果。有 70% 的 TNS 患者出现中重度疼痛，会随着时间的推移而减轻，约 90% 的患者在 1 周内自愈。疼痛持续超过 2 周的情况极为少见。TNS 的患者进行体格检查时并没有明显的神经学表现。

TNS 通常与蛛网膜下腔注射利多卡因有关，发生率大约为 15%。使用 5% 高比重和 2% 等比重利多卡因均可出现 TNS，并且与葡萄糖、阿片类药物、肾上腺素或溶液的比重或渗透压无关。截石位患者和门诊手术患者较为多见。性别、体重、年龄、针头类型、阻滞困难度和阻滞过程中的感觉异常并不会影响 TNS 的发生风险。但是怀孕可以降低利多卡因相关的 TNS 发生。

36. 利多卡因与 TNS 发生相关，那么对于门诊手术最适合的局麻药是什么？

胸部中低节段给予 5 ~ 7.5 mg 的布比卡因，就可以最大限度地阻滞感觉神经，持续时间约 2 h，运动神经阻滞时间约 1 h。布比卡因的阻滞效果和利多卡因差异不大，但超过 10 mg 会导致排尿困难，甚至出现尿潴留，可做膀胱超声来判断是否需要进行导尿。

蛛网膜下腔给予利多卡因常用于产科手术（例如宫颈环扎术），因为该人群发生 TNS 的风险较低，且住院时间较短。

37. 如何选择局麻药？

局麻药的选择通常基于起效时间、持续时间、安全性、患者的特殊情况和手术需求（表 71.1 和表 71.2）。

38. 为什么肾上腺素有时与局麻药合用？是否可以在所有情况下使用？

肾上腺素通常以 5 μg/ml（1 : 200 000）或更低的浓度加入局麻药溶液中，其优点包括：

- 局部 α_1 受体介导的血管收缩使血管渗透降低，延迟局麻药代谢，降低毒性风险。
- 中枢 α_2 活性可能会产生更好的镇痛和阻滞效果。
- 给予试验剂量有助于判断是否局麻药入血（可出现心动过速）。注意添加肾上腺素应考虑血管内注射的风险，严重的冠状动脉疾病患者出现心动过速风险较大。

39. 为什么有些硬膜外阻滞的患者可以行走，而有些患者需要更深的运动神经阻滞？

保留运动功能对于术后镇痛和分娩镇痛患者尤为重要。运动阻滞的程度可以通过降低局麻药的浓度和选择合适的局麻药来实现运动感觉分离。随着局麻药浓度降低，阻滞强度减弱，受影响的运动神经减少，感觉阻滞可以通过添加硬膜外阿片类药物来增强。根据手术部位，也可以调整输注速度以免出现下肢运动阻滞，但依然有镇痛效果（感觉运动分离）。因此，产科经常使用这种麻醉方式。术后镇痛的常见用药是 0.08% ～ 0.1% 布比卡因和 2 ～ 5 μg/ml 芬太尼。

40. 如何确定不同类型手术所需的麻醉水平?

为手术需求提供足够的阻滞平面，需要了解手术中所涉及的神经支配。例如经尿道前列腺切除术，由于膀胱及其胚胎起源受 T8 支配，因此阻滞范围要达到 T8 平面。例如剖宫产等腹部手术，需要 T4 平面以阻滞腹膜的神经支配。可以使用针刺或冰块检测感觉水平，通常在切皮前测试麻醉平面（例如在剖宫产前用 Alis 钳夹腹部）。

41. 什么是分段阻滞? 什么时候使用?

硬膜外麻醉是节段性的（即有向上平面和向下平面）。阻滞水平在穿刺部位附近最为明显，并随距离的增加而减弱。针头和导管应尽可能靠近手术部位（例如，胸部手术采用胸椎部位穿刺，而髋关节手术使用腰椎中部穿刺）。

42. 除了手术或分娩镇痛外, 还有哪些情况可以使用椎管内麻醉?

- 肋骨骨折患者因椎管内麻醉镇痛改善呼吸力学，对远期生存有益处。
- 外科医生进行血管内操作。
- 高位脊髓损伤的患者进行椎管内麻醉（尤其是蛛网膜下腔阻滞），可减少自主神经功能障碍的发生风险。
- 虽然没有研究证实椎管内麻醉对心血管或神经系统具有保护效果，但接受椎管内麻醉的患者在进行高风险手术时可以保持清醒，有可能及早发现卒中或心肌梗死等严重并发症。

43. 使用硬膜外麻醉 / 镇痛时, 如何确定不同手术的局麻药量? 哪些因素会影响硬膜外腔的扩散?

硬膜外阻滞的程度主要取决于局麻药用量，局麻药越多，阻滞范围越广。腰椎水平的硬膜外麻醉，给予 20 ～ 30 ml 局麻药，阻滞平面可以达到 T4 水平。其他影响硬膜外腔局麻药扩散的因素包括：

- 年龄：老年患者需要较少的局麻药。
- 怀孕：局麻药量大约减少 30%。
- 肥胖：剂量不可预测，不确定是否有变化。
- 身高：身高越高需要局麻药越多。
- 脊柱解剖结构改变（脊柱侧弯 / 脊柱后凸）：可能有斑块状阻滞，局麻药用量可能有所改变。

44. 可以进行连续椎管内麻醉吗?

可以，连续椎管内麻醉是近些年又被广泛使用的麻醉方式。1990 年代初期，由于椎管内置管不当，不少患者出现马尾综合征。由于微导管置管给药不当使局麻药聚集在骶尾部，重复给药或剂量不当也是导致并发症的原因。

使用 18 ～ 22 G 硬膜外针头和导管进行连续椎管内麻醉，低血压发生率低，很少需要用到血管活性药进行抢救。通过置管可以少量推注局麻药，并已成功用于老年患者、主动脉瓣狭窄患者和外伤患者。

45. 采用椎管内麻醉或椎管内麻醉结合全身麻醉下进行手术变得越来越普遍？这与术后加速康复有何关系？

术后加速康复（enhanced recovery surgery，ERAS）是指在术前、术中和术后采用有证据、目标明确的医疗方案，以改善所有类型围手术期患者的预后。ERAS 协议已经在各个医疗机构为骨科、普通外科和产科等患者制订方案。

这些协议的核心是改良的多模式镇痛和麻醉技术以尽量减少全身阿片类药物的用量。到目前为止，接受椎管内镇痛的患者通常不需要静脉给予阿片类药物。使用硬膜外麻醉的外科患者术后都会有一名医疗人员进行术后访视，从而增强麻醉科医师在围手术期中的作用，并改善患者愈后。

46. 硬膜外麻醉或腰麻后，麻醉科医师应如何对患者进行术后访视？

- 麻醉满意度：麻醉过程中有什么事情是患者不认同的？评估患者满意度并为患者答疑。
- 感觉神经和运动神经阻滞的恢复：是否有阻滞残留？患者能走动吗？患者的胃肠或膀胱功能有问题吗？如果有以上症状都需要系统的神经功能学检查来评估。出现以上症状通常是由手术过程中残留的局麻药或神经压迫引起的（一般会逐渐消退），但在极少数情况需要进一步检查。根据神经功能障碍的类型和严重程度，进行神经内科会诊，以及肌电图或 CT 检查以排除硬膜外腔的病变（如血肿）。
- 主诉腰痛：检查该部位是否有淤伤、发红或肿胀。
- 主诉头痛：如果发生意外的硬脑膜穿破，应随访患者数天，因为有可能 1 周后出现头痛。
- 术后疼痛是否缓解：在休息和运动时的疼痛是否可以耐受？
- 是否有副作用：硬膜外药物的副作用（瘙痒、恶心）是否需要治疗？

要点：椎管内麻醉

1. 椎管内麻醉与最低肺泡有效浓度降低有关，接受过椎管内麻醉的患者可能对其他镇静药物更敏感。
2. 椎管内麻醉会阻滞交感神经，患者需要加强监护，有时需要进行液体复苏和血管活性药支持。
3. 硬膜穿破后，应观察患者是否有硬脊膜穿破后头痛，如果确诊为硬脊膜穿破后头痛，硬膜外自体血补片是最佳治疗方案。
4. 接受利多卡因腰麻并主诉臀部和下肢背侧疼痛的患者考虑 TNS，这种综合征没有明确的神经学诊断，治疗首选 NSAIDs。

5. 硬膜外麻醉是节段性阻滞（即有向上平面和向下平面），阻滞在穿刺部位附近最为明显，并随着距离的增加而减弱。
6. ERAS 指南中很重要的一点就是使用区域麻醉，包括椎管内麻醉 / 镇痛。

网址

American Society of Regional Anesthesia and Pain Medicine: http://www.asra.com
LipidRescue™ Resuscitation: www.lipidrescue.org
New York Society of Regional Anesthesia: http://www.nysora.com
Enhanced Recovery After Surgery Society: http://www.erassociety.org

推荐阅读

D'Angelo R, Smiley RM, Riley ET, et al. Serious complications related to obstetric anesthesia: the Serious Complication Repository Project of the Society for Obstetric Anesthesia and Perinatology. Anesthesiology. 2014;120(6):1505–1512.

Horlocker TT, Vandermeuelen E, Kopp SL, et al. Regional anesthesia in the patient receiving antithrombotic or thrombolytic therapy: American Society of Regional Anesthesia and Pain Medicine Evidence-Based Guidelines (Fourth Edition). Reg Anesth Pain Med. 2018;43(3):263–309.

Kwak KH. Postdural puncture headache. Korean J Anesthesiol. 2017;70(2):136–143.

Liu SS, McDonald SB. Current issues in spinal anesthesia. Anesthesiology. 2001;94(5):888–906.

Ljungqvist O, Scott M, Fearon KC. Enhanced recovery after surgery: a review. JAMA Surg. 2017;152(3):292–298.

Norris MC, Neuraxial Anesthesia. In: Barash PG, et al., ed. Clinical Anesthesia. 8th ed. Philadelphia: Lippincott Williams & Wilkins; 2013.

Wink J, Veering BT, Aarts L, et al. Effects of thoracic epidural anesthesia on neuronal cardiac regulation and cardiac function. Anesthesiology. 2019;130:472–491.

Zaric D, Christiansen C, Pace NL, et al. Transient neurologic symptoms after spinal anesthesia with lidocaine versus other local anesthetics: a systematic review of randomized, controlled trials. Anesth Analg. 2005;100(6):1811–1816.

第72章

急性疼痛治疗

Robert G. Saldana，BA，Eugene Hsu，MD，MBA

杨静　刘敏　译　米卫东　校

1. 急性疼痛的定义。

疼痛被定义为"组织损伤或潜在组织损伤所引起的不愉快感觉和情感体验"。急性疼痛指小于 3 个月的短期疼痛，通常与手术、创伤或急性病有关。与慢性疼痛不同，急性疼痛通常是暂时且可以治愈的。

2. 疼痛是一项生命体征吗？

疼痛是一种主观感受而不是客观的生命体征。由美国疼痛协会于 1996 年发起的"疼痛被认为是第五大生命体征"与当前美国阿片类药物的流行有关。目前，美国所有主流国家级医疗学会，包括美国医学会、美国外科医师学会、联合委员会、美国家庭医师学会以及医疗保险和医疗补助服务中心，都不再支持将疼痛作为一项生命特征。

3. 如何进行疼痛评估？

疼痛是一种受情绪感官因素影响的主观感受，没有单一的客观测评方法。血压、心率等生命体征的变化是评估疼痛的指标之一，但不联合其他的疼痛测量方法，它们和疼痛程度的相关性很差。

疼痛程度和治疗效果可通过数字评定量表（最常见于成人）、视觉模拟量表或面部评定量表（最常见于儿科）等多种途径进行监测。从 0（无痛）到 10（最痛）的数字评估最常用于口头评估。从开心到痛哭包括 10 种表情的脸谱评估常用于幼儿的疼痛评估（图 72.1）。儿童可以指出与自己感受相似的表情脸谱。

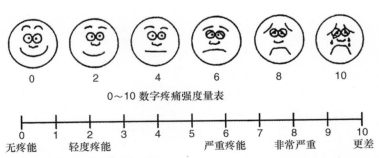

0～10 数字疼痛强度量表

| 0 | 1 | 2 | 3 | 4 | 5 | 6 | 7 | 8 | 9 | 10 |

无疼能　　轻度疼能　　　　　严重疼能　　非常严重　　更差

图 72.1　适用于儿童和成人的疼痛评分（From Wong D，Whaley L. Clinical manual of pediatric nursing. St. Louis：Mosby；1990.）

评估疼痛时不应过分依赖单一量表。研究表明，将疼痛作为"第五生命体征"进行数字疼痛评分时，可能导致阿片类药物使用过量，且镇痛效果不佳。此外研究还表明，利用数字评分评估疼痛程度时，阿片类药物相关的不良反应（例如过度镇静、呼吸事件）发生率增加。因此，评估疼痛时不应过度依赖某个数字疼痛评分系统，应结合功能障碍和治疗目标进行综合评估。例如，腹部手术后的镇痛目标是控制患者的疼痛使其正常呼吸、保证充足睡眠和自行步行去洗手间。

4. 治疗急性疼痛的有效药物有哪些？

世界卫生组织发布的癌痛治疗阶梯指南也为急性疼痛的治疗提供了有效方案（图72.2）。对于轻度疼痛可使用非阿片类药物例如非甾体抗炎药（nonsteroidal antiinflammatory drugs，NSAIDs）（如布洛芬或对乙酰氨基酚）。此类药物有封顶效应；达到一定剂量后，镇痛效应并不随药量增加而提高。对于中度疼痛，可使用弱阿片类药物（如曲马多或可待因）治疗，同时联用非阿片类镇痛药（如对乙酰氨基酚）。对于重度疼痛，吗啡、羟考酮或氢吗啡酮等阿片类药物是更好的选择，这类阿片类药物是没有封顶效应的。一些含阿片类药物的复合制剂同时含有对乙酰氨基酚等非阿片类药物 24 h 内的用量是有限制的，因为所含的对乙酰氨基酚会发生毒性的蓄积。尽管静脉输注比口服药物起效更快，但应尽可能首选口服药物，因为它们价格更低并且可以提供相同水平的镇痛疗效。表 72.1 列出了常见阿片类药物静脉或口服的等效剂量。待患者可以进食或准备出院时，含对乙酰氨基酚的阿片类药物或NSAIDs 药物一般都可以提供良好的镇痛疗效。

5. 不同类型的疼痛对含阿片类药物的反应相同吗？

不同类型的疼痛对同种药物的反应并不相同。阿片类药物均可有效减轻躯体痛（定位明确）或内脏痛（定位模糊），并可部分缓解骨痛。NSAIDs、

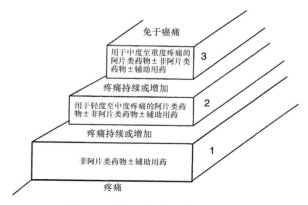

图72.2 世界卫生组织的疼痛阶梯治疗

表 72.1 等效镇痛剂量

镇痛药物	等效剂量		
	非肠道用药剂量（mg）	口服（mg）	用药间隔（h）
阿片受体激动剂			
吗啡	10	30	3～6
缓慢释放吗啡	—	30	8～12
氢吗啡酮（Dilaudid®）	1.5	7.5	3～5
芬太尼（Sublimaze®）	0.1	—	0.5～1
芬太尼透皮贴（Duragesic®）	12 µg 透皮贴	—	72
美沙酮（Dolophine®）	10	20	4～6
羟吗啡酮（Opana®）	1	10	3～6
羟吗啡酮缓释片（Opana® ER）		10	12
羟考酮		30	3～6
可待因	130	200	3～6
氢可酮		30	3～4
激动剂-拮抗剂/部分激动剂			
纳布啡（Nubain®）	10	—	3～6
丁丙诺啡（Butrans®）	5～10 µg 透皮贴		
	与阿司匹林（650 mg）基本等效的口服药物		
可待因	50 mg	右丙氧芬	65 mg
氢可酮	5 mg	对乙酰氨基酚	650 mg
哌替啶	50 mg	布洛芬	200 mg
羟考酮	5 mg	萘普生	275 mg

双磷酸盐类和类固醇类药物对骨痛的作用非常明显。常被描述为烧灼样、痛觉过敏式的神经病理性疼痛对包括抗抑郁药、抗惊厥药、肌肉松弛剂（巴氯芬）、静脉输注的利多卡因或氯胺酮、α 肾上腺素受体激动剂（可乐定）等一系列药物反应良好。通过不同机制镇痛的药物联合使用时会发生协同反应（例如 NSAIDs 和阿片类药物）。另一种针对轻中度疼痛的常用药物类型是含有利多卡因（Lidoderm®）或双氯芬酸（Flector®）的贴剂。例如，局部使用利多卡因贴剂可缓解腰痛，并可减少过多口服药物可能引起的全身毒性（如对乙酰氨基酚引起的肝毒性或 NSAIDs 引起的肾损伤）。

6. 阿片类药物成瘾的风险如何？

阿片类药物成瘾是指需要更高剂量的阿片类药物才能达到相同的镇痛效

果，可能发生在长期接受阿片类药物治疗的患者中。

阿片类药物依赖通常是指机体对某种阿片类药物的生理适应，以预防戒断症状（恶心、激动、焦虑、痉挛）。戒断症状可能发生在短短几周内服用阿片类药物的患者身上，可以通过逐渐减少阿片类药物的剂量来减少戒断，以防止急性戒断。

成瘾（或精神依赖）有别于躯体依赖，例如无法控制的渴望，强迫症，尽管对自己造成伤害但仍继续使用等。躯体依赖和药物耐受都不是成瘾。成瘾所表现的精神依赖的特点是包括因非医用目的（精神作用）而非镇痛阿片类药物的强迫行为。一些患者会出现索药倾向，因为他们不停地索要阿片类药物并且非常关注下一次服药的时间。这种伪成瘾虽然与成瘾行为很相似，但其实是因镇痛不足引起的。

7. 阿片类药物会使疼痛患者成瘾吗？

美国疼痛学会（和其他相关协会）在"疼痛是第五大生命体征"的运动中认为，并没有高质量证据表明接受阿片类药物的慢性疼痛患者会导致阿片类药物成瘾增加。世界卫生组织等协会都认为当时非癌性疼痛患者使用阿片类药物过于保守，导致患者治疗不足。在"疼痛是第五大生命体征"的运动之前，认为海洛因成瘾与阿片类药物无关。然而，自1990年代这项运动出现以来，海洛因和阿片类药物之间的关系被认为十分紧密。目前研究认为，超过80%的海洛因使用者从使用阿片类药物开始。研究表明，术中使用阿片类药物的患者中，术后有6.5%的患者持续使用阿片类药物。

"疼痛是第五大生命体征"运动与美国阿片类药物的流行有关，导致制药公司和美国疼痛协会等组织被提起诉讼。因此，多家制药公司承认他们在阿片类药物流行中的作用，并且美国疼痛协会现已宣布破产。许多制药公司赞助"疼痛是第五大生命体征"运动，宣称他们的阿片类药物不易成瘾，也不易被滥用，尤其适用于非癌症患者的疼痛。

8. 如何使用阿片类药物？

口服用药最经济方便。片剂应当定时（如氨酚羟考酮每4h服药）而非按需（PRN）给药。很多研究显示，即使患者反复索取，但按需给药通常仅提供了每日阿片类药物最大用量的25%。如果患者无法口服，可通过肌内注射、静脉输注[包括患者自控镇痛（patient-controlled analgesia，PCA）泵]、皮下注射、经直肠、经皮、硬膜外、鞘内、等离子渗透和含服经黏膜给药。PCA泵因安全有效常被用于无法口服药物的患者。PCA每日用量可转换为相应的每日口服用药量（表72.1）。

9. 讨论阿片类药物之间的差异。

吗啡的活性代谢产物（吗啡-6-葡糖苷酸）不但有镇痛作用而且其半衰期长于吗啡。对于肾功能不佳的患者，该活性代谢产物的蓄积可导致发生包括呼吸抑制等副作用的风险增加。吗啡可导致焦虑。芬太尼起效比吗啡和氢吗啡酮快，效应较吗啡强 100 倍，可让人产生欣快感且没有活性产物。芬太尼对于有肝肾功能问题的患者是更为安全的选择。氢吗啡酮也可产生欣快感，作用是吗啡的 5 倍，也没有活性代谢产物。美沙酮可经静脉或口服给药，然而，静脉给药的剂量应减至口服剂量的一半。美沙酮作用强于吗啡，但其效应并不稳定，是吗啡作用的 2 ～ 10 倍不等，取决于患者的阿片类药物服用史。尽管美沙酮的血药浓度在 24 h 内都比较稳定，但需每 6 ～ 12 h 给药一次才能保持其镇痛效果。美沙酮的独特之处还在于它具有 N- 甲基 -D-天冬氨酸（N-methyl-D-aspartate，NMDA）拮抗特性（类似于氯胺酮）并且与 QT 延长有关。羟吗啡酮是一种新的阿片类药物，作用强度是吗啡的 3 ～ 10 倍，可产生欣快感且无活性代谢产物。他喷他多是适用于中重度急性疼痛的新型口服阿片类药物，作用强度是吗啡的一半。他喷他多是阿片受体激动剂与去甲肾上腺素再摄取抑制剂的结合物。可待因并非一种好的镇痛药物，其代谢因基因不同变化很大，可待因对至少 10% 的患者完全没有镇痛作用。

对于住院患者，需要在术后或伤后第 1、2 天定时给予镇痛药物，此后可根据需要给药。通过疼痛和功能评分对患者进行连续评估以确定恰当的镇痛药物剂量。

10. 治疗慢性疼痛患者的急性疼痛时，在镇痛药物选择上有何不同？

与未使用过阿片类药物的患者相比，慢性疼痛患者的急性疼痛通常需要更高的阿片类药物剂量。这类患者除了使用治疗急性疼痛的阿片类药物外，还应继续使用治疗慢性疼痛的阿片类药物剂量。除了考虑非药物干预外，治疗应主要侧重于多模式镇痛。例如，慢性疼痛患者的术前准备期，除给予对乙酰氨基酚外，还应给予加巴喷丁或普瑞巴林。术后，应继续采用多模式镇痛（加巴喷丁、对乙酰氨基酚、非甾体抗炎药等），还可加用其他辅助类药物，如氯胺酮、度洛西汀、可乐定和类固醇类药物。应尽可能使用区域麻醉技术，最好是放置导管以提供持续的局部麻醉输注。镇痛泵可在术后回家的患者中应用，在术后 2 ～ 3 天内给予固定剂量的局麻药。

11. 如何设定 PCA 泵？

吗啡、氢吗啡酮和芬太尼是 PCA 泵中常用的阿片类药物。首先，如果使用的是患者自控硬膜外镇痛泵，即 PCEA，可联合使用局部麻醉药和阿片类药物。其次，确定设定持续（背景）剂量还是只设定患者自控的增加剂量。最后，确定镇痛泵给药的间隔时间（锁定时间）。如果慢性疼痛患者需要使用 PCA，则应按其常规服用的阿片类药物剂量来设置镇痛泵的背景剂量。

12. 阿片类药物在硬膜外腔及鞘内如何发挥作用？

阿片受体位于脊髓背角灰质的第 I、II 层。静脉或硬膜外给予的阿片类药物都会作用于这些受体。口服 300 mg 吗啡等同于静脉给予 100 mg 吗啡，硬膜外腔给予 10 mg 吗啡等同于鞘内给予 1 mg 吗啡。

在硬膜外腔及鞘内的吗啡是亲水性的，通过脑脊液扩散，持续 12 ～ 24 h，可能引起迟发性呼吸抑制。氢吗啡酮有部分亲脂性，可扩散 8 ～ 10 个皮节并持续 8 ～ 10 h。芬太尼亲脂性很强，可扩散约 5 个皮节并持续 2 ～ 3 h。

13. 激动剂-拮抗剂与吗啡等阿片类药物有何不同？

μ、δ 和 κ 阿片受体均存在于中枢神经系统。大多数的阿片类药物都是 μ 受体激动剂，有部分 δ 受体和 κ 受体激动作用。激动剂-拮抗剂如纳布啡是 μ 受体拮抗剂和 κ 受体激动剂。因为 κ 受体仅发挥较弱的镇痛作用，与纳洛酮不同，纳布啡可以逆转阿片类药物过量，同时具有镇痛作用。纳布啡适用于治疗医源性阿片类药物过量，而纳洛酮更适于治疗危及生命的阿片类药物过量（如海洛因过量）。纳洛酮可用于在围手术期逆转医源性阿片类药物过量，但它的耐受能力不如纳布啡。舒倍生（Suboxon）是新型口服药，为丁丙诺啡和纳洛酮合剂，通常用于有阿片类药物滥用史的患者。其优点是纳洛酮在口服时吸收较差，但如果注射，纳洛酮会拮抗丁丙诺啡的作用。此外，丁丙诺啡是一种部分 μ 激动剂，具有天花板效应，可降低过量服用导致呼吸抑制的风险。丁丙诺啡对 μ 受体的亲和力极高，可用于在纳洛酮不可用的紧急情况下逆转阿片类药物过量。然而，由于丁丙诺啡与 μ 受体的结合比其他阿片类药物具有更大的亲和力，可能引起围手术期出现问题。

14. 什么是慢性术后疼痛综合征？

慢性术后疼痛（chronic postsurgical pain，CPSP）综合征指患者在手术后至少 3 个月仍有持续性疼痛。研究显示 10% ～ 50% 行开胸术、腹股沟疝修补术、乳腺手术、胆囊切除术和截肢的患者发生 CPSP 的风险较高。近期研究显示，多模式或预先镇痛可降低高风险手术患者 CPSP 的发生率。发生 CPSP 最主要的风险因素是在手术后 4 天内始终有持续的中重度疼痛。其余危险因素包括术前疼痛、多次手术、术中神经损伤和精神因素。

15. 什么是超前镇痛或多模式镇痛？

超前镇痛指在术前即利用区域阻滞或硬膜外阻滞联合协同作用的药物进行镇痛，并尽可能长时间地将镇痛持续至术后，以此控制术后疼痛并预防 CPSP 的发生。Gabanoids、类固醇类药物、阿片类药物、NMDA 受体激动剂（氯胺酮）、可乐定、抗抑郁药 NSAIDs 和其他抗惊厥药物都曾用于超前镇痛。各类药物的常用剂量见表 72.2。常用的药物配伍是 Gabanoids 和其他一些抗惊厥类药物、NSAIDs（若能用）、阿片类药物、氯胺酮和区域阻滞（若可行）。仅用某种 Gabanoids 和 NSAIDs 便能有效减少发生 CPSP 的风险。

16. 还有治疗急性疼痛的其他技术吗？

除了多模式镇痛和区域阻滞，心理学方法对急性疼痛也有一定作用。关

表 72.2 多模式剂量

药物	起始用量	每日用量	理想的术后使用时间
加巴喷丁	900 mg, 1200 mg	900 mg, 1200 mg	8～10 天
普瑞巴林	75 mg, 50 mg bid	75 mg, 50 mg bid	5 天
度洛西汀	60 mg	60 mg	1 天
酮咯酸	30 mg	15 mg, 30 mg	3 天
西乐葆	200 mg	100 mg	2～4 天
氯胺酮	0.2～0.5 mg/kg	100～300 μg/（kg·h）	1～5 天
可乐定	0.1 mg	0.1 mg	
地塞米松	0.11～0.21 mg/kg		
右美托咪定	1 μg/kg	0.5 μg/（kg·h）	1 天
非甾体抗炎药（布洛芬）	200～400 mg, 4～6 h, 或 400, 800 mg, 3～4 次/天	最大：3200 mg/天	
对乙酰氨基酚	325 mg, 650 mg, 4～6 h 或 1000 mg, 3～4 次/天	最大：4000 mg/天	
外用利多卡因	5% 贴剂（700 mg）	1～3 贴/天，12 小时后取出	
酮咯酸	20 mg 一次 65 岁，肾功能不全，或体重＜50 kg：10 mg 一次	需要时 10 mg q4～6 h 不超过 40 mg/天	5 天
曲马多	50～100 mg 口服剂量	50～100 mg, 根据需要每 4～6 h; 最大值：400 mg/天	

Bid，每天 2 次

于疼痛应对技巧的研究显示，例如呼吸调整、冥想、催眠、生物反馈和认知-行为治疗都有一定镇痛效果。针灸可减轻头痛，缓解焦虑。处理焦虑和抑郁等常见的疼痛伴随症状往往效果良好。

17. 能通过静脉给药治疗急性疼痛吗？

氯胺酮是 NMDA 受体激动剂，可以在不抑制呼吸的情况下改变疼痛传导。术后可静脉输注，常用剂量为 100～300 μg/（kg·h）。有些患者需要每天给予苯二氮䓬类药物（0.25～0.5 mg 氯硝西泮）来防止谵妄。使用此剂量对血流动力学的影响较小。剂量增加至 300～500 μg/（kg·h）时可发挥其抗抑郁作用。氯胺酮可减少阿片类药物的用量并减轻急性疼痛，对于术前有急性疼痛的患者较为适用。氯胺酮也可用于术中镇痛。

利多卡因也可用于静脉输注：1 ～ 1.5 mg/kg 单次注射后按照 2 mg/min 的速度进行持续输注。输注利多卡因可减少阿片类药物用量及其相关副作用。静脉输注利多卡因的镇痛效果没有用其进行椎管内阻滞强。尽管有潜在的神经毒性，但所使用的药物剂量小，至今尚无报道过严重的并发症。

右美托咪定也可在手术期间用作额外的多模式辅助药物，但需要进一步确定其最佳剂量，右美托咪定的主要风险是心动过缓。

18. 阿片类药物的副作用有哪些？如何处理？

见表 72.3。

19. 儿童患者急性疼痛的管理与成人急性疼痛管理有何不同？

与成人相比，对婴幼儿或儿童的疼痛评估更为困难。除了视觉和图像评分，监护人员可以通过解读患儿行为评估其疼痛程度。功能评分用于幼小患儿。生命体征、活动水平和饮食可以帮助医护人员判断疼痛的控制情况。很多应用于成人的药物也用于儿童，但应当根据体重确定给药剂量。早期可用多模式镇痛减少药物副作用；只要有可能均可进行区域阻滞。当患儿有药物需求但无法自行使用 PCA 按键时可实施护士控制镇痛（nurse-controlled analgesia，NCA）或监护人控制镇痛（caregiver-controlled analgesia，CCA）。多数 PCA 镇痛均设定 75% 为每日计划药量而 25% 为治疗爆发痛药量。还应重视使用一些非药物治疗，例如分散注意力、玩耍治疗、疼痛心理治疗和冥想等方法。

20. 哪些因素导致了美国当前阿片类药物的流行？

根据美国疾病控制与预防中心（Centers for Disease Control，CDC）的数据，持续影响美国的阿片类药物流行的规模令人震惊，自 1999 年以来已

表 72.3 阿片类药物的常见副作用	
副作用	**治疗**
瘙痒症	在患处涂抹乳液；静脉或口服苯海拉明（25 ～ 50 mg）；在严重的情况下，使用阿片拮抗剂（即纳洛酮）或激动剂-拮抗剂（即纳布啡，每 6 h 5 mg）
便秘	轻度至中度病例使用 OTC 泻药；使用甲基纳曲酮治疗严重便秘：每天早上 12 mg SC 或 450 mg PO
恶心 / 呕吐	减少阿片类药物的剂量。考虑纳布啡、可乐定和止吐药，如静脉注射昂丹司琼 4 mg
尿潴留	导尿管或纳布啡
镇静 / 呼吸抑制	暂时停用阿片类药物并使用纳洛酮或纳布啡

OTC，非处方；PO，口服；SC，皮下

经夺去了 40 万人的生命，每天有超过 130 名美国人死于阿片类药物过量
（2017 年数据）。在 1990 年代，美国疼痛协会、联合委员会和其他组织为解决
疼痛评估不足和治疗不足的问题，在全国范围内倡导使用数字疼痛量表将疼痛
视为"第五大生命体征"。医疗保险和医疗补助中心紧随其后，将支付报销与
患者满意度调查［例如，医疗保健提供者和系统的医院消费者评估（Hospital
Consumer Assessment of Healthcare Providers and Systems，HCAHPS）］结合
起来，询问有关疼痛控制的问题。这些初心良好的措施引发了第一波与阿片
类药物相关的死亡小高峰，这与 1999 年至撰写本文时阿片类药物处方率的
增加有关，包括羟考酮、氢可酮、美沙酮。第二"死亡浪潮"始于 2010 年，
伴随着海洛因使用和成瘾的增加，人们认为其与制药业遏制阿片类药物滥用
的措施有关。第三波与阿片类药物相关的死亡浪潮涉及芬太尼等非法合成阿
片类药物使用的增加。截至 2017 年，合成阿片类药物导致的死亡最为常见，
其次是阿片类药物，而后是海洛因。

　　许多患者在手术过程中初次接触阿片类药物，特别是当患者出院后仍接
受了持续时间大于 7 天的大量阿片类药物时，有可能导致阿片类药物滥用。
CDC 建议，急性疼痛患者出院时只为其提供 3 天剂量的阿片类药物，很少需
要 7 天或更长时间的阿片类药物，并且应尽可能使用多模式的非阿片类药物
和非药物镇痛策略。此外，疼痛不应再被用作生命体征之一，主流医疗机构
和组织都不再主张"疼痛是第五大生命体征"。为了消除患者疼痛评分和报
销之间的矛盾，患者满意度调查中（例如 HCAHPS）已删除了所有与缓解疼
痛相关的问题。

　　2018 年 6 月 22 日，美国众议院通过了 H.R. 6《药物使用障碍预防促进
患者和社区阿片类药物康复和治疗法案》，该法案包括医疗补助、医疗保险
和公共卫生改革，通过推进和资助疼痛诊疗和康复计划来应对阿片类药物滥
用的问题，进行阿片类药物的科普教育和支持非成瘾性止痛药的研究预防阿
片类药物的滥用，允许医师助理和执业护士开具治疗阿片类药物成瘾的药
物，建立阿片类药物康复中心。

21. 有效的控制急性疼痛对预后有何影响？

　　疼痛是一种应激，会导致应激激素以及儿茶酚胺的增加。良好的疼痛治
疗可缩短住院日，降低死亡率（特别是生理储备较差的患者），提高免疫功
能，减轻代谢和内分泌紊乱，降低血栓性并发症的发生率。此外，对于接受
特殊手术的患者还有特殊疗效。用局麻药进行区域阻滞可降低截肢患者幻肢
痛的发生率。放置人工血管的患者血栓发生率较低。实施硬膜外镇痛的连枷
胸患者死亡率也较低。

　　近期研究证实了超前镇痛在一些外科手术中的疗效。在手术前阻断疼痛
传导通路可减轻患者的术后疼痛。全麻下行腹股沟疝修补术时，在切开之前

沿皮肤切口进行麻醉药的局部浸润对患者有益。经静脉和硬膜外给予阿片类药物对开胸术和子宫切除术患者也有超前镇痛的作用。蛛网膜或硬膜外给予局麻药并未产生超前镇痛的效应。NSAIDs 也未呈现该作用。未来的研究需要在大样本患者中证实超前镇痛的作用。

要点：急性疼痛治疗

1. 疼痛是一种主观的症状和感受，而不是客观可测的生命体征。
2. 疼痛评估不应仅仅依靠数字疼痛评分系统，而应包括功能障碍评估和治疗目标背景设定（例如呼吸或睡眠时没有疼痛）。
3. 急性疼痛会发展成为慢性疼痛，特别是 CPSP
4. 多模式（超前）镇痛可降低术后并发症和 CPSP。
5. 多模式镇痛可使用 gabanoids、NSAIDs、氯胺酮、可乐定、阿片类药物、其他膜稳定剂、类固醇（激素）、抗抑郁药和区域阻滞技术。
6. 心理干预（疼痛应对技巧）可协助镇痛。
7. 慢性疼痛患者出现急性疼痛时需要增加阿片类药物的用量，但应优先尝试多模式镇痛。

推荐阅读

Benzon HT, Raja SN, Lui SS, et al. Essentials of Pain Medicine. 3rd ed. Philadelphia: Saunders; 2011.

Chou R, Gordon DB, de Leon-Casasola OA, et al. Management of postoperative pain: a clinical practice guideline from the American Pain Society, the American Society of Regional Anesthesia and Pain Medicine, and the American Society of Anesthesiologists' Committee on Regional Anesthesia, Executive Committee, and Administrative Council. J Pain. 2016;17(2):131–157.

Clarke H, Bonin RP, Orser BA, et al. The prevention of chronic postsurgical pain using gabapentin and pregabalin: a combined systematic review and meta-analysis. Anesth Analg. 2012;115:428–442.

Dowell D, Haegerich TM, Chou R. CDC Guideline for prescribing opioids for chronic pain United States, 2016. MMWR Recomm Rep. 2016; 65(No. RR-1):1–49.

Sun EC, Jena AB, Kao MC, et al. Incidence of and risk factors for chronic opioid use among opioid naïve patients in the perioperative period. JAMA Intern Med. 2016;176(9):1286–1293.

Vollmer TL, Robinson MJ, Risser RC, et al. A randomized, double-blind, placebo-controlled trial of duloxetine for the treatment of pain in patients with multiple sclerosis. Pain Pract. 2014;14(8):732–744.

第 73 章

慢性疼痛治疗

Robert G. Saldana，BA，Eugene Hsu，MD，MBA

杨静　刘敏　译　米卫东　校

1. 疼痛的定义。

国际疼痛协会将**疼痛**定义为"组织损伤或潜在组织损伤所引起的不愉快感觉和情感体验"。目前疼痛被认为是第五大生命体征。急性疼痛通常有明确病因（例如手术、创伤或急性疾病），并且是可治愈的。慢性疼痛的定义较为困难。慢性疼痛是在 3 个月或更长时间内至少有一半时间发生的疼痛。

2. 疼痛是一项生命体征吗?

疼痛是一种症状（主观）而不是生命体征（客观），参见第 72 章。

3. 如何评估疼痛?

疼痛应根据功能障碍和治疗目标进行评估，而不应单独使用一维数字疼痛量表进行评估，参见第 71 章。

4. 正常的疼痛感知是如何发生的?

伤害性感受器位于轴突末端，在伤害性热刺激、机械刺激或化学刺激下可发生去极化。多数 A-δ 和 C 纤维的末端都是伤害性感受器。这些轴突可以将伤害性信息传递至背根神经节和三叉神经节，并使其通过脊髓背角进入脊髓。有髓鞘的 A-δ 纤维负责快速传递尖锐、针刺感和定位明确的疼痛。无髓鞘的 C 纤维可传递钝性的、酸痛的、定位模糊的疼痛。在脊髓中，这些传入纤维的突触上主要是 Rexed Ⅰ层和 Ⅴ层的细胞，但也有 Ⅱ层和 Ⅹ层的细胞。上文提及的神经元的轴突到达脊髓对侧并最终形成脊髓丘脑束、脊髓网状束和脊髓中脑束。进入脊髓后索的轴突形成突触后脊柱束。这些上行的伤害性神经束最终和例如水管周灰质、下丘脑和丘脑等上级结构形成突触连接。丘脑的腹后外侧核、腹后中间核和腹后内侧核随后发出投射到达躯体感觉皮质和扣带回皮质。

5. 根据神经生理学发生机制，疼痛是如何分类的?

根据其神经生理学的发生机制，疼痛可分为如下几种:

- **伤害性疼痛**：当伤害性受体受到伤害性刺激时发生的疼痛。可分为躯体痛和内脏痛。躯体痛源于创伤、烧伤和缺血，并通过 A-δ（尖锐的局部疼痛）和 C 纤维（钝性的局部疼痛）传递。内脏痛，顾名思义源于内脏组织，主要通过交感神经纤维传递，一般起因于空腔脏器的牵拉、缺血和痉挛。
- **神经病理性疼痛**：由于神经系统的结构或功能变化导致的疼痛。神经病理性可分为外周型和中枢型。外周型神经病理性疼痛包括复杂区域疼痛综合征（complex regional pain syndrome，CRPS）Ⅱ型（灼性神经痛）、带状疱疹后遗神经痛、糖尿病性神经病理性疼痛和机械压迫造成的神经根性痛。中枢型神经病理性疼痛包括卒中后疼痛、截瘫后疼痛以及多发性硬化导致的疼痛综合征。

- **心因性疼痛**：颇有争议且难以定义的疼痛。比较认可的定义是用客观生理机制难以解释但从心理角度分析则可以理解的疼痛。

6. 列举慢性疼痛治疗最常用的药物。

见表73.1。

表 73.1 常用于慢性疼痛治疗的药物

药物	代表药物	作用方式	潜在的副作用
TCAs	阿米替林 去甲替林	去甲肾上腺素和5-羟色胺摄取抑制剂激活下行抑制通路	抗胆碱能作用降低惊厥阈值，心律失常增重
NSAIDs	布洛芬 塞来昔布 阿司匹林	抑制前列腺素生成	胃肠道出血，血小板功能障碍，支气管痉挛，冠状动脉血栓形成
SSRIs/ SNRIs	文拉法辛 度洛西汀 米那普仑	抑制5-羟色胺、去甲肾上腺素再摄取	焦虑，恶心，体重减轻，TCAs药物用量增加
抗惊厥药	卡巴咪嗪丙戊酸 加巴喷丁 普瑞巴林	减少Na^+、K^+电导增加GABA活性	血质不调，肝功能障碍，胃肠道症状，镇静，共济失调
神经松弛剂	氟奋乃静 氟哌啶醇	改变对疼痛的感知	锥体外系症状 体位性低血压
苯二氮䓬类药物	地西泮 劳拉西泮	减轻焦虑	镇静，依赖，耐受，有成瘾可能
阿片类药物	吗啡哌替啶 羟考酮 美沙酮	μ受体激动剂	镇静，呼吸抑制，瘙痒，恶心，便秘，成瘾
肌肉松弛剂	巴氯芬 环苯扎林	可作用于GABA受体	镇静，抗胆碱能作用，体位性低血压，传导阻滞
其他	美西律 β受体阻滞剂 阿仑膦酸钠 氯胺酮 对乙酰氨基酚	Na通道阻滞剂 β受体阻滞剂 抑制骨吸收 NMDA拮抗剂 未知机制（COX-3？）	心律不齐，心力衰竭，肌肉骨骼疼痛，烦躁不安，肝毒性

COX，环氧合酶；GABA，γ氨基丁酸；NMDA，N-甲基-D-天冬氨酸；NSAIDs，非甾体抗炎药；SNRI，选择性5-羟色胺–去甲肾上腺素再摄取抑制剂；SSRIs，选择性5羟色胺再摄取抑制剂；TCAs，三环类抗抑郁药

7. 如何利用神经阻滞有效治疗慢性疼痛？

- **诊断**（诊断性治疗）：神经阻滞可以辅助判断与症状有关的责任神经部位。
- **治疗**：神经阻滞可暂时缓解疼痛，使物理治疗得以实施。根据患者对诊断性神经阻滞的反应，确定神经射频消融术是否适用于该患者的特定情况。

8. 疼痛的生物医学模型和生物心理社会模型有什么区别？

传统的疼痛生物医学模型依赖于对疼痛伤害感受的理解，其中独特的受体机制和途径将疼痛信息从外周传递到脊髓和大脑。然而，该理论在解释持续性慢性疼痛方面是有局限性的，特别是忽略了心理因素对疼痛的影响，如评估慢性疼痛患者疼痛严重程度时未关注其情绪压力。在过去的50年中，生物心理社会模型在慢性疼痛中的应用已被广泛接受。生物心理社会模型认为，要充分理解一个人对疼痛和疾病的感知和反应，需要考虑生物变化、心理状态和社会文化背景之间的相互关系。

9. 如何治疗癌痛？

癌痛，属于**恶性疼痛**，需要积极地联合使用多种镇痛措施。首先需要使用短效和长效的阿片类药物以及一些辅助用药。应根据患者的症状和药物的副作用选择适宜的辅助药物。例如非甾体抗炎药（nonsteroidal antiinflammatory drugs，NSAIDs）双磷酸盐类和类固醇激素对于原发性和转移性疾病导致的骨痛非常有效；抗惊厥药和三环类抗抑郁药（tricyclic antidepressants，TCAs）对于压迫或化疗/放疗所导致的神经病理性疼痛有明显疗效。

诊断性的神经阻滞后可行化学或射频消融治疗。对于腹部的恶性肿瘤可考虑进行腹腔神经丛的化学消融；上腹下神经丛阻滞适用于骨盆恶性肿瘤；会阴痛则应用奇神经节消融术。随着精细的鞘内输注系统的引进，硬膜外消融技术虽然逐渐被替代但仍然非常有效。如前所述，鞘内输注系统和长期硬膜外置管可给予阿片类药物、局麻药以及其他可能适用于椎管内的药物，从而减轻患者疼痛症状并减少药物的副作用。最后，放疗和化疗可以通过控制原发病减轻疼痛。

10. CRPS Ⅰ型和Ⅱ型的定义。何种神经阻滞适用于治疗该疾病？

CRPS 即**复杂区域疼痛综合征**。它通常是以某个肢体为主发展出的不同程度的交感功能障碍。CRPS 一般为自发性疼痛、痛觉过敏和异常的触痛，并不局限于某单根神经的支配区域。交感功能障碍表现为可引发血栓和发绀的局部血流变化。在疾病进展过程中还可出现受累区域局部出汗以及皮肤和指甲的营养变化。CRPS Ⅰ型［曾被称为**反射性交感神经营养障碍**（reflex sympathetic dystrophy，RSD）］可继发于非常轻微的创伤（静脉穿刺或腕管综合征手术），有时甚至找不到原因。CRPS Ⅱ型（曾被称为**灼性神经痛**）继发于外周神经损伤。交感神经阻滞非常有效，可以帮助实施物理治疗并且恢复受累肢体的部分功能。可通过星状神经节阻滞达到上肢的去交感化；腰交感神经阻滞术可用于进行下肢的交感神经阻滞。

11. 如何治疗神经病理性疼痛？

抗惊厥类药物和 TCAs 均可改善症状。美沙酮，一种 NMDA 受体拮抗剂，可能是治疗神经病理性疼痛最有效的阿片类药物。其他药物例如可乐定和美西律也都曾有成功应用的报道。局部注射局麻药和类固醇药物可用于独立的外周型神经病理性疼痛。目前，对于非常复杂的症候群如椎板切除后疼痛综合征以及 CRPS Ⅰ 型和 Ⅱ 型可用周围和脊髓电刺激进行治疗。

12. 肌筋膜疼痛综合征的定义。

肌筋膜疼痛综合征是一组肌肉异常的症候群，其特点是存在称为"**扳机点**"的涉及一组或多组肌群的高敏区。当对扳机点施以机械性刺激时会产生疼痛，疼痛沿所谓的"投影区"分布。投影区与脊神经支配阶段或外周神经支配区并不吻合。

13. 纤维肌痛的定义。

纤维肌痛是以广泛肌肉骨骼痛、酸痛、肌肉僵硬、软组织压痛、疲劳和睡眠障碍等为特点的慢性疼痛。最常见的疼痛部位包括颈部、背部、肩部、骨盆带和手部，但所有肢体部位都可能受到累及。纤维肌痛患者的一系列症状会像月盈月亏般强弱起伏、反复发作。

14. 如何治疗纤维肌痛？

最新研究显示纤维肌痛很可能有中枢神经系统参与。这种理论可以给患者广泛存在的症状以及伴发的睡眠障碍以合理解释。普瑞巴林、度洛西汀、米那普仑是美国食品药品监督管理局许可的可用于治疗纤维肌痛的药物。在一随机、双盲、安慰剂对照的研究中，单独使用普瑞巴林可明显降低纤维肌痛患者的平均疼痛评分并提高其临床总体印象（PGIC）评分。有氧运动和调整其抑郁状态对纤维肌痛患者的治疗也很重要。

15. 什么是阿片类药物引起的痛觉过敏？

阿片类药物引起的痛觉过敏是指长期使用阿片类药物导致对疼痛刺激高度敏感的矛盾反应。值得注意的是，这可能是一个"曲线下面积"问题，因为在围手术期较短时间内给予大剂量阿片类药物时也会诱发此类痛觉过敏。

16. 列举下腰痛的可能病因。

下腰痛可能源于腰背部的多种解剖结构。如下所列：

- 椎旁肌肉或腰方肌的肌肉劳损。
- 脊柱后部结构损伤，例如小关节和韧带组织。

- 脊柱前部结构损伤，例如椎体的压缩性骨折。
- 外伤以及与年龄相关的外部纤维环的退行性病变，导致了"椎间盘突出"。
- 椎管和椎间孔狭窄，可分别引起脊髓病变和神经根性病变。
- 骶髂关节功能紊乱。

17. 硬膜外类固醇药物注射治疗椎间盘损伤所致神经根性症状的原理是什么？

神经根性疾病的疼痛源于对神经根机械性或化学性（通常两者均有）的刺激可导致受累神经的疼痛和水肿。最常发生病变的部位是神经根孔。在该部位周围局部注射类固醇药物可缩短患者从急性坐骨神经痛恢复的时间，机制包括以下 4 条：

- 利用类固醇药物的抗炎特性减轻神经根的炎症反应。
- 稀释破裂的椎间盘产生的化学性侵扰。
- 有利于神经根的膜稳定。
- 抑制磷脂酶 A2 的作用。

18. 解释疼痛的闸门理论。

1965 年 Melzack 和 Wall 提出了脊髓的背角（灰质）是传递伤害性和非伤害性刺激到达中枢神经系统的初级大门。该理论认为，当慢传导的神经纤维（A-δ 和 C 纤维）传递信息时，疼痛闸门开放；当快传导的有髓鞘 A-β 纤维传递信息时（如触觉），疼痛闸门关闭。例如，你踩到脚趾后摩擦你的脚，疼痛症状将得到缓解。该理论在医学上应用的例子就是，利用经皮神经电刺激和脊髓以及外周神经电刺激来减轻疼痛症状。

19. 列出脊髓电刺激的适应证。

在美国最常见的脊髓电刺激适应证是腰椎植综合征，又称腰椎手术失败综合征。其他适应证包括 CRPS Ⅰ型和Ⅱ型、蛛网膜炎、非心源性胸痛、外周血管疾病和神经病理性疼痛。

20. 鞘内植入输注系统最常用的药物是什么？

鞘内植入输注系统最常用的是阿片类药物，特别是吗啡和氢吗啡酮。局麻药通常与阿片类药物联合用于治疗恶性疾病源性的疼痛。巴氯芬可用于治疗肌肉强直和肌肉痛性收缩。神经病理性疼痛可选用可乐定。近期的研究提出还可使用氯胺酮、新斯的明和钙通道阻滞剂。

21. 阿片类药物治疗慢性非癌性疼痛有哪些局限性？阿片类药物适用于哪些情况？

阿片类药物在治疗慢性非癌性疼痛的早期时是有效的，与非阿片类药物相比，阿片类药物没有"屋顶效应"的用药上限。但研究表明，3 个月后患者主诉的疼痛程度与非阿片类药物并无明显差别。其主要原因包括：①阿片类药物会迅速发生耐受（短短几周）；②阿片类药物诱发的痛觉过敏。此外研究表明，与非阿片类药物相比，阿片类药物用于慢性非癌症疼痛时，与无意识用药过量和心血管意外导致的死亡率增加有关。

因此，阿片类药物在用于治疗慢性非癌症疼痛时应充分考虑其风险和获益度。此外，阿片类药物非常适用于治疗癌性疼痛、临终关怀、临终重症监护病房患者的舒适护理以及术中环境。

22. 哪些因素导致了美国目前阿片类药物的过度使用（滥用）？

见第 72 章问题 20。

23. 疼痛医生应当如何应对阿片类药物的过度使用？

作为接受过疼痛管理专业训练的疼痛科医师，可以使用以下专业技能迎击和控制阿片类药物的过度使用。以下列表可能并不完整，疼痛医师的专业技能包括：

- 具有管理围手术期急性疼痛的知识和经验，擅长使用多模式镇痛来减少阿片类药物的用量（见第 72 章）。
- 拥有联合多学科管理疼痛的知识和经验，联合使用介入治疗、物理治疗、康复治疗和心理疏导等多种方法来减少阿片类药物的用量，在减轻疼痛的同时改善患者功能。
- 诊疗神经病理性疼痛的知识和经验较为丰富，阿片类药物对神经病理性疼痛往往疗效不佳。
- 擅长使用介入治疗，如硬膜外类固醇注射、射频消融和神经刺激等方法缓解疼痛。

要点：慢性疼痛治疗

1. 慢性疼痛应使用多种方法联合的治疗方式，包括物理治疗、心理支持、药物治疗，以及合理使用神经阻滞以及植入输注系统等介入性治疗。
2. 癌痛患者常表现为包括多种形式的伤害性疼痛和神经病理性疼痛的复杂症状。
3. 对于患有慢性疼痛的患者，应通过同时处理生物机体和心理社会病因的鸡尾酒式多重复杂方案，来达到缓解疼痛并改善功能的目的。
4. 神经病理性疼痛对阿片类药物的反应较伤害性疼痛差。
5. 美国阿片类药物过度使用的原因是多方面的。包括"疼痛作为第五大生命体征"运动、将报销与控制疼痛相结合的患者调查、制药公司的激励措施不当，以及在安全性证据不足的情况下使用阿片类药物治疗慢性非癌症疼痛等。

网址

International Association for the Study of Pain: http://www.iasp-pain.org

推荐阅读

Cameron T. Safety and efficacy of spinal cord stimulation for the treatment of chronic pain: a 20-year literature review. J Neurosurg. 2004;100(3 Suppl):254–267.

Dowell D, Haegerich TM, Chou R. CDC guideline for prescribing opioids for chronic pain—United States, 2016. JAMA. 2016;315(15): 1624–1645.

Gatchel RJ, Peng YB, Peters ML, et al. The biopsychosocial approach to chronic pain: scientific advances and future directions. Psychol Bull. 2007;133(4):581.

Mackey S. National Pain Strategy Task Force: the strategic plan for the IOM Pain Report. Pain Med. 2014;15(7):1070–1071.

Mease PJ, Russell IJ, Arnold LM, et al. A randomized, double-blind, placebo-controlled, phase III trial of pregabalin in the treatment of patients with fibromyalgia. J Rheumatol. 2008;35:502–514.

Melzack R, Wall P. Pain mechanism: a new theory. Science. 1965;150:971.

Vranken JH, van der Vegt MH, Kal JE, et al. Treatment of neuropathic cancer pain with continuous intrathecal administration of S + ketamine. Acta Anesthesiol Scand. 2004;48:249–252.

索引

A

阿片类药物（opioid）155

B

闭合容量（closing capacity，CC）59
丙泊酚输注综合征（propofol infusion syndrome，PRIS）153
丙型肝炎病毒（hepatitis C virus，HCV）385
补呼气量（expiratory reserve volume，ERV）57
补吸气量（inspiratory reserve volume，IRV）57

C

残气量（residual volume，RV）57
残余神经肌肉阻滞（neuromuscular blockade，NMB）321
潮气量（tidal volume，TV）57
床旁超声（point-of-care ultrasound，POCUS）226
创伤后凝血障碍（trauma-induced coagulopathy，TIC）515

D

代谢当量（metabolic equivalent，MET）330
低分子量肝素（low-molecular-weight heparin，LMWH）101
迪谢内肌营养不良（Duchenne muscular dystrophy，DMD）426
第 1 秒用力呼气容积（forced expiratory volume in 1 second，FEV$_1$）68
电休克疗法（electroconvulsive therapy，ECT）580
动脉导管未闭（patent ductus arteriosus，PDA）465
动脉瘤腔内修复术（endovascular aneurysm repair，EVAR）539

动脉血气（arterial blood gas，ABG）70
动脉血氧含量（oxygen content of arterial blood，CaO$_2$）48
短暂性脑缺血发作（transient ischemic attack，TIA）408

E

恶性高热（malignant hyperthermia，MH）423
二尖瓣反流（mitral regurgitation，MR）348

F

发光二极管（light emitting diode，LED）196
反射性交感神经营养障碍（reflex sympathetic dystrophy，RSD）630
反应性气道疾病（reactive airway disease，RAD）369
非酒精性脂肪性肝炎（nonalcoholic steatohepatitis，NASH）385
非甾体抗炎药（nonsteroidal antiinflammatory drugs，NSAIDs）104
菲克原理（Fick principle）47
肥胖低通气综合征（obesity hypoventilation syndrome，OHS）450
肺动脉闭塞压（pulmonary artery occlusion pressure，PAOP）222
肺动脉导管（pulmonary artery catheter，PAC）241
肺动脉高压（pulmonary artery hypertension，PAH）358
肺高压（pulmonary hypertension，PH）358
肺功能测试（pulmonary function test，PFT）68
肺活量（vital capacity，VC）57
肺泡压（alveolar pressure，P$_{alv}$）261
肺血管阻力（pulmonary vascular resistance，PVR）358
肺总量（total lung capacity，TLC）57

635